Einführung in die klinische Neurologie

Klaus Poeck

Mit 53 Abbildungen

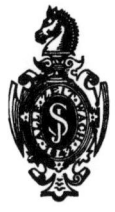

Springer-Verlag Berlin Heidelberg GmbH 1966

Dozent Dr. Klaus Poeck
Psychiatrische und Nervenklinik der Universität, 78 Freiburg, Hauptstraße 5

ISBN 978-3-662-27335-7 ISBN 978-3-662-28822-1 (eBook)
DOI 10.1007/978-3-662-28822-1

Alle Rechte, insbesondere das der Übersetzung in fremde Sprachen, vorbehalten. Ohne ausdrückliche Genehmigung des Verlages ist es auch nicht gestattet, dieses Buch oder Teile daraus auf photomechanischem Wege (Photokopie, Mikrokopie) zu vervielfältigen. © by Springer-Verlag Berlin Heidelberg 1966, Ursprünglich erschienen bei Springer-Verlag Berlin Heidelberg New York 1966. Softcover reprint of the hardcover 1st edition 1966.
Library of Congress Catalog Card Number 66-19778.

Die Wiedergabe von Gebrauchsnamen, Handelsnamen, Warenbezeichnungen usw. in diesem Werk berechtigt auch ohne besondere Kennzeichnung nicht zu der Annahme, daß solche Namen im Sinne der Warenzeichen- und Markenschutz-Gesetzgebung als frei zu betrachten wären und daher von jedermann benutzt werden dürften.

Titel-Nr. 1358

Vorwort

Das Buch ist in erster Linie für Studenten geschrieben, bei denen es lebendiges Verständnis für die Neurologie wecken soll. Es gibt aber auch dem Arzt in Klinik und Praxis Anleitung zur Diagnose, Differentialdiagnose und Therapie der wichtigsten neurologischen Krankheiten.

Voraussetzung für das Verständnis der Klinik ist eine ausreichende Kenntnis der allgemeinen Neurologie. Ihre Grundlagen sind deshalb ausführlich nach dem modernen Stand der Neuroanatomie, Neurophysiologie und Neuropsychologie dargestellt. Die spezielle Neurologie ist nicht schematisch nach anatomischen Gesichtspunkten, sondern nach Krankheitseinheiten gegliedert. Dabei liegt der Akzent auf solchen Krankheiten, die praktisch wichtig sind. Differentialdiagnostische Überlegungen sollen durch Tabellen erleichtert werden. Besonders breiter Raum wird der Pathophysiologie und auch der Therapie gegeben, deren reiche Möglichkeiten in der Neurologie noch viel zu wenig bekannt sind. Dabei wird deutlich, wie sehr die moderne Neurologie mit ihren Nachbardisziplinen: der inneren Medizin, Neurochirurgie, Augen- und Ohrenheilkunde, verflochten ist.

Für Kritik und Ratschläge danke ich den Herren Doz. Dr. BAUMGARTNER, Doz. Dr. BERGLEITER, Prof. Dr. HEITE, Dr. KOUFEN, Dr. KLEIN, Doz. Dr. SCHENCK und Dipl.-Psych. Dr. ORGASS. Die Mehrzahl der Zeichnungen hat Herr Univ.-Zeichner H. DETTELBACHER angefertigt.

Ich würde es begrüßen, aus dem Leserkreis kritische Anregungen zu erhalten.

Freiburg i. Br., im April 1966　　　　　　　　　　　　　　　　　　　　K. POECK

Inhalt

	Seite
I. Untersuchungsmethoden	1
Neurologische Untersuchung	1
1. Allgemeiner Eindruck, orientierender internistischer Befund, Untersuchung des Kopfes	1
2. Hirnnerven	2
3. Reflexe	12
4. Extremitäten und Motorik	17
5. Koordination	19
6. Sensibilität	21
7. Vegetative Funktionen	25
8. Neuropsychologische Untersuchung	26
9. Psychischer Befund	26
10. Untersuchung von Bewußtlosen	26
11. Untersuchung von Kleinkindern	28
Technische Hilfsmethoden	28
1. Liquoruntersuchung	28
2. Elektrische Untersuchung	33
3. Elektromyographie (EMG)	34
4. Elektrencephalographie (EEG)	37
5. Elektronystagmographie (ENG)	40
6. Röntgen-Leeraufnahmen	40
7. Kontrastuntersuchungen des Gehirns	43
a) Pneumencephalographie	43
b) Ventrikulographie	44
c) Cerebrale Angiographie	44
8. Kontrastuntersuchungen des Spinalkanals	46
a) Gasmyelographie	47
b) Positive Myelographie	47
9. Echoencephalographie	48
10. Gamma-Encephalographie	49
II. Die wichtigsten neurologischen Syndrome	49
1. Ophthalmoneurologische Syndrome	49
a) Visuelles System	49
b) Augenmotorik	51
c) Blickmotorik	54
d) Pupillomotorik und Akkomodation	58
e) Nystagmus	61
2. Lähmungen	64
a) Periphere Lähmung	64
Lokaldiagnose	67
b) Zentrale Lähmung	67
Anatomische und physiologische Grundlagen	67
Symptomatik	69
Lokaldiagnose	71

Inhalt

	Seite
3. Extrapyramidale Bewegungsstörungen	77
Anatomische Grundlagen	77
a) Parkinson-Syndrom	79
b) Choreatisches Syndrom	82
c) Dystonisches Syndrom	83
d) Athetose	85
e) Ballistisches Syndrom	85
4. Cerebellare Funktionsstörungen	86
Anatomische und physiologische Grundlagen	86
Funktionsstörungen des Kleinhirns	88
Lokalisation	90
5. Sensibilitätsstörungen	91
Anatomische und psychophysiologische Grundlagen	91
Klinische Symptome	93
a) Reizsymptome	93
b) Ausfallssymptome	95
c) Partielle Leistungsstörungen („pathologischer Funktionswandel")	96
d) Lokalisatorische Bedeutung der Sensibilitätsstörungen	96
6. Rückenmarkssyndrome	98
a) Querschnittslokalisation	98
α) Querschnittslähmung	99
β) Brown-Séquard-Syndrom	100
γ) Zentrale Rückenmarksschädigung	101
δ) Hinterstrangläsion	101
b) Höhenlokalisation	101
α) Halsmarkläsion	102
β) Brustmarkläsion	103
γ) Lumbalmark-, Cauda- und Conusläsion	103
c) Störungen der Blasenentleerung	104
7. Neuropsychologische Syndrome	106
a) Aphasie	106
α) Reine motorische Aphasie	108
β) Brocasche totale motorische Aphasie	108
γ) Totale sensorische Aphasie (WERNICKE)	109
δ) Reine sensorische Aphasie	109
ε) Jargon-Aphasie	110
ξ) Amnestische Aphasie	110
η) Aphasie bei Kindern	112
Lokalisation	112
Hemisphärendominanz	112
Die Sprachregion	113
b) Apraxie	114
α) Ideomotorische Apraxie	115
β) Ideatorische Apraxie	116
c) Konstruktive Apraxie	116
d) Optische Agnosie	117
α) Störung der optisch-räumlichen Orientierung	118
β) Agnosie für Objekte und Personen	119
γ) Farbagnosie	119
e) Störungen der Orientierung am eigenen Körper	119
f) Das sog. Gerstmann-Syndrom	120
g) Anosognosie	120
8. Instinktbewegungen als neurologische Symptome	121
a) Orales Greifen	122
b) Handgreifen	123
c) Klüver-Bucy-Syndrom beim Menschen	123

Inhalt

Seite

    d) Pathologisches Lachen und Weinen 124
    e) Enthemmung des sexuellen und aggressiven Verhaltens 125

III. Akute Zirkulationsstörungen im ZNS 125
  1. Cerebraler Gefäßinsult 125
    a) Intermittierende cerebrale Ischämie und Hirninfarkt 126
    b) Thromboembolie 131
    c) Hypertonische Massenblutung 132
  2. Die wichtigsten Gefäßsyndrome 134
  3. Sinusthrombose 136
    a) Blande Sinusthrombose 137
    b) Septische Sinusthrombose 138
  4. Cerebrale Fett- und Luftembolie 139
  5. Akute Zirkulationsstörungen im Rückenmark 141
    Anatomie der Gefäßversorgung 141
    a) Umschriebene Ischämie und Myelomalacie 142
    b) Hämatomyelie 144

IV. Raumfordernde intracerebrale Prozesse 144
  1. Allgemeine Symptomatik 144
    a) Frühsymptome 144
    b) Allgemeiner Hirndruck 147
  2. Die Hirntumoren 152
    a) Neuroepitheliale Tumoren 153
        Medulloblastome 153
        Spongioblastome 154
        Glioblastome 155
        Oligodendrogliome 156
        Astrocytome 157
    b) Paragliome 157
        Ependymome 157
        Plexuspapillome 158
        Pinealome 158
        Neurinome 159
    c) Mesodermale Tumoren 161
        Meningeome 161
        Angioblastome des Kleinhirns 163
    d) Epitheliale Tumoren 164
        Craniopharyngeome 164
        Hypophysenadenome 165
        Chromophobe Adenome 165
        Eosinophile Adenome 166
    e) Metastasen 167
    f) Andere raumfordernde Prozesse 168

V. Raumfordernde spinale Prozesse 168
  1. Allgemeine Daten 169
  2. Symptomatik 170
    a) Querschnittslokalisation 170
    b) Höhenlokalisation 171
    c) Zusatzuntersuchungen 173
  3. Die Rückenmarkstumoren 174
    a) Extramedulläre, extradurale raumfordernde Prozesse 174
    b) Extramedulläre, intradurale raumfordernde Prozesse 176

Inhalt VII

    c) Intramedulläre raumfordernde Prozesse 178
    d) Caudatumoren 178
    e) Wurzelkompression durch dorsolaterale Discushernien 180

VI. Gefäßtumoren und Gefäßmißbildungen 183
   1. Sackförmiges basales Aneurysma und Subarachnoidealblutung 183
   2. Arteriovenöses Aneurysma 188
   3. Traumatisches arteriovenöses Aneurysma 190
   4. Sturge-Webersche Krankheit 190
   5. Angiome des Rückenmarks und seiner Häute 191

VII. Epilepsie 193
   Definition und Abgrenzung 193
   Gelegenheitskrämpfe 193
   Ursachen 194
   Pathogenese 195
   Soziale Fragen 196
   Anfallstypen und Verlaufsformen und ihre Therapie 198
   1. Kleine epileptische Anfälle 198
     a) Blitz-Nick-Salaam-Krämpfe 199
     b) Myoklonisch-astatische Anfälle 199
     c) Pyknolepsie 199
     d) Impulsiv-Petit Mal 200
   2. Herdanfälle 201
     a) Jackson-Anfälle 201
     b) Adversiv-Anfälle 203
     c) Halbseitenkrämpfe 203
     d) Epilepsia partialis continua 203
     e) Psychomotorische Anfälle 204
   3. Generalisierte Krampfanfälle 206
     a) Erscheinungsbild 206
     b) Ursachen, Verlaufsformen, Therapie 207
   4. Status epilepticus 209
   5. Psychische Veränderungen 210
     a) Epileptische Wesensänderung und Demenz 210
     b) Verstärkung der psychischen Störungen bei Überdosierung von
        Antiepileptica 211
     c) Verstimmungszustände 211
     d) Postparoxysmaler Dämmerzustand 212
     e) Petit Mal-Status 212
     f) Produktive epileptische Psychosen 213

VIII. Nicht epileptische Anfälle 214
   1. Vasomotorische Anfälle 214
     a) Synkopale oder vagovasale Anfälle 214
     b) Carotissinus-Syndrom 216
     c) Hustensynkopen 217
     d) Adam-Stokes-Anfälle 217
   2. Migräne 219
   3. Menièresche Krankheit 222
   4. Tetanie 226
   5. Narkolepsie und affektiver Tonusverlust 228
   6. Trigeminusneuralgie und andere Gesichtsneuralgien 231

IX. Entzündliche Krankheiten des ZNS und seiner Häute 237
   1. Eitrige Meningitis 237
   2. Hirnabsceß 241

		Seite
3. Lymphocytäre Meningitis		242
a) Akute lymphocytäre Meningitis		242
b) Chronische lymphocytäre Meningitis		247
4. Meningitis tuberculosa		248
5. Encephalitis		250
a) Primäre Virus-Meningoencephalitis		251
b) Parainfektiöse Encephalomyelitis		253
c) Toxoplasmose		255
d) Embolische metastatische Herdencephalitis		257
e) Fleckfieber-Encephalitis		258
f) Rabies (Lyssa, Tollwut)		259
g) Encephalitis lethargica (v. Economo)		260
6. Subakute sklerosierende Leukencephalitis (van Bogaert)		260
7. Poliomyelitis acuta anterior (Heine-Medin)		262
8. Zoster		264
9. Tetanus		266

X. **Multiple Sklerose** . . . 267

Vorkommen . . . 267
Erkrankungsalter und Geschlechtsverteilung . . . 268
Pathologisch-anatomische Befunde . . . 268
Verlauf . . . 268
Symptomatik . . . 269
Ätiologie . . . 271
Therapie . . . 272
Prognose . . . 273
Differentialdiagnose . . . 274
Sonderformen . . . 275
1. Encephalitis pontis et cerebelli . . . 275
2. Sog. Neuromyelitis optica . . . 275
3. Konzentrische Sklerose . . . 276

XI. **Lues des Zentralnervensystems** . . . 276

Vorkommen . . . 276
Luische Meningitis des Sekundärstadiums . . . 276
Neurolues . . . 277
1. Lues cerebro-spinalis . . . 278
   a) Vasculäre Form . . . 278
   b) Luische Spätmeningitis . . . 279
   c) Gummen . . . 279
2. Progressive Paralyse . . . 279
3. Tabes dorsalis . . . 282
4. Blut- und Liquorbefunde . . . 285
5. Therapie . . . 288

XII. **Krankheiten der Stammganglien** . . . 289

1. Parkinsonsche Krankheit (Paralysis agitans) . . . 289
2. Postencephalitischer Parkinsonismus . . . 293
3. Andere Formen des Parkinsonismus . . . 295
4. Chorea minor (Sydenham) und Schwangerschaftschorea . . . 296
5. Chorea Huntington . . . 297
6. Seltenere Formen . . . 299
   a) Torticollis spasticus . . . 299
   b) Torsionsdystonie . . . 301
   c) Athetose . . . 301
   b) Hemiballismus . . . 301

Inhalt

                                                                                        Seite
XIII. Traumatische Schädigungen des Zentralnervensystems und seiner Hüllen . . 302
   1. Schädelprellung, Schädelbruch 302
   2. Hirntraumen 304
       a) Commotio cerebri, Gehirnerschütterung 304
       b) Contusio cerebri, substantielle Hirnschädigung 305
       c) Traumatische Decerebration 308
       d) Compressio cerebri 310
       e) Offene Hirnverletzung 312
       f) Spätkomplikationen 313
   3. Rückenmarkstraumen 313
       a) Commotio spinalis 313
       b) Contusio spinalis 314

XIV. Präsenile und senile Abbauprozesse des Gehirns 315
   1. Arteriosklerotische Hirnatrophie 316
   2. Picksche Atrophie 319
   3. Alzheimersche Krankheit 322
   4. Senile Demenz 324

XV. Stoffwechselbedingte dystrophische Prozesse des Zentralnervensystems 326
   1. Funikuläre Spinalerkrankung 326
   2. Hepatolentikuläre Degeneration 328
   3. Wernicke-Encephalopathie 330
   4. Gruppe der Leukodystrophien 331

XVI. Krankheiten des peripheren Nervensystems 333
   1. Schädigungen einzelner Nerven 333
       Periphere Facialisparese 334
       Spasmus facialis 337
       Melkersson-Rosenthal-Syndrom 338
       N. accessorius (Hirnnerv XI) 338
       N. thoracicus longus (C_5—C_7) 339
       Nn. thoracici anteriores (C_5—Th_1) 339
       N. axillaris (C_5—C_7) 339
       N. musculocutaneus (C_6—C_7) 340
       N. radialis (C_5—Th_1) 340
       N. medianus (C_6—Th_1, vorwiegend C_{6-8}) 341
       N. ulnaris (C_8—Th_1) 243
       Lähmungen des Plexus brachialis 344
       Scalenussyndrom 345
       N. cutaneus femoris lateralis (L_2 und L_3) 346
       N. femoralis (L_{2-4}) 346
       N. glutaeus superior (L_4—S_1) 347
       N. glutaeus inferior (L_5—S_2) 347
       N. ischiadicus (L_5—S_2) 348
       1. N. peronaeus (L_4—S_1) 348
       2. N. tibialis (L_4—S_3) 349
       3. N. ischiadicus 349
       Therapie der peripheren Nervenschädigungen 350
   2. Polyneuritis und Polyneuropathie 351
       Die wichtigsten speziellen Formen 355
           Idiopathische Polyneuritis und Polyneuroradiculitis 355
           Diabetische Polyneuropathie 356
           Diphtherische Polyneuritis 357
           Alkoholische Polyneuropathie 358
           Blei-Polyneuropathie 359

	Seite
Thallium-Polyneuropathie	360
Arsen-Polyneuropathie	361
Botulismus	362
Schwangerschaftspolyneuropathie	363
Serogenetische Polyneuritis	364
Polyneuropathie bei Porphyrie	364
Polyneuropathie bei Periarteriitis nodosa	365
3. Neurofibromatose v. Recklinghausen	366

XVII. Systemkrankheiten des Zentralnervensystems 368
    1. Nucleäre Atrophien 369
        a) Infantile spinale Muskelatrophie 370
        b) Hereditäre proximale neurogene Amyotrophie (KUGELBERG-WELANDER) . 371
        c) Progressive spinale Muskelatrophie vom Typ Duchenne-Aran 372
        d) Typ Vulpian-Bernhard 372
        e) Progressive Bulbärparalyse 372
    2. Spastische Spinalparalyse 375
    3. Amyotrophische Lateralsklerose 376
    4. Neurale Muskelatrophie 378
    5. Spino-ponto-cerebellare Atrophien 380
        a) Friedreichsche Ataxie 381
        b) Cerebellare Heredoataxie (NONNE-PIERRE MARIE) 382
        c) Olivo-ponto-cerebellare Atrophie 384
        d) Lokalisierte sporadische Spätatrophie der Kleinhirnrinde 385

XVIII. Myopathien 386
    1. Progressive Muskeldystrophie 386
        a) Aufsteigende, gutartige Beckengürtelform 387
        b) Aufsteigende, bösartige Beckengürtelform 388
        c) Gliedmaßengürtelform 388
        d) Absteigende Schultergürtelform 388
    2. Polymyositis 391
    3. Myasthenie 394
        a) Myasthenia gravis pseudoparalytica 394
        b) Symptomatische Myasthenie 400
    4. Myotonie 401
    5. Dystrophische Myotonie (CURSCHMANN-STEINERT) 403
    6. Paroxysmale oder periodische Lähmungen 405
        a) Hypokaliämische Lähmung 405
        b) Normokaliämische periodische Lähmung 408
        d) Gampstorpsche hyperkaliämische periodische Lähmung 408
    7. Anhang: Oculäre Myopathien 409

XIX. Frühkindliche Schädigungen und Entwicklungsstörungen des Zentralnervensystems und seiner Hüllen 411
    1. Cerebrale Kinderlähmung 411
    2. Kindlicher Hydrocephalus 415
    3. Syringomyelie 416
    4. Mißbildungen der Wirbelsäule, des Nachhirns und Rückenmarks 420
        a) Basiläre Impression oder Invagination 421
        b) Atlasassimilation 424
        c) Klippel-Feil-Syndrom 424
        d) Arnold-Chiarische Mißbildung 425
        e) Spina bifida dorsalis occulta 426
        f) Spondylolisthesis 426
        g) Lumbalisation und Sakralisation 427

Sachverzeichnis 429

Quellennachweis

für aus anderen Werken übernommene Abbildungen

Abb. 1. WOERDEMAN, M. W.: Atlas of human anatomy. Amsterdam and New York: Excerpta Medica Foundation.
Abb. 2, 3, 20, 26, 29, 31 und 52. BING, R.: Kompendium der topischen Gehirn- und Rückenmarksdiagnostik, 14. Aufl. Basel: Benno Schwabe & Co. 1953.
Abb. 4 und 5. FOERSTER, O.: In: W. HAYMAKER and E. WOODHALL, Peripheral nerve injuries. Philadelphia: W. B. Saunders Co. 1945.
Abb. 10. JUNG, R.: Psychiatrie der Gegenwart, Bd. I/1a. Berlin-Heidelberg-New York: Springer (in Vorbereitung).
Abb. 11, 19, 42, 46 und 47. JUNG, R.: Handbuch der inneren Medizin, Bd. V/1. Berlin-Göttingen-Heidelberg: Springer 1953.
Abb. 13, 40 und 41. KAUTZKY, R., u. K. J. ZÜLCH: Neurologisch-neurochirurgische Röntgendiagnostik. Berlin-Göttingen-Heidelberg: Springer 1953.
Abb. 16. RUCKER: In: Clinical examinations in neurology. Philadelphia and London: W. B. Saunders Co. 1963.
Abb. 17. ENGELKING, E.: Grundriß der Augenheilkunde. Berlin-Göttingen-Heidelberg: Springer 1959.
Abb. 18. EDINGER: In: A. KESTENBAUM, Clinical methods for neuro-ophthalmologic examination. New York and London: Grune & Stratton 1961.
Abb. 23. TERZUOLO, T. A., and W. R. ADEY: Handbook of physiology, Sect. 1, Neurophysiology, vol. II. Washington: Amer. Physiol. Soc. 1960.
Abb. 30. SCHNEIDER, R. C., G. CHERRY, and H. PANTEK: J. Neurosurg. 11, 566 (1954).
Abb. 33. ALLERT, M. L., u. H. K. BÜSCHER: Dtsch. Z. Nervenheilk. 186, 397 (1964).
Abb. 36 und 37. CLARA, M.: Das Nervensystem des Menschen, 3. Aufl. Leipzig: Johann Ambrosius Barth 1959.
Abb. 38. FERNER, H., u. R. KAUTZKY: Handbuch der Neurochirurgie, Bd. I/1. Berlin-Göttingen-Heidelberg: Springer 1959.
Abb. 39. SCHNEIDER, R. C., and E. C. CROSBY: Neurology (Minneap.) 9, 645 (1959).
Abb. 43 und 44. NETTER, F. H.: Nervous system, vol. 1, Ciba Coll. of Medical Illustrations. Ciba Pharmaceutical Co. 1965.
Abb. 48. MEYER-MICKELEIT, R.: Nervenarzt 24, 334 (1953).
Abb. 49. MATIAR-VAHAR, H. Dtsch. Z. Nervenheilk. 185, 531 (1963).
Abb. 51. STRUPPLER, A.: Med. Klin. 60, 387 (1965).

I. Untersuchungsmethoden

Die neurologische Untersuchung

Am Anfang jeder neurologischen Untersuchung wird eine gründliche *Anamnese* erhoben. Sie gibt uns nicht nur sachliche Informationen, sondern verschafft uns auch einen Eindruck von der *geistig-seelischen Verfassung* des Patienten, die bei neurologischen Krankheiten immer berücksichtigt werden muß. Immer sollte man auch nach dem *äußeren Lebensgang*, der persönlichen und beruflichen Situation und der *Lebensweise* des Kranken fragen, auch nach *Medikamenten*, die er in der letzten Zeit eingenommen hat. Daraus ergeben sich oft wichtige Aufschlüsse für die Erklärung schwer zu deutender Befunde.

Die neurologische Untersuchung muß immer vollständig sein. Sie wird deshalb in einer bestimmten Reihenfolge vorgenommen:

1. Inspektion, orientierender internistischer Befund, Untersuchung des Kopfes
2. Hirnnerven
3. Reflexe
4. Extremitäten und Motorik
5. Koordination
6. Sensibilität
7. Vegetativum
8. Neuropsychologische Untersuchung
9. Psychischer Befund

1. Allgemeiner Eindruck, orientierender internistischer Befund

Bei der *Inspektion* des entkleideten Patienten macht man sich ein Bild von seinem Körperbau und der Körperhaltung. Man achtet auf Asymmetrien des Kopfes, des Rumpfes und der Gliedmaßenentwicklung, auf Deformitäten, namentlich der Wirbelsäule, der Hände und Füße, auf Pigmentanomalien, Narben, den Behaarungstyp und die Entwicklung der sekundären Geschlechtsmerkmale.

Zu einem vollständigen neurologischen Status gehört auch eine wenigstens kursorische Untersuchung des Herzens, der Lunge und der Bauchorgane sowie das Tasten des Pulses und Messen des Blutdrucks.

Untersuchung des Kopfes. Die aktive und passive *Beweglichkeit* des Kopfes wird durch Neigung nach vorn und rückwärts und Drehung nach beiden Seiten geprüft. *Einschränkung der Beweglichkeit* kann mannigfache Ursachen haben: Parese der Hals- und Nackenmuskeln, Rigor der Nackenmuskulatur beim Parkinson-Syndrom, Arthrose der HWS (Reibegeräusche, Schmerzen, Muskelverspannungen). Sie ist auch ein häufiges *psychogenes Symptom*. In diesem Falle führt der Patient die aktiven Bewegungen unvollständig oder gar nicht aus und setzt passiven Bewegungen aktiven muskulären Widerstand entgegen. Er darf nicht mit *Nackensteife* verwechselt werden. Dies ist eine schmerzreflektorische

Muskelanspannung bei Meningismus oder Tumoren der hinteren Schädelgrube, durch die eine Schonhaltung zur Entlastung der gedehnten Nervenwurzeln und Meningen festgehalten wird.

Umschriebener Klopfschmerz der Schädelkalotte zeigt einen Knochenprozeß oder eine lokale Dehnung der schmerzempfindlichen Meningen durch einen raumfordernden Prozeß in einer Großhirnhemisphäre an. *Diffuser Klopfschmerz* gehört zum Bild der Meningitis. Er wird auch häufig von besonders empfindlichen, seelisch labilen, hypochondrischen Kranken geklagt.

Schmerzhaftigkeit der drei Austrittspunkte (NAP) des *Trigeminus* und der Occipitalnerven (einzeln prüfen!) liegt nur vor, wenn die Nervendruckpunkte isoliert empfindlich sind und nicht auch ihre weitere Umgebung. Druckschmerz der NAP findet man bei intrakranieller Drucksteigerung und Meningitis — in beiden Fällen durch Reizung der vom Trigeminus versorgten Meningen —, bei Trigeminusneuralgie und Nebenhöhlen- bzw. Kieferaffektionen.

Bei Verdacht auf ein arteriovenöses Aneurysma oder eine Carotis-Cavernosusfistel wird der Schädel mit dem Stethoskop auf ein *Gefäßgeräusch* auskultiert.

2. Hirnnerven

I. N. olfactorius

Untersuchung bei geschlossenen Augen, auf jeder Seite gesondert. Man hält ein Fläschchen mit einem *aromatischen Geruchsstoff* dicht unter die Nasenöffnung, während man den anderen Nasengang leicht zudrückt. Aromatische Stoffe reizen nur den Olfactorius, man verwendet z. B. Holzteer, Kaffee, Zimt, Anis, Seife. Der Patient soll die Geruchsprobe identifizieren, zur Erleichterung kann man ihm eine Auswahl möglichst unterschiedlicher Stoffe nennen, unter denen sich die geprüfte Substanz befindet. Wenn er keine Geruchswahrnehmung angibt, wiederholt man die Prüfung mit einem Stoff, der auch die *sensiblen Receptoren des N. trigeminus* in der Nasenschleimhaut reizt, z. B. Ammoniak und Eisessig, oder eine *Geschmackskomponente* hat, wie z. B. Chloroform (süßlicher Geschmack).

Einseitige *Anosmie* beruht meist auf Krankheiten oder abnormen Verhältnissen in der oberen Nasenmuschel. Auch bei doppelseitiger Anosmie muß zunächst eine otologische Ursache ausgeschlossen werden. Neurologisch zeigt Anosmie eine Schädigung des Bulbus oder Tractus olfactorius am Boden der vorderen Schädelgrube an. Über Riechstörungen als Symptom von frontalen Hirntumoren s. S. 146, über traumatische Anosmie s. S. 303.

Ausbleiben der Reaktion auch auf trigeminusreizende Stoffe kommt bei Ausfall des 1. und 2. Trigeminusastes vor, ist aber auch eine häufig beobachtete psychogene Verhaltensweise. Bei Verdacht auf psychogene Störung fragt man den Patienten, ob er den *Geschmack* von Speisen oder Getränken wahrnehmen und unterscheiden könne. Dies ist eine synaesthetische Leistung, die an einen intakten Geruchssinn gebunden ist. Die Geschmacksreceptoren können nur die vier Grundqualitäten sauer, bitter, salzig, süß vermitteln. Nach doppelseitigem Ausfall der Geruchswahrnehmung ist eine differenzierte Geschmackswahrnehmung nicht mehr möglich, und die Patienten geben an, daß alle Speisen gleich indifferent, „pappig" schmeckten. Ist der synaesthetische Geschmack erhalten, kann das Geruchsvermögen nicht völlig erloschen sein.

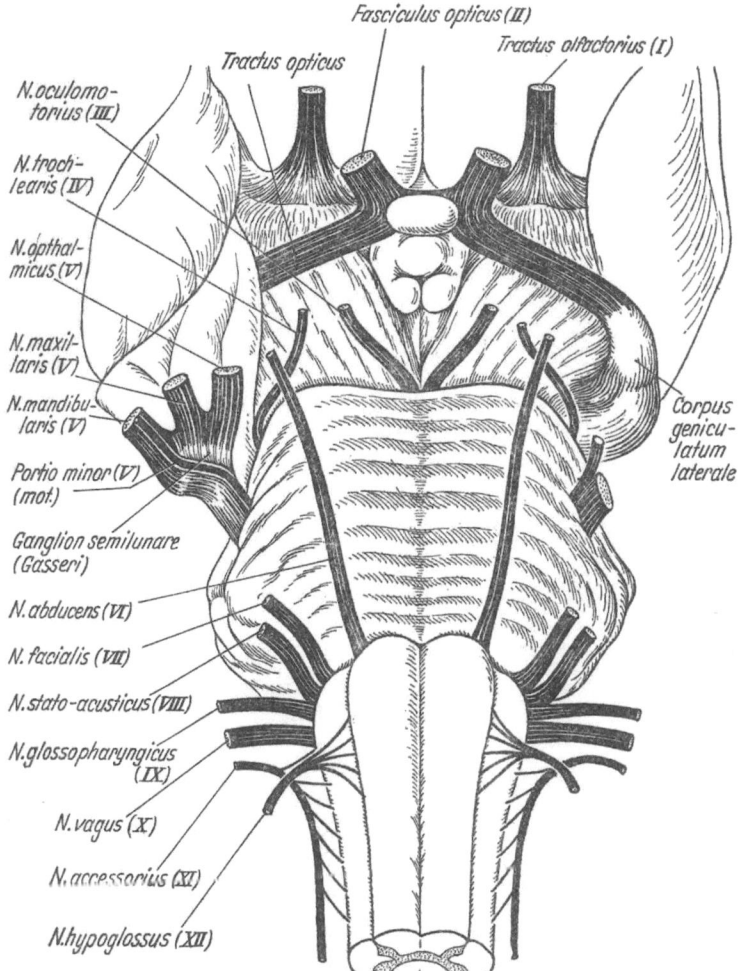

Abb. 1. *Gehirnbasis mit Hirnnerven* (nach WOERDEMAN)

II. N. opticus

Sehkraft. Kursorische Prüfung durch Erkennen von größeren Gegenständen und Lesen feiner Druckschrift. Bei schwerem Visusverfall stellt man fest, ob Fingerzählen noch möglich ist, Lichtschein wahrgenommen wird und dessen Richtung angegeben werden kann (Projektion).

Die Untersuchung dient besonders der Unterscheidung zwischen Stauungspapille und Neuritis N. optici, die ophthalmoskopisch ein sehr ähnliches Bild machen können. Bei Opticusneuritis verfällt der Visus früh, so daß der Patient z. B. kleine Anzeigen in der Zeitung nicht mehr lesen kann. Bei Stauungspapille bleibt der Visus so lange erhalten, bis sekundäre Opticusatrophie eintritt.

Gesichtsfeldprüfung. Gröbere Gesichtsfelddefekte lassen sich auch ohne Perimetrie feststellen. Bereits Anamnese und Verhalten geben wichtige Hinweise: Hemianopische Patienten berichten oft, daß sie in der letzten Zeit häufiger gegen

einen Türpfosten liefen oder mit der einen Seite des Wagens Hindernisse streifen,
die sie nicht bemerkt hatten. Bei der Visite sehen sie nicht, wenn man von der
Seite des Gesichtsfeldausfalls an ihr Bett tritt und ihnen die Hand reicht.

Orientierende Untersuchung. a) Der Patient fixiert den vor ihm stehenden Arzt,
der beide Hände seitlich so ausgestreckt hält, daß sie sich in einer Ebene zwischen
ihm und dem Kranken befinden. Dieser soll angeben, auf welcher Seite sich die
Finger des Untersuchers bewegen. Das eigene Gesichtsfeld dient zur Kontrolle.
Durch langsame Annäherung an die Mittellinie kann man auch das Ausmaß des
Gesichtsfeldausfalls ungefähr erfassen.

b) Man zeichnet eine Linie von etwa 20 cm Länge auf ein Blatt Papier und
fordert den Patienten auf, diese durch einen vertikalen Strich zu halbieren. Bei
Hemianopsie wird der Strich auf die Seite des Gesichtsfeldausfalls verlegt, da
der Patient diesen Abschnitt der Linie vernachlässigt.

c) Beim Schreiben benutzen hemianopische Kranke häufig nur eine Hälfte
des Bogens, und beim Lesen beobachten sie nur die Spalten im gesunden Gesichtsfeld. In schweren Fällen führen sie von einer Zeichnung nur die Hälfte aus, die
dem gesunden Gesichtsfeld entspricht.

Über Gesichtsfeldstörungen und ihre lokalisatorische Bedeutung s. S. 51.

Spiegelung des Augenhintergrundes. Man achtet vor allem auf den Zustand
der Opticuspapille und der Gefäße.

III. N. oculomotorius, IV. N. trochlearis, VI. N. abducens, Halssympathicus

Die Nerven für die äußeren und inneren Augenmuskeln werden gemeinsam geprüft.

Lidspalten. Sie sind normalerweise seitengleich und mittelweit. *Erweiterung*
einer Lidspalte findet sich bei Exophthalmus und bei Parese des M. orbicularis
oculi (N. facialis). *Verengerung* kommt durch Kontraktur des M. orbicularis
oculi nach peripherer Facialisparese oder durch Ptose des Oberlides zustande.
Ptose beruht entweder auf Lähmung des willkürlichen Lidhebers, des M. levator
palpebrae superioris (N. oculomotorius) oder des sympathisch innervierten
M. tarsalis (beim Horner-Syndrom).

Horner-Syndrom. Es besteht aus Ptose, Enophthalmus durch Parese des
autonom innervierten M. orbitalis (Müllerscher Muskel) und Miosis durch Lähmung des M. dilatator pupillae. Man unterscheidet ein zentrales und ein peripheres Horner-Syndrom. Das *zentrale* kommt durch Schädigung der sympathischen Bahnen auf ihrem Verlauf vom Hypothalamus durch Mittelhirn, Formatio
reticularis pontis und Medulla oblongata bis zum Centrum cilio-spinale im Seitenhorn des Rückenmarks auf der Höhe C_8—D_2 zustande. Das *periphere* beruht auf
Läsion der präganglionären (Centrum cilio-spinale — Ggl. cervicale superius) und
der postganglionären sympathischen Fasern.

Die *Differenzierung* zwischen den beiden Formen ist durch Einträufeln von
2%iger Cocainlösung in den Bindehautsack leicht zu treffen: Die mydriatische
Wirkung von Cocain ist an die Intaktheit der peripheren sympathischen Fasern
gebunden. Erweitert sich die Pupille, muß die Läsion zentral sitzen. Beim peripheren Horner bleibt die Mydriasis auf Cocain aus.

Erweiterung der Lidspalten, Mydriasis und Exophthalmus kommen als Ausdruck einer *Sympathicusreizung* beim Basedow vor.

Stellung der Bulbi. Die Augen stehen physiologischerweise parallel und in der Ruhe geradeaus gerichtet. Sind sie aus dieser normalen Ruhelage konjugiert, d. h. parallel stehend abgewichen, ohne daß der Patient die abnorme Stellung korrigieren kann, liegt eine *Déviation conjuguée* vor (s. S. 57). Die Bulbi können in beide horizontalen, in beide vertikalen Blickrichtungen und auch schräg gewendet sein. Meist wird die Deviation vom Patienten nicht bemerkt. Über Blicklähmungen s. S. 56.

Abweichungen aus der gemeinsam geregelten Stellung kommen als *Strabismus divergens oder convergens* vor.

a) Strabismus concomitans (Begleitschielen): Der Schielwinkel bleibt bei Augenbewegungen gleich, der binoculare Sehakt ist unterwertig. Oft besteht sekundäre Amblyopie auf dem schielenden Auge. Doppelbilder werden unterdrückt.

b) Strabismus paralyticus (Lähmungsschielen): Bei Augenbewegungen nimmt der Schielwinkel zu, wenn die Bulbi in die Aktionsrichtung des gelähmten Muskels gewendet werden sollen. Der binoculare Sehakt ist intakt, der Patient sieht Doppelbilder. — Augenmuskellähmungen sind auf S. 53 und S. 54 behandelt.

Latentes Schielen (Heterophorie: Eso- und Exophorie) liegt dann vor, wenn eines der beiden Augen, nachdem man es abgedeckt hatte, eine Einstellbewegung macht.

Pathologischer Nystagmus. Die Untersuchung wird nach Möglichkeit auch unter der Frenzelbrille im abgedunkelten Zimmer vorgenommen.

a) Beobachtung auf *Spontannystagmus* bei offenen Augen:
α) während der Patient in die Ferne blickt, β) während er fixiert.

b) Beobachtung und leichte Palpation der Bulbi mit den Fingerspitzen bei geschlossenen Augen. Dabei ist die Fixation ausgeschaltet, was den erworbenen Nystagmus verstärkt.

c) Beobachtung auf *Blickrichtungsnystagmus* während spontaner Blickbewegungen oder Folgebewegungen in den vier Hauptrichtungen und den beiden Diagonalen.

d) Beobachtung auf *Lagenystagmus* nach raschem Hinlegen aus dem Sitzen, in Kopfhängelage auf der Untersuchungsbank, in Seitenlage und *Provokation* des Nystagmus durch Kopfschütteln.

e) Auch beim *Augenspiegeln* achtet man auf Nystagmus, der am Fundus besonders leicht zu erkennen ist.

f) Bei Verdacht auf einen intrakraniellen Prozeß wird mit einfachen Mitteln auch der *optokinetische Nystagmus* untersucht: die erzwungenen ruckartigen Folgebewegungen der Bulbi beim Vorbeiziehen einer Reihe von Sehobjekten. Man kann die Prüfung mit einem Lineal oder Bandmaß vornehmen, das man langsam in den vier Blickrichtungen vor den Augen des Patienten bewegt. Für die Untersuchung von Kindern verwendet man eine Drehtrommel mit schwarzweißen Streifen, Abbildungen von Märchenfiguren oder Spielzeug. Die Versuchsperson soll ihre Aufmerksamkeit auf diese Bilder richten. Man sieht dann, daß die Bulbi mit der langsamen Phase des optokinetischen Nystagmus dem jeweils vorbeiziehenden Sehobjekt folgen und danach mit der raschen Phase zum nächsten Objekt zurückspringen.

Die einzelnen Formen des Nystagmus und ihre anatomischen und physiologischen Grundlagen werden auf S. 61 besprochen.

Pupillen. Sie sind normalerweise und bei mittlerer Beleuchtung seitengleich, mittelweit und rund. Eine doppelseitige leichte Erweiterung wird bei allen Formen des gesteigerten Sympathicotonus beobachtet, im Alter sind die Pupillen durch Rigidität der Irisgefäße enger.

Einseitige Erweiterung (Mydriasis) kann folgende Ursachen haben:

a) Lähmung der parasympathischen Innervation des M. sphincter pupillae (N. oculomotorius),

b) Reizung der sympathischen Fasern für den M. dilatator pupillae,

c) krankhafte Veränderung im Ganglion ciliare, z. B. bei Pupillotonie (s. S. 60).

Verengerung der Pupille (Miosis) findet sich ein- oder doppelseitig bei:

a) Sympathicuslähmung (Horner),

b) Robertson-Phänomen bei Tabes dorsalis (s. S. 59/60),

c) Pilocarpin-Therapie des Glaukom,

d) Morphinismus,

e) Iritis.

Seitendifferenzen im Durchmesser der Pupillen werden als *Anisokorie* (Kóre = Pupille) bezeichnet.

Entrundung der Pupillen zeigt eine krankhafte Veränderung an der Iris oder eine Lues des ZNS an. Sie beruht dann auf einer unterschiedlichen Innervation der einzelnen Sektoren des M. sphincter pupillae durch die autonomen Fasern des III. Hirnnerven.

Pupillenreaktionen. Die Pupillen sollen sich auf *Lichteinfall* und während einer *Konvergenzbewegung* mit Naheinstellung prompt und ergiebig verengern. Man prüft

a) die *direkte* Lichtreaktion jeder Pupille durch plötzliche Belichtung mit einer von seitwärts angenäherten Taschenlampe,

b) die *konsensuelle* Lichtreaktion bei Beleuchtung der gegenseitigen Pupille,

c) die Verengerung beider Pupillen bei *Konvergenzbewegung*: Der Patient soll den Zeigefinger des Untersuchers fixieren, der sich in der Mittellinie des Kopfes aus etwa 1 m Abstand rasch auf etwa 10 cm nähert. Dabei soll es auch zur Naheinstellung der Linse (Akkomodation) kommen.

Über den physiologischen Mechanismus und die pathologischen Störungen der Pupillenreaktionen s. S. 58.

Augenmuskellähmung. Schon ein Strabismus paralyticus und die Angabe von *Doppelbildern* (gerade, schräg, nebeneinander, übereinander stehend) können Aufschluß über die Art einer Augenmuskellähmung geben. Oft hält der Patient auch den Kopf in der Aktionsrichtung des gelähmten Muskels geneigt oder gewendet, um das Doppelsehen auszugleichen.

Die abnorme Stellung eines Bulbus läßt sich leicht an dem *Hornhautspiegelbild* erkennen, das man mit einer kleinen Taschenlampe von vorn, aus der Mitte zwischen beiden Augen, beim Blick geradeaus erzeugt. Normalerweise befindet sich das Bild in der Mitte der Hornhaut. Bei Schielstellung ist es entgegen der Zugrichtung des gelähmten Muskels verlagert.

Die Prüfung auf freie Beweglichkeit der Bulbi wird durch spontane und Führungsbewegungen in alle Blickrichtungen vorgenommen. Liegt eine Augenmuskellähmung vor, bleibt der Bulbus bei Bewegungen in der Aktionsrichtung dieses Muskels zurück. Die *Prüfung* auf Doppelbilder wird erleichtert, wenn man vor eines der Augen ein *Rotglas* gibt und die Augen dem Licht einer kleinen Lampe in alle Blickrichtungen folgen läßt: Das mehr peripher gesehene Bild wird immer mit dem gelähmten Auge wahrgenommen. Da beide Bilder unterschiedlich gefärbt sind, ist die Bestimmung des erkrankten Auges einfach. Das Doppelbild erscheint immer in der Richtung, in die der gelähmte Muskel ziehen sollte. Der Abstand zwischen beiden Bildern nimmt in der Aktionsrichtung des gelähmten Muskels zu. Danach läßt sich auch die Art der Parese ohne Schwierigkeit feststellen. Schrägstehende Doppelbilder treten nach Parese jedes der vertikal wirkenden Muskeln auf.

V. N. trigeminus

Mit *motorischen Fasern*, die im 3. Ast verlaufen, innerviert der Trigeminus vor allem die Kaumuskeln: M. masseter und M. temporalis für den Kieferschluß, Mm. pterygoideus lateralis et medialis für Öffnung der Kiefer. Bei Atrophie des Temporalis und Masseter ist die Schläfengrube und die Region über dem aufsteigenden Ast der Mandibula eingesunken. Die Vertiefung der Schläfengrube bei alten Menschen beruht auf Inaktivitätsatrophie des M. temporalis nach Verlust der Zähne.

Untersuchung. Während der Patient kräftig die Zähne aufeinander beißt, palpiert man die Anspannung der *Masseteren* und der *Temporalmuskeln*. Einseitige Lähmung ist dabei deutlich zu fühlen. Der Mundschluß wird erst bei doppelseitiger Parese überwindbar. Bei völliger Lähmung der Kaumuskulatur ist der Unterkiefer so weit abgesunken, daß der Mund offen steht. Einseitige Parese der *Mm. pterygoidei* zeigt sich darin, daß der Unterkiefer beim Öffnen des Mundes zur gelähmten Seite abweicht. Manchmal sieht man die Bewegung deutlicher, mit der er beim Mundschluß von lateral wieder zur Mittelstellung zurückkehrt. Diese Abweichung erklärt sich daraus, daß der M. pterygoideus medialis nicht nur ein Senker, sondern auch ein *Adductor des Unterkiefers* ist. Die Adduktionswirkung beider Muskeln hebt sich normalerweise bei der Öffnungsbewegung auf, so daß der Unterkiefer gerade gesenkt wird. Fällt aber der nach innen gerichtete Gegenzug auf einer Seite fort, zieht der kontralaterale M. pterygoideus medialis den Unterkiefer beim Öffnen zur gelähmten Seite hinüber.

Zur Prüfung der motorischen Funktionen gehört die Untersuchung des *Masseter-Eigenreflexes:* Während der Patient die Masseteren leicht erschlaffen läßt, legt man den Zeigefinger quer über die Protuberantia mentalis des Unterkiefers und führt einen federnden Schlag mit dem Reflexhammer auf den Finger. Der Reizerfolg besteht in einem kurzen Anheben des Unterkiefers. Die Untersuchung verlangt eine gewisse Übung. Der Masseterreflex hat sehr große klinische Bedeutung. Seine pathologische *Steigerung*, die bis zum *Masseterklonus* gehen kann, zeigt eine doppelseitige supranucleäre Läsion der corticopontinen Fasern zum motorischen Trigeminuskern an. Sie kommt bei arteriosklerotischer Pseudobulbärparalyse und bulbärer amyotrophischer Lateralsklerose vor. Bei Verdacht auf eine motorische Systemkrankheit kann die Steigerung des Masseterreflexes die Differentialdiagnose entscheiden. Bei doppelseitiger peripherer motorischer Trigeminuslähmung ist der Reflex erloschen.

Ist eine zentrale oder periphere Trigeminusschädigung ausgeschlossen, kann man den Masseterreflex auch zur „*biologischen Eichung*" der spinalen Eigenreflexe benutzen. Wenn diese bei einem Patienten durchgängig sehr schwach oder auffallend lebhaft sind, zeigt ein Vergleich mit dem Masseterreflex, ob es sich dabei um eine konstitutionelle Eigenart oder einen pathologisch verwertbaren Befund handelt.

Sensibel versorgt der Trigeminus die Haut des Gesichtes, die Augen und die Schleimhaut von Nase, Mund, Gaumen und Nebenhöhlen, die Zähne und die Dura mater des Gehirns.

Untersuchung. Die Sensibilität des Gesichtes wird in gleicher Weise wie unten beschrieben (S. 21) im Seitenvergleich geprüft. Wenn sich dabei eine Gefühlsstörung findet, untersucht man auch die Sensibilität der Nasen- und Mundschleimhaut.

Für die *Lokaldiagnose* sind zwei *Besonderheiten* zu berücksichtigen:

a) Gefühlsstörungen, die auf Läsion der peripheren Trigeminusäste oder des Ggl. Gasseri beruhen, sind anders begrenzt als solche nach Läsion der absteigenden Trigeminuswurzel (Tractus spinalis trigemini und zugehörige bulbäre Kernsäule, Substantia gelatinosa Rolandi). Die Anordnung der peripheren und zentralen Innervation des Gesichtes zeigen Abb. 2 und 3.

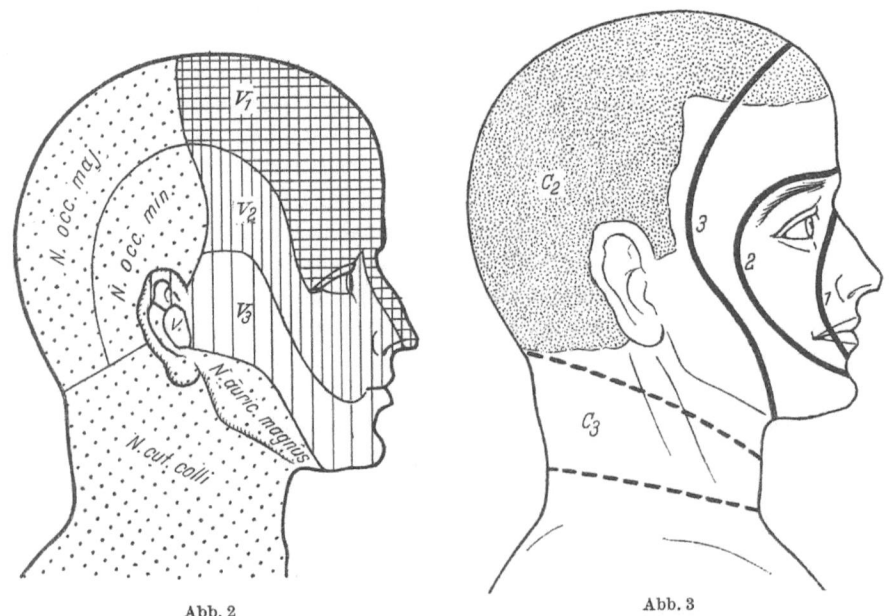

Abb. 2. *Die periphere sensible Versorgung des Kopfes* (nach BING). V_1 N. ophtalmicus, V_2 N. maxillaris, V_3 N. mandibularis. *V* N. auricularis vagi

Abb. 3. *Die zentrale sensible Versorgung des Kopfes* (nach BING). Zwiebelschalenförmige Anordnung der Innervationsbezirke: Segmentareal *1* entspricht dem oberen, *2* entspricht dem mittleren, *3* dem unteren Teil des Nucleus tractus spinalis *V* in der Medulla oblongata

b) Die Impulse nach Berührungsreizen werden im sensiblen Kern in der Brücke (Locus coeruleus), Impulse nach Schmerz- und Temperaturreizen dagegen im Nucleus tractus spinalis trigemini (Substantia gelatinosa Rolandi) in der

Medulla oblongata und den oberen Cervicalsegmenten synaptisch umgeschaltet. Der Ort der Läsion läßt sich deshalb auch nach der Qualität der Gefühlsstörung bestimmen.

Bei Herden in der bulbären Kernsäule des Trigeminus haben manche Kranke spontan oder nach taktiler Reizung Kälteparaesthesien.

Durch Berührung der Cornea mit einem feinen Wattetupfer löst man den *Cornealreflex* aus, eine reflektorische Kontraktion des M. orbicularis oculi (N. VII). Der Nadelkopf ist für die Untersuchung des Reflexes nicht geeignet, da die plötzliche Wahrnehmung eines so großen Objektes einen Schutzreflex des Orbicularis oder eine willkürliche Abwehrbewegung auslöst. Der Reflexbogen wird im Hirnstamm geschlossen, die Erregung verläuft nicht über die Hirnrinde. Deshalb ist bei Hemiplegie durch Insult in der inneren Kapsel kein Ausfall des Cornealreflex zu erwarten. *Abschwächung* oder Ausfall des Refexes beruht entweder auf einer Unterbrechung im afferenten Schenkel (Läsion im 1. Trigeminusast bzw. in der Substantia gelatinosa Rolandi) oder im efferenten Schenkel des Reflexbogens (Lähmung des M. orbicularis oculi, N. VII). Die Unterscheidung ist leicht zu treffen, wenn man den Patienten nach der Stärke der sensiblen Empfindung auf der Cornea fragt. Im tiefen Koma ist der Cornealreflex doppelseitig erloschen.

Geschmacksprüfung. Die afferente Leitung der Geschmacksempfindung nimmt einen recht komplizierten Weg: Reize auf den *vorderen zwei Dritteln der Zunge* werden zunächst mit dem N. lingualis (V. 3) zentripetal geleitet, laufen dann über die Chorda tympani zum N. facialis, mit diesem bis zum Ganglion geniculi im Felsenbein, von hier über den N. petrosus superficialis zur 3. Trigeminuswurzel und werden von der Brücke aus im Tractus solitarius zum Nucleus solitarius in der Medulla oblongata geleitet. Die afferente Leitung von Geschmacksreizen auf dem *hinteren Drittel* der Zunge wird vom N. glossopharyngicus (IX) vermittelt.

Zur **Untersuchung** tupft man Lösungen, die den vier Qualitäten (sauer, salzig, bitter, süß) entsprechen, auf den vorderen und hinteren Abschnitt jeder Zungenhälfte. Die Zunge muß dabei herausgestreckt bleiben, damit die Proben nicht mit den Receptoren auf der anderen Seite oder im Rachen in Berührung kommen. Deshalb darf der Patient auch nicht sprachlich antworten, sondern zeigt auf ein Blatt Papier, auf dem die vier Benennungen vermerkt sind. Zwischen zwei Proben muß der Untersuchte sich jeweils kräftig den Mund spülen, um die Reste des Geschmacksstoffes zu entfernen.

Zentrale Geschmacksstörungen sind äußerst selten. Die Geschmacksempfindung wird hauptsächlich bei Schädigungen der *peripheren Nerven* beeinträchtigt, mit denen die Geschmacksfasern ziehen: N. lingualis (V_3), facialis, glossopharyngicus.

VII. N. facialis

Der Nerv versorgt alle mimischen Muskeln und das Platysma, in der Paukenhöhle den M. stapedius und von den oberen Zungenbeinmuskeln den M. stylohyoideus und den hinteren Bauch des M. digastricus. Peripherer Verlauf s. Abb. 52, S. 335.

Einer unmittelbaren Prüfung sind nur die mimischen Muskeln zugängig. Bei der *Inspektion* achtet man auf die Differenzen in der Weite der Lidspalten und der Nasolabialfalten, auf Asymmetrien in der Furchung der Stirn, Schiefstehen des Mundes und einseitige Einziehung des Lippenrot, die eine Platysmaschwäche anzeigt. Der Zungengrund steht auf der Seite der Facialisparese etwas tiefer.

Palpiert man vorsichtig die geschlossenen Oberlider mit der Fingerspitze, kann man beim Gesunden deutlich ein *Schwirren* der Lider fühlen, das ihnen von der tonischen Innervation des M. orbicularis oculi beim Augenschluß mitgeteilt wird. Bei peripherer Facialislähmung ist dieses Schwirren abgeschwächt bis aufgehoben.

Untersuchung. Man läßt den Patienten folgende Bewegungen ausführen: Stirnrunzeln, Augen fest schließen, auch gegen Widerstand durch zwei Finger, Naserümpfen, Mund breit ziehen, spreizen, vorstülpen und fest schließen, Backen, auch einzeln abwechselnd, aufblasen und pfeifen. Beim Herausstrecken der Zunge vergleicht man die Weite der Mundkulisse auf beiden Seiten.

Die Funktion des *M. stapedius*, der das ovale Fenster der Paukenhöhle durch die Steigbügelplatte verschließt, läßt sich anamnestisch und während der Untersuchung einfach überprüfen: Bei Stapediusparese besteht abnorme Empfindlichkeit des Gehörs besonders für tiefe Töne *(Hyperacusis)*.

Mit einiger Übung kann man den *Orbicularis oculi-Reflex* nützlich verwenden: Schlag auf die Glabella führt zu reflektorischer Kontraktion beider Ringmuskeln, die man am Unterlid am besten erkennt. Der Versuch wird bei *geschlossenen Augen* ausgeführt, weil es sonst zu einem optisch ausgelösten Lidschluß kommt.

Man unterscheidet eine *periphere* von einer *zentralen Facialisparese*. Die zentralen Fasern für die Muskeln der Stirn ziehen nicht nur gekreuzt zum gegenseitigen, sondern auch ungekreuzt zum gleichseitigen Facialiskern. Bei *zentraler* Facialisparese bleibt deshalb die Innervation der Stirn auf der gelähmten Seite erhalten. Die *periphere* Facialisparese dagegen betrifft alle Fasern, wenn auch nicht immer im gleichen Ausmaß. Bei doppelseitiger Facialisparese ist das Gesicht ausdruckslos. Wenn der M. orbicularis oculi gelähmt ist, kann das Auge nicht geschlossen werden. Dies bezeichnet man als *Lagophthalmus* (Lágos = Hase). Infolge des Lagophthalmus wird die konjugierte Hebung beider Bulbi sichtbar, die als Mitbewegung bei der Innervation zum Augenschluß auftritt. Dies ist das *Bellsche Phänomen*.

Die Hebung des Bulbus begleitet den Augenschluß auch beim Gesunden, nur ist sie bei ihm nicht sichtbar. Im leichten Schlaf kehren die Bulbi dann wieder zur Medianebene zurück. Die synergistische Hebung der Bulbi ist keine unverrückbare neuronale Schaltung: wenn das Oberlid krankhaft verkürzt ist, dreht sich der Bulbus beim Augenschluß unter das Unterlid. Die biologische Bedeutung dieser vertikalen Bewegungen liegt in einer Abwendung der Pupille von den Sehreizen der Außenwelt.

Klinik der peripheren Facialisparesen s. S. 334.

VIII. N. statoacusticus

Die beiden Anteile des Nerven sind der *N. cochlearis*, der die sensorischen Impulse aus dem Cortischen Organ der Schnecke leitet, und der *N. vestibularis* für die Afferenzen aus den Sinneszellen der Bogengänge, des Utriculus und Sacculus.

Anamnestisch fragt man den Patienten nach Hörminderung, Ohrgeräuschen und systematischem Schwindel mit Übelkeit.

Untersuchung. Sie beschränkt sich meist auf die binaurale und monaurale Prüfung des Hörvermögens für Umgangs- und Flüstersprache aus wechselnder Entfernung. Mit der üblichen Untersuchung, ob der Patient feines Uhrenticken wahrnimmt, stellt man nur das Hörvermögen für höhere Frequenzen fest, das bei Schallempfindungsschwerhörigkeit (= Innenohr- = Nervenschwerhörigkeit) herabgesetzt ist.

Auch zwei der einfachen Versuche mit der a_1-Stimmgabel kann der Nervenarzt ausführen:

Rinne-Versuch. Vergleich der Knochenleitung (Stimmgabel auf dem Warzenfortsatz) mit der Luftleitung (Stimmgabel vor dem äußeren Ohr). Normalerweise ist die Luftleitung etwa 30 sec länger als die Knochenleitung (Rinne positiv). Negativer Rinne, d. h. Verkürzung der Luftleitung, zeigt Schalleitungs-Mittelohrschwerhörigkeit an.

Weber-Versuch. Die auf den Scheitel gesetzte Stimmgabel wird vom Gesunden auf beiden Ohren gleich gut gehört. Wenn ein Patient Hörminderung auf einem Ohr angibt, kann der Weber „lateralisiert" sein. Lateralisierung zur schlechter hörenden Seite bedeutet Schalleitungsschwerhörigkeit, zur gesunden Seite: Schallempfindungsschwerhörigkeit.

Weitere Untersuchungen gehören in das Gebiet des Ohrenarztes, wenn auch der Neurologe mit den Prinzipien und den wichtigsten Befunden der Audiometrie vertraut sein sollte.

Die Prüfungen des *Vestibularis* sind teils bei der Untersuchung der koordinativen Leistungen (s. S. 19), teils bei den klinischen Formen und pathophysiologischen Grundlagen des Nystagmus (s. S. 61) besprochen.

IX. N. glossopharyngicus

Er ist ein sensibel-sensorischer Nerv. Sensibel versorgt er den obersten Teil des Pharynx und das Mittelohr, sensorisch leitet er die Geschmacksempfindungen vom hinteren Zungendrittel und vom Gaumen. Die motorische Innervation für den M. stylopharyngeus kann klinisch vernachlässigt werden.

Untersuchung. Mit einem Tupfer prüft man die Berührungsempfindung am Gaumen und Rachen, mit dem Spatel löst man die reflektorische Hebung des Gaumensegels und den Würgereflex aus. Hypaesthesie oder Anaesthesie und Fehlen dieser Fremdreflexe müssen mit Vorsicht verwertet werden, da sie auch auf psychogener Hemmung beruhen können.

Die *Geschmacksprüfung* für das hintere Drittel der Zunge ist auf S. 9 besprochen.

X. N. vagus

Er versorgt *motorisch* das Gaumensegel sowie die Atem- und die oberen Speisewege, *sensibel* den äußeren Gehörgang, Larynx, Trachea, den unteren Schlund, Speiseröhre und Magen sowie *autonom* das Herz und bestimmte Gefäße.

Bei *Gaumensegellähmung* berichtet der Patient über Regurgitation von Flüssigkeiten aus der Nase, seine Stimme ist nasal, und das Husten erschwert.

Untersuchung. Das Gaumensegel hängt einseitig oder doppelseitig und hebt sich bei Phonation oder Auslösung des Rachenreflexes nicht oder nur mangelhaft. Dabei wird das Zäpfchen zur gesunden Seite hinübergezogen. Auch die hintere Rachenwand wird bei spontaner und reflektorischer Innervation zur gesunden Seite verzogen, was man am besten an der Raphe sieht („signe de rideau").

Epiglottisparese führt zum „Verschlucken in die falsche Kehle", *Glottisparese* zur Heiserkeit oder Dyspnoe. Die nähere Untersuchung muß der Ohrenarzt vornehmen. Eine partielle Schlucklähmung stellt man am besten bei der Röntgendurchleuchtung mit Breischluck fest.

XI. N. accessorius

Er innerviert den M. sternocleidomastoideus und den mittleren und unteren M. trapezius. Die oberen Anteile des Muskels werden aus den Cervicalsegmenten C_3—C_4 versorgt (s. auch S. 338).

Inspektion. Bei mageren Personen ist eine Atrophie des M. sternocleidomastoideus zu erkennen, Trapeziuslähmung zeigt sich durch tiefere Ausbuchtung der Hals-Nackenlinie und Absinken der Schulter nach vorn. Der gleichseitige Arm erscheint dadurch länger.

Untersuchung. Der Patient wird aufgefordert, den Kopf gegen Widerstand zur Seite zu wenden. Man beobachtet und palpiert dabei das Hervortreten des angespannten Sternokleido auf der Gegenseite der Bewegungsrichtung. Die Kraft beider Sternokleidomuskeln prüft man durch Senken des Kopfes gegen Widerstand am Kinn. Dann palpiert man den oberen Trapeziusrand und fordert den Patienten auf, die Schulter gegen Widerstand emporzuziehen und den Arm gegen Widerstand zu heben. Klinik der Accessorius-Parese s. S. 338.

XII. N. hypoglossus

Der Nerv innerviert die Zungenmuskeln. *Inspektion:* Periphere Lähmung führt, einseitig oder doppelseitig, zur Atrophie der Zunge, die dann dünner, schlaff und walnußschalenartig gerunzelt ist. Bei chronischer Lähmung, besonders durch Schädigung des Hypoglossuskernes, zeigt sie *fibrilläre Zuckungen* (sie sieht aus „wie ein Sack mit Regenwürmern").

Untersuchung. Der Patient soll die Zunge gerade herausstrecken und dann rasch hin- und herbewegen. Er soll Ober- und Unterlippe einzeln belecken und mit der Zunge schnalzende oder schmatzende Bewegungen ausführen.

Die *doppelseitig* peripher gelähmte Zunge kann nicht mehr bewegt werden.

Bei *einseitiger* Lähmung liegt sie zur gesunden Seite verlagert im Munde und weicht im Herausstrecken zur kranken Seite ab. Dies beruht darauf, daß der Zungenstrecker (M. genioglossus) der gesunden Seite die Zunge zur kranken Seite hinüberschiebt. Das Sprechen ist mühsam, besonders für Labiale (b, p) und Dentale (d, t, n, s).

Die caudalen Hirnnerven (X, XI, XII) haben, wie alle Muskeln der Mittellinie, eine *bilaterale corticale Innervation*. Zentrale Lähmungen führen also nur allgemein zur Ungeschicklichkeit und dem Auftreten von Mitbewegungen („spastische Bewegungsstörung"), nicht aber zu einseitiger Parese. Deshalb soll man einseitiges Abweichen der Zunge ohne Atrophie nur mit großer Zurückhaltung verwerten.

3. Reflexe

Wir unterscheiden Eigen- und Fremdreflexe.

Eigenreflexe. Der auslösende Reiz ist eine brüske Dehnung des Muskels mit Aktivierung der Muskelspindeln, Reizerfolg ist eine Kontraktion desselben Muskels. Reizort und Erfolgsorgan sind also gleich. Der Reflexbogen ist *monosynaptisch*. Klinische Bezeichnungen wie Radiusperiostreflex oder Achillessehnenreflex sind physiologisch unkorrekt, sie sind aber fest eingeführt und haben den Vorzug kurzer Formeln (z. B. RPR, ASR).

Eigenreflexe sind nach dem Alles-oder-Nichts-Gesetz auslösbar. Bei wiederholter Prüfung ermüden sie nicht, die kurze Refraktärphase spielt keine praktische Rolle. Die Lebhaftigkeit der sichtbaren Reflexzuckung läßt sich durch erhöhte γ-Vorspannung *bahnen*. Hierfür gibt es zwei Möglichkeiten: Leichte *Mitinnervation* des untersuchten Muskels oder *Jendrassikscher Handgriff*. Dieser wird so ausgeführt, daß der Patient auf Kommando die verschränkten Hände auseinanderzieht, oder, einfacher, daß er einer dritten Person die Hand drückt. *Ohne daß man diese Bahnungsversuche unternommen hat, darf man einen Reflex nicht für erloschen erklären.*

Physiologischerweise stehen die Eigenreflexe unter dem Einfluß hemmender Bahnen, die aus der Formatio reticularis mit den Pyramidenbahnen zum Vorderhorn laufen. *Pyramidenbahnschädigung* führt zur *Steigerung* der Eigenreflexe. Näheres s. S. 69/70.

Fremdreflexe. Der auslösende Reiz ist meist die Stimulation taktiler Receptoren in der Haut, Erfolgsorgan ist die darunterliegende Muskulatur. Der Reflexbogen ist *polysynaptisch*, er bezieht im Rückenmark mehrere benachbarte Segmente ein. Die Lebhaftigkeit der Fremdreflexe steht in Beziehung zur Stärke des Reizes, bei wiederholter Auslösung ermüden sie durch Habituation.

Die Fremdreflexe stehen unter dem *fördernden* Einfluß von Fasern, die mit der Pyramidenbahn verlaufen. Ihre *Abschwächung*, rasche Ermüdbarkeit oder ihr Ausfall ist ein sehr feiner Indicator für *Pyramidenbahnläsion*. Steigerung der Fremdreflexe kommt nur in seltenen Ausnahmen vor, z. B. bei extrapyramidalen Bewegungsstörungen.

Untersuchungstechnik

Voraussetzung für eine korrekte Untersuchung der Eigenreflexe ist, daß der Arm oder das Bein in eine *Mittelstellung* gebracht wird, die dem Muskel eine reflektorische Verkürzung gestattet: Der Tricepssehnenreflex kann z. B. nicht am gestreckten, der Bicepssehnenreflex nicht am maximal gebeugten, aber auch nicht am völlig gestreckten Arm ausgelöst werden. Der Patient muß entspannen. Ängstliche Anspannung der Muskulatur verhindert die Reflexzuckung und täuscht Arreflexie vor. Der Reflexhammer soll nicht bei festgehaltenem Stiel, gleichsam als Verlängerung des Armes, auf die Sehne oder den Knochen geführt oder gar gedrückt werden, sondern aus lockerem Handgelenk *mit seiner eigenen Schwere* auf den Reizort fallen. Der Schlag darf nicht auf den Muskel selbst treffen, sonst löst man keinen Reflex aus, sondern eine mechanisch bedingte Muskelkontraktion.

An den Armen prüfen wir:

1. *Bicepssehnenreflex* (BSR). Zweckmäßig schlägt der Untersucher nicht direkt auf die Bicepssehne, sondern auf seinen daraufliegenden Zeigefinger. Dies begünstigt die Auslösbarkeit des Reflexes und gestattet, den Reizerfolg auch zu tasten.

2. *Radiusperiostreflex* (RPR). Der Schlag wird auf das distale Drittel des Radius gegeben. Wenn man Unterarm und Hand in eine Mittelstellung zwischen Pro- und Supination bringt, kann man außer der Kontraktion des M. biceps auch die des M. brachioradialis beobachten. Dies ist für die Lokaldiagnose bei Radialislähmung und von Halsmarkprozessen nützlich.

3. *Tricepssehnenreflex* (TSR). Der Schlag soll dicht über dem Olecranon auf die Sehne, nicht höher auf den Muskelbauch treffen. Einige vorausgehende passive Beuge- und Streckbewegungen lockern den Muskel.

4. *Pronatorreflex* (PrR). Bei gebeugtem Ellenbogen hält der Patient den Unterarm locker in Mittelstellung zwischen Pro- und Supination. Der Hammer führt waagerecht von innen nach außen einen leichten Schlag gegen das Radiusköpfchen. Die Reflexantwort ist eine kurze Pronationsbewegung. Der Reflex läuft über den Medianus und ist bei proximaler Schädigung des Nerven erloschen. Da der Patient in der beschriebenen Mittelstellung kaum verspannen kann, eignet sich der Pronatorreflex besonders gut zum Seitenvergleich der Reflexstärke.

5. Bei sehr lebhafter Reflextätigkeit tritt nach Auslösung des RPR und des PrR eine kurze Beugebewegung der Finger *(Fingerbeugereflex)* und manchmal auch der Hand ein. Dies ist nur dann pathologisch, wenn die Eigenreflexe an den anderen Extremitäten und der Masseterreflex deutlich schwächer sind.

6. *Trömner-Reflex*. Der Untersucher führt mit seinen Fingern 2—5 von volar eine rasche, schnellende Bewegung gegen die Kuppen der leicht gebeugten Finger 2—5 des Patienten aus.

Knipsreflex. Bei gleicher Handstellung des Patienten legt der Untersucher seine Fingerkuppen 2 und 3 von volar gegen die Fingerkuppen 3 und 4 des Patienten und gleitet in einer kurzen, schnellenden Bewegung mit der Daumenkuppe von proximal nach distal über einen der beiden Fingernägel. Der Reizerfolg ist in beiden Fällen eine kurze Beugebewegung aller Finger *einschließlich des Daumens*.

Entgegen einer weitverbreiteten Meinung sind Knips- und Trömner-Reflex *keine pathologischen Reflexe*. Sie sind Eigenreflexe der Fingerbeuger und zeigen nicht mehr an als eine lebhafte Reflexerregbarkeit, die durchaus normal sein kann. Pathologisch verwertbar sind sie nur bei Seitendifferenzen. Dies gilt aber für alle Eigenreflexe und rechtfertigt nicht die Bezeichnung „pathologischer Reflex" oder „spastisches Zeichen".

7. Ein *Fremdreflex an der Hand* ist der *Mayersche Grundgelenkreflex*. Druck auf das Grundgelenk des 5. und 4. Fingers bis zur maximalen Beugung löst eine *tonische* Adduktion des Daumens aus. Der Reflex ist recht inkonstant, deshalb darf nur einseitiges Fehlen als Zeichen einer Pyramidenbahnschädigung verwertet werden. Bei Läsion des *Frontallappens* soll er gelegentlich *enthemmt* sein.

8. Das *Wartenbergsche Zeichen* ist kein Reflex, sondern eine spastische Mitbewegung: Wenn man mit den Fingern 2—5 an den gleichnamigen Fingern des Patienten ein leichtes „Fingerhakeln" ausführt, beugt sich bei Pyramidenbahnschädigung auch der Daumen. Das Zeichen ist inkonstant und nicht zuverlässig. Es ist oft auch beim Gesunden doppelseitig positiv.

Die *Bauchhautreflexe* (BHR) werden auf beiden Seiten in drei Etagen geprüft, die etwa den Segmenten D_9, D_{10} und D_{11} entsprechen. Sie werden ausgelöst, indem man mit der Nadelspitze oder dem Nadelrad *rasch und energisch* von der lateralen Bauchwand bis zur Mittellinie fährt. Der Reizerfolg ist eine Kontraktion der Bauchmuskeln, die in dem betreffenden Segment am stärksten ist, oft aber die ganze Bauchwand ergreift und den Nabel zur Seite verzieht. Bei schlaffen oder fettreichen Bauchdecken und in der Nähe großer Bauchnarben sind die BHR nur schwach oder gar nicht auszulösen, ohne daß dies pathologische Bedeutung haben muß. Dann ist die Prüfung der *Cremasterreflexe* beim Mann von großer Bedeutung: Bestreichen der Haut proximal an der Innenseite des Oberschenkels führt zur Kontraktion des M. cremaster, der aus dem M. transversus abdominis abgezweigt ist.

Fehlen der BHR bei normalen, straffen Bauchdecken zeigt eine *Pyramidenbahnläsion* an. Rasche Erschöpfbarkeit ist auf Pyramidenbahnschädigung verdächtig, beweist sie aber nur dann, wenn sie sich einseitig findet oder wenn gleichseitig die Eigenreflexe im Vergleich zur Gegenseite gesteigert sind. Fehlende oder sehr rasch erschöpfliche BHR sind ein häufiges Symptom bei Multipler Sklerose, jedoch darf man die Diagnose nicht allein auf diese Befunde gründen. Die Bauchhautreflexe haben auch große Bedeutung für die *Höhendiagnose von Rückenmarksläsionen* (s. S. 101).

Durch Schlag auf den unteren Rippenbogen oder auf den Processus xyphoideus des Sternum kann man häufig einen *Eigenreflex der Bauchmuskeln* auslösen. Seine Verwertung verlangt einige neurologische Erfahrung.

Die wichtigsten Eigenreflexe an den Beinen sind:

1. *Patellarsehnenreflex* (PSR). Der Reflex wird im *Liegen* bei leicht gebeugtem Knie oder im *Sitzen* bei frei hängendem Unterschenkel durch einen Schlag auf die Patellarsehne ausgelöst. Bei lebhaften Reflexen kann man den Schlag auch auf den Zeigefinger geben, den man auf den *oberen Patellarrand* legt. Der Reizerfolg ist eine Kontraktion des M. quadriceps femoris mit oder ohne Bewegungseffekt. Beim liegenden Patienten ist es zweckmäßig, das Bein in der Kniekehle durch den freien Arm des Untersuchers zu unterstützen. Ist der Reflex sehr schwach oder scheint er zu fehlen, wiederholt man die Prüfung bei *Mitinnervation* durch Plantarflexion des Fußes.

2. Der *Achillessehnenreflex* (ASR) wird am liegenden Patienten geprüft. Man sollte dabei nicht das gestreckte Bein am Fuß in die Höhe heben, weil man sonst leicht den Fuß festhält und die Reflexzuckung unterbindet. Besser legt man das untersuchte Bein schräg über den anderen Unterschenkel des Patienten und führt den Schlag auf die Achillessehne von der Seite. Fehlt der ASR, ist oft die Achillessehne weicher, und der Schlag auf die Sehne ruft einen tieferen Klang hervor als auf der gesunden Seite.

3. Ähnlich wie an der Hand (Knips und Trömner) prüfen wir auch die *eigenreflektorische Erregbarkeit der kleinen Fußmuskulatur*. *Rossolimo-Reflex:* Schlag von plantar mit den Fingerspitzen gegen die Zehenballen löst eine Plantarflexion der Zehen aus. *Mendel-Bechterew:* Schlag mit dem Reflexhammer dorsal auf das Fußgewölbe führt zu einer kurzen Dehnung der kleinen Fußmuskulatur und hat den gleichen Effekt. Auch diese Reflexe sind normale *monosynaptische Eigenreflexe*. Ihre Verwertbarkeit entspricht dem, was oben über Knips- und Trömner-Reflex gesagt wurde.

Die Eigenreflexe sind bei verschiedenen Patienten unterschiedlich stark auslösbar. Die absolute Lebhaftigkeit der Reflexe und selbst eine symmetrische Verbreiterung der „reflexogenen Zone" läßt keinen diagnostischen Schluß zu. Daher ist es nur dann sinnvoll, von „*gesteigerten Reflexen*" zu sprechen, wenn dadurch einzelne Reflexe am selben Patienten von anderen, normal auslösbaren, unterschieden werden. Um dies zu beurteilen, vergleicht man die Reflexe der beiden Körperseiten miteinander, die Reflexe der Beine mit denen der Arme und alle spinalen Eigenreflexe mit dem Masseterreflex. *Eine Pyramidenbahnschädigung zeigen nur solche Reflexe an, die im Vergleich zu anderen, schwächer auslösbaren gesteigert sind.*

Dies gilt auch für *Kloni*. Ein Klonus ist eine Folge von Eigenreflexen, die sich im monosynaptischen Reflexbogen selbst unterhalten. *Patellarklonus:* Die Patella wird von oben mit den ersten beiden Fingern gefaßt und brüsk nach distal geschoben. Solange der Klonus andauert, übt man den Druck weiter aus. *Fußklonus:* Der Fuß wird, am besten bei leicht gebeugtem Knie, von plantar her ruckartig in analoger Weise nach dorsal bewegt. Erschöpflicher Klonus ist nur pathologisch verwertbar, wenn er seitendifferent ist. *Unerschöpflicher Klonus* ist in aller Regel ein *Pyramidenzeichen*.

Pathologische Reflexe. In jedem Falle pathologisch und ein sicheres Zeichen für Pyramidenbahnschädigung sind allein die Reflexe der Babinski-Gruppe. *Alle pathologischen Reflexe sind Fremdreflexe.*

1. *Babinski-Reflex.* Beim *Gesunden* löst Bestreichen des *äußeren Randes* der Fußsohle eine tonische Plantarflexion der Zehen aus. Diese ist ein Rudiment des Fußgreifreflexes, der bei Neugeborenen stets lebhaft und kräftig ist, aber später bis auf diese Zehenbewegung gehemmt wird. Wir bezeichnen die Reaktion als den normalen *Fußsohlenreflex*. Bei Pyramidenbahnschädigung oder beim Säugling bis zum Ende des ersten Lebensjahres, d. h. vor der Markreifung der Pyramidenbahn, führt derselbe Reiz zu einer *tonischen Dorsalbewegung der großen Zehe (positiver Babinski)*. Diese ist oft von einer spreizenden Plantarflexion der übrigen Zehen begleitet („Fächerphänomen"), die aber isoliert keine pathologische Bedeutung hat: entscheidend ist die Dorsalbewegung (Hyperextension) der ersten Zehe.

Bei leichter Pyramidenbahnschädigung findet man, gleichsam als Übergang zwischen dem normalen Fußsohlenreflex und dem Babinski, eine „stumme Sohle": Bestreichen des äußeren Fußrandes bleibt ohne jegliche Reizantwort. Die stumme Sohle ist nur dann pathologisch verwertbar, wenn auf der Gegenseite ein physiologischer Fußsohlenreflex auslösbar ist.

2. Es gibt eine Reihe von *Varianten* in der Auslösung der tonischen Dorsalflexion der ersten Zehe. Man muß sie kennen und routinemäßig anwenden, da es viele Fälle gibt, bei denen die pathologische Hyperextension der Großzehe nicht auf die klassische Weise nach Babinski, sondern nur durch eine dieser Varianten zu erhalten ist. Der Grund dafür ist noch unbekannt.

a) Sehr nützlich, besonders bei empfindlichen Patienten, ist die Auslösung nach Chaddock, durch Bestreichen des äußeren Fußrückens.

b) *Oppenheim-Reflex.* Festes Streichen über die Tibiakante von proximal nach distal.

c) *Gordon-Reflex.* Festes Kneten der Wadenmuskulatur.

d) Das *Strümpellsche Zeichen* ist kein Reflex, sondern eine pathologische Mitbewegung: Der Untersucher übt einen mäßig kräftigen Druck auf das Knie aus, während der Patient versucht, das Bein im Knie zu beugen. Dabei kommt es zu einer gleichen Hyperextension der Großzehe wie bei den Reflexen der Babinskigruppe. Diese Mitbewegung zeigt, daß die Dorsalbewegung der großen Zehe, obwohl sie dem Namen nach eine Extension ist, zur Beugesynergie gehört. Als Beugung müssen wir jede Bewegung bezeichnen, die eine Extremität verkürzt.

Bei der *Auslösung* dieser pathologischen Reflexe muß die Reizung mehrmals wiederholt („summiert") werden. Wenn man nur einmal flüchtig über die Fußsohle gestrichen hat, kann man nicht behaupten, der Babinski sei negativ. Die Reaktion der großen Zehe muß tonisch sein und solange andauern wie der Reiz ausgeübt wird. Ein flüchtiges Auf und Ab der Zehen bei empfindlichen Patienten ist nicht verwertbar.

Die Segmenthöhe der besprochenen Eigen- und Fremdreflexe ergibt sich aus der folgenden Tabelle:

Tabelle 1. *Segmenthöhe der wichtigsten Eigen- und Fremdreflexe*

Reflex	Lokalisation	Reflex	Lokalisation
Bicepssehnenreflex	C_5–C_6	Unterer BHR	D_{11}–D_{12}
Tricepssehnenreflex	C_6–C_7	Cremasterreflex	L_1–L_2
Pronatorreflex	C_6–C_7	Patellarsehnenreflex	L_2–L_4
Radiusperiostreflex	C_7–C_8	Achillessehnenreflex	L_5–S_2
Oberer BHR	D_8–D_9	Fußsohlenreflex	S_1–S_2*
Mittlerer BHR	D_{10}–D_{11}	Analreflex	S_5

* Wenn zur Auslösung des Babinski-Reflexes der *äußere* Fußrand gereizt werden soll, dann deshalb, weil er dem Segment S_1 entspricht, der mediale dagegen S_2. Die Extension der Großzehe wird motorisch über die Segmente L_4–S_1 vermittelt, der pathologische Reflex muß aus dem entsprechenden Hautareal ausgelöst werden. Auch die Varianten des Babinski werden aus Hautbezirken ausgelöst, die den Segmenten L_4–S_1 entsprechen.

4. Extremitäten und Motorik

Inspektion. Man achtet zunächst auf

a) abnorme *Haltung und Lage* der Gliedmaßen. Die wichtigsten Ursachen sind: periphere oder zentrale Lähmung, Knochenfrakturen, psychogene Symptombildung.

b) *Vernachlässigung* einer Seite bei willkürlichen und Ausdrucksbewegungen.

c) Extrapyramidale *Hyperkinesen* (s. S. 77ff.).

d) *Bewegungsunruhe* der Muskulatur. Die wichtigsten Formen der Bewegungsunruhe sind: *Myokymie* = Muskelwogen: kurze, tetanische Kontraktionen in wechselnden Gruppen von Muskelfasern. Myokymien haben in der Regel keine pathologische Bedeutung. *Fasciculieren* = kurze, phasische Kontraktionen in wechselnden Muskelfaserbündeln. *Fibrillieren* = kurze, phasische Kontraktionen in Einzelfasern. Mit bloßem Auge kann man an der Körpermuskulatur nur Fasciculieren beobachten, fibrilläre Zuckungen sind allein an der Zunge sichtbar. Fasciculieren und Fibrillieren können bei jeder Krankheit auftreten, die zur Degeneration des peripheren motorischen Neurons führt. Das Fasciculieren ist nur dann pathologisch verwertbar, wenn sich weitere krankhafte neurologische Befunde (Atrophie, Parese, Reflexabschwächung oder Reflexausfall) oder Denervationspotentiale im EMG finden. Es gibt auch ein *gutartiges Fasciculieren* ohne diese Begleiterscheinungen. Patienten, die nur wegen einer Bewegungsunruhe der Muskulatur zum Arzt gehen, sind meist Hypochonder, häufig Ärzte oder Medizinstudenten. Organisch Nervenkranke und vor allem Laien nehmen die muskuläre Unruhe gewöhnlich nicht ernst.

Spezielle Untersuchung

Für die Untersuchung auf das Vorliegen einer peripheren oder zentralen Lähmung werden nacheinander Trophik und Tonus der Extremitätenmuskulatur, Entwicklung der groben Kraft und Feinbeweglichkeit geprüft.

Muskeltrophik. Umschriebene Atrophien sind oft schon bei der Inspektion sichtbar. In leichter Form kann man sie durch Palpieren des ruhenden Muskels feststellen. Muskelatrophien sind typisch für periphere Nervenschädigung. Sie kommen aber auch bei Muskeldystrophie, Kachexie, Inaktivität und in geringem Ausmaß bei der Erschlaffung des Gewebes im Alter vor. Zur Abgrenzung dienen vor allem das Auftreten von fasciculären Zuckungen und die elektrische Untersuchung.

Muskeltonus. Er wird als muskulärer Widerstand gegen passive Beuge- und Streckbewegungen der Extremitäten geprüft. Der Patient muß dabei soweit wie möglich entspannen. Bei dieser Gelegenheit überzeugt man sich auch von der *freien Beweglichkeit der Gelenke* und achtet auf artikuläre Bewegungshemmungen und Schmerzäußerungen.

Grobe Kraft. Sie wird systematisch für die wichtigsten Bewegungen der Extremitäten (z. B. Heben und Senken, Beugen und Strecken, Händedruck, Fingerhakeln) und des Rumpfes untersucht. Bei Verdacht auf eine *zentrale Parese* führt man auch die Halteversuche aus:

1. *Armhalteversuch.* Der Patient hält bei geschlossenen Augen beide Arme gestreckt in Supinationsstellung vor sich hin. Bei zentraler Parese wird der betroffene Arm langsam proniert, oft auch gleichzeitig im Ellenbogengelenk gebeugt („verkürzt") und sinkt etwas ab.

2. *Beinhalteversuch.* In Rückenlage hält der Patient die im Hüft- und Kniegelenk rechtwinklig gebeugten Beine hoch. Einfacher ist die Untersuchung in Bauchlage. Dabei werden die Unterschenkel durch rechtwinklige Beugung im Knie gerade emporgehoben. Leichtere Grade einseitiger Lähmung sind durch vorzeitiges Absinken zu erkennen.

Bei Verdacht auf *periphere Parese* werden alle Funktionen der Muskeln, die von dem (oder den) betroffenen Nerven versorgt werden, isoliert geprüft. Spezielle Anweisungen sind im Kapitel XVI gegeben.

Zentrale oder periphere Lähmungen zeigen sich nicht nur durch Minderung der groben Kraft, sondern auch durch Atrophien, Tonusdifferenzen und Reflexstörungen (Näheres s. Kapitel II). Bleibt die geforderte Innervation aus, ohne daß sich diese begleitenden Symptome finden, ist die Ursache fast immer eine *psychogene Minderinnervation*. Diese ist an folgenden *Kriterien* zu erkennen:
a) Der Patient macht keinen Versuch, die verlangte Bewegung auszuführen oder
b) er führt, oft recht demonstrativ, eine Fehlinnervation mit kräftiger Anspannung anderer Muskelgruppen aus oder
c) er innerviert gleichzeitig Agonisten und Antagonisten, wobei die betroffenen Gelenke funktionell versteifen. In Zweifelsfällen gewinnt man durch praktische

Gegenproben ein Bild von der Leistungsfähigkeit der Muskeln, die bei der Untersuchung als gelähmt demonstriert werden. Man muß jedoch berücksichtigen, daß eine leichte organische Lähmung psychogen ausgeweitet sein kann: Die Feststellung einer seelisch bedingten Funktionsstörung beweist nie, daß kein organisches Symptom vorliegt.

Feinbeweglichkeit. Die rasche Aufeinanderfolge von Bewegungen heißt *Diadochokinese* (diádochos = rasch aufeinanderfolgend, s. auch Diadochen).

Der Patient soll die Finger beider Hände rasch wie zum Klavierspielen oder Schreibmaschinenschreiben bewegen, einen Finger nach dem anderen auf den Daumen setzen und bei leicht emporgehaltener Hand alternierende Drehbewegungen ausführen, so als ob er eine elektrische Birne einschrauben wollte.

Im Sitzen läßt man den Patienten rasch mit beiden Beinen pendeln und achtet darauf, ob die Bewegungen flüssig und taktmäßig geführt werden. An den Füßen prüft man das Zehenspiel und läßt, nach Möglichkeit bei frei getragenem Bein, den Fuß kreiseln. Die Einschränkung der Feinbeweglichkeit wird als *Dysdiadochokinese* bezeichnet. Diese kann verschiedene Ursachen haben:

a) zentrale Parese (s. S. 67),
b) periphere Parese (s. S. 64),
c) extrapyramidale Bewegungsstörung (s. S. 77),
d) cerebellare Asynergie (s. S. 89/90),
e) Störung der Tiefensensibilität (s. S. 95).

Die praktisch wichtigste Form ist die *spastische Bewegungsstörung* bei zentraler Parese. Um diese festzustellen, vermerkt man, ob statt der versuchten differenzierten Bewegung *Masseninnervationen* in weiter proximalen Muskelgruppen oder im ganzen Arm oder Bein auftreten.

5. Koordination

Koordination ist die Zusammenfassung von einzelnen Innervationen zu geordneten angepaßten oder zielgerichteten Bewegungen. Sie kann durch verschiedenartige Funktionsstörungen (Lähmungen, cerebellare und extrapyramidale Bewegungsstörungen, Ausfall der Tiefensensibilität) beeinträchtigt sein. Die Ursache ergibt sich aus der Gesamtheit der Befunde (s. die einzelnen Abschnitte von Kapitel II).

Für die klinische Orientierung werden folgende Prüfungen ausgeführt:

1. **Zeigeversuche.** Beim *Finger-Nase-Versuch* führt der Patient die Spitze des Zeigefingers erst bei offenen, dann bei geschlossenen Augen in weit ausholender Bewegung, ohne den Ellenbogen aufzustützen, zur Nasenspitze. Beim *Finger-Finger-Versuch* sollen in entsprechender Weise die Zeigefingerspitzen beider Hände zur Berührung gebracht werden. Beim *Knie-Hacken-Versuch* setzt der Patient im Liegen die Ferse des einen Fußes in weitem Bogen auf das Knie des anderen und führt sie dann auf dem Schienbein flüssig nach distal.

Man *achtet* auf das angepaßte Ausmaß, die Zielsicherheit und Flüssigkeit der Bewegungen und auf Intentionstremor.

2. **Diadochokinese.** Sie ist bereits auf S. 19 bei der Feinmotorik besprochen.

3. Im Sitzen mit geschlossenen Augen, die Arme geradeaus gestreckt, kann der Gesunde ruhig und unbeweglich verharren. Tritt dabei ein Schwanken des ganzen

Körpers nach den Seiten oder nach vorn und hinten auf, oft von Abweichen der Arme begleitet, liegt **Rumpfataxie** vor. In schweren Fällen kann der Kranke schon mit offenen Augen nicht gerade sitzen.

4. In der gleichen Stellung prüfen wir das **Rebound-(Rückstoß)-Phänomen**. Bei geschlossenen Augen drückt der Patient den gestreckten Arm kräftig nach oben, während der Untersucher diesem Impuls Widerstand leistet. Läßt der Gegendruck plötzlich nach, führt der Arm zunächst eine Bewegung nach oben aus, die der Gesunde aber schon nach wenigen Zentimetern durch reflektorische Innervation der Antagonisten abfängt. Dadurch kommt es zu einem kurzen *Rückstoß* nach unten, bevor der Arm wieder in die Ausgangsstellung zurückkehrt. *Pathologisch* ist das Fehlen dieser Korrekturbewegung. Bei cerebellarer *Asynergie* ist die plötzliche reflektorische Verschiebung der Innervation von den Agonisten (Heber) auf die Antagonisten (Senker) unmöglich, so daß der befreite Arm ausfahrend nach oben schlägt (fehlender Rebound).

5. **Baranyscher Zeigeversuch.** Er wird mit jeder Hand einzeln ausgeführt. Der Patient hält bei offenen Augen den Arm gerade nach oben und senkt ihn dann langsam so weit nach vorn, daß sein vorgestreckter Zeigefinger unmittelbar gegenüber dem des Untersuchers steht. Anschließend führt er dieselbe Bewegung wiederholt bei geschlossenen Augen aus. Bei einseitiger vestibulärer oder cerebellärer Funktionsstörung weicht der Arm zur kranken Seite ab.

6. **Imitationsversuch.** Der Patient soll bei geschlossenen Augen wechselnde Stellungen, die man dem einen Arm gibt, mit dem anderen imitieren. Diese Leistung kann auch bei schwerer Sensibilitätsstörung mit Beeinträchtigung der Lageempfindung nicht korrekt ausgeführt werden.

7. Grobe *Standataxie* mit unsystematischem oder systematischem Schwanken zeigt sich manchmal schon beim Stehen in normaler Fußstellung. Bei leichterer Ataxie tritt die Unsicherheit erst ein, wenn der Patient die Romberg-Stellung einnimmt, bei der sich die Füße parallel berühren. Der **Romberg-Versuch** ist ein Vergleich der Standfestigkeit bei offenen und geschlossenen Augen. Er dient vor allem zur Unterscheidung der spinalen von der cerebellaren Ataxie. Definition und Charakteristika s. S. 89.

Gerade dieser Versuch bietet sich zum Ausdruck *psychogener Verhaltensweisen* an. Manche Personen geraten beim Augenschluß ins Schwanken oder Taumeln, während sie mit den Armen hilfesuchend umhertasten. Dann wird der Romberg-Versuch wiederholt, während man die Aufmerksamkeit auf ein anderes Sinnesgebiet *ablenkt*. Dazu kann man z. B. bei geschlossenen Augen kräftig auf die Bulbi drücken und den Patienten fragen, ob er schwarz-weiße oder farbige Gesichtswahrnehmungen hat. Noch besser bewährt es sich, in Romberg-Stellung eine Prüfung zu wiederholen, die dem Patienten bereits vertraut ist, das Erkennen auf die Haut des Thorax geschriebener Zahlen. Bei psychogener Koordinationsstörung ist der Stand unter diesen Bedingungen meist wesentlich sicherer.

8. **Unterbergerscher Tretversuch.** Mit geschlossenen Augen soll der Patient 1—2 min lang auf der Stelle treten. Bei einseitiger vestibulärer oder cerebellarer Störung tritt eine „rosettenartige" *Drehung* zur kranken Seite auf. Das Ergebnis ist aber nur dann verwertbar, wenn es sich wenigstens dreimal reproduzieren läßt. Man darf den Patienten während des Versuches nicht ansprechen oder gar

berühren, damit er eine Abweichung nicht nach der Richtung des akustischen oder taktilen Reizes korrigiert.

9. Die **Untersuchung des Gehens** gibt nicht nur Aufschluß über Koordinationsstörungen, sondern ebenso auch über zentrale und periphere Lähmungen, extrapyramidale Bewegungsstörungen, Sensibilitätsstörungen an den Beinen und psychogene Verhaltensweisen. Einzelheiten ergeben sich aus den Abschnitten über die entsprechenden Syndrome im Kapitel II. Die Gangstrecke soll wenigstens 10—15 Schritte lang sein, sonst hat die Untersuchung wenig Wert. Der Patient geht barfuß, zuerst mit offenen, dann mit geschlossenen Augen. Man achtet vor allem auf die Flüssigkeit der Bewegungen, die Mitbewegungen der Arme, normal schmale oder pathologisch breite Führung der Beine, Seitenabweichung, Schwanken oder Taumeln. *Psychogenes Schwanken* wird von den Patienten meist im letzten Augenblick selbst aufgefangen, oder sie lassen sich auf eine Sitzgelegenheit gleiten, die sie in der Nähe wissen. Wenn eine cerebellare Störung vorliegt, weicht der Patient beim Vorwärtsgehen zur kranken Seite, beim Rückwärtsgehen zur gesunden Seite ab. Läßt man ihn mit geschlossenen Augen wiederholt je 6 Schritte vorwärts und rückwärts gehen, führt er langsam eine *Drehung im Raum* aus, während seine Gangspur einem *Seekompaß* ähnlich ist.

10. Bei jeder cerebellaren oder extrapyramidalen Bewegungsstörung soll der Patient eine **Schriftprobe** geben und, am besten ohne Auflegen der Hand, mehrere parallele Linien, waagerecht und senkrecht, konzentrische Kreise und eine Spirale *zeichnen*. Bei cerebellaren Störungen werden diese Zeichnungen unregelmäßig und verzerrt.

6. Sensibilität

Anamnestisch fragt man nach *Schmerzen* und deren Lokalisation. Man läßt sich Art, zeitlichen Ablauf und die Gelegenheiten schildern, unter denen die Schmerzen auftreten. Für die Diagnose von Hirn- und Rückenmarkstumoren ist die Frage wichtig, ob sich Kopfschmerzen beim Bücken und Husten und Glieder- und Rückenschmerzen bei Erhöhung des spinalen Druckes durch Husten, Pressen oder Niesen verstärken. Auch *Mißempfindungen* (Paraesthesien) müssen oft erst erfragt werden. Wieder vermerkt man Art, Lokalisation und Zeit des Auftretens.

Bei der *Routineuntersuchung* werden folgende Qualitäten geprüft:

1. **Berührungsempfindung.** Der Reiz besteht in einer leichten Berührung der Haut mit der Fingerspitze oder mit einem Wattetupfer. Der Patient soll angeben, ob er eine Berührungswahrnehmung hat.

2. **Lokalisationsvermögen.** Der Patient soll den Ort der Reizung bezeichnen.

3. **Unterscheidung von Spitz und Stumpf und Schmerzempfindung.** Wir berühren in bunter Reihenfolge, keinesfalls regelmäßig abwechselnd, die Haut mit der Spitze oder mit dem Kopf einer Nadel. Der Nadelkopf soll nicht so groß sein wie bei einer Hutnadel, weil sonst die Unterscheidung nach der Reizgröße getroffen wird. Der Patient soll angeben, ob er einen spitzen oder stumpfen Reiz empfindet und ob der spitze schmerzhaft ist. Für den Seitenvergleich und für die Abgrenzung umschriebener Störungen ist das *Nadelrad* besser geeignet als die mit der Hand geführte Nadel, weil die Reize damit gleichmäßiger gegeben werden.

4. Stellen wir bei dieser Prüfung Ausfälle oder unsichere Ergebnisse fest, prüfen wir auch die **Temperaturempfindung** mit 2 Reagensgläsern, von denen das eine heißes, das andere Eiswasser enthält. Die Reihenfolge muß wieder wahllos variiert werden. Es ist nützlich, dabei nicht nur zu fragen, ob die Temperaturen überhaupt wahrgenommen werden, sondern auch, ob die Empfindung an verschiedenen Körperstellen gleich intensiv ist.

5. **Erkennen geführter Bewegungen.** Die Prüfung wird zunächst distal an den Interphalangealgelenken der Zehen und Finger vorgenommen. Nur wenn sich dabei eine Störung zeigt, werden auch größere proximale Gelenke geprüft. Der untersuchte Finger oder die Zehe wird *seitlich* mit Daumen und Zeigefinger geführt, weil der Patient sonst aus dem Druck von dorsal oder volar die Richtung der Bewegung erschließen kann. Die Exkursionen, wahllose Folgen von Beuge- und Streckbewegungen, werden erst grob bis in die Endstellung, dann immer feiner gegeben. Der Patient soll jeweils ihre Richtung nennen.

6. **Erkennen auf die Haut geschriebener Zahlen.** Mit der Spitze des Zeigefingers oder dem stumpfen Ende der Nadel schreiben wir, am besten so, daß sie von cranial zu „lesen" sind, Zahlen auf die Haut des Rumpfes, der proximalen und der distalen Gliedmaßenabschnitte, die der Patient erkennen soll. Kann er das nicht, soll er wenigstens angeben, ob es sich um eine runde (3, 6, 8, 9) oder eckige (1, 4, 7) Zahl gehandelt hat. Man beginnt mit groß geschriebenen, leicht zu erkennenden Zahlen: 4, 8, 1. Die Unterscheidung zwischen 6 und 0, 1 und 7, 2 und 3 und das Erkennen der 5 und 9 bereiten größere Schwierigkeiten.

7. Sehr wertvoll ist die Untersuchung der **Vibrationsempfindung** mit einer Stimmgabel. Diese hat eine Meßvorrichtung, an der wir die Dauer der Reizung ablesen können. Man setzt die Stimmgabel auf markante Knochenpunkte (Schultergelenk, Ellenbogen, distaler Abschnitt des Radius, Darmbeinkamm, Kniescheibe, Schienbein und Fußgelenk). Der Patient gibt an, wie lange er das Schwirren verspürt. Hier bestehen sehr starke *individuelle Schwankungen*, die nicht zuletzt von der Intelligenz und Aufmerksamkeit abhängen.

Umschriebenes Fehlen der Vibrationsempfindung ist immer pathologisch und zeigt eine Funktionsstörung in den Hintersträngen an. Verkürzung ist nur dann zu verwerten, wenn die Angaben konstant sind und die Vibration an anderen Körperstellen länger empfunden wird.

8. **Tasterkennen.** Bei schweren Sensibilitätsstörungen an der Hand ist oft auch die Fähigkeit beeinträchtigt, einen Gegenstand *taktil zu erkennen*. Infolge der Sensibilitätsstörung ist auch die Motorik des Tastens ungeschickt. In leichteren Fällen kann der Patient die feinere Struktur etwa verschiedener Gewebsarten nicht unterscheiden („Materialerkennen").

Untersuchungsgang

Wenn die Anamnese keine Hinweise auf eine Sensibilitätsstörung gegeben hat, verschafft man sich zunächst durch Bestreichen größerer Hautbezirke an den Extremitäten und am Rumpf im Seitenvergleich einen ersten *Überblick*. Bei Verdacht auf eine Sensibilitätsstörung werden kleinere Hautareale punktförmig geprüft. Die *Begrenzung* der Sensibilitätsstörung wird von beiden Richtungen, aus dem gestörten Bezirk und vom gesunden her, festgelegt und auf ein Schema eingetragen. Zweckmäßig enthalten diese Schemata nicht die segmentalen oder peripheren Begrenzungen der Hautareale. Solche Vordrucke üben allzu leicht einen suggestiven Effekt auf den Untersucher aus. Die Verteilung der

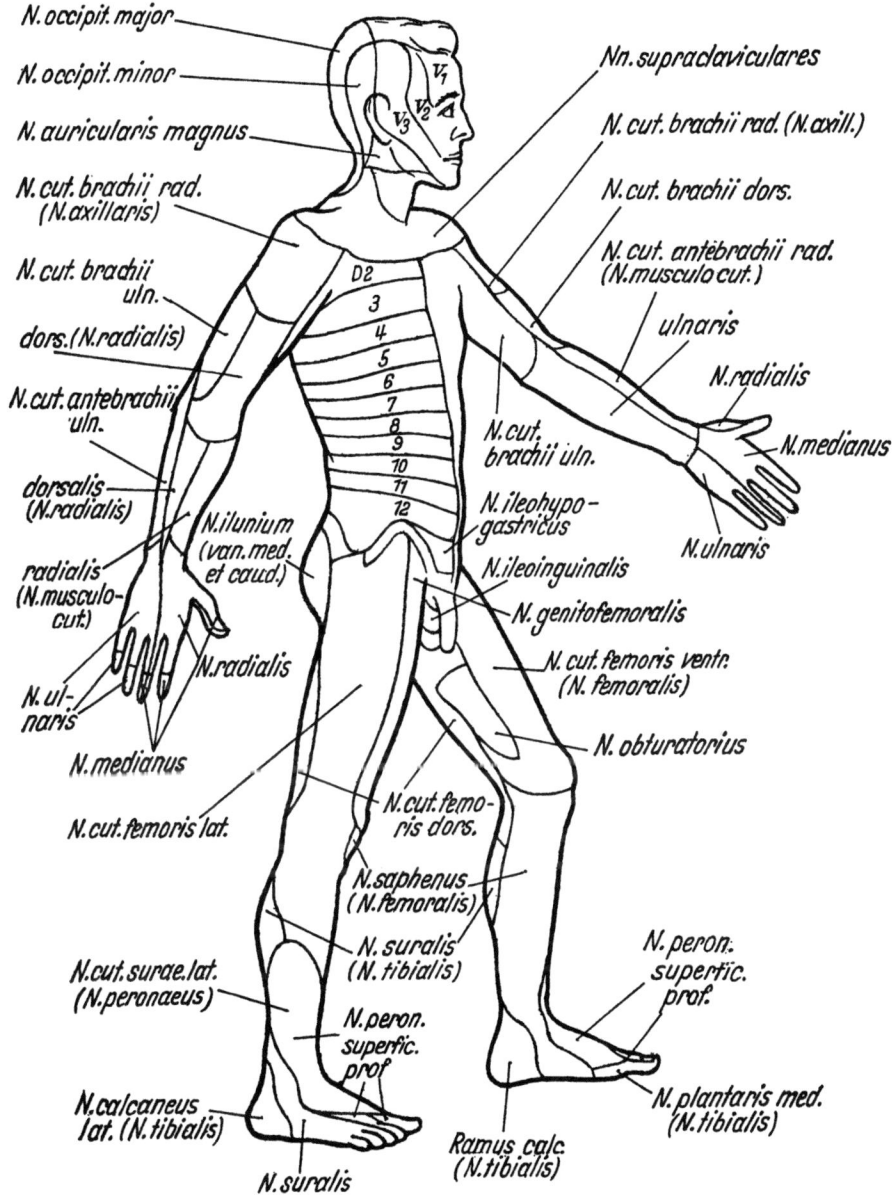

Abb. 4. *Schema der peripheren sensiblen Innervation* (nach FOERSTER)

peripheren und segmentalen Innervationsbereiche zeigen Abb. 4 und 5. Als sehr subjektive Methode haben diese Sensibilitätsprüfungen viele *Fehlerquellen*, die man erst bei einiger Erfahrung richtig beurteilen kann.

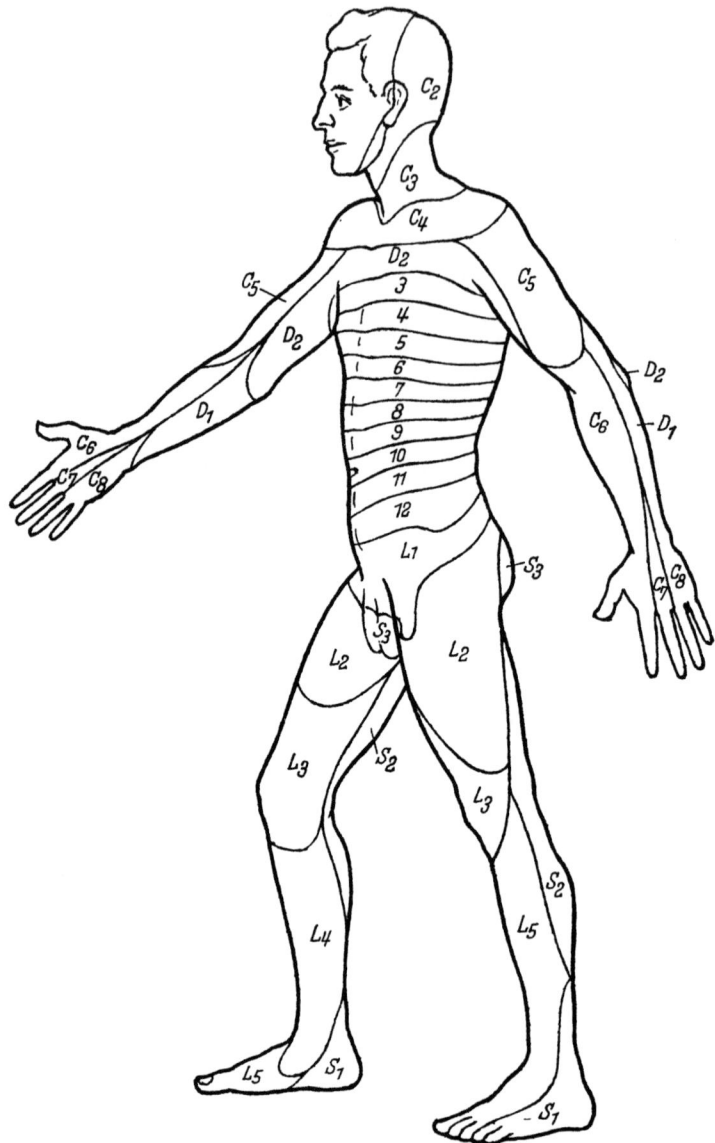

Abb. 5. *Schema der segmentalen sensiblen Innervation* (nach FOERSTER)

a) Einfache Menschen verstehen die Aufgaben oft erst nach einigen Versuchen und geben bei alternativer Fragestellung leicht *regelmäßig abwechselnde Antworten*, ohne auf die Qualität des Reizes zu achten.

b) Durch reines *Raten* kann man bei alternativen Prüfungen auf 50% Treffer kommen.

c) Die Untersuchung der Sensibilität ist besonders leicht durch *psychogene Tendenzen* von der Simulation bis zur unbewußten Ausweitung störbar. Typische Verhaltensweisen sind:

Psychogene (hysterische) *Analgesie* selbst bei stärksten Schmerzreizen. Sie ist nicht von Beeinträchtigung der Temperaturempfindung und trophischen Störungen begleitet, die man bei organisch bedingter Analgesie erwarten muß. Die übrigen Qualitäten der Sensibilität sind oft normal.

Unempfindlichkeit für *alle* Qualitäten. Sie hat oft eine *Verteilung*, die der subjektiven Gliederordnung oder gar der Begrenzung von Kleidungsstücken (Ärmel, Hose) entspricht und ist gegebenenfalls in der Mittellinie scharf begrenzt. Die psychogene *Anaesthesie* ist ebenfalls leicht am Fehlen vasomotorischer und trophischer Störungen zu erkennen. Sie findet sich häufig bei Kranken, die eine leichte Lähmung mit oder ohne Sensibilitätsstörung haben oder hatten. Der naiv erlebende Mensch macht keinen Unterschied zwischen Bewegen und Empfinden. Bei Lähmung klagt er oft, die Hand sei taub, und er habe kein Gefühl, bei Sensibilitätsstörung erlebt er eine Verminderung der Kraft.

Geführte Bewegungen und auf die Haut geschriebene Zahlen werden *wahllos geraten*. Man schreibt dann jeweils die Zahl oder führt die Bewegung aus, die der Patient angegeben hat. Die Antworten werden dabei rasch korrekter. Gibt der Patient aber stets die Gegenrichtung einer geführten Bewegung an, oder nennt er regelmäßig die nächsthöhere oder nächstniedere Zahl — eine häufige Verhaltensweise —, so vermerkt man im Befund, daß die Empfindung gut erhalten war.

Bei Verdacht auf psychogene Symptombildung sind *Gegenproben* durch Hantieren oder Gehen und die Zeigeversuche (s. oben) nützlich. Dabei ist leicht zu erkennen, ob tatsächlich eine spinale Ataxie oder eine Behinderung der Motorik besteht, die bei schwerer Sensibilitätsstörung nie ausbleibt.

Über sensible Syndrome s. S. 93ff.

Zur Sensibilitätsprüfung gehört auch die Untersuchung der Valleixschen peripheren *Nervendruckpunkte* sowie die Prüfung auf *Nervendehnungsschmerz*. Beim Versuch nach Lasègue wird das gestreckte Bein passiv bis zur Senkrechten gehoben. Liegt eine periphere Nervenschädigung oder eine Wurzelreizung, auch durch Meningitis, vor, wird die Bewegung unter Schmerzäußerung reflektorisch gehemmt. *Kernigscher Versuch:* Das in der Hüfte und im Knie gebeugte Bein wird im Knie gestreckt. Die Reaktion ist analog dem Lasègue. Versuch nach Brudzinski: Neigt man den Kopf kräftig nach vorn, beugt der Patient die Beine um die Dehnung der Ischiaswurzeln zu entlasten. Bei chronischer Entzündung der Rückenmarkshäute, namentlich im cervicalen Abschnitt, ist das *Nackenbeugezeichen* positiv: Bei starker Neigung des Kopfes nach vorn verspürt der Patient kribbelnde Mißempfindungen in beiden Händen.

7. Vegetative Funktionen

Die Prüfung der vegetativen Funktionen beschränkt sich bei der Routineuntersuchung darauf, daß man den Patienten möglichst präzise nach Störungen der Stuhl- und Urinentleerung (Retention, Inkontinenz) fragt und auf Zeichen besonderer vegetativer Labilität wie Akrocyanose, Schweißneigung, Dermographismus, Nachröten beim Bücken, achtet. Gegebenenfalls prüft man die Blutdruckschwankungen im Schellong-Versuch.

8. Neuropsychologische Untersuchung

Bei jedem Verdacht auf eine Hirnschädigung soll wenigstens eine orientierende neuropsychologische Untersuchung vorgenommen werden. Hierzu gehört eine kurze Aphasieprüfung, die Untersuchung von Lesen und Schreiben, die Prüfung der Praxie, der optisch-räumlichen Vorstellung, der konstruktiven Fähigkeiten und des optischen Erkennens. Mit einfachen Aufgaben prüft man auch die Unterscheidung von Rechts und Links und die Orientierung am eigenen Körper.

Die *Untersuchungsmethoden* sind im Kapitel II, 7 im einzelnen beschrieben, sie werden deshalb hier nicht noch einmal aufgeführt.

9. Psychischer Befund

Der psychische Befund wird oft sehr vernachlässigt. Viele Untersucher geben nur eine farblose Reihe von Kriterien an, nach denen alle Patienten gleich erscheinen: Sie konstatieren, daß der Patient bewußtseinsklar, voll orientiert ist, keine formalen oder inhaltlichen Denkstörungen aufweist (die bei neurologischen Krankheiten ohnehin kaum zu erwarten sind) und daß keine „Werkzeugstörungen" vorgelegen haben. Statt dessen sollte man zuerst versuchen, das *Verhalten* des Patienten in der Exploration und während der Untersuchung so anschaulich zu beschreiben, daß jeder, der die Krankengeschichte liest, sich einen eigenen Eindruck bilden kann. Danach geht man auf die wichtigsten *geistig-seelischen Kategorien* ein, auf die man in der Exploration und während der neurologischen Untersuchung geachtet hat: Bewußtsein, Orientiertheit, spontaner Antrieb, Anregbarkeit, Stimmung, affektive Resonanz, den mimischen, gestischen und sprachlichen Ausdruck sowie schließlich Aufmerksamkeit, Konzentration, begriffliche Schärfe des Denkens und Merkfähigkeit.

Die *orientierende Leistungsprüfung*, die in den Lehrbüchern und Kompendien der Psychiatrie angegeben wird, kann eine wertvolle Hilfe sein, um die Exploration auf bestimmte Gebiete zu richten. Man darf aber nicht übersehen, daß diese Leistungsprüfung kein verläßliches Testverfahren ist: die Ergebnisse hängen ganz von der gutwilligen Mitarbeit des Patienten und den subjektiven Maßstäben des Untersuchers ab. Einwandfreie Befunde über die geistige Leistungsfähigkeit kann man nur in einer experimentell-psychologischen Untersuchung mit *standardisierten Testverfahren* wie Hamburg-Wechsler-Intelligenztest, Benton-Test o. ä. gewinnen. Auch die *projektiven Verfahren* wie Rorschach-, Szondi-Versuch, Thematic Apperception Test (TAT) geben wertvolle Aufschlüsse. Ihr Grundprinzip ist, daß der Proband mit einem unbestimmten Sachverhalt konfrontiert wird, dem er eine subjektive Deutung geben soll. Diese zeigt oft seine individuelle Problematik auf.

10. Untersuchung von Bewußtlosen

Die neurologische Untersuchung von bewußtlosen Patienten hat große praktische Bedeutung: Nach ihren Befunden wird die Indikation zur Lumbalpunktion, Angiographie oder chirurgischen Intervention gestellt oder eine konservative Behandlung begonnen, die oft nicht bis zum Eintreffen der ersten Labordaten warten kann.

Bei der **Inspektion** gibt die Lage des Körpers erste Aufschlüsse: Abweichungen des Kopfes und der Augen, asymmetrische Beugung und Streckung der Arme und Beine zeigen meist eine Hemisphärenschädigung an. Die charakteristische *Decerebrationshaltung* ist leicht zu erkennen: Die Arme sind adduziert und gebeugt oder proniert und überstreckt, die Beine symmetrisch überstreckt. *Opisthotonus* (ópisthen = rückwärts): Rückwärtsneigung des Kopfes und Überstreckung von Rumpf und Extremitäten sowie spontane oder durch sensible Reize ausgelöste *Streckkrämpfe* kommen bei akuter Mittelhirnschädigung vor. Als *Ursache* kommen in Frage: Einbruch einer Hemisphärenblutung in das Ventrikelsystem, Einklemmung des Hirnstamms im Tentoriumschlitz bei raumfordernden intrakraniellen Prozessen oder direkte Schädigung des Mittelhirns (z. B. Trauma, Tumor).

Bei der Inspektion beurteilt man auch die Regelmäßigkeit, Tiefe und Frequenz der *Atmung* und achtet auf *Cyanose*.

Um die **Tiefe der Bewußtseinsstörung** festzustellen, ruft man den Patienten an, schüttelt ihn oder sucht ihn durch Schmerzreize zu erwecken. Sind die Augen geschlossen, öffnet man die Lider vorsichtig. Setzt der Kranke diesem Versuch Widerstand entgegen, indem er die Augen zukneift, liegt wahrscheinlich ein *psychogener Zustand* vor. Offene Augen bedeuten nicht, daß das Wachbewußtsein des Patienten erhalten ist: In der *parasomnischen Bewußtseinslage* beim apallischen Syndrom (s. S. 308) sind die Augen geöffnet, aber der Patient blickt nicht, er nimmt keine Reize aus der Umwelt wahr und ist völlig aspontan.

An den *Augen* achtet man zuerst auf die *Stellung der Bulbi:* Divergenz und spontane Pendelbewegungen sprechen für tiefes Koma oder Hirnstammschädigung in der Brücken-Mittelhirnregion. Konjugierte Abweichung der Bulbi zeigt einen Herd im Stirnhirn oder in der Brücke an. Anisokorie der *Pupillen* erweckt den Verdacht auf intrakranielle Blutung. Enge, seitengleiche und noch etwas auf Licht reagierende Pupillen sind prognostisch günstiger als weite, lichtstarre.

Selbstverständlich wird der *Augenhintergrund* untersucht.

Bei raumfordernden intrakraniellen Prozessen ist oft die *Nackensteifigkeit* wesentlich stärker ausgeprägt als das Lasèguesche Phänomen. Wenn die Bewußtseinsstörung nicht allzu tief ist, lassen sich umschriebener Klopfschmerz der Kalotte und Druckschmerz der NAP an der mimischen Reaktion und an Abwehrbewegungen erkennen.

Zeichen akuter **Halbseitenlähmung,** die man auch ohne Mitarbeit des Patienten feststellen kann, sind:

1. Auf der betroffenen Seite sinkt das passiv gehobene *Oberlid* langsamer ab, die Lidspalte bleibt durch Orbicularislähmung oft etwas geöffnet.

2. Der Mundwinkel hängt herab, die Wange ist schlaffer, bei der Ausatmung werden Speichelbläschen durch den leicht geöffneten Mundwinkel geblasen („*Tabakblasen*").

3. Die gelähmten Gliedmaßen liegen bei Tonusverlust breiter, wie ausgeflossen auf der Unterlage („*breites Bein*"), sie sind schwerer und fallen rascher und schlaffer auf die Unterlage zurück, nachdem man sie angehoben hat.

4. Spontane und schmerzreflektorisch ausgelöste *Bewegungen* sind auf der gelähmten Seite schwächer.

Die Auslösung der *Reflexe* wird vorgenommen wie sie oben beschrieben ist. Die *Sensibilitätsprüfung* muß sich darauf beschränken, die Reaktion auf Schmerzreize zu beobachten. Eine Koordinationsprüfung ist nicht möglich.

11. Untersuchung von Kleinkindern

Die neurologische Untersuchung von Säuglingen und Kleinkindern erfordert große Erfahrung und Behutsamkeit. Man muß berücksichtigen, daß die *Motorik des Säuglings* extrapyramidal ist und der Muskeltonus auch noch im Kleinkindalter wesentlich schlaffer als beim Erwachsenen. Der Babinski-Reflex ist noch bis zum Ende des 1. Lebensjahres auslösbar, das Zeichen von STRÜMPELL findet man noch mit 3—4 Jahren positiv, ohne daß dies pathologische Bedeutung haben muß.

Die Untersuchung darf *nicht systematisch* sein, sie ist auch vielmehr als beim Erwachsenen auf die Beobachtung angewiesen, da Kinder durch Untersuchung mit dem Reflexhammer oder gar mit der Nadel und dem Augenspiegel leicht so verängstigt werden, daß die Untersuchung abgebrochen werden muß.

Man soll zunächst das *spontane motorische Verhalten* des Kindes beobachten, das Kind laufen und nach seinem Spielzeug greifen lassen. Von den *gezielten Prüfungen* beginnt man mit denen, die dem Kind Freude machen und bei denen es passiv bleiben darf. Prüfungen, die Unbehagen auslösen, gehören an den Schluß der Untersuchung.

Technische Hilfsmethoden

Die Darstellung der technischen Untersuchungsmethoden wird sich jeweils auf kurze Beschreibungen von Prinzip, technischer Durchführung und Leistungsfähigkeit der Methode, Indikationen und gegebenenfalls Kontraindikationen beschränken. Die Befunde, die bei den einzelnen Krankheiten zu erheben sind, werden in den entsprechenden Kapiteln besprochen.

1. Liquoruntersuchung

Die Untersuchung des Liquor cerebrospinalis ist für die Diagnose einer großen Zahl von Krankheiten unerläßlich: bei entzündlichen Krankheiten des ZNS und seiner Häute, bei Polyneuritis, Multipler Sklerose, bei Rückenmarkstumoren, bestimmten Arten von Hirntumoren, bei Subarachnoidalblutungen jeder Genese und Lues des ZNS können sehr charakteristische Befunde erhoben werden. Bei anderen Krankheiten ist ein normaler Befund zur differentialdiagnostischen Abgrenzung von großem Wert.

Der Liquor wird routinemäßig durch *Lumbalpunktion* oder *Suboccipitalpunktion* aus dem Subarachnoidealraum entnommen. Beide Methoden sollten auch dem klinisch tätigen Arzt der Nachbardisziplinen geläufig sein. Beim Säugling muß man den Liquor aus anatomischen Gründen durch Punktion einer *Fontanelle* gewinnen. Während der *Ventrikulographie* (s. S. 44) entnimmt man ihn durch ein Bohrloch in der Schädelkalotte aus den Seitenventrikeln. Die *Technik der Punktion* wird hier nicht im einzelnen beschrieben, da man sie nur durch mündliche Unterweisung in der Praxis lernen kann.

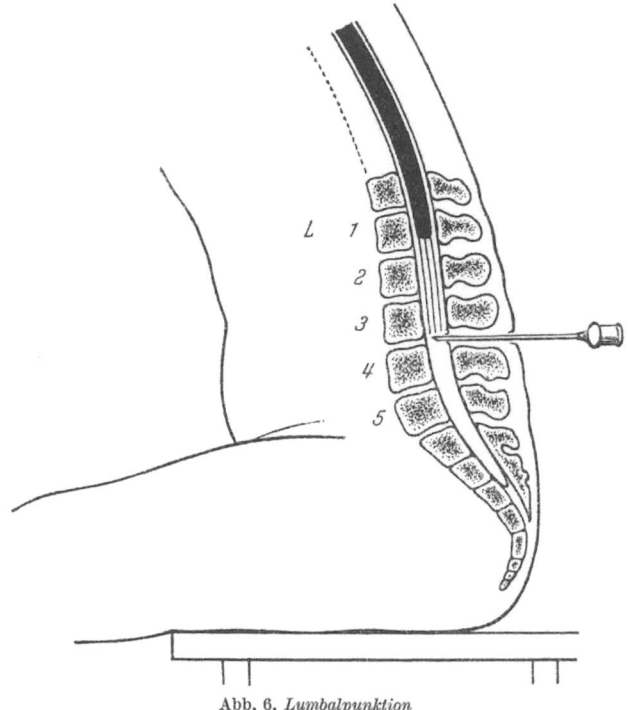

Abb. 6. *Lumbalpunktion*

Die **Lumbalpunktion** (Abb. 6) wird im Sitzen oder Liegen vorgenommen. Lokalanaesthesie ist entbehrlich, zumal sie den Eingriff verlängert. Die Punktionsnadel wird zwischen dem 3. und 4. oder 4. und 5. Lendenwirbelkörper, d. h. unterhalb des Conus medullaris des Sacralmarks eingeführt. Dies ist nur möglich, wenn der Patient den *unteren Rücken* maximal krümmt, so daß die Dornfortsätze leicht entfaltet werden. Die Punktionsstelle liegt etwa im Schnitt der Wirbelsäule mit einer gedachten Linie zwischen dem oberen Rand beider Beckenschaufeln.

Wenn man aseptische Kautelen berücksichtigt, ist der Eingriff *ohne Risiko*. Der Ungeübte hat allerdings, besonders bei der Lumbalpunktion im Liegen, oft Schwierigkeiten, die korrekte Stichrichtung einzuhalten und führt die Nadel gegen den Wirbelbogen, den benachbarten Dornfortsatz oder an der Dura vorbei auf die dorsale Fläche des Wirbelkörpers. Bei *Deformitäten der Wirbelsäule* kann die Lumbalpunktion unmöglich sein.

Nach der Punktion muß der Patient 24 Std flach und ruhig liegen, weil sonst durch den hydrostatischen Druck auch nach dem Herausziehen der Nadel aus dem lumbalen Stichkanal noch eine größere Menge Liquor abfließt, was die postpunktionellen Beschwerden verstärkt.

Die **Suboccipitalpunktion** (Abb. 7) ist technisch einfacher, da der Weg der Punktionsnadel nicht durch knöcherne Hindernisse beengt ist. Der Eingriff wird bevorzugt am sitzenden, aber auch am liegenden Patienten vorgenommen. Durch maximale *gerade* Neigung des Kopfes nach vorn schafft man zwischen der Occipitalschuppe und dem Dornfortsatz des Epistropheus genügend Raum für den Einstich. Eine Hilfsperson muß den Patienten in dieser Stellung an der Stirn und

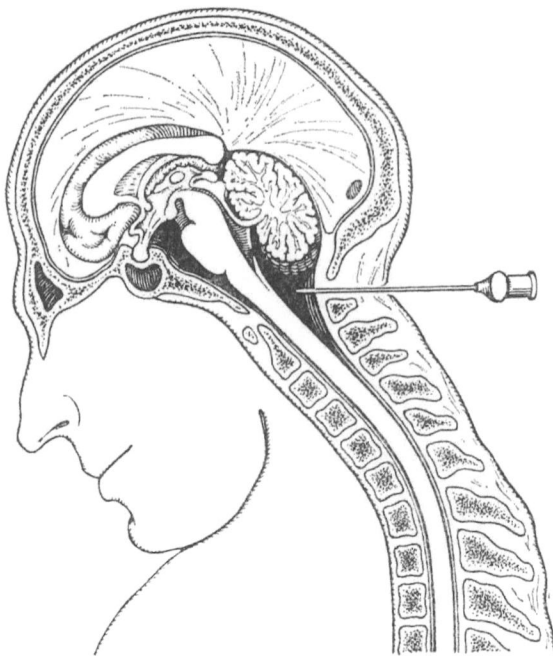
Abb. 7. *Suboccipitalpunktion*

vor allem *am Kinn* so festhalten, daß er den Kopf nicht plötzlich nach rückwärts nehmen kann. Die Nadel wird direkt auf die Membrana atlanto-occipitalis geführt, die man meist als derben Widerstand spürt. Nachdem man sie perforiert hat, befindet sich die Nadelspitze in der *Cisterna cerebello-medullaris*. Der Abstand zur Medulla oblongata beträgt dann noch etwa 1,5 cm.

Da beim sitzenden Patienten in der Zisterne Unterdruck herrscht, zieht man den Liquor *langsam* mit einer 10 ml-Spritze ab. Dies ist auch beim liegenden Patienten ratsam, um den Eingriff zu beschleunigen. Während der ganzen Punktion soll die Nadel mit den letzten beiden Fingern abgestützt bleiben, damit sie nicht durch eine unvorhergesehene Bewegung des Untersuchers oder des Patienten zu weit vordringt und die Medulla oblongata verletzt.

Die SOP hat den *Vorteil*, daß kein zusätzlicher Liquorverlust durch den Stichkanal eintritt. Der Patient braucht deshalb nach der Punktion nicht zu liegen, der Eingriff kann ambulant ausgeführt werden. Die *Risiken* sind: *Gefäßverletzung* mit lebensgefährlicher Blutung in die Liquorräume und *Einstich* in die Medulla oblongata mit vorübergehenden Gefühlsstörungen in den Händen und Armen.

Beide Arten der Liquorentnahme sind bei *intrakranieller Drucksteigerung* dadurch gefährlich, daß die plötzliche Druckentlastung eine Einklemmung des Hirnstamms im Tentoriumschlitz oder Hinterhauptsloch auslösen kann (s. S. 147).

Druckmessung. Die Messung des absoluten Liquordrucks gibt keine verläßlichen Ergebnisse: Jede ängstliche Erregung des Patienten, in der er die Bauchmuskeln anspannt oder unregelmäßig und forciert inspiratorisch atmet, beeinflußt den Druck des Liquors über einen Queckenstedt-Mechanismus (s. unten) sofort sehr erheblich. Bedeutung hat allein der *Queckenstedt-Versuch*. Er dient der raschen

Feststellung, ob die Liquorpassage im Spinalkanal frei oder behindert ist. Der Versuch wird nur am liegenden Patienten vorgenommen, um den hydrostatischen Druck auszuschalten. Besonders nützlich ist eine gleichzeitige suboccipitale und lumbale Druckmessung, aber auch die lumbale allein ist wertvoll.

Ausführung. An beide Punktionsnadeln wird ein Steigrohr angeschlossen. Wenn der Patient ruhig und entspannt daliegt, liest man die Druckwerte ab. Dann komprimiert eine Hilfsperson beide Venae jugulares des Patienten. Diese Behinderung des Blutabflusses aus dem Gehirn führt sofort zur Erhöhung des intrakraniellen Druckes, die sich beim Gesunden in den Spinalkanal fortpflanzt. Bei freier Liquorpassage steigt der Druck in beiden Röhrchen etwa gleichmäßig an und kehrt nach Aussetzen der Jugulariskompression wieder zum Ausgangswert zurück. Ist die Liquorpassage durch meningeale Verklebungen oder einen raumfordernden Prozeß behindert, bleibt der Druckanstieg im lumbalen Röhrchen hinter dem occipitalen zurück (partieller Stop). Beim *kompletten Stop* steigt der Druck nur im occipitalen, nicht dagegen im lumbalen Röhrchen. Nimmt man die Gegenprobe vor und komprimiert den Leib des Patienten, ist der Druckanstieg auf das lumbale Steigrohr beschränkt.

Untersuchung des Liquors. Der normale Liquor ist wasserklar. *Verfärbungen* beruhen auf Beimischung pathologischer Bestandteile: der Liqur kann blutig, bei Zell- und Eiweißvermehrung trüb bis eitrig oder bei stärkerer Eiweißvermehrung bzw. Beimischung von Blutfarbstoff nach Zersetzung der Erythrocyten gelblich (xanthochrom) sein. Bei schwerem Ikterus ist auch der Liquor ikterisch gefärbt. Ist der Eiweißgehalt des Liquors sehr hoch, gerinnt der Liquor in der Nadel oder im Reagensglas.

Sofort nach der Punktion orientiert man sich durch zwei einfache Proben über den Eiweißgehalt. *Pandy-Reaktion:* Man läßt 3—4 Tropfen Liquor in ein Uhrglasschälchen mit 2—3 ml Pandy-Reagens (1%ige Carbolsäure) tropfen. Bei Eiweißvermehrung, besonders der Globuline, tritt eine weißliche Trübung ein. *Nonne-Apelt-Reaktion:* 0,5 ml wird im Reagensglas zu gleichen Teilen einer gesättigten Ammoniumsulfatlösung zugesetzt. Ein Trübungsring an der Grenzzone zeigt Globulinvermehrung an.

Die *Zellzahl* wird in der Fuchs-Rosenthalschen Zellkammer bestimmt, nachdem der Liquor in der Leukocytenpipette mit 1%igem Eisessig und Gentianaviolett vermischt wurde. Die Kammer hat einen Rauminhalt von etwa 3 cm^3. Man erspart sich meist das Umrechnen auf 1 cm^3 und gibt die Zellzahl in Dritteln pro 1 cm^3 an. Die Normalwerte sind danach $1/3$—$12/3$ Zellen (Lymphocyten). Vermehrung über diesen Wert oder Auftreten von polynucleären, eosinophilen und Plasmazellen ist pathologisch.

Die **quantitative Eiweißbestimmung** wird für den klinischen Bedarf meist mit einer nicht sehr exakten, aber brauchbaren Fällungsmethode nach KAFKA vorgenommen. Der normale Eiweißgehalt des Liquors beträgt eine Kafka-Einheit (KE = 24 mg-%). Sicher pathologisch verwertbar sind Vermehrungen über 1,5 KE. In diesem Buch sind alle Eiweißwerte in KE und nicht in mg-% angegeben. Solange man die Kafka-Methode verwendet und nicht ein quantitativ genaueres Verfahren, täuscht die Umrechnung in mg-% eine Exaktheit vor, die nicht gegeben ist.

Außer dem Gesamteiweißgehalt wird mit der Kafka-Methode pauschal die *Fraktion der Globuline* bestimmt, deren Anteil etwa 0,8 KE ist. Durch Subtraktion erhält man die Menge der *Albumine* (0,1—0,3 KE).

Das Verhältnis Globuline/Albumine ist der *Eiweißquotient*, der normalerweise 0,15—0,45 beträgt. Dieser Wert ist bei allen organischen Prozessen erhöht, die zum Untergang von Nervengewebe führen.

Eine grobe Orientierung über die qualitative Zusammensetzung der Eiweißfraktionen geben die *Kolloidreaktionen*: Kolloidale Lösungen von Mastix-Harz oder Goldsol werden mit Liquorportionen versetzt, die in geometrischer Reihe zunehmend verdünnt sind. Je nach der Zusammensetzung des Liquors kann es dabei

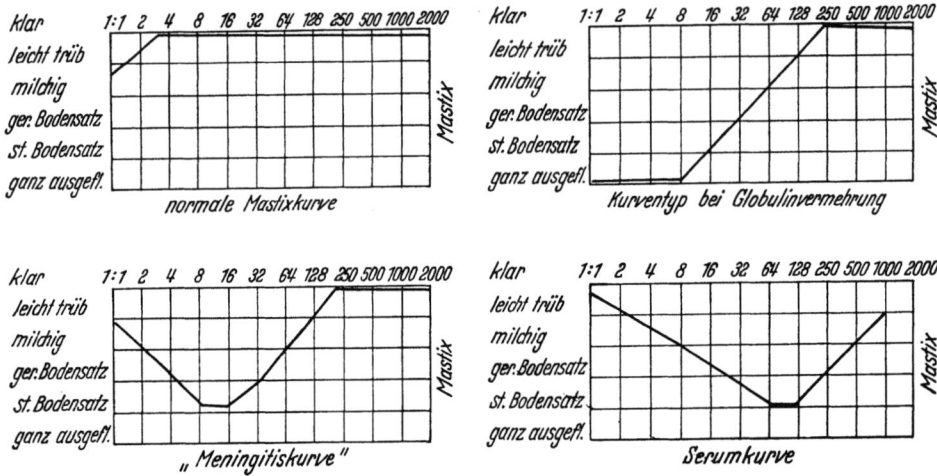

Abb. 8. *Die wichtigsten Typen der Kolloidkurven* (Normomastix-Harz)

zur Ausfällung der kolloidalen Testlösung kommen. Das Ergebnis wird auf einem Koordinatensystem, dessen Ordinate den Grad der Ausfällung und Abszisse die Verdünnung des Liquors anzeigt, in einer Kurve eingetragen. Globuline wirken fällend, Albumine schützend auf die kolloidalen Lösungen. Starke Ausfällung im Anfangsteil der Kurve, d. h. bei geringer Verdünnung des Liquors, zeigt eine Vermehrung der Globuline, und zwar besonders der γ-Globuline an. Ausfall in höheren Verdünnungsgraden spricht für Albuminvermehrung. Man erklärt diesen Befund so, daß die vermehrten Albumine bei höherer Konzentration noch eine Schutzwirkung haben konnten, während bei starker Verdünnung die fällende Wirkung der Globuline überwiegt. Beispiele für *typische Kolloidkurven* s. Abb. 8.

Zur Differenzierung und quantitativen Bestimmung der einzelnen Eiweißfraktionen im Liquor wird heute die *Elektrophorese* verwendet. Normalerweise ist der Anteil der β-Globuline höher als im Serum, der γ-Globuline niedriger. Da der Liquor in den Plexus chorioidei aus dem Blutserum gebildet wird, können sich gröbere Veränderungen im Serumeiweiß auch im Liquoreiweiß auswirken. Man fertigt also immer gleichzeitig eine Serumelektrophorese an.

Auch die Untersuchung von *Zucker- und Chloridgehalt* des Liquors ist wertlos, wenn man nicht die entsprechenden Serumwerte kennt. Die Bestimmung ist bei bakterieller und Virusmeningitis und -encephalitis von Bedeutung. Da der Zucker rasch reduziert wird, muß er wenige Stunden nach der Punktion bestimmt werden. Normalwerte: Zucker 45—70 mg-%, also etwa die Hälfte des Blutwertes, NaCl 720—750 mg-%, etwa ein Drittel über dem Blutwert.

Routinemäßig werden auch die Meinicke II-Reaktion und die Seroreaktionen auf *Lues* im Liquor ausgeführt.

Unter *besonderer Indikation* nimmt man noch einige andere Untersuchungen des Liquors vor: Nachweis von Bakterien durch Färbung, Kultur und Tierversuch, Untersuchung auf Pilze, Komplementbindungsreaktionen und Neutralisationstests, qualitative Untersuchung des Liquorzellbildes, besonders auf Plasma- und eosinophile Zellen, Nachweis von Tumorzellen.

2. Elektrische Untersuchung

Trotz der Fortschritte in der apparativen Elektrodiagnostik ist das einfache Verfahren der klassischen elektrischen Untersuchung immer noch unentbehrlich. Es dient der raschen, qualitativen Orientierung über die Funktion der peripheren motorischen Nerven, die neuromuskuläre Überleitung und den Kontraktionsablauf im Muskel. Einfache *Pantostaten*, an denen sich wenige Parameter verläßlich einstellen lassen, sind brauchbarer als moderne Geräte mit einer Vielzahl von technischen Möglichkeiten, die man in der Sprechstunde doch nicht ausschöpft.

Prinzip. Während eine indifferente Elektrode an passender Stelle auf den Muskel gesetzt wird, gibt man mit der differenten Elektrode faradische (= Wechselstrom-) oder galvanische (= Gleichstrom-) Reize auf den peripheren Nerven bzw. auf bestimmte Reizpunkte am Muskel, die in vielen Büchern angegeben sind. Im ersten Fall spricht man von *indirekter Reizung* der Muskeln, im zweiten von *direkter*. Man sollte aber nicht übersehen, daß unter physiologischen Verhältnissen die direkte Reizung nicht die Muskelfasern selbst, sondern die Endaufzweigungen der Nerven erregt. Die differente Reizelektrode wird bei Beginn der Untersuchung als Kathode geschaltet („Reizkathode").

Normale elektrische Reaktion. Beim Gesunden löst die indirekte und direkte faradische Reizung für die Dauer des Stromflusses einen *Tetanus* des Muskels aus. Indirekte und direkte galvanische Reizung sind von einer *blitzartigen Muskelzuckung* gefolgt. Diese tritt bei niederen Stromstärken nach Schließung des Stromes (Kathodenschließungszuckung, KSZ), bei höheren auch nach Öffnung (Kathodenöffnungszuckung, KÖZ) auf. Die *Schwellen* variieren bei den einzelnen Individuen und unter verschiedenen Untersuchungsbedingungen erheblich, deshalb haben absolute Werte wenig Sinn. Schwellenmessungen sind nur unter möglichst gleichartigen Bedingungen im Seitenvergleich am selben Patienten wertvoll.

Entartungsreaktion. Tritt eine Unterbrechung der Kontinuität des Nerven ein, bleibt die indirekte Erregbarkeit unterhalb der Läsion zunächst für einige Tage qualitativ erhalten, da die Wallersche Degeneration nur langsam zur Peripherie fortschreitet. Als erste Veränderung stellt man eine *Senkung* der galvanischen Reizschwelle fest, die darauf beruht, daß der denervierte Muskel zunächst übererregbar wird. Später entwickelt sich eine Verminderung der Erregbarkeit mit *Ansteigen* der Schwelle. Spätestens während der 2. Woche bildet sich eine partielle oder komplette *Entartungsreaktion* (EaR) aus.

Das *Kardinalsymptom* der EaR, ob partiell oder komplett, ist die *träge Zuckung bei direkter galvanischer Reizung*. Nach indirekter Reizung kann diese nicht auftreten. Die träge Zuckung beruht darauf, daß ein einzelner galvanischer Reiz am übererregbaren denervierten Muskel einen Kathodenschließungstetanus erzeugt. Eine andere Theorie führt sie darauf zurück, daß sich die Muskelfasern asynchron kontrahieren. Die *komplette EaR* ist dadurch gekennzeichnet, daß die faradische Erregbarkeit bei direkter und indirekter Reizung aufgehoben ist und auch indirekte galvanische Reize keine Muskelzuckung mehr auslösen:

	Indirekt	Direkt
Faradisch	Ø	Ø
Galvanisch	Ø	träge Zuckung

In jedem andern Fall liegt eine partielle EaR vor, *sofern direkte galvanische Reizung von einer trägen Zuckung gefolgt ist.*

Bei EaR finden sich noch *zwei weitere Phänomene*, die aber die Elektrodiagnose nicht entscheiden: Der Reizpunkt verschiebt sich nach distal, weil nach Degeneration der Nervenendigungen und Endplatten nur noch der Muskel selbst erregbar ist. — Die Anodenschließungszuckung ist größer und tritt bei geringerer Stromstärke auf als die Kathodenschließungszuckung *(Umkehr der Pflügerschen Zuckungsformel)*. Dies beruht darauf, daß sich nach der Anodenschließung durch Polarisation im Gewebe virtuelle Kathoden bilden, die ihrerseits die Muskelfasern erregen.

Je nach der Schwere der Lähmung können sich außerdem folgende Phänomene einstellen: die indirekte oder auch die direkte faradische Reizung erlischt, weil der Reizzeitbedarf des denervierten Muskels größer wird als der einzelne faradische Stromstoß dauert. Schließlich schwindet bei völliger Degeneration des Nerven auch die indirekte galvanische Erregbarkeit. Dem schwersten Grad der Schädigung entspricht die völlige Unerregbarkeit des Muskels („*Kadaverreaktion*").

Klinische Bedeutung der elektrischen Untersuchung

1. Diagnose einer *Leitungsstörung* im peripheren Nerven. Bei Vergleichsuntersuchung Feststellung einer Verschlechterung oder Besserung der Nervenleitung.
2. *Topographische Diagnose*. Aus den betroffenen Muskeln kann der Ort der Läsion: im motorischen Vorderhorn, Plexus, peripheren Nerven oder seinen Verzweigungen erschlossen werden.
3. Differentialdiagnose zwischen organischer und psychogener Lähmung.
4. Die elektrische Untersuchung spielt auch in der Diagnose der *Myopathien* und der *Tetanie* eine große Rolle. Die Befunde sind in den entsprechenden Kapiteln besprochen.

3. Elektromyographie

Weit differenzierter kann man die Funktion des peripheren motorischen Neurons und des Muskels mit Hilfe der *Elektromyographie* untersuchen. Dabei werden die Aktionspotentiale (AP) einzelner motorischer Einheiten durch konzentrische Nadelelektroden abgeleitet, über einen Verstärker auf einem Kathodenstrahloscillograph sichtbar gemacht und auf einem Film registriert. Während der Ableitung beobachtet man die AP auf dem Schirm des Oscillographen und verfolgt sie gleichzeitig akustisch im Lautsprecher. Als *motorische Einheit* bezeichnet man eine Vorderhornzelle, ihren Neuriten und die Muskelfasern, die von diesem innerviert werden. Das AP der motorischen Einheit ist die Summe der Potentiale dieser angeschlossenen Muskelfasern.

Die Ableitung des EMG muß durch den Arzt vorgenommen werden, da der Patient währenddessen nach seiner Anweisung verschiedene Innervationen ausführt und der Ort der Ableitung während der Untersuchung je nach dem klinischen Befund und dem Kurvenbild variiert wird.

Bei der **Routineuntersuchung** des EMG werden 3 Formen der elektrischen Aktivität geprüft: 1. Einstichaktivität, 2. Ruheaktivität, 3. Aktivität bei Willkürinnervation zunehmender Stärke. *Im normalen EMG* registriert man 1. nach dem Einstich der Nadel nur für Bruchteile von Sekunden *Verletzungspotentiale*, 2. bei völliger Entspannung *elektrische Ruhe* und 3. bei Willkürinnervation eine zunehmende Zahl von AP motorischer Einheiten, bis zum sog. *Interferenzbild*, in dem die AP der einzelnen Einheiten nicht mehr isoliert zu erkennen sind. Mit dem Aussetzen der Innervation erlischt die Aktivität sofort, und es tritt wieder elektrische Ruhe ein.

Die wichtigsten **pathologischen Veränderungen** des Kurvenbildes im EMG sind:

Abnorme Verlängerung der Einstichaktivität. Sie findet sich z. B. nach Nervenverletzungen und kommt dadurch zustande, daß die denervierte Muskelfaser, wie oben erwähnt, zunächst übererregbar und erst später unerregbar wird. Eine andere Form sind die sog. *myotonischen Schauer*.

Spontanaktivität im entspannten Muskel hat meist dieselbe Ursache. Sie tritt als Fibrillieren (Aktivität einzelner Muskelfasern) oder Fasciculieren (Aktivität von motorischen Einheiten) auf.

Veränderungen von Form, Größe, Dauer, Zahl und Rhythmus der Potentiale bei leichter Willkürinnervation.

Nach diesen Kriterien läßt sich z. B. eine neurogene Muskelatrophie von einer primären Muskelkrankheit differenzieren: Bei *neurogener Atrophie* gehen mit den degenerierenden Nervenfasern ganze motorische Einheiten zugrunde. Die Zahl der AP ist also im Vergleich zum Gesunden verringert, und es kommt auch bei kräftiger Innervation nicht zum Interferenzbild. Die Amplitude der einzelnen Potentiale ist nicht vermindert, sondern oft sogar erhöht, da von den intakten Neuriten benachbarte, denervierte Muskelfasern kompensatorisch innerviert werden.

Bei einer *Myopathie* gehen Muskelfasern diffus und ohne Bindung an die Nervenversorgung zugrunde. Die Zahl der motorischen Einheiten bleibt also unverändert. Das Interferenzmuster ist erhalten, es tritt sogar schon bei relativ leichter Innervation auf, da der Patient mehr motorische Einheiten als der Gesunde aktivieren muß, um eine vergleichbare Kraftentfaltung zu leisten. Da innerhalb der motorischen Einheit aber Muskelfasern ausgefallen sind, ist die Amplitude der Potentiale vermindert und ihre Dauer verkürzt (Abb. 9).

Klinische Anwendung. Die Elektromyographie hat folgende Indikationen: Differenzierung von *neurogener* und *myogener* Muskelatrophie.

36 Untersuchungsmethoden

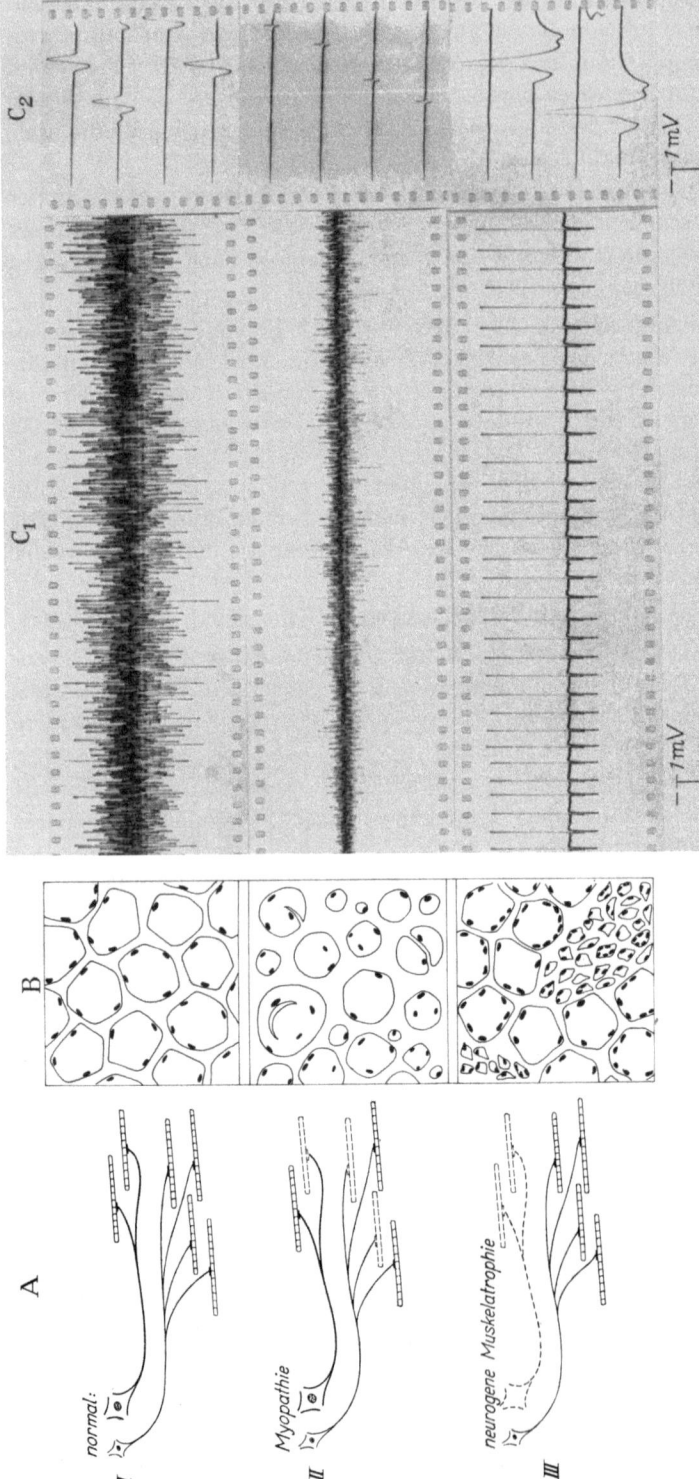

Abb. 9. *Morphologische und elektromyographische Charakteristika bei Myopathie und bei neurogener Muskelatrophie.* A 2 motorische Einheiten. B schematische Darstellung des histologischen Befundes. C Elektromyogramm: 1 Überblick über das Aktionspotentialmuster bei fortlaufender Registrierung (1 mm = 20 msec); 2 unterbrochene Registrierung im Einzelkipp (1 mm = 1 msec) zur Analyse von Einzelpotentialen. *I Normalfall.* Die beiden Einheiten sind intakt. Histologisch: normale, polygonale Muskelfaserquerschnitte von gleichem Kaliber. EMG: Interferenzmuster bei starker Willkürinnervation (M. inteross. dors. I). *II Myopathie* (progressive Muskeldystrophie). In beiden Einheiten sind einzelne Muskelfasern ausgefallen. Histologisch: numerische Atrophie mit Kalibervariation, Abrundung des Querschnitts, zentralen Kernen und Spaltbildungen. EMG: Steigerung der Entladungsfrequenz und beschleunigte Rekrutierung neuer Einheiten, dadurch Interferenzmuster schon bei mäßiger Kraftentfaltung. Dauer und Amplitude der Aktionspotentiale verringert (M. biceps brachii). *III Neurogene Muskelatrophie.* Eine motorische Einheit ist im ganzen ausgefallen. Histologisch: feldförmig gruppierte, volumetrische Atrophie mit Vermehrung randständiger Kerne. EMG: hochgradige Lichtung des Aktivitätsmusters zur Einzelpotentialaktivität mit Potentialen von erhöhter Spannung und verlängerter Dauer (M. tib. ant.)

Erkennung und Unterscheidung verschiedener *Myopathien* (s. Kapitel XVIII).

Differenzierung zwischen neurogener Parese, Inaktivitätsatrophie, schmerzreflektorischer Ruhigstellung und psychogener Lähmung.

Feststellung von *Denervationszeichen* in Muskeln, die klinisch intakt scheinen. Danach läßt sich z.B. bei Wurzelschädigung durch Bandscheibenvorfall oder Rückenmarkstumoren, aber auch bei weiter distalen Läsionen des peripheren motorischen Nerven, der Ort der Schädigung lokalisieren.

Beurteilung des Innervationszustandes nach peripherer Nervenschädigung, Erkennung von *Reinnervationszeichen* als erste Symptome einer Besserung.

Mit Hilfe der Ableitung des Muskel-AP über zwei Hautelektroden kann nach elektrischer Reizung des Nerven an einem proximalen und distalen Punkt die *Geschwindigkeit der Nervenleitung* gemessen werden. Dadurch lassen sich pathologische Veränderungen in den Markscheiden der peripheren Nerven aufdecken, auch wenn klinisch keine Parese und Atrophie vorliegt und bevor eine EaR nachweisbar wird. Man mißt heute auch die Leitungsgeschwindigkeit *sensibler Fasern* durch Ableitung der AP peripherer Nerven über Hautelektroden nach elektrischer Reizung in der Peripherie.

4. Elektrencephalogramm (EEG)

Prinzip. Elektrencephalographie ist die Ableitung und Registrierung der Potentialschwankungen, die bei der bioelektrischen Tätigkeit des Gehirns entstehen. Es handelt sich um Makropotentiale, die die Aktivität großer Neuronenverbände darstellen. Der Ursprung dieser Potentiale ist noch nicht genau geklärt. Die Potentialschwankungen werden mit 16 oder mehr Elektroden von der Kopfschwarte abgeleitet und über ein Verstärkersystem einem Registriergerät zugeleitet. Durch geeignete Wahl standardisierter Ableitungspunkte läßt sich die bioelektrische Tätigkeit *umschriebener Hirnregionen* erfassen. Die EEG-Untersuchung ist unschädlich, schmerzlos und beliebig oft wiederholbar. Sie kann auch an bewußtlosen Patienten vorgenommen werden. Der Zeitaufwand für eine Routineableitung ist gering, etwa 20—30 min. Zu beachten ist allerdings, daß ein EEG nur dann zutreffend beurteilt werden kann, wenn klinische Befunde und Fragestellung bekannt sind. Die Fertigkeit zur Auswertung verlangt große Erfahrung und setzt eine Spezialausbildung voraus, sonst werden verdächtige Befunde übersehen oder Artefakte als pathologisch gewertet und überflüssige Kontrastuntersuchungen veranlaßt. Ein „positives" EEG kann wertvolle und diagnostisch entscheidende Hinweise geben, ein „negatives", d. h. normales EEG, schließt jedoch kaum eine Krankheit aus.

Wellenformen. Die Wellen, die in den einzelnen „Kanälen" des EEG-Gerätes registriert werden, können sich nach Frequenz, Amplitude, Form, Verteilung und Häufigkeit unterscheiden. Die wichtigsten Wellenformen sind folgende:

α-Wellen, Frequenz von 8—13 pro sec. Sie sind der physiologische Grundrhythmus des ruhenden Gehirns und haben gewöhnlich ihr Maximum über der Occipitalregion.

β-Wellen, 14—30 pro sec. Sie sind im normalen Ruhe-EEG wesentlich kleiner als die α-Wellen und kommen hauptsächlich frontal-zentral vor. Unter der Einwirkung von Sinnesreizen, bei geistiger Anspannung, aber auch bei bestimmten Intoxikationen treten sie vermehrt auf.

ϑ- oder Zwischenwellen (4—7 pro sec).

δ-Wellen, 1—3,5 pro sec.

Außerdem kann das EEG verschiedene Formen von großen, steilen Abläufen enthalten, die als *Krampfpotentiale* bezeichnet werden. Sie haben in der Diagnostik der Epilepsie jeder Genese eine hervorragende Bedeutung. Abb. 10 gibt eine Zusammenstellung der wichtigsten Wellenformen des EEG.

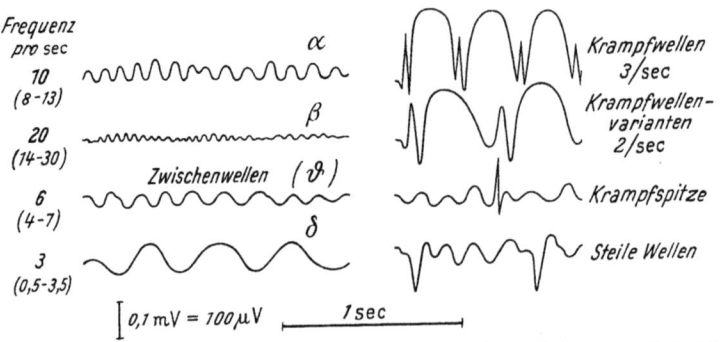

Abb. 10. *Die Hauptformen des EEG* (nach JUNG). *Links:* Die verschiedenen Wellenarten, die bei Gesunden im Wach- und Schlafzustand vorkommen können. Im Wachzustand sind normalerweise nur α- und β-Wellen erkennbar. Deutliche langsame δ-Wellen finden sich nur bei Kindern und im Schlaf. Wenn sie beim Erwachsenen im Wach-EEG vorkommen, sind sie meist Zeichen einer Hirnerkrankung. Zwischenwellen von 4—7/sec werden gelegentlich auch beim gesunden Erwachsenen in der Ermüdung beobachtet. *Rechts:* Die Krampfpotentiale, die vor allem bei Epilepsie vorkommen. Krampfwellen von 3/sec (spike and wave) mit Abfolge von raschen und langsamen Abläufen mit großer Amplitude bis zu 1 mV sind charakteristisch für Pyknolepsie. Krampfwellenvarianten von 2/sec finden sich vor allem bei Residualepilepsie. Einzelne Krampfspitzen kommen über epileptischen Foci vor allem bei symptomatischer Epilepsie vor. Steile Wellen finden sich bei genuiner und bei symptomatischer Epilepsie, besonders temporal. Sie sind, ebenso wie die paroxysmale Zwischenwellendysrhythmie, charakteristisch für psychomotorische Anfälle

Normales EEG. Das EEG des *gesunden Erwachsenen* wird in der Ruhe bei geschlossenen Augen vom α-Grundrhythmus beherrscht, der occipital am stärksten ausgeprägt ist. Beim Augenöffnen, nach Sinnesreizen oder bei geistiger Tätigkeit *desynchronisiert* sich das EEG, vermutlich unter der Wirkung des retikulären Aktivierungssystems im Hirnstamm: die gleichmäßigen α-Wellen verschwinden und werden durch unregelmäßige β-Wellen ersetzt (arousal-Reaktion). Diesen Vorgang nennt man α-Blockierung. Er gehört zur Charakteristik des normalen EEG (Abb. 11). Beim Einschlafen verlangsamt sich das EEG. Man unterscheidet verschiedene *Schlafstadien* von unterschiedlicher Tiefe, die während der Nacht mehrmals cyclisch durchlaufen werden. In einem bestimmten Stadium, während das Kurvenbild flach und desynchronisiert ist, treten die Träume auf. Währenddessen führen die Bulbi unter den geschlossenen Lidern rasche horizontale Bewegungen aus.

Im *Kindes- und Jugendalter* ist das EEG langsamer und unregelmäßiger als beim Erwachsenen. Der α-Rhythmus beginnt erst allmählich nach dem 3. Lebensjahr. Das EEG reift erst jenseits der Pubertät zu dem Kurvenbild, das später während des ganzen Lebens für das Individuum charakteristisch ist.

Die wichtigsten *pathologischen Veränderungen* des EEG sind: Herdbefunde, Allgemeinveränderung (AV), Krampfpotentiale. Herdbefunde und AV können sich im selben EEG kombinieren, was große diagnostische Bedeutung hat. Krampfpotentiale treten generalisiert oder herdförmig auf.

Herdbefunde sind in verschiedener Abstufung von umschriebener Verminderung des α-Rhythmus bis zu fokalen δ-Wellen möglich. Je langsamer die Frequenz, desto schwerer der Herdbefund. Als *AV* bezeichnet man unterschiedliche Grade der diffusen *Verlangsamung* und *Unregelmäßigkeit* des Kurvenbildes. Sie

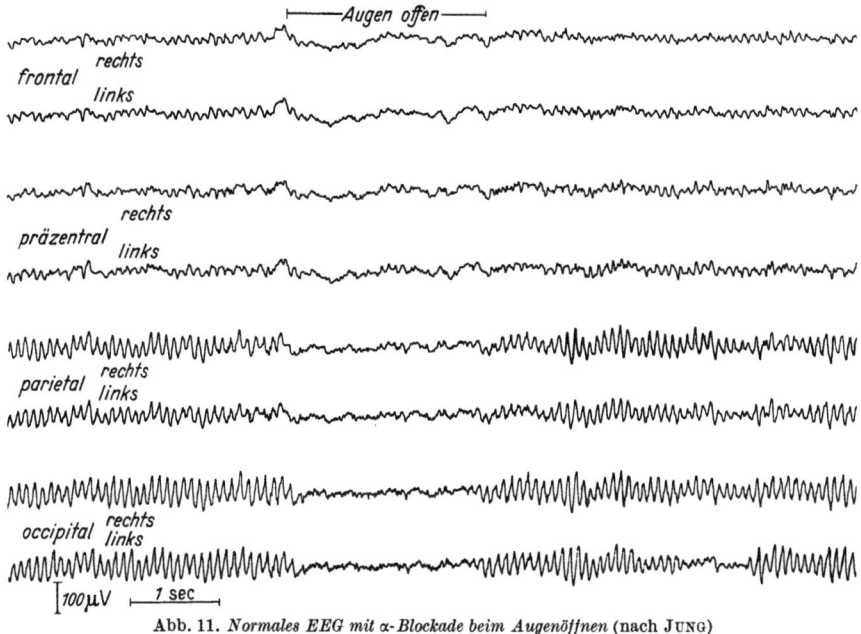

Abb. 11. *Normales EEG mit α-Blockade beim Augenöffnen* (nach JUNG)

tritt vor allem bei Epilepsie, diffusen organischen Hirnkrankheiten, nach Hirntraumen und bei Intoxikationen auf. Das *Wachbewußtsein* ist locker an den α-Rhythmus gebunden. Bei mittlerer und schwerer AV ist es häufig, wenn auch nicht immer getrübt.

Pathologische Beschleunigung des EEG ist selten. Sie wird vor allem unter der Wirkung bestimmter Medikamente und im epileptischen Anfall beobachtet.

Diagnostische Bedeutung. Die größte Bedeutung hat das EEG in der Diagnostik der *Epilepsie*. Das Auftreten von Krampfpotentialen beweist bei einem Patienten, der Anfälle hat, deren epileptische Genese. Verschiedene Formen kleiner Anfälle sind nur nach ihrem charakteristischen EEG-Muster richtig zu klassifizieren.

Ein normales EEG beweist nicht, daß keine Epilepsie vorliegt, da bei etwa 30% der Anfallskranken der Kurvenverlauf unauffällig ist. In diesen Fällen wiederholt man die Ableitung mehrmals, auch unter Provokationsmaßnahmen, die geeignet sind, das Auftreten von Krampfpotentialen zu begünstigen. Einzelheiten sind im Kapitel VII besprochen.

Tumoren der Großhirnhemisphären führen in etwa 85% zu pathologischen EEG-Veränderungen. In 60% läßt sich die Seite zutreffend bestimmen, so daß man danach die Indikation zur Carotisangiographie stellen kann. Das Verhältnis von herdförmigen und Allgemeinveränderungen gibt gewisse Hinweise auf die Art des Tumors oder auf den Grad des Hirndrucks. Wiederholte Ableitungen sind für die Differentialdiagnose apoplektischer Insult/Hirntumor von großem Nutzen, da bei Tumoren die EEG-Veränderungen zunehmen, nach Gefäßinsulten dagegen abnehmen. Auch negative Befunde spielen in der Tumordiagnostik eine Rolle: Bei hoher Stauungspapille spricht ein normales oder fast normales EEG für Tumor der hinteren Schädelgrube.

Nach *Kopftrauma* trägt das EEG zur Differentialdiagnose Commotio cerebri/ Contusio cerebri bei. Es kann ein subdurales Hämatom, die Bildung eines Abscesses oder die Entwicklung einer traumatischen Epilepsie anzeigen.

Schließlich trägt das EEG zur Diagnose *diffuser Hirnschädigungen* wie Encephalitis, Stoffwechselkrankheiten, Intoxikationen bei. Krankheitsspezifische Befunde ergibt das EEG nur bei der Leukencephalitis (s. S. 260).

Viele *Medikamente*, besonders Psychopharmaka, verändern das Kurvenbild. Dies muß bei der Deutung des EEG berücksichtigt werden, da heute nicht wenige Menschen regelmäßig Medikamente einnehmen, die auf das ZNS einwirken.

5. Elektronystagmographie (ENG)

Das ENG ist eine elektrische Registrierung des spontanen und experimentell ausgelösten Nystagmus. Diese objektive Methode gestattet eine genauere Analyse des Nystagmus als die unmittelbare Beobachtung. Da bestimmte Nystagmusformen für subcorticale und Hirnstammläsionen charakteristisch sind, kann das ENG zur *Lokaldiagnose* von Prozessen beitragen, die im EEG oder bei den Kontrastmitteluntersuchungen nicht nachzuweisen sind. Empirisch gefundene statistische Korrelationen erlauben auch Wahrscheinlichkeitsschlüsse auf die *Art* des Krankheitsprozesses, z. B. MS, Encephalitis, Syringobulbie, Barbituratintoxikation. Der konnatale Nystagmus kann durch das ENG mit Sicherheit diagnostiziert werden.

Prinzip. Die Augen sind ein elektrischer Dipol, bei dem die Cornea positiv, die Retina negativ ist. Augenbewegungen bewirken eine Veränderung im elektrischen Feld des Bulbus, dessen positive und negative Ausschläge durch je zwei Elektroden abgeleitet wurden: bitemporal für beide Augen gemeinsam bei horizontalen, frontal gegen ein Ohr bei vertikalen Bulbusbewegungen.

Untersuchungsgang. Man untersucht nacheinander auf Spontannystagmus mit geschlossenen Augen, Nystagmus bei willkürlichen Blickbewegungen, Führungsbewegungen, optokinetischen Nystagmus (Projektion rotierender, schwarzweißer Streifen auf einem halbkreisförmigen Schirm) sowie labyrinthären Nystagmus nach Drehreizen.

6. Röntgen-Leeraufnahmen

Die **Übersichtsaufnahmen des Schädels** sollten bei jedem Patienten angefertigt werden, bei dem auch nur der geringste Verdacht auf einen organischen intrakraniellen Prozeß besteht. Immer wieder stellt man dabei Zufallsbefunde fest, die die Diagnose in unvorhergesehener Weise entscheiden. Es werden stets mindestens zwei Bilder, im sagittalen und seitlichen Strahlengang, aufgenommen (Abb. 12a und b), dazu kommen je nach Fragestellung Spezialaufnahmen.

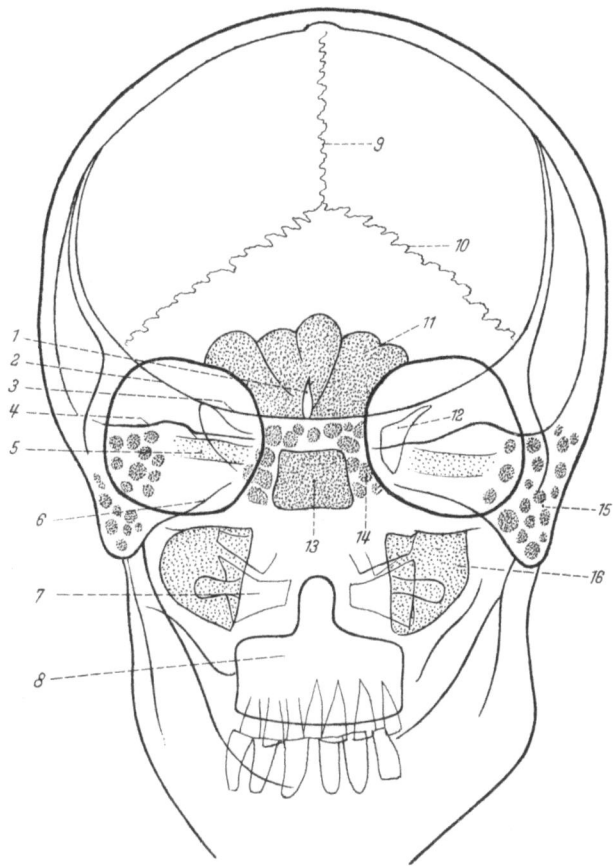

Abb. 12a. *Röntgenaufnahme des Schädels, sagittaler Strahlengang* (schematisch). Luftführende Räume gepunktet.
1 Crista Galli, *2* großer Keilbeinflügel, *3* kleiner Keilbeinflügel, *4* Oberkante des Felsenbeins, *5* Acusticuskanal des Felsenbeins, *6* Unterkante des Felsenbeins, *7* Atlas, *8* Epistropheus mit Dens, *9* Sagittalnaht, *10* Lambdanaht, *11* Stirnhöhle, *12* Fissura orbitalis cerebralis, *13* Keilbeinhöhle, *14* Siebbeinzellen, *15* Mastoidzellen, *16* Kieferhöhle

Die *wichtigsten Befunde*, die man auf den Übersichtsaufnahmen erheben kann, sind: Anlageanomalien und Mißbildungen, Zeichen frühkindlicher Hirnschädigung, Knochenveränderungen durch chronisch gesteigerten Schädelinnendruck, lokale Knochenzerstörungen durch Neoplasmen oder entzündliche Prozesse, pathologische Verkalkungen, Schädelfrakturen.

Prozesse an der Schädelbasis stellen sich auf einer Spezialaufnahme im *axialen Strahlengang* dar.

Die Beurteilung der **Sella turcica** ist nicht nur für die Diagnostik von *Hypophysenadenomen* und anderen sellanahen Geschwülsten von Bedeutung. Auch bei raumfordernden intrakraniellen Prozessen anderer Lokalisation und bei chronischer Hirndrucksteigerung nicht neoplastischer Genese kommt es zu charakteristischen Veränderungen in Form, Kalkgehalt und Knochenstruktur der Sella. Diese sind bereits auf der seitlichen Übersichtsaufnahme des Schädels zu erkennen. Noch deutlicher stellen sie sich auf gezielten *Spezialaufnahmen der Sella* dar. Um das Ausmaß und vor allem die genaue Lokalisation von Knochenzerstörungen

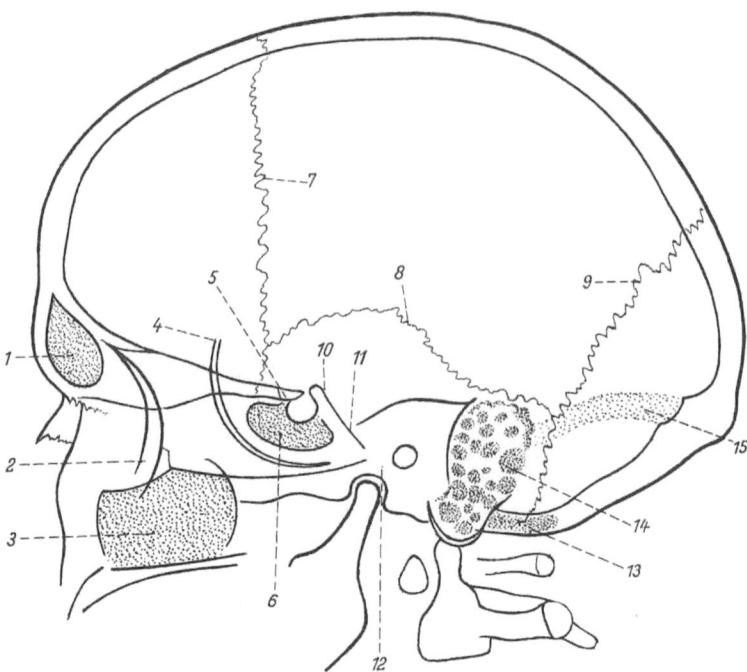

Abb. 12b. *Röntgenaufnahme des Schädels, seitlicher Strahlengang (schematisch)*. Luftführende Räume gepunktet.
1 Stirnhöhle, *2* Orbita, *3* Kieferhöhle, *4* großer Keilbeinflügel, *5* kleiner Keilbeinflügel mit vorderem Clinoidfortsatz, *6* Keilbeinhöhle, *7* Coronarnaht, *8* Temporalnaht, *9* Lambdanaht, *10* Dorsum sellae, *11* Clivus, *12* Felsenbein mit Porus acusticus externus, *13* Foramen occipitale magnum, *14* Mastoidzellen, *15* Sinus transversus

innerhalb der Sella besser beurteilen zu können, fertigt man oft *Schichtaufnahmen* an.

Beim Verdacht auf ein Gliom des Nervus opticus oder einen Orbitatumor wird der *Canalis fasciculi optici*, durch den der Sehnerv in die Orbita eintritt, mit einer Spezialaufnahme nach RHESE aufgenommen. Form und Größe des Foramen können nur im Seitenvergleich beurteilt werden.

Auf den *Spezialaufnahmen des Felsenbeins* nach STENVERS sind Innenohr, Struktur des Felsenbeins und vor allem der Eintritt des VIII. Hirnnerven in die Pyramide, der Porus und Meatus acusticus internus deutlich zu erkennen. Die Aufnahmen dienen zur Diagnose von Destruktionen des Felenbeins, besonders an der Pyramidenspitze durch Neoplasmen, z. B. Kleinhirnbrückenwinkeltumoren und durch entzündliche Prozesse sowie von Felsenbeinbrüchen.

Die Aufnahmen des Mastoid und der Squama temporalis nach SCHÜLLER werden in der Neurologie hauptsächlich zur Diagnose von Frakturen des Schläfenbeins verwendet, aber auch zur Darstellung entzündlicher Knochenveränderungen, von denen oft Hirnabscesse und Sinusthrombosen ausgehen.

Röntgenaufnahmen der **Wirbelsäule** gehören zu den Routinemethoden in der Diagnostik von Mißbildungen, von degenerativen und entzündlichen Wirbelprozessen, spinalen Tumoren und Traumafolgen. Die drei Abschnitte der Wirbelsäule werden im sagittalen und seitlichen Strahlengang aufgenommen, die Zwischenwirbellöcher werden durch zusätzliche Schrägaufnahmen dargestellt.

7. Kontrastuntersuchungen des Gehirns

a) Pneumencephalographie

Pneumencephalographie (PEG) ist die Kontrastdarstellung der inneren und äußeren Liquorräume des Gehirns, d. h. des Ventrikelsystems, und der Subarachnoidealräume samt den Zisternen. Durch Gaseinblasung wird ein Teil des Liquors ersetzt, die gasgefüllten Hohlräume stellen sich auf dem Röntgenbild als *Schatten* dar.

Im *Encephalogramm* kann man dann Größe, Form und Lage der Ventrikel, die einzelnen Zisternen und die Furchen des Subarachnoidealraums erkennen. Aus der Erweiterung, Verplumpung, Verlagerung, Deformierung oder Verziehung des Ventrikelsystems ergeben sich Schlüsse auf organische Veränderungen des Gehirns. Erweiterung des Subarachnoidealraums mit Vergrößerung der Furchen zwischen den Gyri zeigt Hirnatrophie an, einseitiges Fehlen der Subarachnoidealzeichnung findet sich oft bei einer Schwellung der darunterliegenden Hemisphäre.

Die wichtigsten *Indikationen* sind: Hirntumoren, sofern kein starker Hirndruck vorliegt, diffuse oder lokalisierte Hirnatrophien, frühkindliche Hirnschädigungen, Mißbildungen, traumatische Hirnschädigung. Zu beachten ist jedoch, daß die PEG in der Tumordiagnostik nur topographische Hinweise gibt; bei atrophischen Veränderungen zeigt sie nur das Ausmaß, nicht jedoch die Genese an.

Technik. Der fraktionierte Austausch von Liquor gegen Gas wird bei uns meist nach *Suboccipitalpunktion* vorgenommen, er ist aber ebenso auch *lumbal* möglich. Bei bestimmten Indikationen beobachtet man das Aufsteigen des Gases in den einzelen Abschnitten der Liquorwege auf dem *Fernsehschirm*. Wir verwenden statt atmosphärischer Luft *Helium*, weil dabei die Beschwerden geringer und die Röntgenkontraste besser sind.

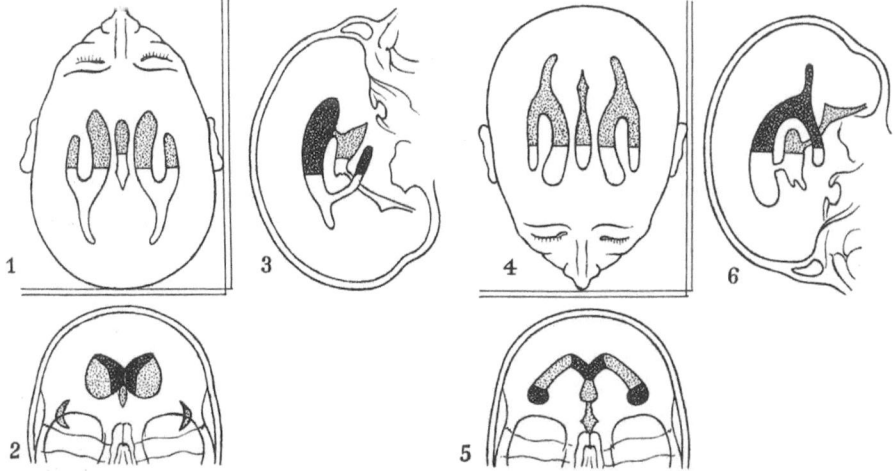

Abb 13. *Füllung der einzelnen Ventrikelabschnitte bei der Pneumencephalographie* (modifiziert n. ZÜLCH). *1—3* hinterhauptsaufliegend. Gefüllt sind die vorderen Anteile des Ventrikelsystems. *1* Lage des Kopfes und der Röntgenkassetten. *2* Encephalogramm im antero-posterioren Strahlengang. *3* Encephalogramm im seitlichen Strahlengang. *4—6* stirnaufliegend. Gefüllt sind die hinteren Anteile des Ventrikelsystems. *4* Lage des Kopfes und der Röntgenkassetten. *5* Encephalogramm im postero-anterioren Strahlengang. *6* Encephalogramm im seitlichen Strahlengang

Während und nach der Encephalographie auftretende *Kopfschmerzen* beruhen auf Druckschwankungen im Liquorraum, hauptsächlich auf *Unterdruck*. Deshalb injiziert man stets etwas mehr Gas als Liquor entnommen wird und füllt unter leichtem Überdruck. Die Menge richtet sich nach der Fragestellung (bei Hirnatrophie mehr, bei Tumorverdacht weniger). Nach der Füllung werden *Röntgenaufnahmen* in verschiedenen Projektionen angefertigt. Da das eingeblasene Gas nur Teile der liquorführenden Räume ausfüllt, wird der Patient in *verschiedenen Positionen* gelagert, in denen das Gas jeweils in andere Abschnitte des Ventrikelsystems aufsteigt. Die Serie der Aufnahmen ergibt dann ein *fast vollständiges Bild der liquorführenden Räume des Gehirns* (Abb. 13).

Nach den Aufnahmen muß der Patient 24 Std ruhig liegen, empfindliche Kranke halten auch eine Bettruhe von 2—3 Tagen ein. Gibt man dem Patienten vor dem Eingriff und in den ersten Tagen danach Sedativa, Analgetika und Kreislaufmittel, halten sich die Beschwerden: Kopfschmerzen, Übelkeit und Kreislauflabilität, in erträglichen Grenzen.

b) Ventrikulographie

Wenn ein stärkerer *Hirndruck* mit Stauungspapille vorliegt, ist die Encephalographie, wie jede Punktion, mit dem Risiko der Einklemmung (s. S. 147) belastet. Man verzichtet dann besser auf die Pneumencephalographie und führt die *Ventrikulographie* durch. Sie ist bei starkem Hirndruck die Methode der Wahl, wenn die Angiographie kein eindeutiges Ergebnis gebracht hat.

Technik. Durch zwei Bohrlöcher in der Schädelkalotte werden beide Seitenventrikel anpunktiert; man kann dann ohne Gefahr einer supratentoriellen Drucksteigerung fraktioniert Liquor gegen Gas austauschen. Das Ventrikelsystem wird dabei von cranial nach caudal gefüllt.

c) Cerebrale Angiographie

Angiographie ist die Röntgendarstellung des cerebralen Gefäßsystems nach Injektion eines jodhaltigen Kontrastmittels in wäßriger Lösung. Mit einer automatischen Kamera wird, beginnend mit der Injektion, jeweils eine Serie von Röntgenbildern aufgenommen, die nacheinander den Durchfluß des Kontrastmittels in den arteriellen, capillaren und venösen Phasen zeigen. Man fertigt meist zwei Serien an, die eine im sagittalen, die andere im seitlichen Strahlengang.

Carotisangiographie. Durch die Kontrastmittel-Injektion werden die *A. carotis interna* und ihre großen Äste: A. cerebri anterior und media sowie deren Aufzweigungen dargestellt. In etwa 10—15% geht auch die A. cerebri posterior aus der A. carotis interna ab. Oft füllt sie sich von der A. carotis interna aus über die A. communicans posterior. Im *Phlebogramm* zeigen sich die oberflächlichen und die tiefen Hirnvenen und Sinus. Die Gefäßdarstellung erfaßt also die Hirnanteile, die *über dem Tentorium cerebelli* liegen: Großhirnhemisphären, Stammganglien und oberer Hirnstamm (Abb. 14).

Vertebralisangiographie. Die Punktion ist technisch schwieriger. Im *Arteriogramm* stellen sich beide Aa. vertebrales, die drei Paare der Cerebellararterien, die unpaare A. basilaris und in der Regel ihre Endaufzweigungen, die beiden Aa. cerebri posteriores, dar. Im *Phlebogramm* sind der rückwärtige Abschnitt des Sinus sagittalis superior sowie Sinus rectus und transversus zu sehen.

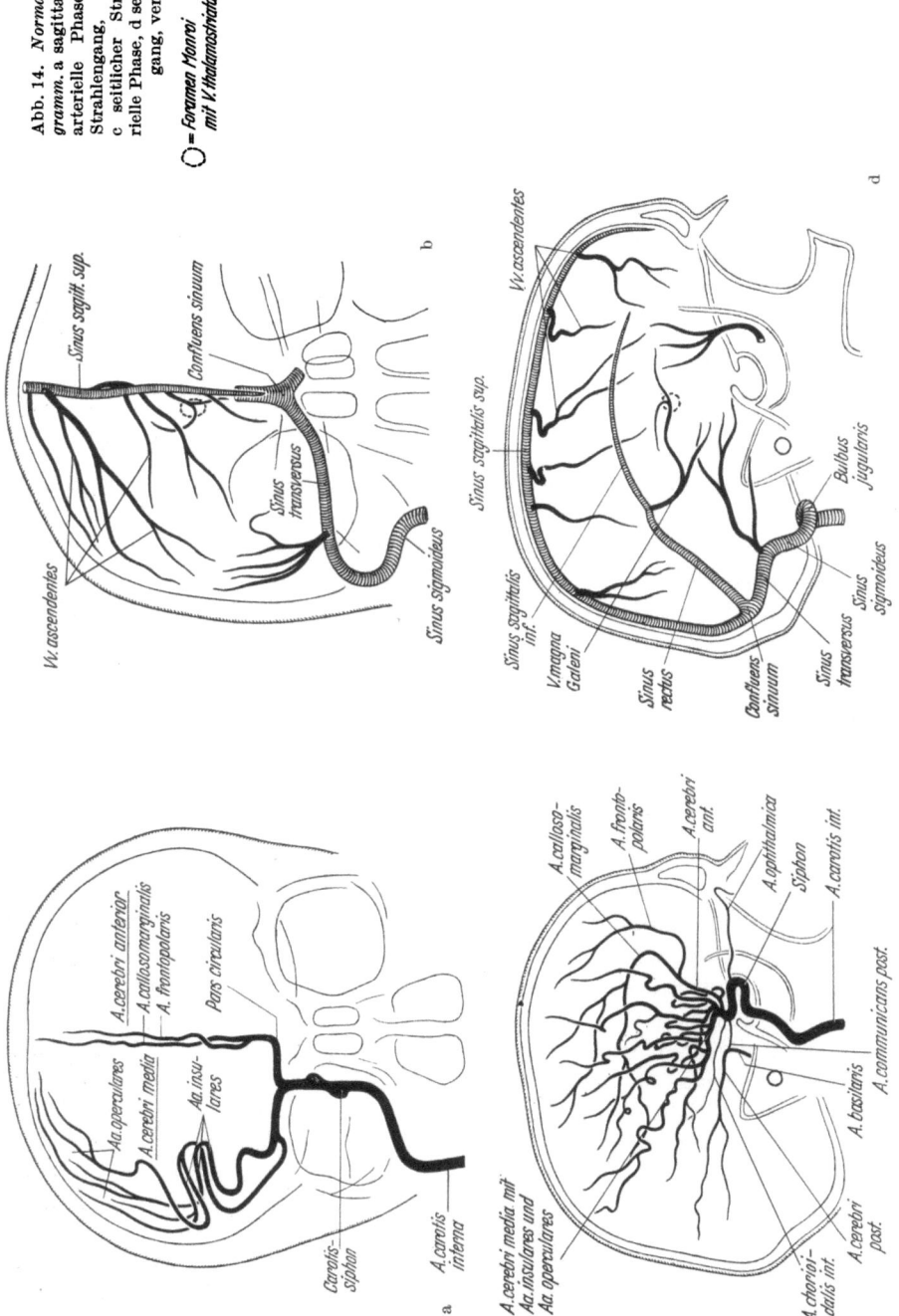

Abb. 14. *Normales Carotisangiogramm.* a sagittaler Strahlengang, arterielle Phase, b sagittaler Strahlengang, venöse Phase, c seitlicher Strahlengang, arterielle Phase, d seitlicher Strahlengang, venöse Phase

○ = *Foramen Monroi mit V. thalamostriata und V. septi pellucidi*

Durch die Vertebralisangiographie wird vor allem der Raum der *hinteren Schädelgrube:* Kleinhirn, Medulla oblongata und Brücke, zum kleineren Teil auch das Mittelhirn und der basale Occipitallappen erfaßt.

Risiken. Bei fehlerhafter Injektion in die Gefäßwand kann dessen Lumen eingeengt oder sogar verschlossen werden. Wenn die Hirndurchblutung aus lokalen (Arterienwandkrankheit, Ödem) oder allgemeinen Gründen (Herzinsuffizienz, Kreislaufkollaps) gerade noch kompensiert ist, kann die Injektion des Kontrastmittels die O_2-Versorgung umschriebener Gebiete vorübergehend unter die kritische Grenze verschlechtern. Die Folge sind *Herdanfälle* oder *Ausfallssymptome* wie Aphasie oder Hemiplegie, die jedoch meist reversibel sind. Von der Punktionsstelle können auch *Emboli* in den cerebralen Kreislauf eingeschwemmt werden.

Leistungsfähigkeit und Indikation. Aus dem Angiogramm sind verschiedenartige pathologische Veränderungen zu entnehmen: Gefäßmißbildungen, Verlagerung von Gefäßen, Anfärbung, pathologische Gefäßneubildungen, Gefäßabbrüche, gefäßfreie Räume, Verlangsamung oder abnorme Beschleunigung der Zirkulation. Hieraus ergibt sich, daß die Angiographie für die Diagnose folgender krankhafter Zustände von großem Nutzen ist:

1. *Epidurale oder subdurale Hämatome* drängen in charakteristischer Weise das Gehirn samt seinen Rindengefäßen an umschriebener Stelle von der Kalotte ab. Entsprechend der Massenverschiebung wird dabei auch meist die A. cerebri anterior entsprechend verlagert. Bleibt sie trotzdem genau mittelständig, muß man annehmen, daß auf der anderen Seite ebenfalls ein Hämatom vorliegt, das einen Gegendruck ausübt.

2. Aus der Verlagerung von Gefäßen und aus gefäßfreien Räumen kann auf die Lokalisation von *Hirntumoren* geschlossen werden, die direkt oder indirekt (Ödem) Beziehung zum Gefäßsystem haben.

3. Durch charakteristische Anfärbung pathologischer Gefäße und arteriovenöse Kurzschlüsse mit beschleunigter Kreislaufzeit ist bei einigen Hirntumoren auch eine *Artdiagnose* möglich, z. B. bei Meningeomen, Metastasen und Glioblastomen.

4. *Hydrocephalus internus occlusus* zeigt sich durch Ausspannung des Anteriorbogens um die erweiterten Seitenventrikel, drohende *Einklemmung* des Hirnstamms durch Herabdrängung der A. cerebri posterior mit den Hirnschenkeln.

5. *Gefäßmißbildungen* (sackförmige Aneurysmen, arteriovenöse Aneurysmen) sind meist sehr deutlich zu sehen, ihre exakte Darstellung in mehreren Ebenen ist die Voraussetzung für eine Operation.

6. Die Verdachtsdiagnose einer *Sinusthrombose* kann nur durch Angiographie gesichert werden.

7. Beim *Hirnödem* ist die Durchblutung verlangsamt.

8. *Stenosierende Gefäßprozesse* sind auf den angiographischen Aufnahmen häufig gut zu erkennen. Sie zeigen Lumeneinengung oder Abbrüche von Arterien.

8. Kontrastuntersuchungen des Spinalkanals

Die segmentale Höhe und die Längsausdehnung eines raumfordernden spinalen Prozesses können nur durch *Myelographie* exakt festgestellt werden. Der neurologische Befund allein gestattet aus Gründen, die in Kapitel II und V besprochen werden, keine so zuverlässige Lokalisation, daß man danach den Ort für einen operativen Eingriff bestimmen könnte. Zur Kontrastuntersuchung des Spinalkanals stehen zwei Verfahren zur Verfügung: Negative oder Gasmyelographie und positive Myelographie mit jodhaltigen Substanzen in öliger oder wäßriger (nur lumbal!!) Lösung.

a) Gasmyelographie

Der Patient liegt seitlich auf dem schräggestellten Röntgentisch mit dem Kopf nach unten. Nach *Suboccipitalpunktion* wird unter leichtem Überdruck O_2 oder besser He eingeblasen und der gesamte Liquor (70—120 ml) aus dem Spinalkanal in Fraktionen zu 10 ml ersetzt. Je nach dem neurologischen Befund fertigt man von den Abschnitten der Wirbelsäule, in denen die Passagebehinderung zu vermuten ist, gezielte Röntgenaufnahmen, auch stereoskopische und Schichtaufnahmen.

Der *Liquor* wird in mehreren Portionen untersucht, von denen die letzte aus der unmittelbaren Umgebung des vermuteten raumfordernden Prozesses stammt. Unterschiede in der Zusammensetzung der Liquorportionen lassen sich in Zweifelsfällen diagnostisch verwerten. Nach der Myelographie verbleibt der Patient für 48 Std in Beckenhochlagerung, damit das Gas nicht in die intrakraniellen Liquorräume aufsteigt.

Hat die Lumbalpunktion vor der Myelographie den Liquorbefund eines kompletten Stop ergeben, kann die Gasmyelographie auch von lumbal her im Sitzen ausgeführt werden. Eine zweite Indikation für dieses Verfahren sind sehr hochsitzende cervicale Tumoren.

b) Positive Myelographie

Dem sitzenden Patienten werden nach Suboccipitalpunktion 1—3 ml eines *jodhaltigen Kontrastmittels in öliger Lösung* in den Spinalkanal eingefüllt. Man verfolgt das Absinken der Substanz auf dem Durchleuchtungs- oder besser Fornsehschirm, weil dabei die Strahlenbelastung für den Patienten geringer ist als bei der Durchleuchtung. Stellt sich eine Passagebehinderung dar, „schießt" man gezielte Aufnahmen im sagittalen, transversalen oder schrägen Strahlengang.

Das ölige Kontrastmittel wird kaum resorbiert. Es darf nicht im Spinalkanal verbleiben, da es dort zu einer chronischen Entzündung der Rückenmarkshäute (Arachnitis) führen kann, die sehr schmerzhaft ist und noch nach Jahren die Rückenmarkswurzeln oder das Rückenmark selbst schädigt. Es muß bei der Operation oder nach der Untersuchung durch Lumbalpunktion möglichst vollständig wieder entfernt werden.

Die positive Myelographie mit *wasserlöslichen Kontrastmitteln* darf wegen der Gefahr einer Markschädigung nur im untersten Anteil des Spinalkanals angewandt werden. Dabei wird das Kontrastmittel nach exakter Lumbalanaesthesie in Höhe des 3. oder 4. LW injiziert und gleich anschließend die Röntgenaufnahme vorgenommen. Der *Vorteil* dieser Methode liegt in der gleichmäßigen Mischung des Kontrastmittels mit dem Liquor und damit guten Röntgenbildern, die auch kleine Bandscheibenhernien erfassen können, sowie in der raschen Resorption. Der *Nachteil* besteht in der unumgänglichen, mit Gefahr verbundenen Lumbalanaesthesie, in der Begrenzung auf den Bereich der Cauda equina und in der Möglichkeit einer Markschädigung.

Indikationen. Die Gasmyelographie hat vor der positiven mehrere Vorteile: Es sind keine Komplikationen zu befürchten, das Gas ist meist nach 24—36 Std völlig resorbiert, die Untersuchung kann bei Bedarf wiederholt werden. Der Zeitaufwand ist für beide Verfahren etwa gleich. Bei eindeutigem Stopliquor und bei hochsitzenden Tumoren wählt man die positive Jodöl-Myelographie, die klarere Bilder ergibt.

Mit allen Verfahren stellen sich *raumfordernde Prozesse im Spinalkanal* etwa in folgender Weise dar: Beim Gesunden zeichnet sich der Subarachnoidealraum nach Einführung des Kontrastmittels durchgängig und regelmäßig geformt ab, bei guter Füllung sind selbst die einzelnen Wurzeltaschen zu erkennen. Im Gasmyelogramm gibt auch das Rückenmark einen recht deutlichen Schatten. Raumfordernde spinale Prozesse führen zu einem Füllungsdefekt.

Bei intramedullären Tumoren ist das Rückenmark zwiebelförmig verbreitert und der Gas- bzw. Kontrastmittelschatten vom Zentrum aus verschmälert. Extramedulläre Tumoren zeigen sich als umschriebene einseitige, ungleichmäßige Einengungen, in deren Umgebung der luftgefüllte Subarachnoidealraum oft erweitert ist.

9. Echoencephalographie

Das Verfahren beruht auf dem Prinzip der **Echolotung:** Von einem Schallkopf aus, den man dem Patienten auf die Schläfenschuppe setzt, werden gebündelte *Ultraschallimpulse* rhythmisch in transversaler Richtung durch den Schädel gesandt. An zwei Grenzflächen: dem Septum pellucidum und der Tabula interna des gegenseitigen Schläfenbeins wird ein Teil der Ultraschallwellen reflektiert. Die beiden Echos werden vom Schallkopf wieder aufgefangen, in elektrische Energie umgewandelt und registriert. Das Echoencephalogramm besteht aus *drei Signalen:* Ausgangsecho, Mittelecho, Endecho.

Die *Untersuchung* wird von beiden Seiten her vorgenommen. Bei physiologischen Verhältnissen, wenn das Septum in der Mittellinie steht, sind die beiden Oscillogramme annähernd kongruent. Ist das Septum aber durch eine Massenverschiebung zur Seite verlagert, findet sich eine entsprechende Abweichung des Mittelechos.

Damit sind die *Möglichkeiten*, aber auch die vorläufigen *Grenzen* der Echoencephalographie beschrieben: Sie ist eine schmerzlose, risikofreie und rasch auszuführende Methode, um *seitliche Massenverschiebungen* der Großhirnhemisphären zu erkennen. Die Lokalisation des Prozesses innerhalb der Hemisphäre ist nicht möglich, auch sind doppelseitige raumfordernde Prozesse, Tumoren der Mittellinie und der hinteren Schädelgrube nicht zu erfassen. Die größte Bedeutung der Methode liegt in der *Frühdiagnose des einseitigen epiduralen und subduralen Hämatoms*, zumal in Krankenhäusern, die nicht die Möglichkeit zur Carotisangiographie haben. Die Echoencephalographie kann aber auch in der poliklinischen Sprechstunde oder am Krankenbett mit Vorteil zur raschen, orientierenden Untersuchung beim Verdacht auf einen Hemisphärentumor benutzt werden. Die Methode ist noch in der Entwicklung und verspricht eine Erweiterung durch Modifikation der Frequenzen und Strahlrichtung. Einzelne Untersucher wenden sie z.B. auch zur Diagnose von hydrocephal erweiterten Seitenventrikeln oder von Thrombosen größerer intracerebraler Gefäße an.

10. Gamma-Encephalographie

Prinzip. Intravenös gegebene radioaktive Verbindungen werden in pathologisch verändertem Hirngewebe angereichert. Die Strahlung wird mit einem Szintillationszähler gemessen, der um oder über den Schädel bewegt wird. Das Szintigramm läßt sich auch photographisch darstellen. Die Anreicherung hat ihr Maximum nach 24—48 Std, deshalb wird die Messung wiederholt ausgeführt. Die Strahlenbelastung ist nur gering.

Die *Bedeutung der Methode* liegt darin, daß sie ohne operativen Eingriff zur Diagnose raumfordernder intrakranieller Prozesse beiträgt. Das Szintigramm zeigt Lokalisation und Ausdehnung des Herdes an und gibt durch die Intensität der Strahlung auch Hinweise auf die Art des Prozesses. Besonders Abscesse und stark vascularisierte Tumoren (Meningeome, Glioblastome, Metastasen) können mit großer Sicherheit diagnostiziert werden. Nicht selten lassen sich auch Tumorrezidive, multiple Metastasen, Prozesse in der Mittellinie oder in der hinteren Schädelgrube, die durch Angiographie und Encephalographie nicht oder nur unzuverlässig darzustellen sind, mit der γ-Encephalographie erkennen. Die diagnostische Sicherheit der Methode ist so groß, daß manche Untersucher auf eingreifendere Kontrastuntersuchungen verzichten, wenn außer den Schädelaufnahmen und dem EEG auch die γ-Encephalographie normal ist. Der Prozentsatz der falsch positiven Befunde, die auf Gefäßverschlüssen, Erweichungen und Hirnblutungen beruhen, wird mit 12% angegeben. Ein positiver Befund muß deshalb durch Kontrastmitteluntersuchungen weiter aufgeklärt werden.

II. Die wichtigsten neurologischen Syndrome

Aus anatomischen Gründen muß in der Neurologie die Lokaldiagnose vor der Krankheitsdiagnose stehen. Kerngebiete und Faserverbindungen des ZNS, periphere motorische Endigungen oder sensible Receptoren und zentral-nervöse Strukturen sind zu Funktionssystemen zusammengeschlossen, von denen viele nach dem Prinzip des Regelkreises arbeiten. Unterbrechung eines solchen Funktionskreises an verschiedenen Orten ist von jeweils sehr ähnlichen Symptomen gefolgt. Andererseits führen viele Krankheitsprozesse zur Läsion mehrerer Systeme. Die Lokaldiagnose kann sich deshalb nicht auf ein einzelnes Symptom stützen, sondern muß aus der Kombination von Symptomen und ihrer topographischen Verteilung erschlossen werden. Bei diesem Vorgehen wird der Ort eines Herdes im ZNS gleichsam als Schnittpunkt mehrerer Kreise definiert.

Typische Symptomenkomplexe nennen wir *Syndrome.* Im folgenden Kapitel werden die wichtigsten neurologischen Syndrome besprochen. Ihre Kenntnis ist für die praktische klinische Diagnostik unerläßlich, sie gibt auch einen Einblick in die funktionelle Organisation des Nervensystems.

1. Ophthalmoneurologische Syndrome
a) Visuelles System

Die **Sehleitung** hat folgenden Verlauf: Die dritten Neurone der Retina eines jeden Auges schließen sich zum *N. opticus* zusammen. Im *Chiasma opticum* findet eine Halbkreuzung der Sehnerven statt, in der die Fasern aus den nasalen Retinahälften zur Gegenseite geleitet werden. Die Fasern der korrespondierenden Netzhauthälften verlaufen dann beiderseits im *Tractus opticus* zum primären Sehzentrum im Corpus geniculatum laterale. Auf diesem Wege zweigen pupillomotorische Fasern zur Mittelhirnhaube ab, deren Bahn im nächsten Abschnitt besprochen wird.

Nach synaptischer Umschaltung verläuft die *Sehstrahlung* vom lateralen Kniehöcker in zwei Blättern zur Sehrinde in der Area 17 des Occipitallappens. Die Anfangsstrecke der Sehstrahlung zieht unmittelbar hinter dem rückwärtigen Abschnitt der inneren Kapsel vorbei. An dieser Stelle liegt der sog. „Carrefour sensitif" (s. S. 74).

Die *Area 17* liegt vorwiegend an der Innenfläche des Occipitalpoles, oberhalb und unterhalb der querverlaufenden Fissura Calcarina. Sie dehnt sich beiderseits auch gering zur Konvexität aus. Innerhalb der Sehrinde ist die *Macula* am Occipitalpol repräsentiert. Diese Stelle erhält eine doppelte Blutversorgung aus der A. cerebri posterior und Endästen der A. cerebri media. Die „Calcarina-Oberlippe" entspricht dem gegenseitigen unteren Gesichtsfeldquadranten, die Unterlippe dem oberen. Diese Verteilung kommt durch eine Rotation der Sehstrahlung zustande.

Um die Area striata liegen *optische Assoziationsfelder* und das optomotorische Feld (Area 18), das die Fixationsbewegungen der Bulbi steuert (s. Abb. 19 u. S. 56).

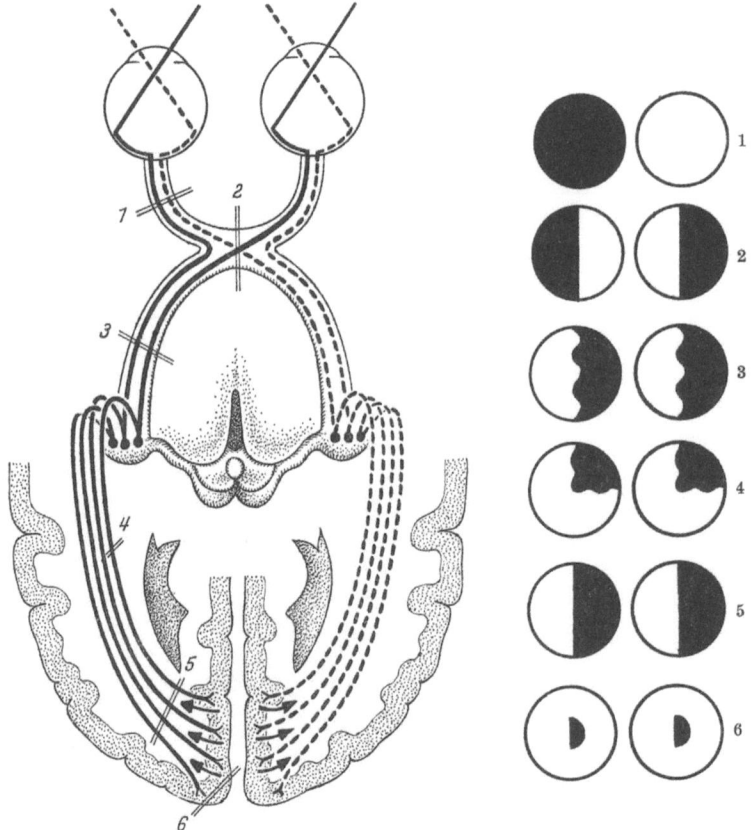

Abb. 15. *Sehbahn mit Gesichtsfelddefekten bei verschiedenen lokalisierten Läsionen (1—6)*

Schädigungen der Sehleitung haben **Visus- oder Gesichtsfeldausfälle** zur Folge, deren Typ lokaldiagnostische Bedeutung hat (Abb. 15):

1. Sehstörungen, die nur *ein Auge* betreffen und nicht auf einen intraoculären Krankheitszustand zurückzuführen sind, zeigen eine Läsion im gleichseitigen N. opticus an.

2. Bitemporale (=heteronyme) Gesichtsfeldausfälle beruhen auf einer Schädigung der zentralen Anteile des Chiasma, wie sie z.B. durch einen Hypophysentumor, aber auch durch gerichteten Hirndruck am Boden des 3. Ventrikels zustande kommt. Die *bitemporale Hemianopsie* ist meist nicht ganz regelmäßig und symmetrisch, weil die Kreuzung der Fasern im Chiasma sehr variabel ist und die Läsion durch lokale Zirkulationsstörungen kompliziert sein kann. Eine *binasale* Hemianopsie, die eine doppelseitige Schädigung der lateralen Anteile des Chiasma anzeigen würde, kommt praktisch nicht vor.

3. *Homonyme* Gesichtsfeldausfälle sind für Läsionen oberhalb des Chiasma charakteristisch. Sie können sektorenförmig, als Quadrantenanopsie oder als Hemianopsie auftreten. Die häufigsten Ursachen sind Gefäßinsulte oder Druckschädigung durch Hirntumoren.

Die klinische *Differenzierung* zwischen Schädigungen des Tractus opticus, der Sehstrahlung oder der Sehrinde kann sich auf folgende Überlegungen stützen: Im Tractus und im Anfangsteil der Sehstrahlung verlaufen die Fasern dicht gebündelt. Schon eine recht umschriebene Läsion führt daher leicht zur kompletten Hemianopsie. Der rindennahe Anteil der Sehstrahlung und die Repräsentation in der Area 17 sind dagegen weit aufgefächert. Deshalb führen Läsionen in diesen Gebieten häufiger zu umschriebenen Gesichtsfelddefekten: zu Quadrantenanopsien oder, wenn nur der Occipitalpol betroffen ist, zu homonymen hemianopischen Zentralskotomen.

Ein weiterer Anhaltspunkt ergibt sich daraus, daß im Tractus opticus die korrespondierenden Fasern von beiden Augen noch nicht streng geordnet nebeneinander liegen. Die Gesichtsfelder sind deshalb oft inkongruent: Der Defekt ist auf einem Auge größer als auf dem anderen. Erst von der rückwärtigen Sehstrahlung an findet sich vollkommene Kongruenz im Faserverlauf und entsprechend auch in den Grenzen der Gesichtsfeldausfälle.

Nach neueren Untersuchungen lassen sich dagegen zwei Symptome, auf die man früher großen Wert gelegt hatte, nicht lokalisatorisch verwerten: Eine hemianopische Pupillenstarre beweist nicht eine Läsion im vorderen Tractus opticus, vielmehr ist die pupillomotorische Erregbarkeit bei Gesichtsfeldausfällen jeder Lokalisation gestört. Auch die sog. maculare Aussparung, die für rindennahe Prozesse charakteristisch sein sollte, hat keine lokalisatorische Bedeutung.

b) Augenmotorik

An den Augen setzen sechs **äußere Augenmuskeln** an, die zu drei Antagonistenpaaren zusammengefaßt sind: zwei Seitwärtswender (Mm. rectus medialis und lateralis), zwei Heber (Mm. rectus superior und obliquus inferior) und zwei Senker (Mm. rectus inferior und obliquus superior) (Abb. 16).

Rectus superior und *inferior* haben gleichzeitig eine leicht adduzierende, d.h. einwärtswendende Wirkung, die sich aus dem Winkel zwischen der Achse der Orbita und der Augenachse erklärt. In Auswärtsstellung sind sie reine Heber und Senker.

Die Wirkung der *Obliqui* wird dadurch verständlich, daß beide Muskeln ihren funktionellen oder anatomischen Ursprung am vorderen Rande der Orbita haben und an der hinteren Fläche der Bulbi ansetzen. Anders als die Recti treten sie von vorn an die Hinterfläche des Bulbus heran. Der Obliquus superior hebt

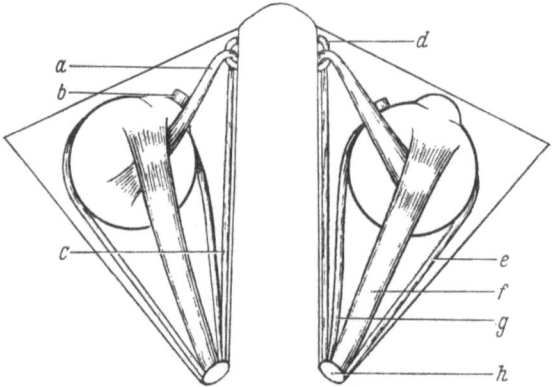

Abb. 16. *Schematische Darstellung der äußeren Augenmuskeln.* a Sehne des M. obliqu. sup., b M. obliqu. inf., c M. obliqu. sup., d Trochlea, e M. rect. lat., f M. rect. sup., g M. rect. med., h Canalis opticus. Nach RUCKER

also den hinteren Sektor des Bulbus und senkt dadurch den vorderen um eine transversale Achse, während der Obliquus inferior von der Unterfläche des Bulbus in analoger Weise das Auge hebt. Da beide Muskeln außerdem, von innen kommend, auf der äußeren Hälfte des Bulbus ansetzen, müssen sie bei Kontraktion den hinteren Pol des Auges nach innen ziehen, also die Cornea

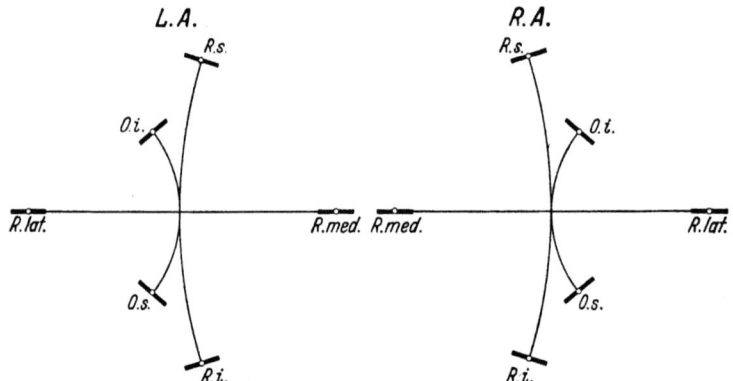

Abb. 17. *Die Wirkung der äußeren Augenmuskeln* (aus ENGELKING, Schema v. HERING). Erläuterung siehe Text, S. 51, 52

abduzieren. In Adduktionsstellung sind beide reine Heber und Senker. Schließlich rollen die Obliqui durch ihren schrägen Verlauf den Bulbus nach nasal (Obliquus superior) und temporal (Obliquus inferior). Die Wirkung der Augenmuskeln wird durch das folgende Schema deutlich (Abb. 17). Die äußeren Augenmuskeln werden vom III., IV. und VI. Hirnnerven innerviert.

Der **N. oculomotorius (III)** versorgt mit *somatischen Fasern* die Mm. levator palpebrae superioris, rectus superior, rectus inferior, rectus internus und obliquus inferior. Mit *parasympathischen Fasern* innerviert er den M. ciliaris, dessen Kontraktion bei Akkommodation die Linse erschlaffen läßt, und den M. sphincter pupillae. Diese Nervenfasern entstammen einem *Kerngebiet*, das in der Mittelhirnhaube, in Höhe der vorderen Vierhügel, ventral vom Aquädukt gelegen ist (Abb. 18 u. 21). Im paarigen großzelligen Lateralkern finden sich die Kerne für die vom III. Hirnnerven versorgten äußeren Augenmuskeln beider Seiten. Ihre topische Anordnung ist noch kontrovers.

Vom paarigen kleinzelligen Lateralkern (Westphal-Edinger-Kern) ziehen die autonomen Fasern zum M. sphincter pupillae und zum M. ciliaris. Der unpaare Medialkern (PERLIA) wird als Steuerungsstelle für die Konvergenzbewegung angesehen. Entsprechend ist er beiderseits mit dem Kern des M. rectus internus verbunden.

Wir unterscheiden drei Lähmungstypen:

1. *Komplette* (äußere und innere) *Oculomotoriuslähmung:* Es besteht Ptose, der Bulbus ist nach außen unten abgewichen, da nur noch die Funktionen des Abducens (Auswärtswendung) und Obliquus superior (vor allem Senkung) erhalten sind. Die Pupille ist maximal mydriatisch und lichtstarr, die Akkommodation der Linse ist aufgehoben. Der Patient sieht schräg stehende Doppelbilder, deren Abstand sich beim Versuch nach oben und innen zu blicken verstärkt. Die komplette Oculomotoriuslähmung hat fast immer eine periphere Ursache. Kommt sie durch Läsion im Kerngebiet zustande, sind immer auch andere Mittelhirnsymptome vorhanden.

2. *Äußere Oculomotoriuslähmung* (Ophthalmoplegia externa). Dabei ist die autonome Innervation der Pupille und des Ciliarmuskels erhalten. Die Lähmung ist selten. Sie beruht meist auf einer Läsion im Kerngebiet des Nerven, da bei peripherer Schädigung die empfindlichen autonomen Fasern fast immer früher als die somatischen ausfallen. Häufig sind nur einzelne äußere Augenmuskeln betroffen.

3. *Ophthalmoplegia interna.* Nur die autonomen Fasern sind gelähmt, die Beweglichkeit des Bulbus ist erhalten. Die Pupille ist weit und lichtstarr und reagiert nicht auf Miotica. Wenn auch die Akkommodation gelähmt ist, kann der Patient in der Nähe nicht scharf sehen. Über die Abgrenzung gegen Pupillotonie, absolute und amaurotische Pupillenstarre s. S. 59. Die Ophthalmoplegia interna kommt fast immer durch Schädigung im *peripheren Verlauf* des Nerven zustande. Die häufigste Ursache ist eine Druckschädigung des Nerven durch den Gyrus hippocampi, wie sie bei Hirndruck mit Einklemmung des Temporallappens im Tentoriumschlitz vorkommt (s. S. 147). Einseitige Mydriasis ist ein wichtiges Frühsymptom der Compressio cerebri durch epidurales oder subdurales Hämatom. Andere Ursachen sind basale Aneurysmen der A. communicans posterior, basale Meningitis, Schädelbasisfraktur.

N. trochlearis (IV). Sein Kern liegt ebenfalls in der Mittelhirnhaube, etwas caudal vom Oculomotoriuskern, unter den hinteren Vierhügeln (Abb. 18). Er kreuzt als einziger Hirnnerv auf der Rückseite des Aquäduktes noch *vor seinem Austritt* aus dem Hirnstamm, den er *dorsal* verläßt. Dann zieht er um den Hirnschenkel nach ventral zur Schädelbasis, wo er wie die Nn. oculomotorius und abducens in der Wand des Sinus cavernosus zur Fissura orbitalis superior läuft. Er versorgt den M. obliquus superior.

Bei Lähmung des N. trochlearis kommt es nur zu einer *geringen Fehlstellung* des Auges: Durch Fortfall der Senkerfunktion des Muskels steht der betroffene Bulbus eine Spur höher als der gesunde. Auffälliger ist, daß der Patient den Kopf zur gesunden Seite neigt, um die schrägstehenden Doppelbilder auszugleichen. Verdacht auf Trochlearislähmung besteht also immer dann, wenn ein Patient über *schrägstehende Doppelbilder* klagt, die *beim Blick nach unten zunehmen*, während die Motilität der Bulbi scheinbar intakt ist. Isolierte Trochlearislähmung,

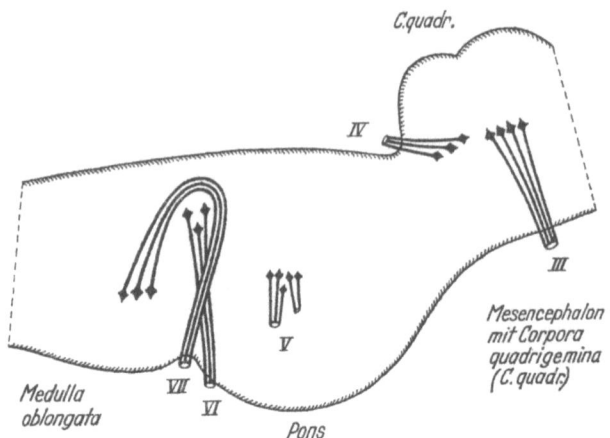

Abb. 18. *Lage der Augenmuskelkerne im Hirnstamm* (nach EDINGER aus A. KESTENBAUM)

etwa durch basale Tumoren oder Schädeltraumen, ist selten. Häufiger ist der IV. Hirnnerv bei Mittelhirnprozessen mitgeschädigt. Dann finden sich auch weitere Mittelhirnsymptome.

N. abducens (VI). Der Kern liegt noch weiter caudal in der Brücke, dicht unter dem Boden des IV. Ventrikels. Hier bildet der Anfangsteil des N. facialis, noch in der Brücke, eine nach unten offene Schleife um den Abducenskern, das sog. *Facialisknie* (Abb. 18). Der N. abducens innerviert den M. rectus lateralis. Die Lähmung ist leicht zu erkennen: Das Auge ist nach innen abgewichen (*Strabismus convergens paralyticus*), der Patient klagt über horizontal nebeneinanderstehende gerade Doppelbilder. Beim Versuch, zur gelähmten Seite zu blicken, bleibt der betroffene Bulbus deutlich erkennbar zurück, in schweren Fällen kann er nicht einmal zur Mittellinie geführt werden. Dabei rücken die Doppelbilder weiter auseinander.

Die Abducenslähmung ist die häufigste Augenmuskelparese. In seinem peripheren Verlauf wird der Nerv leicht bei allgemeinem Hirndruck (s. S. 147), bei Schädelbasisbruch und entzündlichen und neoplastischen Prozessen an der Schädelbasis geschädigt. Läsion des Abducenskernes ist aus anatomischen Gründen meist von peripherer Facialislähmung begleitet.

c) Blickmotorik

Die Bewegungen der Augen sind nur in einer gleichmäßigen, *konjugierten Blickmotorik* physiologisch sinnvoll, welche die Konstanz des binocularen Sehens garantiert. Entsprechend erhalten die Augenmuskelkerne, anders als die übrigen Hirnnervenkerne und die motorischen Vorderhornzellen des Rückenmarks, keine direkten corticofugalen Fasern. Die Kerne beider Seiten sind durch das hintere Längsbündel miteinander verbunden und zu einer funktionellen Einheit zusammengeschlossen.

Die Blickmotorik wird von einem neuronalen Apparat im *Hirnstamm* koordiniert, der in der Formatio reticularis und in bestimmten Kernen des Mittelhirns, in der Nähe der vorderen Commissur lokalisiert ist: *horizontale* Blickbewegungen, die beim Menschen die größte funktionelle Bedeutung haben, werden von reticulären Strukturen vor allem in der *Brückenhaube* geregelt, *vertikale* Blickbewegungen vom oralen *(mesencephalen)* Anteil dieses Systems. Die Impulse für Rotationsbewegungen der Bulbi, die rein reflektorisch entstehen, stammen aus dem Rautenhirn.

Dieses subcorticale Koordinationssystem erhält Impulse aus drei Einzugsbereichen (Abb. 19):

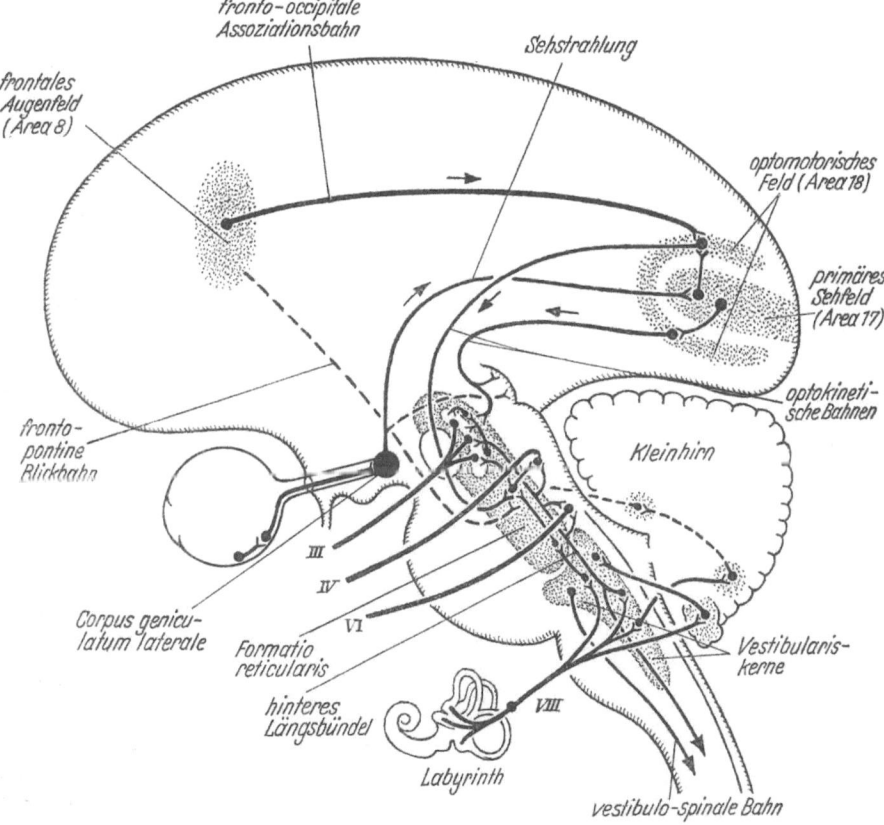

Abb. 19. *Optisch-vestibuläres System* (nach JUNG). Erläuterung siehe Text, S. 55, 56

1. *Willkürliche Blickbewegungen* werden von den *frontalen Augenfeldern* in der lateralen Konvexität des Stirnhirns (rückwärtiger Anteil der zweiten Stirnwindung, Area 8) gesteuert. Die Bahnen verlaufen mit anderen motorischen Projektionsfasern durch den vorderen Abschnitt der inneren Kapsel und den Hirnschenkel und von dort, unter Kreuzung der Mittellinie, zur kontralateralen Reticularis. Vom rechten frontalen Blickzentrum werden die Bulbi gleichsam

nach links geschoben und vom linken nach rechts (s. auch Abb. 20). Die corticale Steuerung für vertikale Blickbewegungen ist noch ungeklärt.

2. Durch *optische Reize ausgelöste* Blickbewegungen erhalten ihre Impulse aus dem optomotorischen Feld in der parastriären *Area 18* des Occipitallappens, das oben bereits erwähnt wurde. Die Bahnen verlaufen corticofugal im inneren Blatt der Sehstrahlung dicht unterhalb der Konvexität des Parietallappens, ziehen am hinteren Abschnitt der inneren Kapsel vorbei und erreichen den Hirnstamm unter Kreuzung der Mittellinie.

3. Unter den *propioceptiven Reizen*, die die Augenmotorik beeinflussen, spielen Impulse aus dem *Labyrinth* die größte Rolle. Sie erreichen ebenfalls die kontralaterale Reticularis der Brücke. Die übrigen Afferenzen wie auch das Problem der Verbindung zu den Körperstellreflexen müssen hier vernachlässigt werden. Die *biologische Bedeutung* der labyrinthären Verbindung zu den blickregulierenden Strukturen liegt darin, daß über diesen Mechanismus bei Bewegungen des Kopfes und des Körpers Gegensteuerungen der Bulbi vermittelt werden, die die Wahrnehmung der Außenwelt und die subjektiven Raumkoordinaten stabil halten.

Die Kenntnis dieser Verhältnisse ist Voraussetzung für das Verständnis der Blickparesen und der verschiedenen Formen des physiologischen und pathologischen Nystagmus. Während Augenmuskellähmungen auf Funktionsstörungen in den entsprechenden peripheren Nerven beruhen, sind *Blickparesen supranucleäre Bewegungsstörungen beider Bulbi*.

Horizontale Blickparesen (Abb. 20) zeigen eine Schädigung in dem System der willkürlichen und optisch ausgelösten seitwärtsgerichteten Blickbewegungen an. Die Schädigung kann das frontale Augenfeld, die frontopontine Bahn, meist in der inneren Kapsel, die optomotorische Bahn aus dem Occipitallappen oder aber

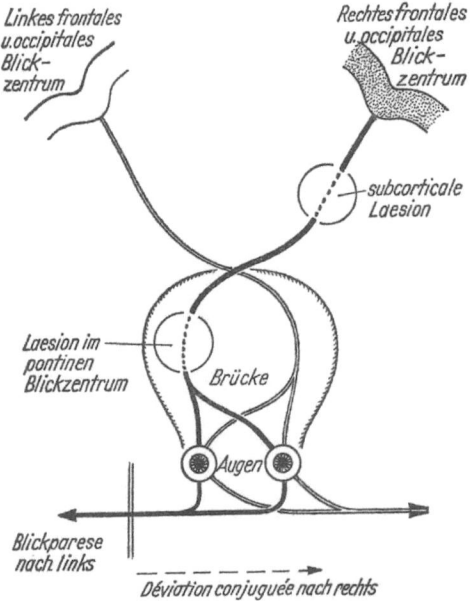

Abb. 20. *Blickparese und Déviation conjuguée*. Dargestellt sind zwei Läsionen, eine subcorticale und eine pontine, die eine Blickparese nach links und konjugierte Abweichung der Bulbi nach rechts hervorrufen (nach R. BING)

die blickregulierenden Strukturen in der Formatio reticularis der Brücke selbst betreffen. Die corticale und subcorticale Läsion unterscheiden sich von der pontinen in ihrer Symptomatik sehr charakteristisch: Bei *corticaler* und *subcorticaler Läsion* kommt es nicht nur zur Lähmung der phasischen Blickbewegung, sondern das intakte Augenfeld gewinnt in der tonischen Dauerinnervation der Bulbi das Übergewicht. Der Patient hat deshalb nicht nur eine *Blicklähmung zur Gegenseite*, sondern die Bulbi und meist auch der Kopf sind zur Seite des Herdes „hinübergeschoben" *(Déviation conjuguée)*: der Kranke „blickt seinen Herd an". Durch vestibuläre Reize, z.B. Kaltspülung auf der betroffenen Seite, lassen sich die Bulbi übrigens in Richtung der Blicklähmung „hinüberschieben", da dieser Teil des Regulationsapparates intakt ist.

Die corticale oder subcorticale Blickparese und -deviation ist meist von Halbseitensymptomen begleitet, die die Lokaldiagnose erleichtern, während Augenmuskellähmungen und Pupillenstörungen in der Regel nicht bestehen. Sie dauert bei guter Prognose des Grundleidens meist nur wenige Tage an.

Bei einer *irritativen Läsion* im frontalen Augenfeld, wie sie z.B. bei epileptischen Adversivanfällen (s. S. 203) vorkommt, ist es das *betroffene* Blickfeld, das die Überhand gewinnt. Die Bulbi wenden sich deshalb vom Herd ab („der Kranke schaut vom Herd weg").

In der *Brücke* haben sich die fronto-pontinen Bahnen bereits gekreuzt. Die pontinen Halbzentren wenden die Augen physiologischerweise zur gleichen Seite. *Bei pontiner Läsion besteht also eine Blicklähmung zur Seite des Herdes.* Wenn eine Déviation conjuguée vorliegt, ist sie vom Herd weggerichtet. Weitere Charakteristika der pontinen Blickparese sind: weit geringere Tendenz zur Rückbildung, häufig begleitende Augenmuskel- und auch Pupillenstörungen, da die Kerngebiete bei den engen anatomischen Verhältnissen oft mitgeschädigt werden, sowie pyramidale und cerebellare Symptome (s. u.). *Lähmung der horizontalen Blickbewegungen nach beiden Richtungen beruht immer auf einem Brückenherd.*

Die **vertikale Blickparese** betrifft hauptsächlich die Hebung, seltener allein oder zusätzlich die Senkung der Bulbi. Das Symptom zeigt eine Läsion in der *Vierhügelregion der Mittelhirnhaube* an. Die Parese betrifft in der Regel die spontanen und Führungsbewegungen. Oft ist dagegen die reflektorische Hebung der Bulbi erhalten, wenn der Patient ein feststehendes Objekt fixiert und der Untersucher dabei seinen Kopf passiv nach vorn neigt. Auch die Hebung der Bulbi bei Augenschluß ist nicht paretisch. Beides wird als *Puppenkopfphänomen* bezeichnet.

Aus anatomischen Gründen ist die vertikale Blickparese nicht selten mit Konvergenzlähmung kombiniert. Dann — und nur dann — sprechen wir vom *Parinaud-Syndrom*. Wegen der Nähe des Oculomotoriuskerngebietes findet man dabei oft auch einseitige Mydriasis und abgeschwächte oder aufgehobene Lichtreaktion der Pupille.

Wenn eine Mittelhirnläsion den Perliaschen Kern des Oculomotorius schädigt, tritt eine **Konvergenzparese** auf. Diese ist ein geläufiges Frühsymptom beim Parkinsonismus. Im Frühstadium zeigt sie sich als Konvergenzschwäche: bei Annäherung eines Objektes weicht ein Auge nach kurzem Konvergenzimpuls ab und fixiert nicht mehr. Es gibt auch einen *Konvergenzspasmus* als Mitbewegung bei vertikaler Blickparese. Er tritt dann auf, wenn die Patienten versuchen, nach oben zu schauen.

d) Pupillomotorik und Akkommodation

Die anatomischen und physiologischen Grundlagen der Pupillenreaktionen und ihrer Störungen sind noch nicht genau bekannt: Die experimentellen Daten sind kontrovers, pathologisch-anatomische Befunde sind spärlich und nicht eindeutig. Für die praktisch-klinische Orientierung ist die folgende Modellvorstellung brauchbar, auch wenn sie in manchen Punkten hypothetisch ist (Abb. 21).

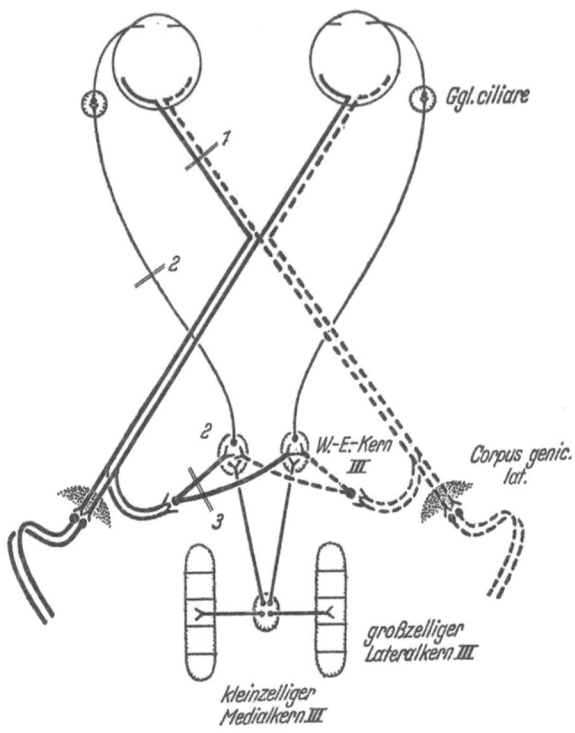

Abb. 21. *Bahnen für Pupillenreaktionen und Akkommodation*. Die sympathische Pupilleninnervation und die Bahnen auf denen der kleinzellige Medialkern III Impulse vom Frontalhirn und Occipitalhirn erhält, sind nicht dargestellt Die somatotopische Gliederung im großzelligen Lateralkern III ist nur angedeutet. Läsion in *1*: amaurotische Pupillenstarre, Läsion in *2*: absolute Pupillenstarre, Läsion in *3*: reflektorsiche Pupillenstarre

Der Reflexbogen für die **Lichtreaktion der Pupillen** nimmt folgenden Verlauf: Im N. opticus verlaufen außer den Fasern, die visuelle Informationen vermitteln, spezielle *pupillomotorische Fasern*. Diese erfahren im Chiasma ebenfalls eine Halbkreuzung, ziehen mit dem Tractus opticus weiter, zweigen aber vor dem Corpus geniculatum laterale zur *prätectalen Region des Mittelhirns* ab. Nach synaptischer Umschaltung ziehen sie ungekreuzt und gekreuzt zu den beiden parasympathischen *Westphal-Edinger-Kernen* des Oculomotorius. Über die nichtgekreuzten Fasern kommt die *direkte*, über die gekreuzten die *konsensuelle Reaktion* der nichtbelichteten Pupillen zustande. Vom Westphal-Edinger-Kern verläuft ein weiteres Neuron beiderseits zum parasympathischen *Ganglion ciliare*, das hinter dem Augapfel zwischen M. rectus lateralis und Sehnerv im Fettgewebe der Orbita liegt. Die postganglionären Fasern innervieren als *kurze Ciliarnerven* den M. sphincter pupillae der Iris, der aus 70—80 Segmenten besteht, die einzeln durch Endaufzweigungen des Nerven versorgt werden.

Die **Konvergenzreaktion** der Pupillen dagegen kommt nicht reflektorisch zustande, sondern ist Teil einer Synergie, die den optischen Apparat auf scharfes Nahesehen einstellt. Der alte Streit, ob es die Konvergenzbewegung der Bulbi oder die Naheinstellung der Linse sei, an die die Verengerung der Pupille gebunden ist, wurde kürzlich entschieden: die Verengerung der Pupille wird unter physiologischen Verhältnissen durch den *Impuls zur Konvergenz* ausgelöst. Dieser zentripetale Impuls aktiviert ein „*Konvergenzzentrum*" im Mittelhirn, zu dem der kleinzellige Medialkern (PERLIA) des Oculomotorius gehört. Von diesem aus wird folgende *Synergie* gesteuert: Innervation der beiden geraden inneren Augenmuskeln konvergiert die Bulbi, Innervation beider Mm. sphincter pupillae verkleinert die Blende des optischen Apparates, wodurch das Bild schärfer wird, Innervation der Mm. ciliares läßt die Linsen erschlaffen, was ihre optische Brechkraft erhöht. Die Fasern für die parasympathische Innervation der Mm. ciliares entstammen vermutlich ebenfalls dem Westphal-Edingerschen Kern und schalten wie die pupillomotorischen Fasern im Ganglion ciliare synaptisch um.

Auf der Grundlage dieser Modellvorstellung lassen sich die wichtigsten Störungen der Pupillenreaktionen leicht verstehen (s. Abb. 21).

1. **Amaurotische Pupillenstarre** (amauróein = verdunkeln). Die pupillomotorischen Fasern im Sehnerven sind unterbrochen: Belichtung des amaurotischen Auges kann weder direkte (gleichseitige) noch konsensuelle (gegenseitige) Lichtreaktion auslösen. Dagegen ist die konsensuelle Verengung der Pupille auf dem amaurotischen Auge durch Belichtung des gesunden auslösbar, da der zentrale Anteil, die Faserkreuzung und der efferente Schenkel des Reflexbogens intakt sind. Die Konvergenzreaktion ist erhalten. Die amaurotische Pupille ist bei gleichmäßiger Beleuchtung weiter als die gesunde, weil die tonische Pupilleninnervation unter dem Einfluß der Helligkeit des Außenraums ausgefallen ist. *Partielle Opticusatrophie* führt zu leichter Erweiterung und unergiebiger direkter Lichtreaktion der entsprechenden Pupille.

2. **Absolute Pupillenstarre.** Die Pupille reagiert weder direkt noch indirekt auf Lichteinfall oder bei Konvergenz. Mögliche Ursachen sind: traumatische Schädigung des Auges, partielle periphere Oculomotoriuslähmung, Mittelhirnläsion, die den afferenten Schenkel des Reflexbogens unterbricht (z. B. bei progressiver Paralyse und Mittelhirntumor).

3. **Reflektorische Pupillenstarre.** Direkte und konsensuelle Lichtreaktion sind, meist auf beiden Augen, erloschen. Im Übergangsstadium sind sie zunächst unergiebig und träge. Die Konvergenzreaktion ist intakt, oft sogar besonders ausgiebig. Häufig sind die Pupillen anisokor und entrundet. Das Phänomen ist charakteristisch für Lues des Zentralnervensystems — andere Ursachen sind theoretisch möglich, werden aber praktisch nur höchst selten beobachtet. Als Ursache nimmt man eine Unterbrechung des pupillomotorischen Reflexbogens zwischen der prätectalen Region und dem Westphal-Edingerschen Kern an. Eine solche Läsion würde verständlich machen, daß die Konvergenzreaktion, die auf anderen Bahnen verläuft, nicht gestört ist. Die *Entrundung der Pupillen*, die oft mit Atrophie der Iris verbunden ist, wird auf eine unterschiedlich schwere Störung in der Innervation der einzelnen Segmente des M. sphincter pupillae zurückgeführt.

Besteht bei reflektorischer Pupillenstarre eine Miosis, sprechen wir vom *Robertson-Phänomen* (Argyll war der Vorname von Dr. ROBERTSON). Es ist für *Tabes dorsalis* pathognomonisch. Die Ursache der Miosis ist nicht bekannt. Manche Autoren führen sie auf Läsion sympathischer Fasern zurück. Die Robertson-Pupille erweitert sich nur unvollständig und verzögert auf Mydriatica und verengt sich auch auf Miotica nur langsam. Sie reagiert nicht auf 2,5%ige Lösung von Mecholyl.

4. Pupillotonie. Die Klinik der Pupillotonie und des Adie-Syndroms sind auf S. 285 besprochen. Die Pupillotonie beginnt fast immer einseitig, später wird auch das zweite Auge ergriffen. *Die befallene Pupille ist etwas weiter als*

Tabelle 2. *Differenzierung der drei wichtigsten Pupillenstörungen*

Argyll Robertson-Pupille	Tonische Pupille	Paralytische Pupille
oft miotisch, gewöhnlich doppelseitig	gewöhnlich mäßige Mydriasis, zunächst einseitig	maximal mydriatisch, einseitig
keine direkte oder konsensuelle Reaktion auf Lichteinfall, prompte Verengerung bei Konvergenz	sehr verzögerte Reaktion auf Licht, die auch fehlen kann, verzögerte Reaktion bei Konvergenz	keine Reaktion auf Lichteinfall oder Konvergenz
keine Erweiterung im Dunkeln	verzögerte Erweiterung im Dunkeln	keine Erweiterung im Dunkeln
unvollständige Erweiterung auf Atropin, Cocain und Adrenalin, Mecholyl 2,5% ohne Wirkung	prompte Erweiterung auf Mydriatica, prompte Verengerung auf Miotica. Verengerung schon auf 2,5% Mecholyl	prompte Verengerung auf Miotica, Reaktion auf Mecholyl variabel

normal, aber, im Unterschied zur Ophthalmoplegia interna, nicht maximal mydriatisch. Sie reagiert so träge („tonisch"), daß man erst nach längerem Aufenthalt in der Dunkelkammer eine Erweiterung und nach langer Dauerbelichtung eine Verengerung feststellen kann. Die Naheinstellungsreaktion ist ebenfalls tonisch verzögert, aber dann ausgiebig. Allerdings ist die Untersuchung unangenehm, da das Beibehalten der Konvergenz schon über mehrere Sekunden Kopfschmerzen auslöst. Auch die Akkommodation ist oft erschwert *(Akkommodotonie)*. Die Unterscheidung von der absoluten Pupillenstarre ist durch eine *pharmakologische Prüfung* leicht möglich: Bei Pupillotonie führt Einträufeln der cholinergischen Substanz Mecholyl (2,5%) in den Bindehautsack zur maximalen Verengerung, Atropin zur Erweiterung der Pupille. Beim Gesunden bleibt Mecholyl in dieser Konzentration ohne Wirkung. Die Lösung muß frisch zubereitet werden, sonst verläuft der Versuch auch bei Pupillotonie negativ. Mydriatica wie Cocainhydrochlorid (2—4%), Atropin (1—3%) und Adrenalin (1:1000) dilatieren die Pupille prompt.

Zur raschen Orientierung ist das Verhalten der Robertson-Pupille, der tonischen und der paralytischen Pupille in Tabelle 2 (FROWEIN und HARRER) zusammengestellt.

e) Nystagmus

Als Nystagmus bezeichnet man unwillkürliche, rhythmische Hin- und Herbewegungen der Bulbi. Der Nystagmus wird durch drei Kriterien charakterisiert:
1. langsame und rasche Phase,
2. horizontale, vertikale oder rotatorische Schlagrichtung, die nach der *raschen Phase* bezeichnet wird, und
3. Schlagfeld in bezug auf die Mittellinie des Auges.

Daß man die Richtung des Nystagmus nach der raschen Phase bezeichnet, ist paradox, weil die langsame Phase die erzwungene Auslenkung aus der Normallage, die rasche dagegen die Rückkehr in die Ausgangsstellung ist.

Der *physiologische Nystagmus* ist ein optischer Orientierungsvorgang. Er macht es möglich, daß bei Veränderungen der Körperlage oder Bewegungen von Umweltobjekten die Fixation erhalten bleibt. Er wird vor allem durch optische und labyrinthäre Reize ausgelöst. Seine physiologische Koordination wird durch das optisch-vestibuläre System geleitet, das im Abschnitt über die Steuerung der Blickmotorik bereits in großen Zügen besprochen wurde.

Bei Funktionsstörungen im optisch-vestibulären System kann ein *pathologischer Spontannystagmus* auftreten, der oft, wenn auch nicht immer, Schwindel hervorruft. Die Schädigungen sind entweder im vestibulären Anteil (Labyrinth, N. vestibularis, Kerngebiet), in den zentralen blickregulierenden Strukturen (Formatio reticularis, Mittelhirnkerne) oder im Auge lokalisiert. Der oculäre Nystagmus wird hier nicht erörtert.

Die wichtigsten Formen des **pathologischen Nystagmus** sind:

1. *Vestibulärer, richtungsbestimmter Nystagmus.* Er schlägt in jeder Stellung der Bulbi nach derselben Seite. Man unterscheidet drei Schweregrade: nur beim Blick in Richtung der raschen Phase, auch beim Blick geradeaus, selbst beim Blick in Richtung der langsamen Phase. Er ist meist mit Schwindel und Übelkeit, oft auch mit Ohrensausen oder Hörminderung verbunden.

Dieser Nystagmus beruht auf einer *akuten einseitigen Funktionsstörung im Labyrinth oder N. vestibularis.* Durch zentrale Kompensationsvorgänge wird er meist innerhalb von 4 Wochen ausgeglichen. Diese Kompensationsmechanismen erzeugen eine Nystagmusbereitschaft nach einer Seite, die von Ohrenärzten als „*zentrale Tonusdifferenz*" bezeichnet wird. Ohne daß hier die physiologische Grundlage dieses Phänomens erörtert werden kann, muß dringend davor gewarnt werden, aus einer „zentralen Tonusdifferenz" auf eine *Schädigung* des zentralen Nervensystems zu schließen. In unzähligen Fällen von Kopftraumen ist irrtümlich eine Contusio cerebri diagnostiziert, berentet und dem Patienten das Krankheitsgefühl eines Hirngeschädigten vermittelt worden, weil die Gutachter nicht genug unterrichtet waren, um diesen Fehlschluß zu vermeiden.

2. *Blickrichtungsnystagmus.* Er tritt erst bei Abweichungen des Auges von der Mittellinie auf. Seine rasche Phase schlägt stets in der jeweiligen *Blickrichtung.* Er ist, wenn überhaupt, nur von leichtem, unsystematischem Schwindel begleitet. Diese Form ist nicht in jedem Falle pathologisch: Bei etwa 60% aller Menschen tritt sie als seitengleicher, erschöpflicher Endstellnystagmus auf, wenn die Bulbi länger als 30 sec in extremer Seitwärtsstellung gehalten werden. Ist er unerschöpflich, seitendifferent oder schlägt bereits im Beginn der Bulbusbewegung,

Tabelle 3. Lokaldiagnostische Bedeutung des Nystagmus

Sitz	Spontannystagmus (Leuchtbrille, Blick geradeaus)	Experimentell-vestibulärer Nystagmus	Optokinetischer Nystagmus	Willkürliche Blickbewegungen (einschließlich Blickrichtungsnystagmus)
Großhirn: subcorticale Herde in rückwärtigen Hirnabschnitten	∅	keine konstanten, lokalisatorisch verwertbaren Störungen	Verminderung zur Gegenseite	Blickparese zur Gegenseite mit Augen-Kopf-Deviation zur Herdseite nur für Stunden oder Tage
Prätectalregion, Mittelhirnhaube (Vierhügelgegend)	∅ oder vertikaler Spontannystagmus	Verminderung in vertikaler Richtung, evtl. Richtungsüberwiegen in Richtung eines Spontannystagmus	vertikal gestört, horizontal erhalten	vertikale Blickparese mit blickparetischem Nystagmus oder Nystagmus retractorius, Konvergenzparese
hinteres Längsbündel zwischen III. Kern und Brücke	o. B.	o. B.	o. B.	internucleäre Ophthalmoplegie* mit dissoziiertem, horizontalem Blickrichtungsnystagmus
Brückenhaube	∅ oder Spontannystagmus zur Herdgegenseite	Verminderung oder Ausfall des Horizontalnystagmus zur Herdseite, evtl. Ausfall der raschen Phase des experimentell-vestibulären Nystagmus zur Herdseite, vestibuläres Richtungsüberwiegen zur Gegenseite	o. B.	lange anhaltende, gleichseitige horizontale Blickparese mit blickparetischem Nystagmus, Déviation conjuguée vom Herd weg
Kleinhirn Archicerebellum, Unterwurm, Nucleus fastigii	richtungswechselnder, zentraler Lagenystagmus mit wenig Schwindel, evtl. Spontannystagmus zur Herdseite	keine konstanten Befunde	o. B.	o. B. oder Blickdysmetrie und Blickrichtungsnystagmus
Hemisphäre, übrige Kleinhirnkerne	∅	o. B.	o. B.	

Vestibulariskernregion	Spontannystagmus zur Herd- oder Gegenseite, auch vertikaler Spontannystagmus, evtl. Kombination mit zentralem transitorischem Lagenystagmus ohne Schwindel. Vor allem: rotierender Spontannystagmus zur Herdseite	Richtungsüberwiegen in Richtung des Spontannystagmus, evtl. vestibuläre Übererregbarkeit oder verkehrte (vertikale) Richtung des calorischen Nystagmus	o.B. oder einseitige Bahnung durch Spontannystagmus	o.B. oder beiderseits Blickrichtungsnystagmus
Labyrinth, N. VIII.	Ausfall-Nystagmus zur Gegenseite (mit geringer Intensität oft jahrelang), nach Wochen oder Monaten evtl. Erholungsnystagmus zur Herdseite. Bei Labyrinthläsion evtl. Kombination mit peripherem Lagenystagmus (mit heftigem Schwindel)	einseitiger Ausfall oder Untererregbarkeit oder Richtungsüberwiegen (bei Erholungsnystagmus: zur Herdseite)	o.B. oder einseitige Bahnung durch Spontannystagmus	o.B.
Auge	spontaner Pendelnystagmus, besonders bei offenen Augen	o.B.	o.B.	Fusionsstörung
konnataler Nystagmus	Fixationsnystagmus bei offenen Augen. Latenter Fixationsnystagmus s. S. 64, meist mit Begleitschielen verbunden. Bei geschlossenen Augen: Änderung von Form oder Richtung des Nystagmus	o.B. oder Richtungsüberwiegen	meist gestört: vermindert, überlagert vom Fixationsnystagmus oder in seiner Richtung invertiert	Im Unterschied zum läsionellen Blickrichtungsnystagmus oft keine regelmäßige Zunahme mit dem Grad der seitlichen Blickrichtung, vielmehr Nystagmus-Maximum in einer bestimmten Blickrichtung, die nicht identisch mit der seitlichen Endstellung zu sein braucht. Kopfschiefhaltung entgegengesetzt zum Nystagmus-Minimum

* Parese eines M. rectus medialis für den Seitwärtsblick bei erhaltener Funktion in der Konvergenzbewegung.

zeigt er eine *diffuse Hirnstammschädigung* an. Die häufigsten Ursachen sind Multiple Sklerose, Barbituratvergiftung, Tumordruck.

3. *Dissoziierter Nystagmus* schlägt beim Blick zur Seite jeweils auf dem abduzierten Auge stärker als auf dem adduzierten. Er findet sich z.B. bei Multipler Sklerose, aber auch bei Barbituratvergiftung.

4. *Blickparetischer Nystagmus.* Wenn bei einer inkompletten Blickparese der Patient die Bulbi in Richtung der Lähmung zu führen sucht, weichen sie immer wieder langsam zur Mittellinie zurück und werden durch den Bewegungsimpuls in raschen Phasen erneut von der Mittellinie weggeführt. Dieser Nystagmus ist meist grobschlägig und langsam. Er führt nicht zu Schwindel.

5. Sehr selten ist der *Nystagmus retractorius:* ruckartige Rückwärtsbewegungen beider Bulbi in der Orbita. Er zeigt eine *Mittelhirnschädigung* an.

Außer diesen spontanen gibt es *latente Nystagmen*, die ebenfalls pathologisch sind. Sie werden erst dann manifest, wenn man durch Augenschluß oder unter der Frenzel-Brille die Fixation ausschaltet, manche Formen sogar erst dann, wenn der Patient bestimmte Lagen des Kopfes und Körpers einnimmt (Lagenystagmus). Einzelheiten werden hier nicht besprochen. Für die Praxis ist es vor allem wichtig, auf Nystagmus nach dem Hinlegen oder in Kopfhängelage zu achten. Über peripheren paroxysmalen Lageschwindel s. S. 224.

Pathologisch sind schließlich auch Abschwächung oder Fehlen des *optokinetischen Nystagmus*. Das Phänomen kann zur Lokaldiagnose von Prozessen im rückwärtigen Anteil der Großhirnhemisphären herangezogen werden: In 25% dieser Fälle ist der optokinetische Nystagmus zur Gegenseite des Herdes (auf die Schlagrichtung bezogen) vermindert oder aufgehoben. Dies beruht auf einer Schädigung der optomotorischen Fasern, die aus der Area 18 des Occipitallappens im inneren Blatt der Sehstrahlung zum Hirnstamm ziehen. Der optokinetische Nystagmus kann auch zur Diagnose von Hirnstammprozessen verwendet werden, Einzelheiten würden aber hier zu weitführen.

Von den verschiedenen Formen des physiologischen und pathologischen Nystagmus muß der **angeborene Nystagmus** unterschieden werden, der zwar nicht normal ist, aber keinen krankhaften *Prozeß* anzeigt. Er kann die verschiedensten Schlagformen und -richtungen haben. Sein wichtigstes Kriterium ist, daß er sich *bei Fixation verstärkt* oder dabei erst manifest wird, während alle anderen Nystagmen, mit Ausnahme des oculären Nystagmus, durch Fixation gehemmt werden. Nicht selten hat er den Charakter des latenten Fixationsnystagmus. Dieser tritt nur beim einäugigen Sehen auf und schlägt jeweils zur Seite des fixierenden Auges: Beim Abdecken des linken Auges und Fixieren mit dem rechten schlägt er nach rechts und umgekehrt.

Die lokaldiagnostische Bedeutung der verschiedenen Nystagmusarten ist in Tabelle 3 (nach KORNHUBER) zusammengefaßt.

2. Lähmungen
a) Periphere Lähmung

Die periphere oder schlaffe Lähmung beruht auf einer Läsion im *peripheren motorischen Neuron*, der ,,gemeinsamen motorischen Endstrecke" SHERRINGTONS. Das periphere motorische Neuron hat seine Nervenzelle im Vorderhorn des Rückenmarks (α-Zelle). Der Neurit verläuft über Vorderwurzel, Spinalnerv,

Plexus und peripheren Nerv zum zugehörigen Muskel, den er über die motorische Endplatte innerviert.

Funktionell wird das periphere motorische Neuron mit den angeschlossenen Muskelfasern als *motorische Einheit* bezeichnet (s. S. 35). Die Größe dieser Einheiten variiert erheblich: An den Augenmuskeln gehören dazu nur wenige (2—10) Muskelfasern, die mit hoher Frequenz (ca. 350/sec) entladen, am M. gastrocnemius sind es etwa 1800 Fasern mit sehr langsamer (ca. 5—30/sec) Entladungsfrequenz. Diese Anordnung entspricht der größeren oder vergleichsweise geringeren Präzi-

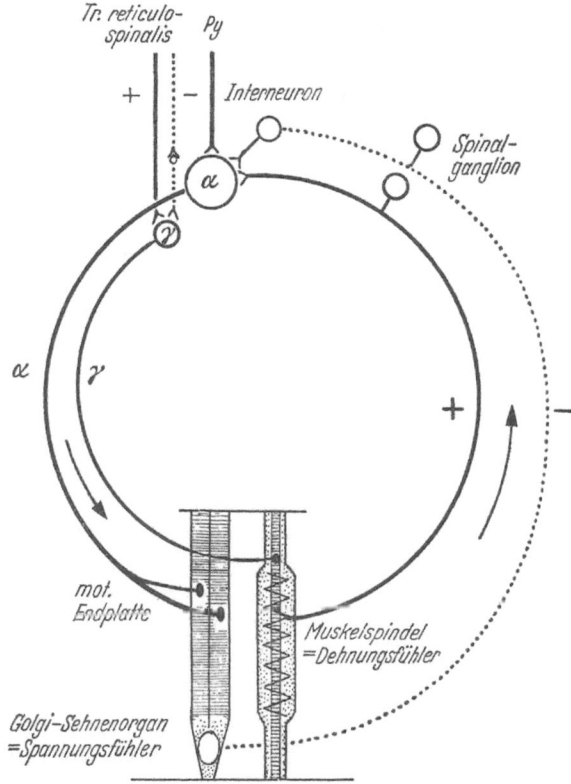

Abb. 22. *Spinaler Regelkreis der Motorik*

sion in der Aktionsweise der Muskeln. Kleine, hochfrequent entladende motorische Einheiten sind besonders empfindlich gegen Störungen der neuromuskulären Überleitung. Deshalb werden die Augenmuskeln beim Curareblock und bei der Myasthenie früher als andere Muskeln gelähmt.

Die Innervation für die phasische und tonische[1] Kontraktion der Muskeln ist in einem **Regelkreis** zusammengeschlossen, der in Abb. 22 schematisch dargestellt ist. Von den α-Zellen des Vorderhorns laufen zentrifugale Impulse über die rasch leitenden α-Fasern des peripheren Nerven zur motorischen Endplatte

---

[1] Als phasisch oder tonisch bezeichnet man zwei Formen der Aktivität des Nervensystems, die am besten durch zwei Beispiele charakterisiert werden: Phasisch ist eine Bewegung, oder, im extremen Fall, der Eigenreflex der Muskulatur, tonisch ist die Dauerinnervation der aufrechten Körperhaltung.

und lösen dort eine Muskelkontraktion aus. Im Muskel und am Sehnenansatz finden sich zwei Arten von *Receptoren,* deren Afferenzen die phasische und tonische Aktivität der Vorderhornzellen beeinflussen: die Muskelspindeln und die Golgi-Sehnenorgane.

Die *Muskelspindeln* enthalten ringspiralige Receptoren, die bei Dehnung des Muskels aktiviert werden. Ihre Afferenzen erreichen über den monosynaptischen Reflexbogen die Vorderhornzelle, die daraufhin Impulse zum Muskel sendet. Die Muskelkontraktion wirkt der Dehnung entgegen, die die Spindeln aktiviert hatte. Man bezeichnet deshalb die Spindeln als *Dehnungsfühler,* der motorische Impulse bahnt, durch welche die *Länge des Muskels auf einen bestimmten Wert eingestellt wird.*

Die Golgi-Sehnenorgane sind Spannungsfühler. Bei Kontraktion des Muskels wird das Sehnenorgan gedehnt. Seine Afferenzen wirken über Interneurone hemmend und damit *erregungsbegrenzend* auf die Vorderhornzellen des gleichen Muskels und seiner Synergisten (autogenetische Hemmung von GRANIT). *Die Sehnenorgane verhindern eine übermäßig starke Kontraktion,* die zu einer Verletzung des Muskels führen könnte. Entsprechend dieser Notfallfunktion haben sie eine hohe Erregungsschwelle.

Die *Empfindlichkeit der Muskelspindeln* auf Dehnung und damit die von ihnen ausgehenden afferenten Impulse werden durch ein *efferentes System* gesteuert. Seine Kenntnis ist Voraussetzung für das Verständnis der spastischen Lähmung und des Parkinson-Syndroms, die in späteren Abschnitten besprochen werden. Außer den α-Zellen gibt es im Vorderhorn auch kleinere sog. *γ-Zellen.* Von diesen ziehen dünne *γ-Fasern* mit den peripheren Nerven zum Muskel und innervieren die *intrafusalen Fasern* der Muskelspindeln. Je nach der Aktivität der γ-Zellen werden die Spindeln durch vermehrte oder verminderte Innervation der intrafusalen Fasern auf stärkere oder geringere Dehnungsempfindlichkeit eingestellt. Die Tätigkeit der γ-Zellen wird im fördernden und hemmenden Sinne über *reticulo-spinale Bahnen* beeinflußt (s. S. 70). Die fördernde zentrale γ-Innervation läßt sich auf einfache Weise dadurch zeigen, daß bei willkürlicher Muskelanspannung oder beim Jendrassikschen Handgriff die Eigenreflexe vorübergehend lebhafter werden.

Unterbrechung des peripheren motorischen Neurons an irgendeiner Stelle zwischen der Vorderhornzelle und den Endaufzweigungen der Neuriten führt zur **schlaffen Lähmung,** die durch folgende Kriterien charakterisiert ist:

Der Muskeltonus ist herabgesetzt *(Hypotonie),* weil der efferente Schenkel des tonusregulierenden Reflexbogens unterbrochen ist.

Die Muskelfasern werden *atrophisch,* weil sie durch die Unterbrechung der „gemeinsamen motorischen Endstrecke" funktionell nicht mehr beansprucht werden.

Die grobe Kraft ist vermindert *(Parese)* oder aufgehoben *(Paralyse).* Die Verteilung der Lähmungen entspricht dem Befall der peripheren Nerven: Die periphere Innervation ist, im Gegensatz zur zentralen, nach einzelnen Muskeln angeordnet.

Die *Beeinträchtigung der Feinmotorik* geht dem Grad der Parese parallel.

Die *Eigenreflexe sind abgeschwächt* bis erloschen. Die Arreflexie entwickelt sich frühzeitig, weil die Reflexe über dickere, rasch leitende Fasern laufen, die besonders vulnerabel sind. Gelegentlich bleibt die Arreflexie das einzige Symptom einer peripheren Lähmung.

Fremdreflexe fallen bei peripherer Lähmung dann aus, wenn die Muskeln gelähmt sind, in denen die Reflexzuckung erfolgen sollte.

Pathologische Reflexe treten nicht auf.

Sobald eine Wallersche Degeneration der motorischen Neuriten eintritt, entwickelt sich eine *elektrische Entartungsreaktion* (s. S. 33).

Die **Lokalisation** der Schädigung innerhalb des peripheren Nervensystems läßt sich aus der Verteilung der Paresen und dem Nachweis oder dem Fehlen von begleitenden sensiblen Symptomen erschließen:

1. Ist die Lähmung rein motorisch und entspricht ihre Verteilung der segmentalen Innervation der Muskeln, ist eine Schädigung in den *Vorderhornzellen* oder den *Vorderwurzeln* anzunehmen.

2. *Plexusschädigungen* führen zu gemischten, motorisch-sensiblen Lähmungen an einer Extremität. Ihre Verteilung entspricht der Anordnung der Faszikel in den Plexus.

3. Sind die motorischen und sensiblen Ausfälle auf das Versorgungsgebiet *eines Nerven* beschränkt, liegt eine umschriebene periphere Nervenläsion vor. Einzelheiten s. Kapitel XVI.

4. *Lähmungen mehrerer Nerven* kommen in drei Formen vor:

a) *Polyneuritischer Typ:* Paresen und Sensibilitätsstörungen gehen über das Versorgungsgebiet eines einzelnen Nerven hinaus. Die Verteilung der Symptome zeigt, daß mehrere, meist benachbarte Nerven der Extremitäten befallen sind. Die Funktionsstörungen müssen nicht alle Muskeln oder Hautareale betreffen, die von den erkrankten Nerven versorgt werden. Meist sind die Ausfälle annähernd symmetrisch, distal oder proximal lokalisiert.

b) *Polyneuro-radikulitischer Typ:* Die periphere Lähmung der Motorik und Sensibilität ergreift nicht nur die Extremitäten, sondern auch den Rumpf, so daß die Symptomatik einer Querschnittslähmung ähnlich wird. Klinik s. S. 355.

c) *Mononeuritis multiplex:* Erkrankung mehrerer einzelner Nerven, die nicht benachbart sein müssen.

b) Zentrale Lähmung

Unter dem Oberbegriff „**Pyramidenbahn**" oder Tractus cortico-spinalis werden die Projektionsfasern zusammengefaßt, die in cranio-caudaler Richtung durch die Pyramiden der Oblongata verlaufen. Diese anatomische Definition muß, physiologisch gesehen, willkürlich erscheinen, denn es werden dadurch die corticofugalen Fasern zu den motorischen Hirnnervenkernen ausgeschlossen, die die gleiche Funktion haben wie die Projektionen zu den motorischen Vorderhornzellen des Rückenmarks. Andererseits werden Bahnen einbezogen, die nicht der Vermittlung von motorischen Impulsen dienen.

Phylogenetisch findet sich eine Pyramidenbahn erst bei den Mammaliern, und die Funktionsstörung nach Pyramidenbahnläsion ist um so schwerer, je höher das Tier in der entwicklungsgeschichtlichen Rangordnung steht. *Ontogenetisch* ist die Pyramidenbahn bei der Geburt noch nicht markreif, die Reifung ist erst mit dem 2. Lebensjahr abgeschlossen. Ein Vergleich der undifferenzierten Massenbewegungen des Säuglings mit den Leistungen der Feinmotorik beim gesunden Erwachsenen gibt eine erste Vorstellung von der Bedeutung der corticospinalen Innervation.

Früher hatte man angenommen, daß die Pyramidenbahnen aus dem Gyrus praecentralis (Area 4γ) stammten, in den man das „Zentrum" der Willkürmotorik lokalisierte. *Tatsächlich entstammen aber nur 3% der Fasern des Tractus cortico-spinalis aus der Area giganto-pyramidalis der vorderen Zentralwindung.* Die Mehrzahl kommt aus präzentralen Rindenfeldern des Frontallappens, aus

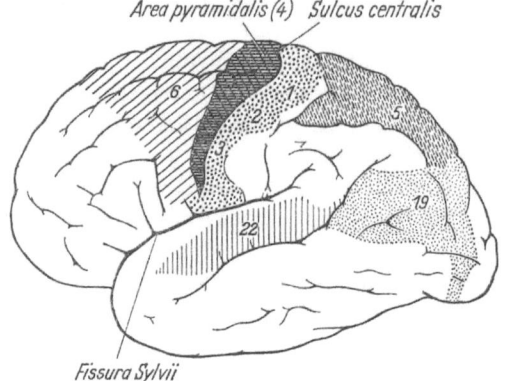

Abb. 23. *Ausdehnung der motorischen Rinde im weiteren Sinne* (nach Reizversuchen am Menschen)

der parietalen Rinde, selbst aus dem primären sensiblen Projektionsfeld im Gyrus postcentralis sowie aus der Rinde des Temporal- und Occipitallappens. Nur die Pyramidenfasern mit dem stärksten Durchmesser sind Neuriten von Betz-Zellen.

Nicht nur nach anatomischen, sondern auch nach experimentell-physiologischen und klinischen Befunden ist die *motorische Region der Großhirnrinde* weit über die Area 4 ausgedehnt (s. Abb. 23). Innerhalb dieses Gebietes nimmt der Gyrus praecentralis dadurch eine Sonderstellung ein, daß die Reizschwelle für die Auslösung von Bewegungen durch elektrische Stimuli hier besonders niedrig ist und umschriebene Läsionen der Rinde oder ihrer Projektionsfasern mit großer Regelmäßigkeit zu umschriebenen Bewegungsstörungen führen.

Die **motorische Repräsentation** im Gyrus praecentralis ist nicht nach den topographischen Beziehungen und den absoluten Größenverhältnissen der einzelnen Körperregionen, sondern nach ihrer *funktionellen Bedeutung* angeordnet: die Felder für die differenzierten Gesichts- und Handbewegungen haben eine weit größere Ausdehnung als etwa das Feld für die Fußbewegungen. Der Rumpf ist nur ganz gering vertreten. Schon JACKSON hatte geschrieben: „Die Nervenzentren wissen nichts von Muskeln, sie wissen nur von Bewegungen." Dies gilt für die menschliche Physiologie und Pathologie noch heute: Die *physiologische Funktion* der motorischen Rinde besteht in der Schaltung von Innervationen für *differenzierte Bewegungen*, besonders in der mimischen Muskulatur und in den distalen Gliedabschnitten. Nach pathologischen Läsionen in der motorischen Rinde kommt es, anders als nach Schädigungen des peripheren motorischen Neurons, nicht zur Lähmung einzelner Muskeln, sondern zu einer Beeinträchtigung feiner Bewegungen.

Die *Repräsentation der Bewegungen* in der motorischen Rinde, wie sie schematisch durch den bekannten Homunculus (Abb. 25) dargestellt wird, ist nicht so starr wie die Zuordnung der Innervation im peripheren Nervensystem. Entfernt man beim Makaken das Handfeld, das man durch elektrische Reizung identifiziert hatte, kommt es nur für kurze Zeit zu einer Bewegungsstörung. Die Tiere sind bald wieder in der Lage, die gelähmte Hand mit der früheren Geschicklichkeit zu gebrauchen, und ein Kontrollversuch zeigt dann, daß jetzt Handbewegungen durch elektrische Reizung in der Nachbarschaft des abgetragenen Handfeldes auszulösen sind. Auch beim Menschen kann wiederholte elektrische Reizung derselben Rindenstelle zu verschiedenartigen Bewegungen führen. Der Bewegungserfolg ist von der Position der Gliedmaßen abhängig, und man kann auch vom Gyrus postcentralis Bewegungen erhalten. Die Rindengebiete überlappen sich also weit mehr, als es nach den Mosaikvorstellungen früherer Jahrzehnte scheinen mochte, und ihre Funktion kann sich nach umschriebenen Ausfällen neu organisieren.

Wenn die motorische Rinde die Innervationsmuster für differenzierte Bewegungen schaltet und die entsprechenden Impulse in Gang setzt, ist sie jedoch nicht das primum movens der Feinmotorik. Sie unterliegt vielmehr mannigfachen *afferenten Einflüssen*, vor allem aus Bahnen und Rindengebieten mit vorwiegend sensibler und sensorischer Funktion, weiterhin aus den sog. extrapyramidalen Kerngebieten und aus dem unspezifischen System des Hirnstamms (Formatio reticularis und Thalamus). So führt z.B. peripherer Ausfall der sensiblen Afferenzen zu einer erheblichen motorischen Beeinträchtigung. Intaktheit der Motorik ist von sensiblen „Informationen" abhängig, wie ja auch der praktische Vollzug von Bewegungen ganz überwiegend reflektorisch unter dem regulierenden Einfluß sensibler und sensorischer Meldungen geschieht und nur zum geringsten Teil durch *willkürliche* Impulse im strengen Sinne des Wortes bestimmt wird.

Ausfallssymptome. Eine *reine* Pyramidenbahnschädigung durch Läsion nur im Gyrus praecentralis oder in der Pyramide des Rückenmarks führt im Tierexperiment und beim Menschen zu einer *schlaffen Parese* mit Beeinträchtigung oder Verlust der Feinmotorik und *pathologischen Reflexen* der Babinski-Gruppe. Beim Versuch, differenzierte Bewegungen auszuführen, kommt es zu *Massenbewegungen*, die auch proximale Gliedabschnitte ergreifen.

Diese undifferenzierten Massenbewegungen zeigen die motorische Aktivität „niederer", extrapyramidaler Apparate an, die im nächsten Abschnitt besprochen werden. Beim Säugling ist die gesamte Motorik auf dieser Stufe organisiert. Mit der Markreifung des cortico-spinalen Systems wird die Aktivität des extrapyramidalen Systems der differenzierten „pyramidalen" Motorik eingegliedert. Beim Ausfall der Pyramidenbahnen wird die Funktion der subcorticalen motorischen Kerngebiete wieder manifest. Dabei können, z.B. nach Entfernung einer Großhirnhemisphäre zur Behandlung bestimmter Fälle von frühkindlicher Hirnschädigung, erstaunlich differenzierte motorische Leistungen möglich werden. Die Frage, welchen Anteil die ungekreuzten cortico-spinalen Bahnen an der funktionellen Restitution nach schwerer Pyramidenbahnschädigung haben, ist noch kontrovers.

Klinisch ist die zentrale Lähmung meist auch durch eine spastische *Tonuserhöhung, Reflexsteigerung* und *Kloni* gekennzeichnet. Das Auftreten von Kloni ist nicht an eine Tonussteigerung gebunden. Diese spastischen Phänomene beruhen auf der *zusätzlichen Läsion von Bahnen*, die nicht durch die Pyramiden laufen, also in einem erweiterten Sinnes des Wortes *„extrapyramidal"* sind. Sie gehen von präzentralen Rindenfeldern, vom Gyrus cinguli, teilweise auch von den Stammganglien und dem Vestibulariskerngebiet aus, schalten in der Formatio reticularis des Hirnstamms synaptisch um und ziehen als fördernde und hemmende *reticulo-spinale Bahnen* zum Rückenmark (s. S. 66). Diese nichtpyramidalen Bahnen begleiten, wie in Abb. 24 dargestellt ist, die Pyramidenbahn fast in ihrem ganzen Verlauf, so daß sie bei Läsionen des Tractus cortico-

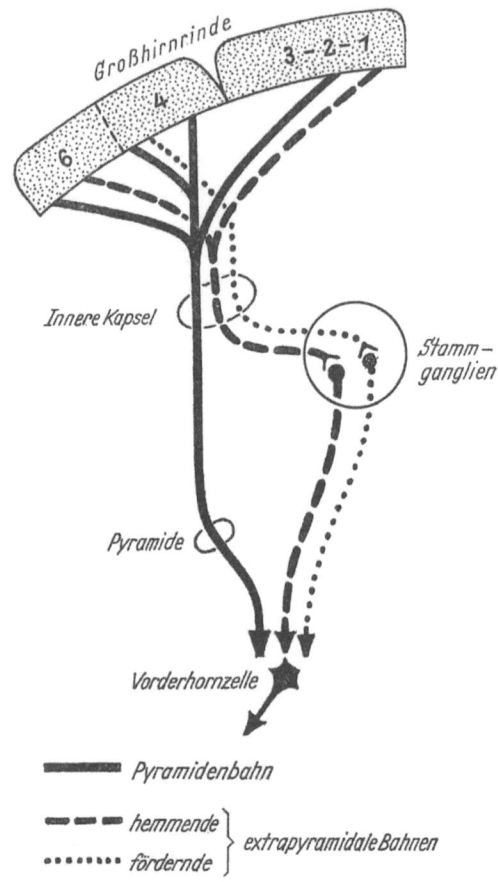

Abb. 24. *Entstehung der spastischen Lähmung.* Läsion in der Area 4 γ oder in der Pyramide der Medulla oblongata führt zur zentralen Lähmung mit schlaffem Muskeltonus und positivem Babinski. Spastische Tonuserhöhung und Reflexsteigerung treten hinzu, wenn extrapyramidale Bahnen mitgeschädigt werden, die die Pyramidenbahn begleiten.

spinalis meist mitgeschädigt werden. Infolgedessen verschiebt sich aus Gründen, die noch nicht überzeugend geklärt sind, das Gleichgewicht in der zentralen Innervation der γ-Zellen, und es kommt zu einem Überwiegen der fördernden Impulse. Dadurch werden die *Dehnungsfühler der Muskelspindeln auf eine zu große Empfindlichkeit eingestellt* und reagieren schon auf geringe Dehnung der Muskulatur bei physiologischer Tätigkeit mit abnorm verstärkten Impulsen auf die α-Zellen im Vorderhorn. Diese senden daraufhin in pathologischem Ausmaß

Verkürzungsimpulse zur Muskulatur. *Die Tonuserhöhung bei der zentralen Lähmung ist also eine γ-Spastik.*

Durch die reflektorische Entstehung der γ-Spastik sind folgende *Eigenschaften der spastischen Lähmung* verständlich: In der Ruhe besteht keine Muskelhypertonie; man kann beim Spastiker die gelähmten Muskeln so lagern, daß in den Vorderwurzeln elektrophysiologisch kein Aktionspotential auftritt. Dies ist ein wichtiges Unterscheidungsmerkmal gegenüber dem extrapyramidalen Rigor (s. S. 80). Die Spastik kann bei vorsichtiger, gleichmäßiger, passiver Bewegung minimal bleiben. Sie entsteht unter der funktionellen Beanspruchung der Muskeln, nimmt bei brüsken aktiven und passiven Exkursionen zu und ist in der Regel beim Stehen und Gehen stärker als im Liegen ausgeprägt. Die Spastik betrifft bevorzugt die Muskeln, die der Schwerkraft entgegenwirken und damit eine besonders hohe tonische Dauerinnervation haben: An den Armen ist sie in den Beugern mehr als in den Streckern, an den Beinen in den Streckern mehr als in den Beugern ausgeprägt. Diese Auffassung, die auf SHERRINGTON zurückgeht, wird dadurch gestützt, daß bei Vierfüßlern nach Pyramidenbahnläsion in allen Extremitäten Streckstarre auftritt. Da sie über den monosynaptischen Reflexbogen unterhalten wird, erlischt die γ-Spastik nach Durchschneidung der Hinterwurzeln.

Zusammenfassend ist die zentrale Lähmung in der klinischen Praxis durch folgende Symptome charakterisiert und von der peripheren abgegrenzt:

Spastische Tonuserhöhung in der beschriebenen Verteilung;

Keine Muskelatrophien, da das periphere Neuron intakt bleibt.

Minderung der groben Kraft. Die Schwäche kann auch fehlen: Nicht wenige Patienten können auf einem spastischen Bein gehen und in einem spastischen Arm eine schwere Last tragen. Die Tonuserhöhung erhält den betroffenen Gliedmaßen ihre Stützfunktion.

Beeinträchtigung oder *Verlust der Feinmotorik* und *Masseninnervationen* bis in proximale Gliedmaßenabschnitte beim Versuch, differenzierte Bewegungen auszuführen. *Diese spastische Bewegungsstörung ist das Kardinalsymptom der zentralen Lähmung.* Affektiv getragene und automatische Bewegungen sind meist besser erhalten als willkürliche. In schweren Fällen treten in den gelähmten Muskelgruppen *Mitbewegungen* auf. Die wichtigsten Formen sind die Beugesynergien des Armes beim Husten oder Gähnen und die sog. identischen Mitbewegungen, mit denen sich die gelähmten Extremitäten an Bewegungen beteiligen. Masseninnervationen, Mitbewegungen und doppelseitige Bewegungen kennzeichnen die Motorik des jungen Säuglings, dessen Pyramidenbahnen noch nicht markreif sind. Ihr Auftreten bei Krankheitsprozessen im Erwachsenenalter ist ein Rückschritt auf eine ontogenetisch frühere Entwicklungsstufe.

Die *Eigenreflexe* sind, u. U. bis zum Klonus, *gesteigert,* die *Fremdreflexe* abgeschwächt, und es sind *pathologische Reflexe* auszulösen.

Die elektrische Erregbarkeit bleibt qualitativ unverändert, da das periphere Neuron intakt ist.

Lokaldiagnose

Der Ort der Läsion im zentralen Nervensystem, die einer zentralen Bewegungsstörung zugrunde liegt, ergibt sich aus der Verteilung der Lähmungen an den Extremitäten. Zur gröberen topographischen Orientierung lassen sich sechs Lähmungstypen unterscheiden, die verschiedenen Ebenen zwischen der Großhirnrinde und dem Rückenmark entsprechen (Abb. 25).

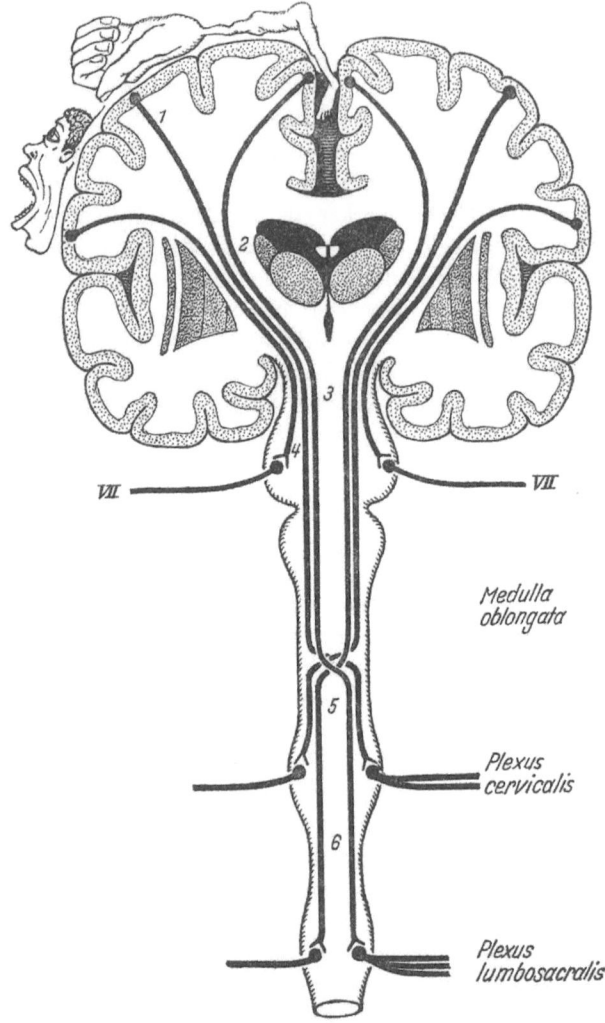

Abb. 25. *Lokalisatorische Bedeutung unterschiedlicher Typen der zentralen Lähmung.* 1 corticale Monoparese, 2 kapsuläre Hemiplegie, 3 Decerebration, 4 Tetraplegie und gekreuzte Hirnnervensyndrome bei Hirnstammläsion (nur Facialiskern und -nerv eingezeichnet), 5 Tetraplegie bei hoher Halsmarkläsion, 6 Paraparese bei Brustmarkläsion

1. Corticale Monoparese

Entsprechend der weit auseinandergezogenen Anordnung der somatotopischen Repräsentation im Gyrus praecentralis führen corticale Läsionen zu Monoparesen, d. h. spastischen Bewegungsstörungen im distalen Abschnitt nur *eines* Körpergliedes. Je nach der Lokalisation des Herdes mehr zur Mantelkante oder mehr zum Operculum betrifft die Lähmung das Bein, den Arm bzw. die Hand oder die Gesichts- und Sprechmuskulatur. Sehr charakteristisch sind folgende Symptomkombinationen:

a) Bewegungsstörung und Hypaesthesie in den ersten drei Fingern einer Hand und um den Mundwinkel,

b) Bewegungs- und Sensibilitätsstörung in den beiden letzten Fingern einer Hand.

Ist der Herd nur auf die Area 4 beschränkt, werden die Paresen schlaff sein. Sind auch die davorliegenden präzentralen Felder betroffen, oder erstreckt sich der Herd mehr in die Tiefe, ist die Lähmung sogleich spastisch, oder es entwickelt sich nach kurzer Zeit eine Spastizität. Oft ist auch die an entsprechender Stelle im Gyrus *postcentralis* repräsentierte *Sensibilität* gestört.

2. Capsuläre Hemiplegie

Auf ihrem Weg zum Rückenmark bündeln sich die Pyramidenbahnen in der Corona radiata und verlaufen eng benachbart in der *inneren Kapsel*, die vom Thalamus und Nucleus caudatus auf der einen und vom Putamen und Pallidum auf der anderen Seite begrenzt wird. An dieser Stelle können alle *Pyramidenfasern einer Körperhälfte* durch einen umschriebenen Herd geschädigt werden. Vasculäre Läsionen in der inneren Kapsel sind sehr häufig, da die A. lenticulo-

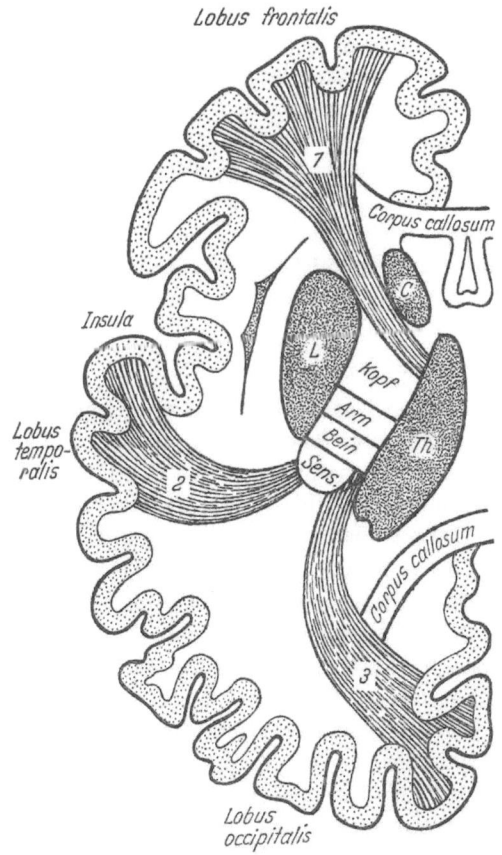

Abb. 26. *Innere Kapsel (mit somatotopischer Anordnung der Projektionsfasern) und Corona radiata* (nach BING). *C* Nucleus caudatus, *L* Linsenkern (Putamen + Pallidum), *Th* Thalamus. *1* frontopontine Bahn, *2* zentrale akustische Bahn, *3* Sehstrahlung

striata (die „Arterie des Schlaganfalls") fast im rechten Winkel aus dem zuführenden Mediaast abgeht und daher ein bevorzugter Sitz von atheromatösen Veränderungen (s. Abb. 36, S. 132) ist. Diese begünstigen, wie im Kapitel III besprochen wird, ischämische Durchblutungsstörungen.

Läsion der Pyramidenbahnen in der inneren Kapsel führt zum Syndrom der *spastischen Hemiplegie* (Halbseitenlähmung). Dabei haben die Gliedmaßen eine charakteristische Haltung, die sich aus der Pathophysiologie der Spastik leicht ableiten läßt. Sie wird nach den Autoren, die sie beschrieben haben, als *Wernicke-Mannsche Lähmung* bezeichnet: Der Arm ist adduziert und im Ellenbogen gebeugt. Hand und Unterarm sind proniert, die Finger gebeugt und fest eingeschlagen. Im Bein herrscht Streckspastik vor. Durch Erhöhung des Extensorentonus entsteht eine Spitzfußstellung, so daß das Bein gleichsam zu lang wird. Darauf beruht die Gangstörung nach Art der *Circumduktion:* Der Kranke kann das „zu lang gewordene" Bein nicht mehr gerade, sondern nur noch in einem nach auswärts gerichteten Bogen nach vorn führen. In leichteren Fällen sind lediglich die Mitbewegungen im paretischen Arm vermindert, und das Bein wird nachgezogen.

Die Projektionsbahnen in der inneren Kapsel haben noch eine *somatotopische Anordnung*, entsprechend den Rindengebieten, aus denen sie stammen. Diese ist in Abb. 26 dargestellt. Im hinteren Abschnitt der Kapsel verlaufen die sensiblen Projektionsbahnen aus der inneren Schleife zentripetal zum Thalamus. Den sensiblen Bahnen ist der Anfang der Gratioletschen Sehstrahlung und die zentrale Hörbahn unmittelbar benachbart. In der älteren neurologischen Literatur wird diese Stelle als „*Carrefour sensitif*" bezeichnet. Bei größeren Läsionen, die diesen „sensiblen Kreuzweg" mit einbeziehen, ist die motorische Hemiplegie von halbseitiger Gefühlsstörung (Hemihypaesthesie) und Hemianopsie begleitet. Eine zentrale Hörstörung läßt sich meist nicht nachweisen.

3. Enthirnungsstarre (Decerebration)

Das Syndrom der Enthirnungsstarre beruht auf einer funktionellen Abkoppelung des Hirnstamms vom gesamten Hirnmantel. Dabei können die Faserverbindungen zwischen Cortex und Hirnstamm anatomisch intakt sein. Die häufigsten Ursachen sind Einklemmung des Hirnstamms im Tentoriumschlitz bei raumfordernden Prozessen (s. S. 147) oder schweres Hirntrauma (s. S. 308).

Die Enthirnungsstarre tritt in *zwei Formen* auf. Die eine kann als doppelseitige Hemiplegie vom Prädilektionstyp nach WERNICKE-MANN aufgefaßt werden: Beide Arme sind in der oben beschriebenen Beugehaltung fixiert, die Beine zeigen bilaterale Streckspastik. Bei der zweiten Form liegt eine spastische Streckstarre aller vier Extremitäten vor. Die Arme sind dabei proniert, die Finger eingeschlagen. Tierexperimentell lassen sich den beiden Typen Läsionen von unterschiedlicher Höhe zuordnen, dies ist in der Humanpathologie nicht möglich. In beiden Fällen besteht häufig ein Trismus. Er beruht auf maximaler spastischer Dauerkontraktion in beiden Masseteren, die im Sinne der vorn referierten Auffassung SHERRINGTONS „anti-gravity"-Muskeln sind. Eine Bewußtseinsstörung fehlt nie. Sie wird auf Beeinträchtigung des aktivierenden reticulären Systems im Hirnstamm bezogen.

4. Tetraplegie und gekreuzte Syndrome bei Hirnstammläsionen

Im Fuße des Hirnstamms, im Pedunculus cerebri und im Brückenfuß liegen die Pyramidenbahnen aus *beiden Großhirnhemisphären* eng benachbart. Auch hier ist noch eine *somatotopische Gliederung* nachzuweisen. Die corticospinalen Fasern für die unteren Extremitäten liegen in der Brücke lateral-ventral. Dieser Bezirk ist durch die Verteilung der Brückengefäße aus der A. basilaris besonders zu bilateralen ischämischen Durchblutungsstörungen disponiert. Dabei kommt es zu einer zentralen Tetraparese, die gewöhnlich *in den Beinen stärker als in den Armen* ausgeprägt ist. Die engen topographischen Beziehungen zu anderen Kerngebieten und Bahnen im Hirnstamm bringen es mit sich, daß diese Lähmungen meist nicht isoliert auftreten, sondern von anderen *Hirnstammsymptomen* begleitet sind: Pupillenstörungen, vertikale (Mittelhirn) oder horizontale (Brücke) Blickparesen, Augenmuskellähmungen, zentraler Nystagmus mit optokinetischer Störung, cerebellare Ataxie.

Betrifft die Läsion den Hirnstamm nur halbseitig, kommt es zu typischen *gekreuzten Symptomenkomplexen*, die in Tabelle 4 zusammengestellt sind. Dabei treten jeweils auf der Seite des Herdes Hirnnervenausfälle, oft auch Hemiataxie (s. S. 89), auf der Gegenseite eine spastische Hemiparese auf. Diese gekreuzten Syndrome haben große Bedeutung für die Lokaldiagnose von Hirnstammläsionen.

Tabelle 4. *Die wichtigsten gekreuzten Hirnstammsyndrome*

Name	Symptome		Lokalisation
	gleichseitig	gegenseitig	
Webersche Lähmung (Hemiplegia alternans oculomotoria)	III. Hirnnerv	Hemiparese	Hirnschenkel (Mittelhirn)
Millard-Gubler-Lähmung (Hemiplegia alternans facialis)	VII	Hemiparese	caudale Brücke
Fovillesche Lähmung	VI, VII, horizontale Blickparese	Hemiplegie	Brücke
Jacksonsche Lähmung (Hemiplegia alternans hypoglossica)	XII	Hemiplegie	Medulla oblongata
Wallenberg-Syndrom	V (zentral) Nystagmus, Horner, X, XI, XII, Hemiataxie	Hemiparese, dissoziierte Empfindungsstörung	dorsolateraler Sektor der Medulla oblongata

Häufiger als diese „reinen" Syndrome sind Kombinationen mit Lähmungen anderer Hirnnerven, halbseitigen sensorischen Störungen und Hemiataxie. Das führende Symptom für die Lokaldiagnose sind die Hirnnervenlähmungen.

5. Tetraplegie bei hoher Halsmarkläsion

Herde im oberen Halsmark, über dem Segment C_4, führen ebenfalls zu einer spastischen Lähmung aller vier Extremitäten. Sie unterscheidet sich von der Tetraparese bei Hirnstammschädigung durch folgende begleitenden Symptome:

Bei Halsmarkläsionen findet sich in aller Regel eine querschnittsförmige Sensibilitätsstörung (s. S. 99), Hirnnervenlähmungen liegen nicht vor, auch ist die Bewußtseinslage des Patienten bei unkomplizierten Fällen nicht verändert. Vergleicht man den Masseterreflex mit den spinalen Eigenreflexen, ist immer eine deutliche Differenz festzustellen: Bei *akuter* Halsmarkschädigung sind die spinalen Eigenreflexe durch den spinalen Schock erloschen, bei subakuter oder chronischer sind sie pathologisch gesteigert. Oft läßt sich aus den Reflexen und der Verteilung der Paresen schon klinisch die Höhendiagnose stellen. Einzelheiten s. S. 102.

6. Paraparese bei Brustmarkläsionen

Ist das Rückenmark unterhalb der cervicalen Segmente geschädigt, aus denen der Plexus brachialis entspringt, kommt es zu einer spastischen Paraparese beider Beine, die meist von einer *querschnittsförmigen* Sensibilitätsstörung und oft auch von Blasen- und Mastdarmstörungen begleitet ist (über Querschnittslähmungen s. S. 99). Diese spastische Paraparese oder auch die vollständig ausgebildete Querschnittslähmung bereiten in der Regel keine lokaldiagnostischen Schwierigkeiten.

In seltenen Fällen kann das Syndrom durch einen Krankheitsprozeß imitiert werden, der an der medialen Kante des Hirnmantels, beiderseits unmittelbar am Sulcus interhemisphaericus lokalisiert ist. Hier liegen die Repräsentationsfelder beider Beine und Füße einander gegenüber. Druck eines extracerebralen Tumors, z.B. eines parasagittalen Meningeoms, auf diese Region führt zum sog. *Mantelkantensyndrom*. Auch dabei bekommen die Kranken eine spastische Paraparese beider Beine, die auch einmal von einer fast querschnittsförmig angeordneten Sensibilitätsstörung und von Blasenstörungen begleitet ist.

Die Differenzierung einer spinalen Querschnittslähmung wird nach folgenden Kriterien getroffen: Beim Mantelkantensyndrom sind wegen der asymmetrischen Lokalisation des Prozesses beide Beine meist nicht gleichmäßig paretisch, die Sensibilitätsstörung ist nicht streng segmental begrenzt, häufig treten Jackson-Anfälle auf (s. S. 201). Das praktisch wichtigste Unterscheidungsmerkmal ist das Auftreten von sog. *spinalen Automatismen*. Die Bezeichnung ist physiologisch nicht ganz korrekt, da Automatismen *unabhängig von Afferenzen* ablaufen. Bei vollständiger und auch bei partieller Querschnittslähmung des Rückenmarks ist es aber so, daß sich abnorme Querverbindungen zwischen sensiblen oder autonomen und motorischen Bahnen *beider Seiten* bilden. Exteroceptive Stimuli, z.B. Berührungen, Lagewechsel der Gliedmaßen, aber auch interoceptive Reize (Blasenfüllung) unterhalb der Läsion lösen über diese Kurzschlüsse doppelseitige Beugesynergien oder gekreuzte Beuge- und Strecksynergien, manchmal auch automatische Laufbewegungen der Beine aus. Diese spinalen Automatismen werden leicht mit Willkürbewegungen verwechselt. Tatsächlich entstehen sie rein reflektorisch. Sie sind als Rückschritt auf phylogenetisch und ontogenetisch frühe Bewegungsformen aufzufassen, die im Rückenmark organisiert sind, beim Menschen im Laufe der Cerebralisation aber unterdrückt worden waren.

Man kann sich die spinalen Automatismen zunutze machen, wenn die Pflege der Kranken durch Streckspasmen erschwert ist. Beugt man einen Fuß brüsk nach plantar, löst diese passive Bewegung eine Beugesynergie aus, in der sich die Streckspastik lockert (Handgriff von MARIE und FOIX).

Spinale Automatismen kommen bei Läsion oberhalb des Rückenmarks nicht vor.

3. Extrapyramidale Bewegungsstörungen

In älteren Lehrbüchern werden häufig zwei motorische „Systeme" unterschieden, das pyramidale und extrapyramidale. Als physiologische Funktion wird beiden die Steuerung von zwei besonderen Formen der Motorik zugeschrieben, die man als willkürliche und unwillkürliche Motorik beschreibt.

Eine solche Trennung, die meist noch durch die Abgrenzung eines dritten, cerebellaren „Systems" ergänzt wird, entspricht nicht mehr den heute bekannten anatomischen und physiologischen Tatsachen. *Anatomisch* sind die Stammganglien, die das Zentrum eines extrapyramidalen Systems sein sollen, durch vielfältige Faserzüge mit dem pyramidalen Apparat verbunden: Sie senden den größeren Teil ihrer Efferenzen über den Thalamus zur motorischen Rinde, von der sie auch afferente Zuflüsse empfangen. Nur ein kleiner Teil der Projektionen aus den Stammganglien zieht direkt zum Rückenmark. *Physiologisch* gesehen ist eine Trennung zwischen willkürlicher und unwillkürlicher Motorik eine Fiktion. Der psychologische Begriff des Willkürlichen ist ungeeignet, die motorischen Leistungen der pyramidalen Strukturen zu beschreiben. Selbst die Feinmotorik wird zum größeren Teil automatisch und reflektorisch vollzogen. Andererseits werden bei Krankheiten der Stammganglien nicht nur die willkürlichen Ausdrucks- und Mitbewegungen, sondern auch die intendierten Bewegungen durch Hyperkinesen, Akinese und Tonusveränderungen erheblich beeinträchtigt oder gar unmöglich.

Die pathologischen Symptome nach Läsion der motorischen Rinde, der Pyramidenbahnen, der Stammganglien und des Kleinhirns bzw. seiner Bahnen sind heute gut bekannt. Über die Funktionen dieser Strukturen unter physiologischen Bedingungen wissen wir aber nur wenig: Beim Gesunden sind sie stets gemeinsam und aufeinander abgestimmt in Tätigkeit, experimentelle Reizung umschriebener Gebiete kann als Eingriff in ein Funktionsgleichgewicht die physiologischen Erregungsverhältnisse nicht imitieren, und die Desintegration nach pathologischer Läsion gestattet nur ganz begrenzte Rückschlüsse auf normale Funktionen.

Wir verzichten deshalb darauf, von unterschiedlichen Systemen und Formen von Motorik zu sprechen. Beim gegenwärtigen Stand unserer Kenntnisse kann man lediglich die Funktionsstörungen nach Läsionen in den Stammganglien als *extrapyramidale Bewegungsstörungen* beschreiben.

Anatomische Grundlagen

Als *Stammganglien* bezeichnen wir folgende subcorticalen Kerngebiete: Nucleus caudatus und Putamen (Corpus striatum), Globus pallidus, der sich aus einem Pallidum externum und Pallidum internum zusammensetzt, den Nucleus subthalamicus (Corpus Luys) des Zwischenhirns und im Mittelhirn Nucleus ruber und Substantia nigra. Diese Kerne zeichnen sich durch einen erhöhten Eisengehalt aus.

Die *topographischen Beziehungen* der Stammganglien untereinander und zu den benachbarten Strukturen: Thalamus und innere Kapsel, sind in Abb. 27 dargestellt. In dieser sind auch die wichtigsten Faserverbindungen eingezeichnet, aus denen sich die neuronale Organisation der Stammganglien und die Pathophysiologie bestimmter extrapyramidaler Bewegungsstörungen ableiten läßt. Der

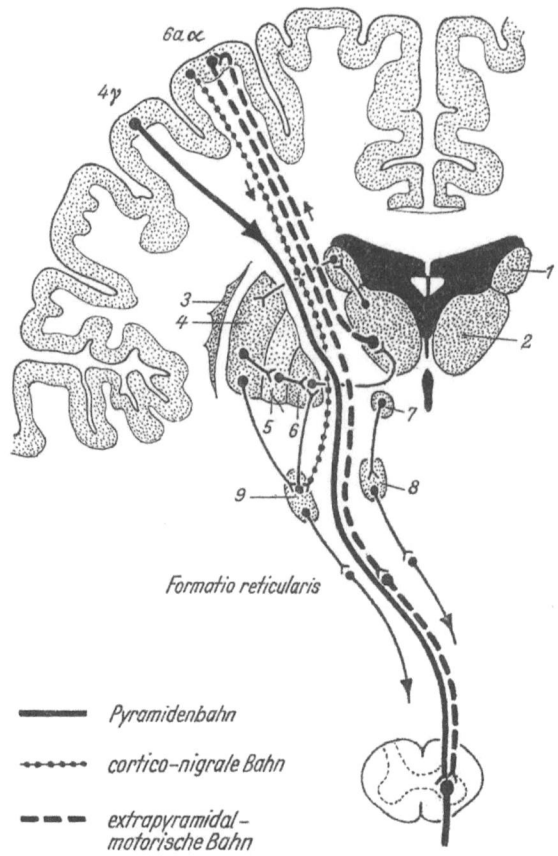

Abb. 27. *Stammganglien mit corticalen und subcorticalen Bahnverbindungen* (stark vereinfacht). Die im Text erwähnte doppelläufige Verbindung zwischen Corpus Luys und Pallidum ist zur besseren Übersicht nicht eingezeichnet. *1* Nucleus caudatus, *2* Thalamus, *3* Claustrum, *4* Putamen, *5* Pallidum externum, *6* Pallidum internum, *7* Corpus Luys, *8* Nucleus ruber, *9* Substantia nigra

zentrale Kern der Gruppe ist das *Pallidum*. Es erhält afferente Fasern aus dem phylogenetisch jüngeren Corpus striatum, aus dem Corpus Luys und aus der Substantia nigra.

Die *efferenten Projektionen* vom inneren Pallidum ziehen durch die innere Kapsel zum Nucleus ventralis oralis anterior des Thalamus. Impulse, die den Thalamus auf diesem Wege aus den Stammganglien erreichen, werden hier synaptisch umgeschaltet und in einem weiteren Neuron zur präfrontalen motorischen Rinde (Area 6a α) geleitet. Von dort aus ziehen corticofugale Projektionsfasern mit der Pyramidenbahn durch die innere Kapsel und den Hirnstamm zum Rückenmark. Die motorische Rinde erhält also aus den Stammganglien einen Teil der Afferenzen, von denen im vorangehenden Abschnitt die Rede war.

Von den direkten Projektionen zum Rückenmark ziehen die wichtigsten Faserverbindungen vom Corpus striatum über die Substantia nigra, andere vom äußeren Pallidum, mit synaptischer Umschaltung in den Kernen der Formatio reticularis pontis, zum Schaltzellenapparat des motorischen Vorderhorns.

Afferente Zuflüsse erreichen die Stammganglien von motorischen Rindenfeldern, von sensiblen Bahnen über die Formatio reticularis, vom Thalamus und vom Kleinhirn über Bindearm und Nucleus ruber.

Aus diesen kurzen Hinweisen ergibt sich für die funktionelle Organisation der Stammganglien folgendes: Ein *„innerer Funktionskreis"* ist vom Striatum, vom Corpus Luys und der Substantia nigra über Pallidum, Thalamus und Hirnrinde geschlossen. Die Kerngruppe im ganzen steht in einem *„äußeren Funktionskreis"* mit der motorischen Rinde, den sensiblen Bahnen und dem Kleinhirn in Verbindung. Man nimmt an, daß in diesen neuronalen Systemen die Motorik nach dem Prinzip von Rückmeldekreisen geregelt wird.

Läsionen in den Stammganglien führen zu verschiedenen Formen von extrapyramidalen Bewegungsstörungen. Unsere Kenntnisse über die Pathophysiologie dieser Syndrome sind noch sehr lückenhaft. Am besten untersucht ist bisher das Parkinson-Syndrom.

a) Parkinson-Syndrom

Das Syndrom ist durch drei Kardinalsymptome ausgezeichnet: Akinese, Rigor und Tremor. Von diesen wird heute die Akinese als die wichtigste Störung angesehen. Der Tremor ist nicht obligat.

Als **Akinese** bezeichnet man eine motorische Gebundenheit, in der die Kranken große und oft unüberwindliche Schwierigkeiten haben, eine Bewegung in Gang zu bringen und zu Ende zu führen. Die Akinese beruht nicht auf einer Lähmung: die grobe Kraft ist vielmehr gut erhalten. Sie ist auch nicht eine Folge der rigiden Erhöhung des Muskeltonus (s. unten): es gibt eine rigorfreie Starre, bei der die Muskulatur einen normalen Tonus hat. Die Akinese ist ein rein defizitäres Symptom.

Sie äußert sich zunächst und stets in stärkerem Maße als *Verarmung an mimischen und gestischen Ausdrucks- und Mitbewegungen,* die das Individuelle der menschlichen Motorik ausmachen. Die Bewegungen werden hölzern und automatenhaft, das Gesicht wird maskenartig *(Hypomimie, Amimie),* die Sprache wird monoton und leise. Stärker als bei irgendeiner anderen Nervenkrankheit sind beim Parkinson-Syndrom die Kranken einander ähnlich.

In der *intendierten Motorik* der Kranken zeigt sich zunächst eine immer stärkere Ökonomie: Jede Bewegung wird gerade nur so weit ausgeführt, wie sie zum Erreichen eines Zieles nötig ist. Später bleiben die Zielbewegungen gleichsam auf halbem Wege stehen: Es gelingt den Kranken z. B. nicht mehr, eine Tasse, die sie gegriffen haben, zum Munde zu führen. Die Erschwernis der Bewegungsvollzüge bei den Verrichtungen des täglichen Lebens führt dazu, daß die Patienten sich äußerlich sehr vernachlässigen. Zusammen mit der geringen Mimik und der allgemeinen Armut und Langsamkeit der Bewegungen entsteht dadurch leicht der falsche Eindruck einer Demenz.

Als Folge der Akinese nehmen die Patienten eine starre, vornübergebeugte, etwas hängende *Körperhaltung* ein. Auch während einer längeren Unterhaltung bleiben sie unbeweglich sitzen. Ihr *Gang* wird kleinschrittig und schlurfend, dabei sind Arme und Hände adduziert und im Ellenbogengelenk und den Fingergelenken gebeugt. In schweren Fällen sind die Kranken nicht in der Lage, eine Bewegung, in der sie sich befinden, durch Gegeninnervation abzubremsen. So laufen sie, wenn sie beim Gehen anhalten sollen, noch einige Schritte weiter oder werden durch leichte Stöße gegen den Körper aus dem Stehen in Bewegung versetzt *(Pro-, Retro-, Lateropulsion)*.

Bei der *neurologischen Untersuchung* findet sich meist eine Konvergenzschwäche. Parkinson-Kranke folgen bei Führungsbewegungen der Augen dem Finger des Untersuchers allein mit den Bulbi, ohne gleichzeitig, wie die meisten anderen Personen, den Kopf mitzuwenden. Gibt man den Gliedmaßen passiv eine bestimmte Stellung, so verharren die Kranken oft *kataleptisch* in dieser Position, während die Extremitäten beim Gesunden wieder zur Ruhelage absinken.

Die Schrift ist nach Art der *Mikrographie* verändert: charakteristischerweise werden die ersten Buchstaben oft noch ausreichend groß geschrieben, der Bewegungsimpuls versandet dann aber, so daß ein längeres Wort, wie „Sonnenuntergang" oder „Zusammenhang", in einem kaum noch leserlichen Gekritzel endet.

In fortgeschrittenen Stadien sind die Kranken nicht mehr in der Lage, das Bett zu verlassen, in dem sie mit gebeugtem Rücken, adduzierten Armen und angezogenen Beinen unbeweglich liegen. Dabei wird der Kopf in einem gewissen Abstand von der Unterlage gehalten *(„psychisches Kopfkissen")*.

Das zweite wichtige Symptom ist der **Rigor.** Er ist eine Erhöhung des Muskeltonus, die sich durch bestimmte Charakteristika von der Spastik unterscheidet. Rigor ist ein *wächserner Widerstand,* der in jeder Stellung der Gliedmaßen und in jedem Augenblick des Bewegungsablaufes gleich ist. Zwar kann er bei einer Zunahme der motorischen Innervation im ganzen, etwa beim Aufstehen, zunehmen, er ist aber prinzipiell nicht von der Haltung oder der Bewegung der Extremitäten abhängig. Eine völlige Entspannung der vom Rigor betroffenen Muskeln ist nicht möglich. Die Tonuserhöhung ist also bereits in der Ruhe vorhanden. Dies läßt sich elektromyographisch dadurch nachweisen, daß auch beim Versuch der Entspannung immer noch Aktionspotentiale im Muskel oder im motorischen Nerven registriert werden. Die rigide Tonuserhöhung betrifft Beugung und Streckung, meist auch proximale und distale Muskeln in gleicher Weise. Einen latenten Rigor kann man dadurch deutlicher machen, daß man beide Arme oder beide Beine gegensinnig beugt und streckt. Schon in einem frühen Stadium läßt sich der Rigor der Nackenmuskulatur durch den *„Kopffalltest"* nachweisen: Hebt man beim liegenden Patienten den Kopf passiv an und läßt ihn dann plötzlich los, fällt er nicht, wie normalerweise, schlaff auf die Unterlage herab, sondern sinkt langsam und träge zurück.

Bei passiven Bewegungen tritt das sog. *Zahnradphänomen* auf: Die Muskeln geben unter der passiven Bewegung nicht gleichmäßig, sondern ruckartig nach, weil die Antagonisten durch eine Störung der reziproken Innervation ihre rigide Spannung nur ungleichmäßig lockern.

Der Rigor führt nicht zur Steigerung der Eigenreflexe mit Klonus, im Gegenteil bleibt der Jendrassiksche Handgriff beim Parkinson-Kranken ohne Effekt (s. unten). Pathologische Reflexe der Babinski-Gruppe werden nicht auslösbar. Wie alle extrapyramidalen Überschußsymptome, läßt der Rigor im Schlaf und in der Narkose nach.

Tremor ist etwa in 80% der Fälle vorhanden. Er kann das erste Symptom des Parkinsonismus sein, oft aber wird er erst im späteren Krankheitsverlauf manifest. Er schlägt als gleichmäßiger *Ruhetremor* mit einer Frequenz von etwa 4—7 Schlägen pro Sekunde in antagonistisch wirkenden Muskeln *(Antagonistentremor)*. Besondere Formen sind der *Ja-* oder *Nein-Tremor* des Kopfes und das sog. *Pillendrehen* oder *Münzenzählen* an den Händen. Der Tremor ist an den Extremitätenenden früher und im weiteren Krankheitsverlauf stärker ausgeprägt als an den proximalen Gliedmaßenabschnitten. Er kann in seltenen Fällen auch die Lippen, die Zunge oder die Augenlider befallen, nicht dagegen die Augen selbst, so daß eine Verwechslung mit Nystagmus nicht möglich ist. Wenn der Tremor an verschiedenen Körperteilen, beispielsweise an Armen und Beinen, auftritt, ist er *nicht synchron*. Unterdrückt man ihn an einer Stelle, verstärkt er sich an einer anderen. Bei einer *Intentionsbewegung*, z.B. beim Finger-Nase-Versuch, *läßt der Ruhetremor nach* und setzt erst beim Erreichen des Zieles wieder ein.

Durch diese formalen Kriterien wird der Ruhetremor des Parkinsonismus klinisch vom Intentionstremor bei cerebellaren Funktionsstörungen abgegrenzt. Andere Tremorformen: der vegetative, hyperthyreote und der psychogene Tremor haben eine höhere Frequenz und sind nicht so regelmäßig wie beim Parkinsonismus. Der Parkinson-Tremor nimmt bei affektiver Erregung zu. Damit ist also kein verläßliches Unterscheidungsmerkmal gegen psychogenes Zittern gegeben.

Eine *Lähmung* tritt nicht ein, die Motorik ist lediglich durch die mangelnde Verfügbarkeit über die Kraft beeinträchtigt.

Wenn das Parkinson-Syndrom halbseitig auftritt, spricht man vom Hemi-Parkinson. In seltenen Fällen betreffen Akinese und Rigor vor allem die Muskeln, die von den motorischen Hirnnerven innerviert werden, so daß das Bild einer *extrapyramidalen Pseudobulbärparalyse* mit schwerer Sprech- und Schluckstörung entsteht. Durch die fehlenden spastischen Mitbewegungen und das Ausbleiben einer pathologischen Steigerung des Masseterreflexes ist diese leicht von der echten Pseudobulbärparalyse (s. S. 136) zu unterscheiden.

Charakteristische *vegetative Begleitsymptome* sind verstärkter Speichelfluß, starke Absonderung der Talgdrüsen („Salbengesicht"), seltener Schwitzen.

Psychisch sind die Patienten aspontan und in ihren Denkabläufen erheblich verlangsamt *(Bradyphrenie)*. Aufmerksamkeit und Interessen engen sich immer mehr ein. Die Stimmung der Kranken ist meist depressiv, affektiv werden sie zunehmend dysphorisch und reizbar, so daß aus der gewohnten zähflüssigen Langsamkeit plötzlich *dranghafte Verstimmungszustände* ausbrechen können. Diese sind besonders häufig während der Nacht, da es für die Kranken sehr qualvoll ist, auf die unwillkürlichen Bewegungen zu verzichten, mit denen der Gesunde während des Schlafes ständig seine Körperstellung verändert.

Die Klinik des Parkinson-Syndroms ist im Kapitel XII besprochen.

Pathophysiologie

Die Entstehung des *Rigor* stellt man sich so vor, daß durch Untergang der kleinen melaninhaltigen Zellen im Nucleus niger ein *hemmender Einfluß auf das innere Pallidumglied* fortfällt. Dieses sendet als Enthemmungssymptom in pathologisch verstärkter Weise Impulse in den Nucleus v.o.a. des Thalamus, der sie auf die prämotorische Area 6 a α der Hirnrinde projiziert. Von hier erreichen sie durch corticofugale Fasern, die die Pyramidenbahnen begleiten, die Vorderhornzellen des Rückenmarks.

Durch Novocain-Injektionen in die rigiden Muskeln mit Anaesthesie der Receptoren läßt sich vorübergehend eine Lockerung der plastischen Tonuserhöhung erreichen. Man nimmt deshalb an, daß der Rigor z.T. auch *reflektorisch* über eine zu hohe Sollwerteinstellung im Regelkreis der Muskelspannung unterhalten wird. In welcher Form aber eine zentrale Störung der γ-Innervation vorliegt, ist noch nicht aufgeklärt.

Die Ursache der *Akinese* wurde früher darin gesehen, daß Impulse von den prämotorischen Feldern der Hirnrinde nicht mehr über die Substantia nigra zum Vorderhorn des Rückenmarks gesandt werden können. Heute wird auch folgende Auffassung diskutiert: Die Neuriten des motorischen Vorderhorns geben in ihrem proximalen Verlauf rückläufige Kollateralen ab, die über die sog. Renshaw-Zellen die Aktivität des Vorderhorns bremsen. Die Renshaw-Zellen empfangen, wie die α- und γ-Zellen des Vorderhorns, fördernde und hemmende Impulse aus dem Hirnstamm. Unter physiologischen Bedingungen müssen sie zu Beginn einer Bewegung gehemmt werden, damit die Bewegung in Gang kommen kann. Man nimmt an, daß beim Parkinson-Syndrom die zentrale Hemmung der Renshaw-Zellen durch die Läsion in den Stammganglien ausfällt. Das Resultat muß dann eine *zu starke Bremsung der Vorderhornzellen* sein, die sich klinisch als Akinese zeigt. Diese Auffassung wird dadurch gestützt, daß die rückläufige Kollaterale cholinergisch ist und Anticholinergica den Rigor therapeutisch günstig beeinflussen. Das entgegengesetzte Phänomen: Blockierung der Renshaw-Hemmung und pathologische Übererregbarkeit der Vorderhornzellen findet sich bei Strychninvergiftung und beim Tetanus.

Der *Tremor* entsteht durch abnorme Synchronisation von Impulsen im Schaltzellenapparat des Rückenmarks. Er wird durch pyramidale Einflüsse gebahnt, die ebenfalls unter der fördernden Wirkung von Afferenzen aus dem Pallidum stehen. Man kann den spinal entstehenden Tremor als Freiwerden einer primitiven rhythmischen Bewegungsform auffassen, die in der phylogenetischen Entwicklung unterdrückt worden war. Daß diese archaische Bewegungsform auf der Ebene des Rückenmarks enthemmt wird, soll darauf beruhen, daß hemmende Impulse vom Striatum nicht mehr über den Nucleus niger zum Rückenmark weitergeleitet werden.

b) Choreatisches Syndrom

Die choreatische Bewegungsstörung (Choreía = Tanz) besteht in raschen, flüchtigen, nicht synergistisch zusammengefaßten *Zuckungen einzelner Muskeln oder Muskelgruppen mit Bewegungseffekt*. Die Zuckungen laufen bereits in der Ruhe in ständiger Wiederholung ab. Sie verstärken sich bei intendierten Bewegungen und, wie alle extrapyramidalen Hyperkinesen, bei affektiver Bewegung. Unter besonders starker seelischer Erregung können sie sich zum „*choreatischen Bewegungssturm*" steigern, der die Kranken völlig überwältigt und jede geordnete Motorik unmöglich macht. Im Schlaf oder in der Narkose setzen die Hyperkinesen aus.

Im Initialstadium sind *distale Gliedabschnitte* stärker als proximale betroffen. Später ist die Bewegungsunruhe regellos verteilt und wechselt ihre

Lokalisation ständig. Auch in den mimischen Muskeln treten grimassierende Zuckungen auf.

Die choreatischen Hyperkinesen wirken auf den Beobachter wie Bruchstücke von intendierten oder von gestischen und mimischen Ausdrucksbewegungen. Anfangs gelingt es den Patienten auch, die unwillkürlichen motorischen Impulse in Verlegenheits- oder Zielbewegungen einzufügen, so daß zunächst nur der Eindruck einer allgemeinen Nervosität oder psychomotorischen Unruhe entsteht. In fortgeschrittenen Fällen beeinträchtigen die ständig einschießenden Impulse die Motorik aber so sehr, daß die Patienten hilflos werden können. Besonders stark ist das Gehen erschwert.

Der *Muskeltonus* ist herabgesetzt. Dies begünstigt das schleudernde Ausfahren der Hyperkinesen.

Bei der **Untersuchung** kann man neben den beschriebenen Störungen eine Reihe von weiteren charakteristischen Symptomen finden: die Sprache ist leise und monoton, der Gang wackelnd, mit gesteigerten Mitbewegungen. Die Ausdrucksbewegungen sind sehr lebhaft. Häufig sind die Patienten nicht in der Lage, die Zunge mehrere Sekunden herausgestreckt zu lassen, weil sie durch unwillkürliche Impulse immer wieder in den Mund zurückgezogen wird (Zeichen der „*Chamäleonzunge*"). Bei manchen Patienten tritt eine sog. *Plateaubildung* ein, d.h. eine choreatische Muskelkontraktion wird für einige Sekunden beibehalten. Löst man bei diesen Kranken den Patellarsehnenreflex aus, erschlafft der M. quadriceps nicht sofort nach der Reflexzuckung, so daß der Unterschenkel einige Sekunden in gestreckter Stellung verharrt und dann erst träge in die Ausgangsstellung zurücksinkt (Gordonsches Kniephänomen, das nicht mit dem Gordon-Reflex aus der Babinski-Gruppe verwechselt werden darf). Beim Schreiben und Zeichnen lassen sich leichtere Hyperkinesen meist deutlich erkennen. Die Eigenreflexe sind abgeschwächt, sonst ist der neurologische Befund normal.

Der wichtigste **pathologisch-anatomische Befund** ist ein Ausfall der kleinen Zellen im Corpus striatum. Man vermutet, daß die choreatische Bewegungsstörung durch den Ausfall hemmender striärer Einflüsse auf Pallidum und Niger zustande kommt.

Klinik s. S. 296.

c) Dystonisches Syndrom

Die dystonische Bewegungsstörung ist durch zwei Symptome charakterisiert:

1. langsam einsetzende, viele Sekunden andauernde und nur träge wieder erschlaffende *Tonussteigerungen* in einzelnen Muskeln oder — häufiger — Muskelgruppen und

2. zähflüssig ablaufende *Drehbewegungen des Kopfes und Rumpfes*, vor allem im Schulter- und Beckengürtel.

Ablauf und Lokalisation der Hyperkinesen sind häufig stereotyp. Sie folgen einander aber nicht ständig, wie bei Chorea oder Athetose. Durch Zuwendung der Aufmerksamkeit, affektive Erregung, Bewegungsintentionen, aber auch passive Bewegungen, werden sie verstärkt, im Schlaf und in der Narkose lassen sie nach.

Die beiden wichtigsten Formen sind der Torticollis spasticus und die Torsionsdystonie.

Beim **Torticollis spasticus** wird der Kopf in unregelmäßiger Folge, anfangs nur einige Male am Tage, später häufiger, langsam zu einer Seite gedreht. Gleichzeitig neigt er sich, gewöhnlich zur Gegenseite, während sich die gleichseitige Schulter anhebt. Der Kopf verharrt wenige Sekunden in der Seitwärts-Endstellung, dann kehrt er langsam in die gerade Ruhelage zurück, und die Schulter lockert sich wieder.

Die Wendebewegung ist durch Gegenspannung der antagonistischen Muskeln nicht unterdrückbar, auch von einem Außenstehenden kann der Kopf nicht völlig fixiert werden. Dagegen gelingt es vielen Patienten, mit bestimmten *Hilfsgriffen*, bei denen sie keine besondere Kraft einsetzen müssen, die dystonische Hyperkinese abzuschwächen oder zu unterbinden: sie legen hierzu die Hand oder auch nur die Fingerspitzen *leicht* ans Kinn oder in den Nacken. Sehr bemerkenswert ist, daß dieser Hilfsgriff auch wirksam wird, wenn die Hand auf der Seite ans Kinn gelegt wird, von der sich der Kopf fortwendet. Die Drehbewegung läßt meist auch dann nach, wenn die Kranken sich mit dem Rücken im Sitzen an eine Stuhllehne oder im Stehen an eine Wand anlehnen, dagegen pflegt sie sich zu verstärken, wenn die Patienten in einem freien Raum gehen oder stehen. Eine befriedigende Erklärung dieser Phänomene ist noch nicht möglich.

An der Bewegungsstörung sind vor allem der kontralaterale *M. sternocleidomastoideus* und der *M. trapecius* beteiligt, die vom N. accessorius versorgt werden. In diesen Muskeln entwickelt sich bald eine deutliche Hypertrophie. Beobachtung und elektromyographische Untersuchung zeigen aber, daß regelmäßig auch andere Muskeln auf beiden Seiten des Nackens und Schultergürtels sowie Platysma und mimische Muskeln in die dystonischen Bewegungswellen mit einbezogen werden.

Gelegentlich sind die Sternocleido- und die Nackenmuskeln auf beiden Seiten gleichmäßig betroffen, so daß eine phasenhafte *Rückwärtsneigung* des Kopfes zustande kommt *(Retrocollis)*. In fortgeschrittenen Fällen sind Kopf und Schultergürtel ständig in der beschriebenen Endstellung fixiert.

Bei der **Torsionsdystonie** sind die Drehbewegungen auf den ganzen Rumpf und die proximalen Extremitätenabschnitte ausgebreitet. Das Gesicht verzieht sich in langsamen Kontraktionswellen zu gequält anmutendem Grimassieren, an Händen und Füßen laufen oft athetotische Hyperkinesen (s. diese) ab.

Die einzelnen Abschnitte des Rumpfes können gegensinnig zueinander gedreht werden. In schweren Fällen wird der Oberkörper so weit zur Seite und nach hinten gebogen, daß die Schulter das Becken berührt. Jeder Versuch einer intendierten Bewegung löst neue dystonische Hyperkinesen aus. Auch bei passiven Bewegungen schießen immer wieder träge Anspannungen von Agonisten und Antagonisten ein.

Der *Muskeltonus* ist anfangs in der Ruhe herabgesetzt, später rigide gesteigert. Charakteristisch ist die Körperhaltung mit Skoliose und Hyperlordose der Wirbelsäule, in der die Kranken im Endstadium versteifen. *Muskelhypertrophien* bilden sich besonders an den langen Rückenstreckern und im Schultergürtel aus.

Der Schwerpunkt der **pathologisch-anatomischen Läsionen** liegt im Putamen und im Zentralkern des Thalamus, von dem das Putamen Afferenzen empfängt. Aber auch andere Kerne der Stammganglien sind betroffen. Die Pathophysiologie ist noch nicht aufgeklärt.

d) Athetose

Die athetotische Bewegungsstörung (áthetos = ohne feste Stellung) besteht in unwillkürlichen, langsamen, *trägen*, *"wurmförmigen" Hyperkinesen* vor allem in den *distalen Extremitätenabschnitten*. Hände und Finger, Füße und Zehen nehmen dabei in unabhörlichem Ablauf ständig wechselnde bizarre Stellungen ein, die willkürlich nicht nachzuahmen sind. So werden beispielsweise einzelne Finger im Grundgelenk überstreckt und in den Interphalangealgelenken gebeugt, während andere gleichzeitig gegensinnige oder davon ganz abweichende Bewegungen ausführen. Manchmal haben selbst benachbarte Phalangen eines Fingers unterschiedliche Bewegungsrichtungen. Bei näherer Untersuchung sieht man, daß *Agonisten und Antagonisten gleichzeitig angespannt werden.*

Die pathologischen Bewegungen laufen im Wachen fortgesetzt ab, sie gehen fließend ineinander über und sind nicht, wie bei der Chorea oder im Anfangsstadium des dystonischen Syndroms, durch Pausen voneinander abgesetzt. Sie werden lediglich dadurch unterbrochen, daß einzelne Gliedmaßenabschnitte für Sekunden in vertrakten Stellungen fixiert bleiben.

Kopf und *Rumpf* werden manchmal torsionsdystonisch gedreht. Im *Gesicht* kommt es zu trägen, ständig wechselnden, bizarren grimassierenden mimischen Bewegungen, die teils an Ausdrucksbewegungen erinnern, teils ebenfalls nicht nachahmbar sind. Häufig treten *pathologisches Lachen und Weinen* (s. S. 124) als übersteigerte mimische Mitbewegungen auf. Das *Sprechen* ist nur ganz mangelhaft artikuliert, da die athetotischen Impulse eine Koordination der Sprech- und Atemmuskeln verhindern.

Sinnesreize, affektive Erregung und Bewegungsintention verstärken die Hyperkinesen, lokale Schmerzreize auf die betroffenen Gliedabschnitte können sie vermindern, im Schlaf setzen sie aus.

Der *Muskeltonus* ist herabgesetzt oder wechselnd erhöht (*poikilotonisch*, poíkilos = wechselnd). Die Gelenke sind überstreckbar. Die Eigenreflexe sind sehr lebhaft, auch die Bauchhautreflexe sind gesteigert, pathologische Reflexe der Babinski-Gruppe sind nicht auslösbar.

Im *Endstadium* werden die Kranken in einer embryonalen Körperhaltung, die durch Kontrakturen fixiert ist, bettlägerig.

Pathologisch-anatomisch finden sich Degenerationen im Corpus striatum und im Pallidum externum, gelegentlich auch im Pallidum allein. Dadurch kommt es zu einer Störung im Erregungszufluß zur präfrontalen motorischen Rinde. Der genaue pathophysiologische Mechanismus ist noch nicht bekannt.

e) Ballistisches Syndrom (ballein = werfen)

Diese Bewegungsstörung tritt fast stets halbseitig als *Hemiballismus* auf. Die unwillkürlichen Bewegungen setzen plötzlich ein, laufen rasch, aber nicht so blitzartig ab wie bei der Chorea und sind *schleudernd*, weit ausfahrend. Sie erfolgen mit solcher Wucht, daß die Kranken sich dadurch nicht selten verletzen.

Die Hyperkinesen sind vorwiegend im *Schulter- und Beckengürtel* lokalisiert. Durch das plötzliche Einschießen motorischer Impulse in größere proximale Muskelgruppen werden die Gliedmaßen vom Rumpf fort, aber auch an den Kopf und Rumpf herangeschleudert. Die Gewalt dieser Hyperkinesen kann den Körper so mitreißen, daß der Kranke, zumal im Sitzen, zu Fall kommt. Die ballistischen Bewegungen laufen im Wachzustand in ständig wechselnder Form und Lokalisation ununterbrochen ab, die Pausen zwischen den einzelnen Impulsserien sind nur wenige Sekunden lang. Im Gesicht tritt häufig ein Grimassieren auf, oft auch pathologisches Lachen und Weinen.

Die Hyperkinesen werden durch Aufmerksamkeitszuwendung, seelische Erregung jeder Art, *plötzliche* Sinnesreize und den Versuch zu intendierten Bewegungen gebahnt. Sie können nicht willkürlich unterdrückt werden, vielmehr nehmen sie bei einem solchen Versuch an Heftigkeit zu. Hält man dem Kranken die gerade betroffene Extremität fest, verschiebt sich die Hyperkinese, ähnlich wie der Parkinson-Tremor, auf eine freie Gliedmaße. Im Schlaf setzt die Bewegungsunruhe aus.

Die Verstärkung durch intendierte Bewegungen hat zur Folge, daß die Motorik der Kranken auf das Schwerste beeinträchtigt ist: Wenn sie eine Zielbewegung ausführen wollen, müssen sie die ballistische Hyperkinese gleichsam überlisten, indem sie etwa in einem Augenblick zugreifen, in dem die Hand gerade in die Nähe des Zieles gerät.

Der *Muskeltonus* ist meist herabgesetzt, gelegentlich wechselnd erhöht *(poikilotonisch)*. Meist besteht eine Hemiparese mit Ersatz der Feinmotorik durch Massenbewegungen, oft auch Hemihypaesthesie. Die *Eigenreflexe* sind nicht verändert, die Bauchhautreflexe gesteigert, pathologische Reflexe der Babinski-Gruppe lassen sich in der Regel nicht auslösen.

Pathologisch-anatomisch finden sich Läsionen im Nucleus subthalamicus (Corpus Luys) oder in den Bahnverbindungen zwischen diesem Kern und dem äußeren Pallidumglied. Ballismus tritt nur auf, wenn diese Läsionen akut einsetzen. Die Manifestation der Hyperkinese hat zur Voraussetzung, daß das innere Pallidumglied, seine Verbindung zum Thalamus (Ansa lenticularis), die prämotorische Rinde und die Pyramidenbahn intakt sind (s. Abb. 27). Man nimmt deshalb an, daß der Ballismus auf einer Enthemmung prämotorischer Rindenfelder beruht, die durch akute Unterbrechung der Verbindungen zwischen Corpus Luys und Pallidum zustande kommt.

4. Cerebellare Funktionsstörungen

Die wichtigsten Funktionen des Kleinhirns sind:
1. Koordination der Motorik,
2. Mitwirkung bei der Gleichgewichtserhaltung und
3. Regulation des Muskeltonus.

Anatomische und physiologische Grundlagen

In der hinteren Schädelgrube liegt das Kleinhirn mit seiner unteren Konvexität der knöchernen Fossa cerebellaris auf. Nach oben ist es durch eine Duraduplikatur, das Tentorium cerebelli, von der Unterfläche des Occipitallappens geschieden. Ventral bedeckt es, über den IV. Ventrikel, den mittleren und unteren Hirnstamm fast völlig.

Makroskopisch besteht das Kleinhirn aus einem unpaaren Mittelteil, dem Wurm und zwei Hemisphären. In deren Marklager befinden sich je vier Kerne, von denen der Nucleus dentatus die größte klinische Bedeutung hat.

Die *funktionelle Gliederung* des Kleinhirns stimmt nicht ganz mit dieser groben makroskopischen Einteilung überein. Sie ist entwicklungsgeschichtlich zu verstehen:

Bei niederen Wirbeltieren steht das Kleinhirn lediglich 1. in einem mittleren Abschnitt mit den *spinalen* sensiblen und motorischen Apparaten und 2. in den beiden lateralen Abschnitten mit den *Vestibulariskernen* afferent und efferent in Verbindung. Die homologen Anteile dieses Urkleinhirns, Archicerebellum und Palaeocerebellum genannt, finden sich beim Menschen dicht um den 4. Ventrikel. Mit der Entwicklung des Großhirns bildet sich 3. das Neocerebellum aus, das über die Brücke mit allen *Rindengebieten des Großhirns* verbunden ist. Beim Menschen ist der größte Anteil der Kleinhirnhemisphären neocerebellar. Hieraus ergibt sich eine Einteilung des Kleinhirns in drei Lappen, deren Läsion unterschiedliche Symptome bewirkt.

1. Der **Lobus anterior** wird aus dem vorderen Teil des Wurms und den seitlich angrenzenden Abschnitten der Hemisphären gebildet. Er empfängt hauptsächlich Afferenzen von den *Muskel-* und *Sehnenspindeln*, die ihm durch den Tractus spino-cerebellaris dorsalis und ventralis zugeleitet werden. Der Kleinhirnvorderlappen nimmt demnach an der Regulierung des Muskeltonus teil, steuert aber auch die abstützenden proximalen Bewegungen. Durch Reiz- und Abtragungsexperimente und klinisch-anatomische Beobachtungen ist gesichert, daß die Körperperipherie im Kleinhirnvorderlappen in einer somatotopischen Gliederung repräsentiert ist. Umschriebene Läsionen führen zu Funktionsstörungen, die auf einzelne Gliedmaßen beschränkt sind.

2. Die Unterseite des Kleinhirnwurms (Nodulus) und beider Hemisphären (Flocculus) wird als **Lobulus flocconodularis** zusammengefaßt. Dieser hat vor allem Verbindungen mit dem gleichseitigen Kerngebiet des *Vestibularis*, er dient also in erster Linie der Regulation des Gleichgewichts.

3. Der **Lobus posterior** entspricht dem Neocerebellum. Er steht nicht mit den bisher genannten Apparaten in Verbindung, sondern erhält Afferenzen aus der Großhirnrinde, den Stammganglien und der unteren Olive und sendet Efferenzen aus den Purkinje-Zellen über den Nucleus dentatus zum Nucleus ruber, zum Thalamus und den Stammganglien, die der motorischen Rinde und über rubro-spinale Bahnen direkt dem Rückenmark zufließen. Das Neocerebellum steuert die Koordination der Bewegungen.

Die vielfältigen Faserverbindungen des Kleinhirns mit den anderen Abschnitten des ZNS verlaufen über die drei **Kleinhirnstiele,** die den drei Hauptabschnitten des Hirnstamms entsprechen (Abb. 28):

a) Das *Corpus restiforme* (Strickkörper) stellt die Verbindung zwischen der Medulla oblongata und dem Cerebellum dar. Es enthält vorwiegend cerebellipetale Bahnen: die Tractus spino-cerebellaris dorsalis, vestibulo-cerebellaris, reticulo-cerebellaris (ipsilateral) und olivo-cerebellaris (gekreuzt).

b) Das *Bracchium pontis* führt in erster Linie die pontocerebellaren Bahnen aus den Brückenkernen. Sie sind die Fortsetzung der erwähnten Faserzüge, die aus allen Rindenarealen, vor allem aus dem Stirnhirn, zur gleichseitigen Brücke ziehen. Nach synaptischer Umschaltung erreichen sie das gegenseitige Neocerebellum. In geringem Maße sind im Bracchium pontis auch cerebellifugale Bahnen enthalten.

c) Die Verbindung zum Mittelhirn und zur Vierhügelplatte wird durch das *Bracchium conjunctivum* geschaffen. Hier ziehen vorwiegend efferente Bahnen, die gekreuzt zum Nucleus ruber und Thalamus, ipsilateral zu den Hirnnervenkernen verlaufen. Afferent wird das Kleinhirn durch den Bindearm vom Tractus tecto-cerebellaris aus den primären Sehzentren und vom Tractus spino-cerebellaris ventralis (ungekreuzt) erreicht.

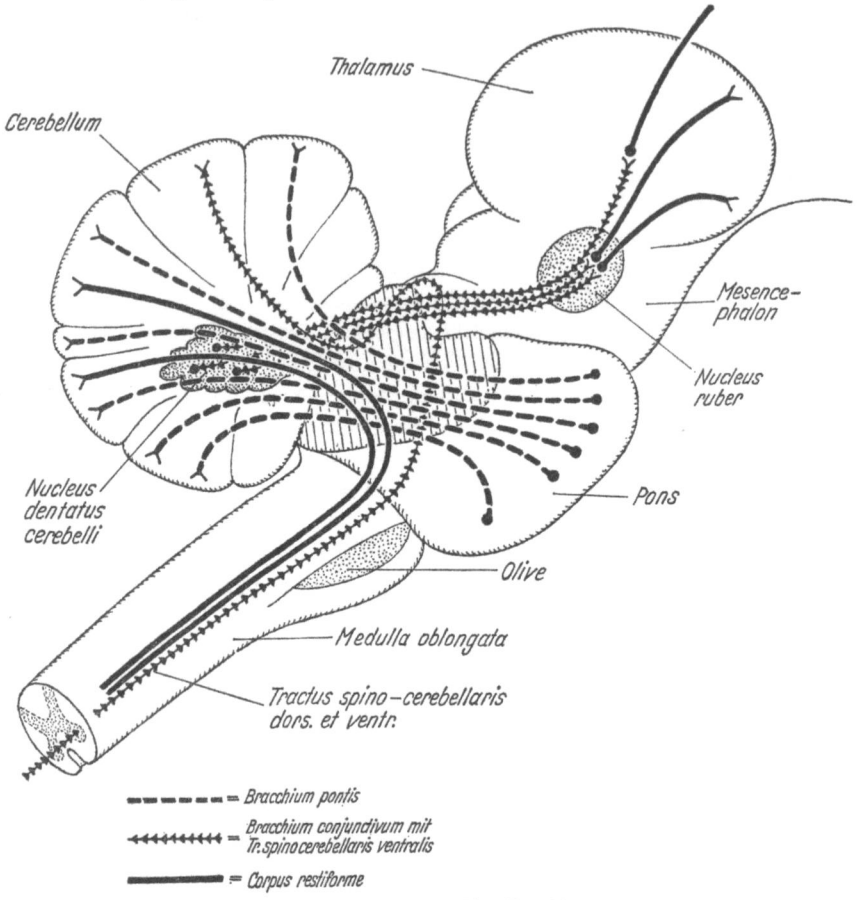

Abb. 28. *Kleinhirn mit Kleinhirnstielen*

Der Verlauf dieser Bahnen läßt wiederum das Organisationsprinzip von *Rückmeldekreisen* erkennen, in denen die Regelung der Motorik vollzogen wird. So empfängt z. B. der Gyrus praecentralis (Area 4γ) cerebellifugale Impulse über Nucleus ruber und Nucleus ventralis oralis posterior des Thalamus und sendet, wie die übrigen Rindenfelder, cortico-ponto-cerebellare Bahnen zum Neocerebellum.

Funktionsstörungen des Kleinhirns

Eine sehr charakteristische Symptomenkombination ist die nach dem großen französischen Neurologen CHARCOT benannte Trias: *Nystagmus, Intentionstremor, skandierende Sprache*. Sie kommt oft, aber keineswegs ausschließlich, bei Multipler Sklerose vor. Der Nystagmus wurde bereits weiter oben beschrieben.

Der *Intentionstremor* muß vom Ruhetremor des Parkinson-Syndroms unterschieden werden. Er tritt bei jeder intendierten Bewegung als unregelmäßiges Zittern auf, das sich kurz vor Erreichen des Zieles zu einem so groben Wackeln steigern kann, daß das Ziel verfehlt wird. Der *crescendo-Charakter* des Intentionstremors ist bei der Prüfung der Zeigeversuche besonders deutlich zu erkennen.

Als *Skandieren* bezeichnet man das Sprechen, wenn es durch eine cerebellare Koordinationsstörung nicht flüssig und in natürlicher Weise moduliert, sondern langsam, mühsam und oft stockend abläuft, *während jede einzelne Silbe betont wird*. Eine andere Form cerebellarer Sprechstörung äußert sich in „verwaschener" Artikulation.

Die Charcotsche Trias ist Ausdruck der **cerebellaren Ataxie** (A-táxis = Unordnung). Dies ist ein Oberbegriff für verschiedenartige Störungen der Gleichgewichtsregulation und der Bewegungskoordination. Bei *Rumpfataxie* ist der Kranke nicht imstande, gerade sitzen zu bleiben, sondern hat eine Fallneigung nach rückwärts oder zu einer Seite (lokalisatorische Bedeutung zusammenfassend weiter unten). Im Stehen tritt eine *Standataxie* mit entsprechender Falltendenz auf, die oft so schwer ist, daß der Patient die Romberg-Stellung mit parallel nebeneinanderstehenden Füßen nicht mehr einnehmen kann. Beim Gehen weicht er zu einer Seite ab oder gerät ins Taumeln, Seiltänzergang ist nicht möglich, die Schrittführung ist breitbeinig *(Gangataxie)*.

Ataktisch nennen wir *Zielbewegungen*, wenn sie ein falsches Ausmaß haben, also *dysmetrisch* sind. Meist sind die Bewegungsimpulse überschießend, so daß die Gliedmaßenenden über das Ziel hinausgeführt werden *(Hypermetrie)*. Der Bewegungsablauf ist dabei nicht flüssig, sondern saccadiert und verwackelt, weil die dosierte Steuerung der Innervation gestört ist und gleichzeitig Intentionstremor auftritt. Die Ataxie der Extremitäten betrifft stets mehr die Beine als die Arme. Dies erklärt sich daraus, daß der größere Teil der spino-cerebellaren Bahnen aus dem Lenden- und unteren Brustmark kommt, weil beim Menschen die Beine weit mehr als die Arme an der Erhaltung des Gleichgewichts beteiligt sind.

Weitere typische Symptome der Kleinhirnataxie sind: Ansteigen des ausgestreckten Armes beim *Halteversuch*, fehlender *Rebound* (s. S. 20), leichte *Lateralisation* beim Baranyschen Zeigeversuch, Schwierigkeit beim Klopfen eines Rhythmus. Die Schrift ist ausfahrend, oft verwackelt *(Makrographie)*.

Die cerebellare muß von der **spinalen Ataxie** bei Hinterstrangerkrankungen des Rückenmarks oder bei peripherer Nervenschädigung unterschieden werden. Man kann sich die Charakteristika der beiden Formen durch folgende Überlegung einfach ableiten: Die Regulierung der Motorik, die ganz überwiegend unbewußt erfolgt, ist davon abhängig, daß fortgesetzt, z.B. beim Gehen in unebenem Gelände, Informationen über die relative Lage der Körperabschnitte zueinander und die Beziehung des Körpers zum Außenraum verarbeitet werden. Die sensiblen Informationen stammen vor allem aus der sog. Tiefensensibilität.

Bei einer Hinterstrangerkrankung oder peripheren Nervenschädigung fällt die propriozeptive sensible Kontrolle der Motorik aus. Deshalb erfolgen die Zielbewegungen unangepaßt, ausfahrend und überschießend, d.h. ataktisch. Da die spinale Ataxie auf einer Sensibilitätsstörung beruht[1], ist es möglich, den Ausfall

---

[1] Es wäre deshalb sinnvoller, von „sensibler Ataxie" zu sprechen, zumal diese Unsicherheit auch bei Läsionen der medialen Schleife, des Thalamus oder des Gyrus postcentralis auftritt.

der Kontrolle durch die Tiefensensibilität durch eine andere sensorische Qualität, die optische Kontrolle, zu ersetzen. Der spinal Ataktische wird also sicherer gehen, solange er seine Füße fortgesetzt im Auge behalten kann. Ist auch die optische Kontrolle ausgeschaltet, etwa durch Augenschluß oder Dunkelheit, wird die Ataxie manifest. Sie ist vor allem eine *lokomotorische Ataxie*, weil bei Bewegungen die sensible Steuerung der Motorik besonders beansprucht wird. Ursache der *cerebellaren Ataxie* dagegen ist eine zentrale Störung in der Koordination der Motorik und der Regulation des Gleichgewichtes. Sie ist oft bereits in der Ruhe vorhanden. Da die sensiblen Afferenzen intakt sind, wird sie durch Einsatz der optischen Kontrolle nicht wesentlich verbessert.

Die cerebellare Koordinationsstörung macht sich auch als Erschwerung der Feinbeweglichkeit bemerkbar **(Dysdiadochokinese)**. Eine Beeinträchtigung differenzierter Bewegungen ist aber auch das Charakteristikum der spastischen Bewegungsstörung und kommt beim Parkinson-Syndrom durch die Akinese zustande. Die Unterscheidung zwischen diesen drei Formen ist leicht, wenn man auf die begleitenden Symptome achtet: die Mitbewegungen und Masseninnervation bei der zentralen Lähmung und die allgemeine Hypo- und Akinese beim Parkinson-Syndrom.

Auf der Seite der Kleinhirnläsion ist der Muskeltonus abgeschwächt (**Kleinhirnhypotonie**). Die Tonusdifferenz läßt sich besonders gut im Stehen durch das *Schulterschütteln* prüfen: man faßt den Patienten mit beiden Händen an den Schultern und dreht seinen Rumpf rasch abwechselnd nach beiden Seiten. Wenn er die Arme locker herabhängen läßt, sind die passiven Exkursionen des Armes auf der Seite der Läsion weiter ausfahrend. Ähnlich werden die Bewegungen eines Beines hypermetrisch, wenn im Sitzen bei herabhängenden Beinen ein rasches *Pendeln* ausgeführt wird. Auf die cerebellare Hypotonie wird auch das *Unterschätzen von Gewichten* in der zum Herd gleichseitigen Hand zurückgeführt. Die Eigenreflexe sind nur geringfügig abgeschwächt, Paresen gehören nicht zum cerebellaren Syndrom, obwohl eine Schwierigkeit beim Einsatz der Motorik den Eindruck der Schwäche machen kann.

Die sog. *Kleinhirnanfälle*, die JACKSON Ende des vorigen Jahrhunderts beschrieben hatte, sind nicht Symptome des Kleinhirns selbst, sondern Anfälle von Enthirnungsstarre, die dann entstehen, wenn ein Kleinhirntumor den unteren Hirnstamm komprimiert und die Liquorpassage und Blutzirkulation akut beeinträchtigt (s. S. 154, 163).

Lokalisation

Sind die beschriebenen Symptome einseitig vorhanden, zeigen sie eine gleichseitige Schädigung des Kleinhirns an. Die Lokalisation innerhalb des Kleinhirns ergibt sich aus der oben besprochenen funktionellen Gliederung:

Läsionen des **Vorderlappens** sind durch mangelhaft artikulierte, skandierende Sprache und umschriebene Ataxie in einzelnen Gliedmaßen zu erkennen.

Für die Schädigung des **Unterwurmes** (Lobulus flocconodularis) sind Gleichgewichtsstörungen ohne Seitenbevorzugung charakteristisch: Rumpfataxie im Sitzen, Standataxie mit Fallneigung nach vorn und besonders nach rückwärts. Die Zeigeversuche können noch sicher ausgeführt werden, Intentionstremor und skandierende Sprache treten nicht auf.

Symptome des **Hinterlappens** sind: Ataxie, Dysdiadochokinese, Hypotonie, Intentionstremor, fehlender Rebound, Gewichtsunterschätzen.

Nystagmus kann bei jeder Lokalisation vorkommen.

Von kardinaler Bedeutung ist, daß *Kleinhirnsymptome nicht nur nach Schädigung des Kleinhirns selbst auftreten, sondern auch nach Läsion der afferenten und efferenten Bahnen,* z.B. im Hirnstamm, aber auch im Großhirn (gekreuzte „frontale Ataxie"). Bei der Untersuchung muß man deshalb stets auf Großhirn- oder Hirnstammsymptome achten.

5. Sensibilitätsstörungen

Sensible „Meldungen" dienen nicht nur der Wahrnehmung von Sinnesreizen, sondern auch der Regulierung der Motorik, sie beeinflussen die vegetative Innervation und können tiefgreifende Veränderungen des psychischen Befindens bewirken. Alle sensiblen Leistungen sind in weit stärkerem Maße als motorische von subjektiven Faktoren wie Einstellung, Aufmerksamkeit oder Stimmung abhängig. Entsprechend ist die Verknüpfung der Funktionskreise im sensiblen System noch komplexer als im motorischen.

Anatomische und psychophysiologische Grundlagen

Die afferenten sensiblen Fasern sind die peripheren Neuriten der pseudounipolaren Spinalganglienzellen. Ein Teil von ihnen ist an Receptoren in der Haut, in den Muskeln, den Sehnen und Gelenken angeschlossen, andere enden frei in der Haut und im Periost. Die Neuriten fügen sich zu den peripheren Nerven zusammen, die meist gemischte Nerven sind und erreichen über die Hinterwurzeln das Rückenmark. Hier gliedern sie sich nach vier verschiedenen Typen auf:

1. *Kurze Hinterwurzelfasern* schließen sich im Reflexbogen für die Eigen- und Fremdreflexe monosynaptisch oder polysynaptisch an die motorischen Vorderhornzellen an.

2. *Lange Hinterwurzelfasern* steigen, ohne synaptische Umschaltung, im gleichseitigen Hinterstrang zu den sensiblen Hinterstrangkernen in der Medulla oblongata auf. Im Halsmark sind ein medial gelegener *Fasciculus gracilis* (Gollscher Strang) und ein lateraler *Fasciculus cuneatus* (BURDACH) geschieden, denen jeweils der Kern gleichen Namens entspricht. Das zweite Neuron zieht durch die Schleifenkreuzung in der Oblongata als mediale Schleife zu den sensiblen Kernen des Thalamus. Hier beginnt das dritte Neuron, das durch den hinteren Schenkel der inneren Kapsel zu den sensiblen Projektionsfeldern in der hinteren Zentralwindung und zu sekundären sensiblen Feldern in der parietalen Rinde verläuft (Abb. 29). Auf jeder Station läßt sich eine differenzierte somatotopische Gliederung nachweisen, die im Gyrus postcentralis etwa dem „Homunculus" der vorderen Zentralwindung entspricht.

3. *Kurze Hinterwurzelfasern* schalten im Hinterhorn synaptisch um. Das zweite Neuron kreuzt auf der Eintrittsebene in der vorderen Commissur und zieht im kontralateralen Vorderseitenstrang als *Tractus spino-thalamicus* nach röstral. In Höhe der Medulla oblongata schließt sich diese Bahn der medialen Schleife an. Die synaptische Umschaltung im Thalamus geschieht in anderen Kernen als

denen der Hinterstrangbahnen. Das dritte Neuron erreicht über die innere Kapsel ebenfalls die Hirnrinde.

4. *Mittlere Hinterwurzelfasern* schalten in der Clarkeschen Säule an der Basis des Hinterhorns um. Das zweite Neuron steigt, vorwiegend gleichseitig, als Tractus spino-cerebellaris dorsalis und ventralis durch den hinteren und vorderen Kleinhirnstiel zum Cerebellum auf.

Dieses sehr einfache Schema muß auch für den klinischen Gebrauch noch etwas ergänzt werden: Die langen sensiblen Bahnen, vor allem der Tractus spino-

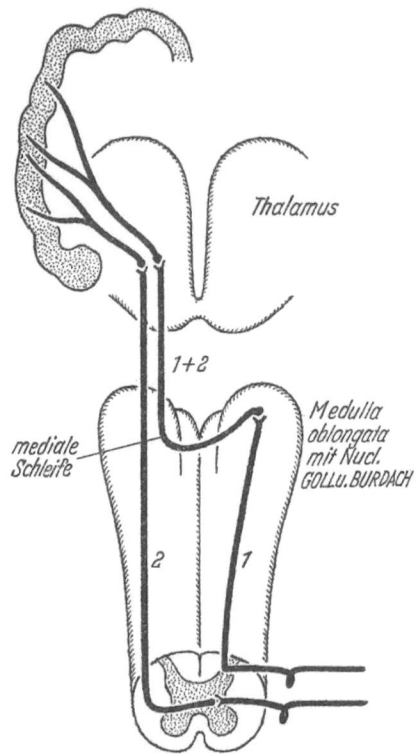

Abb. 29. *Verlauf der sensiblen Bahnen im Rückenmark* (nach BING). *1* Hinterstrangfasern, *2* Tractus spinothalamicus. Erläuterung siehe Text

thalamicus, geben *kollaterale Fasern zum Eigenapparat des Rückenmarks und zur Formatio reticularis* der Oblongata und der Brücke ab. Von hier laufen Verbindungen zu unspezifischen Kernen des Thalamus und zum Höhlengrau des Stammhirns. Über den Thalamus wird ein Teil der kollateralen Impulse zu den Stammganglien geleitet. Bei der Katze hat man auch aufsteigende Faserverbindungen von den medullären Hinterstrangkernen zur motorischen Rinde gefunden. Auf diesen Wegen können durch sensible Impulse das unspezifische System des Hirnstamms, vegetative Regulationsstätten und motorische Steuerungsstellen so aktiviert werden, daß das Zentralnervensystem zur Reaktion auf sensible Reize bereit ist.

In physiologischen Experimenten sind auch *zentrifugale* fördernde und hemmende Einflüsse von der Formatio reticularis des Mittelhirns auf die Synapsen der afferenten sensiblen Leitungssysteme nachgewiesen worden. Diese sind wahrscheinlich Glieder eines Rückkopplungssystems, in dem der Zufluß sensibler Signale selektiv gedrosselt oder gebahnt wird.

Bereits aus diesen wenigen Anmerkungen ergibt sich, daß die Funktion des afferenten sensiblen Systems nicht in dem simplen Denkschema: *Reiz–Erregungsleitung–Empfindung* zu erfassen ist. Es ist nicht etwa so, daß jedem physikalischen Reiz eine notwendig zugeordnete Empfindung entspräche (Theorie des „psychophysischen Isomorphismus"), sondern die Qualität einer Empfindung ist von Aufmerksamkeit, Erwartung, affektiver Situation, Bedeutungsgehalt des Stimulus und vor allem von *Erfahrungen* abhängig. So zeigen, um nur ein Beispiel zu nennen, Tiere, die in den ersten Lebensmonaten ohne Kontakt mit Schmerzreizen aufgezogen werden, auch auf Nadelstiche, Verbrennungen oder harte Stöße keine Schmerzreaktionen. Andererseits wird Schmerz bei depressiver Verstimmung stärker als sonst und selbst ohne „objektiv schmerzhaften" Stimulus erlebt.

Die receptiven Felder der *„sensiblen Einheiten"* (= Receptoren + angeschlossene Nervenfasern) überlappen sich sehr ausgedehnt. Natürliche Stimuli reizen immer mehrere Receptoren und erregen mehrere Fasern, die vermutlich nicht nur fördernde, sondern auch hemmende Wirkung haben. Die Stimuli setzen einen *Verarbeitungsprozeß* in Gang, bei dem auf verschiedenen Stationen des afferenten Systems Erregungen gebahnt, gehemmt, modifiziert und mit anderen Erregungen summiert werden, wobei sich das *Erregungsmuster* fortgesetzt verändert. Die Modellvorstellung muß also neu formuliert werden: *Reiz-Codierung (Verschlüsselung)-Informationsverarbeitung* auf jedem Niveau des afferenten Systems, vermutlich bereits in der Peripherie. Wo und wie die Nervenimpulse in Empfindungen und Wahrnehmungen umgewandelt werden, wissen wir nicht.

Diese theoretischen Vorbehalte sollte man nicht ganz außer acht lassen, wenn die folgende Darstellung für den klinischen Gebrauch vereinfacht und schematisiert ist.

Klinische Symptome

Störungen der Sensibilität werden in drei Formen beobachtet: als Reizsymptome, Ausfallssymptome und partielle Leistungsstörung („pathologischer Funktionswandel").

a) Reizsymptome

Reizsymptome treten als Schmerzen oder Mißempfindungen *(Paraesthesien)* auf. Lassen sich die **Schmerzen** einzelnen peripheren Nerven, Nervenplexus oder Wurzeln zuordnen, sprechen wir von *Neuralgie*. Der neuralgische Schmerz ist nicht ständig vorhanden, sondern tritt wellenförmig oder attackenweise auf. Er wird „hell", als reißend, ziehend, auch brennend empfunden und bleibt meist auf das betroffene sensible Versorgungsareal begrenzt. Außer dem spontanen läßt sich auch Druck- oder Dehnungsschmerz der entsprechenden Nerven nachweisen, nicht selten auch eine umschriebene Hypaesthesie (s. unten).

Vom neuralgischen muß ein dumpfer, auch bohrender, schlecht lokalisierter, mehr in der Tiefe empfundener *Dauerschmerz* unterschieden werden, den man auf afferente Erregungen von vegetativen Fasern zurückführt und deshalb als *vegetativen Schmerz* bezeichnet. Er findet sich als Schmerzausstrahlung bei Krankheiten innerer Organe, aber auch bei Syringomyelie.

Als **Hyperpathie** (Páthos = Leiden) bezeichnet man das Phänomen, daß schon leichte Berührungsreize einen äußerst unangenehmen, oft brennenden Schmerz auslösen. Dieser setzt mit einer Latenz von wenigen Sekunden ein, verstärkt sich nach Aussetzen des Reizes noch und breitet sich auf benachbarte Hautareale aus. Hyperpathie wird nach partiellen peripheren Nervenverletzungen, bei Hinterstrangläsion und bei Thalamusherden beobachtet. In dem betroffenen Gebiet besteht eine Herabsetzung der Berührungsempfindung.

Dysaesthesie ist qualitativ ähnlich, jedoch setzen die abnormen Empfindungen auch nach sensorischen (akustischen, olfaktorischen, optischen) Reizen und plötzlichen Gemütsbewegungen ein und breiten sich über größere Abschnitte des Körpers aus. Diese Reaktion ist für verschiedenartige Stimuli gleich, der Ort der Reizung ist schlecht lokalisierbar. Die Dysaesthesie ist meist mit ängstlicher Erregung und motorischen Abwehrreaktionen verbunden.

Kausalgie (Kausis = Brennen, Algos = Schmerz) ist ein dumpf-brennender, schlecht abgrenzbarer, wellenförmig verlaufender Schmerz, der mit Hyperpathie und Dysaesthesie verbunden ist, d.h. sich nach leichten sensiblen, aber auch sensorischen Reizen oder affektiver Erregung verstärkt. Sie tritt meist im Versorgungsgebiet der Nn. medianus und tibialis auf, die besonders viele vegetative Fasern enthalten. Entsprechend ist sie mit trophischen Veränderungen der Haut und Durchblutungsstörungen verbunden, die sich oft auf die ganze betroffene Extremität ausbreiten.

In der Regel liegt der Kausalgie eine unvollständige periphere Nervenschädigung zugrunde. Pathogenetisch soll sie darauf beruhen, daß sich abnorme Nebenschlüsse (ephaptische Verbindungen) zwischen efferenten vegetativen und afferenten sensiblen Fasern bilden.

Stumpfschmerz. Manche Amputierte haben neuralgische, andere kausalgieähnliche Schmerzen im Amputationsstumpf. Sie sind fortwährend, besonders bei Wetterwechsel oder Bewegungen, vorhanden. Die Haut des Stumpfes ist schon gegen leichte Berührung überempfindlich.

Phantomschmerzen. Die meisten Amputierten haben längere Zeit nach der Amputation die lebhafte Empfindung, das fehlende Körperglied sei noch vorhanden. Sie können dieses *Phantomglied* oft frei und differenziert bewegen und erleben sogar Berührungsreize daran, wenn das Phantom mit einem Hindernis in Kontakt kommt oder wenn eine andere Person es „anfaßt". Häufig, aber keineswegs immer, blaßt das Phantom im Laufe der Jahre ab, während es sich gleichzeitig verkürzt, bis es ganz im Stumpf verschwindet („telescoping"). Phantome werden auch bei angeborenem Gliedmaßenmangel beobachtet. Sie können also nicht dadurch erklärt werden, daß dem ZNS nach Amputation weiter sensible Reize aus dem Stumpf zufließen. Phantome sind Ausdruck einer zentralen Orientierungsfunktion am eigenen Körper (s. S. 119). In den Phantomen können hartnäckige und sehr quälende Schmerzen erlebt werden. Dabei ist das Phantomglied fast immer in einer verkrampften Stellung versteift. In seltenen Fällen werden auch bei angeborenem Gliedmaßenmangel Phantomschmerzen erlebt.

Mehrere der hier gegebenen Beispiele zeigen, daß auch ein umschriebener Schmerz nicht immer in der Peripherie ausgelöst und nach zentral geleitet wird, sondern auch zentral „entstehen" kann und dann aufgrund der somatotopischen Gliederung des afferenten Systems im Erleben in die Peripherie projiziert wird.

Dies muß berücksichtigt werden, wenn man beim Versagen einer medikamentösen Behandlung von Schmerzen chirurgische Maßnahmen zur Unterbrechung der Schmerzleitung erwägt. Die Problematik solcher Maßnahmen ist im Abschnitt über die Trigeminusneuralgie (s. S. 235) näher besprochen.

In umschriebenen peripheren oder segmentalen Versorgungsgebieten können Überempfindlichkeit für Berührungsreize *(Hyperaesthesie)*, für Temperaturreize *(Thermhyperaesthesie)* und für Schmerzen *(Hyperalgesie)* auftreten.

Paraesthesien werden als Kribbeln („wie Brennesseln, wie Ameisenlaufen"), Brennen oder taubes, eingeschlafenes Gefühl („wie nach einer Spritze beim Zahnarzt") empfunden. Je nach ihrer Ätiologie sind sie umschrieben im Versorgungsgebiet einzelner Nerven oder handschuh- und strumpfförmig bevorzugt an den Gliedmaßenenden lokalisiert. Ähnlich wie Schmerzen beruhen Mißempfindungen auf Übererregbarkeit peripherer sensibler Receptoren und Nervenfasern oder zentripetaler Bahnen, unter anderem der Hinterstränge. Ein Reizzustand im Tractus spino-thalamicus oder dem analogen Tractus spinalis N. V äußert sich gelegentlich in Kälteparaesthesien. Während in der sensiblen Rinde keine Schmerzen auszulösen sind, können Paraesthesien durch epileptische Erregung in den corticalen Projektionsfeldern entstehen: sensible Jackson-Anfälle (s. S. 201).

b) Ausfallssymptome

Klinisch werden — mit den oben diskutierten Vorbehalten — qualitativ folgende sensible Ausfallserscheinungen unterschieden:

Anaesthesie = jede sensible Wahrnehmung ist erloschen,

taktile Hypaesthesie = Verminderung der Berührungsempfindung,

Thermhypaesthesie oder *-anaesthesie* = Verminderung oder Aufhebung der Temperaturempfindung,

Hypalgesie, Analgesie = Verminderung oder Aufhebung der Schmerzempfindung.

Es handelt sich hier um Störungen der Empfindung *exteroceptiver*, d.h. von außen auf die Haut treffender Stimuli. Man faßt sie deshalb auch als Störungen der **Oberflächensensibilität** zusammen.

Kann der Kranke die Richtung geführter Bewegungen nicht mehr angeben, auf die Haut geschriebene Zahlen nicht mehr lesen, ohne daß eine schwere Störung der Oberflächensensibilität vorliegt, und ist er bei Bewegungen ohne Augenkontrolle spinal-ataktisch, spricht man von einer Störung der *proprioceptiven* oder **Tiefensensibilität.** Der zweite Ausdruck ist nicht korrekt, weil bei den genannten Leistungen die Oberflächensensibilität erheblich mitbeteiligt ist, man wird ihn aber aus dem klinischen Sprachgebrauch nicht eliminieren können.

Wenn die Lagewahrnehmung erloschen ist, führt der Patient häufig mit den Fingern und Zehen, solange er sie nicht unter optischer Kontrolle hat, langsame unwillkürliche Beuge- und Streckbewegungen aus. Diese haben nur eine oberflächliche Ähnlichkeit mit der Athetose: die Gliedmaßenenden nehmen dabei nicht die bizarren, unnachahmlichen Stellungen ein, die für die extrapyramidale Hyperkinese charakteristisch sind. Das Phänomen beruht darauf, daß der tonische Zufluß von zentrifugalen Erregungen zum motorischen Vorderhorn seiner proprioceptiven Kontrolle beraubt ist. Der Ausfall dieser Kontrolle erklärt auch die Dysdiadochokinese bei Störungen der „Tiefensensibilität".

Weitere Einzelheiten sind im Abschnitt über die Lokalisation sensibler Störungen besprochen.

c) Partielle Leistungsstörungen („pathologischer Funktionswandel")

Bei näherer Untersuchung von Patienten mit zentralen Sensibilitätsstörungen durch Läsion in den Hintersträngen des Rückenmarks, im Thalamus oder in der parietalen Rinde findet man eine Reihe von *qualitativen* Veränderungen der sensiblen Wahrnehmung: Prüft man z. B. die Berührungsempfindung durch wiederholte Stimulation mit Reizhaaren, stellt man fest, daß die Reizschwelle bis zur Unerregbarkeit des Hautareals ansteigt *(Schwellenlabilität)*. Sukzessive Berührungsreize auf derselben Hautstelle werden bei längerer Wiederholung zur Empfindung eines andauernden Druckes verschmolzen, weil jeder einzelne Reiz eine abnorme *Empfindungsnachdauer* auslöst. Darauf beruht auch die Aufhebung der Vibrationsempfindung bei Prüfung mit der Stimmgabel (s. S. 22). Punktförmig entlang einer gedachten Linie applizierte Berührungsreize werden als durchgezogener Strich empfunden, wiederholt auf die Haut geschriebene Zahlen werden verkannt und schließlich überhaupt nicht mehr differenziert. Die *Lokalisation* von Einzelstimuli ist ungenau, gelegentlich wird die Empfindung auf die korrespondierende Stelle der gesunden Körperhälfte projiziert *(Allaesthesie)*.

Der pathologische Funktionswandel ist Ausdruck einer Störung in der *diskriminativen Fähigkeit des Nervensystems*. Er zeigt eine Reduktion der zentralen Verarbeitungsprozesse auf ein primitiveres Niveau an. Die Beschreibung dieser Phänomene durch STEIN und VIKTOR v. WEIZSÄCKER und ihre These, das zentrale Nervensystem arbeite nicht nach dem Leitungs-, sondern nach dem *Leistungsprinzip*, haben große theoretische Bedeutung erlangt. In der praktischen neurologischen Diagnostik ist die Untersuchung mit häufig wiederholten Stimuli am selben Reizort unentbehrlich, wenn man nicht leichte zentrale Sensibilitätsstörungen übersehen will. Es ist z. B. völlig ungenügend, nur zwei bis drei geführte Bewegungen zu prüfen.

d) Lokalisatorische Bedeutung der Sensibilitätsstörungen

Periphere Nerven. Meist bestehen nebeneinander Reiz-, Ausfallssymptome und trophische Störungen, die auf das Versorgungsgebiet des betroffenen Nerven begrenzt sind. Der Patient hat Paraesthesien und neuralgische Schmerzen, der zugehörige Nerv ist empfindlich auf Dehnung und Druck. Die Sensibilität ist für alle Qualitäten etwa gleichmäßig herabgesetzt oder aufgehoben (Ausnahmen sollen hier nicht erörtert werden). Die Eigenreflexe sind abgeschwächt bis erloschen, der Muskeltonus ist schlaff. Häufig besteht gleichzeitig eine periphere Lähmung, es gibt aber auch eine rein sensible Neuritis. An der Haut und an den Nägeln treten trophische Störungen auf, Cyanose zeigt eine Lähmung der Gefäßinnervation an. Im Gebiet der Sensibilitätsstörung ist die Schweißsekretion herabgesetzt oder aufgehoben, was durch den Minorschen Schweißversuch festgestellt wird.

Über **Plexusschädigungen** s. S. 344.

Hinterwurzeln. Reizsymptome treten als segmentale, d. h. an den Gliedmaßen streifenförmige, am Rumpf gürtelförmige Schmerzen auf, die bei Dehnung der

Wurzeln durch Bewegungen und Erhöhung des spinalen Druckes (Husten, Pressen, Niesen) zunehmen. In den betroffenen Segmenten können Hyperaesthesie und Hyperalgesie bestehen.

Ausfallssymptome zeigen sich als segmentale (= radikuläre) Hypaesthesie, in der Regel für alle Qualitäten. Oft besteht Hyperpathie. Die Störung der sog. Tiefensensibilität führt zu spinaler Ataxie, die Unterbrechung des monosynaptischen Reflexbogens zu Hypotonie und Arreflexie der Muskulatur. Da mit den Hinterwurzeln efferente vegetative Fasern das Rückenmark verlassen, kommt es auch zu sympathischen Krisen in den segmental entsprechenden inneren Organen und zu trophischen Störungen.

Hinterstränge. Reizsymptome äußern sich als Paraesthesien. Bei Ausfall dieser phylogenetisch jüngsten unter den afferenten Bahnen ist die Berührungsempfindung herabgesetzt. Die Lokalisation von taktilen Stimuli ist nur ungenau möglich, Unterscheidung von zwei gleichzeitig gegebenen oder von sukzessiven Reizen ist beeinträchtigt, die Vibrationsempfindung verkürzt bis aufgehoben. Auf die Haut geschriebene Zahlen und geführte Bewegungen können nicht mehr erkannt werden. Das Tasterkennen ist gestört, Gewichte werden grob falsch geschätzt. Bei Prüfung der Zeigeversuche, des Romberg, von Stand und Gang zeigt sich spinale Ataxie, die Feinmotorik ist beeinträchtigt. Bei leichterer Störung findet sich pathologischer Funktionswandel.

Interessanterweise besteht oft eine Hyperpathie, die man durch die Annahme erklärt hat, daß die Hinterstränge eine hemmende Wirkung auf den Tractus spino-thalamicus ausüben. Bei *reiner* Hinterstrangläsion, wenn also die hinteren Wurzeln nicht mitbetroffen sind, ist der Muskeltonus nicht herabgesetzt, und die Eigenreflexe sind nicht abgeschwächt.

Tractus spino-thalamicus. Kontralateral tritt eine sog. *dissoziierte* Sensibilitätsstörung auf, d.h. Schmerz- und Temperaturempfindung sind vermindert oder aufgehoben, die Berührungsempfindung ist dagegen kaum gestört. Gelegentlich ist eine der beiden Qualitäten stärker als die andere betroffen.

Die Kranken empfinden Schmerz- und Temperaturreize nur als Berührung. Sie können dabei aber, da die Hinterstränge intakt sind, die Flächenausdehnung des Reizes gut erkennen und deshalb das spitze und stumpfe Ende der Nadel manchmal nach der Größe des Stimulus unterscheiden.

Tractus spino-cerebellaris. Isolierte Schädigung kommt nicht vor, die Bahnen oder die Nervenwurzeln der Clarkeschen Säule sind aber häufig bei Rückenmarksläsionen mitgeschädigt. Das einzige sichere Symptom ist Hypotonie der Muskulatur (s. S. 90).

Hirnstamm. Rein sensible Hirnstammsymptome sind äußerst selten, da bei der engen Nachbarschaft von Hirnnervenkernen und Projektionsbahnen Hirnstammherde fast immer zu den kombinierten, häufig gekreuzten Syndromen führen, die oben (s. S. 75) beschrieben sind. Nach Schleuderverletzungen der Halswirbelsäule, bei beginnender Einklemmung des Hirnstamms und bei Basilarisinsuffizienz (s. S. 135) kommt es gelegentlich zu Paraesthesien und Gefühlsstörungen a) in beiden Händen und Armen allein oder b) beiderseits in den Händen und der perioralen Hautzone. Diese Symptomkombinationen zeigen mechanische oder ischämische Läsionen a) im Hinterhorn des Halsmarks oder b) in der dorsalen Medulla oblongata an, wo der unterste Abschnitt der bulbären

Kernsäule des Trigeminus und der Nucleus und Fasciculus cuneatus unmittelbar benachbart liegen.

Thalamus. Der Thalamus enthält Kerne mit sehr unterschiedlicher Funktion: solche mit subcorticalen Verbindungen, corticale Verbindungskerne und Assoziationskerne. Die erste und dritte Gruppe gehören zum unspezifischen System, die zweite Gruppe empfängt sensible Bahnen und projiziert sie in die entsprechenden Regionen der Großhirnrinde. Zum Thalamus gehören auch die beiden Kniehöcker, der laterale, das primäre Sehzentrum, und der mediale, das primäre Hörzentrum. Die corticalen Verbindungskerne empfangen Fasern aus der medialen Schleife, dem Tractus spino-thalamicus und aus dem Kleinhirn.

Das klassische *Thalamussyndrom* entsteht durch Thrombose der A. thalamostriata oder thalamo-geniculata und hat folgende Symptome:

1. Verminderung oder Aufhebung der Oberflächen- und Tiefensensibilität auf der Gegenseite des Körpers einschließlich des Gesichtes,

2. intensive Schmerzempfindung, besonders auf leichte Berührung in diesen Bezirken (Hyperpathie),

3. kontralaterale Ataxie,

4. choreo-athetotische Bewegungen besonders des Armes und „main thalamique" mit Beugung im Grundgelenk und Streckung in den Interphalangealgelenken.

Andere Autoren fügen dem Syndrom noch eine Hemiplegie und Hemianopsie hinzu.

Sensible Projektionsfelder der **Hirnrinde.** Reizung äußert sich als sensibler Jackson-Anfall. Ausfälle betreffen die Berührungs- und sog. Tiefensensibilität. Häufig ist pathologischer Funktionswandel nachzuweisen. Durch die sensible Störung ist die Feinmotorik erheblich beeinträchtigt (Dysdiadochokinese). Schmerzen treten nicht auf.

6. Rückenmarkssyndrome

Bei der Lokaldiagnose von Rückenmarksprozessen stellen sich zwei Fragen:
a) Wo ist das Rückenmark im *Querschnitt* geschädigt?
b) Auf welcher Höhe ist es in seiner *Längsausdehnung* betroffen?

Aus der korrekten Lokaldiagnose ergibt sich auch die wichtige Feststellung, ob die Symptome auf einen Herd oder auf mehrere zurückzuführen sind.

a) Querschnittslokalisation

Größe und Form des Rückenmarks im ganzen und seiner Bestandteile unterscheiden sich in den drei Hauptabschnitten: Halsmark, Brustmark und Lendenmark aus den bekannten anatomischen Gründen. Das Grundprinzip des Bauplans ist aber auf jeder Höhe gleich: die zentrale „*Schmetterlingsfigur*" der grauen Substanz, um die sich die äußere Zone der weißen Substanz legt. Im Rückenmarksgrau unterscheiden wir die Zellkomplexe des motorischen *Vorderhorns* und des sensiblen *Hinterhorns*, im Brustmark ist durch vegetative Ganglienzellen auch ein *Seitenhorn* ausgebildet. Vorder- und Hinterhörner beider Seiten sind durch *Commissurenfasern* miteinander verbunden, die den Zentralkanal umgeben.

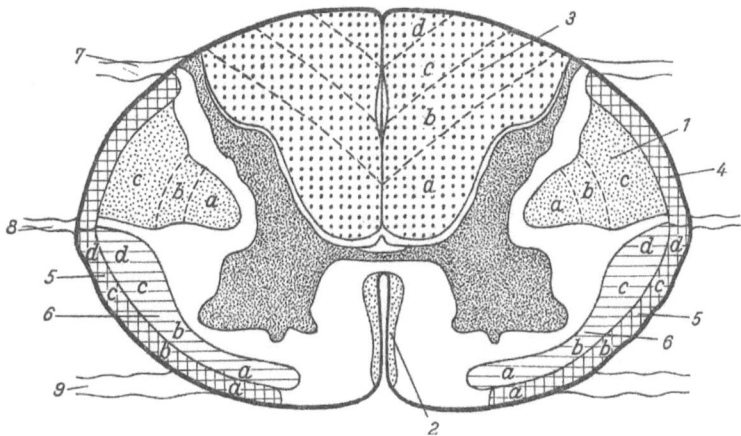

Abb. 30. *Rückenmarksquerschnitt in Höhe des Halsmarks.* Darstellung der somatotopischen Anordnung der Fasern in den Projektionsbahnen (nach SCHNEIDER). *1* Pyramidenseitenstrang; *a* cervical, *b* thoracal, *c* lumbal. *2* Pyramidenvorderstrang; *3* Hinterstränge, *a* cervical, *b* thoracal, *c* lumbal, *d* sacral. *4* Tractus spino-cerebellaris dorsalis. *5* Tractus spino-cerebellaris ventralis, *a* cervical. *b* thoracal, *c* lumbal, *d* sacral. *6* Tractus spino thalamicus, *a* cervical, *b* thoracal, *c* lumbal, *d* sacral. *7* Hinterwurzel; *8* Ligamentum dentatum; *9* Vorderwurzel

Die markhaltigen Fasern der weißen Substanz sind in zwei große Stranggebiete unterteilt: die *Hinterstränge* und die *Vorderseitenstränge*. Die wichtigsten Bahnen sind in den vorangegangenen Kapiteln bereits besprochen. Abb. 30 gibt noch einmal eine zusammenfassende Darstellung.

Aus diesen anatomischen Verhältnissen lassen sich vier verschiedene Formen einer Querschnittsschädigung des Rückenmarks ableiten.

α) Querschnittslähmung

Als Querschnittslähmung bezeichnen wir ein Syndrom, bei dem alle Bestandteile des Rückenmarks etwa gleichmäßig durch einen Krankheitsprozeß geschädigt sind. Klinisch ist dabei eine *doppelseitige zentrale Lähmung* mit einer *Sensibilitätsstörung* für alle Qualitäten und *vegetativen Störungen* kombiniert. Diese bestehen in Harn- und Stuhlverhaltung (Retentio urinae et alvi), auch mit Entwicklung einer Überlaufblase (Ischuria paradoxa). Bei Herden im oberen Brustmark kann es durch Lähmung der zentralen sympathischen Fasern für den Splanchnicus zum paralytischen Ileus kommen. In den Hautbezirken unterhalb der Läsion ist das spontane Schwitzen aufgehoben (Anhidrosis), und die Piloarrektion pflanzt sich nicht über die Querschnittsgrenze hinaus fort.

Das Querschnittssyndrom hat gewöhnlich eine deutliche obere Grenze, die die segmentale Höhe der Läsion anzeigt (Näheres s. S. 101). Darüber findet man häufig als Reizsymptom eine hyperalgetische Zone, die ein oder zwei Segmente breit ist.

Setzt eine Querschnittslähmung *plötzlich* ein, etwa durch Zusammenbruch eines Wirbels oder akute Mangeldurchblutung des Rückenmarks, kommt es zum sog. *spinalen Schock*. Dabei ist die motorische Lähmung komplett, der Muskeltonus schlaff, die Eigenreflexe sind erloschen. Die Unterscheidung von einer akuten peripheren Lähmung durch Wurzelschädigung (Polyneuroradiculitis) kann sehr schwierig sein. Der pathophysiologische Mechanismus dieses spinalen Schocks ist noch nicht bekannt und wird auch durch das Schlagwort „Diaschisis" nicht erläutert. Das Syndrom gestattet keine Schlüsse auf die Schwere der Rückenmarksschädigung oder die Prognose. Erst wenn die Lähmung *über Wochen* komplett und im Tonus schlaff bleibt, sind die Aussichten für eine Restitution ungünstig. In der Mehrzahl der Fälle wird die Parese nach dem Initialstadium allmählich spastisch.

Entwickelt sich das Querschnittssyndrom *langsam*, ist die spastische Paraplegie von Anfang an die Regel. Bei längerem Bestehen einer Querschnittslähmung bilden sich die oben (S. 76) erwähnten *spinalen Automatismen* aus, die wahrscheinlich nicht im strengen Sinne des Wortes automatisch, d.h. von Afferenzen unabhängig sind, sondern durch sensible und vegetative Reize reflektorisch ausgelöst werden. An den Beinen wechseln Streck- und Beugesynergien, die bei längerem Bestehen der Querschnittslähmung immer komplizierter werden. An den Armen überwiegen Beugesynergien. Die Automatismen sind um so lebhafter, je höher die Läsion sitzt. Die „*Paraplégie en flexion*", die manchmal das Endstadium einer Querschnittslähmung bestimmt, wird als Fixierung von reflektorisch ausgelösten Beugesynergien aufgefaßt. Während der unwillkürlichen Beinbewegungen kann es auch dann zum Urinabgang kommen, wenn eine Retentio urinae für die intendierte Blasenentleerung besteht.

Bei kompletter *Querschnittslähmung* ist die zentrale Steuerung aller Funktionen des Rückenmarks unterhalb der Läsion *aufgehoben*, bei *inkompletter* ist sie teilweise erhalten. Unter den Syndromen einer partiellen Rückenmarksschädigung haben drei Formen eine große lokalisatorische Bedeutung.

β) Brown-Séquard-Syndrom

Das Syndrom zeigt eine halbseitige Rückenmarksschädigung an. Symptomatik und anatomische Grundlagen sind in Abb. 31 erläutert. Auf der *Seite der Läsion* kommt es durch Unterbrechung des Pyramidenseitenstrangs zu einer *spastischen Parese*. Die *Tiefensensibilität* ist gestört, weil die Hinterstrangfasern

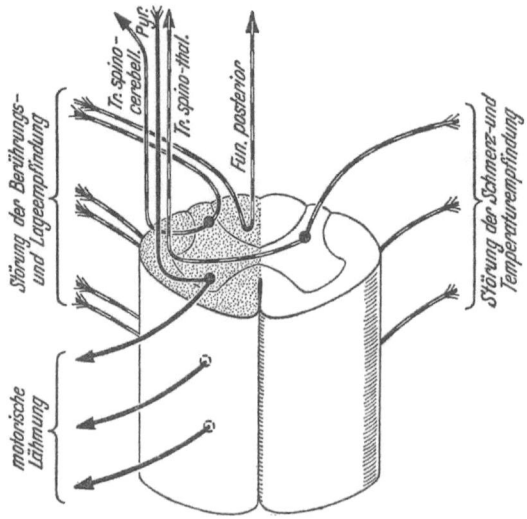

Abb. 31. *Schema zur Erläuterung des Brown-Séquard-Halbseitensyndroms des Rückenmarks* (nach BING)

der gleichen Seite betroffen sind. Ausfall der Hinterstrangfasern führt außerdem, wie oben (S. 97) erwähnt, zur Enthemmung des Tractus spinothalamicus mit Steigerung der Berührungsempfindung auf der gelähmten Seite. Schließlich sind ipsilateral die *vasoconstrictorischen Fasern* paretisch, die ungekreuzt und im Seitenhorn des Brustmarks über den Grenzstrang in die Peripherie ziehen.

Auf der *Gegenseite* ist die *Schmerz-* und *Temperaturempfindung* gestört, weil die spino-thalamischen Fasern *nach* ihrer Kreuzung in der vorderen Commissur lädiert sind. Bei genauer Untersuchung kann man im Bezirk der halbseitigen dissoziierten Sensibilitätsstörung auch eine leichte Herabsetzung der Berührungsempfindung feststellen, die darauf beruht, daß der Tractus spino-thalamicus an der Vermittlung von Berührungsreizen mitbeteiligt ist.

Höhe und Schwere der neurologischen Ausfälle auf beiden Seiten des Körpers sind oft nicht ganz kongruent: Die Grenze der motorischen Ausfälle ist gewöhnlich etwas höher als die der sensiblen. Beiderseits findet sich nach oben eine hyperalgetische Übergangszone. Blase und Darm sind nicht gelähmt. Meist ist das Brown-Séquard-Syndrom nicht so vollständig wie es hier beschrieben ist. Seitenunterschiede in der Verteilung von Lähmung und Störung der Schmerz- und Temperaturempfindung gestatten aber auch beim „verwaschenen Brown-Séquard" den Schluß auf eine halbseitige Rückenmarksschädigung, etwa durch einen extramedullären Tumor. Als Grenzfall des Syndroms ist die *„spinale Hemiplegie"* aufzufassen, bei der eine rein motorische Halbseitenparese *ohne Beteiligung des Facialis* vorliegt.

γ) Zentrale Rückenmarksschädigung

Sehr charakteristisch ist auch die Symptomatik der zentralen Rückenmarksschädigung bei Syringomyelie, intramedullären Tumoren und Durchblutungsstörungen der vorderen Spinalarterie: auf der Höhe der Läsion sind beide Vorderhörner betroffen. Die obere Grenzzone dieser partiellen Querschnittslähmung ist deshalb nach den Zeichen einer segmental angeordneten *schlaffen Lähmung* zu bestimmen. Gleichzeitig werden die Fasern des Pyramidenseitenstrangs geschädigt. Die Folge ist eine *spastische Lähmung* unterhalb der Läsion. Frühzeitig, oft vor Einsetzen der spastischen Symptome, bildet sich eine querschnittförmige *dissoziierte Gefühlsstörung* aus. Sie beruht auf Unterbrechung der spinothalamischen Fasern in der vorderen Commissur und im Tractus spino-thalamicus. Die Hinterstränge sind meist nur gering betroffen, deshalb sind die Berührungs- und Tiefensensibilität besser oder völlig erhalten. Dagegen treten bald *trophische Störungen* ein, da das Seitenhorn regelmäßig geschädigt ist. Gefühlsstörungen und Lähmungen sind oft an den Armen und den oberen Rumpfpartien stärker als in den tieferen Segmenten ausgeprägt. Dies erklärt sich aus der exzentrischen Lokalisation der langen Bahnen, die auf S. 102 erläutert wird.

δ) Hinterstrangläsion des Rückenmarks

Das Syndrom einer Hinterstrangläsion des Rückenmarks ist bereits bei den Sensibilitätsstörungen besprochen.

b) Höhenlokalisation

Die Höhenlokalisation einer Rückenmarksschädigung ist leicht, wenn eine scharf begrenzte vollständige Querschnittslähmung vorliegt. Sind die Funktionsstörungen aber geringer ausgeprägt, kann man die Lokaldiagnose erst nach genauer Analyse der motorischen und sensiblen Symptome stellen. Dabei hat die vergleichende Untersuchung der Reflexe eine besonders große Bedeutung. Strangsymptome können dagegen wegen der *exzentrischen Lokalisation der langen Bahnen* leicht zu Fehldiagnosen verleiten: In allen aufsteigenden und absteigenden Tractus legen sich die Fasern für die höheren Segmente jeweils in Lamellen von innen her denen für die tieferen Segmente an, so daß diese zur Rückenmarksperipherie abgedrängt werden. Dadurch entsteht eine somatotopische Gliederung, bei der jeweils die Fasern für die Arme innen, die für die Beine außen verlaufen (s. Abb. 30). Schädigungen, die das Rückenmark von extramedullär treffen, werden deshalb zunächst zu Funktionsstörungen in den Fasern für die tieferen Segmente führen. Beim Syndrom der zentralen Rückenmarksschädigung dagegen werden zuerst die Bahnen der höheren Segmente lädiert, während die der tieferen eventuell verschont bleiben.

α) Halsmarkläsionen

Für Halsmarkläsionen ist die hohe Querschnittslähmung mit Tetraparese der Arme und Beine charakteristisch. Liegt die Schädigung oberhalb von C_4, sind die Arme bis zu ihren proximalen Muskelgruppen spastisch gelähmt. Die Spastik der Schultermuskulatur ist klinisch schwierig zu erfassen, weil die feine Beweglichkeit hier nicht geprüft werden kann. Man stellt sie durch Auslösung des *Deltareflexes* (Schlag auf die Spina scapulae) fest: Dabei kommt es infolge pathologischer Steigerung des Reflexes ein- oder doppelseitig zu einer lebhaften Reflexzuckung nicht nur im M. deltoideus, sondern auch in anderen Muskeln des Schultergürtels. Um eine leichte spastische Reflexsteigerung an den Armen festzustellen, ist ein Vergleich der hier auslösbaren Eigenreflexe mit dem Masseterreflex (s. S. 7) von großem Nutzen. Die Reflexbefunde sind für die Höhenlokalisation zuverlässiger als die Prüfung der übrigen Qualitäten der Motorik. Wie bei jeder spastischen Lähmung, überwiegt an den *Armen* der *Beugetonus*, so daß sie adduziert und im Ellenbogen gebeugt gehalten werden, die Finger sind zur Faust geschlossen. Öffnung der Hand und Streckung des Armes sind besonders paretisch.

Ist das Segment C_4 betroffen, besteht *Phrenicuslähmung* mit Hochstand und paradoxer Atembeweglichkeit des Zwerchfells. Doppelseitige Phrenicusparese führt zu schwerer Ateminsuffizienz mit auxiliärer Atmung. Sie ist, namentlich bei plötzlichem Einsetzen, lebensgefährlich. Halsmarkprozesse oberhalb von C_8 können zum zentralen Typ des Horner-Syndroms führen. Betrifft die Läsion Rückenmark oder Vorderwurzeln in Höhe der Segmente C_8—D_2, ist ein Horner-Syndrom die Regel.

Durch Schädigung des Vorderhorns (oder der Vorderwurzeln) kommt es zu *schlaffen Lähmungen*, die bei Läsion des mittleren Halsmarks im Schultergürtel und den proximalen Armmuskeln, bei Befall des unteren Halsmarks in den kleinen Handmuskeln lokalisiert sind. Man muß jeden Kranken mit hoher Querschnittslähmung auch in Seiten- oder Bauchlage untersuchen, um eine Atrophie des Supra- und Infraspinatus oder eine Scapula alata, auch ein umschriebenes Fasciculieren der Muskulatur nicht zu übersehen.

β) Brustmarkläsionen

Charakteristisch ist die *spastische Paraparese der Beine*, während die Arme nicht gelähmt sind. In leichteren Fällen sind nur die Eigenreflexe der Beine gegenüber denen an den Armen gesteigert.

Je nach dem Sitz des Prozesses im oberen, mittleren oder unteren Brustmark, werden auch die Thorax-, Rücken- und die Bauchmuskeln gelähmt. Dies ist daran zu erkennen, daß die thorakalen Atmungsexkursionen und der Hustenstoß schwach sind und die Bauchdecken seitlich ausladen. Sind die tieferen Segmente der Bauchmuskeln unterhalb von D_9 paretisch, wird durch die intakten höheren Segmente der Nabel beim Beugen des Kopfes unter Anspannen der Bauchdecken nach oben gezogen. Wenn auch der Ileopsoas betroffen ist, kann der Patient sich nicht mehr aus dem Liegen aufrichten. Bei Läsion in den Segmenten D_{10}, D_{11} oder D_{12} sind oft die *Bauchhautreflexe* in der oberen Etage noch auslösbar, während sie in der mittleren und unteren oder in der unteren allein fehlen (s. Tabelle 1, S. 17).

γ) Lumbalmark-, Cauda- und Conusläsionen
(Abb. 32)

Alle Schädigungen des Rückenmarks unterhalb von L_1 führen zu schlaffer Lähmung der Beine. Spastische Paraparese zeigt also immer eine Brustmarkläsion an. Die Symptome einer Funktionsstörung im *Lumbalmark* sind klinisch vom hohen Caudasyndrom nicht zu trennen. Auch kann die Unterscheidung zwischen einer Schädigung der unteren Cauda equina und des Conus medullaris und die exakte Höhenlokalisation sehr schwierig sein, da die Caudafasern dicht gebündelt entlang dem Conus verlaufen und beide Strukturen häufig zusammen lädiert werden. Das vollständige *Caudasyndrom* ist durch folgende Symptomkombination charakterisiert: schlaffe Lähmung beider Beine, die etwas asymmetrisch sein kann, „reithosenartige" Gefühlsstörung für alle Qualitäten in den Lumbal- und Sacralsegmenten (s. Abb. 5) mit Schmerzen in diesem Bereich, Störungen der Blasen- und Mastdarmentleerung sowie der Potentia coeundi. Aus der Verteilung der Lähmungen läßt sich eine ungefähre Höhendiagnose stellen, die bei dem lang ausgezogenen Verlauf der Cauda equina ebenso

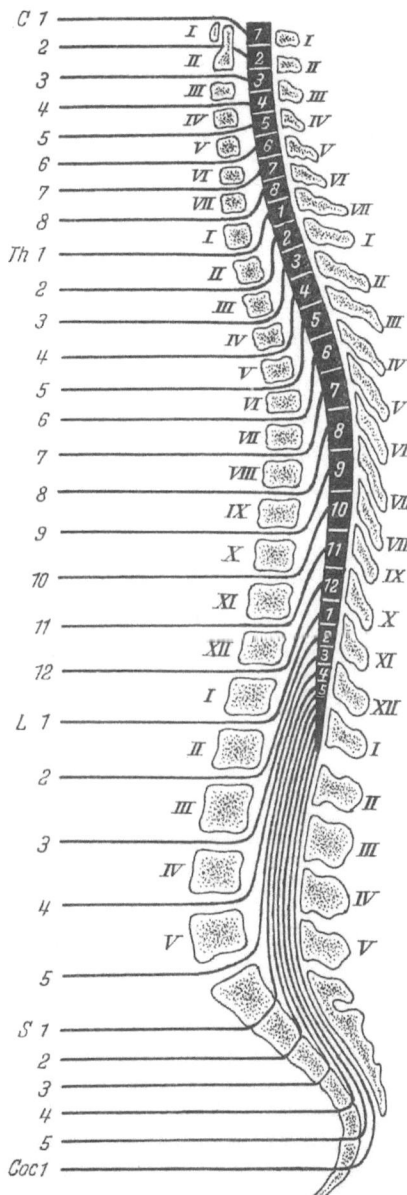

Abb. 32. *Topographische Beziehungen der Rückenmarkssegmente und -wurzeln zur Wirbelsäule*

wichtig wie schwierig ist. Einzelheiten sind im Kapitel über die raumfordernden spinalen Prozesse besprochen.

Bei den sehr seltenen Läsionen des *Conus medullaris* kommt es zu einem sehr charakteristischen Syndrom: da die sacralen Regulationsstellen für die Blasen- und Darmentleerung unterbrochen sind, bestehen Stuhl- und Urininkontinenz. Der Analreflex fehlt immer. Lähmungen und Reflexstörungen an den Beinen sind bei Lokalisation der Schädigung unterhalb von S_2 nicht zu erwarten. Die Sensibilität ist in den perianalen Segmenten S_{3-5} beeinträchtigt.

c) Störungen der Blasenentleerung

Die Blasenstörungen, die in der Rückenmarksdiagnostik eine große Rolle spielen, werden abschließend zusammenfassend dargestellt (Abb. 33): Die Blasen-

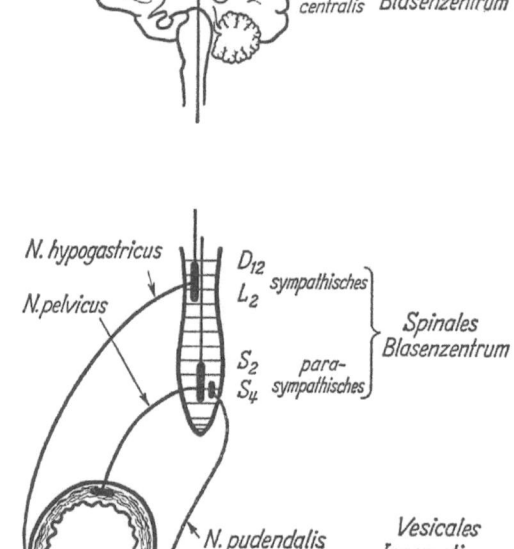

Abb. 33. *Die drei Innervationszentren der Harnblasenwand* (aus ALLERT-BÜSCHER)

muskulatur besteht aus dem glatten *M. detrusor vesicae*, der die Tunica muscularis der Wand bildet, dem schlingenförmigen sog. *M. sphincter internus*, der in Wirklichkeit aus drei zirkulären Muskelschlingen besteht, die dem Detrusor entstammen, und schließlich aus dem quergestreiften *M. sphincter externus*.

Die *zentrale Innervation* hat ihre höchsten Instanzen in den Stammganglien (daher Blasenstörungen bei Parkinsonismus!) und im Lobus paracentralis (Mantelkantensyndrom!). Von hier ziehen efferente Bahnen mit oder neben den langen motorischen Bahnen zum sympathischen Innervationszentrum in der grauen

Substanz der Seitenhörner in Höhe von D_{12}—L_2 und zum parasympathischen Innervationszentrum in Höhe von S_2—S_4. Diese *spinalen „Zentren"* sind Schaltstationen von Reflexbögen. Die *sympathischen Impulse* werden über den N. hypogastricus, die *parasympathischen* über den N. pelvicus und den Plexus pelvicus zur dritten und letzten Regulationsstelle, den in der Harnblasenwand gelegenen intramuralen Ganglien geleitet. Neben der vegetativen hat die Blase eine *somatische Innervation* über den N. pudendalis. Dieser führt efferente Impulse für den M. sphincter externus und afferente Impulse aus der Harnröhrenschleimhaut. Die sensiblen Impulse stammen aus Überdehnungs- und Schmerzreizen der Blase. Die spinale Repräsentation des Nerven ist in Höhe der Segmente S_2—S_3.

Früher hatte man folgende Vorstellung über den Mechanismus der Blasenentleerung: durch Kontraktion des M. detrusor wird bei gleichzeitiger Erschlaffung der beiden Sphincteren der Harn aus der Blase ausgepreßt. Mit dem Ende der Miktion sollte ein umgekehrter Vorgang einsetzen: aktiver Verschluß durch Kontraktion beider Sphincteren bei gleichzeitigem Erschlaffen des Detrusor. Diese Theorie konnte aber die geläufige klinische Erfahrung nicht erklären, daß es bei Querschnittsverletzung des Rückenmarks zu völliger motorischer Lähmung der Blase bei gleichzeitiger Retentio urinae kommt. Wären dabei die Blasenmuskeln schlaff gelähmt, müßte Inkontinenz statt Retention eintreten.

Nach cystographischen und elektromyographischen Untersuchungen wird heute folgende **Miktionstheorie** vertreten: Mit Kontraktion des M. detrusor kontrahiert sich auch die Schlingenmuskulatur am Blasenausgang. Dabei erhält die Harnröhrenvorderwand eine andere Verlaufsrichtung als in der Ruhe. Weiter kontrahiert sich der M. retractorius uvulae, der ein Teil des M. detrusor ist. Dadurch wird die Hinterwand der Harnröhre von der Vorderwand zurückgezogen. Der Blasenausgang wird also *aktiv geöffnet*, der oberste Abschnitt der Harnröhre erweitert und in seiner Stellung zur Blase in eine für den Abfluß günstigere Position gebracht. Die *inaktive, ruhende Blase* wird durch den M. sphincter externus aktiv verschlossen gehalten. Während der Miktion ist dieser erschlafft. Zur Zeit der Miktion senkt sich die ganze Blase, d.h. der Beckenbodentonus ist zusammen mit dem herabgesetzten Tonus des Sphincter externus erniedrigt.

Bei *Ende der Miktion* kontrahiert sich der Sphincter externus aktiv zum Verschluß, während das Orificium vesicae internum durch Erschlaffen des Detrusor und damit auch Erschlaffung der örtlichen Muskelschlingen ventilartig zusammenklappt und die Harnröhre durch Veränderung ihrer Lage zur Harnblase sozusagen abgeklemmt wird. Das Ostium internum der Blase ist dann passiv verschlossen. Von einem Sphincter internus kann man nicht mehr sprechen.

Die Kontraktion des Detrusor und die aktive Anspannung der Detrusorschlingen am Blasenausgang werden durch den parasympathischen N. pelvicus ausgelöst. Gleichzeitig erfolgt über den somatischen N. pudendus die Tonusverminderung des Beckenbodens und damit das Erschlaffen des Sphincter externus. Die Wirkung der Detrusorkontraktion wird durch Bauchmuskelkontraktionen unterstützt. Der Sympathicus soll bei der Ejaculation den inneren Blasenhals verschließen, sonst scheint er nur die Blasenwand zu tonisieren, denn nach seiner Durchschneidung bleibt der Miktionsablauf unbeeinträchtigt.

Nach *akuten* Querschnittsverletzungen oder anderen *akuten* Krankheiten des zentralen Nervensystems kommt es neben der Paralyse aller glatten und quergestreiften Muskeln auch zur Wandlähmung der Blase und damit zu einer permanenten Verlegung ihrer inneren Öffnung. Bei dem oben dargestellten Miktionsmechanismus ist es verständlich, daß gleichzeitig Lähmung und Retention eintritt. Da der Reflexbogen für die Reaktion der Harnblasenwand auf Dehnungsreize unterbrochen ist, tritt eine Überdehnung der Wandmuskulatur ein. Mit zunehmender Füllung wird dann der Blasenausgang überdehnt und passiv geöffnet, so daß die Blase überläuft (*schlaffe, atone, sog. Überlaufblase*). Aus dieser atonen Blase des akuten Stadiums können zwei chronische Lähmungstypen entstehen: die hypertone und die hypotone Blase.

Sitzt die Läsion oberhalb von D_{12}, entwickelt sich aus der schlaffen atonen Blase nach dem Schockstadium mit der Zeit eine *hypertone Blase*. Unterhalb der Stelle des Traumas wird der spinale Reflexbogen wieder aktiv. Auf Dehnungsreize kommt es reflektorisch zur teilweisen Blasenentleerung *(Reflexblase)*. Dauert dieser Zustand länger an, entwickelt sich eine ständige Tonuserhöhung der Blasenmuskulatur *(spastische Blase)*. Ihre Schwelle auf Dehnungsreize ist erniedrigt, so daß die Spontanmiktionen häufiger sind als normal *(Pollakisurie)*. Reflektorisch können durch sensible Reize aller Art unwillkürliche Miktionen ausgelöst werden. Der Patient hat weder Harndrang noch Gefühl für den Harnabgang. Die Blase ist klein, der Rest-Harn nur gering.

Sitzt die Läsion in Höhe der spinalen,, Zentren" selbst oder darunter (tiefe Cauda- oder Conusläsion), kann die Autonomie der Blase erwachen. Die intramuralen Ganglienzellen übernehmen dann tonisierende und steuernde Funktionen. Durch Aktion der intramuralen Ganglien zieht sich die Blase bei einem bestimmten Füllungszustand wieder teilweise zusammen *(autonome Blase)*. Die intramuralen Ganglienzellkomplexe rufen aber keinen physiologischen Tonus hervor, der Wandtonus ist herabgesetzt. Bei großer Blasenkapazität bleibt jeweils viel Restharn zurück.

7. Neuropsychologische Syndrome

Unter dieser Bezeichnung faßt man heute eine heterogene Gruppe von Störungen assoziativer Leistungen zusammen, die komplexer organisiert sind als die bisher besprochenen motorischen und sensiblen Funktionsstörungen. Sie stellen gleichsam eine Zwischenschicht zwischen diesen und den psychischen Störungen des Denkens, Fühlens und Wollens dar. Sie werden empirisch mit Krankheitsprozessen in umschriebenen Hirnregionen in Beziehung gesetzt, jedoch ist ihre Struktur und Pathophysiologie noch nicht befriedigend aufgeklärt. Deshalb erscheint es angemessen, eine vorwiegend beschreibende Darstellung zu geben und auf Erklärungsversuche zu verzichten, die mit unbewiesenen Begriffen wie „Wortklangbilder", „Bewegungsvorstellungen" u.ä. arbeiten.

Voraussetzung für die Diagnose ist in jedem Falle, daß das Syndrom nicht durch Demenz, Bewußtseinsstörung oder Persönlichkeitsveränderung, aber auch nicht durch eine sensible oder motorische Störung erklärbar ist. Die Abgrenzung kann im Einzelfall schwierig sein.

a) Aphasie

Aphasie ist eine Störung der *„inneren Sprache"*, die in verschiedenen Formen auftreten kann. Sie muß von den Funktionsstörungen der Sprechexekutive

(Artikulationsmotorik) unterschieden werden, die man als *Dysarthrie* (Árthros = Gelenk) bezeichnet. Eine Reihe von artikulatorischen Sprechstörungen hatten wir bereits in den vorangegangenen Abschnitten besprochen:

1. Die corticale, pseudobulbäre oder bulbäre Dysarthrie, die auf spastischer Bewegungsstörung oder peripherer Lähmung der Sprechmuskulatur beruhen.

2. Die cerebellare Koordinationsstörung der Sprechbewegungen, die sich als skandierendes oder verwaschenes Sprechen äußert.

3. Die Artikulationsstörungen beim Parkinson-Syndrom (leises, monotones Sprechen und Versiegen des Sprachantriebs) und bei progressiver Paralyse (verwaschene Artikulation).

4. Abbauformen des Sprechens bei schweren hirnatrophischen Prozessen wie Echolalie (Wiederholen von gehörten Worten oder Sätzen) und Logoklonie (repetierendes Sprechen einzelner Silben), die bereits zu den Denkstörungen überleiten.

5. Hier ist auch das *Stottern* zu nennen. Es kann seelische Ursachen haben, kann aber auch ein allgemeines sprechmotorisches Symptom bei frühkindlichen Hirnschädigungen und schließlich Restsymptom einer Aphasie sein.

Diesen Störungen der Sprechexekutive entspricht auf der sensorischen Seite die *Taubstummheit*, deren Primärsymptom die akustische Erschwerung des Hörens ist, in deren Folge die Sprachentwicklung ausbleibt. Dies muß von der aphasischen Beeinträchtigung des Sprachverständnisses unterschieden werden. Der Einfachheit halber wird die Differenzierung zwischen Sprach-, Wort- und Lautverständnis hier vernachlässigt.

Während die Dysarthrie am gestörten Aussprechen leicht zu erkennen ist, verlangt die Diagnose einer *Aphasie* eine eingehende **neuropsychologische Untersuchung**. Wir gehen dabei in folgender Weise vor:

1. Beobachtung von *spontaner Sprechweise* und *Sprachverständnis* des Kranken im Gespräch.

2. Aufsagen *automatisierter Reihen* (Zehnerreihe, Wochentage, Monatsnamen).

3. *Nachsprechen* von sinnvollen Worten mit zunehmender Silbenzahl.

4. *Benennen* von optisch dargebotenen Objekten.

5. Vollenden von angefangenen Sätzen.

6. Finden von *Oberbegriffen* (z. B. Auto, Motorrad, Lastwagen). Diese Leistung ist allerdings sehr intelligenzabhängig.

7. Finden von *Unterbegriffen* (Aufzählungen mehrerer Arten von Federvieh u. ä.).

8. *Verständnis* für Wort- und Satzbedeutungen (Gegenstände zeigen, Aufforderungen befolgen).

9. Wiedergabe einer kurzen vorgelesenen Geschichte.

10. Leise und laut *Lesen* und Wiedergabe des Inhalts.

Zur Ergänzung prüft man zweckmäßig auch einige Leistungen, die andere als sprachliche Fähigkeiten beanspruchen, aber erfahrungsgemäß aus anatomischen Gründen bei Aphasie häufig ebenfalls gestört sind:

11. Singen, Melodie erkennen, Takt klopfen

12. Spontan, Diktat- und Abschreiben

13. Kopf- und schriftliches Rechnen.

14. Erkennen einer Bildergeschichte

15. Rechts-Links-Unterscheidung, Orientierung am eigenen Körper
16. Freies Zeichnen und Kopieren.

Nach dem sprachlichen Verhalten und den Leistungen in diesen Aufgaben treffen wir die Zuordnung zu einer der folgenden Formen von Aphasie:

α) Reine motorische Aphasie

Die Kranken sprechen spontan fast gar nicht. Nach Aufforderung bringen sie zögernd, mühsam nach Worten ringend, in abgehackter Betonung und mit einem übergroßen Aufwand an Mitbewegungen der Sprech- und Gesichtsmuskulatur ganz kurze Sätze hervor. Die Struktur dieser Sätze ist auf die nötigsten Substantive, Verben und Adjektive reduziert, während Artikel, Konjunktionen, Präpositionen und Pronomina fortfallen. In diesem sog. *Telegrammstil* lautet etwa das Märchen vom Wolf und den sieben Geißlein: *„Lolf — Wald — Keißlein — Uhrenkasten"* oder die Schilderung eines apoplektischen Insultes: *„Dienstag — Aufstehen — kaputt — Doktor"*. Es handelt sich hier um eine beachtliche sprachliche Leistung, denn trotz der schweren sprachlichen Behinderung wird die Vermittlung des Inhalts erreicht.

Die Worte sind durch *literale Paraphasien* entstellt, bei denen einzelne Laute oder Silben ausgelassen, umgestellt oder entstellt werden: z.B. *Meksel* statt *Messer, Zweckstück* statt *Zweimarkstück, Geschwindkeit, Beilstift, Tatschentuch*. Diese literalen Paraphasien werden auf eine dysarthrische Bewegungsstörung der Sprechmuskulatur zurückgeführt, die sich bereits in der oben geschilderten Sprechmotorik erkennen läßt. Verbale Paraphasien (s. unten) gehören nicht zum Syndrom.

Sehr charakteristisch ist die häufige *Wiederholung* von kurzen *stereotypen Wendungen* („wie geht es Ihnen?"), die in die skelettierte Sprache eingeschoben oder anstelle von Aussagen hervorgebracht werden. Bei sehr schwerer motorischer Aphasie sind die sprachlichen Äußerungen überhaupt auf einige wenige Lautfolgen eingeschränkt. Neurophysiologisch ist besonders interessant, daß manche Kranke nur den einen Satz oder das eine Wort sprechen können, das sie gerade sagten, als mit ihrem apoplektischen Insult ihre Aphasie akut einsetzte: hier ist offenbar durch die pathologische Läsion ein Innervationsmuster fixiert worden. *Affektiv* getöntes Sprechen (Fluchen, Singen, eingefahrene Floskeln wie „guten Tag Herr Doktor") gelingt den Patienten gewöhnlich besser als Aussagesätze. Die motorische Aphasie tritt in zwei Schweregraden auf, die sich auch lokalisatorisch etwas unterscheiden sollen:

Bei der *reinen motorischen Aphasie* sind das spontane und Nachsprechen in der eben beschriebenen Weise gestört. Die innere Sprache ist aber so weit intakt, daß der Kranke die Silbenzahl von Worten, die er nicht aussprechen kann, korrekt mit dem Finger zu klopfen vermag. Schreiben, Lesen und Sprachverständnis sind intakt oder nur wenig beeinträchtigt.

β) Brocasche totale motorische Aphasie

Häufiger ist die *totale motorische Aphasie*. Hier ist auch die *innere Sprache* beeinträchtigt: Die Kranken können die Silbenzahlen von Worten nicht mehr klopfen, sie haben Schwierigkeiten, Wörter aus Buchstabentäfelchen zu legen, und ihr spontanes und Diktatschreiben ist in seiner Flüssigkeit erschwert, durch Absetzen einzelner Buchstaben unterbrochen und durch literale *Paragraphien* (Buchstabenumstellungen) entstellt. Kopieren ist möglich. Aufsagen von automatisierten Reihen gelingt nicht, das Rechnen wird fehlerhaft, weil die Patienten den Rechenzeichen gegenüber ratlos sind.

Bei näherer Prüfung stellt man regelmäßig auch leichte Wortfindungsstörungen (s. unten) fest.

Es sind also *alle expressiven sprachlichen und verwandten Leistungen betroffen.* Aber auch die receptiven Sprachfähigkeiten sind nicht intakt: In der gesprochenen Rede und im Lesen erfassen die Patienten häufig nur die ungefähre Bedeutungssphäre: sie zeigen etwa die Hand statt des Fingers, verweisen auf den Körper statt auf den Kopf usw.

Die motorische Aphasie ist stets mit einer artikulatorischen Sprechstörung verbunden. Die Brocasche Form kann aber durch Dysarthrie allein nicht erklärt werden, zumal sie nur nach Läsionen der dominanten Hemisphäre (s. S. 112) auftritt.

γ) Totale sensorische Aphasie (Wernicke)

Das spontane Sprechen der Patienten ist meist flüssig, aber durch *verbale Paraphasien* entstellt, d.h. Wortverwechselungen, bei denen sie entweder in die akustische oder die Bedeutungssphäre der Worte abgleiten: Im ersten Fall wird der Kranke z.B. „*Bauer*" statt „*Baum*" sagen, im zweiten „haarscharf daneben treffen" und etwa ein *Zentimetermaß* als „*Zeitmesser*", die *Gabel* als *Löffel* bezeichnen. In schweren Fällen, namentlich im Initialstadium, ist auch die grammatikalische Struktur der Sätze gestört, aber nicht in Form des konzentrierten Telegrammstils, sondern als regellose Unordnung *(Paragrammatismus)*. Trotz dieser schweren Entstellung haben die Sätze eine natürliche Sprachmelodie, nach der man Ausrufe, Feststellungen und Fragen erahnen kann. Insgesamt wird „*viel gesprochen, aber wenig gesagt*".

Das *Sprachverständnis* ist erheblich beeinträchtigt: Die Patienten erfassen die Rede ihres Gesprächspartners nur ganz ungefähr und können beim Benennen von Objekten, das ihnen grob mißlingt, aus einer angebotenen Auswahl von Bezeichnungen nicht die zutreffende erkennen. Häufig ist Echolalie (sinnloses Wiederholen von gehörten Worten).

Formal bleibt dabei der dialogische Austausch von Rede und Gegenrede erhalten, nur scheint es, als ob die beiden Partner verschiedene Sprachen gebrauchten, die sie wechselseitig nicht verstehen.

Nachsprechen, Lesen, spontanes und Diktatschreiben sind durch Paraphasien, Paralexien und Paragraphien entstellt, mündliches und schriftliches Rechnen sind schwer gestört. Mechanisches Kopieren ohne Verstehen des Geschriebenen und Aufsagen automatisierter Reihen gelingen oft gut, jedenfalls besser als die übrigen Sprachleistungen.

Es besteht demnach eine *Störung des Sprachverständnisses, die sich auch auf die eigene Sprache erstreckt,* offenbar weil deren akustische Steuerung (Rückkoppelung) ausgefallen oder schwer beeinträchtigt ist.

δ) Reine sensorische Aphasie

Neben dieser totalen gibt es eine sog. *reine sensorische Aphasie,* die durch die Bezeichnung „*reine Worttaubheit*" sehr treffend charakterisiert ist: Der Patient nimmt Geräusche wahr, kann ihre Bedeutung meist zutreffend erkennen. Spontansprache, Lesen und spontanes Schreiben sind nicht durch Wortverwechselungen verändert, die grammatikalische Struktur ist erhalten. Der Kranke ist aber unfähig, gesprochene Rede zu verstehen, so daß er auch nicht nachsprechen oder nach Diktat schreiben kann. Anders als bei der Wernicke-Aphasie haben die Patienten ein deutliches Bewußtsein von ihrer Sprachstörung, sie sind ratlos und leicht verzweifelt, weil sie gleichsam in einer sprachfremden Umgebung leben.

Diese Form der Aphasie wird mit zentralen Hörstörungen in Beziehung gebracht („akustischer Funktionswandel"). Ob sie dadurch voll erklärt ist, bleibt noch zu untersuchen.

ε) Jargon-Aphasie

Das andere Extrem ist eine ganz schwere sensorische Sprachstörung, die man als *Jargon-Aphasie* bezeichnet. Diese Patienten bieten eine *reichliche Sprachproduktion*. Sie haben meist, aber nicht immer, eine leicht *euphorische Grundstimmung* und reden, ohne bei der Wortwahl zu zögern und ohne jede Kritik für die Mängel ihres Sprechens, ein *Kauderwelsch*, dessen Wortneubildungen *(Neologismen)* nicht nur die Aussagewörter, sondern auch die grammatikalischen Bindewörter betreffen. Man gewinnt den Eindruck einer *Privatsprache*, die für den Patienten noch eine Bedeutung hat, aber keine Information mehr vermittelt. Einige Beispiele erläutern diese schwere Form der sensorischen Aphasie:

(Wie geht's?) *Nu danke.* (Sind Sie krank?) *Ja, in großen Scheiben.* (Wo?) *Gewittmütterle.* (Wie lange sind Sie hier?) *Frau Kese sagte, ich soll ja die Brautwäsche nicht fort tun.* (Welchen Tag haben wir heute?) *Da holen sie uns wieder zum Jagen.* (Waren Sie oft auf der Jagd?) *Ich sah noch niemand, mir tut's am Rachen so weh.* (to be or not to be, that is the question?) *Ja, ja, die sind gut zum Essen.* (Was ist das? — Kugelschreiber —) *Gesehrte* (oder?) *Klimpinna* (oder?) *wenn's runterfällte, wird's abgeführt.* (Blumen vorgehalten) *Versuche sind's, die sind mit Bärbele, auch wieder andere zum Schmieren.*

Oder in längeren Sätzen, z.B. bei der Aufgabe, eine Kneifzange zu benennen: *„Kann man halt zurechtlegen irgendwie, wie man will, irgendwie drehen, Sie meinen doch, wenn da ein Steck dran ist, das Besteck, halt, halt die Uhr kann man da vielleicht abmachen, könnte man auch, weiß nich, was da noch dabei dran, muß abschalten, nich, kann es aber auch so machen und irgendwie als was anderes dazu, vielleicht irgendwie was anbringen muß, irgendwie vielleicht was Innenverbindung und dann wieder dick festmachen, oder so was."*

Manche Autoren haben die Jargon-Aphasie durch ein Nichtwahrnehmen des eigenen Defektes (Anosognosie, s. S. 120) erklären wollen. Mangelnde Defektwahrnehmung liegt aber auch bei Wernicke-Aphasie vor, andererseits gibt es auch Patienten, die bei Jargon-Aphasie eine gewisse Krankheitseinsicht haben.

ζ) Amnestische Aphasie

Bei leichteren Formen können die Patienten eine Unterhaltung flüssig, sinnvoll und in grammatikalisch korrekten Sätzen führen. Man bemerkt aber bald, daß sie sich auffällig *unpräzise* ausdrücken und die *genaue Bezeichnung* für Objekte und Tatbestände durch Umschreibungen und allgemeine schablonenhafte Redensarten ersetzen. Auf die Frage nach seinem Beruf erwiderte ein

Schäfer z.B.: *„ich bin so durch die Gegend gelaufen"*, auf die Frage nach dem Wohnort sagte eine Patientin: *„wo die Großstadt ist, da wohne ich noch immer",* eine andere: *„da wo ich eben immer arbeiten tu".* Auf die Frage nach den Beschwerden hört man oft die vage Antwort: *„ach, es geht eben doch nicht so ganz".*

In schweren Fällen haben die Kranken eine *zögernde Sprechweise:* sie ergreifen kaum spontan das Wort, antworten auf Fragen nur in kurzen Sätzen und führen das Gespräch nicht aktiv weiter. Häufig werden die Sätze auf halbem Wege abgebrochen, und die Patienten nehmen auch gestische Darstellungen zu Hilfe. Paraphasien treten zunächst noch nicht auf.

Bei näherer Prüfung findet man eine Störung des Benennens, die sich auf Hauptwörter, Eigenschaftswörter und Tätigkeitswörter erstreckt *(Wortfindungsstörung).* Die gesuchten Worte werden entweder gar nicht gefunden, durch ein Füllwort ersetzt *(„das Dings da")* oder durch charakteristische Umschreibungen ersetzt. Dabei nennt der Patient entweder nur die allgemeine Kategorie: *Buch* statt Notizbuch, *Tier* statt Hund, oder er beschreibt den Gebrauch oder die besondere Eigenschaft des Gegenstandes: Gürtel = *zum die Hose zu halten,* Bleistift = *zum Schreiben,* Taschenlampe: *da macht man Licht mit,* Kalender: *schöne Bilder, bis 30.*

Wie bei der motorischen Aphasie, kann aber in affektiv gefärbtem Zusammenhang ein Wort, das nach Aufforderung nicht reproduziert wurde, plötzlich zur Verfügung stehen: Ein Patient, der seine Brille nicht zu benennen wußte, kann einige Minuten später, bei der Prüfung des Lesens, erklären, jetzt müsse er erst seine Brille aufsetzen.

Bietet man den Patienten bei der Prüfung eine Auswahl von Benennungen an, sind sie in der Lage, prompt die zutreffende herauszufinden, allerdings mit einer gewissen Unsicherheit *(Kugelschreiber oder . . . ?).*

Das *Sprachverständnis* ist fast ungestört. Die Schriftsprache ist ähnlich unpräzise wie das Sprechen, die Fähigkeit zum Lesen ist erhalten. Unter dem Druck der Untersuchung treten oft zunehmend verbale Paraphasien auf, die sich qualitativ nicht von denen bei sensorischer Aphasie unterscheiden.

Gewöhnlich haben die Patienten ein deutliches Bewußtsein ihrer sprachlichen Minderleistung *(„jesses, wie heißt es doch wohl, manchmal fällt es mir grad' aus").* Daher geraten sie bei längerer Prüfung leicht in eine affektive Versagensreaktion, in der alle sprachlichen Leistungen blockiert sind.

Alle diese klinisch unterschiedenen Formen der Aphasie haben eine Reihe von Eigenschaften gemeinsam: immer ist die *Aussagesprache* (JACKSON), z.B. die Fähigkeit, einen Bericht zu geben, ein Objekt oder einen Tatbestand zu benennen, stärker betroffen als die *emotionale Sprache* und die präformierten automatisierten Sprachäußerungen und gesellschaftlichen Floskeln. Die Ausprägung der aphasischen Sprachstörungen ist sehr von der *affektiven Verfassung,* von der Antriebs- und Bewußtseinslage abhängig, daher kann beim selben Patienten die Schwere der sprachlichen Minderleistungen in wechselnden Situationen ganz unterschiedlich sein. Auch die prämorbiden sprachlichen Fähigkeiten und Gewohnheiten, Erziehung und Bildungsgrad spielen eine große Rolle, so daß das Bild der Aphasie von einem Patienten zum andern unterschiedlich ist. Dies gilt besonders für den Grad der Schreibstörung. Man darf also nie die aphasisch veränderte Sprachleistung für sich diagnostisch verwerten, sondern muß stets die individuelle Situation des Patienten mitberücksichtigen.

Es ist auch nicht sinnvoll, ein einzelnes Symptom isoliert als „amnestisch" oder „sensorisch" zu bezeichnen. Schon die drei Grundformen, die oben beschrieben sind, enthalten jeweils Elemente auch der anderen Aphasietypen, zudem trifft man klinisch bei etwas mehr ausgedehnten Herden meist gemischte Formen an. Die Zuordnung zu den klassischen Formen kann also nur nach dem Gesamtbild erfolgen.

η) Aphasie bei Kindern

Aus dem großen Gebiet der kindlichen Sprachstörungen können hier nur die Störungen im Gebrauch der Sprache kurz besprochen werden, die einsetzen, nachdem die Kinder das Sprechen bereits erlernt hatten. Diese allein werden als Aphasie bezeichnet.

Aphasien bei Kindern unterscheiden sich im Erscheinungsbild, im Verlauf und in den pathogenetischen Bedingungen erheblich von denen bei Erwachsenen. Die typische Sprachstörung im Kindesalter ist eine *totale Aphasie* mit Mutismus (Sprachlosigkeit, Stummheit) und beeinträchtigtem Sprachverständnis. Dieser pauschale Ausfall der sprachlichen Fähigkeiten ist sicher nicht nur durch den organischen Krankheitsprozeß, sondern auch durch die emotionale Reaktion auf die Kommunikationsstörung bedingt, die jede Aphasie mit sich bringt.

Die oben beschriebenen differenzierten Aphasieformen werden im Kindesalter noch nicht beobachtet. Im Vorschulalter kommen nur die *motorische* und die *sensorische* Aphasie vor. Die sensorische bleibt aber stets ohne die logorrhoische Enthemmung des Sprechens, und auch das produktive Symptom der verbalen Paraphasien ist seltener als beim Erwachsenen. Die Kinder sind nicht euphorisch, sondern ängstlich-verstimmt und neigen bei Beanspruchung ihrer sprachlichen Fähigkeiten zum reaktiven Mutismus. Das Bild der amnestischen Aphasie tritt erst jenseits der Pubertät auf.

Aphasien bei Kindern sind meist rasch und gut rückbildungsfähig. Anders als bei *Erwachsenen* treten sie nur bei ausgedehnten Läsionen in *beiden* Großhirnhemisphären auf. Dies führt man darauf zurück, daß im Kindesalter die Dominanz einer Hemisphäre für die sprachlichen Fähigkeiten noch nicht ausgebildet ist.

Lokalisation

Hemisphärendominanz. Beim erwachsenen Rechtshänder sind Läsionen in der *linken* Fronto-Temporo-Parietalregion regelmäßig von aphasischen Störungen gefolgt. Die Sprachfähigkeit ist bei ihm also an die Intaktheit der Hemisphäre gebunden, die die Bewegungen der *bevorzugten* Hand steuert. Diese wird als *dominant* bezeichnet.

Die Hemisphärendominanz ist nicht angeboren, sondern wird erst in den ersten Lebensjahren erworben. Zunächst sind beide Hemisphären zur Übernahme der Fähigkeiten, die dem Gebrauch der Sprache zugrunde liegen, gleichermaßen befähigt. Deshalb kann ein Kind bei linksseitiger schwerer Hirnschädigung oder nach operativer Entfernung der linken Hemisphäre in den ersten Lebensjahren eine normale Sprachentwicklung nehmen. Diese Möglichkeit zur *Verlagerung der Dominanz* vermindert sich aber rasch mit zunehmendem Lebensalter. Die obere

Grenze läßt sich nicht genau festlegen, sie liegt etwa zwischen dem 6. und 8. Lebensjahr.

Bei 5—6% der Menschen entwickelt sich aus Gründen, die noch nicht aufgeklärt sind, eine *Bevorzugung der linken Hand*. Linkshändigkeit ist aber nicht das Spiegelbild von Rechtshändigkeit. Viele Linkshänder führen eine Reihe von Kraft- und Geschicklichkeitsleistungen doch mit der rechten Hand aus, und sie bevorzugen nicht durchgehend das linke Auge und den linken Fuß, so daß wir sie als Beidhänder (Ambidexter) bezeichnen müssen.

Dieser unvollständig ausgeprägten Seitenbevorzugung in der Händigkeit entspricht eine *unvollständige Ausbildung der Hemisphärendominanz*. Bei mehr als der Hälfte der Linkshänder ist nicht etwa die kontralaterale, rechte, sondern *ebenfalls die linke Hemisphäre* für die sprachlichen Leistungen führend. Bei den übrigen hat sich keine eindeutige Dominanz entwickelt, und die Sprachfähigkeiten, aber auch andere Leistungen, die sonst von der dominanten Hemisphäre bestimmt werden, sind *bilateral repräsentiert*.

Dies hat klinisch zur Folge, daß sich beim Linkshänder eine Aphasie nach einseitiger Hirnschädigung gewöhnlich rascher und besser zurückbildet als beim Rechtshänder, da bei ihm die gesunde Hemisphäre die gestörten Funktionen übernehmen kann. Andererseits neigen linkshändige Kinder unter affektiver Belastung zu Schwierigkeiten beim Lesen, Formerkennen und Zeichnen und auch zu emotionaler Unausgeglichenheit.

Die Sprachregion *(„Sprachzentrum")*. Durch Vergleich pathologisch-anatomischer Befunde mit den klinisch unterschiedenen Typen von Sprachstörungen haben sich folgende lokalisatorische Zuordnungen ergeben (Abb. 34):

1. Die *motorische Aphasie* tritt nach Läsionen im unteren Abschnitt der dritten Stirnwindung (Brocasche Stelle) auf.

2. *Totale sensorische Aphasie* korreliert mit Herden im rückwärtigen Abschnitt der ersten Schläfenwindung (Wernicke-Stelle).

3. Bei *reiner sensorischer Aphasie* findet sich ein kleinerer subcorticaler Herd im Schläfenlappen.

4. *Jargon-Aphasie* ist gewöhnlich die Folge eines größeren Herdes im Schläfenlappen, der mit diffuser Hirnschädigung kombiniert ist.

5. Bei *amnestischer Aphasie* sind die Läsionen sehr umschrieben. Eine genauere Lokalisation der Herde innerhalb der temporo-parietalen Übergangsregion ist nicht möglich.

6. Bei *Alexie* und *Agraphie* ist der Herd im Gyrus angularis des Parietallappens lokalisiert.

Diese lokalisatorischen Beziehungen sind für die klinische Praxis zwar in dem Maße brauchbar wie die Einteilung der Aphasien in die verschiedenen Unterformen. Beides darf jedoch nicht so mißverstanden werden, daß es innerhalb der sprachlichen Leistungen des Menschen etwa eine isolierbare Partialfunktion „Wortfindung" gäbe, die in der temporo-parietalen Region lokalisiert sei. Dies würde wiederum einen psychophysischen Isomorphismus bedeuten, wie wir ihn bereits im Kapitel über die Sensibilität diskutiert hatten.

Man würde aber ins andere Extrem verfallen, wenn man unter Berufung auf eine Ganzheitsvorstellung vom Menschen die Lokalisationslehre ganz ablehnen wollte. Es kann kein vernünftiger Zweifel bestehen, daß die einzelnen

Abschnitte der Hirnrinde spezialisierte Funktionen haben, die bestimmten Leistungen, wie Bewegungen, Handlungen, Akten des Erkennens, zugrunde liegen. Dies ist der bleibende Ertrag der Zentrenlehre. Die spezialisierten Funktionen sind für einen Teil der Rindenareale angeboren: hierzu wird man die primären motorischen und sensorischen *Projektionsfelder* rechnen. Selbst in diesen Feldern vollziehen sich aber, wie man aus Tierversuchen weiß, unter dem Einfluß der Übung noch wesentliche strukturelle und histochemische Veränderungen, z.B. Gliavermehrung oder Zunahme im Acetylcholingehalt der Nervenzellen.

Andere Rindenareale, die *Assoziationsfelder*, sind zunächst funktionell noch nicht eindeutig festgelegt. Erst unter den Erfahrungen der ersten Lebensjahre, also durch Lernen, verknüpfen sich hier *erworbene neuronale Schaltungen*, die die Grundlage für die cognitiven Leistungen geben (cognoscere = erkennen).

Wenn man von dieser Vorstellung ausgeht, die durch viele experimentelle Beobachtungen gestützt wird, bedeuten die oben aufgeführten lokalisatorischen Zuordnungen folgendes:

1. Die motorischen (= expressiven) Sprachleistungen können von einem Assoziationsfeld aus gestört werden, das an die Gesichts- und Handregion der motorischen Rinde grenzt.

2. Die rezeptiven Sprachleistungen einschließlich der sensorischen Steuerung der eigenen Sprache, die das Kind akustisch erlernt, leiden besonders bei Herden, die der zentralen Hörrinde in der Heschlschen Querwindung des Schläfenlappens und im Planum temporale benachbart sind.

3. Das Benennen von Objekten, das Lesen und Schreiben, Leistungen also, bei deren Erlernen optisch-somaesthetische Assoziationen eine besondere Rolle spielen, werden durch Läsionen in Assoziationsfeldern des unteren Parietallappens gestört, die zwischen den spezifischen optischen und taktilen Projektionsfeldern liegen.

Die *Bedeutung erworbener neuronaler Schaltungen* für die Fähigkeit des Sprechens und ihre Störungen ist bereits in der Ausbildung der Hemisphärendominanz zu erkennen. Weiter ist bekannt, daß bei *polyglotten Personen* in aller Regel die früher erlernte Sprache geringer als eine später erlernte von der Aphasie betroffen wird, und zwar auch dann, wenn sie schon lange nicht mehr die Umgangssprache war. Bei Auswanderern kann das dazu führen, daß die kaum noch benutzte Muttersprache relativ gut erhalten bleibt, während die längst gewohnte Landessprache durch die Aphasie erheblich gestört ist. Dementsprechend sind auch Fälle bekannt, in denen bei Agraphie die später erlernte lateinische Schrift stärker als die früher erlernte Sütterlin-Schrift gestört war. Diese beiden Beobachtungen zeigen aber auch deutlich, daß durch umschriebene Hirnherde nicht Fähigkeiten schlechthin, sondern in erster Linie Verknüpfungen von Assoziationen gestört werden.

b) Apraxie

Apraxie ist eine *Beeinträchtigung im Ausführen von erlernten zweckmäßigen Bewegungen*, die nicht durch Lähmung, Störung der Koordination, der Sensibilität, des Sprachverständnisses, der Intelligenz oder des Bewußtseins (allein oder in Kombination) erklärbar ist. Dabei sind die Patienten imstande, die

Bewegungen, die sie selbst nicht vollführen können, beim Untersucher sofort als richtig oder falsch zu erkennen. Im Englischen spricht man von *Dyspraxie*. Dieser Ausdruck ist treffender und sollte auch bei uns eingeführt werden.

α) Ideomotorische Apraxie

Die Kerngruppe ist die ideomotorische Apraxie. Zur Untersuchung läßt man den Patienten folgende Bewegungen ausführen:

1. *Mimische Bewegungen:* Augenöffnen und -schließen, Backen aufblasen, auch einzeln, Zunge herausstrecken, Pfeifen, Lachen usw. Zur Unterscheidung von der spastischen Bewegungsstörung der Gesichtsmuskulatur dient das Auftreten von Parapraxien, d.h. falschen Bewegungen, etwa in der Art, daß der Patient die Zunge zeigt, statt die Augen zu schließen.

2. *Expressive Gesten:* Winken, Drohen, Kußhand zuwerfen, militärisch grüßen (für jede Hand getrennt).

3. *Hantieren mit Objekten:* an die Tür klopfen, Kaffee mahlen, Zähne bürsten, Glas zum Munde führen usw., wiederum für jede Hand gesondert. Beidhändige Aufgaben: Telephonieren, Zigarette anzünden, Karten mischen, Brot schneiden, Nagel einschlagen, Schlips zubinden usw.

Diese Leistungen werden in *drei Stufen* verlangt: nach verbaler Anweisung ohne Objekt, imitatorisch nach dem Beispiel des Untersuchers, am Objekt.

Bei ideomotorischer Apraxie ist der *Bewegungsablauf zögernd* und bleibt oft auf halbem Wege stecken, während der Patient ins Sprachliche ausweicht und verbal erklärt, was er handelnd ausführen soll. Die *Bewegungen sind amorph*, nur ungefähr strukturiert, und die Handlung mißlingt völlig *(Parapraxie)*, oder es unterbleibt eine wesentliche Teilbewegung innerhalb des Handlungsablaufs.

Imitatorisch und am Objekt gelingt die Praxie stets etwas besser als lediglich nach verbaler Aufforderung. Bei der Untersuchung muß man allerdings berücksichtigen, daß manche Menschen, z.B. Selbstunsichere, expressiv gehemmt sind.

Ideomotorische Apraxie für beide Hände, in der rechten stets stärker als in der linken Hand ausgeprägt, wird beim Rechtshänder nach Läsionen in der *linken Parietalregion* (Gegend des Gyrus supramarginalis, s. Abb. 34), d.h. im

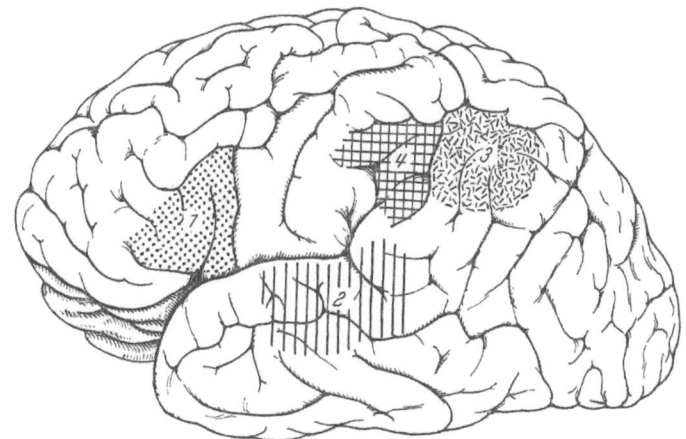

Abb. 34. *Lokalisation der Großhirnherde bei den wichtigsten neuropsychologischen Leistungsstörungen. 1* Brocasche Stelle: motorische Aphasie; *2* Wernickesche Stelle: sensorische Aphasie; *3* Gyrus angularis: Lese- und Rechenstörung; *4* Gyrus supramarginalis: Apraxie

Assoziationsfeld hinter der Armregion der motorischen Rinde, beobachtet. Man nimmt deshalb an, daß *auch für die Praxie die linke Hemisphäre die führende* sei. Offenbar befindet sich in der linken Parietalregion die Steuerungsstelle für die Leistungen der Praxie, deren Impulse die primäre motorische Rinde der *linken Hemisphäre* durch *Assoziationsfasern*, die der *rechten* über das *Commissurensystem* des Balkens erreichen.

Diese Auffassung wird durch die Beobachtung gestützt, daß Herde im *mittleren Abschnitt des Balkens* eine Dyspraxie ausschließlich der linken Hand hervorrufen, während die rechte eupraktisch bleibt. In diesen — seltenen, aber theoretisch wichtigen — Fällen ist die rechte Hemisphäre ihrer Steuerung für die Praxie beraubt, die linke motorische Region dagegen bleibt unter dem Einfluß der linken Parietalregion.

Die häufigste Unterform der ideomotorischen Apraxie ist die *sympathische Dyspraxie der linken Hand* bei Broca-Aphasie mit rechtsseitiger Hemiplegie. Sie lehrt uns, daß die steuernden Impulse aus der linken Parietalregion zunächst zur gleichseitigen motorischen Rinde und erst von dort über den Balken zur Gegenseite ziehen.

Sonderformen sind die Apraxie des Gehens bei Tumoren oder Erweichungen im Balkenknie und eine Apraxie für Rumpfbewegungen.

β) Ideatorische Apraxie

Bei dieser Verhaltensstörung ist der Bewegungsablauf in sich richtig und flüssig, aber er hat eine *falsche Beziehung zum Objekt:* Der Patient gebraucht vertraute Gegenstände grob falsch, steckt etwa eine brennende Kerze wie eine Zigarette in den Mund oder bürstet das Haar mit einem Streichholz.

Die ideatorische Apraxie beruht immer auf *schweren diffusen Hirnschädigungen*, z.B. bei präseniler oder seniler Demenz. Sie ist stets von allgemeinen psychischen Störungen der Orientierung, der Merkfähigkeit, Auffassung und Konzentration, oft auch von Bewußtseinstrübung, begleitet. Es ist deshalb die Frage, ob man solche Verhaltensstörungen nach der oben gegebenen Definition überhaupt als Apraxie bezeichnen soll.

Die sog. *gliedkinetische Apraxie* ist m.E. eine spastische Bewegungsstörung und braucht deshalb hier nicht besprochen zu werden.

c) Konstruktive Apraxie

Als konstruktive Apraxie bezeichnet man ,,Störungen, die bei gestaltenden Handlungen (Zusammensetzen, Bauen, Zeichnen) auftreten, und bei denen die *räumliche Form des Gebildes mißlingt*, ohne daß Apraxie der einzelnen Bewegungen vorläge". Definitionsgemäß müssen wieder auch allgemeine psychische Störungen als Ursache der Minderleistungen ausgeschlossen werden.

Man prüft die konstruktiven Fähigkeiten am Krankenbett mit *einfachen Aufgaben:* freies Zeichnen und Kopieren von geometrischen Figuren, Haus, Zifferblatt einer Uhr, Mann, Fahrrad; Legen von Figuren aus Streichhölzern (frei und nach Vorlage), Legen von Mosaikfiguren, Bauen eines dreidimensionalen Modells mit Klötzen.

Abb. 35 zeigt einige Beispiele von einem 58jährigen Bankangestellten mit Alzheimerscher Krankheit. Man sieht, daß die Bauelemente der Gegenstände in der Zeichnung vorhanden sind, aber ihre Zusammenfügung grob mißlungen ist. Der wesentliche Defekt ist gestalthafter Natur: Der Patient kann die Teile eines Objektes nicht in die richtige topographische Anordnung bringen.

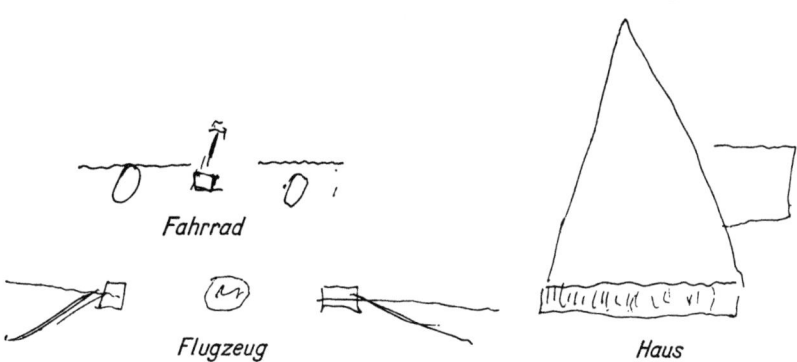

Abb. 35. *Zeichnungen eines Patienten mit konstruktiver Apraxie*

Bei konstruktiver Apraxie ist häufig auch das *richtige Erfassen räumlicher Beziehungen in bezug auf den eigenen Körper und die Außenwelt* beeinträchtigt: die Identifikation von rechts- und linksseitigen Körperteilen, die Orientierung im Raume, selbst in einer Umgebung, die dem Kranken vertraut ist, und die Unterscheidung von geometrischen Figuren. Dies ist verständlich, da man Wahrnehmung und Handlung nicht streng voneinander trennen kann. Man sieht deshalb die konstruktive Apraxie heute als den motorischen Ausdruck einer allgemeinen Störung des visuell-räumlichen Denkens an.

Wahrscheinlich ist die Pathogenese der Minderleistungen, die wir mit unseren einfachen heterogenen und nicht standardisierten klinischen Prüfungsverfahren feststellen, nicht einheitlich. Zur wissenschaftlichen Untersuchung bedient man sich geeichter Testverfahren, z.B. geeigneter Handlungsaufgaben aus dem Hamburg-Wechsler-Intelligenztest oder eines von BENTON entworfenen Tests (Merken und Reproduzieren von geometrischen Figuren).

Lokalisation. Die konstruktive Apraxie tritt nach Läsionen der *rückwärtigen Parietalregion* auf, in der man die Integration von optischen und sensomotorischen Prozessen vermuten darf. Die Herde sind entweder in der rechten oder der linken Hemisphäre lokalisiert. Es scheint, daß Läsionen in der nicht dominanten Hemisphäre überwiegen, dies könnte aber ein Ausleseartefakt sein, da Läsionen in der dominanten Hemisphäre häufig zur Aphasie und zu allgemeiner Apraxie führen, so daß die Patienten nicht auf ihre konstruktiven Fähigkeiten getestet werden können.

Eine sehr interessante Frage, die zur Zeit wissenschaftlich lebhaft diskutiert wird, ist die, ob sich die konstruktive Apraxie nach Läsionen in den beiden Hemisphären qualitativ oder in der genaueren Lokalisation der Herde unterscheidet.

d) Optische Agnosie

Der Terminus „Agnosie", der von SIGMUND FREUD geprägt wurde, bezeichnet eine *Störung des Erkennens, die nicht durch eine Wahrnehmungsstörung* in dem betroffenen Sinnesgebiet und auch nicht durch *Bewußtseinstrübung* oder *Intelligenzschwäche erklärbar ist.*

„Jedes Erkennen ist ein Wiedererkennen." Psychophysiologisch gesehen, beruht es also auf einem *Vergleich* zwischen der aktuellen Wahrnehmung und einer im Zentralnervensystem in irgendeiner Form fixierten Erinnerung. Gewöhnlich vollzieht sich dieser Vergleich vorbewußt, er kann aber selbstverständlich auch bewußt werden. *Agnosien betreffen demnach, wie Apraxien und Aphasien, erworbene, d. h. erlernte Fähigkeiten.*

Optische Agnosien sind nicht selten. Sie finden sich in 25% aller Fälle von Großhirnläsionen, die hinter der Zentralfurche lokalisiert sind. Die optischen Agnosien sind keine einheitliche Gruppe von hirnpathologischen Störungen: Sie kommen in verschiedenen Formen vor, die sich experimentell-psychologisch und auch hirnlokalisatorisch voneinander unterscheiden.

α) Störung der optisch-räumlichen Orientierung

Am häufigsten ist die *Störung der optisch-räumlichen Orientierung.* Die Patienten finden sich im Raum nicht mehr zurecht, auch wenn ihnen die Umgebung vertraut ist: Sie verlaufen sich in ihrem Dorf oder Stadtviertel, weil sie nicht wissen, welche Richtung sie einschlagen und welchen Weg sie verfolgen sollen. Sie finden ihr Haus, ihr Zimmer und im Krankenhaus ihr Bett nicht wieder. Häufig haben sie Schwierigkeiten beim Ankleiden, offenbar weil sie die räumliche Struktur der Kleidungsstücke nicht erfassen und diese nicht zu ihrem Körper in Beziehung setzen können.

Die Kranken können keine Entfernungen schätzen und sich nicht an einer einfachen Planskizze orientieren. Oft sind sie nicht in der Lage, die Uhrzeit abzulesen.

Die Störung betrifft nicht nur die *visuelle Orientierung in einer konkreten Situation,* sondern auch die *optisch-räumliche Vorstellung:* Die Patienten können räumliche Zusammenhänge, etwa den Verlauf einer ihnen bekannten Straße, nicht beschreiben, und sie sind auch nicht zu den oben besprochenen konstruktiven Leistungen fähig, die eine Gestaltung nach einem vorgestellten optischen Plan verlangen. Durch diese Störung der räumlichen Vorstellung sind sie in ihrer Orientierung schwerer beeinträchtigt als Blinde.

Lesen und Schreiben sind dadurch erschwert, daß die Patienten die Zeile verlieren und die Ordnung von Buchstaben und Worten nicht verfolgen oder nicht einhalten können.

Das *physiognomische Erkennen* einzelner Objekte ist erhalten: Die Kranken beschreiben beispielsweise die Einzelheiten der Binet-Bilder oder andere Bildergeschichten (Vater und Sohn) zutreffend, sie erkennen aber die Szene im ganzen nicht und können die richtig gesehenen Details auch nicht geistig zu einem Handlungsablauf zusammenfügen.

Bei den Kranken ist die Fähigkeit gestört, die *räumliche Ordnung von Objekten wahrzunehmen* und selbst praktisch oder in der Vorstellung *räumliche Beziehungen herzustellen.*

Die Gesichtsfelder sind nur wenig oder gar nicht eingeschränkt. Dagegen bestehen regelmäßig Störungen in der Regulation der Blickbewegungen. Diese Störungen treten zwar zusammen mit der Orientierungsstörung auf, können sie aber nicht ursächlich erklären.

Die *Lokalisation der Herde* ist in der oberen Parieto-Occipital-Region, meist in der nicht dominanten, nur ganz selten in der dominanten Hemisphäre oder doppelseitig.

β) Agnosie für Objekte und Personen

Bei dieser selteneren Form können individuelle *physiognomische Eigenschaften* nicht mehr nach charakteristischen *optischen Merkmalen* erkannt werden. Die Patienten haben Schwierigkeiten, Gegenstände und Personen zu erkennen, obwohl sie deren Größe, Form, kategoriale Zuordnung, z. B. als Mensch, Tier, Haus usw., und ihre räumliche Anordnung wahrnehmen.

Zur *Prüfung* auf Objektagnosie läßt man den Kranken Gegenstände benennen, benannte Gegenstände auswählen, szenische Bilder beschreiben, bekannte Personen, auch auf Photographien, identifizieren, Lückenbilder ergänzen und vertraute Objekte aus der Erinnerung beschreiben.

Objektagnosie ist wesensmäßig nicht mit Störung der optisch-räumlichen Orientierung oder konstruktiver Apraxie verbunden. Sie ist eine selbständige neuropsychologische Störung.

Die Objektagnosie tritt meist im *Rückbildungsstadium einer corticalen Blindheit* nach ausgedehnten Verletzungen oder Erweichungen in Assoziationsfeldern des basalen Occipitallappens auf. Die Läsionen sind doppelseitig oder in der dominanten Hemisphäre *lokalisiert*. Perimetrisch finden sich schwere Gesichtsfelddefekte. Diese erklären jedoch diagnostisch die Leistungsstörungen nicht, da Sehstörungen infolge reiner Calcarinaschädigung nicht zur optischen Agnosie führen.

γ) Farbagnosie

Bei *Farbagnosie* nehmen die Patienten zwar Farben wahr, sie können sie aber nicht einem erlernten Standard zuordnen: Sie erkennen z. B. die Bedeutung der Ampelfarben nicht mehr, können nicht gleiche Farben verschiedener Tönung in zusammengehörige Gruppen sondern, Umrißzeichnungen zutreffend kolorieren oder aus der Erinnerung die Farbe von Objekten angeben.

Sie haben die Fähigkeit verloren, den *Symbolgehalt* (Symbol im Sinne von vereinbartes Zeichen) *von Farben* zu erkennen. Häufig liegt gleichzeitig eine Agnosie für Schriftzeichen vor, die als reine *Alexie* wegen des Fehlens von Paralexien von der aphasischen Lesestörung abgegrenzt wird. Fast immer besteht eine homonyme Hemianopsie zur Gegenseite.

Die *Lokalisation* der Herde ist parieto-occipital in der dominanten Hemisphäre.

e) Störungen der Orientierung am eigenen Körper

Eine besondere Form der Orientierungsstörung ist auf den eigenen Körper bezogen. Sie tritt in verschiedenen Formen auf:

1. Unfähigkeit, Teile des eigenen Körpers zu benennen oder zu zeigen *(Autotopagnosie)*. Gleiche Schwierigkeiten bestehen für die Orientierung an anderen Personen, an Modellen oder Zeichnungen von Menschen.

Untersuchung. Der Patient soll nach sprachlicher Aufforderung einzelne Körperteile an sich selbst, am Gegenüber und an einem Modell (Zeichnung, Puppe) zeigen. In gleicher Weise soll er auch Körperteile zeigen, die man ihm demonstriert hat, ohne ihren Namen zu nennen. Für die Feststellung einer Autotopagnosie muß schwere Aphasie, Apraxie und selbstverständlich Bewußtseinsstörung oder Demenz als Ursache einer Minderleistung ausgeschlossen werden.

2. In einem Sonderfall haben die Kranken spezielle Schwierigkeiten, die Finger voneinander zu unterscheiden (*Fingerwahlstörung* oder Fingeragnosie).

Untersuchung. Vorweisen von Fingern nach sprachlicher Aufforderung, Benennung von gezeigten Fingern. Imitatorisches Vorweisen von Fingern, die der Untersucher an seiner Hand bewegt oder an der kontralateralen Hand des Patienten berührt hat. Beim letzten Versuch soll der Patient den berührten Finger nicht sehen.

3. Beeinträchtigung der *Unterscheidung zwischen den beiden Seiten* rechts und links.

Untersuchung durch einfache und gekreuzte Zeigeversuche (z. B. rechte Hand an linkes Ohr) an sich selbst, am Gegenüber und an einem Modell.

4. *Halbseitige Vernachlässigung* eines Körpergliedes oder einer Körperseite, ohne daß schwere Lähmung, Sensibilitätsstörung, Apraxie oder Hemianopsie vorliegen.

Störungen der Orientierung am eigenen Körper kommen nach Läsion des *Parietallappens* vor. Die Fingerwahlstörung und Beeinträchtigung der Seitenwahl treten besonders bei Schädigung der dominanten, die halbseitige Vernachlässigung bei Schädigung der nichtdominanten Hemisphäre auf. Bei Autotopagnosie liegen ausgedehnte bilaterale Läsionen vor.

f) Das sog. Gerstmann-Syndrom

In der klinischen Praxis wird herkömmlicherweise folgende Symptomkombination zu Ehren von Josef Gerstmann benannt:

1. Störung der Rechts-Links-Orientierung an sich selbst und im Außenraum,
2. Akalkulie (Rechenstörung),
3. Agraphie (Schreibstörung),
4. Fingeragnosie, d. h. Schwierigkeiten bei der Identifizierung von Fingern an der eigenen Hand, bei andern und an einem Modell.

Die „Grundstörung" dieser Kombination von neuropsychologischen Symptomen sollte die Beeinträchtigung der Fingerwahl sein. Daraus sollten sich die übrigen Symptome (Störung der Seitenunterscheidung, des Schreibens und Rechnens) ableiten. Lokalisatorisch nahm man eine Läsion im rückwärtigen Abschnitt der dominanten Hemisphäre an.

Nach neueren Untersuchungen ist aber die *Zusammenfassung der vier Symptome zu einem Syndrom nicht gerechtfertigt*. Sie treten nicht elektiv auf, sondern sind regelmäßig mit anderen Funktionsstörungen verbunden, die nicht zum Syndrom gehören. Korrelationsstatistisch ist nachgewiesen worden, daß die vier Symptome untereinander keinen stärkeren Zusammenhang haben als jedes dieser Symptome mit anderen neuropsychologischen Störungen. Schließlich hat sich die lokalisatorische Bedeutung der Symptomkombination nicht bestätigt.

g) Anosognosie

Als A-noso-gnosie = Nichterkennen eines krankhaften Zustandes bezeichnet man das hirnpathologische Phänomen, daß ein Kranker die *Minderung oder Aufhebung einer Funktion oder Leistung nicht beachtet oder nicht wahrhaben will*.

Die Anosognosie kann sich auf Blindheit, homonyme Hemianposie, Taubheit, Halbseitenlähmung, auf eine durchgemachte Operation oder die Tatsache der Krankheit überhaupt erstrecken. Die Patienten verhalten sich so, als sei die krankhafte Störung nicht vorhanden. Versucht man sie damit zu konfrontieren, geben sie ausweichende, rationalisierende, auch konfabulatorische Antworten: *Es ist im Zimmer so dunkel, die Brille ist nicht zur Hand, man sieht im Alter eben nicht mehr so gut, sie seien gerade nach einem Spaziergang etwas abgespannt u. ä.*

Manchmal verschieben sie auch den Defekt auf einen anderen Körperbereich oder auf andere Personen: Gelähmte Kranke klagen über Verdauungsbeschwerden, am Kopf Operierte über Rückenschmerzen, andere erkundigen sich nach der Gesundheit des Arztes.

In schweren Fällen *leugnen die Patienten* die vorliegende oder überhaupt *jegliche krankhafte Störung* und schreiben etwa ihre gelähmten Körperglieder einer anderen, imaginären Person zu, die krank neben ihnen liege. Auffällig ist, daß die konfabulatorische Tendenz sich nur auf die tatsächlich vorliegende Funktionsstörung oder auf die Krankheit, nicht aber auf andere Tatsachen erstreckt. Man kann die Anosognosie deshalb als einen *psychodynamischen Abwehrvorgang* ansehen.

In der Literatur und der klinischen Praxis faßt man die Anosognosie oft als ein Lokalsymptom des Parietallappens der nichtdominanten Hemisphäre auf. Jüngere Untersuchungen zeigen aber, daß es die *Kombination eines beliebig lokalisierten Hirnherdes mit einer diffusen Hirnschädigung ist*, die in bestimmten, keineswegs allen Fällen zur Anosognosie führt. Daß man Anosognosie häufiger bei rechtsseitigen als bei linksseitigen Läsionen beobachtet, hängt wohl damit zusammen, daß aphasische Patienten nicht über ihre Stellung zur Krankheit exploriert werden können, oder daß eine leichte Aphasie die Formulierung der Anosognosie nicht gestattet.

8. Instinktbewegungen als neurologische Symptome

Instinktbewegungen sind *angeborene Verhaltensweisen*, die im Tierreich für Arten, Gattungen oder höhere systematische Einheiten genauso charakteristisch sind wie morphologische Merkmale. Auch beim Menschen gehört eine große Zahl von Instinktbewegungen zur angeborenen motorischen Ausstattung. Sie lassen sich beim Neugeborenen und Säugling regelmäßig in reiner Form nachweisen. Mit der Reifung des Zentralnervensystems werden sie in komplexere reflektorische und Willkürbewegungen eingegliedert. Beim Abbau der Leistungen des Gehirns durch Krankheitsprozesse der verschiedensten Art können diese Bewegungen oder Radikale davon als *motorische Schablonen* wieder freigesetzt werden.

Je nach dem Schweregrad des Abbaus, d.h. nach der Senkung des cerebralen Organisationsniveaus, treten sie reflektorisch oder automatisch auf. Die *reflektorischen Formen* haben folgende Charakteristika, durch die sie sich von den biologisch sinnvollen Instinktbewegungen im Tierreich unterscheiden: Sie sind unspezifisch auslösbar, laufen formstarr in stets gleicher Weise ab und sind nicht ermüdbar. In schweren Fällen kann der Kranke sie willentlich nicht unterdrücken.

Die *automatischen Formen* bedürfen prinzipiell keiner afferenten Anregung, wenn ihre Abläufe auch durch verschiedenartige Stimuli in Gang gesetzt werden können.

Die Kenntnis dieser Instinktbewegungen und ihrer ethologischen Einordnung hat nicht nur theoretisches Interesse. Die motorischen Schablonen sind als neurologische Symptome für die Feststellung einer organischen Hirnschädigung überhaupt und in bestimmten Fällen für die Lokaldiagnose einer Hirnläsion auch von praktischer Bedeutung.

a) Orales Greifen (Bewegungen der Nahrungsaufnahme)

Automatische Bewegungen. Bei schlafenden Säuglingen kann man eine automatische Öffnungs- und Schließungsbewegung des Mundes beobachten, die als *„Saugen im Leerlauf"* aufzufassen ist. Ähnliche Automatismen mit einer Frequenz von 2—3/sec treten in Serien spontan und reflektorisch im Zustand der *Decerebration* auf. Der stärkste auslösende Reiz ist je nach dem Typ der Decerebrationshaltung die Streckung der gebeugten oder die Beugung der gestreckten Arme. Die Serien lassen sich auch durch sensible Stimuli in der perioralen Hautpartie und auf dem Thorax auslösen.

Oft kann man am Einsetzen dieser Automatismen die beginnende Decerebration erkennen, bevor noch die Extremitäten die typische Haltung (s. S. 74) zeigen und die Bewußtseinslage sich nennenswert verändert. Dies ist ein wichtiges Symptom zur Frühdiagnose einer drohenden Einklemmung des Hirnstamms bei raumfordernden Prozessen aller Art.

Reflektorisches orales Greifen. Bei Neugeborenen und Säuglingen löst Berührung der Mundgegend einen oralen Greifreflex aus. Etwa im 4. Monat tritt eine Art Beißbewegung auf, die sich beim Herausziehen des Objektes verstärkt. Erst mit der Reifung des zusammenhängenden Sehens erfolgt das Mundgreifen auch auf optische Reize.

In gleicher Weise lassen sich Mundgreifreflexe bei Patienten mit cerebralen Krankheitsprozessen auslösen. *Optisch:* Annäherung oder Entfernung eines beliebigen Gegenstandes im Blickfeld des Kranken wird mit einem Öffnen des Mundes (*„Ansperren"*), bei schweren Krankheitsfällen mit einer schnappenden Greifbewegung des Mundes beantwortet. *Taktil:* Berührung der Lippen, der perioralen Region, aber auch der seitlichen Gesichtshaut löst, je nach der Schwere der Läsion, ein leichtes Öffnen des Mundes, orales Greifen oder gar Ansaugen des Gegenstandes aus. *Proprioceptiv:* Der mit dem Mund erfaßte Gegenstand wird beißend zwischen Ober- und Unterkiefer festgehalten. In dem Maße, in dem der Untersucher einen Druck auf den Unterkiefer ausübt oder versucht, das Objekt aus dem Munde herauszuziehen, verstärkt sich der Kieferschluß (*„Bulldogreflex"*). In schweren Fällen kann man den Kranken an dem Reizgegenstand, auf dem er sich festgebissen hat, von der Unterlage emporziehen.

Diese Reaktionen sind prinzipiell vom Aufforderungscharakter des Objektes unabhängig. Sie erfolgen mit der Zwangsläufigkeit eines Reflexes auch dann, wenn das Reizobjekt ein gefährlicher Gegenstand ist, etwa eine Messerklinge oder ein brennendes Streichholz. Dies gilt auch für die unten besprochenen Handgreifreflexe.

Das orale Greifen wird bei einseitiger Läsion des *medialen Temporallappens* und seiner Faserverbindungen auslösbar. Eine solche Schädigung kann auch bei diffusen Prozessen, z. B. generalisierte Hirnarteriosklerose oder allgemeiner Hirndruck, auftreten.

b) Handgreifen

Hand- und Fußgreifreflexe der verschiedensten Art sind beim Neugeborenen und Säugling regelmäßig nachzuweisen. Zusammen mit den Mundgreifreflexen dienen sie der *Nahrungsaufnahme* und dem *Festhalten an der Mutter*. Sie sind unspezifisch auslösbar. Behaarte Gegenstände werden, wie sich kürzlich gezeigt hat, nicht bevorzugt.

Bei Hirnkranken sind häufig ähnliche Greifreflexe zu erhalten: Streckt man die gebeugten Finger des Patienten ruckartig mit den Fingerspitzen der eigenen Hand, möglichst unter gleichzeitiger Ablenkung im Gespräch, kommt es zu einer reflektorischen Beugebewegung nach Art des *Hakelns*. In analoger Weise kann die ruckartige passive Streckung des gebeugten Armes ein *Gegenhalten* oder sogar aktive Beugung im Ellenbogen auslösen. In schweren Fällen ziehen sich die Kranken durch eine kombinierte Bewegung von Hakeln und Beugung des Armes an der festgehaltenen Hand des Untersuchers aus dem Liegen zum Sitzen empor. Dies geschieht reflektorisch und nicht als intendierte Handlung.

Berührungsreize der Handfläche können eine *Schließbewegung* der Hand auslösen. Diese ist oft von einem proprioceptiven *Festhalten* gefolgt, das dem Bulldog-Reflex analog ist und häufig ebenfalls solche Stärke hat, daß man den Kranken an dem Reizobjekt aus seiner Stellung ziehen kann.

Schließlich gibt es auch ein *Nachgreifen* mit der Hand nach optisch wahrgenommenen Objekten. Es setzt regelmäßig dann ein, wenn der Gegenstand der Hand bis zu einer bestimmten Distanz genähert wird. Weicht man mit dem Reizobjekt aus, so kann sich der Patient, wenn er nicht bettlägerig ist, erheben und, wie von einem Magneten angezogen, dem Objekt durch das ganze Zimmer folgen.

Diese Handgreifreflexe sind ein verläßliches Zeichen für Schädigungen des *Stirnhirns* und seiner Faserverbindungen. Bei einseitigen Stirnhirnprozessen ohne Hirnödem sind sie kontralateral auslösbar. Nach spastischer Hemiplegie erlischt die optisch und taktil auslösbare Greifreaktion, die proprioceptive bleibt erhalten.

c) Klüver-Bucy-Syndrom beim Menschen

Primatenjunge und menschliche Säuglinge durchlaufen ein Entwicklungsstadium, in dem sie beliebige Gegenstände in ihrem Blickfeld ergreifen und in den Mund stecken. KLÜVER und BUCY haben gezeigt, daß bei Makaken doppelseitige Abtragung des medialen Temporallappens zu einem Syndrom führt, das durch folgende Symptome gekennzeichnet ist:

1. Unfähigkeit, die Bedeutung von belebten und unbelebten Objekten aufgrund optischer Kriterien allein zu erkennen.

2. „Orale Tendenz": Die Tiere stecken alle möglichen Gegenstände, die ihnen erreichbar sind, in den Mund. Unmittelbar nach der Operation fressen die Affen, die natürlicherweise Pflanzenfresser sind, alle Arten von Fleisch und Fisch.

3. Starke Ablenkbarkeit durch jeden neuen optischen Reiz.

4. Verminderung der affektiven Reaktionen, so daß die sonst sehr schwierigen Tiere sich völlig zahm verhalten.

5. Einige Wochen nach dem Eingriff kommt es zu einer deutlichen Steigerung der sexuellen Aktivität.

Eine ähnliche Symptomkombination wird auch beim Menschen nach *doppelseitiger* Zerstörung medialer Temporallappengebiete beobachtet. Diese kann durch ischämische Insulte oder hirnatrophische Prozesse (z.B. Picksche Krankheit) eintreten. In früheren Jahren hatte man diese Region auch zur Behandlung sonst unbeeinflußbarer Epilepsien operativ entfernt.

1. Das führende Symptom ist eine exzessive orale *Tendenz*, die sich darin äußert, daß die Kranken wahllos beliebige, auch uneßbare oder gefährliche Gegenstände mit der Hand ergreifen und in den Mund stecken. Diese Bewegungsfolgen können unermüdbar und so dranghaft ablaufen, daß die Kranken fixiert werden müssen.

2. Neben diesen leerlaufenden Eßbewegungen bestehen eine erhebliche *affektive Indifferenz* und *Antriebsminderung*.

3. Manche Patienten sind in ihrem *sexuellen Verhalten* stark enthemmt (wahllose Partnersuche, Masturbationen).

4. Ein sehr wichtiges Symptom ist die Unfähigkeit, *Erinnerungsbesitz* zu *reproduzieren* und *neue Gedächtnisinhalte* aufzunehmen. Sie ist mit rascher Ablenkbarkeit durch jeden neuen Außenreiz kombiniert.

Speziell die orale Tendenz ist ein sicheres Zeichen doppelseitiger Temporallappenschädigung.

d) Pathologisches Lachen und Weinen

Bei cerebralen Krankheitsprozessen tritt gelegentlich ein unaufhaltsames Lachen und Weinen auf, das der Situation nicht angemessen ist und das die Patienten nicht unterdrücken oder unterbrechen können. In der neuropsychiatrischen Literatur spricht man oft von „Zwangs-Lachen", „Zwangs-Weinen" oder gar von „Zwangs-Affekten". Diese Bezeichnungen geben ein falsches Bild von der inneren Verfassung der Patienten. Von Zwangsphänomenen sprechen wir heute bei solchen Handlungen, die neurosepsychologisch determiniert sind und bei denen der Versuch, die Handlung zu unterdrücken, Angst hervorruft. Davon kann beim *pathologischen Lachen und Weinen* keine Rede sein. Es handelt sich vielmehr um neurologisch bedingte *Enthemmungsphänomene von angeborenen Ausdrucksbewegungen*, die man den motorischen Schablonen, z.B. dem pathologischen Hand- und Mundgreifen, an die Seite stellen muß.

Das pathologische Lachen und Weinen läßt keine dynamische Beziehung zu einem adäquaten Anlaß erkennen. Es läuft vielmehr spontan oder nach Einwirkung *variabler unspezifischer Stimuli* (Ansprechen, Essen reichen, die Decke des Bettes aufschlagen) in der Art eines Automatismus oder einer Stereotypie formstarr und wiederholbar ab.

Pathologisches Lachen und Weinen enthalten alle Bewegungskomponenten der natürlichen Ausdrucksbewegungen: Mimik, Atmung, Vokalisation und vasomotorisch-sekretorische Innervation. Die Bewegung setzt jeweils ohne Übergang stoßartig, stufenweise und krampfhaft ein, sie ist nach Ausmaß und Dauer überschießend und kann im Ablauf weder gesteuert noch aufgehalten werden. Es ist selbst beobachtet worden, daß die mimische Bewegung *in einem Ablauf* vom Lachen zum Weinen oder in umgekehrter Richtung umschlug.

Die Automatismen des Affektausdrucks werden *nicht von einer gleichgerichteten affektiven Bewegung getragen*. Im Gegenteil suchen die Kranken sich meist gegen den als fremd und beherrschend erlebten enthemmten Bewegungsablauf zu wehren. Nur manchmal entsteht im Laufe der Bewegung eine gewisse affektive Beteiligung.

Die mimischen Enthemmungsphänomene werden bei Krankheitsprozessen der verschiedensten Art und Lokalisation beobachtet:

1. Bei *pyramidalen oder extrapyramidalen Bewegungsstörungen*, die die mimische Muskulatur mit einbeziehen, z.B. Bulbärparalyse, Pseudobulbärparalyse, Chorea, Athetose. Meist finden sich Läsionen in der inneren Kapsel und den Stammganglien, seltener im Thalamus.

2. Pathologisches Lachen kommt selten als *Prodromalerscheinung vor apoplektischen Insulten* vor („fou rire prodromique").

3. Schließlich werden pathologisches Lachen und Weinen als Aura oder Teilerscheinung von fokalen oder generalisierten *epileptischen Anfällen* beobachtet.

e) Enthemmung des sexuellen und aggressiven Verhaltens

Tumoren, Blutungen und encephalitische Herde in basalen Anteilen des Temporallappens, im Mittelhirn und Hypothalamus, d.h. in Strukturen, die man heute als *limbisches System* zusammenfaßt (limbus = Rand, Saum), können zu pathologischen Veränderungen des sexuellen und aggressiven Verhaltens führen, die denen sehr ähnlich sind, die man nach entsprechenden Läsionen im Tierexperiment hervorrufen kann. Es kommt zu *dranghaften sexuellen Handlungen* oder, bei temporaler Epilepsie (s. S. 204), zu anfallsweisen sexuellen Empfindungen. Etwas häufiger sind hemmungslose *Wutausbrüche*, die spontan oder auf geringfügige unspezifische und keineswegs bedrohliche Stimuli einsetzen. Unter Brüllen und Zähnefletschen zerreißen und zerbeißen die Kranken beliebige Gegenstände, die ihnen gerade erreichbar sind, und fallen auch andere Menschen an.

III. Akute Zirkulationsstörungen im ZNS

1. Cerebraler Gefäßinsult

Wir sprechen von einem cerebralen Gefäßinsult, wenn akut oder subakut Symptome auftreten, die auf einer *umschriebenen* Durchblutungsstörung des Gehirns beruhen. In der anglo-amerikanischen Literatur wird, analog zu dem Begriff der Coronarinsuffizienz, die Bezeichnung „cerebro-vasculäre Insuffizienz" verwendet.

Cerebrale Gefäßinsulte beruhen auf einer akuten *Mangeldurchblutung* oder einer *Massenblutung* (Rhexisblutung). Die akute cerebrale Mangeldurchblutung kann drei Ursachen haben: 1. funktionelle Ischämie bei offenem Gefäßlumen, 2. arterielle Thrombose, 3. Thromboembolie.

Die *relative Häufigkeit* der einzelnen Formen wird in der Literatur unterschiedlich angegeben. Man kann etwa mit folgender Verteilung rechnen:

80% akute Mangeldurchblutung infolge funktioneller Ischämie oder arterieller Thrombose,
5% akute Mangeldurchblutung infolge Thromboembolie,
15% Massenblutung.

Die früher weitverbreitete Konzeption des *angiospastischen Insultes* hat sich als Irrtum erwiesen. Zwar reagieren die Hirnarterien auf *mechanische Reizung* mit spastischer Kontraktion, wie man aus Beobachtungen bei rupturierten sackförmigen Aneurysmen und bei Angiographiezwischenfällen weiß. *Alle cerebralen Gefäßkrankheiten vermindern aber die Elastizität der Hirnarterien*, so daß ihre Fähigkeit, auf physiologische Stimuli (Blutdruckschwankungen, CO_2-Spannung des Blutes) mit Veränderungen des Lumens zu reagieren, erheblich vermindert wird. Messungen der Hirndurchblutung haben die Theorie des angiospastischen Insultes nicht stützen können.

Ursachen. Das Gefäßleiden, das dem Insult zugrunde liegt, ist in der Mehrzahl der Fälle eine *cerebrale Arteriosklerose*. Sie tritt an den *großen Arterien* auf, vor allem an der A. carotis interna, der A. vertebralis und basilaris, ferner an der A. communicans posterior und den größeren basalen Gefäßen: A. cerebri media mit ihren proximalen Ästen, A. cerebri posterior und anterior. Die Konvexitätsarterien sind nur selten und stets geringer betroffen.

An zweiter Stelle steht die hypertonische *Arteriolosklerose*. Ihre Prädilektionsstellen sind die Rindengefäße und die Gefäße von Putamen, Mittelhirn, Brücke und Kleinhirn.

Seltener (10%) ist die *Thrombendangiitis obliterans* (v. WINIWARTER-BUERGER). Sie betrifft *Männer* mit 98% ungleich häufiger als Frauen. Das *Erkrankungsalter* liegt um 40 Jahre, ist also *jünger* als bei Arteriosklerose. Die Buergersche Krankheit der peripheren Arterien kann ohne Beteiligung der Hirngefäße bleiben, wie andererseits die cerebrale Form oft ohne nachweisbare Veränderungen in den Körperarterien ist. Meist werden die Konvexitätsarterien in großer Ausdehnung befallen. Bei dieser Form kommt es zur granulären Atrophie der Hirnrinde mit psychoorganischer Veränderung ohne Gefäßinsult. Seltener sind die größeren Hirnarterien ergriffen, und es treten rezidivierende Insulte in wechselnden Gefäßterritorien auf.

Eine weitere Ursache cerebraler Durchblutungsstörungen ist die *Periarteriitis nodosa* (7%). Die Krankheit betrifft aber das Gehirn sehr viel seltener als das periphere Nervensystem (s. S. 365).

Nur ein geringer Prozentsatz (0,2%) der Insulte beruht auf *Lues cerebri* (s. S. 278).

a) Intermittierende cerebrale Ischämie und Hirninfarkt

Physiologie der Hirndurchblutung

Während das Gehirngewicht nur 2% des Körpergewichtes ausmacht, liegt die *Durchblutungsgröße* des Gehirns beim Gesunden zwischen 15 und 20% des normalen Herzminutenvolumens in der Ruhe. Die Durchblutung wird bemerkenswert *konstant* gehalten: Im Gegensatz zu den übrigen Organen besteht kein wesentlicher Unterschied zwischen Schlaf und Aktivität, und selbst im epileptischen Anfall steigt sie nur auf das Doppelte an.

Die *Regulation der Hirndurchblutung* hängt in erster Linie vom *Systemblutdruck* ab. Der zweite wichtige Faktor, die CO_2-Spannung des Blutes, braucht für diese Überlegung nicht erörtert zu werden. Steigt der Blutdruck, verengern sich die kleinen Hirngefäße, sinkt er, so erweitern sie sich *(Bayliss-Effekt)*. In diesem Zusammenspiel ist unter physiologischen Bedingungen die *Konstanz der Durchblutungsgröße* trotz der großen Schwankungen von Blutdruck und Herzminutenvolumen garantiert. Sinkt der Blutdruck beim Gesunden unter 70 mm Hg, setzt diese Regulation aus, die Arterien erweitern sich, und es tritt Mangeldurchblutung des ganzen Gehirns ein.

Nervale Regulation spielt bei den intracerebralen Gefäßen unter physiologischen Bedingungen keine Rolle, sie werden auch durch die meisten *Pharmaka*, die auf die Weite peripherer Arterien starke Wirkungen haben, *weder beim Gesunden noch beim Kranken beeinflußt*.

Pathogenese

Aus diesen Tatsachen folgt, daß die Pathogenese der ischämischen cerebralen Durchblutungsstörungen von zwei Faktoren bestimmt wird:

1. von Veränderungen in der Wand der intracerebralen Arterien, die ihre Elastizität beeinträchtigen und das Gefäßlumen verengen; wir besprechen im folgenden nur die Verhältnisse bei der *Hirnarteriosklerose*,
2. vom Blutdruck.

Nur in ganz seltenen Fällen führt einer dieser beiden Faktoren allein zum cerebralen Insult, etwa beim protrahierten schweren Vasomotorenkollaps mit länger dauerndem Abfall des Blutdrucks auf Werte unter systolisch 70 mm Hg.

1. Die **Gefäßveränderungen** bestimmen die Topik der umschriebenen Durchblutungsstörungen, d.h. die Ischämie tritt im Versorgungsgebiet des betroffenen Gefäßes ein. Pathologisch-anatomisch liegt meist nur eine *Stenose* durch arteriosklerotische Plaques und nicht ein thrombotischer *Verschluß* des Gefäßes vor. *80% der ischämischen Insulte ereignen sich bei offenem Gefäßlumen*. Thromben können sich auch erst sekundär nach einem Insult entwickeln.

Wie bei den peripheren Arterien, haben die arteriosklerotischen Plaques *Prädilektionsstellen*, die durch *strömungsmechanische Verhältnisse* bestimmt werden: Sie entwickeln sich bevorzugt an Verzweigungen von Gefäßen, an starken Biegungen in ihrem Verlauf und an physiologischen Einschnürungen, an denen die Blutströmung *turbulent* wird. Im einzelnen ist der Entstehungsmodus noch nicht aufgeklärt: Weder Lebensalter noch Ernährung oder Höhe des Blutdrucks spielen allgemein eine entscheidende Rolle. *Es besteht auch keine Korrelation zur Sklerose der peripheren Arterien, der Aorta oder der Coronarien*. Deshalb ist es nicht zwingend, aus einer Aortenverkalkung auf eine Hirnarteriosklerose zu schließen. Eine wichtige *Ausnahme* liegt beim länger bestehenden Diabetes mellitus vor: Hier entwickelt sich die Arteriosklerose regelmäßig etwa gleichzeitig in den Körper- und Hirnarterien.

Die Gefäßwandveränderungen müssen sich keineswegs in dem Abschnitt des Gefäßverlaufes finden, der dem Infarkt oder der Funktionsstörung entspricht. Oft sind sie erheblich weiter *proximal* lokalisiert. Die Minderdurchblutung tritt dann im *Endausbreitungs*gebiet der sklerotischen Arterie oder in der *Grenzzone* zwischen zwei Gefäßterritorien auf. Die Arteriosklerose betrifft nicht alle Gehirnarterien gleichmäßig, sondern ist oft in den *verschiedenen* Gefäßbezirken sehr *unterschiedlich* ausgebildet.

2. Blutdruck. Die sklerotischen Gefäßveränderungen führen zu einer umschriebenen oder ausgedehnteren Verengerung des Gefäßlumens. Distal davon sind die Durchblutung und der lokale Blutdruck vermindert. Dabei sinkt die *Sauerstoffversorgung* des abhängigen Gehirngewebes bis auf eine *kritische Grenze*, wobei zunächst noch keine klinischen Symptome manifest werden. Ebenso wichtig ist, daß die Verhärtung der Arterienwand die *elastische Anpassung des Gefäßlumens* an den ständig wechselnden Blutdruck nach Art des Bayliss-Effektes einschränkt oder sogar aufhebt. *Sinkt jetzt der Blutdruck* akut unter der Wirkung irgendeiner Belastung ab, kann sich die Arterie nicht mehr kompensatorisch erweitern, die ohnehin gegenüber der Norm verminderte Durchblutung einer Gefäßprovinz sinkt unter die kritische Größe, und es kommt zur *akuten Mangeldurchblutung* (Ischämie). Die Folge ist eine ungenügende Sauerstoffversorgung des Gewebes, die noch dadurch verstärkt wird, daß Metaboliten nicht ausreichend abtransportiert werden (verminderter Spüleffekt).

Die *Gelegenheiten*, bei denen ein akutes Absinken des Blutdrucks oder eine verminderte Sauerstoffversorgung des Gehirns zu einem ischämischen Insult führen kann, sind vielfältig: orthostatische Dysregulation, Versammlung des Blutes im Bauchraum nach starken Mahlzeiten, physiologischer Abfall des Blutdrucks während des Nachtschlafes, Herzinfarkt und Abfall des Minutenvolumens bei Herzinsuffizienz. *Andere Ursachen* sind: plötzliche Blutverluste, aber auch Wasserverluste bei schwerem Durchfall, O_2-Mangel in der Höhe, bei Emphysem oder Pneumonie, Anämie (allerdings erst mit Werten unter 10—12% Hb). *Gleichzeitige Anämie und Oligämie*, wie sie bei Blutverlusten eintritt, wirkt sich besonders ungünstig aus, da hierbei die Spülfunktion des Blutes ebenfalls herabgesetzt wird.

Aus diesen Zusammenhängen ergibt sich, daß der Hirnkreislauf einen gewissen Erfordernis-Blutdruck braucht, dessen Höhe individuell ist und vom Zustand der Gefäße abhängt. Plötzliches oder auch langsames, aber zu starkes Senken des Blutdrucks kann einen ischämischen Insult auslösen. Damit sind auch die Grenzen für eine Senkung des Blutdrucks aus internistischer Indikation (Herz, Niere) gegeben. Der früher übliche Aderlaß wirkt aus demselben Grunde oft fatal.

Sinkt die Hirndurchblutung in einem umschriebenen Gefäßterritorium unter 50% des normalen Wertes, treten *neurologische Symptome* auf. Dies bedeutet aber noch nicht, daß ein Infarkt vorliegt. Bei beginnender Mangeldurchblutung wird zunächst nur der *Funktionsstoffwechsel* beeinträchtigt, während der *Strukturstoffwechsel* intakt bleiben kann. Es treten also nicht notwendig morphologische Veränderungen ein. Zu diesen kommt es erst, wenn die Durchblutung weiter, *auf 15% des Normalen*, vermindert ist. Die *pathologisch-anatomischen* Veränderungen bestehen in anämischen Infarkten, die durch sekundäre Blutung hämorrhagisch werden können.

Dieser *weite Bereich* zwischen einer Störung des Funktions- und des Strukturstoffwechsels hat für die *Therapie* große Bedeutung: *Solange noch keine morphologischen Veränderungen vorliegen, ist eine Restitution möglich.* Es gibt vorläufig keine klinische oder bioelektrische Methode, die erkennen läßt, welcher Grad der cerebralen Stoffwechselstörung vorliegt. Selbst wenn das EEG nur eine isoelektrische Linie zeigt, ist noch Erholung möglich.

Für die *Rückbildung* der ischämischen Funktionsstörungen spielt die Eröffnung von *Kollateralkreisläufen* eine große Rolle. Die Hirngefäße sind keine Endarterien, sondern durch Gefäßnetze miteinander verbunden. Die wichtigsten Kollateralen sind der Circulus arteriosus Willisii, der allerdings sehr variabel ist, und Anastomosen in den Endstromgebieten. Auch die *Externagefäße* können sich erweitern und teilweise die kollaterale Blutzufuhr zum Gehirn übernehmen, so von der A. maxillaris über die A. ophthalmica zur Carotis interna und über Muskeläste aus der Occipitalis zur Vertebralis. Dadurch kann die Restdurchblutung oberhalb der kritischen Grenze von 15% gehalten werden. *Durch Kollateralen kann selbst der thrombotische Verschluß einer A. carotis interna ohne klinische Symptome bleiben.* Auch die Rückbildung des Nachbarschaftsödems in der Randzone einer Erweichung trägt zur klinischen Besserung bei.

Durch beide Mechanismen engt sich das minderdurchblutete Gebiet des Gehirns von der Peripherie her ein. Die Erholungszeit hängt vom Grad und von der Dauer der Mangeldurchblutung ab.

Klinik

1. Die Symptome werden im mittleren oder höheren Lebensalter manifest. Nach einem *Vorstadium* von Kopfschmerzen, Schwindel, Ohrensausen und langsamer Ausbildung eines psychoorganischen Syndroms tritt die umschriebene cerebrale Mangeldurchblutung in leichter Form als **intermittierende cerebrale Ischämie** auf. Neurologisch kommt es dabei ohne Bewußtseinsverlust zu akuten Herdsymptomen, die sich in Minuten oder Stunden wieder völlig zurückbilden. Das Ereignis kann sich häufig wiederholen. Im klinischen Jargon spricht man von „*Gefäßstottern*". Die Symptomatik dieser wiederholten Ischämien ist bei Hirnarteriosklerose jeweils gleichartig. Dies ist ein *differentialdiagnostisches Kriterium* gegenüber der *Lues cerebri* und der *Buergerschen Krankheit*, bei der die rezidivierenden Insulte in wechselnden Gefäßgebieten auftreten.

Die intermittierende cerebrale Ischämie wird heute nicht nur medikamentös, sondern auch *chirurgisch behandelt*. Wenn durch Angiographie eine Stenose am Abgang oder im proximalen Verlauf einer der großen zuführenden Arterien nachgewiesen ist, kann man die Plaques operativ entfernen und dadurch die Gefahr eines schweren Insultes mit irreversiblen neurologischen Ausfällen zumindest hinausschieben.

2. Die rasch vorübergehenden Funktionsstörungen können Prodromi eines schweren **ischämischen Insultes** mit Hirninfarkt sein. Er tritt aber auch ohne charakteristische Vorboten auf. In mehr als der Hälfte der Fälle setzen die *Symptome* in wenigen Sekunden ein und verschlechtern sich durch sekundäre Thrombose und Ödem in den ersten Tagen noch weiter. 30% der Patienten werden akut bewußtlos. Die gängige Auffassung, es sei möglich, zwischen Massenblutung und Erweichung nach dem Bewußtseinszustand, der Plötzlichkeit des Auftretens und der Gelegenheit des Insultes zu unterscheiden, trifft in dieser strikten Form nicht zu.

Spezielle Symptomatik. Aus hämodynamischen Gründen ist das häufigste neurologische Symptom mit 70% die *Hemiplegie*. Nur in 10% ist eine *Déviation* *conjuguée* der Bulbi zu beobachten. *Anfälle* sind bei Encephalomalacie seltener als bei Hirnblutungen und Embolien.

Im allgemeinen besteht eine gute Korrelation zwischen dem Zustand der Netzhautgefäße und der intracerebralen Arterien, so daß man aus einer sklerotischen Veränderung der Netzhautarterien auf eine Hirnarteriosklerose schließen darf. Allerdings kann im Einzelfall der Gefäßbefund am Augenhintergrund auch bei Cerebralsklerose normal sein. Retinitis angiospastica und leichte Stauungspapille sprechen gegen Encephalomalacie und für hypertonische Massenblutung. Die Kollateralversorgung der Netzhautgefäße ist selbst bei Carotisthrombose meist so gut, daß es nicht zu Durchblutungsstörungen mit Beeinträchtigung der *Sehfunktion* kommt. Der Blutdruck in den Retinagefäßen nimmt aber doch in $^2/_3$ der Fälle meßbar ab. Dies kann durch die *Ophthalmodynamometrie* festgestellt werden. Dabei wird der Retinadruck in der systolischen Phase am liegenden Patienten untersucht. Die Methode kann ein wichtiges diagnostisches Hilfsmittel sein.

Internistisch findet sich in 50% ein dekompensierter Hypertonus oder ein krankhafter Befund am Herzen. Die EKG-Untersuchung sollte bei keinem Insult unterlassen werden. Stellt man dabei fest, daß eine akute cerebrale Durchblutungsstörung *gleichzeitig* mit einem *Herzinfarkt* aufgetreten ist, liegt eine *Encephalomalacie* vor. *Embolien* gehen von der infarzierten Herzwand erst am 4.—5. Tage aus.

Der *Liquor* ist meist normal. Gelegentlich enthält er eine geringe Zell- und Eiweißvermehrung (bis 100/3 Zellen und 3,0 Kafka). Das EEG zeigt einen Herdbefund, oft auch eine Allgemeinveränderung.

Die *Differentialdiagnose* gegen Blutung in einen Hirntumor ist oft aus den internistischen Befunden, vor allem aber aus dem Verlauf zu stellen. Klinisch und im EEG spricht ein *Rückgang der Allgemeinveränderungen* für einen Gefäßinsult. Entschließt man sich zu einer Kontrastuntersuchung, ist die Encephalographie der schonendere Eingriff.

Behandlung. Im akuten Stadium ist der Versuch einer fibrinolytischen Behandlung mit *Streptokinase* gerechtfertigt. Über die Zweckmäßigkeit von *Anticoagulantien* sind die Meinungen geteilt. Das meist dekompensierte Herz wird durch *Strophanthin-Cordalin* und später Digitalis gestützt, sofern kein Infarkt vorliegt. Der periphere Kreislauf wird durch *Infusionen* mechanisch aufgefüllt und der Blutdruck medikamentös (Arterenol, Novadral) stabilisiert. Da meist ein perifokales Hirnödem vorliegt, ist *Entwässerung* durch Laevosan oder Sorbit zweckmäßig. Viele Kliniker geben intravenös Euphyllin oder Niconacid, obwohl eine Wirkung dieser und ähnlicher Substanzen auf den Kreislauf der A. carotis *interna* nicht nachgewiesen ist.

Da man klinisch nicht zwischen einer Ischämie bei Gefäßstenose und Gefäßverschluß unterscheiden kann, soll man energisch und ausreichend lange behandeln. Besonders die Stützung des Kreislaufs ist für die Ausbildung der kollateralen Blutversorgung von Bedeutung.

Verlauf. Ein Teil der Patienten stirbt in der 2.—3. Woche. Bei den übrigen erstreckt sich die Rückbildung über Wochen und Monate. Für körperliche Symptome, die nach 3 Monaten noch bestehen, ist die Aussicht auf Besserung nur minimal. Aphasien können sich allerdings auch im Laufe des ganzen ersten

Jahres nach dem Insult noch weiter zurückbilden. Da das Grundleiden fortbesteht, sind Rezidive nicht selten.

b) Thromboembolie

Bei der Thromboembolie wird die akute cerebrale Durchblutungsstörung dadurch verursacht, daß ein Embolus durch den arteriellen Blutstrom in eine Hirnarterie gelangt und diese verschließt.

Ursachen. In 80—90% der Fälle geht die Thromboembolie vom *linken Herzen* aus· Die häufigste Ursache ist die *Mitralstenose*, bei der sich Thromben aus dem linken Herzohr lösen. An zweiter Stelle steht der *Myokardinfarkt*. An der geschädigten Herzwand bilden sich Thromben, von denen einige Tage nach dem Infarkt Emboli abreißen. Weitere kardiale Ursachen sind: ulceröse Endokarditis. Endocarditis lenta, selten rheumatische Endokarditis und angeborene Vitien. Bei Myokarditis treten Embolien selten auf. Eine größere Rolle spielen auch *Gefäßwandveränderungen* in der aufsteigenden Aorta oder der A. carotis communis. *Gekreuzte Embolien* aus dem großen Kreislauf durch ein offenes Foramen ovale sind wegen der intrakardialen Druckverhältnisse nicht häufig.

Lokalisation. Aus hämodynamischen Gründen werden die meisten Emboli in die *A. cerebri media* gespült. Auch die Aa. cerebri anterior, posterior und basilaris werden betroffen. Durch den Embolus wird ein arterielles Gefäß akut vollständig verschlossen. *Pathologisch-anatomisch* kommt es zu keilförmigen ischämischen Infarkten, deren Ränder, aber auch Innenbezirke durch sekundäre Blutaustritte hämorrhagisch werden können.

Betrifft die Embolie einen jüngeren Menschen, ist das cerebrale Gefäßsystem im ganzen meist intakt. Dies begünstigt die Ausbildung eines *Kollateralkreislaufes*, durch den das infarzierte Gebiet wieder verkleinert wird.

Symptomatik. Die *klinischen Symptome* setzen ohne Vorboten schlagartig, in 50% der Fälle mit einer initialen *Bewußtlosigkeit* ein. Bei anderen Kranken beherrscht ein *Schockzustand* das Bild: Blässe, Schweißausbruch, Blutdruckabfall, kleiner, rascher Puls, unregelmäßige Atmung. Auch *epileptische Anfälle* werden als erstes Symptom der Hirnembolie beobachtet. Neurologisch treten akut die *Herdsymptome* auf, die der verschlossenen Arterie entsprechen (s. S. 134). Der *Liquor* ist meist klar. Reicht der Infarkt an die liquorführenden Räume heran, kann er eine leichte Blutbeimengung enthalten. Im *EEG* finden sich umschriebene Herdbefunde. Für die *Diagnose* ist der Nachweis eines Krankheitszustandes am Herzen entscheidend. Lebensalter und Gelegenheit des Insultes sind weit weniger verläßliche Kriterien.

Zur **Therapie** ist die Infusion von Streptokinase als Fibrinolyticum angezeigt. *Gefäßerweiternde Mittel* können die Ausbildung von Kollateralen fördern. In frühen Stadien versucht man gelegentlich in der Klinik durch Injektion von Acetylcholin in die A. carotis eine Erweiterung der Hirnarterien zu bewirken, so daß der Thrombus weiter in die Gefäßperipherie gespült werden kann.

Verlauf. Beim Verschluß einer der großen Hirnarterien können die Kranken im initialen Koma sterben. Die Heilungsaussichten für die Herdsymptome sind weniger günstig als bei ischämischen Insulten. Entscheidend ist die Höhe des Blutdrucks.

c) Hypertonische Massenblutung

Ätiologie, Pathogenese und pathologisch-anatomische Befunde

Bei länger bestehender arterieller Hypertonie kommt es besonders an den Arteriolen und Präcapillaren des Gehirns zu einer typischen Gefäßwandveränderung, die nicht in atheromatösen Plaques, sondern in einer *Hyalinose* besteht. Von einer Endothelverquellung ausgehend, ergreift sie alle Wandschichten der

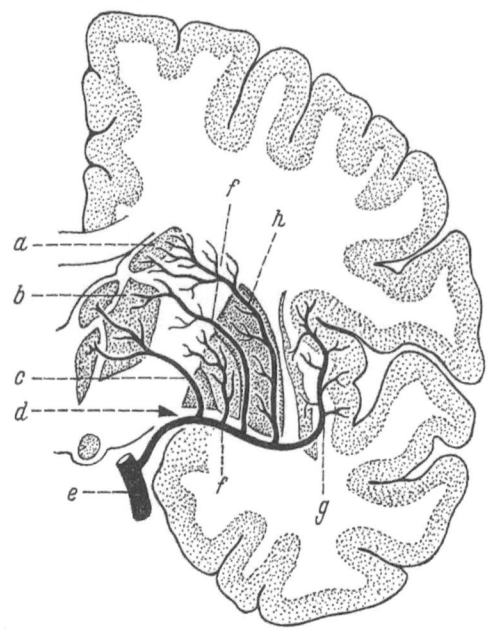

Abb. 36. *Gefäßversorgung von Stammganglien und innerer Kapsel* (nach CLARA). *a* Caput nuclei caudati, *b* Thalamus, *c* Aa. thalamicae, *d* A. cerebri media, *e* A. carotis interna, *f* Aa. pallido-striaticae, *g* A. insulae Reilii, *h* „Arterie der Hirnhaemorrhagie"

Arteriolen. Dadurch wird deren Elastizität vermindert, und es bilden sich umschriebene Erweiterungen und *Aneurysmen* aus. An diesen Stellen kann es zunächst zu Blutungen in die Gefäßwand, danach zur Ruptur des Gefäßes und damit zur *Rhexisblutung* kommen.

Die *Ursache* der Hyalinose der Arterienwände ist in 70% der Fälle eine *essentielle Hypertonie*. Renaler Hochdruck spielt eine bemerkenswert geringe Rolle. Bei diesem kommt es eher zur Encephalomalacie. Auch andere Hochdruckformen (Phäochromocytom, Aortenisthmusstenose) und Gefäßkrankheiten (v. Winiwarter-Buerger, rheumatische Arteriitis) kommen in Betracht.

Die hypertonische Gefäßwandschädigung ist zu 80% an den Arterien des Großhirns und hier wieder an Stellen größter mechanischer Beanspruchung *lokalisiert*. Dies erklärt, warum vor allem die *strio-lenticulären Arterien* betroffen sind, die in fast rechtwinkliger Biegung aus der A. cerebri media abgehen (s. Abb. 36). Rindennahe Bezirke werden seltener betroffen. Andere Prädilektionsstellen sind die Arterien der Brücke und des Kleinhirns.

Die *Blutungen* können umschrieben und nur von Erbsgröße sein (Kugelblutungen). Klinisch bedeutsamer sind *massive Hämorrhagien* aus der A. lenticulo-striata *(Arterie des Schlaganfalls)* in die Stammganglien und die innere und äußere Kapsel. Die Blutung kann sich in das umgebende Gehirngewebe bis zu Faustgröße ausbreiten. Um die Hämorrhagie entwickelt sich rasch ein perifokales *Hirnödem*. Im späteren Verlauf wird die Blutung resorbiert, und es bildet sich eine Cyste. In anderen Fällen bricht die Blutung in die Seitenventrikel ein, so daß eine blutige *Ventrikeltamponade* entsteht.

Klinik

Die Massenblutung ist eine *häufige Komplikation* der arteriellen Hypertonie. 20% aller Hochdruckkranken sterben am Gefäßinsult. Frauen sind ebenso häufig betroffen wie Männer. Das Erkrankungsalter liegt zwischen 40 und 65 Jahren mit einem Plateau zwischen 50—60 Jahren. Der länger bestehende Hochdruck macht es verständlich, daß anamnestisch fast immer *Prodromalerscheinungen* einer gestörten Hirndurchblutung zu erfahren sind, unter anderem Kopfschmerzen und Schwindel beim Hochblicken. Der Schwindel wird so erklärt, daß Abklemmung der Carotiden oder Abknickung der Vertebrales die Blutzufuhr zum Gehirn vermindert.

Symptomatik. Der *Insult* setzt akut ein. Eine Bindung an besondere körperliche Anstrengung oder Tageszeit besteht nicht. Die neurologischen Symptome zeigen sich schon nach wenigen Sekunden. Da sich die Blutung oft noch weiter ausbreitet und sich ein Ödem entwickelt, können sie in den ersten Stunden noch zunehmen. *Anfälle* im Initialstadium sind mit 25% seltener als bei Embolie.

In $^2/_3$ der Fälle besteht eine *Hemiplegie*. Diese ist anfangs noch schlaff, und auch die Eigenreflexe können in den ersten Stunden abgeschwächt sein. Die Bauchhautreflexe sind aber auf der gelähmten Seite abgeschwächt, und meist sind die Pyramidenzeichen schon frühzeitig positiv.

Die Hälfte der Kranken hat eine *Déviation conjuguée* der Bulbi, wobei in der Regel der Herd angeblickt wird, nur selten sind die Augen zur Seite der Lähmung gewendet.

Fast immer tritt eine *Bewußtseinsstörung*, oft Bewußtlosigkeit ein. Die Patienten liegen dann meist mit gerötetem Gesicht und schnarchender Atmung da. Selbst dann kann aber die Lokaldiagnose nach der Deviation der Bulbi gestellt werden. Auch beim bewußtlosen Kranken ist die Hemiplegie daran zu erkennen, daß die Ausatmungsluft wegen der zentralen Facialisparese aus dem erschlafften Mundwinkel herausgeblasen wird (*„Tabakblasen"*) und die gelähmten Gliedmaßen wegen der muskulären Hypotonie breiter, wie ausgeflossen daliegen (*„breites Bein"*) und nach passivem Anheben schlaffer auf die Unterlage zurückfallen. Sie sind auch schlechter durchblutet und daher kälter und blasser als die Extremitäten der gesunden Seite. Auf Schmerzreize sind die Abwehrbewegungen einseitig vermindert.

Der *Liquor* enthält oft eine Blutbeimengung, das EEG zeigt einen Herdbefund bei Allgemeinveränderung.

Für die **Diagnose** sind die Veränderungen am *Augenhintergrund* von großer Bedeutung. Meist findet sich ein *Fundus hypertonicus* mit engen Arterien von unregelmäßigem Kaliber, Gunnschen Phänomenen, Blutungen und Degenerationsherden. Die Papillen können bis zu *drei Dioptrien prominent* sein, was bei der Differentialdiagnose gegenüber einem apoplektischen Gliom zu beachten ist. Oft ist nach dem Katheterurin ein pathologischer *Nierenbefund* zu erheben.

Der *Blutdruck* ist nach dem Insult in der Regel abgefallen, so daß der jetzt gemessene Wert zur ätiologischen Diagnose nicht beiträgt. Der Blutdruckabfall wirkt sich ungünstig aus, weil er die cerebrale Zirkulation weiter verschlechtert und die lokalen und allgemeinen Symptome verstärkt.

Ein *Ventrikeleinbruch* ist zunächst an *Streckkrämpfen* zu erkennen. Die Bulbi divergieren oder führen horizontale *Pendelbewegungen* aus, die *Pupillen* sind zunächst eng, später weit und lichtstarr. Die Eigenreflexe können erloschen sein, dabei sind oft *doppelseitige Pyramidenzeichen* auszulösen. Der Puls wird bradykard, die Temperatur steigt an. Im *Liquor* findet sich eine massive Blutbeimengung, oft reines Blut. Bemerkenswerterweise besteht meist keine Nackensteifigkeit. Die Kranken kommen innerhalb von 24—36 Std zum Tode. Ähnlich ist die Symptomatik bei akuten Blutungen in die Brücke.

Die **Therapie** gleicht der bei Encephalomalacien. Streptokinase ist jedoch kontraindiziert, auch wird man bei sicherer Massenblutung keine gefäßerweiternden Mittel geben. Häufig bleibt die Diagnose aber klinisch unentschieden. *Ein Aderlaß muß unterbleiben*, da die Hirndurchblutung hierdurch weiter verschlechtert wird. Dauert die Bewußtlosigkeit 24 Std an, wird der Patient tracheotomiert.

Verlauf. Massenblutungen haben eine *Letalität* von 80%. Wird der Insult überlebt, zieht sich die Besserung über Monate hin und bleibt immer unvollständig. Die Encephalographie zeigt anfangs einen raumfordernden Prozeß, später eine allgemeine und umschriebene Erweiterung der inneren und äußeren Liquorräume.

2. Die wichtigsten Gefäßsyndrome

Die verschiedenen Arten der Insulte haben Gemeinsamkeiten in der neurologischen Symptomatik, die vom Versorgungsgebiet der betroffenen Arterie bestimmt sind, in der eine Durchblutungsstörung auftritt (s. Abb. 37 und 45). Nach diesen wird die *Lokaldiagnose* gestellt.

a) Arteria carotis interna

Kontralaterale, vorwiegend motorische *Hemiplegie*, auch vorübergehend homonyme *Hemianopsie*. *Neuropsychologische* Symptome des Schläfenlappens. *Manchmal Amaurose* und Opticusatrophie auf dem gleichseitigen Auge. Wegen der guten Kollateralversorgung rufen Carotisthrombosen häufig nur Symptome hervor, die sonst für Durchblutungsstörungen der A. cerebri media charakteristisch sind.

b) Arteria cerebri media

Kontralaterale sensomotorische Hemiparase oder *Hemiplegie*, die im Facialis und am Arm stärker als am Bein ausgeprägt ist. Bei großen Erweichungen *Hemianopsie*. *Neuropsychologische* Symptome des Schläfen- und Scheitellappens. Sind nur einzelne Äste betroffen, kann die Symptomatik ausschließlich in Aphasie oder vorwiegend sensiblen Halbseitensymptomen bestehen.

c) Arteria cerebri anterior (nicht häufig)

Hemiparese, die das Bein stärker als den Arm betrifft, Apraxie der linken Hand infolge Balkenläsion, corticale Blasenstörung, *Frontalhirnsyndrom*: Antriebsstörung, Desorientiertheit, kontralaterales Greifen, auch extrapyramidale Symptome infolge Läsion der Stammganglien.

d) Arteria cerebri posterior

Kontralaterale homonyme *Hemianopsie* oder obere Quadrantenanopsie, bei linksseitiger Lokalisation gelegentlich mit optischer *Agnosie, Alexie* und *Agraphie* verbunden. Da die Arterie auch einen Teil des Thalamus versorgt, kann ein kontralaterales *Thalamussyndrom* bestehen.

e) Arteria basilaris

Intermittierende Basilarisinsuffizienz. Da das Krankheitsbild weniger gut bekannt ist, wird es etwas breiter beschrieben:

Gleichgewichtsstörungen als Schwindel oder Ataxie. Sie sind lageabhängig und treten besonders bei Aufstehen, Kopfwenden, beim Rückwärtsneigen des Kopfes auf. Im Unterschied zu Menière-Anfällen sind sie nicht von Ohrgeräuschen und Taubheit begleitet. Vestibularisprüfung und Audiogramm sind oft unauffällig.

Sehstörungen als fluktuierende oder andauernde Gesichtsfelddefekte, vorübergehendes Trübsehen oder Amblyopie, positive oder negative Skotome. Selten optische Halluzinationen, bei denen entweder nur Formen und Farbflecken oder selbst, bei vermindertem Bewußtsein, ganze Szenen gesehen werden. Es kommt auch zu Doppelbildern und Blickparesen.

Vegetative Störungen: Blutdruckabfall, Unregelmäßigkeiten der Herzfrequenz und Atmung, Übelkeit, Brechreiz und Erbrechen.

Kopfschmerz, besonders am *Hinterkopf* mit Nackensteifigkeit. Der Patient kann den Kopf nicht zur Seite drehen und nicht nach vorne beugen. Die Symptome nehmen bei Lagewechsel zu.

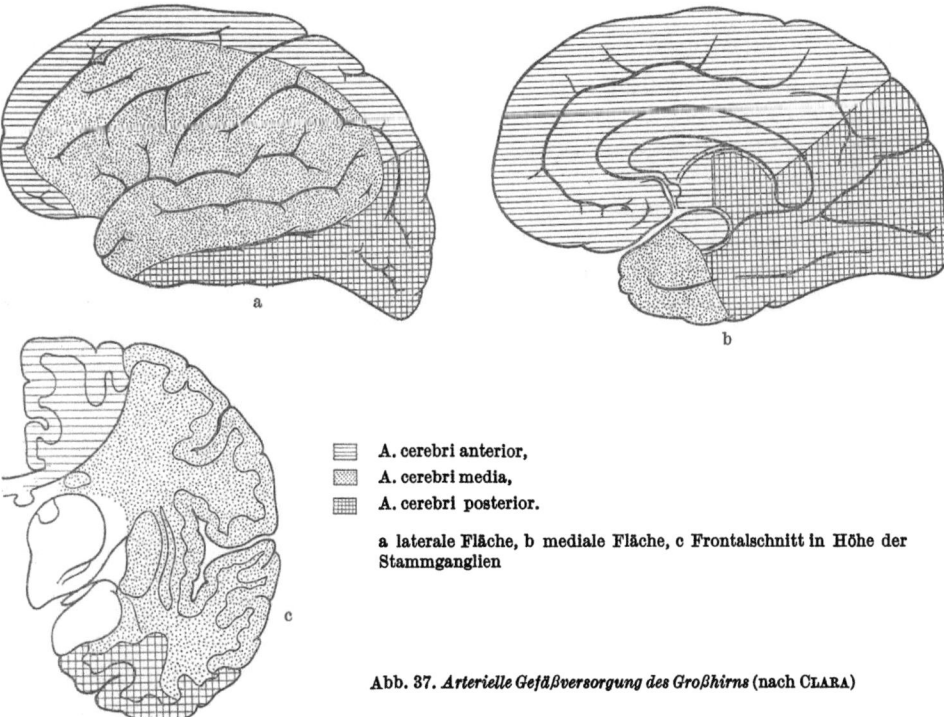

≡ A. cerebri anterior,
▦ A. cerebri media,
▦ A. cerebri posterior.

a laterale Fläche, b mediale Fläche, c Frontalschnitt in Höhe der Stammganglien

Abb. 37. *Arterielle Gefäßversorgung des Großhirns* (nach CLARA)

Bewußtseinsstörungen: Infolge Mangeldurchblutung der Formatio reticularis des Hirnstamms kann es zu vorübergehender Verwirrtheit, zu fluktuierender Bewußtseinstrübung mit einem Gefühl der Entfremdung und selbst zum vorübergehenden akinetischen Mutismus kommen.

Motorische Störungen: Hemiplegie, Tetraplegie, allgemeine Akinese, Schluckstörungen, dysarthrische Sprechstörung. Bezeichnend ist eine besondere Kollapsform, die in der anglo-amerikanischen Literatur als *„drop attack"* bezeichnet wird. Bei dieser fallen die Patienten plötzlich hin, bleiben aber bei Bewußtsein. Die Pathogenese ist ähnlich wie bei der Narkolepsie.

Cerebellare Symptome als Tremor oder Koordinationsstörungen.

Nicht selten und sehr charakteristisch sind ein- oder doppelseitige *Gefühlsstörungen im Gesicht*, die häufig, entsprechend der zentralen Repräsentation der Gesichtssensibilität im Nucleus und Tractus spinalis trigemini, zwiebelschalenförmig angeordnet sind. Dabei kann der Cornealreflex vorübergehend ausfallen. Gleichzeitig bestehen oft Gefühlsstörungen in den Fingerspitzen beider Hände. Sie beruhen auf einer Durchblutungsstörung im Tractus spinalis trigemini und im Fasciculus cuneatus in der dorsalen Medulla oblongata.

Akute, schwere Basilarisinsuffizienz. Typisch ist die *Trias:* Blickparesen bzw. andere Augensymptome oder Sehstörungen, Hirnnervenlähmungen und Paraparese der Beine oder Tetraplegie. In schweren Fällen kommt es zur *Decerebration*.

Früher hatte man, geleitet von Einzelbeobachtungen, die sog. **gekreuzten Hirnstammsyndrome** (s. S. 75) auf Thrombosen oder Embolien in den Endästen der A. vertebralis und basilaris zurückgeführt. Heute weiß man, daß die Thrombose oder Stenose meist weiter proximal sitzt, während es aus hämodynamischen Gründen im Endstromgebiet oder in der Grenzzone zwischen zwei Gefäßterritorien zur Mangeldurchblutung kommt. Wir sprechen deshalb zwar noch vom *Wallenberg-Syndrom*, vom *Weber-* und *Benedikt-Syndrom*, müssen aber die Ursache der Durchblutungsstörung meist in der A. vertebralis oder basilaris suchen.

Eine Sonderform der Basilarisinsuffizienz ist die sog. **arteriosklerotische Pseudobulbärparalyse.** Bei dieser kommt es zu *multiplen, kleinen Erweichungen* im mittleren und unteren *Hirnstamm*, durch welche die supranucleären Bahnen für die unteren motorischen Hirnnerven lädiert werden. Die Erweichungen sind doppelseitig. Voraussetzung ist eine fortgeschrittene Arteriosklerose. Fast immer findet sich eine erhebliche arterielle Hypertonie. Der *Verlauf* ist schubweise. Neurologisch kommt es zur dysarthrischen Sprechstörung, Heiserkeit, Zungenlähmung, Gaumensegelparese und zur *Steigerung des Masseterreflexes*, die fast pathognomonisch ist. Im Aspekt der Kranken fallen die schlaffen Gesichtszüge auf, die Sprache ist heiser, mangelhaft artikuliert, häufig von schwachen Hustenstößen unterbrochen, die Patienten verschlucken sich häufig. Charakteristisch ist auch das Auftreten von *pathologischem Lachen und Weinen* (s. S. 124).

3. Sinusthrombose

Hier werden nur die Sinusthrombosen des Erwachsenenalters behandelt, die perinatalen werden im Kapitel XIX besprochen.

Sinusthrombosen werden in der Praxis und auch in der Klinik häufig verkannt, weil man sie aus mangelnder Erfahrung nicht mit in die differentialdiagnostischen

Überlegungen einbezieht. Sie müssen aber rechtzeitig erkannt werden, denn nur im Frühstadium ist eine kausale Therapie möglich.

a) Blande Sinusthrombose

Sie entstehen in der großen Mehrzahl der Fälle nach dem 40. Lebensjahr. Die meisten Sinusthrombosen treten in der zweiten Hälfte der *Schwangerschaft* oder im Wochenbett auf. *Weitere Ursachen* sind: Entzündungen in den Neben-

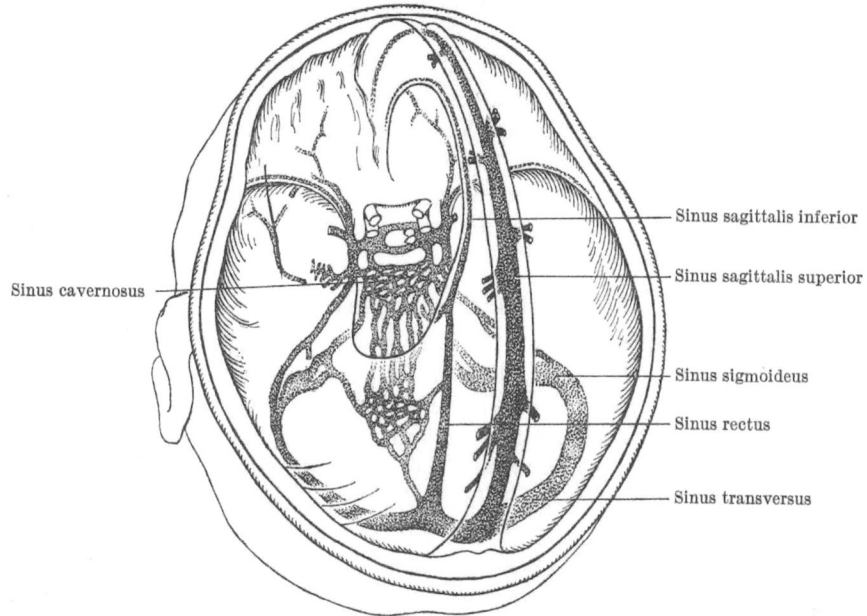

Abb. 38. *Sinus durae matris* (nach FERNER u. KAUTZKY)

höhlen und im Mittelohr, allgemeine Infektionskrankheiten, Kachexie, Schädeltraumen, Hirntumoren, Blutkrankheiten und obere Einflußstauung des Herzens. Die Thrombose kann die großen, mittelständigen Sinus (Sinus sagittalis superior oder inferior, Sinus rectus, Sinus cavernosus), halbseitige Blutleiter (Sinus transversus, Sinus sigmoideus) oder die tiefen Hirnvenen verschließen.

Pathologisch-anatomische Veränderungen und klinische Symptome treten dann auf, wenn sie auf die vorgeschalteten Venen übergreifen. Die Abflußbehinderung führt in dem abhängigen Hirngebiet zunächst zum *Ödem*. Es kann sich über Anastomosen wieder zurückbilden, ohne daß eine Parenchymschädigung eintritt. In schweren Fällen kommt es zu *Stauungsblutungen* und zur *hämorrhagischen Erweichung*. Beim Befall der mittelständigen Sinus oder Übergreifen auf die andere Hemisphäre sind die venösen Durchblutungsstörungen oft doppelseitig. Über die Anatomie der Sinus unterrichtet Abb. 38.

Symptomatik und Verlauf

Die Thrombose setzt meist akut oder subakut mit lokalisierten *Kopfschmerzen*, Übelkeit und Erbrechen ein. Da die venöse Abflußbehinderung mehr die Rinde als das Mark betrifft, sind fokale oder generalisierte *Anfälle* häufig das erste

Symptom. Innerhalb von Stunden bis Tagen entwickeln sich neurologische Herdsymptome. Unter diesen stehen *Lähmungen* an erster Stelle, die oft als corticale *Monoparese* beginnen und sich erst im weiteren Verlauf zur *Hemiparese* ausweiten. Meist kommt es zur hochgradigen *Stauungspapille*, auch Nackensteifigkeit ist nicht selten. Nach einigen Tagen kann eine Stauung in den Venen der Augen oder des Halses sichtbar werden. *Psychisch* sind Antrieb und Affektivität eingeschränkt, das Bewußtsein ist oft nur leicht getrübt.

Nur beim schweren Befall der inneren Hirnvenen kommt es rasch zur *Enthirnungsstarre*.

Das *EEG* ist, entsprechend dem allgemeinen Hirndruck, mittelgradig oder schwer allgemein verändert. Herdbefunde sind nicht immer scharf abgegrenzt und oft doppelseitig. Da die Erweichungsherde häufig in der Nähe der liquorführenden Räume liegen, ist der *Liquor* oft xanthochrom, mit leichter Eiweißvermehrung und Beimengung von Erythrocyten oder enthält schon makroskopisch Blut. Oft steigt die *Temperatur* leicht an, die *BSG* ist mäßig beschleunigt und es tritt Leukocytose ein.

Differentialdiagnose

1. Setzt die Symptomatik am Ende der Schwangerschaft mit Anfällen ein, wird man zunächst an *Eklampsie* denken. Dagegen sprechen neurologische Herdsymptome, normaler Blutdruck und Nierenbefund, xanthochromer Liquor.

2. Temperaturen, Senkungsbeschleunigung und Leukocytose erwecken leicht den Verdacht auf *Meningoencephalitis*. Die Unterscheidung kann klinisch sehr schwierig sein, wenn nicht Liquorbefund und Angiographie die Diagnose klären.

3. Das plötzliche Auftreten der Symptome verlangt die Abgrenzung von akuten *arteriellen Insulten*. Dagegen sprechen vor allem die schweren Allgemeinsymptome: hochgradige Stauungspapille und erhebliche Allgemeinveränderung im EEG und der progrediente Verlauf.

4. Beim *apoplektischen Gliom*, an das man bei diesen Allgemeinsymptomen denken muß, ist meist das Bewußtsein schwerer getrübt. Die Differentialdiagnose verlangt angiographische Klärung. Die *Diagnose* wird durch Carotis- oder Vertebralisangiographie gesichert (Durchblutungsverlangsamung, fehlende Darstellung eines Sinus im Phlebogramm). Der angiographische Nachweis gelingt allerdings nicht in allen Fällen.

Therapie. Man gibt entwässernde *Infusionen* gegen den allgemeinen Hirndruck, im akuten Stadium *Streptokinase*, zudem *Anticoagulantien*. In vielen Fällen bilden sich Hirnschwellung und Herdsymptome in mehreren Wochen wieder zurück.

b) Septische Thrombosen

Septische Thrombosen entstehen durch Fortleitung von eitrigen Prozessen der Nebenhöhlen, Siebbeinzellen, des Gesichtes, bei Otitis und Mastoiditis. Die *Erreger* gelangen entweder über die zuleitenden kleinen Venen in die Sinus, oder die Eiterung bricht durch die Knochenwand in den benachbarten Sinus ein. Dabei entsteht auch eine umschriebene oder generalisierte *Meningitis* (s. S. 237). In den betroffenen Sinus kommt es zunächst zu einer wandständigen, später zu einer obliterierenden *Thrombose*.

Am häufigsten ist die septische Thrombose des *Sinus transversus*, der im occipitalen Ansatz des Tentorium cerebelli verläuft und sich von der Kante der Felsenbeinpyramide als Sinus sigmoideus zum Foramen jugulare und in die V. jugularis fortsetzt. Diese Thrombosen gehen vom Mastoid und der Paukenhöhle aus.

An zweiter Stelle ist der *Sinus cavernosus* betroffen. Er nimmt die Venen der Augenhöhlen auf, die mit den Gesichtsvenen in Verbindung stehen. Nach hinten kommuniziert er mit dem Sinus petrosus superficialis und inferior, die auf dem oberen und unteren Rand des Felsenbeins verlaufen. Diese anatomischen Beziehungen (s. Abb. 38) erklären die häufige Beteiligung des Sinus cavernosus bei Eiterungen in den *Nasennebenhöhlen*, der *Orbita*, im *Gesicht* (Oberlippenfurunkel) und im Ohr.

Symptomatik. Die *allgemeinen Symptome* sind: Fieber, auch von septischem Typ, mit Schüttelfrösten, akut entzündliche Blutbildveränderungen und starke Beschleunigung der BSG. *Lokal* kann über dem betroffenen Sinus eine schmerzhafte Schwellung und Rötung auftreten, gelegentlich ist die V. jugularis sehr druckschmerzhaft. Die *Lokalsymptome* werden vom Abflußgebiet des Sinus bestimmt: Bei Transversusthrombose treten Symptome des Schläfenlappens auf. Bei Cavernosusthrombose findet sich eine *entzündliche Schwellung* an der Stirn, über dem Nasenrücken, an den Augenlidern, Chemosis und conjunctivale Injektion. Sehr charakteristisch ist eine einseitige *Protrusio bulbi* mit Bewegungseinschränkung des Auges. Meist sind die Venen am Fundus gestaut. Der *Liquor* ist entzündlich verändert. Die **Therapie** ist antibiotisch. So rasch wie möglich soll die Indikation zum chirurgischen Eingreifen gestellt werden.

4. Cerebrale Fett- und Luftembolie

a) Fettembolie

Die Fettembolie ist in der überwiegenden Zahl der Fälle auf *Frakturen der langen Röhrenknochen*, besonders an den Beinen zurückzuführen. Das Fett gelangt in den Blutstrom und wird über das rechte Herz zunächst in die Lungen gespült. Dabei kann ein tödlicher *Schock* eintreten, der klinisch dem Bild der massiven *Lungenembolie* entspricht. Häufiger aber passiert das Fett das Filter der Lungencapillaren und gelangt über das linke Herz in den arteriellen Kreislauf. Das offene Foramen ovale hat bei Fettembolien keine Bedeutung. Die schwersten Symptome ruft das *Eindringen der Fetttröpfchen in die Gehirnarterien* hervor. Sie verteilen sich diffus über das gesamte Arteriennetz und verstopfen dessen Endaufzweigungen (Arteriolen, Capillaren).

Pathologisch-anatomisch findet sich das Bild der *Purpura cerebri*, d.h. die Hemisphären sind von flohstichartigen Blutungen übersät. Die Blutungen sind von multiplen kleinen *Erweichungsherden* umgeben.

Symptomatik und Verlauf. Die klinischen Erscheinungen werden 4—6 Std oder auch erst 1—2 Tage nach der Fraktur manifest. Die Einschwemmung von Fett in den Kreislauf kann sich in den ersten Tagen wiederholen, so daß die Symptomatik sich *schubweise* verstärkt. Auch spätere Schübe können pulmonal oder cerebral den Tod herbeiführen.

Entsprechend der diffusen Verteilung der Erweichungen sind die Symptome *vielgestaltig*. Zunächst treten akut *psychische Störungen* auf, die das Bild im ganzen Verlauf beherrschen: Desorientiertheit, Bewußtseinstrübung oder delirante Erregung. *Neurologisch* finden sich meist bilaterale Pyramidenzeichen und multiple Herdsymptome der Großhirnhemisphären. Das *EEG* ist allgemein verändert und zeigt unscharf begrenzte, multiple Herdbefunde. Das Hb sinkt ab, die Körpertemperatur ist erhöht. Im Liquor, Blut und Urin lassen sich Fetttröpfchen nachweisen.

In diesem Stadium kann die **Diagnose** schwierig sein. Wenn der Patient gleichzeitig ein Kopftrauma erlitten hat, ist die Differentialdiagnose zur *Kontusionspsychose* oder zum traumatischen epi- oder frühen subduralen Hämatom zu stellen. Nach einigen Tagen treten subconjunctivale Blutungen, Fetttröpfchen und *streifenförmige Blutungen* in den Gefäßen der Netzhaut und *Blutungen in der Haut* und den Weichteilen der oberen Körperhälfte auf, welche die Diagnose erleichtern.

Hat der Patient die ersten Tage überlebt, ist die **Prognose** auch für die Rückbildung der Symptome günstig. Im akuten Stadium wird zur *Behandlung* die Beimischung von 5—7% CO_2 zur Atemluft empfohlen. Dadurch sollen die arteriellen Gefäße erweitert und die Fettemboli möglichst weit in die Peripherie gespült werden, so daß die ischämischen Hirnbezirke sich verkleinern.

b) Luftembolie

Die cerebrale Luftembolie ist ein seltenes Ereignis. Sie wurde früher vor allem beim Anlegen eines Pneumothorax beobachtet. Heute kommt sie in erster Linie bei *Operationen* am offenen Herzen, im Thorax oder am Hals vor. Bei *Abtreibungsversuchen* dringt gelegentlich Luft auch in die Venen des Uterus ein. Häufig geschieht dies erst dann, wenn die Frau nach dem Eingriff aufsteht. Liegt ein offenes Foramen ovale vor, kann die Luft in den Hirnkreislauf gelangen. Durch Verstopfung einer Vielzahl von kleinen Arterien kommt es zu multiplen *ischämischen Erweichungen*. Im Gegensatz zu Fettembolie bleibt die Luftembolie ein *einmaliges* Ereignis und wiederholt sich nicht in Schüben.

Symptomatik und Verlauf. Die Symptome können sich auf akuten Schwindel, Tachykardie oder einen Zustand von Verwirrtheit beschränken, der nach wenigen Minuten wieder abklingt. In schweren Fällen tritt eine *Bewußtseinstrübung* mit *Krämpfen* und bilateralen oder multiplen neurologischen *Herdsymptomen* auf. Im Gegensatz zur Fettembolie sind *Pupillenstörungen* und *Augenmuskellähmungen* häufig.

Der *Verlauf* ist nicht einheitlich. Foudroyante Luftembolien führen in Minuten unter Krämpfen zum Tode. Auch noch in den ersten Stunden können die vegetativen Regulationen versagen. Wird der erste Tag überlebt, ist die Prognose quoad vitam gut. Die Restitution ist nicht immer vollständig, nicht selten bleiben neurologische Herdsymptome und eine organische psychische Veränderung zurück. Die Heilungsaussichten stehen nicht in Beziehung zur Schwere der initialen Symptomatik.

Ein Sonderfall der Luftembolie ist die **Caisson-Krankheit.** Wenn Taucher plötzlich aus großer Tiefe an die Oberfläche geholt werden, setzt die akute Herabsetzung des Luftdrucks Stickstoff in kleinen Bläschen frei. Wie bei der Luftembolie kommt es zur akuten Mangeldurchblutung im Versorgungsgebiet vieler Arterien. Sie äußert sich als akute Atemnot und Cyanose. Der Patient kann im Schock zu Tode kommen. Wird der Schock überlebt, treten psychomotorische Unruhe auf, Bewußtseinstrübung und multiple neurologische Herdsymptome. Besonders charakteristisch sind Rückenmarkssymptome in allen Abstufungen von der leichten Paraparese bis zur Querschnittslähmung.

5. Akute Zirkulationsstörungen im Rückenmark

Im Gegensatz zu den Verhältnissen am Gehirn spielen arterielle — und übrigens auch venöse — Durchblutungsstörungen des Rückenmarks zahlenmäßig nur eine ganz geringe Rolle. Dies beruht zunächst darauf, daß die extra- und intramedullären Rückenmarksgefäße auch von einer ausgedehnten Arteriosklerose des gesamten Gefäßsystems kaum betroffen werden, selbst dann nicht, wenn eine hochgradige Hirnarteriosklerose besteht. Ein weiterer Grund ist die besondere Art der Vascularisation des Rückenmarks.

Anatomie der Gefäßversorgung

Das Rückenmark wird durch ein Gefäßnetz mit Blut versorgt, dessen wichtigste Komponenten drei *längsverlaufende Arterien* sind: Aus den beiden Vertebralarterien bildet sich eine A. spinalis anterior, die im vorderen Sulcus des Rückenmarks nach caudal verläuft (s. Abb. 39). Dorsal entsprechen dieser zwei Aa. spin. post., die neben dem Eintritt der hinteren Wurzeln liegen. Sie entstammen in der Regel den Aa. cerebelli post. inf., die ihrerseits aus den Vertebrales kommen, seltener aus der Vertebralis selbst. Diese drei arteriellen Längsblutleiter sind durch eine große Zahl von zirkulär verlaufenden Arterien, die sog. *Vasocorona*, miteinander verbunden. Seitlich längsverlaufende arterielle Tractus können hier vernachlässigt werden.

Die vordere und die hintere Spinalarterie erhalten im Cervicalmark *Zuflüsse* aus der Vertebralis und dem Truncus costocervicalis der A. subclavia. Vom Brustmark ab entstammen die zuführenden Arterien, die das Rückenmark über die Wurzeln erreichen, aus den Aa. intercostales, lumbales und sacrales, d.h. aus der *Aorta* und *A. iliaca*. Diese Tat-

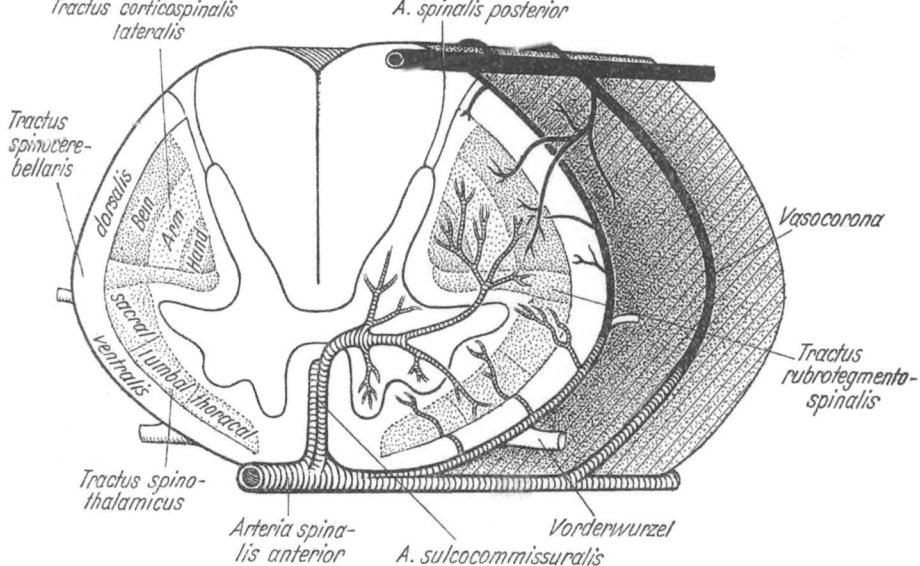

Abb. 39. *Gefäßversorgung des Rückenmarks* (nach SCHNEIDER und CROSBY)

sache ist für die Pathogenese der spinalen Durchblutungsstörungen wichtig. Die arteriellen Zuflüsse zum Gefäßnetz des Rückenmarks sind *nicht* auf alle Segmente *gleichmäßig* verteilt. Vielmehr sind sie im unteren Cervicalmark, im unteren Thorakalmark (D_{9-10}) und in L_{1-2} besonders dicht, im mittleren Hals- (C_4) und Brustmark (D_4) dagegen sehr spärlich ausgebildet. In Höhe der mittleren Thorakalsegmente hat die A. spinalis anterior auch das geringste Lumen.

Die *Blutversorgung des Rückenmarks* selbst geschieht durch radiäre Gefäße aus den Aa. spin. ant., post. und der Vasocorona. Die größte klinische Bedeutung haben die etwa 200 *Aa. sulco-commissurales*, die von der vorderen Spinalarterie aus in den ventralen Abschnitt des Rückenmarks eindringen. Im Hals- und Brustmark tritt nur jeweils eine Sulcocommissuralarterie abwechselnd in das linke und das rechte Vorderhorn ein. Dies erklärt die Unterschiede im Niveau der Sensibilitätsstörung auf beiden Körperseiten bei Rückenmarksinfarkten. Vom Lumbalmark ab sind die zuführenden Arterien paarig.

Die A. spin. ant. versorgt über die Sulcocommissuralarterie in der grauen Substanz jeweils das Vorder- und Seitenhorn, die vordere und hintere Commissur und die Basis des Hinterhorns. In der weißen Substanz reichen ihre Verzweigungen nur in geringem Maße in Teile des Vorderseiten- und Pyramidenseitenstrangs (s. Abb. 39).

Von den hinteren Spinalarterien und der Vasocorona gehen eine große Zahl von kleinen dünneren Arterien aus, die die weiße Substanz des Rückenmarks, besonders die Hinterstränge und den großen Teil der Hinterhörner, versorgen.

Alle diese radiären Gefäße sind *Endarterien*. Die Vascularisation ist am schwächsten im zentralen Grau, das also im Querschnitt eine ähnliche Grenzzone ist wie das Segment D_4 in der Längsausdehnung.

Die Anordnung der arteriellen Blutversorgung bringt es mit sich, daß *Durchblutungsstörungen* des Rückenmarks fast nur im *Versorgungsgebiet der vorderen Spinalarterie* auftreten. Es kommt zur zentralen Rückenmarksschädigung mit ihrer typischen Symptomatik (s. unten). Durchblutungsstörungen, die von der Vasocorona und den hinteren Spinalarterien ausgehen, sind äußerst selten, und ihre Symptomatik ist uncharakteristisch.

a) Umschriebene Ischämie und Myelomalacie
Ursachen

Während die Arteriosklerose der Rückenmarksarterien keine Rolle spielt, findet sich bei der Mehrzahl der Fälle entweder eine andersartige *Gefäßkrankheit*, eine *mechanische Beeinträchtigung* der spinalen Blutversorgung oder eine *Zirkulationsstörung im großen Kreislauf*, die die Mangeldurchblutung des Rückenmarks erklärt.

1. Die spinalen Arterien werden regelmäßig von der *Arteriitis* bei Lues cerebrospinalis und bei Periarteriitis nodosa betroffen. Bei bakterieller Meningitis, vor allem Meningitis-Tbc, kann der Entzündungsprozeß auf die Rückenmarksarterien übergreifen und zur Stenose oder Obliteration führen.

2. *Bandscheibenprotrusionen* oder -vorfälle, spinale *Neurinome* und *Wirbeltumoren* oder *entzündliche Wirbelprozesse* (Spondylitis tuberculosa) beeinträchtigen nicht selten *mechanisch* die Durchblutung in der vorderen Spinalarterie.

3. *Extraspinale Ursachen* sind: Herzinsuffizienz bei Vitien, Myokarddegeneration oder Kyphoskoliose, Aortenstenose, schwere Atherosklerose der Aorta, selten auch einmal die plötzliche Ansammlung von Blut im Bauchraum bei schweren Mahlzeiten oder hastigem Genuß größerer Mengen von kalten Getränken. Auffälligerweise macht sich allgemeiner Sauerstoffmangel, etwa bei schwerem Vasomotorenkollaps, am Rückenmark nicht bemerkbar. Embolien sind sehr selten. Diese Zusammenstellung zeigt, daß in jedem Falle außer der neurologischen auch eine eingehende internistische Untersuchung notwendig ist.

Symptomatik und Verlauf

Ähnlich wie am Gehirn führt eine funktionelle Mangeldurchblutung in leichten Fällen nur zu *flüchtigen Funktionsstörungen*, in schwereren zu Insulten mit *partieller Querschnittslähmung*. Bei arterieller Thrombose kommt es zum ischämischen Infarkt, der durch Diapedesisblutung teilweise hämorrhagisch werden kann.

1. Die *leichteste Form* äußert sich darin, daß nach körperlicher Belastung eine *Schwäche* in den *Beinen* mit doppelseitigen Pyramidenzeichen, gelegentlich auch eine dissoziierte Sensibilitätsstörung am Rumpf oder an den distalen Extremitätenabschnitten auftritt. In der Ruhe bessern sich die Symptome rasch wieder, meist bilden sie sich voll zurück. Einige Autoren sprechen von *Claudicatio intermittens spinalis*. Die Funktionsstörungen können sich, oft parallel zur Verschlechterung des internistischen Befundes, häufig wiederholen. Die Abgrenzung von der Multiplen Sklerose bereitet aber bei der Flüchtigkeit der Symptome und der Qualität der Sensibilitätsstörung nur geringe Schwierigkeiten.

2. In anderen Fällen entwickelt sich langsam fortschreitend eine *chronische vasculäre Myelopathie*. Sie kann das Anfangsstadium einer amyotrophischen Lateralsklerose imitieren, da ihr wichtigstes Symptom eine Paraspastik der Beine ist.

3. Das voll ausgebildete **Spinalis anterior-Syndrom** wird gelegentlich von einer Claudicatio intermittens spinalis eingeleitet. Meist tritt es aber akut bzw. subakut ohne Vorboten auf. Im Initialstadium verspüren die Patienten *radikuläre Schmerzen* oder Mißempfindungen auf dem segmentalen Niveau der betroffenen Arterien. Innerhalb von wenigen Stunden entwickelt sich eine *Lähmung* der Beine und des Rumpfes. Der Muskeltonus ist meist schlaff, dabei sind aber positive Pyramidenzeichen auszulösen. Nur bei Schädigung des Lendenmarkes kommt es aus anatomischen Gründen zu einer peripheren Lähmung.

Gleichzeitig bildet sich eine *dissoziierte Sensibilitätsstörung* aus, deren obere Begrenzung in der Regel auf den beiden Körperseiten um ein Segment differiert. Die übrigen sensiblen Qualitäten sind kaum oder gar nicht betroffen.

Immer besteht eine *Blasenlähmung*, oft auch Incontinentia alvi. Gelegentlich tritt Priapismus auf. In den gelähmten Körperpartien ist die Haut schlecht durchblutet, und es kommt leicht zu Decubitalgeschwüren.

Der *Liquor* ist normal oder enthält nur eine geringe Zell- und Eiweißvermehrung, sofern die Ursache nicht ein extramedullärer Rückenmarkstumor ist.

Therapie

Ist ein Rückenmarks- oder Wirbeltumor nachzuweisen, muß sofort neurochirurgisch die Indikation zur Operation gestellt werden. In den übrigen Fällen soll innerhalb der ersten Stunden eine energische konservative Therapie einsetzen. Da man, wie bei der Encephalomalacie, klinisch eine arterielle Thrombose nicht vom hämodynamischen Insult differenzieren kann, behandelt man in den ersten Tagen *fibrinolytisch* mit Streptokinase. Weiter füllt man den Kreislauf physikalisch durch eine *Dauertropfinfusion* auf, in die reichlich gefäßerweiternde Mittel gegeben werden.

Jeder Patient mit einer Lähmung beider Beine wird auf eine Schaumgummimatratze oder ein Wasserkissen gelegt und erhält Wattepolster unter die Fersen. Die Kranken werden mehrmals am Tage, wenn möglich jede Stunde umgelagert.

Zur *Thromboseprophylaxe* werden vom ersten Tag an wenigstens einmal täglich die Beine passiv bewegt und massiert. Wenn keine internistische Kontraindikation besteht, soll man Anticoagulantien geben.

Die **Prognose** muß in den ersten Tagen offen bleiben. Wenn sich nach 2 bis 3 Wochen noch keine Rückbildung zeigt, ist ein bleibender Defekt zu befürchten. Wird die Lähmung spastisch, kann man durch konsequente und über Monate ausgedehnte physikalische Behandlung oft noch bemerkenswerte Besserungen erreichen. Bleibt sie im zweiten Monat schlaff, ist die Prognose schlecht.

Bei allen Querschnittslähmungen ist es wichtig, daß man den Patienten stetig ermutigt und zur Mitarbeit anregt, da Komplikationen (Cystitis, Decubitus) gerade bei den Kranken eintreten, die die Hoffnung aufgeben und völlig passiv im Bett liegen.

b) Hämatomyelie

Die Hämatomyelie ist weit seltener als früher angenommen wurde. Bei *Rückenmarkstraumen* kann es zu intramedullären Rhexisblutungen kommen, jedoch sind auch hier ischämische Infarkte und selbst funktionelle Durchblutungsstörungen weit häufiger. Näheres ist im Kapitel XIII besprochen.

Die *Symptomatik* gleicht dem Spinalis anterior-Syndrom oder der Syringomyelie: Das führende Symptom ist wiederum die dissoziierte Sensibilitätsstörung infolge Schädigung des zentralen Rückenmarksgrau. Die Hämatomyelie führt aber auch zu vollständigen Querschnittslähmungen.

Die *Prognose* ist nicht günstig, trotz intensiver physikalischer Behandlung bleiben meist schwere Lähmungen und Sensibilitätsstörungen zurück.

IV. Raumfordernde intracerebrale Prozesse

1. Allgemeine Symptomatik

a) Frühsymptome

Kopfschmerzen werden häufig als dumpf und drückend, auch als bohrend beschrieben, aber es gibt keine Schmerzqualität, die für Hirntumor charakteristisch wäre. Sehr typisch ist dagegen eine Verstärkung beim Aufrichten, Bücken oder Pressen, d.h. also bei Schwankungen des intrakraniellen Druckes. Die Kopfschmerzen treten diffus, besonders aber in der Stirn und im Hinterkopf auf, bei Keilbeinmeningeomen werden sie oft ganz umschrieben im Augenwinkel oder in der Schläfe verspürt. Nicht selten besteht über dem Tumor ein lokaler *Klopfschmerz der Kalotte*.

Ursache der Kopfschmerzen ist eine Dehnung der Meningen, die sensibel vom *N. trigeminus* versorgt werden. Deshalb sind auch die *Austrittspunkte* dieses Nerven, oft einseitig, druckschmerzhaft.

Epileptische Anfälle sind das wichtigste Frühsymptom bei Tumoren der Großhirnhemisphären. *Jeder dritte Tumorkranke bekommt Anfälle, andererseits ist ein Hirntumor die häufigste Ursache für das erste Auftreten einer Epilepsie zwischen dem 25. und 60. Lebensjahr.* Aber auch bei Kindern und Jugendlichen können Anfälle das erste Symptom eines Großhirntumors sein. Wie im Kapitel VII näher erläutert wird, macht die Tatsache einer erblichen Belastung mit Epilepsie die Suche nach einem Hirntumor nicht überflüssig.

In mehr als 20% der Fälle treten Anfälle 5 Jahre früher als irgendein anderes lokales oder allgemeines neurologisches Symptom des Tumors auf. Die Aussichten einer Operation wären in diesem Stadium denkbar günstig, zumal es vor allem die *gutartigen*, langsam wachsenden, d.h. die operablen Geschwülste sind, die Anfälle hervorrufen: unter den Gliomen die *Oligodendrogliome* und *Astrocytome* weit mehr als die multiformen Glioblastome, unter den extracerebralen, mesodermalen Tumoren die *Meningeome*.

Die häufigste *Lokalisation* der Tumoren, die zu Anfällen führen, ist mit 80% die Umgebung der Zentralregion, an zweiter Stelle finden wir mit 60% Geschwülste des Schläfenlappens. Tumoren der Hirnbasis (5%) und infratentorielle Geschwülste (1%) treten dahinter als Ursache der Tumorepilepsie ganz zurück.

Ob die Tumorepilepsie sich in *generalisierten* oder *fokalen* Anfällen äußert, hängt nicht von der Art der Geschwulst, sondern mehr von ihrem *Sitz* ab: So wird ein Neoplasma der *Zentralregion* eher zu *fokalen*, insbesondere zu *Jackson-Anfällen* und ein *Schläfenlappentumor* zu *psychomotorischen Anfällen* führen, während Stirnhirntumoren häufiger generalisierte Krampfanfälle auslösen. Nicht selten treten aber ausschließlich große Anfälle auf, und es gibt im späteren Verlauf *Übergänge* von fokalen zu generalisierten Anfällen und umgekehrt. Ein solcher Wechsel des Anfallscharakters ist sehr auf einen Hirntumor verdächtig.

Häufig tritt eine **Veränderung im Wesen und Verhalten** der Kranken ein: Der spontane Antrieb läßt nach, die affektiven Regungen stumpfen ab, die Interessen engen sich ein, so daß die Patienten im Beruf, aber auch in den mitmenschlichen Beziehungen viele Verhaltensweisen unterlassen, die ihnen früher selbstverständlich waren. Die Persönlichkeit erscheint im ganzen vergröbert und entdifferenziert. Das Schlafbedürfnis nimmt zu: Der Nachtschlaf wird tiefer, und es fällt den Kranken immer schwerer, morgens zu erwachen.

Die psychische Veränderung ist besonders bei den *Tumoren des Kindesalters* oft das einzige Frühsymptom. Kinder klagen nur selten über umschriebene Schmerzen, und wegen der Nachgiebigkeit des kindlichen Schädels entwickeln sich Hirndrucksymptome erst relativ spät. Dagegen ist das plötzliche Einsetzen von *Verhaltensstörungen* — Teilnahmslosigkeit, Unlust am Spiel, Leistungsabfall in der Schule, Reizbarkeit und affektive Labilität — immer auf die Entwicklung eines Hirntumors verdächtig, und die organische Untersuchung darf neben der psychiatrisch-psychologischen nicht unterlassen werden.

Im weiteren Verlauf entwickeln sich **cerebrale Herdsymptome.** Diese sind im Kapitel II im einzelnen beschrieben, hier werden sie für die Lokaldiagnose noch einmal kurz zusammengefaßt.

Stirnhirn (Marklager und Konvexität). Die wichtigsten Symptome sind Veränderungen von *Antrieb* und *Affektivität*. Die Kranken werden *aspontan* bis zu einem solchen Grade, daß sie keine eigene Initiative mehr entwickeln und stundenlang regungslos dasitzen, nicht mehr das Bett verlassen und Speisen halbgekaut im Munde behalten. Auch die spontanen sprachlichen Äußerungen versiegen. Die Patienten sind auch nur noch ganz begrenzt zu zielgerichteten Handlungen anregbar. Ihre Antworten sind lakonisch, zu einem Gespräch sind sie nicht mehr imstande. Jede *Umstellung* ist erschwert: Wenn sie sich einer Situation oder einem Objekt zugewandt haben, sind sie so daran fixiert, daß sie nur schwer wieder abgelenkt werden können.

Mit dem Verlust der eigenen Initiative tritt eine Auslieferung an die Umwelt ein, die sich in *Echosymptomen* äußert: Echolalie (Wiederholung des Gehörten), Echopraxie (Wiederholung von Bewegungen des Gegenüber).

Die *Stimmung* ist indifferent, die *affektiven Regungen* sind nivelliert. *Demenz* gehört nicht zum psychopathologischen Bild. Das *Bewußtsein* kann ungestört sein.

Epileptische Anfälle. Generalisierte Krampfanfälle häufen sich leicht zum Status epilepticus. Bei Läsion der lateralen Stirnhirnkonvexität treten Adversivanfälle auf. Motorische Jackson-Anfälle zeigen eine Schädigung der Präcentralregion an.

Neurologische Symptome. Regelmäßig Handgreifreflexe (wenn einseitig, dann kontralateral zum Tumor), häufig Déviation conjuguée zum Herd hin. Latente kontralaterale Hemiparese, sog. Gangapraxie. Bei Läsion der dominanten Hemisphäre motorische Aphasie. Selten kontralaterale frontale Ataxie.

Stirnhirn (orbitale Rinde). Flache Euphorie mit distanzlosem Witzeln, Verlust der Wertvorstellungen, Enthemmung des Antriebs mit zielloser Betriebsamkeit. Auch Enthemmung des aggressiven und sexuellen Triebverhaltens.

Neurologisch. Riechstörung, eventuell Opticusatrophie.

Die beiden Stirnhirnsyndrome sind nicht so streng zu trennen, wie es nach dieser Darstellung den Anschein hat: Nicht selten findet man beim gleichen Patienten Antriebsverlust und flache Euphorie.

Balken. Tumoren, die vom Balken einseitig oder doppelseitig („Schmetterlingsgliom") ins Stirnhirn einwachsen, sind klinisch nicht von Geschwülsten des frontalen Marklagers zu unterscheiden. Die Symptomatik umschriebener Balkentumoren ist uncharakteristisch.

Schläfenlappen. *Psychisch* sind die Patienten häufig reizbar, verstimmbar, ängstlich oder depressiv. Bei Tumoren des basalen Temporallappens kann das affektive und sexuelle Triebverhalten enthemmt werden.

Epilepsie vom Typ der psychomotorischen Anfälle.

Neurologische Symptome. Homonyme Hemianopsie, Hemiparese, orale Greifreflexe(?). Bei Läsion der dominanten Hemisphäre: amnestische oder sensorische Aphasie.

Parietallappen. Psychisch keine Lokalsymptome.

Epilepsie. Sensible Jackson-Anfälle, deren Beginn den Schwerpunkt des Herdes anzeigt.

Neurologische Symptome. Sensomotorische oder vorwiegend sensible Hemiparese, Hemianopsie oder hemianopische Aufmerksamkeitsschwäche, Abschwächung oder Aufhebung des optokinetischen Nystagmus zur Gegenseite.

Neuropsychologische Störungen. Räumliche Orientierungsstörung, konstruktive Apraxie, bei Läsion der dominanten Hemisphäre zusätzlich: amnestische Aphasie, Dysgraphie, Dyslexie, Dyskalkulie, Farbagnosie, Störung der Unterscheidung zwischen den beiden Seiten und der Orientierung am eigenen Körper, speziell an den Fingern. Ideomotorische Apraxie für beide Hände.

Occipitallappen. *Epilepsie.* Anfälle mit optischer Aura.

Neurologische Symptome. Hemianopsie mit Aufhebung des optokinetischen Nystagmus zur Gegenseite.

Neuropsychologische Störungen. Häufig Dyslexie und Störung der optisch-räumlichen Orientierung. Bei doppelseitiger Läsion Objektagnosie.

Kleinhirn. Frühzeitig Hirndruck mit Kopfschmerzen und Stauungspapille, stets Nystagmus. Gleichseitige Ataxie. Fernsymptome durch Druck auf den Hirnstamm: doppelseitige pathologische Reflexe, Sensibilitätsstörung im Trigeminusbereich, Blickparesen, optokinetische Störungen u. ä.

Hirnstamm. *Psychisch.* Enthemmung, Euphorie, Aggressivität oder Verlangsamung und Nivellierung. Es ist auffällig, daß Patienten mit Brückentumoren meist keine Bewußtseinsstörung haben. Ähnlich wie im Tierexperiment reicht die Funktion der oralen Formatio reticularis aus, um das Wachbewußtsein zu erhalten.

Neurologische Symptome. Frühzeitig Pupillenstörungen, Augenmuskellähmungen mit Doppelbildern, vertikale oder horizontale Blickparese, Blickrichtungsnystagmus. Meist optokinetische Störungen. Gekreuzte Hirnnervensyndrome. Bei größerer Ausdehnung: Hirnnervenlähmungen + spastische Tetraparese + Ataxie.

Stammganglien. *Psychisch.* Antriebsmangel, affektive Nivellierung, Somnolenz.

Neurologisch. Akinetisches Parkinson-Syndrom, Gegenhalten, kontralaterale Hemiparese.

Diese Herdsymptome können sich langsam entwickeln. Sie können aber auch plötzlich auftreten oder sich akut verschlechtern. Dies beruht meist auf einer Blutung in den Tumor (*„apoplektisches Gliom"*). Die **Differentialdiagnose** gegen einen rein *vaculären Insult* ist schwierig und kann oft erst aus dem Verlauf gestellt werden. *Bessert* sich die neurologische Symptomatik nach einem Insult, hellt sich insbesondere eine anfängliche Bewußtseinstrübung wieder auf und bildet sich im EEG die Allgemeinveränderung zurück, so daß der Herdbefund deutlicher hervortritt, spricht dies für einen vasculären Insult. Bleibt dagegen eine Besserung der neurologischen Symptome und Aufhellung des Bewußtseins aus oder *nehmen die Ausfallserscheinungen* zu, und ist das EEG auch bei wiederholter Untersuchung nicht nur herdförmig, sondern auch allgemein verändert, besteht der dringende Verdacht auf ein apoplektisches Gliom.

b) Allgemeiner Hirndruck

Pathophysiologie

Beim Erwachsenen kann die starre Schädelkapsel der Volumenvermehrung durch die intrakranielle Geschwulst nicht nachgeben. Der Wachstumsdruck führt deshalb bald dazu, daß die Liquorzisternen (basale Cisternen, Cisterna interhemisphaerica, Cisterna ambiens), die normalerweise die benachbarten Hirnanteile vor einem Druck gegen Dura- und Knochenkanten schützen, mit Hirngewebe ausgefüllt werden *(Hirnhernien)*. Eine weitere Volumenzunahme hat dann gröbere **Massenverschiebungen** zur Folge. Diese spielen sich zunächst innerhalb der *gleichen Hemisphäre* ab. Bald ergreifen sie aber auch, unter der Falx cerebri hindurch und über die basalen Zisternen, die *gegenseitige Hemisphäre*, deren innere und äußere Liquorräume ebenfalls eingeengt werden.

Schließlich kommt es auch zu einer Massenverschiebung in *axialer Richtung*, durch die das Mittelhirn im Schlitz des Tentorium cerebelli und die Medulla oblongata zwischen den herabgedrückten Kleinhirntonsillen im Foramen occipitale magnum eingeklemmt werden. Pathologisch-anatomisch findet sich hier später der typische Kleinhirndruckconus. Mit dieser *Einklemmung* ist durch die

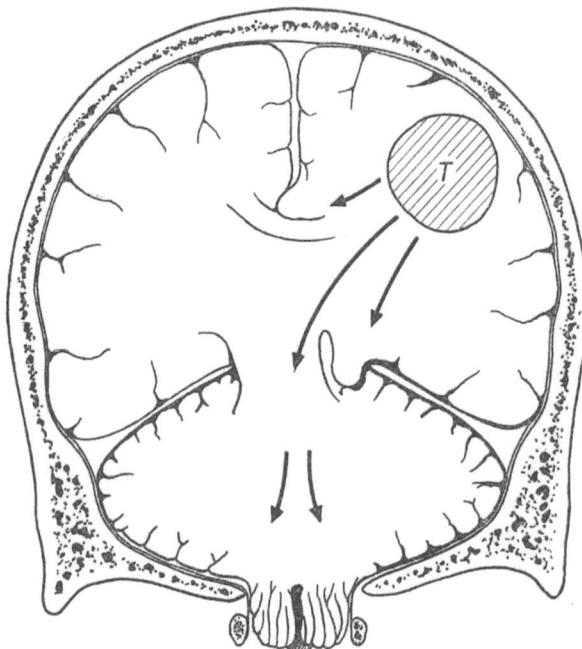

Abb. 40. *Massenverschiebungen bei Tumor der Großhirnhemisphäre* (nach R. KAUTZKY und K. J. ZÜLCH). Schiefstand des Balkens mit Verschiebung des Gyrus cinguli unter der Falx cerebri zur Gegenseite. Neben dem Hirnstamm werden mediale Anteile des Temporallappens als Prolaps in die hintere Schädelgrube gepreßt (Einklemmung des Hirnstamms im Tentoriumschlitz). Der Hirnstamm wird nach kaudal verschoben, die Kleinhirntonsillen werden in das Foramen occipitale magnum gepreßt (sog. Tonsillendruckkonus)

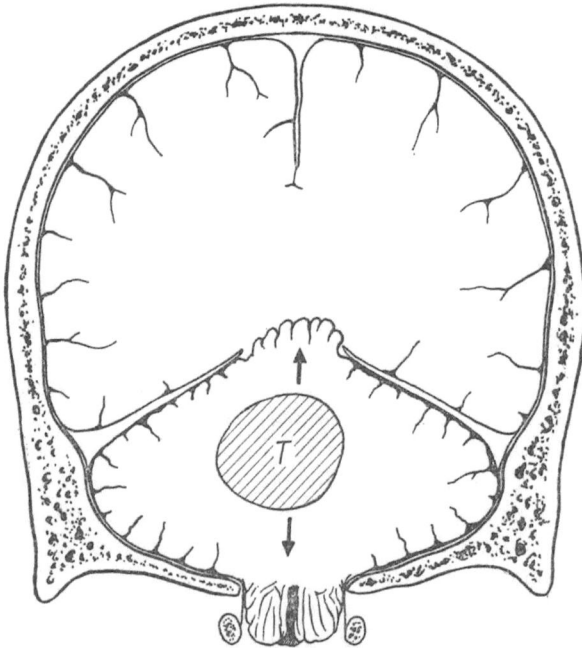

Abb. 41. *Massenverschiebungen bei Tumor der hinteren Schädelgrube* (nach R. KAUTZKY und K. J. ZÜLCH). Ein Prolaps wird nach rostral in den Tentoriumschlitz, ein anderer nach caudal in das Foramen occipitale magnum gepreßt

Gefahr einer Lähmung des retikulären Aktivierungssystems und der Regulationsstellen für Atmung und Kreislauf eine lebensbedrohliche Komplikation eingetreten, die rasch zum Tode führen kann. In ähnlicher Weise entsteht oft bei Tumoren der hinteren Schädelgrube eine Massenverschiebung nach rostral, durch die der Kleinhirnwurm gegen das Mittelhirn gepreßt wird. Dabei wird der Aquädukt verschlossen, und es bildet sich ein Hydrocephalus aus (s. Abb. 40, 41).

Der vermehrte Hirndruck wird aber nicht allein durch die zunehmende Größe des Tumors bedingt. Je nach Art und Sitz der Geschwulst und wohl auch abhängig von der individuellen Reaktionsbereitschaft tragen **weitere Faktoren** zum allgemeinen Hirndruck bei.

Zerfallsprodukte aus dem Tumorgewebe fördern das lokale und allgemeine Ödem. In der Umgebung des Tumors kann es durch Behinderung des venösen Abflusses zu einem *Stauungsödem* kommen, das zu einer lokalen Hypoxydose führt. Diese begünstigt eine Ausbreitung des Ödems, in deren Folge nicht nur der Blut*abfluß* in benachbarten Venen und Sinus beeinträchtigt, sondern auch die Blut*zufuhr* durch Dehnung und Verlagerung von arteriellen Gefäßen gedrosselt wird. Da Hirndurchblutung und Liquordruck in einer *reziproken Abhängigkeit* stehen, kommt es mit zunehmendem Hirndruck zu einer Abnahme und allgemeinen Verlangsamung der Hirndurchblutung. Diese trägt durch verminderte Zufuhr von Nährstoffen und eingeschränkten Abtransport von Metaboliten weiter zur Hirnschwellung bei. Der Hirndruck setzt also pathophysiologische Entgleisungen in Gang, die sich wechselseitig verstärken und ihn in einem *Circulus vitiosus* weiter unterhalten.

Die *Bezeichnung Hirndruck* ist bewußt unscharf, da wir klinisch zwischen Hirnschwellung und Hirnödem nicht unterscheiden können und beide Zustände sicher nebeneinander vorkommen. Pathologisch-anatomisch wird als Hirnödem eine *intracelluläre* Wasseransammlung, besonders in der Rinde, als Hirnschwellung die Anreicherung von Flüssigkeit in den *Intercellularräumen* vor allem des Markes bezeichnet. Für die Hirnrinde ist diese Differenzierung allerdings nach elektronenoptischen Untersuchungen zweifelhaft geworden.

Diese Darstellung geht von dem häufigen Fall einer *Geschwulst in den Großhirnhemisphären* aus. Bei extracerebralen Tumoren und bei solchen, die durch ihre Beziehungen zu den inneren Liquorräumen rasch zum Hydrocephalus occlusus führen, sind die Reihenfolge der pathophysiologischen Vorgänge und die Geschwindigkeit ihres Ablaufes etwas anders, aber das Endergebnis ist ebenfalls eine hypoxische Schädigung des Nervengewebes, die dann lebensgefährlich wird, wenn der orale und caudale Hirnstamm schwerer betroffen sind.

Klinische Symptomatik

Patienten mit allgemeinem Hirndruck sind in sehr eindrucksvoller Weise *psychisch verändert*. Sie liegen aspontan im Bett und sind nur noch begrenzt anregbar. Sie antworten nur zögernd, langsam, oft unwillig und wenden sich mitten in der Exploration zur Wand. Das Gesicht ist ausdrucksleer *(„Tumorfacies")*, die Affektivität ist nivelliert. Während der Untersuchung fassen sie sich häufig an die Nase oder an die Genitalien; oft greifen sie, selbst während der Prüfung der Reflexe, nach etwas Eßbarem auf ihrem Nachttisch und stecken es in den Mund.

Aufgegebene Handlungen führen die Patienten nur teilweise aus, dann bleiben ihre Bewegungen gleichsam „unterwegs stecken". So behalten sie oft die ungekauten Speisen für Stunden im Mund. Häufig lassen sie unter sich, ohne dies zu bemerken.

Das *Bewußtseins-* und *Aufmerksamkeitsfeld* ist eingeengt: An Vorgängen in der Umgebung nehmen sie kaum Anteil, meist sind sie über Ort und Zeit desorientiert und antworten auf entsprechende Fragen wurstig und abweisend. In schwereren Stadien sind die Patienten schläfrig und nur mit Mühe erweckbar. Das Syndrom hat große Ähnlichkeit mit dem psychopathologischen Bild beim *Stirnhirntumor*, und es kommt vermutlich auch durch Mitschädigung des Stirnhirns zustande.

In $^2/_3$ der Fälle besteht eine *Stauungspapille*. Ihr Fehlen schließt eine intrakranielle Drucksteigerung keineswegs aus. Es ist zu berücksichtigen, daß auch bei 10% der vasculären Insulte eine Stauungspapille besteht, die bei Hypertonie bis zu drei Dioptrien prominent und selbst asymmetrisch sein kann. Die Differentialdiagnose wird dadurch erschwert, daß Patienten mit Hochdruck und entsprechenden Fundusveränderungen einen Hirntumor mit Stauungspapille haben können. Hochgradige Stauungspapillen sind auch für *Sinusthrombosen* charakteristisch. Reichliche *Blutungen* in der Netzhaut zeigen eine rasche Zunahme der Papillenprominenz an und sprechen für Glioblastom, Metastasen oder Hydrocephalus occlusus.

Erbrechen, das anfangs nur morgens auftritt, verstärkt sich mit zunehmendem Hirndruck so, daß es bei jedem Aufrichten, aber auch schon bei Kopfbewegungen, ohne vorangehende Übelkeit ausgelöst wird. Ursache ist eine Druckwirkung auf die Vestibulariskerne in der Medulla oblongata. Druck auf das Vaguskerngebiet führt zum langsamen (unter 60/min) und gespannten *Druckpuls*. Das Symptom ist jedoch sehr unzuverlässig.

Kopfschmerzen werden jetzt oft nicht mehr spontan, sondern wegen der erheblichen psychischen Veränderung erst auf Befragen geklagt. Die supraorbitalen und infraorbitalen *Austrittspunkte* des *Trigeminus* sind beiderseits stark druckschmerzhaft.

Durch Druck gegen die Felsenbeinkante wird der *N. abducens* oft ein- oder doppelseitig gelähmt. Lokaler Hirndruck von frontal-lateral kann den Hirnstamm schräg verlagern und dadurch den gegenseitigen Hirnschenkel gegen den Rand des Tentorium cerebelli pressen. In diesen Fällen werden *Pyramidenzeichen auf der Seite des Tumors* auslösbar, weil die Pyramidenbahnen auf diesem Niveau noch nicht gekreuzt haben. Regelmäßig stellt man pathologische Greifreflexe der Hand und des Mundes fest, die ein sehr feiner Indicator für den beginnenden Hirndruck sind.

In fortgeschrittenen Fällen verändert sich der *Blutdruck*. Zunächst führt die Hypoxydose des Hirns und der Druck auf die Medulla zu einem *Erfordernishochdruck*, später fällt der Blutdruck ab, was die Blutversorgung des Gehirns weiter verschlechtert.

Im *Endstadium* kommt es zu der oben beschriebenen *Einklemmung des Hirnstamms*. Die Patienten sind schwer bewußtseinsgetrübt oder komatös. Ihre Pupillen sind eng oder im ungünstigeren Fall weit und lichtstarr, die Bulbi divergieren oder führen langsame Pendelbewegungen aus. Die Extremitäten haben eine

Decerebrationshaltung, doppelseitig sind Pyramidenzeichen auslösbar. Die *Atmung* wird schnarchend, periodisch, unregelmäßig, der Blutdruck fällt weiter ab.

Die drohende Einklemmung zeigt sich manchmal durch Mißempfindungen in beiden Armen an. Sie beruhen auf pathologischen Entladungen im Fasciculus und Nucleus cuneatus.

Zusatzuntersuchungen. Die Übersichtsaufnahme des Schädels zeigt eine *Entkalkung* oder sogar völlige Destruktion der *Sattellehne* bei unveränderter Größe der Sella, die verkalkte *Glandula pinealis* kann seitwärts verlagert sein.

Das EEG ist bei Tumoren der Großhirnhemisphären in 95% pathologisch. Man findet, je nach dem Verlaufsstadium, einen Herdbefund und eine Allgemeinveränderung. Der typische Herdbefund ist der Deltafocus mit Phasenumkehr (s. Abb. 42). Bei Hirnstamm- und Kleinhirntumoren ist das EEG häufiger normal.

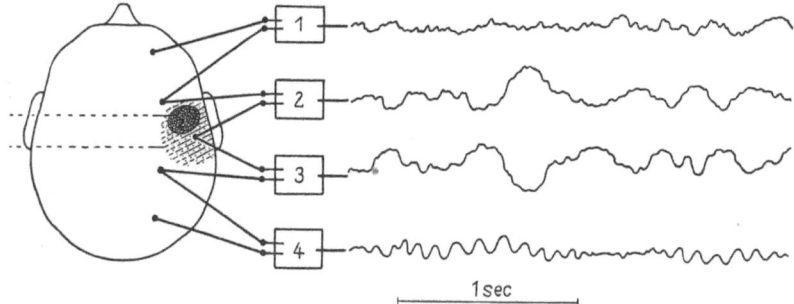

Abb. 42. *Lokalisation eines δ-Focus mit Phasenumkehr bei der Reihenableitung* (aus JUNG). Die über dem Hirnödem eines temporalen Tumors entstehenden unregelmäßigen, langsamen Wellen gehen von der gemeinsamen Elektrode des zweiten und dritten Verstärkerkanals aus, so daß sie in diesen beiden Registrierungen umgekehrte Phasenrichtung zeigen

Im *Angiogramm* zeigt sich der Hydrocephalus internus durch Anspannung des Anteriorbogens auf dem seitlichen Bild. Die Hirnschwellung ist an einer erheblichen Verlangsamung der Durchblutung zu erkennen, so daß sich die venöse Phase verspätet oder nicht mehr darstellt.

Sofern man sich zur *Liquoruntersuchung* entschließt, findet man eine Eiweißvermehrung.

Therapie

An erster Stelle steht die *entwässernde* Behandlung. Das Prinzip ist die Herstellung eines osmotischen Druckgefälles zwischen Gehirn und Blutgefäßsystem durch intravenöse Injektion von hochmolekularen Substanzen. Früher wurde zu diesem Zweck 40%iger Traubenzucker injiziert. Diese Behandlung ist aber heute überholt, da Stoffe von weit höheren osmotischen Gradienten zur Verfügung stehen. Die Mittel der Wahl sind heute die 40%ige Lösung von *Lävulose (Lävosan)* und die 40%ige Lösung des sechswertigen Alkohols *Sorbit* (S 40). Die Wirkung ist stärker und die Wirkungsdauer wesentlich länger als bei Injektion von Glucose. Man injiziert täglich 2—3mal 60—100 cm^3 Laevosan, wirkungsvoller ist eine langsame intravenöse Infusion (1—2mal täglich 250 ml). Sehr wirksam ist auch der *30%ige Harnstoff* (Urea), der fabrikmäßig in stabiler Lösung geliefert wird. Man gibt eine Dosis von 0,5 bis höchstens 1,0 g/kg Körpergewicht, ein- bis höchstens zweimal täglich. Bei der Anwendung von Harnstoff bestehen aber gewisse Gefahren (Steigerung der Blutungsneigung, histotoxische

Wirkung), so daß er nur für die Entwässerungstherapie in der Klinik unter Kontrolle des Eiweißstoffwechsels und des Mineralhaushalts in Frage kommt.

Neben der Entwässerung darf die ausreichende *Zufuhr von Flüssigkeit* nicht vergessen werden, die aus zwei Gründen wichtig ist: Zu starker Wasserverlust mit Exsiccose hat *Retention harnpflichtiger Substanzen* zur Folge, durch welche die Hirnschwellung und Bewußtseinseinschränkung verstärkt werden. Außerdem nimmt die *Kreislaufgröße* ab. Damit vermindert sich auch die Hirndurchblutung, was wiederum die Hirnschwellung begünstigt. Als Maßstab für die Notwendigkeit der *Rehydrierung* dient uns das spezifische Gewicht des Urins; es soll nicht über 1022 steigen. Andererseits darf es nicht durch zu große Flüssigkeitszufuhr unter 1010 sinken. Bei *Herzinsuffizienz* cave Lungenödem!

Die Auffüllung des Kreislaufs soll nicht mit sog. physiologischer Kochsalzlösung erfolgen. Diese ist zwar isotonisch, aber nicht physiologisch, weil sie einen Überschuß von Chlor enthält und deshalb eine Acidose erzeugen kann. Wir geben deshalb ausgewogene *Elektrolytlösungen*, z.B. Tutofusin B oder EL 5. Bei Kollapsgefahr infundiert man hochmolekulare Dextrane (Rheomacrodex), durch die die Viscosität des Blutes herabgesetzt und das Flüssigkeitsvolumen für etwa 4 Std auf optimalem Niveau gehalten wird. Jede Infusionsbehandlung verlangt gleichzeitig regelmäßige Bestimmung der Elektrolyte.

Bei inoperablen Hirntumoren muß zur Behandlung des Hirndrucks eine Torkildsen-Drainage oder ein Liquorventil nach SPITZ-HOLTER angelegt werden (s. S. 368 u. 416).

2. Die Hirntumoren

Häufigkeit, Erkrankungsalter, Pathogenese

Über die absolute Häufigkeit von Hirngeschwülsten in der Durchschnittsbevölkerung liegen keine verläßlichen Zahlen vor. Die Letalität wird für Hirn- und Rückenmarkstumoren zusammengenommen auf einen Fall pro 20000 bis 25000 Einwohner geschätzt. Die relativ größte Untergruppe stellen die *Meningeome* (18%). Schon an zweiter Stelle stehen die bösartigen *Glioblastome* (12%). Dann folgen *Hypophysenadenome* und *Oligodendrogliome* mit je 8%, *Neurinome* und *Spongioblastome* mit etwa 7% und *Astrocytome* (6%). Die übrigen Tumorarten sind mit jeweils nur kleinen Zahlen vertreten.

Das **Erkrankungsalter** unterscheidet sich für einzelne Gruppen von Hirntumoren in sehr charakteristischer Weise:

Im *Kindes- und Jugendalter* bis zum 20. Lebensjahr findet man besonders häufig Medulloblastome und Spongioblastome des Kleinhirns, Tumoren des *Hirnstamms* und Zwischenhirns (Craniopharyngeome, Gliome, Pinealome) und in den Großhirnhemisphären die Ependymome. Hemisphärengliome sind dagegen selten, Meningeome und Hypophysenadenome treten kaum auf und Neurinome fehlen ganz.

Im *mittleren Lebensalter* überwiegen die Gliome der Großhirnhemisphären, die Meningeome, Hypophysenadenome, die Neurinome der Hirnnerven und unter den Kleinhirntumoren das Angioblastom (Lindau-Tumor).

Mit dem *Involutionsalter* treten die bösartigen Glioblastome und die Hirnmetastasen an die erste Stelle. In diesem Alter ist auch die absolute Zahl von Hirngeschwülsten besonders hoch: 20% aller Tumoren kommen im 6. Lebensjahrzehnt vor.

Die **Entstehung der Hirngeschwülste** wird heute auf das Zusammentreffen allgemeiner und lokaler Faktoren zurückgeführt. Wenn sie auch im einzelnen noch nicht bekannt sind, ergibt sich die Bedeutung *allgemeiner* Einflüsse aus der Bindung bestimmter Geschwulstarten an unterschiedliche Altersklassen. Diese ist so straff, daß sich einzelne Tumorarten und Altersgruppen ausschließen.

Der *lokale Faktor*, den man sich als abartige Anlage vorstellt, ist daran erkennbar, daß viele Geschwulsttypen mit großer Regelmäßigkeit an *bestimmten Orten* im Gehirn entstehen. Bevorzugt ist die dorsale Schließungsrinne des Medullarrohres, die entwicklungsgeschichtlich zu Fehlbildungen disponiert ist.

Für einige wenige Tumoren ist Erblichkeit nachgewiesen.

Exogene Faktoren haben für das Auftreten von Hirngeschwülsten keine nachweisbare Bedeutung. Dies gilt besonders für den immer wieder diskutierten Zusammenhang mit Kopfunfällen.

a) Neuroepitheliale Tumoren

Medulloblastome

Medulloblastome sind rasch wachsende undifferenzierte Geschwülste des *Kindes- und Jugendalters*, die hauptsächlich im Kleinhirn, seltener in der Pinealisregion (sog. Pinealoblastome) auftreten. Das *Erkrankungsalter* hat sein Maximum zwischen dem 7. und 12. Lebensjahr, Knaben sind 2—3mal so häufig betroffen wie Mädchen.

Die Tumoren sitzen hauptsächlich im *Kleinhirnwurm*. Nach unten wachsend, füllen sie den 4. Ventrikel zunehmend aus und drücken auf die Medulla oblongata. Nach oben drängen sie den Kleinhirnwurm zusammen und pressen seinen vorderen Anteil gegen das Tentorium. Sie brechen oft in den Liquorraum ein und *metastasieren* in die Ventrikel und/oder den Subarachnoidealraum des Gehirns und auch des Rückenmarks.

Symptomatik und Verlauf. Die *Krankheitsdauer* ist nur kurz. Die Kinder beginnen morgens zu erbrechen, was zunächst als Gastroenteritis fehlgedeutet wird. Als Lokalsymptom des Kleinhirnwurms bekommen sie eine *Rumpfataxie* mit Fallneigung nach hinten, die sie durch Abstützen mit den Händen und vorsichtiges, breitbeiniges Stehen und Gehen auszugleichen versuchen. Oft halten sie den Kopf in einer leicht nach vorn geneigten *Zwangshaltung* steif. Die Behinderung der Liquorpassage führt beiderseits zur Stauungspapille, die gar nicht selten erst dann bemerkt wird, wenn sie in Atrophie übergeht und der Visus verfällt. Da der kindliche Schädel sich in diesem Alter noch erweitern kann, treten die Symptome des allgemeinen Hirndrucks erst relativ spät auf. Wenn hartnäckige Kopfschmerzen und häufig wiederholtes Erbrechen einsetzen, hat die Geschwulst meist schon eine große Ausdehnung erreicht. Neurologisch findet sich jetzt eine *Stauungspapille* bis zu 6 oder 7 Dioptrien mit sekundärer Atrophie, Nackensteifigkeit als *Einklemmungszeichen*, seitengleiche Ataxie der Beine und Hypotonie der Extremitätenmuskulatur. Beim Perkutieren des vergrößerten Schädels hört man oft das scheppernde „Geräusch des gesprungenen Topfes". Nystagmus ist nur gering ausgeprägt.

Die *spinale Metastasierung* kann sich in Wurzel- und Hinterstrangsymptomen (Arreflexie, radikuläre Schmerzen, Störung der Berührungs- und Lagewahrnehmung) äußern.

Therapie und Prognose. Eine Radikaloperation ist bei der Lage des Tumors nicht möglich. Teilresektion führt zur Entlastung des Hirndrucks, ist aber regelmäßig von einem Rezidiv gefolgt. Die Medulloblastome sind die am meisten strahlenempfindlichen Hirntumoren. Deshalb ist eine hochdosierte *Röntgennachbestrahlung* (3000—4000 r) angezeigt. Dadurch soll sich die Überlebenszeit, die sonst etwa 1 Jahr beträgt, verlängern lassen.

Spongioblastome

Spongioblastome sind langsam wachsende, gut abgegrenzte Tumoren ganz vorwiegend des Kindes- und Jugendalters, die hauptsächlich in Strukturen der Mittellinie — im Kleinhirn, Hirnstamm und Thalamus und im Sehnerven — vorkommen. Obwohl sie pathologisch-anatomisch gutartig sind, können sie durch ihren Sitz an operativ unzugängiger Stelle klinisch bösartig sein.

Das *Spongioblastom des* **Kleinhirns,** das manchmal auch als Kleinhirnastrocytom bezeichnet wird, hat seine größte Häufigkeit zwischen dem 7. und 17. Lebensjahr. Es geht in der Regel vom Kleinhirnwurm aus, wölbt sich aber oft mit großen Cysten in eine Kleinhirnhemisphäre vor. Im späteren Verlauf kann der Tumor nach rostral wachsen und zur Einklemmung des Mittelhirns im Tentoriumschlitz führen.

Symptomatik und Verlauf. Neurologische Symptome treten oft erst dann auf, wenn die Geschwulst schon eine beträchtliche Größe erreicht hat und vorübergehende Einklemmungserscheinungen macht. Die Patienten klagen über *Schmerzen im Nacken*, Hinterkopf und in der Stirn. Cerebrales *Erbrechen* ist häufig, da der Tumor auf die Medulla oblongata drückt. Die gleichseitigen Extremitäten sind durch *cerebellare Ataxie* behindert. Der Kopf wird häufig zur Seite des Tumors geneigt, wobei das Kinn etwas zur Gegenseite angehoben ist („vestibular tilt"). Beim Gehen und Stehen tritt Fallneigung und Abweichen zur Herdseite auf.

Neben den Zeichen des allgemeinen Hirndrucks mit Stauungspapille findet sich die beschriebene seitenbetonte oder ganz einseitige *Ataxie* mit der charakteristischen *Hypotonie* der Muskulatur, die in symptomarmen Fällen das einzige Lokalzeichen ist. *Nystagmus fehlt nie.* Er ist bei Blickwendung zur Seite des Tumors langsamer und gröber. Bei Druck auf die Pyramidenbahnen können *spastische Zeichen* auslösbar werden.

Die *Diagnose* ist bei voll ausgeprägter Symptomatik klinisch zu stellen. In zweifelhaften Fällen kann der Tumor durch *Vertebralisangiographie* oder *Ventrikulographie* nachgewiesen werden. Lumbalpunktion ist wegen der Gefahr einer Einklemmung kontraindiziert.

Therapie und Prognose. Die Tumoren sind meist gut operabel. Nach dem Eingriff bessern sich die Symptome rasch und die Koordinationsstörungen werden kompensiert. Rezidive sind bei radikaler Entfernung nicht zu befürchten.

Spongioblastome sind die häufigsten Tumoren der **Stammganglien, des Thalamus und des Hirnstamms.** Sie kommen, wie auch die unten besprochenen Opticusgliome, gelegentlich als zentrale Manifestation der Neurofibromatose v. Recklinghausen vor.

Symptomatik und Verlauf. Die neurologischen Befunde sind bei dieser Lokalisation oft nur spärlich, da die Tumoren das Nervengewebe lange Zeit intakt lassen. Da sie erst *sehr spät zu Hirndruck* mit Stauungspapille und Kopfschmerzen führen, kann ihre Abgrenzung gegen Multiple Sklerose oder Encephalitis äußerst schwierig sein. Eine solche Verwechslung wird auch dadurch nahegelegt, daß im Verlauf, offenbar durch wechselnde Nachbarschaftsreaktionen, schubartige Verschlechterungen mit Remissionen abwechseln können. Die technischen Zusatzuntersuchungen tragen meist nicht zur Diagnose bei. Oft wird man sich erst dann diagnostisch festlegen können, wenn Hirndrucksymptome auftreten.

Therapie und Prognose. Operation der Tumoren ist nicht möglich, Shunt-Operationen (s. S. 368, 416) können die Entwicklung verlangsamen. Röntgenbestrahlung hat nur vorübergehend Erfolg, die Prognose ist auf lange Sicht jedoch infaust.

Das Spongioblastom des **N. opticus** (sog. Opticusgliom) geht vom Sehnerven oder vom Chiasma aus.

Symptomatik und Verlauf. Bei Sitz im *Sehnerven* führt die Geschwulst zu Kopfschmerzen und durch lokalen Druck mit Behinderung des Blutabflusses zum Exophthalmus. Gewöhnlich tritt primär *Opticusatrophie* mit *Visusverfall* ein. Stauungspapille ist selten, weil sich im atrophischen Opticus kein Ödem entwickelt. Der Tumor kann über das Chiasma auf den anderen Sehnerven übergreifen. Sitzt er primär in der *Sehnervenkreuzung*, wächst er sofort in beide Optici ein. Dann sind doppelseitige Sehstörungen mit hypothalamischen Symptomen kombiniert.

Auf der *Röntgenaufnahme* nach RHESE ist das Foramen opticum erweitert. Geht die Geschwulst vom Chiasma aus, ist die vordere Sattellehne entkalkt oder zerstört.

Therapie und Prognose. Je nach Sitz und Ausdehnung ist eine orbitale oder intrakranielle Operation möglich, bei der allerdings ein Auge geopfert werden muß.

Glioblastome

Glioblastome sind die häufigsten Gliome. Sie treten im Jugendalter und in den frühen Erwachsenenjahren nur äußerst selten auf, bevorzugt dagegen um das 50. Lebensjahr. Männer sind fast doppelt so häufig betroffen wie Frauen.

Die Tumoren *wachsen* infiltrierend, meist subcortical, können aber auch die Rinde ergreifen. Sie finden sich in allen Hirnlappen, aber auch im Balken, von dessen Knie aus sie sich nach Art eines *Schmetterlingsglioms* beiderseits in das frontale Marklager ausbreiten. Vom Balkenwulst aus wachsen sie in beide Hemisphären. Andere Glioblastome wachsen entlang des Fornix, im Thalamus, seltener im mittleren Hirnstamm. *Im Kleinhirn kommen sie nicht vor.* Hier besteht ein auffälliger Gegensatz zum Medulloblastom, dem bösartigen Tumor des Kindesalters, der sich nicht in den Großhirnhemisphären findet.

Das *rasche Wachstum* der Geschwülste führt zur überstürzten Bildung von Gefäßen. Da diese fehlerhaft gebaut sind, kommt es innerhalb des Tumors leicht zu *Blutungen und Nekrosen*. Dabei bilden sich *arteriovenöse Anastomosen*, die ein Charakteristikum der Glioblastome sind. Durch diese Anastomosen wird das Glioblastom so abnorm rasch durchblutet, daß in mehr als der Hälfte der Fälle die abführenden Venen arterielles Blut enthalten. Die *mangelhafte Ernährung* des Tumors fördert den nekrotischen Zerfall des Gewebes weiter, so daß sich ein *Circulus vitiosus* schließt.

Frühzeitig entwickelt sich nicht nur ein *peritumoröses Ödem*, sondern auch eine *Schwellung der ganzen Hemisphäre*. Dazu tragen der Wachstumsdruck der Geschwulst, die arteriovenösen Anastomosen und histotoxische Zerfallsprodukte bei.

Symptomatik und Verlauf. Der *Krankheitsverlauf* dauert oft nur Monate, selten länger als ein Jahr. Charakteristisch ist das frühe Einsetzen von Kopfschmerzen. Anfälle sind selten. Die große Ausdehnung der Hirnschwellung führt dazu, daß die Lokalsymptome meist von einer Hemiparese begleitet werden, da die Pyramidenbahnen auf ihrem langen Verlauf fast stets mitgeschädigt werden. Insultartige Verschlechterungen sind häufig, in manchen Fällen setzt die Krankheit klinisch wie eine Hirnblutung oder Erweichung ein.

Bis zur Krankenhausaufnahme sind die Patienten meist schon *bewußtseinsgetrübt* und bettlägerig. Fast immer sind ältere *Stauungspapillen* festzustellen. Im *EEG* findet sich neben einem Herdbefund eine mittelgradige bis schwere Allgemeinveränderung. Die *Röntgenaufnahme* des Schädels zeigt Drucksymptome (Sellaentkalkung, Pinealisverschiebung). Auf der *Encephalographie* sind als Ausdruck des Tumorwachstums und der Hirnschwellung größere Anteile des Ventrikelsystems verlagert und komprimiert. Die *Serienangiographie* läßt in 60—70% eine Anfärbung mit pathologischen Gefäßen erkennen. Die aus dem Tumor ableitenden Venen stellen sich schon während der arteriellen oder capillaren Phase dar.

Therapie und Prognose. Radikaloperation des Tumors ist nicht möglich. Nach partieller Resektion kommt es häufig zu verstärkter Hirnschwellung, immer zu Rezidiven. Bei Sitz in der dominanten Hemisphäre soll man von chirurgischer Behandlung absehen. Die Röntgentherapie ist mit der Gefahr belastet, daß sie zu unbeherrschbarem Hirndruck führt, auch sind die Glioblastome nur wenig strahlenempfindlich. Die *Prognose* ist absolut *infaust*.

Oligodendrogliome

Oligodendrogliome sind verhältnismäßig ausgereifte Geschwülste. Sie bevorzugen bei Sitz in den Hemisphären das *mittlere Lebensalter* (30—45 Jahre). Die Tumoren wachsen langsam infiltrierend vom Mark aus *in die Hirnrinde* ein und treiben sie auf. Die Gefäße sind hyalin verquollen, deshalb kommt es leicht zu Blutungen in die Geschwulst. Verkalkungen der Gefäße und des Tumorgewebes sind häufig (40%). Hirnschwellung tritt nur in sehr geringem Maße ein.

Bevorzugte *Lokalisationen* sind das laterale Stirn- und Parietalhirn, die basale, frontale und temporale Rinde, die Parasagittalregion sowie Balken und Septum pellucidum. Occipital kommen die Oligodendrogliome wie alle Gliome nur sehr selten vor.

Symptomatik und Verlauf. Die *Krankheitsdauer* erstreckt sich im Durchschnitt über 4—5 Jahre. Häufig sind fokale oder generalisierte *Anfälle* das erste Symptom, was sich aus dem diffusen Einwachsen in die Hirnrinde erklärt. Später entwickeln sich langsam die *Herdsymptome*, die der Lokalisation entsprechen. Im späteren Verlauf kommt es wegen der hyalinen Gefäßveränderungen in der Geschwulst relativ oft zu *Insulten* mit akuter Verschlechterung der Symptomatik (apoplektisches Gliom).

Neurologisch stehen Herdsymptome im Vordergrund. Hirndruck tritt erst spät ein. Deshalb ist die Sella im Röntgenbild oft normal. Die *Röntgenaufnahme des Schädels* zeigt aber häufig eine Verkalkung, deren Art allerdings nicht für Oligodendrogliome spezifisch ist.

Therapie und Prognose. Die Operation muß sehr ausgedehnt sein, da die Oligodendrogliome oft von mehreren Zentren aus wachsen. Die Lokalisation setzt aber dem chirurgischen Eingriff oft, zumal bei Sitz in der dominanten Hemisphäre, verhältnismäßig enge Grenzen. Postoperative Rezidive sind häufig. Radikale Heilungen sind nur selten zu erzielen. Die Tumoren sind völlig strahlenresistent.

Astrocytome

Astrocytome sind meist scharf abgegrenzte, häufig cystisch zerfallene Tumoren des *mittleren Lebensalters* (30—40 Jahre). Sie finden sich in erster Linie in der *Konvexität des Stirnhirns*, etwas seltener des Schläfen- und Scheitellappens, kommen aber auch im Thalamus, Mittelhirn und in der Brücke vor. Die sog. *Ponsgliome* sind entweder Spongioblastome oder Astrocytome. Die Geschwülste können bis apfelgroß werden. Ihr Wachstum ist in der Randzone infiltrierend, im ganzen verdrängend. Blutungen kommen praktisch nicht vor. Verkalkungen sind seltener als beim Oligodendrogliom. Metastasen werden nicht beobachtet. In etwa 10% tritt *maligne Entartung* ein.

Symptomatik und Verlauf. Der Krankheitsverlauf ist ähnlich wie beim Oligodendrogliom, von dem das Astrocytom auch histologisch oft nur schwer zu differenzieren ist. *Anfälle* im Initialstadium sind häufig. Sie können den Ausfallssymptomen jahrelang vorangehen.

Während die Oligodendrogliome etwas häufiger zu Parietallappensyndromen führen (Hemiparese, Aphasie, Hemianopsie), ist für *Astrocytome*, entsprechend ihrer Vorzugslokalisation, ein *Stirnhirnsyndrom* charakteristisch.

Therapie und Prognose. Kleinere Tumoren können, zumal bei frontaler Lokalisation, *radikal entfernt* werden. Die Gefäßarmut der Geschwülste begünstigt die Operation. Größere Ausdehnung und infiltratives Wachstum machen allerdings Rezidive wahrscheinlich. Strahlenbehandlung ist nicht erfolgreich.

b) Paragliome

Nach Zülch werden unter dieser Bezeichnung Tumoren zusammengefaßt, die von der Paraglia ausgehen: Ependym, Plexusepithel, Pinealisparenchym und Schwannsche Scheiden der Hirnnerven. Die beiden ersten Arten werden zusammen besprochen.

Ependymome

Ependymome der Großhirnhemisphären sind die häufigsten Großhirngeschwülste des Kindes- und Jugendalters. Sie kommen auch bei Erwachsenen vor, sind aber in diesem Alter weit mehr im Spinalkanal lokalisiert. Die Ependymome wachsen langsam, bis zu Apfelgröße, entweder in die Ventrikel ein oder verdrängen von der Ventrikelwand aus das benachbarte Hirngewebe. Sie sitzen bevorzugt im *IV. Ventrikel*, an Häufigkeit folgen die Seitenventrikel vor dem III. Ventrikel. Die Oberfläche der Tumoren ist *blumenkohlartig*, was die Gefahr mit sich bringt, daß bei der Operation Zotten abreißen und sich *Metastasen* bilden. Im Innern der Geschwülste finden sich häufig Cysten. Verkalkungen kommen besonders bei Sitz im Seitenventrikel vor.

Eine Sonderform sind die **Kolloidcysten des III. Ventrikels.** Es handelt sich um Fehlbildungen, die vermutlich aus den embryonalen Resten der Paraphyse stammen. Sie sind mit Ependym ausgekleidet und mit einer kolloidartigen Flüssigkeit gefüllt. Ihr *Sitz ist am Dach des III. Ventrikels* zwischen den Foramina Monroi. Wenn sie eine ausreichende Größe erreicht haben und beweglich sind, können sie wiederholt akut an einem Foramen Monroi den Liquorabfluß aus den Seitenventrikeln blockieren.

Plexuspapillome

Plexuspapillome sind Tumoren vor allem des *Kindesalters*. Sie machen ich oft schon in den ersten Lebensjahren bemerkbar. Papillome kommen im *IV. Ventrikel*, in den Seitenventrikeln und im III. Ventrikel vor. Makroskopisch haben sie eine zottige Struktur, mikroskopisch gleichen sie dem Plexusgewebe. Verkalkungen sind nicht selten. Die Zotten können spontan oder bei der Operation abreißen und zu *Metastasen* führen. Sonst sind die sehr langsam wachsenden Papillome gutartig. Auch ohne Verlegung der Liquorpassage kommt es oft zu starkem *Hydrocephalus*, vermutlich vom hypersekretorischen Typ.

Symptomatik und Verlauf. Bei Sitz in den Seitenventrikeln bleiben die Tumoren oft jahrelang klinisch stumm. Bei Sitz im III. oder IV. Ventrikel kommt es vor allem zum *intermittierenden Hydrocephalus occlusus*, der durch plötzliche Kopfbewegungen ausgelöst werden kann. Anfallsweise treten sehr starke Stirn- und Hinterkopfschmerzen auf, die bis zu den Schultern ausstrahlen und oft von Erbrechen, Atemstörungen, Kreislaufkollaps und Urinabgang begleitet sind. Tumoren auf dem Boden des IV. Ventrikels führen auch zu *Lähmungen der caudalen Hirnnerven, Myoklonien* und cerebellarer *Ataxie*. Stauungspapillen entwickeln sich erst spät. Die *Verdachtsdiagnose* ergibt sich aus der charakteristischen Vorgeschichte mit intermittierenden Einklemmungssymptomen.

Im *Liquor* findet sich, besonders beim Plexuspapillom, oft eine starke Eiweißvermehrung. Auf der *Encephalographie* oder Ventrikulographie ist der Füllungsdefekt im Ventrikelsystem zu erkennen.

Therapie und Prognose. Radikaloperation ist oft nicht möglich, weil während des Eingriffs Zotten aus den Tumoren abreißen, so daß eine Metastasierung in Gang kommt. Da die Tumoren histologisch gutartig sind, bevorzugt man Entlastungsoperationen, die durch Fortnahme der Occipitalschuppe oder Anlegen eines Shunt die Einklemmungsgefahr vermindern. Strahlenbehandlung ist nicht aussichtsreich.

Pinealome

Pinealome kommen hauptsächlich bei Knaben und Männern zwischen dem 10. und 30. Lebensjahr vor. Es sind haselnuß- bis kastaniengroße, meist gut abgegrenzte Tumoren, die vom Corpus pineale nach abwärts wachsen und dadurch *Mittelhirn* und *Aquädukt komprimieren*. Nach rostral können sie in den III. Ventrikel, nach caudal bis unter das Tentorium vordringen. Die Tumoren verkalken häufig. Abrißmetastasen, sog. ektopische Pinealome, sind nicht selten. Die Metastasierung geht bevorzugt ins Infundibulum des III. Ventrikels und macht sich klinisch zuerst als Diabetes insipidus bemerkbar.

Symptomatik und Verlauf. Durch Druck auf die vorderen Vierhügel entwickelt sich über ein Zwischenstadium mit vertikalem blickparetischen Nystagmus eine vertikale Blickparese. Selten, aber von großer lokalisatorischer Bedeutung, ist der *Nystagmus retractorius*. Jenseits des Aquäduktes wird das Kerngebiet des *Oculomotorius* geschädigt: dies zeigt sich durch Ptose, Konvergenzparese und paralytische Mydriasis. Charakteristisch ist das Parinaudsche Syndrom (s. S. 57). Bei fortschreitendem Wachstum kommt es zu Hirnstammsymptomen. Gelegentlich tritt *Pubertas praecox* oder Hypogenitalismus ein. Diese Symptome werden heute auf Metastasen oder gerichteten Stauungsdruck des Liquors am Boden des III. Ventrikels zurückgeführt.

Psychisch sind die Patienten zunächst reizbar, später, mit zunehmendem Hirndruck, gleichgültig und im Antrieb vermindert. Die Behinderung des Liquorabflusses im Aquädukt führt frühzeitig zu Kopfschmerzen und Stauungspapillen, die bald in Atrophie übergehen.

Die *Lokaldiagnose* bereitet meist keine Schwierigkeiten. Häufig gestattet eine Verkalkung der vergrößerten Pinealis auf der Röntgenleeraufnahme die Artdiagnose des Tumors. Die Kontrastmethode der Wahl ist die *Ventrikulographie*, bei der sich die Aquäduktblockade und der Hydrocephalus der Seitenventrikel und des III. Ventrikels zeigen.

Therapie und Prognose. Eine Radikaloperation ist nicht möglich. Röntgenbestrahlung hat keine Wirkung. Daher kommt nur eine Teilresektion oder, besser noch, Shunt-Operation zur Entlastung des Hirndrucks in Frage (s. S. 368, 416).

Neurinome

Neurinome bevorzugen das *mittlere Lebensalter*. Sie finden sich am häufigsten am VIII. Hirnnerven. Im Gegensatz zu ihrem Namen „Acusticusneurinom" gehen sie vom vestibulären Anteil in seinem distalen Abschnitt aus. In 2,5% sind sie doppelseitig. Nur in der Minderzahl sind Acusticusneurinome Teilsymptom einer Neurofibromatose v. Recklinghausen.

Die Neurinome des VIII. Hirnnerven wachsen im *Kleinhirnbrückenwinkel*. Sie können die Größe eines Apfels erreichen. Sie verdrängen die Brücke nach seitwärts, so daß dort sekundäre ischämische Erweichungen entstehen. Das Kleinhirn wird nach oben und unten gedrückt, auch die benachbarten Hirnnerven werden geschädigt. Um den Tumor bildet sich häufig eine arachnitische Cyste (Abb. 43).

Symptomatik und Verlauf. Die Symptome entwickeln sich oft über 10 Jahre und länger in sehr charakteristischer Reihenfolge. Obwohl das Neurinom vom N. vestibularis ausgeht, beginnt die Krankheit mit *Hörstörungen*. Im Anfangsstadium klagen die Patienten über einseitige *Hörverschlechterung* besonders für hohe Frequenzen (Telephonieren) und akustische *Reizsymptome*, die als Rauschen, manchmal aber auch differenzierter, wie ein Pfeifen oder das Schlagen eines Gongs, im gleichseitigen Ohr wahrgenommen werden. *Vestibuläre Reizsymptome* treten als unsystematischer Schwindel, gelegentlich mit Abweichen oder Fallneigung zur Seite des Herdes auf. *Menière-Anfälle kommen beim Acusticusneurinom nicht vor.*

In 95% der Fälle findet sich *pathologischer Nystagmus*. Im Anfangsstadium überwiegt der *periphere* Vestibularisausfall mit gleichseitiger calorischer Unter- oder Unerregbarkeit des Labyrinths und nach kontralateral gerichtetem Spontannystagmus. Im fortgeschrittenen Stadium, wenn die Brücke geschädigt ist, treten *zentrale Nystagmusphänomene* auf: Blickrichtungsnystagmus, optokinetische Störungen und richtungswechselnder Lagenystagmus.

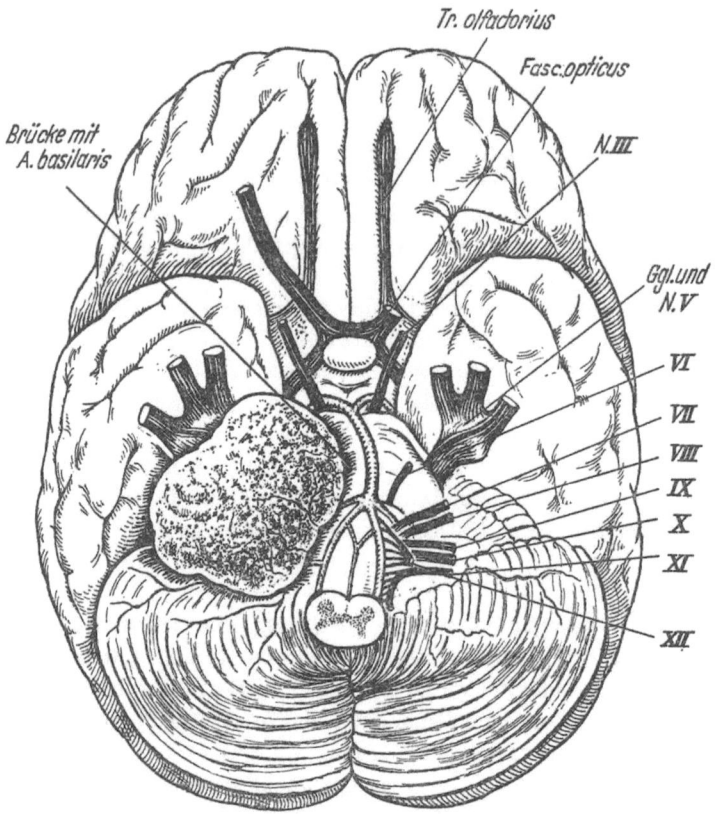

Abb. 43. *Kleinhirnbrückenwinkeltumor* (nach F. H. NETTER). Die benachbarten Hirnnerven werden gezerrt und komprimiert, Brücke und Medulla oblongata werden zur Seite gepreßt

Druck auf den *Trigeminus* führt zu Mißempfindungen im Versorgungsgebiet des 2. und 1. Astes, später zur *Hypaesthesie*. Der *Cornealreflex* erlischt frühzeitig. Typische Trigeminusneuralgie gehört nicht zur Symptomatik. Lähmung des *motorischen Trigeminus* ist seltener.

Auch der *N. facialis* wird durch Druck peripher gelähmt, als peripheres Reizsymptom kann auch ein *Facialisspasmus* auftreten. Der *N. abducens* wird indirekt durch Zug oder durch Kompression von Brückenästen der A. basilaris betroffen. Die *caudalen Hirnnerven* sind nur in Ausnahmefällen gelähmt. *Druck auf die Brücke* und den mittleren Kleinhirnstiel (Crus ponto-cerebellare) führt zu gleichseitiger *Ataxie* besonders des Beines: das Gehen ist schwerer gestört als das Hantieren.

Kopfschmerzen sind anfangs im Hinterkopf lokalisiert, später diffus. Gelegentlich sieht man die schon erwähnte Zwangshaltung des Kopfes zur kranken Seite (vestibular tilt).

Mit zunehmender Behinderung der Liquorpassage im Aquädukt entwickelt sich ein *allgemeiner Hirndruck* mit Stauungspapille, die oft asymmetrisch ist. Dann sind auch kontralateral, gleichseitig oder doppelseitig, Pyramidenzeichen auszulösen. Unbehandelt führt der Tumor schließlich zur Einklemmung des Hirnstamms und Exitus in der Enthirnungsstarre.

Otologisch besteht im Anfangsstadium eine vestibuläre Untererregbarkeit, später wird das Labyrinth unerregbar. Der Hörbefund ist durch Innenohrschwerhörigkeit mit fehlendem Lautheitsausgleich (recruitment) gekennzeichnet.

Auf der *Röntgenaufnahme* nach STENVERS findet sich im typischen Falle eine Erweiterung des Porus acusticus internus, manchmal auch Destruktion der Spitze des Felsenbeins. Im Encephalogramm ist der Aquädukt verlagert und die Kleinhirnbrückenwinkelzisterne ausgefüllt.

Im *Liquor* ist das Eiweiß auf Werte um 4—6 Kafka-Einheiten vermehrt.

Differentialdiagnose. Bei der geschilderten Anamnese und Symptomatik liegt fast immer ein Acusticusneurinom vor. *Meningeome* des Kleinhirnbrückenwinkels führen erst spät zu Symptomen des VIII. Hirnnerven. Sie erweitern den Porus acusticus nicht und haben häufiger einen normalen Liquorbefund. *Epidermoide* können durch entzündliche Liquorveränderungen und den Nachweis von Cholesterinkristallen im Liquor nachgewiesen werden. Sehr schwierig kann die Unterscheidung von umschriebener *Arachnitis* sein. *Sarkom- oder Carcinommetastasen* zerstören bald die Schädelbasis.

Therapie und Prognose. Die Operation, die von suboccipital her vorgenommen wird, ist oft schwierig, weil reichlich Arterien und Venen über den Tumor verlaufen und die Geschwulst auch Beziehung zum Sinus sigmoideus haben kann. Die Kapsel des Neurinoms muß mitentfernt werden, sonst tritt ein Rezidiv ein.

c) Mesodermale Tumoren

Meningeome

Meningeome sind gut abgegrenzte Tumoren, die vom arachnoidealen Deckendothel der Pacchionischen Granulationen ausgehen. Dies erklärt ihre Prädilektionsstellen entsprechend der Häufigkeit dieser Granulationen. Sie machen sich erst im mittleren und fortgeschrittenen Lebensalter bemerkbar *(Häufigkeitsgipfel um 50 Jahre)*. Meningeome wachsen gegen das Gehirn verdrängend, dagegen infiltrieren sie die Dura und den benachbarten Knochen, mit denen sie bei der Operation fest verbacken sind. Sie können selbst den Knochen durchwachsen und in den daraufliegenden Muskeln, z.B. im M. temporalis, erscheinen. Im Knochen der Schädelkalotte oder -basis rufen sie reaktive Hyperostosen hervor. Starke hyperplastische Knochenvorwölbungen sind oft sogar äußerlich sichtbar.

Das *Wachstum* ist äußerst langsam, so daß sich auch bei großer Ausdehnung des Tumors erst sehr *spät Hirndruck* einstellt. Manche Meningeome werden mit ganz geringer Symptomatik überlebt oder finden sich als Zufallsbefund bei der Obduktion. Nicht selten sind die Meningeome fleckförmig oder diffus verkalkt. Oft sind sie sehr gefäßreich. Dennoch kommt es nicht zum „apoplektischen" Auftreten von Symptomen.

Die wichtigsten Lokalisationen und ihre Symptome

1. Ein Viertel aller Meningeome sitzen **parasagittal** in Höhe des mittleren, des vorderen oder hinteren Drittels des Sinus sagittalis. Die Geschwülste gehen von dem Winkel zwischen der Dura der Konvexität und dem Sinus aus und wachsen verdrängend vorwiegend nach unten.

Mittleres Sinusdrittel. Zunächst treten Jackson-Anfälle auf, die im kontralateralen Fuß beginnen. Später entwickelt sich eine Lähmung des Beines, bei weiterem Fortschreiten ein Mantelkantensyndrom (s. S. 76).

Vorderes Sinusdrittel, d.h. über der Konvexität des Stirnhirns: Sie äußern sich in seltenen epileptischen Anfällen und langsam zunehmenden psychischen Veränderungen.

Hinteres Sinusdrittel. Sie führen frühzeitig zu Kopfschmerzen und Einklemmungserscheinungen. Lokalsymptome sind Sensibilitätsstörungen (Läsion des Parietallappens) und Gesichtsfelddefekte.

2. **Falxmeningeome** sitzen, der großen Duraduplikatur zwischen den beiden Hemisphären breit anliegend, tief im rostralen Abschnitt der Fissura interhemisphaerica. Sie sind meist noch vom Hirnmantel überdeckt und haben keine unmittelbaren Beziehungen zur Schädelkalotte.

Die Symptomatik ist ähnlich wie bei den parasagittalen Meningeomen, nur kommt es, weil die Tumoren tiefer sitzen, seltener zum Mantelkantensyndrom und häufiger zu typischen Hemisphärenausfällen, z.B. zu Hemiparese vom Typ Wernicke-Mann, Aphasie, räumlich-konstruktiven Störungen.

Durch Kompression des Balkens treten psychische Veränderungen mit Antriebsverlust und Apathie ein. Werden Stammganglien und innere Kapsel durch Druck geschädigt, kommt es zur Hemiparese mit Rigor, Tremor oder choreatischer Bewegungsunruhe.

3. **Konvexitätsmeningeome** liegen bevorzugt *vor der Zentralfurche.* Zunächst treten fokale Anfälle auf, später Hemiplegie.

4. Meningeome des großen oder kleinen **Keilbeinflügels** wachsen meist in die vordere, selten in die mittlere Schädelgrube ein. Wir unterscheiden mediale und laterale Keilbeinmeningeome.

Die *medialen* wachsen meist halbkugelförmig nach oben. Sie rufen früh *Kopfschmerzen* in der Augenhöhle oder mittleren Stirn hervor. Durch Kompression des Sehnerven im Canalis nervi optici führen sie zur *primären Opticusatrophie* mit Erblindung und amaurotischer Pupillenstarre. Druck auf den Sinus cavernosus behindert den venösen Abfluß aus der Orbita, so daß es zum einseitigen, *nicht pulsierenden Exophthalmus* kommt (Abgrenzung vom pulsierenden Exophthalmus bei Carotis-Sinus cavernosus-Fistel). Bald werden auch die anderen Hirnnerven gelähmt, die durch die Fissura orbitalis superior ziehen, vor allem der äußere Oculomotorius, der Trochlearis und der N. supra-orbitalis (V,1).

Im *Spätstadium* tritt durch Druck auf die innere Kapsel eine Monoparese des Armes oder Hemiparese hinzu. *Psychisch* sind die Kranken im Antrieb verarmt, affektiv monoton, seltener euphorisch. Bei allgemeinem Hirndruck kann sich kontralateral eine Stauungspapille entwickeln, so daß ein Foster Kennedy-Syndrom besteht.

Die *lateralen Keilbeinmeningeome* wachsen häufig beetartig (Méningéom en plaque). Sie infiltrieren Dura und Schädelknochen und rufen dadurch reaktive

Knochenverdichtungen im hinteren Anteil der Orbita, am äußeren Orbitalrand und in der Fossa temporalis hervor.

Das erste Symptom ist ein umschriebener *Schläfenkopfschmerz*. Bald entwickelt sich in vielen Fällen eine Anschwellung der Schläfenregion. Durch Einwachsen in die Orbita kommt es ebenfalls zum nicht pulsierenden Exophthalmus, dagegen kann die Opticusschädigung ausbleiben.

5. Medial am Boden der vorderen Schädelgrube wachsen die **Meningeome der Olfactoriusrinne.** Sie sitzen der Lamina cribriformis des Siebbeins auf. Diese Meningeome lädieren Olfactorius und Opticus und drängen das Frontalhirn basal nach oben. Zunächst kommt es zur einseitigen Anosmie. Danach entsteht durch Kompression eine primäre Opticusatrophie mit Amaurose und Pupillenstarre. Später wird die Anosmie vervollständigt. Schließlich tritt psychopathologisch ein Stirnhirnsyndrom ein, und es entwickelt sich kontralateral eine Stauungspapille (Foster Kennedy-Syndrom).

6. **Meningeome des Tuberculum sellae** sitzen, von der Wand des Sinus cavernosus ausgehend, am Vorderrand der Sella turcica. Sie drängen mit zunehmendem Wachstum gegen das Chiasma und den basalen Frontallappen.

Das *erste Symptom* sind Kopfschmerzen, die meist hinter den Augen empfunden werden. Bald entwickelt sich durch Druck auf das Chiasma oder einen Sehnerven eine bitemporale Hemianopsie oder Amaurose eines Auges. Anosmie ist selten.

7. **Brückenwinkelmeningeome** wachsen von der Pyramidenspitze aus in die mittlere Schädelgrube und können eine ähnliche Lage und Symptomatik haben wie das Acusticusneurinom. Die Symptomatik und differentialdiagnostische Abgrenzung ist auf S. 161 besprochen.

Für alle Meningeome ist das Auftreten einer *Spätepilepsie* und die langsame Entwicklung von neurologischen Herdsymptomen charakteristisch. Die Röntgenaufnahmen lassen oft umschriebene Knochenveränderungen erkennen. Die entscheidende Kontrastuntersuchung ist die Angiographie, bei der man auch den Kreislauf der A. carotis externa darstellt.

Therapie und Prognose. Die *Operation* ist durch die reiche Vascularisation der Meningeome und ihre enge Nachbarschaft zu großen arteriellen und venösen Gefäßen oft sehr schwierig. Radikaloperation ist nicht immer möglich, da z.B. die Sinus weder lädiert noch unterbunden werden dürfen. Gelingt die vollständige Entfernung, braucht man ein Rezidiv nicht zu befürchten. Infolge ihrer hohen geweblichen Differenzierung sind die Meningeome strahlenresistent.

Angioblastome des Kleinhirns

Der sog. Lindau-Tumor ist zwischen dem 35. und 45. Lebensjahr besonders häufig. Männer werden weit mehr als Frauen betroffen. Die Krankheit ist erblich, in der Praxis werden aber mehr sporadische als familiäre Fälle beobachtet. Der *Sitz* der Angioblastome ist in einer Kleinhirnhemisphäre, ausgehend vom Dach des IV. Ventrikels. Der solide Tumor, der aus Netzen von Capillaren oder kavernösen Gefäßen besteht, ist relativ klein. Um diesen bildet sich meist eine *Cyste*, in der die Geschwulst nur mit Mühe zu finden ist. Die Cyste ist mit gelblicher, stark *eiweißreicher Flüssigkeit* gefüllt, die beim Stehen gerinnt. Über der

Cyste liegen die weichen Hirnhäute mit stark blutgefüllten Gefäßen. Tumorzapfen können bis ins Halsmark hinabreichen.

Liegt gleichzeitig eine Angiomatosis retinae vor, sprechen wir von der *v. Hippel-Lindauschen Krankheit*. Dabei können sich auch in den Nieren und im Pankreas Cysten finden.

Symptomatik und Verlauf. Häufig bleibt der Tumor klinisch stumm, bis plötzlich *Einklemmungserscheinungen* auftreten, die durch Bewegungen ausgelöst werden und sich beim flachen Liegen bessern. Dabei treten unerträgliche Kopfschmerzen im Hinterkopf, aber auch in der Stirn auf. In diesem Stadium besteht meist schon eine hochgradige doppelseitige *Stauungspapille*. Die mittleren oder caudalen Hirnnerven können einseitig oder beidseitig gelähmt sein. Die *cerebellare Ataxie* betrifft die Beine stärker als die Arme, ist aber oft nur wenig ausgeprägt. Der Verlauf ist oft intermittierend, was auf dem unterschiedlichen Füllungszustand der Cyste beruht.

Manche Lindau-Tumoren äußern sich nur in leichten Kopfschmerzen und geringem Nystagmus. Auch diese können zu Einklemmung führen.

Im *Liquor* ist das Eiweiß erheblich vermehrt. Bei der Vertebralisangiographie färbt sich der Tumor fast immer an oder ist aus Gefäßverlagerungen zu erschließen.

Internistisch haben manche Kranke eine *Polyglobulie*.

Die **Behandlung** der Wahl ist operativ. Wird nur die Cyste entleert, muß man mit einem Rezidiv rechnen.

d) Epitheliale Tumoren

Craniopharyngeome

Das Craniopharyngeom, auch Erdheim-Tumor ist eine typische Geschwulst des *Kindes- und Jugendalters*, wird aber auch noch bis in die Mitte des Lebens beobachtet. Der Tumor geht von Resten des embryonalen Ductus craniopharyngicus (Rathkesche Tasche) aus. Er liegt entweder *intrasellär* oder *suprasellär*, selten sanduhrförmig teils innerhalb, teils über der Sella. Die intrasellären Craniopharyngeome komprimieren zunächst die Hypophyse und arrodieren die hintere Sattellehne, bevor sie das Diaphragma sellae durchbrechen und gegen das Chiasma und den III. Ventrikel emporwachsen. Die suprasellären lädieren das Chiasma frühzeitig und füllen den III. Ventrikel aus. Das *weitere Wachstum* erstreckt sich in Richtung auf Thalamus und Brücke, in seltenen Fällen dehnen sich die Tumoren bis zum Occipitallappen aus.

Die Craniopharyngeome haben eine feste Kapsel. Sie sind meistens mehrfach gekammert, die Cysten sind mit cholesterinhaltiger Flüssigkeit gefüllt. Sehr charakteristisch ist in 50% eine *Kalkeinlagerung* in den soliden Teil der Geschwulst. Die Wachstumsgeschwindigkeit ist gering. Metastasen kommen nicht vor.

Symptomatik und Verlauf. Die Symptome entwickeln sich bei Kindern und jungen Erwachsenen unterschiedlich. *Kinder* klagen frühzeitig über Kopfschmerzen und Erbrechen. Bei der Untersuchung fällt auf, daß sie im Wachstum zurückgeblieben und oft zu dick sind. Die verzögerte Körperentwicklung zeigt an, daß der Hypophysenvorderlappen stärker lädiert ist. (Im Hypothalamus gibt es kein „Wachstumszentrum".) Der Schädel ist hydrocephal vergrößert, die Nähte klaffen, und es besteht eine Stauungspapille.

Nach der Pubertät setzt die Krankheit meist mit *inkretorischen Störungen* ein, von denen der *Diabetes insipidus* an erster Stelle steht. Er hat einen intakten Hypophysenvorderlappen zur Voraussetzung. Hypogenitalismus (Amenorrhoe, Impotenz, mangelhafte Ausbildung der sekundären Geschlechtsmerkmale), Fettsucht und Hypothyreose sind seltener. Andere Zwischenhirnstörungen zeigen sich erst bei den entsprechenden klinischen Belastungsproben.

Erst später kommt es zu *Stirnkopfschmerzen* und zu den für alle Altersgruppen sehr charakteristischen *bizarren Gesichtsfelddefekten*. Diese bestehen in unregelmäßig geformten Skotomen oder Quadrantenanopsien, während streng bitemporal hemianopische Ausfälle kaum gefunden werden. Durch weiteren Druck auf das Chiasma tritt *bilaterale Opticusatrophie* mit Amblyopie und entsprechender Pupillenstarre ein. Wächst die Geschwulst nach rückwärts, entwickeln sich Mittelhirn- und Brückensyndrome. Im *Endstadium* tritt allgemeiner Hirndruck mit spastischer Tetraplegie und anderen Zeichen der Enthirnungsstarre auf.

Die *Röntgenaufnahme des Schädels* zeigt in 50% krümelige supraselläre *Verkalkungen*. Die Sella selbst kann entkalkt oder normal sein. Die Ausdehnung der Geschwulst kann im Encephalogramm nachgewiesen werden.

Therapie und Prognose. Die radikale *Entfernung* des Tumors ist kaum möglich. Palliative Eingriffe mit Entleerung der Cysten bringen vorübergehend Entlastung, sind aber immer von Rezidiven gefolgt. Vor jeder Operation muß eine genaue endokrine Untersuchung durchgeführt werden, um den Funktionszustand von Hypothalamus und Hypophyse festzustellen und eine hormonale Substitutionstherapie einzuleiten. Röntgenbestrahlung ist nicht aussichtsreich.

Hypophysenadenome

Sie treten erst bei Erwachsenen auf. Im Kindes- und Jugendalter werden sie nicht beobachtet. In der normalen Hypophyse finden sich 50% chromophobe und 37% eosinophile Zellen. Für die Adenome ist der quantitative Unterschied noch deutlicher: *chromophobe Adenome* sind etwa viermal so häufig wie *eosinophile*. Die *basophilen Adenome* spielen klinisch eine ganz untergeordnete Rolle. Sie erreichen nie eine solche Größe, daß sie als raumfordernder Prozeß in Erscheinung treten. Sie sind auch nicht, wie man früher glaubte, die *Ursache* des Cushing-Syndroms. Man nimmt heute an, daß die Wucherung der basophilen Zellen in der Hypophyse die *Folge* einer Überfunktion der Nebennierenrinde ist. Entsprechend wird zur Behandlung nicht mehr die Hypophyse, sondern die hyperplastische Nebenniere operiert.

Die Adenome wachsen zunächst in der Sella, die nach den Seiten und auf die Keilbeinhöhle zu *ballonförmig* erweitert wird. Sie können selten auch in die Keilbeinhöhle durchbrechen. Danach drängen sie nach oben gegen den vorderen Chiasmawinkel, heben das Chiasma an, durchbrechen das Diaphragma sellae und wachsen in den III. Ventrikel ein. Reines Wachstum nach oben ist selten. Große Adenome können sich bis zum Frontal- und Temporallappen erstrecken.

Chromophobe Adenome

Die chromophoben Adenome führen durch Zerstörung der Hypophyse zur Vorderlappen*insuffizienz*. Dabei treten die inkretorischen Ausfälle über mehrere Jahre in einer *typischen Reihenfolge* auf.

Symptomatik und Verlauf. Zunächst setzen die *gonadotropen Funktionen* aus: Bei Frauen kommt es zur Amenorrhoe, bei Männern zum Verlust der Libido und zur Impotenz mit Hodenatrophie. Dann folgt Unterfunktion der *Schilddrüse:* herabgesetzter Grundumsatz, niedriger Blutdruck, verminderte Körpertemperatur, Gleichgültigkeit und Antriebsschwäche. Weiter tritt eine *Nebennierenunterfunktion* ein, die sich klinisch hauptsächlich als Adynamie äußert und die durch Verminderung der 17-Ketosteroidausscheidung im Urin erfaßt werden kann. Durch Läsion des *Hypothalamus* kommt es in fortgeschrittenen Stadien zur Störung der Wärmeregulation, zu Adipositas und gesteigertem Schlafbedürfnis. Auffälligerweise tritt kein Diabetes insipidus ein.

Die Patienten klagen frühzeitig über *Kopfschmerzen* in beiden Schläfen und in der Stirn. Diese beruhen auf Spannung des Diaphragma sellae, das, wie die ganze Dura, sensibel vom N. trigeminus versorgt wird. Wenn im späteren Krankheitsverlauf der Tumor das Diaphragma sellae durchbrochen hat, setzen die Kopfschmerzen aus. Kurz zuvor haben sich bereits die ersten *Sehstörungen* durch Druck auf das Chiasma optici eingestellt. Sie beginnen mit allgemeiner Sehschwäche, gelegentlich nur in der Dämmerung. Dann bildet sich langsam eine *bitemporale Hemianopsie* aus. Später kommt es zur fast vollständigen *Amaurose*, bei der nur in den oberen nasalen Quadranten noch Sehreste vorhanden sind.

Klinisch bieten die Patienten einen sehr charakteristischen *Aspekt:* infantilen Körperbau, blaß-gelbliche, sehr zarte Haut mit feinen, dichten radiären Falten, vor allem um den Mund, aber auch um die Augen. Dies gibt dem Gesicht einen greisenhaften Ausdruck, der mit dem allgemein infantilen Habitus und bei Männern mit dem Fehlen des Bartwuchses sehr eindrucksvoll kontrastiert. Die Sekundärbehaarung fehlt.

Augenärztlich finden sich die beschriebenen Ausfälle. Auf der Röntgenaufnahme ist der Sellaeingang erweitert und kalkarm, die hintere Sattellehne ist steil aufgerichtet, der Boden manchmal zerstört und doppelt konturiert, oft auch vertieft.

Im *Encephalogramm* läßt sich die Ausdehnung der Geschwulst daran erkennen, daß sich der III. Ventrikel nur als schmale Luftsichel über ihren oberen Rand wölbt. Die Seitenventrikel sind hydrocephal erweitert.

Eosinophile Adenome

Eosinophile Adenome zeichnen sich durch *gesteigerte Aktivität* des Vorderlappens mit Überproduktion vor allem von Somatotropin aus. Dies führt bei jungen Menschen zum Riesenwuchs, bei Erwachsenen nach Schluß der Epiphysenfugen zur Akromegalie, deren Bild hier nicht näher beschrieben werden muß. Aber auch die *anderen Hormone* des Vorderlappens werden vermehrt gebildet. Schilddrüse, Nebenniere und Pankreas hypertrophieren. Klinisch kommt es zur Steigerung des Grundumsatzes, zu auffälligem Schwitzen, zu insulinresistentem Diabetes und Zeichen des Cushing-Syndroms.

Symptomatik und Verlauf. Die Entwicklung der Symptome kann sich über 10—15 Jahre hinziehen. Etwa gleichzeitig mit dem Beginn des *akromegalen Wachstums* lassen die *sexuellen Funktionen* nach. Dann folgen *Kopfschmerzen* mit den oben beschriebenen Charakteristika. *Sehstörungen* treten erst spät ein, da die Geschwulst lange Zeit innerhalb der Hypophyse wächst. In einem Drittel der Fälle fehlen Augensymptome. Stauungspapillen bilden sich nicht aus. *Psychisch* sind die Kranken durch Antriebsarmut und Verstimmbarkeit auffällig. Ein wichtiges Symptom sind *Paraesthesien* und Neuralgien durch Wucherung des Bindegewebes um die Nerven. Druck des Tumors auf den basalen Temporallappen kann *Dämmerattacken* auslösen.

Im fortgeschrittenen Stadium tritt eine *Insuffizienz* des Hypophysenvorderlappens ein: Die beschriebenen Überschußsymptome bilden sich zurück, die Kranken leiden an Müdigkeit, Schwäche und Antriebsarmut und bekommen einen auffälligen Haarausfall.

Das voll ausgebildete Krankheitsbild ist nicht zu verkennen. In 90% der Fälle ist die *Sella* typisch ballonförmig, ohne Erweiterung des Sellaeingangs, verändert. *Abortive Formen*, bei denen die Sella intakt bleibt und die Gesichtsfelder nicht eingeschränkt sind, können diagnostische Schwierigkeiten machen. Dann ist das Wachstum des Adenoms nur aus den Ergebnissen wiederholter endokriner Untersuchungen zu erschließen.

Therapie und Prognose. Die offene Operation ist mit erheblichen Gefahren belastet. Deshalb operiert man Hypophysentumoren heute so, daß stereotaktisch *radioaktive Isotope* zur Zerstörung der Adenome in die Sella eingeführt werden. Der Zugangsweg ist transnasal durch die Keilbeinhöhle, von wo aus der Sellaboden trepaniert wird. Nach Einbringen des radioaktiven Materials kann der Sellaboden wieder verschlossen werden. Der Eingriff hat nur ein geringes Risiko und kann auch bei schlechtem Allgemeinzustand ausgeführt werden. Die früher häufig geübte Röntgenbestrahlung ist dadurch für die meisten Fälle überholt.

e) Metastasen

Metastasen machen etwa 5—10% aller Hirntumoren aus. Manche Autoren geben Zahlen bis zu 15% an. Die Hirnmetastasen sind nicht selten multipel, was die Lokaldiagnose erschwert und die Prognose, die ohnehin sehr schlecht ist, infaust macht.

In 25% der Fälle gehen sie von einem *Bronchialcarcinom* aus. Dieses ist nicht selten zum Zeitpunkt der Metastasierung noch so klein, daß es selbst auf Schichtaufnahmen nicht nachzuweisen ist. An Häufigkeit folgen: Mammacarcinom, Melanoblastom, Hypernephrom, Magencarcinom, weibliche Genitalcarcinome und Schilddrüsencarcinom. Das Hypernephrom ist der einzige Tumor, bei dem es nach langer Vorgeschichte zu Hirnmetastasen kommen kann. Die praktische Bedeutung von Sarkommetastasen ist wegen der Seltenheit von Sarkomen nur sehr gering. Das Coloncarcinom metastasiert äußerst selten ins Gehirn, weil im Kreislauf das Leber- und Lungenfilter vorgeschaltet ist. Die Carcinommetastasen sind sehr gefäßreich und zerfallen im Inneren nekrotisch. In ihrem biologischen Verhalten sind sie den Glioblastomen ähnlich.

Die Patienten haben in der Regel das *mittlere Lebensalter* überschritten, Männer sind häufiger befallen als Frauen.

Die *Lokalisation* ist wahllos. Bestimmte Prädilektionsstellen für die einzelnen Typen lassen sich nicht erkennen. Auch der Hirnstamm wird betroffen.

Symptomatik und Verlauf. Die *Symptome* entwickeln sich in wenigen Tagen oder Wochen. Die Krankengeschichte dauert meist nicht länger als 5—6 Monate. Metastasen führen schon bei geringer Größe zu ausgedehnter Hirnschwellung.

Deshalb entstehen neben den Lokalsymptomen rasch allgemeine psychische Störungen: Bewußtseinstrübung und Verwirrtheit.

Die *allgemeinen Befunde*, die sonst den Verdacht auf einen malignen Tumor erwecken, wie Gewichtsabnahme, Husten, Verdauungsstörungen, Ausfluß, typische Laborbefunde, brauchen zum Zeitpunkt der Metastasierung noch nicht auffällig zu sein.

Das *EEG* ist herdförmig und allgemein verändert, gelegentlich zeigt es multiple Herde. *Im Angiogramm* färben sich Metastasen häufig an, besonders die Absiedlungen des Hypernephroms geben ein typisches Bild.

Therapie und Prognose. Die Operation ist nur sinnvoll, wenn eine Solitärmetastase vorliegt und der Tumor noch nicht generalisiert Absiedlungen gesetzt hat. Dies wird nur selten der Fall sein. Röntgenbestrahlung kann das Leben nicht verlängern, aber den Hirndruck mit seinen subjektiven Beschwerden oft vorübergehend bessern. Bemerkenswerterweise sprechen auch solche Metastasen auf die palliative Röntgenbestrahlung an, deren Primärtumor strahlenresistent ist. Dies spricht dafür, daß sich die Wirkung der Bestrahlung mehr auf das umgebende Gehirngewebe als auf die Metastasen selbst richtet.

Oft wird man zusätzlich eine cytostatische Behandlung durchführen.

Schwierig zu diagnostizieren ist die **Carcinose und Sarkomatose der Meningen.** Je nach Lokalisation und Intensität kommt es zu Kopfschmerzen, Hirnnervenausfällen und Liquorstauung. Die Röntgenaufnahme des Schädels zeigt oft keine Knochenzerstörung. Der Nachweis von Tumorzellen im Liquor gelingt nur selten, zumal man primär nicht an die Möglichkeit einer Carcinose denkt. Charakteristisch ist ein besonders *hoher Eiweißwert* im Liquor.

Der Primärtumor sitzt meist im Magen-Darmtrakt oder in der Lunge.

f) Andere raumfordernde Prozesse

Von den *Mißbildungstumoren* werden die Epidermoide und Dermoide nur kurz erwähnt. Sie wachsen außerordentlich langsam und haben bestimmte Vorzugslokalisationen, von denen der Brückenwinkel, die Chiasmagegend und der rostrale Balken genannt seien. Ihre Herkunft aus versprengten Keimen macht die Häufung in der Mittellinie verständlich. Klinisch ist zu beachten, daß der Inhalt der Kapsel in der Umgebung Entzündungen hervorrufen kann. Es kann also außer den Lokalsymptomen eine hartnäckige und diagnostisch sehr schwer zu klärende Meningoencephalitis vorliegen.

Hirnabscesse werden auf S. 241 behandelt.

Hirnblutungen s. S. 133, epidurale und subdurale *Hämatome* s. S. 310.

Auch ein umschriebenes *traumatisches Hirnödem* (s. S. 312) kann als raumfordernder Prozeß wirken.

Die *Arachnoidealcysten* werden bei den Entwicklungsstörungen des Gehirns besprochen (s. S. 413).

V. Raumfordernde spinale Prozesse

In diesem Abschnitt werden die Geschwülste des Rückenmarks, seiner Wurzeln und Häute, aber auch primäre und metastatische Tumoren und Granulome der Wirbel, Hernien des Nucleus pulposus der Zwischenwirbelscheiben und schließlich epidurale Abscesse besprochen, sofern diese als raumfordernder spinaler Prozeß wirksam werden. Gefäßgeschwülste und -mißbildungen sind im Kapitel VI behandelt. Eine solche Zusammenfassung ist deshalb zweckmäßig, weil alle genannten Krankheitsprozesse sehr ähnliche neurologische Symptome verursachen, so daß klinisch die ätiologische Differentialdiagnose in vielen Fällen nicht zu stellen ist. Diese *Einförmigkeit der Symptomatik* beruht darauf, daß das Rückenmark in seinen Kerngebieten und Bahnsystemen verhältnismäßig einfach gebaut ist und nur einen geringen Durchmesser hat. Die große Variationsbreite in der Lokalisation und Wachstumsgeschwindigkeit, die für Hirntumoren so charakteristisch ist, kann sich deshalb im Rückenmark nicht zeigen.

1. Allgemeine Daten

a) Häufigkeit und Erkrankungsalter

Spinale Tumoren in dem erläuterten weiteren Sinne sind, etwa im Zahlenverhältnis 1:6, erheblich seltener als Hirntumoren.

Im Gegensatz zu den Verhältnissen im Gehirn überwiegen im Spinalkanal die *gutartigen Geschwülste* mit etwas über 60%. Diese Tumoren können jedoch nur dann erfolgreich operiert werden, wenn die Diagnose rechtzeitig gestellt wird, bevor es zu einer irreparablen Kompression des Rückenmarkes oder zu einer gefäßabhängigen Markerweichung gekommen ist.

Obwohl Rückenmark und Gehirn entwicklungsgeschichtlich zusammengehören und sich aus den gleichen Bauelementen zusammensetzen, unterscheidet sich die *relative Häufigkeit der einzelnen Geschwulstarten* in den beiden Abschnitten des ZNS beträchtlich. So sind, anders als im Gehirn, die Gliome weit in der Minderzahl, und namentlich das Oligodendrogliom und das Glioblastom werden nur selten beobachtet. Auch Metastasen in die Rückenmarkssubstanz kommen nur ganz vereinzelt vor. Blutungen in den Tumor, die im Gehirn eine so große Rolle spielen, treten bei Rückenmarkstumoren kaum ein.

Zahlenmäßig an erster Stelle stehen die *Neurinome*, dann folgen die *Meningeome* vor den *Gefäßtumoren*, den *Ependymomen*, den eigentlichen *Gliomen* (Spongioblastom, Astrocytom) und den *bösartigen Wirbelprozessen*. Nach einer jüngeren Statistik ist die *Arachnitis spinalis* an Häufigkeit (11%) fast den Meningeomen gleichzusetzen.

Die Kurve der **Altersverteilung** nimmt einen flachen Verlauf mit einem Plateau zwischen dem 30. und 60. Lebensjahr. 10—15% aller Rückenmarkstumoren werden im *Kindes- und Jugendalter* manifest. Dabei handelt es sich vorwiegend um bösartige, extramedulläre Geschwülste und um Gliome. Neurinome kommen bei Kindern unter 10 Jahren noch nicht vor.

Für das *mittlere Lebensalter* (30—50 Jahre) sind Ependymome, Neurinome, Arachnitis spinalis und die seltenen Lipome charakteristisch. Jetzt werden auch die Gefäßtumoren manifest (s. Kapitel VI).

Jenseits des 50. Lebensjahres überwiegen die Meningeome, die auch im Rückenmark bei Frauen mehr als bei Männern vorkommen. Nach der Natur der Grundkrankheit sind in diesem Alter auch die meisten Wirbelmetastasen und das Plasmocytom der Wirbelkörper anzutreffen.

b) Lokalisation und allgemeine Prognose

Wir unterscheiden intramedulläre von extramedullären Tumoren, die wiederum intradural oder extradural sitzen können. Die Tatsache, daß nicht wenige Geschwülste sich nicht an diese anatomischen Grenzen halten und beispielsweise teils intra-, teils extradural wachsen, können wir im Augenblick vernachlässigen.

Etwa die Hälfte aller Rückenmarkstumoren sitzt extramedullär und intradural. Sie sind in der Regel gut operabel (s. S. 176). Es handelt sich vor allem um Neurinome, um Meningeome und um die Arachnitis spinalis.

Rund ein Drittel wächst extradural. Unter diesen überwiegen die bösartigen Wirbelprozesse: Metastasen, Spondylitis tuberculosa, Sarkome, Plasmocytome, Abscesse, Wirbelhämangiome. Auch der epidurale Absceß gehört hierher (s. S. 175).

Nur etwa 10% sind intramedulläre Geschwülste. Die Hälfte davon sind Ependymome, weiter kommen Spongioblastome und andere Gliome vor. Bei diesen sind der chirurgischen Behandlung auch dann enge Grenzen gesetzt, wenn die Tumoren histologisch gutartig sind.

Klinische Symptomatik, Operabilität und Prognose hängen nicht nur von der Lokalisation des Tumors im Rückenmarksquerschnitt ab, sondern auch von der *segmentalen Höhe im Spinalkanal*. Die meisten spinalen Tumoren sind im Brustmark lokalisiert. Diese Häufung beruht nicht nur auf der größeren Zahl der thorakalen Segmente, sondern entspricht einer tatsächlichen Prädilektion. Die cervicale und die lumbosacrale Region sind etwa gleich häufig betroffen.

Die beste *Operationsprognose* haben caudale Tumoren. Bei thorakaler und mehr noch bei cervicaler Lokalisation ist die Operationssterblichkeit höher. Sie ist bei Halsmarktumoren durch Störungen der zentralen Herz- und Kreislaufregulation, bei Brustmarkgeschwülsten durch Bronchopneumonie und Lungenembolie bedingt. Die schlechteste Operationsprognose haben cervicale Tumoren.

2. Symptomatik

a) Querschnittslokalisation

Im fortgeschrittenen Stadium führen alle unbehandelten spinalen Tumoren, gleich welcher Art und primären Lokalisation, zur *Querschnittslähmung*. Diese entwickelt sich in der Regel langsam fortschreitend über Wochen, Monate und selbst Jahre. Durch wechselnde Beeinträchtigung der spinalen Zirkulation können vorübergehend Verschlechterungen und Remissionen eintreten, die Verwechslungen mit nicht tumorösen spinalen Prozessen nahelegen.

Die Querschnittslähmung kann aber auch schon frühzeitig, wenn die spinale Symptomatik erst gering ausgeprägt ist, als *akute Komplikation* innerhalb von wenigen Stunden einsetzen. In diesem Falle hat der Tumor die Blutzufuhr zum Rückenmark in der vorderen Spinalarterie (s. S. 143) gedrosselt, so daß eine Markerweichung eingetreten ist, deren Syndrom dann die Lokalzeichen des Tumors verdecken kann. Diese *sekundäre Markerweichung*, die vor allem bei extramedullären Geschwülsten eintritt, spielt für die Rückenmarkstumoren eine ganz ähnliche Rolle wie die Einklemmung von Hirnstamm oder Medulla oblongata für die Hirntumoren. Sie verlangt unverzüglich neurochirurgisches Eingreifen.

Hat sich bereits, chronisch oder akut, eine Querschnittslähmung entwickelt, sind die Aussichten des Kranken auf eine erfolgreiche Operation, selbst bei einem gutartigen Tumor, nur noch gering. *Die Diagnose des spinalen Tumors muß also eine Diagnose seiner Frühsymptome sein.*

Für **extramedulläre** Tumoren sind radikuläre, d.h. segmentale Schmerzen charakteristisch, die sich bei Erhöhung des spinalen Druckes durch Husten, Pressen oder Niesen verstärken. Sie treten schon bei Läsion einer Wurzel auf. Diese Schmerzen können den Ausfallssymptomen und besonders den Lähmungen mehrere Jahre vorangehen. Sobald mehr als eine Wurzel ergriffen ist, läßt sich in den betroffenen Segmenten eine *hyperaesthetische Zone* oder ein konstanter *Sensibilitätsausfall* nachweisen.

Wächst der Tumor weiter, zerstört die Wurzel und dehnt sich im Querschnitt des Spinalkanals aus, lassen die Wurzelsymptome nach, und es stellen sich *Rückenmarkssymptome* ein, die von der Lokalisation der Geschwulst an der Circumferenz des Markes bestimmt werden. Druck von ventral führt zur langsamen Entwicklung eines *Spinalis anterior-Syndroms* mit frühzeitigen Blasenstörungen, Druck von lateral zum *Brown-Séquard-Syndrom* und von dorsal zunächst zu Paraesthesien und dann zur Beeinträchtigung der Berührungs- und Lageempfindung *(spinale Ataxie)*.

Die *Dauer der Anamnese* ist oft länger als beim intramedullären Tumor, weil die Patienten wegen ihrer Schmerzen lange Zeit unter anderen Diagnosen konservativ behandelt werden. Unter den extramedullären Geschwülsten kann man rein neurologisch nicht zwischen extra- und intraduralem Sitz unterscheiden.

Intramedulläre Geschwülste setzen häufig schleichend, aber nicht so langsam wie die extramedullären, mit sensiblen Strangsymptomen ein, die als unscharf abgegrenzte *Mißempfindungen* in den distalen Gliedabschnitten empfunden werden. Sie verstärken sich nicht oder kaum bei Erhöhung des spinalen Drucks. Wenn *Schmerzen* auftreten, haben sie eine dumpfe, brennende Qualität und wellenförmigen Verlauf. Sie werden oft schon durch leichte Berührung ausgelöst. Dies sind die Charakteristika einer *Hinterhornläsion*. Später entwickelt sich das Syndrom der *zentralen Rückenmarksschädigung* (s. S. 101).

Die *spastische Lähmung* beginnt meist als Spannungsgefühl und Steifigkeit in den Beinen oder als Schwäche in den Armen. Da die Pyramidenvorder- und -seitenstränge früher als bei extramedullärem Sitz lädiert werden, kommt es oft schon vor Ausbildung einer kompletten Querschnittslähmung zu spinalen Automatismen. An der *oberen Begrenzung* der Geschwulst besteht nicht selten eine *schlaffe Lähmung*, die durch Läsion der Vorderhörner zustande kommt.

Der *Liquorbefund* trägt nicht zur Unterscheidung zwischen extramedullären und intramedullären Tumoren bei.

b) Höhenlokalisation

Die klinische Höhenlokalisation ist verläßlicher als die Bestimmung des Tumorsitzes im Querschnitt des Spinalkanals. Die neurologische Symptomatik ist im einzelnen im Kapitel II beschrieben. Hier werden ergänzende Hinweise speziell für die Diagnose der Rückenmarktumoren gegeben.

Klopf- und Druckschmerz sowie Stauchungsschmerz an umschriebener Stelle der Wirbelsäule können die Höhenlokalisation erleichtern. Eine leicht vorzunehmende klinische Untersuchung ist auch die Prüfung der *Vibrationsempfindung an den Dornfortsätzen* der Wirbelsäule mit einer Stimmgabel. In manchen Fällen ist bei extramedullären, namentlich bei Wirbeltumoren die Vibrationsempfindung umschrieben abgeschwächt oder aufgehoben.

Halsmarktumoren

Schmerzen strahlen bei hohen Halsmarkgeschwülsten oft in den Nacken, bei etwas tieferer Lokalisation in die Arme und Hände aus. Sie werden meist irrtümlich auf Bandscheibendegeneration zurückgeführt und unter nichtssagenden Diagnosen wie „Migraine cervicale", „Occipitalneuralgie", „Schulter-Arm-Syndrom" antineuralgisch behandelt, ohne daß die Kranken neurologisch untersucht sind oder eine Röntgenaufnahme angefertigt wurde. Im weiteren Verlauf entwickeln sich die Lokalsymptome einer Halsmarkschädigung, die auf S. 102 beschrieben sind.

Ein *Sonderfall* ist der Halsmarktumor in den *oberen cervicalen Segmenten*. Er führt schon früh zu einer Zwangshaltung des Kopfes nach vorn und zur Seite. Durch Einengung des Foramen occipitale magnum kann er eine *Stauungspapille* und durch Behinderung der Zirkulation in der A. vertebralis oder ihren Ästen die Symptome einer Läsion der *Medulla oblongata* (Nystagmus, Lähmung caudaler Hirnnerven, Ataxie) verursachen.

Brustmarktumoren

Schmerzen werden entweder unbestimmt in den Rücken lokalisiert oder ziehen als typischer Wirbelschmerz auf der Höhe des betroffenen Segmentes, oft nur halbseitig, um den Rumpf nach vorn. Da diese radikulären Schmerzen attackenweise auftreten können, werden sie häufig irrtümlich auf die inneren Organe bezogen und geben zu Fehldiagnosen wie Coronarinsuffizienz, Gallenkolik, Appendicitis oder Adnexitis Anlaß. Die Diagnose einer „Intercostalneuralgie" ist meist eine Verlegenheitslösung. Tatsächlich liegt in solchen Fällen meist ein Neurinom, eine Bandscheibenprotrusion oder aber eine hypochondrische Persönlichkeitsentwicklung vor.

Über die neurologische Symptomatik von Brustmarkläsionen s. S. 103.

Cauda- und Conustumoren

Caudatumoren führen meist durch Schädigung sensibler Fasern frühzeitig zu *Schmerzen*, die in der Lenden- und Hüftgegend, über dem Kreuzbein oder auch in der Blase empfunden werden. Sie nehmen im Liegen, besonders des Nachts zu, dagegen haben sie nur geringe Beziehungen zur Belastung der Wirbelsäule.

Sehr charakteristisch sind *doppelseitige Ischiasschmerzen*, bei denen man immer einen raumfordernden Prozeß in Höhe des lumbosacralen Überganges annehmen muß. Schmerzen beiderseits an der Vorderseite des Oberschenkels und an der Innenseite des Unterschenkels dürfen nicht ohne weitere Untersuchung als Femoralisneuritis diagnostiziert werden. Sie zeigen häufig einen raumfordernden Prozeß in Höhe der 2.—4. Lendenwurzel an. Frühzeitig kommt es zur Lähmung der Blasen- und Darmentleerung *(Retention)* und zum Erlöschen der Potenz.

Das *Caudasyndrom* ist auf S. 103 besprochen.

Paresen stellen sich oft erst sehr spät ein. Aus ihrer Verteilung läßt sich eine ungefähre Höhendiagnose stellen. Beschränkt sich die Lähmung auf Unterschenkel und Füße und sind nur die ASR abgeschwächt oder erloschen, die PSR dagegen erhalten, haben wir den Krankheitsprozeß unterhalb des Austritts der 4. Lendenwurzel zu suchen. Differentialdiagnostisch kommen vor allem Knochenprozesse und Bandscheibenvorfälle am lumbosacralen Übergang oder tiefsitzende Wurzeltumoren in Frage.

Ist aber die Oberschenkelmuskulatur gelähmt und der PSR ausgefallen, *muß* die Schädigung zwischen dem letzten Brustwirbel und der mittleren Lendenwirbelsäule sitzen. Ein typischer Bandscheibenvorfall am lumbosacralen Übergang kommt bei dieser Symptomatik aus anatomischen Gründen nicht mehr in Frage. Bei hoher Caudaschädigung können Analreflex und Sphinctertonus erhalten bleiben.

Conustumoren führen zu dem charakteristischen Syndrom, das auf S. 104 beschrieben ist. Ausfall des Analreflexes bei schlaffem Sphinctertonus zeigt eine Läsion des Segmentes S_5 an.

c) Zusatzuntersuchungen

Anders als bei den Hirntumoren, kann man aus dem neurologischen Untersuchungsbefund allein immer nur *ungefähr* die Lokalisation des vermuteten Tumors festlegen. Oft genug vermutet man rein klinisch den Sitz der Geschwulst zu tief. Die exakte Höhenlokalisation und vor allem die Feststellung, welche *Längsausdehnung* der Tumor hat, d. h. über wieviel Segmente er sich erstreckt, ist nur durch Zusatzuntersuchungen möglich.

1. Ähnlich wie wir bei Kopfschmerzen oder Anfällen immer eine Röntgenaufnahme des Schädels vornehmen müssen, soll die **Röntgenaufnahme der Wirbelsäule** bei segmentalen oder umschriebenen Rückenschmerzen nie versäumt werden. Diese Aufnahmen, die *vor* einer Punktion angefertigt werden sollen, können bereits einen pathologischen Befund ergeben, der die Verdachtsdiagnose des Rückenmarkstumors stützt: Vergrößerung des Abstands einiger Bogenwurzeln auf der sagittalen Aufnahme zeigt eine umschriebene *Erweiterung* des Spinalkanals an. Erweiterung eines Foramen intervertebrale auf der Schrägaufnahme ist für *Sanduhrgeschwülste* (s. S. 176) charakteristisch.

Bei *Wirbelmetastasen* findet man osteoplastische oder osteoklastische Herde in Bogenwurzeln oder Wirbelkörpern. Allerdings werden Metastasen erst 5 bis 6 Wochen nach ihrer Absiedlung in die Wirbel auf der Röntgenaufnahme sichtbar. Bei dringendem Verdacht ist eine Schichtaufnahme angezeigt. *Aufhellungsherde* in einzelnen Wirbelkörpern mit Zerstörung der Deckplatte zeigen eine Spondylitis tuberculosa an, ist die Deckplatte erhalten, spricht dies für Plasmocytom.

2. Bei der **Lumbalpunktion** findet sich im Falle eines spinalen Tumors meist, wenn auch nicht immer, eine Eiweißvermehrung. Sie beruht auf Transsudation aus den komprimierten venösen Wurzelgefäßen. Ist die Liquorpassage stärker behindert, kommt es zum *Kompressionsliquor:* Erhöhung des Gesamteiweiß auf Werte über 5—6 KE bei normaler Zellzahl. Dieser Befund ist dem Guillain-Barré-Syndrom ähnlich, jedoch ist nach der klinischen Symptomatik kaum eine Verwechslung möglich. Liegt ein kompletter Stop vor, kann der Eiweißgehalt des Liquors 20 KE und mehr betragen. In diesen Fällen gerinnt der Liquor bei der Punktion oder kurz danach.

Wenn die Liquorpassage nur leicht behindert ist, hält sich die Eiweißvermehrung in so mäßigen Grenzen, daß sie vieldeutig ist. In diesem Falle ist der *Vergleich* des lumbal entnommenen mit dem *suboccipitalen Liquor* angezeigt. Ist dieser normal, gewinnt die Verdachtsdiagnose eines spinalen Tumors sehr an Wahrscheinlichkeit. Bei Verdacht auf Rückenmarkstumor führt man den *Queckenstedt*-Versuch aus.

3. Die genaue Lokaldiagnose (Höhe, Lage im Querschnitt, Längenausdehnung) muß durch **Myelographie** gesichert werden, die häufig auch die Artdiagnose gestattet. Wenn das Vorliegen eines Rückenmarkstumors praktisch feststeht und mit einer Operation gerechnet werden kann, verwendet man die (positive) Jodöl-Myelographie. In zweifelhaften Fällen gibt man der Gas-Myelographie den Vorzug, deren Deutung allerdings einen erfahrenen Neuroradiologen verlangt. Da die Gas-Myelographie in Kopftieflage durchgeführt wird, kann man mehrere Portionen Liquor entnehmen und den tumorfernen mit dem tumornahen Liquor vergleichen. Dies kann für die Diagnose sehr wertvoll sein.

Spinale Tumoren sind weit mehr als cerebrale erst durch die Auswertung einer großen Zahl von Befunden aus der neurologischen Untersuchung und den genannten Hilfsmethoden zu diagnostizieren. Die Anamnese, namentlich die Reihenfolge und die Geschwindigkeit, in der die Symptome aufgetreten sind, und die Qualität der geklagten Sensibilitätsstörungen spielen für die Lokal- und Artdiagnose eine hervorragende Rolle. Selbst bei eindeutigen myelographischen Befunden wird man die Indikation zur Operation oft nur unter Berücksichtigung der Vorgeschichte — und selbstverständlich von Lebensalter und internistischem Befund — stellen.

3. Die Rückenmarkstumoren

a) Extramedulläre, extradurale raumfordernde Prozesse

Die Mehrzahl der *extraduralen Tumoren* sind bösartige Wirbelprozesse, die in den Spinalkanal einbrechen.

In erster Linie handelt es sich um **Carcinommetastasen.** In der Reihenfolge der Häufigkeit angeführt, gehen diese von Primärgeschwülsten in der Lunge, der Mamma, der Prostata, im Uterus, Magen, in der Niere und in der Schilddrüse aus. Wie bei den cerebralen Metastasen schon erwähnt, kann das Bronchialcarcinom metastasieren, neurologische Symptome verursachen und dadurch selbst zum Tode führen, bevor der Primärtumor auf den Röntgenaufnahmen nachzuweisen ist. Die *Symptomatik* wird durch hartnäckige therapieresistente Schmerzen eingeleitet. Da die Prozesse meist vom *Wirbelkörper* aus, d. h. von ventral her, gegen das Rückenmark vordringen, kommt es bald durch Läsion der vorderen Wurzeln zu schlaffen Paresen. Diese sind allerdings in den thorakalen Segmenten schwer nachzuweisen.

Die *Prognose* ist auf längere Sicht infaust: viele Kranke sterben innerhalb eines Jahres. Eine Operation kommt nicht in Frage. Doch kann die *Behandlung* mit Cytostatica, lokale Röntgenbestrahlung, Hormontherapie bei Mammacarcinom und Honvan bei Prostatacarcinom, Behandlung mit radioaktivem Jod bei Schilddrüsencarcinom den Verlauf aufhalten und sogar eine partielle Rückbildung der Querschnittslähmung bewirken.

Die **Spondylitis tuberculosa** ist gegenüber den Metastasen und dem Plasmocytom der Wirbelsäule klinisch durch Gibbusbildung und auf der Röntgenaufnahme durch Zerstörung der Deckplatten abzugrenzen. Häufig kommt es auch etwa gleichzeitig mit den Rückenmarkssymptomen oder kurz davor zu Senkungsabsceß.

Das **Plasmocytom** kann in den Wirbeln als solitärer Herd auftreten. Dann sind oft die sonst typischen Laborbefunde (BSG in der ersten Stunde über 100, Elektrophorese, Bence-Jones-Eiweißkörper, Nachweis von Plasmazellen im Differentialblutbild, Nierenbefund) noch unverdächtig. Die Operation kann zur Heilung führen, deshalb ist bei solitären Plasmocytomherden die chirurgische Behandlung der Röntgenbestrahlung oder Therapie mit Stilboestrolderivaten vorzuziehen.

Sarkome, die von den Leptomeningen oder der Adventitia der Gefäße ausgehen, leukämische Durainfiltrate oder lokale Manifestationen der Lymphogranulomatose können rasch zur Querschnittslähmung führen.

Der **Pancoast-Tumor** sollte an seinen charakteristischen peripheren neurologischen Symptomen diagnostiziert werden, *bevor* er den Epiduralraum erreicht hat. Diese Tumoren wachsen, wenn sie aus der Lungenspitze ausbrechen, in den unteren Armplexus ein und erreichen bald das Ganglion stellatum. *Pathognomonisch* ist folgende *Symptomkombination:* heftige Armschmerzen, untere Plexuslähmung mit Schwellung der Hand infolge Lymphstauung oder Abflußbehinderung in der V. subclavia, Hornersches Syndrom und Verminderung oder Verlust der Schweißsekretion im entsprechenden oberen Körperquadranten. Diese Symptome werden aber leider oft übersehen, so daß die Patienten wegen ihrer Schmerzen unter der Diagnose einer Bandscheibendegeneration, die in diesem Alter immer vorhanden ist, „antirheumatisch" behandelt werden.

Ein *röntgenologisches Frühsymptom* ist die Arrosion der ersten Rippe. Später zerstört der Tumor die Querfortsätze der unteren Halswirbelkörper, wächst in den Spinalkanal ein und führt über eine spastische Parese der Beine zur Querschnittslähmung.

Durch hochdosierte Endoxanbehandlung kann man oft eine vorübergehende Besserung oder sogar eine fast völlige Rückbildung der neurologischen Symptome erreichen.

Der **epidurale Absceß** entsteht meist hämatogen. Unter Fieber und allgemeinen Entzündungszeichen bekommt der Patient heftigste lokalisierte *Rückenschmerzen* und hält die Wirbelsäule in dem betroffenen Abschnitt reflektorisch steif. Die paravertebrale Muskulatur ist maximal verspannt. Die Wirbelsäule ist umschrieben *druck- und klopfschmerzhaft*. Da die Eiterung nach außen vordringt, sieht oder tastet man eine lokale *Weichteilschwellung*.

Der Absceß wölbt die Dura gegen das Rückenmark vor und übt dabei nicht nur einen mechanischen Druck aus, sondern behindert die spinale Zirkulation erheblich. Beides hat zur Folge, daß sich rasch eine *Querschnittslähmung* ausbildet.

Bei der Lumbalpunktion gelangt man gelegentlich in den erweiterten Epiduralraum und gewinnt durch die Punktionsnadel Eiter. Der *Liquor* enthält nur eine Eiweißvermehrung. Eine Meningitis spinalis entwickelt sich nicht, da die Entzündung sich nicht durch die Dura fortpflanzt. Wegen der raschen Progredienz sind auf den *Röntgenaufnahmen* keine Knochenveränderungen zu erwarten.

Die *Prognose* ist schlecht, selbst wenn man chirurgische und antibiotische Behandlung kombiniert.

b) Extramedulläre, intradurale raumfordernde Prozesse

Die spinalen **Neurinome** gehen von den hinteren Wurzeln aus. Sie können sich auf jeder segmentalen Höhe bilden, besonders häufig findet man sie aber im oberen und mittleren *Halsmark* und im oberen *Brustmark*. Nicht selten, besonders wenn sie mit einer Neurofibromatose (v. Recklinghausen) vorkommen, sind sie multipel.

In ihrer Längsausdehnung erstrecken sie sich oft über mehrere Segmente. Im Querschnitt des Spinalkanals sitzen sie entweder innerhalb des Duralraumes oder aber teils intra-, teils extradural. Die Neurinome können auch durch ein Foramen intervertebrale aus dem Spinalkanal herauswachsen. Das Zwischenwirbelloch wird dabei, ähnlich wie der Porus acusticus internus des Felsenbeins im Fall der Acusticusneurinome, durch Arrosion des Knochens erweitert. Man spricht dann, wegen der charakteristischen Form der Tumoren, von einer *Sanduhrgeschwulst*. Dieser Wachstumstyp findet sich indessen nicht nur bei den Neurinomen, sondern auch bei Meningeomen. In extremen Fällen dringt eine Sanduhrgeschwulst selbst bis in die Weichteile des Halses, in den Thorax oder den Bauchraum ein, was zu großen differentialdiagnostischen Schwierigkeiten führen kann.

Die Tumoren wachsen äußerst langsam, gegen das Nervengewebe verdrängend. Die klinische Symptomatik beginnt *stets* mit einseitigen radikulären *Schmerzen*, die sich bei Erhöhung des spinalen Druckes verstärken. Im weiteren Verlauf können die Wurzelschmerzen wieder geringer werden und selbst ganz aussetzen. Dies zeigt an, daß die Geschwulst die Wurzel zerstört hat. Später entwickelt sich langsam oder durch Abklemmung der A. spinalis anterior auch akut eine *Querschnittslähmung*.

Neurinome führen fast immer durch Stauungstranssudation aus Wurzelgefäßen zur Erhöhung des Eiweißgehaltes im lumbalen *Liquor*. Ähnlich wie bei den Bandscheibenprotrusionen (s. S. 182) ist vor allem die Albuminfraktion vermehrt. Dieser Befund kann zur differentialdiagnostischen Abgrenzung auch gegenüber anderen extramedullären Tumoren verwertet werden.

Die Geschwülste sind im allgemeinen *gut operabel*. Sie haben von allen spinalen Tumoren die geringste Operationssterblichkeit. Nach einer erfolgreichen Operation rezidivieren sie nicht. Lähmungen und Blasenstörungen bilden sich gut, Sensibilitätsstörungen teilweise wieder zurück. Die meisten Patienten können wieder ihrem Beruf oder einer verwandten Arbeit nachgehen. Die *Operationsprognose* kann allerdings dann *getrübt* sein, wenn der Tumor zu spät erkannt wird, so daß bereits längere Zeit eine Rückenmarkskompression bestanden hat. Um eine Verzögerung der Diagnose zu vermeiden, ist zu beachten, daß jede Wurzelschädigung oberhalb des lumbosacralen Übergangs auf ein Neurinom verdächtig ist. Nur unter Vorbehalten sollte man die Diagnose einer Bandscheibenprotrusion mit Wurzelkompression in Höhe des Thorakalmarkes stellen.

Die **Meningeome** (Abb. 44) wachsen vor allem gegenüber der dorsolateralen Circumferenz des Rückenmarkes. Sie sitzen mit einer festen Haftstelle an der Dura und werden in der Regel etwa bohnengroß. Gelegentlich erstrecken sie sich fingerförmig über mehrere Segmente. Bei der Neurofibromatose v. Recklinghausen können sie multipel und auch mit Neuromen kombiniert auftreten. Wie die intrakraniellen Meningeome, sind sie bei Frauen häufiger als bei Männern.

Ihr *bevorzugter Sitz* ist im Halsmark und im oberen und mittleren Brustmark. Entsprechend beginnt die *Symptomatik* meist mit Paraesthesien in den Händen und Fingern. Streng radikuläre Schmerzen sind im Initialstadium weit seltener als bei Neurinomen, während der weitere Verlauf ähnlich ist. Der *Liquor* ist oft normal, was erhebliche differentialdiagnostische Schwierigkeiten machen kann.

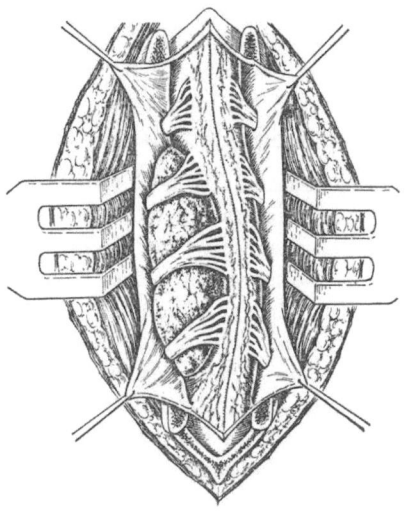

Abb. 44. *Extramedullärer Rückenmarkstumor* (nach NETTER). Der Tumor verlagert und komprimiert das Mark und spannt die darüberziehenden Wurzeln

Auch Meningeome sollten, wenn irgend möglich, operiert werden. Allerdings ist die Letalität etwas höher und die Prognose für die Rückbildung der Symptome weniger günstig als bei den Neurinomen.

Die selteneren **Lipome** sitzen, intra- und extradural, vor allem im unteren Thorakalmark. Sie erstrecken sich über mehrere Segmente. Symptomatik und Verlauf sind ähnlich wie bei den Meningeomen. Die Operationsprognose ist gut.

Auch die spinale **Arachnitis** kann als raumfordernder Prozeß wirken. Sie ist besonders im oberen *Brustmark* und in Höhe der oberen *Cauda* lokalisiert und erstreckt sich meist über mehrere Segmente. Eine Arachnitis kann sich langsam progredient, mit einer Latenz bis zu 5 Jahren, nach Rückenmarksoperationen, nach Wirbeltraumen mit Blutungen in die Rückenmarkshäute (z. B. Kompressions- und Luxationsfraktur) und nach Meningitis spinalis entwickeln. Die luische Ätiologie spielt keine Rolle mehr. Dagegen hat die Arachnitis bei und nach *tuberkulöser Meningitis* zugenommen.

Viele Fälle bleiben ätiologisch ungeklärt. Man soll die Diagnose immer nur mit Zurückhaltung stellen und später wiederholt überprüfen, da die Verwachsung der weichen Häute auch bei einem Rückenmarkstumor vorkommt.

Die *Symptomatik* ist uncharakteristisch. Mißempfindungen, Schmerzen, sensible Ausfälle und Lähmungen, Wurzel- und Strangsymptome können nebeneinander bestehen. Der Verlauf ist zunächst oft remittierend, später langsam progredient. Nur selten kommt es zur kompletten Querschnittslähmung. Im *Liquor* findet sich gewöhnlich eine leichte Eiweißvermehrung, nur selten dagegen eine Pleocytose.

Die *Diagnose* einer Arachnitis wird meist erst bei der Operation gesichert, da das myelographische Bild (tropfenförmiges Hängenbleiben des Kontrastmittels über mehrere Segmente) es nicht erlaubt, eine Gefäßmißbildung oder einen Tumor mit begleitender Arachnitis auszuschließen.

Behandlung. Wegen der großen Längsausdehnung der Verwachsungen ist eine *Operation* mit größerer Mortalität belastet als bei den extramedullären Tumoren, und auch die Restitution ist oft nur unvollständig. Trotzdem sollte bei einer älteren Arachnitis die Operation versucht werden. In frischen Fällen geben wir Corticoide intrathecal.

c) Intramedulläre raumfordernde Prozesse

Mehr als die Hälfte der intramedullären Geschwülste sind **Ependymome**. Sie wachsen cystisch oder solide im Hinterstrangfeld des Rückenmarks (dorsale Schließungsrinne) in einer Längsausdehnung von mehreren Segmenten. Auch die **Spongioblastome** können ein ähnliches Wachstum haben. Wir sprechen in diesen Fällen vom „*Stiftgliom*". Die übrigen Gliome, z.B. Astrocytom, Glioblastom, sind, wie erwähnt, im Rückenmark sehr selten. Die intramedullären Gliome und Paragliome finden sich vor allem in den cervicalen und thorakalen Segmenten.

Die *Symptome* setzen meist im frühen Erwachsenenalter ein. Da die Geschwülste sich im Querschnitt und in der Länge des Rückenmarks ausdehnen, ergibt sich neurologisch kein einheitliches Bild. Die *Diagnose* wird durch die Myelographie gestellt.

Die *Operation* verspricht meist keine guten und vor allem keine andauernden Erfolge. Der Tumor kann nur selten radikal entfernt werden, so daß er rezidiviert. Auch läßt sich eine zusätzliche Schädigung des Rückenmarks während des Eingriffes oft nicht vermeiden. Wenn der Tumor cystisch ist, kann die Eröffnung der Cyste die neurologischen Ausfälle vorübergehend bessern. Andererseits ist die Operation bei Sitz in den oberen Cervicalsegmenten mit der Gefahr belastet, daß ein postoperatives Marködem zur Schädigung der bulbären Regulationsstellen für Kreislauf und Atmung führt. Deshalb zieht man bei dieser Lokalisation eine *Röntgenbestrahlung* vor.

d) Caudatumoren

Unter den Caudatumoren steht das **Ependymom** an erster Stelle. Es ist in dieser Lokalisation eine weichlich-glasige Geschwulst, die an den Caudafasern oder in einer Längsausdehnung bis zu 10 cm am Filum terminale sitzt. Weiter kommen Neurinome der Wurzeln und Meningeome vor.

Die *Symptomatik* setzt meist erst in der zweiten Hälfte des Lebens ein. Unter Schmerzen entwickeln sich langsam, über Jahre hin fortschreitend, die schlaffe Lähmung der Beine, Reithosenhypaesthesie und Blasenstörungen. Der Verlauf kann auch Remissionen zeigen, die vielleicht auf wechselnder Behinderung der Blutzirkulation beruhen. Die *Röntgenaufnahme* ist meist normal. Der *Liquor* enthält in der Regel, obwohl er oberhalb des Tumors entnommen wird, eine leichte Eiweißvermehrung bis zu 2 oder 3 Kafka-Einheiten.

Differentialdiagnostisch muß vor allem eine chronische Polyneuritis ausgeschlossen werden.

Die *Operationsprognose* ist gut, allerdings hängt die postoperative Restitution davon ab, in welchem Maße die Geschwulst mit den Caudafasern direkt oder über eine lokale Arachnitis verbacken war. In vielen Fällen muß man mit neurologischen Restsymptomen rechnen.

Dies gilt auch für die stets solitären **Dermoide** und **Epidermoide** der Cauda, die in einem langsamen Krankheitsverlauf zu einer ähnlichen Symptomatik (Caudasyndrom, meist unvollständig) führen. Durch Austreten von Cholesterin und Fettsäure kommt es bei diesen Mißbildungstumoren zu einer chronischen *arachnitischen Entzündung* mit Zellvermehrung im Liquor. Dieser Befund erlaubt im Zusammenhang mit der langen Vorgeschichte die Diagnose.

Entwickelt sich ein Caudasyndrom *subakut* innerhalb von Tagen oder Wochen nach einer kurzen Vorgeschichte von Rücken- oder ausstrahlenden Wurzelschmerzen, ist klinisch der Verdacht auf eine **Wurzelkompression bei malignem Wirbelprozeß** gegeben. In erster Linie handelt es sich um *Metastasen*, während andere blastomatöse Prozesse und die tuberkulöse Spondylitis bei dieser Lokalisation selten sind.

Sehr charakteristisch sind Auftreten und Symptomatik der Caudaschädigung durch den **akuten medialen Bandscheibenprolaps.** Das Krankheitsbild sollte jedem Arzt vertraut sein, da die einzig sinnvolle Behandlung die Operation ist. Diese hat aber nur dann Aussicht auf Erfolg, wenn sie innerhalb von 24 Std ausgeführt wird. Der mediale Bandscheibenprolaps ist seltener als der dorsolaterale, der auf S. 180 besprochen wird. Ätiologie und Pathogenese sind für beide Formen gleich.

Zur *Anamnese* erfährt man, daß die Patienten wiederholt Lumbago- oder Ischiasbeschwerden hatten. Der *akute Prolaps* ereignet sich gewöhnlich im mittleren Alter. *Auslösender Anlaß* ist oft eine seitliche Drehbewegung, schweres Heben oder ein Sprung auf harten Boden. Unmittelbar danach setzen akut heftige Rückenschmerzen mit reflektorischer Bewegungseinschränkung der unteren Wirbelsäule ein. Innerhalb von Minuten bis Stunden zieht der *Schmerz* bei medialem Vorfall der 5. Lendenbandscheibe an der Rückseite, beim Prolaps der 3. oder 4. Lendenbandscheibe an der Vorderseite der Oberschenkel bis zum Fuß hinunter. Die peripheren Nerven der Beine sind auf Dehnung (Lasègue) und Erhöhung des spinalen Drucks (Husten usw.) sehr empfindlich.

Nach einigen Stunden, spätestens nach 1—2 Tagen, lassen die Schmerzen nach, während sich gleichzeitig eine *Gefühllosigkeit* im Versorgungsgebiet der ganzen Cauda ausbreitet. Spätestens jetzt stellt sich eine *schlaffe Lähmung* ein, die in den Zehen beginnt und zu den Unterschenkeln aufsteigt. Sie ist stets distal am schwersten. Die Blase ist immer gelähmt (Retention).

Ursache dieser akuten Caudalähmung ist ein plötzliches dorso-medianes Aufbrechen des Anulus fibrosus, in dessen Folge der Nucleus pulposus abrupt breit in den Spinalkanal vordringt und die Caudawurzeln quetscht. Aus mechanischen Gründen kommt der akute mediale Bandscheibenvorfall nur an der unteren Lendenwirbelsäule vor.

Die *Lokalisation* ergibt sich aus den klinischen Symptomen: Vorfall der Bandscheibe zwischen L_5 und S_1 führt zur Caudalähmung S_1—S_5. Bei Vorfall in Höhe L_4/L_5 ist vor allem die Hebung von Fuß und Zehen paretisch, bei noch höherem Sitz (L_3/L_4) ist die Oberschenkelmuskulatur gelähmt, der PSR abgeschwächt oder ausgefallen, und die Sensibilität ist an der Vorderseite der Oberschenkel und Unterschenkel gestört.

Je schwerer und rascher die Symptomatik einsetzt, desto geringer werden die Aussichten auf völlige Wiederherstellung durch die *Operation*. Eine Besserung ist beim frühzeitigen Eingriff (innerhalb von 24 Std) aber immer zu erwarten. Ohne Operation bildet sich unter dem Reiz des Prolaps ein schwieliger Narbenring, der die Cauda stranguliert.

Die *Diagnose* muß und kann nach Anamnese und neurologischem Befund gestellt werden. Die Röntgenaufnahme ist meist unauffällig, der Liquor kann normal sein.

In *leichteren Fällen* kommt es nur zur akuten Sphincterlähmung und Reithosenanaesthesie, während die motorische Lähmung nur angedeutet ist. Auch diese Patienten sollen dem Neurochirurgen vorgestellt werden. Die Symptome können sich auch unter konservativer Behandlung zurückbilden.

e) Wurzelkompression durch dorsolaterale Discushernien

Wir unterscheiden zwei Schweregrade: seitliches *Vordringen* (Protrusion) oder *Vorfallen* (Prolaps) des Nucleus pulposus einer Bandscheibe. In beiden Fällen kann es zur *Wurzelkompression* kommen. Die *Lokalisation* ist aus statischen Gründen meist in der unteren Lendenwirbelsäule und in der Halswirbelsäule. Die Brustwirbelsäule wird kaum befallen.

Lumbale Discushernie

Meist werden ältere Personen betroffen. In der *Anamnese* erfährt man häufig von rezidivierenden akuten Kreuzschmerzen mit steifer Fehlhaltung der Lendenwirbelsäule. Diesen Krankheitszustand, den der Laie „Hexenschuß" nennt, bezeichnen wir als „*Lumbago*". Er beruht auf einem rückbildungsfähigen Vordringen des Nucleus pulposus mit Druck gegen das hintere Längsband der Wirbelsäule.

Später kommt es *plötzlich* beim schweren Heben, bei einer Drehbewegung des Rumpfes oder beim Aufstehen, seltener innerhalb von Tagen und ohne erkennbaren Anlaß, zur Kompression einer Rückenmarkswurzel. In der Regel überwiegen die sensiblen Störungen:

1. Schmerzen von segmentaler Ausbreitung, die sich bei Erhöhung des spinalen Drucks verstärken,

2. Mißempfindungen, die sich auch in benachbarte Segmente ausbreiten können, und

3. in 90—95% der Fälle nachweisbare sensible Ausfälle (Hypaesthesie und Hypalgesie), ebenfalls von radikulärer Verteilung.

Es ist diagnostisch wichtig, den *segmentalen Charakter* des Sensibilitätsausfalls zu erkennen, um die Ischias durch Wurzelschädigung von der peripheren abzutrennen, die es, entgegen der Meinung mancher Autoren, zweifellos ebenfalls gibt.

In 80% der Fälle ist ein *Nervendehnungsschmerz* auszulösen, etwas seltener Nervendruckschmerz.

Die Lähmung der sensiblen Wurzeln unterbricht den spinalen Reflexbogen, so daß frühzeitig der entsprechende *Eigenreflex* abgeschwächt ist oder erlischt. Nach der Lokalisation der Schädigung ist dies meist der ASR.

Nach etwa 3—4 Tagen setzen die Schmerzen aus, dafür breitet sich, von distal nach proximal, ein *Taubheitsgefühl* in dem betroffenen Segment aus. Dies zeigt an, daß die komprimierte Wurzel zerstört ist. Spätestens zu diesem Zeitpunkt können auch *Lähmungen* auftreten. Das Vorhandensein oder Fehlen von *Blasenlähmung* erlaubt keine Schlüsse auf die Schwere der Schädigung.

Sehr charakteristisch sind *Haltungsanomalien* der Wirbelsäule: Aufhebung der Lendenlordose mit einseitig betonter Verspannung der langen Rückenstrecker und „Ischiasskoliose" der Wirbelsäule, die zur betroffenen Seite konkav ist. Die Skoliose ist manchmal nur beim Aufrichten aus gebückter Stellung zu bemerken: „Ausweichskoliose". Bei längerem Bestehen kommt es zu einem *Circulus vitiosus*: Die Schmerzen führen zur Verspannung der Lendenmuskulatur, diese bewirkt eine Fehlhaltung der Wirbelsäule, die wiederum die Wurzelkompression unterhält.

Lokalisation. Am häufigsten ist die vorletzte Lendenbandscheibe betroffen, an zweiter Stelle steht die Bandscheibe des lumbosacralen Übergangs. Lokalisation in den mittleren Lumbalsegmenten ist seltener. Zur klinischen Diagnose dienen folgende *Wurzelsyndrome:*

L_3: Schmerzen und Gefühlsstörungen an der *Vorderseite* des *Oberschenkels*, umgekehrter Lasègue = Schmerzen an der Vorderseite des Oberschenkels beim Rückwärtsführen des Beines in Seitenlage. Parese des *M. quadriceps* und der Adductoren. PSR erloschen oder abgeschwächt.

L_4: Schmerzen und Gefühlsstörungen hauptsächlich medial an der *Vorderfläche des Unterschenkels*, d.h. über der Tibiakante. Umgekehrter Lasègue positiv. Parese des *M. tibialis anterior* (Hebung des Fußes), auch des Quadriceps und der Adductoren. PSR meist abgeschwächt.

L_5: Schmerzen und Gefühlsstörungen an der *seitlichen Fläche des Unterschenkels*. Lasègue positiv. Paresen der *Zehenstrecker*, besonders des M. ext. hallucis longus. PSR und ASR sind bei reiner L_5-Läsion intakt, dagegen ist der *Tibialis posterior-Reflex* ausgefallen: Die Sehne des M. tib. post. zieht hinter dem medialen Knöchel zu den Fußwurzelknochen. Man trifft sie mit dem Reflexhammer hinter und über oder unter und vor dem Malleolus. Der Reflexerfolg ist eine Supinationsbewegung des Fußes. Allerdings ist er nur bei allgemein lebhafter Reflexerregbarkeit festzustellen. Abschächung oder Ausfall können nur verwertet werden, wenn der Reflex auf der Gegenseite deutlich positiv ist.

S_1: Schmerzen und Gefühlsstörung im sog. *Generalsstreifen* seitlich am Oberschenkel. Lasègue positiv. Parese des *M. peronaeus brevis*: Pronationsschwäche des Fußes und des *M. triceps surae* (Schwäche für das Abrollen des Fußes und den Zehengang, sog. Bügeleisengang). Auch M. biceps femoris geschwächt. ASR ausgefallen.

L_5/S_1: Schmerzen und Gefühlsstörungen s. oben. Parese in allen *Zehenstreckern* und in den Mm. peronaei, gelegentlich auch im M. triceps surae. M. tibialis anterior bleibt intakt. Tibialis posterior-Reflex und ASR abgeschwächt bis aufgehoben.

Zur genauen Lokaldiagnose wird heute die *elektromyographische Untersuchung* durchgeführt, die auch in scheinbar intakten Muskeln Denervationszeichen aufdecken kann.

Der lumbale **Liquor** ist unmittelbar nach einem Prolaps normal, später findet sich in einem Teil der Fälle eine leichte Eiweißvermehrung auf das Doppelte des Normalen, vornehmlich durch Erhöhung der Albumine.

Die **Röntgenaufnahmen** sind oft normal. Nach längerem Bestehen einer Bandscheibenschädigung ist der Zwischenwirbelraum eingeengt, und es kommt zu reaktiver Spondylose mit Spangenbildung und Knochenverdichtung in den benachbarten Wirbelkörpern. Dies beweist aber wenig für die Wurzelkompression, da schwere spondylotische Wirbelsäulenveränderungen ohne Wurzelsymptome und erhebliche *akute* neurologische Ausfälle ohne größere Wirbelsäulenveränderungen auf dem Röntgenbild vorkommen. Wichtig ist die Röntgenaufnahme zur Diagnose der Fälle, in denen Schmerzzustände auf einer *Wirbelsäulenanomalie* beruhen (Spina bifida, Übergangswirbel, Spondylolisthesis, s. S. 426).

Die Gas-Myelographie, die aber manche Autoren für entbehrlich halten, läßt die einseitige, von extradural kommende Einengung des Spinalkanals erkennen.

Die **Differentialdiagnose** gegen andersartige Caudatumoren ergibt sich meist aus Vorgeschichte, Röntgenbefund, Eiweißwerten im Liquor und Laborbefunden. Verwechslungen mit *„Pseudoischias"* durch arterielle Zirkulationsstörungen in den Beinen sollten bei sorgfältiger neurologischer Untersuchung, Palpation der Fußpulse und eventuell Oscillometrie nicht vorkommen. Arterielle Durchblutungsstörungen können zwar über eine Schädigung der peripheren Nerven zum Reflexausfall und zur Gefühlsstörung, nie aber zu Lähmungen führen.

Die **Behandlung** ist im Stadium der *Lumbago* nur konservativ: Durch Bettruhe, lokale Wärme, besonders feuchte Wärme (heiße Rolle), versucht man, die verspannte Lendenmuskulatur zu lockern und den Circulus vitiosus zu durchbrechen. Dabei tritt der vorgedrungene Nucleus pulposus meist spontan an seinen Platz zurück. Später, nach etwa 8 Tagen, wird der Patient durch Massagen und gymnastische Übungen wieder aktiviert.

Die konservative *Behandlung* der *akuten Wurzelkompression* ist prinzipiell gleich, jedoch in beiden Phasen etwas länger ausgedehnt (je 14 Tage). Sie wird durch Verordnung analgetischer und muskelentspannender Präparate, z. B. Muskeltrancopal, Sanoma, Sanomacorten unterstützt. Antirheumatische Präparate, die früher sehr geschätzt waren, sind überflüssig, da der Rheumatismus nicht die Ursache der Krankheit ist. In *hartnäckigen Fällen* behandelt man mit wechselnder Lagerung des Rückens im Perlschen Gerät oder mit Überstreckung der Wirbelsäule in Periduralanaesthesie. Lagerung auf harter Unterlage (Brett unter der Matratze) wird als angenehm empfunden.

Nicht selten sind die Schmerzen therapieresistent, ohne daß ein entsprechender Befund vorliegt. Hier muß die Exploration *biographische Motive* oder persönlichkeitseigene Züge herausfinden, die eine psychogene Fixierung begünstigen. Bei Frauen soll auch nach einer gynäkologischen Ursache für hartnäckige Kreuzschmerzen gesucht werden.

Chirurgische Therapie ist nur angezeigt, wenn schwere atrophische Lähmungen mit elektrischer Entartungsreaktion auftreten und sich bei energischer konservativer Therapie nicht bessern. Sensible Störungen und Reflexausfälle allein sind keine Indikation zur Operation, zumal gerade Schmerzen durch sehr verschiedenartige subjektive Momente, nicht zuletzt durch ein Ausweichen in die Krankheit oder die Erwartung einer Rente, unterhalten werden können. Allgemein ist die übergroße Operationsfreudigkeit früherer Jahre heute einer mehr zurückhaltenden Einstellung gewichen. Namhafte Neurochirurgen schätzen, daß nur etwa 2,5% der Ischiasfälle operativer Behandlung bedürfen.

Der *Eingriff* wird über eine halbseitige Entfernung der Bogenwurzel (Hemilaminektomie) oder, noch schonender, Fensterung des Ligamentum flavum durchgeführt. Größere Resektionen würden die Belastbarkeit der Wirbelsäule vermindern und eine neue Ursache für Rückenschmerzen sein. Durch das operativ geschaffene Fenster wird das gesamte lose Gewebe des Nucleus pulposus entfernt. Der Erfolg des Eingriffs hängt vor allem davon ab, daß keine Reste des Gallertkerns im Spinalkanal verbleiben. Mißerfolge sind auch dadurch möglich, daß 10% der Bandscheibenvorfälle multipel sind.

Cervicale Discushernie

Bandscheibenprotrusionen oder -vorfälle sind an der Halswirbelsäule in den unteren Abschnitten zwischen C_5/C_6 und C_6/C_7 nicht selten. Sie entwickeln sich häufiger schleichend als bei plötzlichen Bewegungen und Belastungen. Die *Schmerzen* ziehen segmental an der Außenseite des Armes entlang, die Drehbewegungen des Kopfes sind schmerzhaft eingeschränkt. Die Nackenmuskulatur ist verspannt. Paresen sind selten, jedoch können sich *Atrophien der kleinen Handmuskulatur* einstellen. Charakteristisch ist eine Abschwächung des TSR.

Die *Schulter-Armschmerzen* verlangen besonders eingehende differentialdiagnostische Überlegungen, da ihnen auch spinale Neurinome und Meningeome, Metastasen der Halswirbelkörper oder eine Syringomyelie zugrunde liegen können.

VI. Gefäßtumoren und Gefäßmißbildungen

1. Sackförmiges basales Aneurysma und Subarachnoidealblutung

Aneurysmen sind *umschriebene Ausstülpungen der Arterienwand*, die meist sackförmig, gelegentlich zylindrisch sind. Sie sind oft nur stecknadelkopfgroß, können aber auch die Größe eines Apfels erreichen. Manche Aneurysmen sitzen gestielt, andere breitbasig an der Gefäßwand. Sie finden sich ganz überwiegend am Circulus arteriosus Willisii, seltener aber auch in distalen Abschnitten der A. cerebri media. In der Reihenfolge der Häufigkeit kommen folgende *Lokalisationen* vor (s. Abb. 45):

A. communicans ant. und A. cerebri ant.,
A. cerebri media,
A. carotis interna (meist suprasellär, seltener infrasellär, d.h. extradural),
A. communicans post.,
A. basilaris und vertebralis.

Aus hämodynamischen Gründen bilden sich die Aneurysmen bevorzugt an den *Gabelungsstellen* der Arterien. Die linke Seite ist häufiger betroffen als die rechte. In etwa 5—10% sind sie multipel.

In der großen Mehrzahl der Fälle beruhen die Aneurysmen auf *embryonalen Fehlbildungen der Muscularis*. Die Druckwirkung des arteriellen Blutstromes führt zum Untergang der elastischen Fasern und schließlich zu einer umschriebenen Ausweitung der Arterienwand. Dieser pathogenetische Mechanismus erklärt die

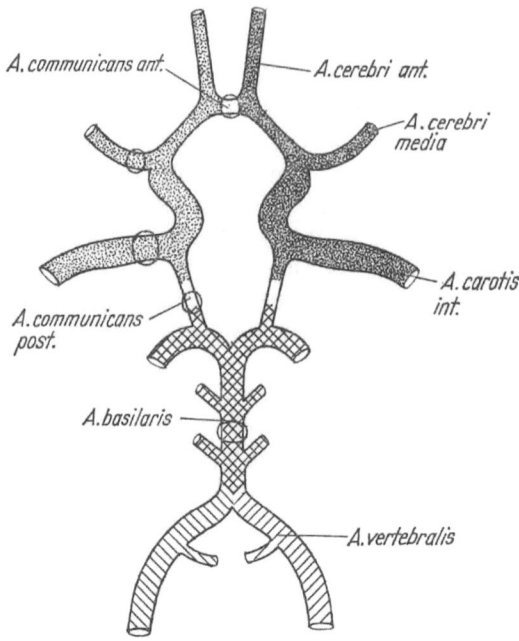

Abb. 45. *Circulus arteriosus Willisii mit Vorzugslokalisation der basalen Aneurysmen*

Vorzugslokalisation an Gefäßabschnitten, die strömungsmechanisch stärker beansprucht werden.

Nur sehr selten entstehen Aneurysmen durch *erworbene Gefäßveränderungen*, z. B. Arteriosklerose, entzündliche Arterienkrankheiten oder bakterielle Embolien (sog. mykotische Aneurysmen).

Klinik

Bei geringer Größe können Aneurysmen klinisch symptomlos bleiben und werden erst bei der Obduktion als Zufallsbefund festgestellt. In anderen Fällen machen sie sich durch charakteristische Symptome bemerkbar, die meist zwischen dem 20. und 50. Lebensjahr einsetzen. Wir unterscheiden zwei *Verlaufsformen:*

a) Rezidivierende Kopfschmerzen

Die Patienten bekommen über Jahre in wechselnden Zeitabschnitten anfallsweise *Kopfschmerzen*, die den Charakter der Migräne haben. Oft sind die Kopfschmerzen von neurologischen *Symptomen* begleitet, die, entsprechend dem bevorzugten Sitz der Aneurysmen am vorderen Anteil des Circulus arteriosus, eine Funktionsstörung im III., VI., IV. oder V. Hirnnerven anzeigen. Sehr verdächtig ist die sog. *ophthalmoplegische Migräne*, bei der sich der Kopfschmerzanfall mit tagelang anhaltenden Doppelbildern kombiniert, deren Ursache meist eine inkomplette Oculomotoriusparese ist. Seltener kommt es zu vorübergehender Lähmung des Abducens oder Trochlearis, zu Schmerzen und Gefühlsstörungen im N. supraorbitalis (V, 1) mit Abschwächung des Cornealreflexes oder zu passageren gekreuzten Mittelhirnsyndromen (s. S. 75).

Diese flüchtigen Funktionsstörungen beruhen auf:

a) vorübergehender Ausdehnung des Aneurysmasackes mit Gefäßschmerz und Druck auf den peripheren Verlauf der betroffenen Nerven oder

β) umschriebenen ischämischen Durchblutungsstörungen im Mittelhirn oder

γ) kleineren Blutungen in den Subarachnoidealraum.

Die lokalisatorische Bedeutung bestimmter Syndrome kann hier nicht im einzelnen besprochen werden. Wichtig ist, daß man bei *rezidivierenden flüchtigen Hirnnervenlähmungen* mit und ohne *Kopfschmerzen* an die Möglichkeit eines Aneurysma denkt. Die ophthalmoplegische Migräne verlangt in jedem Falle eine klinische Abklärung mit Liquoruntersuchung und Carotisangiographie.

Die beschriebenen rezidivierenden Symptome können die einzige Manifestation eines basalen Aneurysma bleiben. In manchen Fällen aber sind sie nach gewisser Zeit von einer akuten Subarachnoidealblutung gefolgt.

b) Akute Subarachnoidealblutung

Die akute Subarachnoidealblutung beruht fast immer auf der plötzlichen Ruptur eines basalen sackförmigen Aneurysma. Andere Ursachen wie hämorrhagische Diathese oder Leukämie haben nur ganz untergeordnete Bedeutung.

Die Subarachnoidealblutung kann sich ereignen, nachdem zuvor jahrelang rezidivierend die unter a) beschriebenen Prodromalerscheinungen aufgetreten waren. Oft setzt sie aber auch *plötzlich*, aus voller Gesundheit *ohne Vorboten* ein. Sie tritt nicht etwa nur nach körperlicher Anstrengung mit Erhöhung des Blutdrucks auf, sondern weit häufiger spontan, oft selbst aus völliger Ruhe. Die Höhe des arteriellen Blutdrucks spielt für das Auftreten der Subarachnoidealblutung keine Rolle.

Die **Symptomatik** ist so charakteristisch, daß es immer wieder verwundern muß, wie oft die Diagnose verfehlt wird und die Patienten wegen eines „grippalen Infektes" oder einer „Nervenwurzeleinklemmung bei Bandscheibenschaden" falsch und auch mit gefährlich aktiven Maßnahmen („Einrenkung") behandelt werden.

Das erste Symptom ist ein plötzlicher, *„vernichtender" Kopfschmerz*, der sich rasch vom Nacken oder von der Stirn über den ganzen Kopf und innerhalb weniger Stunden auch zum Rücken ausbreitet. Häufig kommt es initial zu *vegetativen Symptomen:* Erbrechen, Schweißausbruch, Anstieg oder Abfall des Blutdrucks, Temperaturschwankungen und Veränderungen in der Frequenz von Pulsschlag und Atmung.

Manche Patienten stürzen bei der akuten Subarachnoidealblutung sofort bewußtlos zu Boden. In der Mehrzahl der Fälle ist das *Bewußtsein* initial nur leicht getrübt. In den ersten Stunden und Tagen nach der Blutung vertieft sich die Bewußtseinsstörung aber meist durch zunehmenden Hirndruck. Gelegentlich kommt es zu einer *exogenen Psychose*. Selten treten generalisierte oder fokale *epileptische Anfälle* auf.

Die *Pupille* kann auf der Seite der Blutung erweitert sein und schlecht auf Licht reagieren (innere Oculomotoriuslähmung). Nicht selten finden sich Lähmungen *äußerer Augenmuskeln* (III, IV, VI), Reflexdifferenzen, Hemiparese oder andere Halbseitenbefunde. Diese Symptome können für die Lokaldiagnose nützlich sein, sind aber nicht ganz sicher verläßlich, da sie nur die *Richtung* der

Blutung und nicht den Sitz des geplatzten Aneurysma anzeigen. Am *Augenhintergrund* zeigen sich nicht selten nach einigen Tagen *papillennahe Blutungen*. Man nimmt an, daß das Blut aus dem Subarachnoidealraum entlang der Opticusscheide durch die Lamina cribrosa in die Netzhaut gelangt. Die *Papille* ist häufig leicht gestaut.

Der *Liquor* ist frisch blutig. Im Unterschied zur artefiziellen Blutbeimengung durch die Punktion ist die rote Verfärbung *gleichmäßig* und nimmt mit dem Abtropfen des Liquors nicht ab. Punktiert man nach dem ersten Tag, so ist das Zentrifugat des Liquors durch Erythrocytenzerfall *xanthochrom*. Unter der Reizwirkung des Blutes im Subarachnoidealraum entwickelt sich in den ersten Tagen eine *Fremdkörpermeningitis* mit typischen Dehnungszeichen.

Das *EEG* ist in der Hälfte der Fälle allgemein verändert, kann aber durch einen Herdbefund eine intracerebrale Blutung oder Erweichung anzeigen. Die Röntgenaufnahme des Schädels ist meist normal.

Komplikationen

Neben der Blutung in den Subarachnoidealraum kommen oft auch intracerebrale Blutungen und ischämische Infarkte vor, die vom Arzt im allgemeinen weniger beachtet werden, aber für die Prognose sehr bedeutsam sind. Eine *intracerebrale Blutung* kann dadurch entstehen, daß sich das Blut aus dem basalen Subarachnoidealraum in den Stirn- oder Schläfenlappen, in das Zwischenhirn oder den oberen Hirnstamm einwühlt. Liegt das Aneurysma der Hirnsubstanz unmittelbar auf oder auch in der Rinde selbst, ist es durch Verwachsungen nach vorangegangenen kleineren Blutungen gegen den weiteren Subarachnoidealraum abgedeckt, kann die Blutung auch *primär* in die Hirnsubstanz erfolgen. In beiden Fällen gleicht die *Symptomatik* der einer cerebralen Massenblutung mit initialem Bewußtseinsverlust. Die intracerebralen Blutungen brechen häufig in die *Ventrikel* ein. Dies zeigt sich klinisch an Streckkrämpfen, Enthirnungsstarre, Hyperthermie und anderen vegetativen Regulationsstörungen. Im tiefen Koma ist die Starre der Gliedmaßen allerdings oft nicht mehr vorhanden, so daß die *Diagnose* aus dem Liquorbefund und den neurologischen Symptomen (Pupillen weit, anisokor und lichtstarr, Bulbi divergent, doppelseitige Pyramidenzeichen) gestellt werden muß. Die *Prognose* ist bei dieser Komplikation infaust: die Kranken sterben innerhalb weniger Tage.

Ebenso häufig sind *weiße Infarkte*, die besonders bei Aneurysmen der A. communicans anterior und posterior vorkommen und entsprechend vor allem im Stirn- oder im Schläfenlappen lokalisiert sind. Aneurysmen in der Mittellinie können zu doppelseitigen Infarkten führen. *Pathogenetisch* beruhen sie in erster Linie auf einem *Spasmus der Arterien*, der durch den mechanischen Reiz der Blutung zustande kommt. Es ist bekannt, daß sich die Hirnarterien bereits spastisch kontrahieren, wenn sie während einer intrakraniellen Operation gezerrt werden. Diese Gefäßspasmen dauern, wie man angiographisch nachweisen kann, etwa 2 Wochen lang, in manchen Fällen auch länger an. Mechanische Kompression, Verzerrung und Verlagerung der Arterien spielen nur eine geringe Rolle. Diese Erweichungen sind die häufigste *Ursache* für die bleibenden neurologischen *Ausfallssymptome* nach Subarachnoidealblutung (Halbseitenzeichen, Hemianopsien, psychische Veränderungen).

Therapie der Subarachnoidealblutung

Erstes Gebot ist strengste Bettruhe mit flach gelagertem Kopf. Eine Eisblase auf die Stirn soll die Kopfschmerzen lindern. Die Patienten erhalten dehydrierende und rehydrierende Infusionen (s. S. 151), denen Hämostyptica und zur Vermeidung der hypostatischen Pneumonie Antibiotica beigegeben werden. Zur Beruhigung gibt man Phenothiazine (Protactyl, Megaphen, lytischer Coctail), die auch zur Schmerzlinderung und leichten Senkung des Blutdrucks sehr nützlich sind. Bei älteren Personen soll der Blutdruck allerdings nicht gesenkt werden, damit kein ischämischer Insult eintritt. Um die Rezidivgefahr beim Pressen auszuschalten, erhalten die Patienten leichte Laxantien. Besuche sind selbstverständlich untersagt.

Verlauf

Wenn die Patienten nicht operiert werden, sollen sie 4 Wochen lang Bettruhe einhalten. Der *Liquor* wird in Abständen von einer Woche kontrolliert, bei Verdacht auf Nachblutung früher. Seine Farbe wird in der ersten Woche xanthochrom bei mäßiger Zell- und Eiweißvermehrung. Im Verlaufe von 3—4 Wochen ist der Liquor wieder klar. Für die gleiche Zeit ist meist die BSG beschleunigt und die Leukocytenzahl leicht erhöht. Dies führt man auf die *resorptive Entzündung* der Meningen zurück. Nach einem Monat sind die Kranken bei unkompliziertem Verlauf meist beschwerdefrei.

Prognose

Dieser glatte Verlauf ist aber nicht die Regel. Viele Patienten bekommen einmal oder mehrmals eine *Rezidivblutung*. Die Rezidivblutungen ereignen sich besonders in den ersten Tagen und Wochen. Nach Ablauf des ersten Jahres ist die Gefahr geringer, jedoch bleibt die Lebenserwartung vermindert. Die wiederholten Blutungen sind deshalb so gefährlich, weil nach der ersten Ruptur das Aneurysma oft durch Verklebungen der Hirnhäute gegen den Subarachnoidealraum abgedichtet wird, so daß die späteren Blutungen *voll in die Hirnsubstanz* einbrechen.

Insgesamt *sterben* nach der ersten Blutung etwa 25% der Patienten innerhalb der ersten Woche. Bis zum Ende der zweiten Woche erhöht sich die Zahl auf über 30%, nach dem ersten Monat sind fast 40%, nach 3 Monaten 50% der Patienten, die nicht operativ behandelt wurden, gestorben.

Operation der Aneurysmen

Bei dieser schlechten Spontanprognose sollte die operative Behandlung bei jedem Patienten versucht werden, der nach dem Allgemeinzustand, dem Sitz des Aneurysma, seiner Größe und Beziehung zur Gefäßwand operabel ist. Für die Operation muß das Aneurysma durch *Angiographie* nachgewiesen werden. Da 10% der Aneurysmen im Versorgungsgebiet der A. vertebralis sitzen, müssen unter Umständen beide Carotiden und die A. vertebralis angiographisch dargestellt werden. Wegen der Rezidivgefahr befürworten die meisten Autoren die Angiographie in der ersten Woche nach der Blutung. Stellt man dabei einen Arterienspasmus fest, kann man aus dessen Lage auf den Sitz des Aneurysma schließen. Sehr schonend ist die Angiographie in Narkose.

Die *Operation* besteht in Unterbindung des Aneurysmastiels mit Clips oder Ligaturen unter Hypothermie. Sitzt das Aneurysma breitbasig auf, wird es durch Aufpinseln eines selbsthärtenden Kunststoffs verstärkt, der sich mit dem Gewebeeiweiß verbindet. Eine moderne Methode ist die künstliche Thrombosierung, bei der man das freigelegte Aneurysma durch eine Druckluftpistole mit sterilisierten tierischen Borsten spickt, die die Abscheidung von Thromben fördern. Nur ungern, besonders bei infrasellären Aneurysmen, entschließt man sich zur Unterbindung einer Arterie, die eine weit höhere Operationsmortalität hat und zu neurologischen Ausfällen führen kann.

In einem Teil der Fälle wird durch Arteriographie kein Aneurysma nachgewiesen. Man muß annehmen, daß es dann durch konzentrische Thrombosierung zu einer *Selbstheilung* gekommen ist. Die Letalität ist bei diesen Fällen mit nur 10% sehr viel geringer als bei denen mit angiographisch nachgewiesenem Aneurysma. Dennoch wird man diesen Patienten körperliche Schonung und Vermeidung schwerer Anstrengungen, wie Heben usw., empfehlen.

2. Arteriovenöses Aneurysma

Unter den verschiedenen Formen von Gefäßmißbildungen des Gehirns und der weichen Häute, die pathologisch-anatomisch differenziert werden, hat das *arteriovenöse* (a.v.) *Aneurysma* bei weitem die größte klinische Bedeutung. Es handelt sich um eine *angeborene Gefäßmißbildung*, die im allgemeinen nicht durch blastomatöse Wucherung, sondern nur mit dem Körperwachstum und unter dem hydromechanischen Einfluß der Durchblutung an Größe zunimmt. Sie besteht aus einem Konvolut von sehr variabel gebauten, *wenig differenzierten Gefäßen*, die gelegentlich verkalkt sind. Ihr Charakteristikum ist die Bildung von *Kurzschlüssen* zwischen den erweiterten Arterien und Venen ohne Zwischenschaltung eines Capillarnetzes. Innerhalb der Mißbildung sind histologisch erweichte oder atrophische Parenchymreste zu erkennen.

Die a.v. Aneurysmen sind vor allem im Ausbreitungsgebiet der *A. cerebri media*, in der Gegend der Sylvischen Furche, seltener im Bereich der A. cerebri anterior oder der A. basilaris lokalisiert. Sie bedecken in unterschiedlicher Größe die laterale Konvexität der Hemisphäre, erstrecken sich aber meist auch keilförmig in die Tiefe der Hirnsubstanz.

Symptomatik und Verlauf

Die klinische Symptomatik wird vom anatomischen Bau der Gefäßmißbildungen bestimmt:

a) Der arteriovenöse Shunt leitet das Blut, das durch eine große Arterie, meist die A. cerebri media, dem Gehirn zugeführt wird, unmittelbar wieder über die abführenden Sinus in den großen Kreislauf, ohne daß es für die cerebrale O_2- und Nährstoffversorgung ausgenutzt wird. Die Folge ist eine chronische *Hypoxie* des Hirngebietes, das von der Arterie abhängig ist, die dem Aneurysma vorgeschaltet ist.

b) Der abnorm rasche Blutstrom durch das Aneurysma vergrößert den Anteil der Gehirndurchblutung am Herz-Minuten-Volumen über die physiologischen

15—20% bis zur Größenordnung von 60—75%. Daraus resultiert eine *Überlastung des großen Kreislaufs*, die zur Hypertrophie, Dilatation und später Insuffizienz des linken Herzens führt.

c) Die wandschwachen pathologischen Gefäße reißen leicht ein, so daß es zur *Subarachnoidealblutung* oder Blutung in die Hirnsubstanz kommt. Diese Komplikation ist heute selten geworden, da die Diagnose meist vorher gestellt wird.

Die **neurologischen Symptome** entwickeln sich in typischer Reihenfolge. Sie setzen, früher als bei den basalen Aneurysmen, in der Pubertät oder im ersten Erwachsenenalter ein. Infolge der mangelhaften Blutversorgung des Gehirns leiden viele Patienten unter häufigen *Kopfschmerzen*. Später setzen in 50% der Fälle generalisierte oder fokale *epileptische Anfälle* ein, deren Ursache eine allgemeine oder umschriebene cerebrale Ischämie ist. Später, aber immer noch im jüngeren Alter, kommt es in $^2/_3$ der Fälle zu *Insulten* mit neurologischen Herdsymptomen (Hemiparese, Aphasie, Hemianopsie). Diese beruhen entweder auf Mangeldurchblutung oder auf einer kleinen Hämorrhagie in die Hirnsubstanz. In anderen Fällen tritt eine *Subarachnoidealblutung* auf, deren Symptomatik ähnlich, aber im allgemeinen leichter ist als beim basalen sackförmigen Aneurysma. Nur bei kleinen a.v. Aneurysmen ist eine Subarachnoidealblutung gelegentlich das erste Symptom.

Wenn ein jüngerer Patient mit einer jahrelangen Anfallsanamnese einen cerebralen Insult oder eine Subarachnoidealblutung bekommt, ist die Diagnose eines arteriovenösen Angioms höchst wahrscheinlich.

Bei der *neurologischen Untersuchung* ist häufig über der temporalen oder parietalen Region ein pulssynchrones, schabendes *Gefäßgeräusch* zu auskultieren, das nach Abdrücken der gleichseitigen Carotis nachläßt oder aussetzt. Damit ist die Diagnose bereits gesichert. Die Pulsation der Carotis ist oft auf der Seite des a.v. Aneurysma besonders kräftig.

Je nach der Lokalisation finden sich neurologische *Herdsymptome*. Oft besteht wegen der diffusen ischämischen Hirnschädigung eine *organische Wesensänderung*. Die Röntgenaufnahme des Schädels kann die verkalkten Anteile des Angioms zeigen. Im *Pneumencephalogramm* erkennt man eine ipsilaterale hypoxische Hirnatrophie. Das *EEG* ist oft nur gering verändert.

Die Ausdehnung und Blutversorgung der Gefäßmißbildung wird durch *Carotisangiographie* bestimmt. Dabei stellen sich die zuführenden Arterien auffällig weit und im Endabschnitt geschlängelt dar. Auch die abführenden Venen sind erheblich erweitert.

Therapie und Prognose

Die Therapie der Wahl ist die operative Entfernung der Gefäßgeschwulst. Carotisunterbindung oder Röntgenbestrahlung lassen die Gefahr der Anfälle und Blutungen bestehen und fördern die einseitige Hirnatrophie. Auch der intrakranielle Verschluß der zuführenden Gefäße ist unzureichend, da nach kurzer Zeit andere Arterien die Versorgung des Angioms übernehmen. In Hypothermie, unter Drosselung der Carotis, werden die zuführenden arteriellen Gefäße unterbunden, und die Gefäßmißbildung wird exstirpiert. Die Operationsletalität ist allerdings nicht gering.

3. Traumatisches arteriovenöses Aneurysma

Bei Kopftraumen mit Schädelbasisfraktur kann die Wand der A. carotis interna in Höhe des Sinus cavernosus einreißen, so daß sich ein *arteriovenöser Shunt* bildet. Die neurologischen und internistischen Symptome entwickeln sich langsam progredient, im Abstand von einigen Wochen oder Monaten nach dem Trauma. Die Symptomatik ist in den meisten Fällen so typisch, daß die Diagnose leicht gestellt werden kann, wenn man an diese Komplikation denkt.

Bei der *Exploration* klagt der Patient über einseitige Kopfschmerzen, oft auch über Belästigung durch ein Gefäßgeräusch. Dieses ist so gut wie immer als Brausen oder Zischen zu auskultieren. Wie beim Angiom, läßt es nach Kompression der ipsilateralen Carotis nach. Im *Aspekt* des Kranken fällt ein ein- oder doppelseitiger, meist pulsierender, jedenfalls aber eindrückbarer *Exophthalmus* auf. Er beruht auf venöser Stauung durch Zufluß arteriellen Blutes in den Sinus cavernosus. Die Stauung zeigt sich auch in *Chemosis* der Conjunctiven mit Erweiterung der Venen. Oft ist sie auch am Fundus zu erkennen. In schweren Fällen kommt es zu *Stauungsblutungen* in die Netzhaut und den Glaskörper.

Die *Carotisangiographie* läßt Ausdehnung und Zu- und Abflußverhältnisse erkennen und zeigt auch, ob die gegenseitige Carotis über die A. communicans anterior die Versorgung der ipsilateralen Hemisphäre übernommen hat. Dies ist für das operative Vorgehen entscheidend: Die Behandlung der Wahl ist die extra- oder intrakranielle Unterbindung der A. carotis interna. Vor der *Operation* ist eine gründliche internistische Untersuchung des Herz- und Kreislaufsystems erforderlich. Wird die Diagnose zu spät gestellt oder die Operation versäumt, erblindet der Kranke und geht früher oder später an Linksinsuffizienz des Herzens zugrunde.

Sehr selten beruhen Carotis-Cavernosus-Aneurysmen auf Ruptur eines sackförmigen Aneurysma, auf Arteriosklerose oder sie sind angeboren.

4. Sturge-Webersche Krankheit

Die Krankheit wird auch als Angioma capillare et venosum calcificans bezeichnet. Sie ist bei voller Ausbildung durch folgendes Syndrom gekennzeichnet:
1. Naevus flammeus des Gesichts,
2. verkalktes Hirnangiom, das zu Anfällen führt,
3. Glaukom.

Die entwicklungsgeschichtliche Zusammengehörigkeit dieser korrelierten Mißbildungen ist daran zu erkennen, daß die Haut des Gesichtes und die weichen Häute gleichermaßen vom Trigeminus versorgt werden. Das *Syndrom ist oft nicht vollständig*. Am häufigsten findet sich ein isolierter Naevus im Gesicht, die Kombination von Gesichtsnaevus mit Angiom ist etwas seltener. Das Glaukom fehlt oft.

Der *Naevus* kann auf die Gegend der Stirn, der Nasenwurzel, auf Wange oder Kinn beschränkt sein, gelegentlich dehnt er sich auch bis zum Hals und selbst auf die Haut des Thorax aus. Er betrifft auch die Schleimhaut der Mundhöhle. In seltenen Fällen überschreitet er die Mittellinie. Das *Angiom* liegt als Netzwerk von geschlängelten capillaren und venösen Gefäßen einseitig, nicht immer auf derselben Seite wie der Naevus, in den weichen Häuten über dem

Parietal- oder Occipitallappen. Die Hirnrinde ist darunter durch Mangelernährung atrophisch und verkalkt. Die *Kalkinkrustation* besteht aus dicht nebeneinanderliegenden Herden, die sich auf der Hirnoberfläche ausbreiten und auch in die Hirnwindungen erstrecken. Auf der Röntgenleeraufnahme ist der Verlauf einzelner Hirnwindungen durch doppelt konturierte, parallele, bogenförmige, scharf begrenzte Kalkschatten zu erkennen. Diese Verkalkungen haben keine Beziehungen zu den Gefäßwänden.

Die **Symptome** setzen in der Kindheit ein. Meist leiden die Kranken unter generalisierten *Anfällen*. Frühzeitig bleibt die Persönlichkeitsentwicklung zurück, und es entwickeln sich Wesensänderung und *Demenz*. Oft findet sich eine Hemianopsie, gelegentlich eine Hemiparese mit Unterentwicklung der betroffenen Gliedmaßen. Die *Röntgenaufnahme* des Schädels zeigt außer den Verkalkungen auch die Zeichen der frühkindlichen Hirnschädigung (s. S. 414).

Die *Behandlung* muß sich oft auf die Verordnung antikonvulsiver Medikamente beschränken. Bei geringer Ausdehnung ist auch operative Entfernung des Angioms möglich.

5. Angiome des Rückenmarks und seiner Häute

Pathologisch-anatomisch werden, je nach dem Bau (z.B. kavernös, racemös), und der vorwiegenden Beteiligung arterieller oder venöser Gefäße, verschiedene Typen beschrieben. Symptomatik und Verlauf sind bei allen Formen aber so ähnlich, daß die Klinik der spinalen Angiome in dieser Einführung zusammenfassend dargestellt werden kann.

Vorkommen

Die Angiome kommen fast so häufig vor wie die spinalen Neurinome. Sie sitzen über der *dorsalen Circumferenz* des Rückenmarks (dorsale Schließungsrinne), meist innerhalb des Duralraumes und extramedullär. Teilweise reichen sie mit Fortsätzen aber auch bis in die Rückenmarkssubstanz hinein. Ihre *Längsausdehnung* erstreckt sich in der Regel über mehrere Segmente. Sie finden sich vor allem in Höhe des Thorakalmarks, der Lendenanschwellung und der Cauda. Männer sind wenigstens dreimal so häufig betroffen wie Frauen.

Symptomatik und Verlauf

In der großen Mehrzahl machen sich die Angiome jenseits des 40. Lebensjahres bemerkbar. Sie schädigen das Rückenmark weniger durch mechanische Kompression als durch *Zirkulationsstörungen*. Diese kommen vor allem durch Versagen des Kollateralkreislaufs mit Ischämie zustande. Die Mangeldurchblutung des Rückenmarks führt zum umschriebenen Ödem, das eine venöse Stauung und schließlich Markerweichung zur Folge haben kann. Blutungen in das Rückenmark oder den spinalen Subarachnoidealraum sind seltenere Ursachen.

Die ersten *neurologischen Störungen* setzen akut oder subakut ein. Sehr charakteristisch ist ein *Fluktuieren* der Beschwerden und Symptome mit den wechselnden Durchblutungsverhältnissen. Nach Anstrengungen, im Stehen, bei heißen Bädern, Wetterumschlag, aber auch beim Absinken des Blutdrucks im Nachtschlaf nehmen die spinalen Funktionsstörungen zu. Im ganzen ist der Verlauf progredient, mit unvollständigen Remissionen.

Die Kranken klagen zunächst über „neuralgische", meist radikuläre *Schmerzen*, später über Paraesthesien in den Beinen. Im weiteren Verlauf treten spastische — bei Sitz auf der Cauda selbstverständlich schlaffe — *Paresen* und Störungen der *Blasen- und Darmentleerung* hinzu. In fortgeschrittenen Stadien bildet sich mitunter insultartig eine *Querschnittslähmung* aus.

Bei der **Untersuchung** stellt man gelegentlich Angiome der Haut fest, die die Diagnose erleichtern. Es kommen auch andere koordinierte Entwicklungsstörungen der verschiedensten Art vor, die aber eine geringere diagnostische Bedeutung haben.

Die *Röntgenaufnahme* der Wirbelsäule zeigt manchmal Wirbelhämangiome oder eine Erweiterung des Spinalkanals. Der *Liquor* ist häufig xanthochrom mit leichter Eiweißvermehrung auf das Doppelte oder Dreifache des Normalen. Die Zellzahl ist in der Regel nicht erhöht. Beim Queckenstedt-Versuch ist die Liquorpassage fast immer frei oder nur gering behindert, da das Angiom nur eine mäßige Querschnittsausdehnung hat und das Rückenmark nicht stärker komprimiert. Bei der *Jodöl-Myelographie* sind meist sehr charakteristische Befunde zu erheben: tropfenweises Hängenbleiben des Kontrastmittels, korkenzieherartige, spiralförmige Aussparungen, gelegentlich ein kompletter Stop.

Die wichtigste **Differentialdiagnose** ist gegen die *Multiple Sklerose* zu stellen. Beide Krankheiten sind durch einen jahrelangen, fluktuierenden Verlauf gekennzeichnet. Im Gegensatz zur Multiplen Sklerose können aber beim spinalen Hämangiom die Symptome sehr rasch, selbst innerhalb von wenigen Tagen, wechseln, andererseits bleiben sie dabei doch stets auf etwa dieselbe Rückenmarksregion bezogen. In Zweifelsfällen entscheidet die Liquoruntersuchung die Diagnose.

Die *Lues cerebro-spinalis* beschränkt sich so gut wie nie ausschließlich auf spinale Symptome. Viel häufiger kommt es im Verlauf der Krankheit nach rezidivierenden cerebralen Insulten auch zu begleitenden Rückenmarkssymptomen. Pupillenstörungen, Liquorbefund und serologische Reaktionen gestatten die Abgrenzung.

Therapie

Röntgenbestrahlung bleibt ohne Wirkung. Die Therapie kann nur operativ sein.

Befriedigende Erfolge sind nur von der radikalen oder wenigstens partiellen *Exstirpation* des Angioms zu erwarten. Die Letalität hält sich in solchen Grenzen, und die funktionelle Wiederherstellung ist oft so gut, daß die Operation, wenn irgend möglich, versucht werden sollte.

Sonderformen

Angiodysgenetische Myelomalacie. Früher hatte man die Krankheit als „Myelitis necroticans" bezeichnet. Heute weiß man, daß es sich nicht um eine Entzündung handelt, sondern um *Stauungsblutungen* und *Strangnekrosen* bei hämangiomatöser Mißbildung der intra- und extramedullären Rückenmarksvenen. Vor allem im Brust- und Lendenmark finden sich ausgedehnte Konvolute wandschwacher, teilweise varicös dilatierter Venen, die auch Intimaveränderungen zeigen.

Klinischer Verlauf, *Befund* und *Therapie* entsprechen in großen Zügen der oben angegebenen Beschreibung. Als Besonderheit ist nur hervorzuheben, daß die Sensibilitätsstörungen zunächst oft dissoziiert sind, weil die Gefäßmißbildungen hauptsächlich intramedullär liegen. Im *Liquor* findet sich neben der leichten Eiweißvermehrung auch eine Erhöhung der Zellzahl.

Hämangioblastome haben im Gegensatz zu den bisher besprochenen Formen ein blastomatöses Wachstum. Der Krankheitsverlauf ist kurz: innerhalb eines halben Jahres kommt es zur Querschnittslähmung. Die Diagnose ist klinisch nicht zu stellen.

VII. Epilepsie

Epilepsie ist eine häufige Krankheit: In der Bundesrepublik gibt es 250000 bis 300000 Anfallskranke. Etwa 0,5% aller Menschen, d.h. 15 Millionen Personen, leiden an wiederholten epileptischen Anfällen. In den USA rechnet man auf 20 Krankenhausbetten einen Anfallspatienten.

Sosehr eine klinische Untersuchung eines jeden Anfallskranken theoretisch wünschenswert wäre, zeigt die Erfahrung, daß nur $1/4$ aller Anfallskranken je in einer Klinik untersucht und auch nur etwa die Hälfte einem Facharzt vorgestellt wird. Die Aufgabe der Diagnose, Differentialdiagnose und Therapie der Epilepsie liegt also vor allem beim praktizierenden Arzt.

Definition und Abgrenzung. Die Krankheit Epilepsie ist klinisch charakterisiert durch wiederholte *Anfälle*, episodische und oft auch chronische *psychische Veränderungen* und pathologische Abläufe im *EEG*.

Für die Diagnose entscheidend ist das *wiederholte Auftreten von Anfällen*. Der Arzt wird die Anfälle meist nicht selbst beobachten können, sondern darauf angewiesen sein, sie aus der Schilderung des Patienten und seiner Angehörigen zu diagnostizieren. Hierfür muß er eine genaue Kenntnis der *verschiedenen Anfallsarten* haben. Die *psychischen Veränderungen* haben zwar eine große Bedeutung für die soziale Einordnung der Kranken, für die Diagnose sind sie jedoch weit weniger wichtig als die Anfälle. Namentlich die sog. epileptische Wesensänderung ist bei weitem nicht so spezifisch, wie man früher angenommen hatte. Das *EEG* ist zu einem sehr bedeutsamen Hilfsmittel in der Diagnostik der Epilepsie geworden. Man darf aber nicht hoffen, durch diese objektive Methode der Schwierigkeiten in der Differentialdiagnose ganz enthoben zu sein: *Ein normales EEG schließt eine Epilepsie keineswegs aus.* Bei genuiner und traumatischer Epilepsie im Erwachsenenalter ist der hirnelektrische Befund in der Hälfte der Fälle, bei Residualepilepsie im Kindesalter in etwa 20% negativ.

Gelegenheitskrämpfe. Ein einzelner epileptischer Anfall bedeutet noch nicht, daß der Patient an der Krankheit Epilepsie leidet. Wir müssen zwischen *Gelegenheitskrämpfen* und einem fortschreitenden *Krampfleiden* unterscheiden. Grundsätzlich ist jedes Gehirn *krampffähig*, wenn es einem genügend starken physikalischen (Elektrokrampf) oder pharmakologischen Reiz (z.B. Cardiazolinjektion) ausgesetzt wird. Die Krampffähigkeit ist keine spezifische Reaktionsweise des menschlichen Gehirns, sondern entwickelt sich aufsteigend in der Tierreihe. Die charakteristische Form des großen epileptischen Anfalls erscheint zuerst bei den Reptilien.

Bei etwa 10% aller Menschen besteht eine erhöhte *Krampfbereitschaft*, die sich z.B. in EEG-Veränderungen oder in einer abnorm leichten Ansprechbarkeit auf zentrale Krampfgifte äußert. Man nimmt an, daß 4—5% aller Menschen irgendwann einmal oder einige wenige Male unter besonderen Umständen epileptische Anfälle bekommen, die sich später nicht mehr wiederholen.

Es ist allgemein bekannt, daß diese Gelegenheitskrämpfe im Kindesalter z.B. als Fieberkrämpfe bei Infektionskrankheiten auftreten. Erst in den letzten Jahren hat sich aber gezeigt, daß Gelegenheitskrämpfe *in jedem Lebensalter* vorkommen können. Jenseits der Pubertät sind die auslösenden Ursachen meist übermäßiger Alkoholgenuß, Schlafentzug oder exzessive körperliche und geistig-seelische Anstrengungen.

Die *Prognose* der Gelegenheitskrämpfe bei *Kindern* wurde früher für durchweg gut gehalten. Tatsächlich bekommen aber etwa 15% der Kinder später eine Epilepsie. Diese Gefahr ist besonders groß bei erblicher Belastung mit Anfällen oder organischer Hirnschädigung, z.B. Geburtstrauma oder Encephalitis. Die Entwicklung einer Epilepsie ist auch dann zu befürchten, wenn ein Kind mit Fieberkrämpfen im EEG Krampfaktivität aufweist oder wenn gehäufte und länger dauernde Fieberkrämpfe zu einer Hirnschädigung führen. Auch bei *Erwachsenen* trüben eine vorher bestehende organische Hirnschädigung oder pathologische Abläufe im EEG die Prognose der Gelegenheitskrämpfe erheblich. In jedem Falle, in dem ein Kind oder ein Erwachsener einen epileptischen Anfall erleidet, ist also eine gründliche neurologische und hirnelektrische Untersuchung angezeigt.

Die Entscheidung, ob sich nur ein Gelegenheitskrampf ereignet hat oder ob sich eine Epilepsie entwickelt, hat große praktische Konsequenzen, denn nur im zweiten Fall wird man eine antiepileptische Behandlung einleiten.

Ursachen. Man unterscheidet gewöhnlich zwei große Gruppen von Epilepsie: die genuine und die symptomatische Form. Von einer *genuinen Epilepsie* spricht man dann, wenn erbliche Belastung vorliegt und wenn Anamnese und Untersuchung keine organische Hirnschädigung erkennen lassen, die man als Ursache der Epilepsie ansehen könnte. Obwohl im Einzelfall eine familiäre Belastung oft nicht nachweisbar ist, wird die genuine Epilepsie als *Erbkrankheit* angesehen. Bei Kindern von Patienten mit genuiner Epilepsie müssen wir mit einer Erkrankungswahrscheinlichkeit von 4—8%, bei ihren Geschwistern mit 4% rechnen. Der Erbgang ist nicht einheitlich. In der Mehrzahl der Fälle nimmt man eine additive Wirkung mehrerer Haupt- und Nebengene an. Ungeklärt ist noch, welcher Art die Funktionsstörung ist, die vererbt wird. Diese Unsicherheit beruht darauf, daß die biochemische (Enzymdefekt?) oder biophysikalische *Ursache der epileptischen Krampfbereitschaft noch nicht bekannt ist*. Erbbiologische Untersuchungen an eineiigen Zwillingen haben gezeigt, daß die Konkordanz für das Merkmal „Anfälle" nur um 60% liegt. Die Diskordanz von rund 40% weist darauf hin, daß auch bei genuiner Epilepsie äußere Faktoren eine große Bedeutung haben müssen.

Als *symptomatisch* bezeichnen wir ein Anfallsleiden dann, wenn eine akute oder chronische *Gehirnkrankheit* oder ein Zustand nach organischer *Hirnschädigung* vorliegt. Die wichtigste Ursache ist eine frühkindliche Hirnschädigung (Residualepilepsie). Andere Krankheitszustände, die eine symptomatische Epilepsie auslösen können, sind: Hirntumor, cerebrale Gefäßmißbildung, traumatische Hirnschädigung, Encephalitis jeder Genese, hirnatrophische Prozesse des mittleren und höheren Lebensalters, Intoxikationen und Stoffwechselkrankheiten.

Die scheinbar strengen Grenzen zwischen diesen beiden Gruppen haben sich aber von zwei Seiten her aufgelockert: Mit modernen neuroradiologischen, hirnelektrischen und biochemischen Untersuchungsmethoden kann man bei einer immer größeren Zahl von Anfallskranken eine organische Hirnschädigung oder Stoffwechselanomalie aufdecken. Der Bereich der Epilepsie ohne nachweisbare Ursache hat sich dadurch in den letzten Jahren erheblich eingeengt. Manche Autoren sehen nur noch 5—10% aller Epilepsien als genuin an.

Andererseits bekommt bei offenbar gleichartiger oder jedenfalls sehr ähnlicher Läsion nur ein relativ kleiner Prozentsatz von Patienten eine symptomatische Epilepsie. Hirnkontusionen sind z.B. nur in 2—3% der Fälle von traumatischer Epilepsie gefolgt. Offenbar muß also außer der Hirnschädigung noch ein weiterer Faktor vorliegen, damit sich ein Anfallsleiden manifestiert: Es ist nachgewiesen worden, daß *Erbfaktoren auch bei symptomatischer Epilepsie eine große Rolle spielen*. Unter den Nachkommen und Geschwistern von Patienten mit symptomatischer Epilepsie ist die Erkrankungswahrscheinlichkeit deutlich höher als in der Durchschnittsbevölkerung. Die Kinder und Erwachsenen mit Gelegenheitskrämpfen schließlich haben in 20% der Fälle eine erbliche Belastung.

Diese Befunde zeigen, daß wir *keinen prinzipiellen Unterschied* zwischen der sog. genuinen und symptomatischen Epilepsie sehen dürfen. Vielmehr bestehen fließende Übergänge zwischen dem einen Extrem einer spontanen Manifestation von Anfällen (genuine Epilepsie) über eine latente Krampfbereitschaft, die durch zusätzliche Gehirnschädigung manifest wird (symptomatische Epilepsie), bis zur einmaligen epileptischen Entgleisung unter der Wirkung besonderer funktioneller Belastung (Gelegenheitskrämpfe).

Pathogenese. Für die Pathogenese der epileptischen Aktivität des Gehirns sind zwei Faktoren zu berücksichtigen: 1. pathologische Erregung in Gruppen von Nervenzellen und 2. fehlende Erregungsbegrenzung, die eine Ausbreitung dieser Krampfaktivität ermöglicht.

1. Neurophysiologisch setzt die *epileptische Erregung der Nervenzellen* mit einer Labilisierung der Membran und partieller Depolarisation ein. Diese pathologische Erregungsproduktion kann viele Ursachen haben. Für die genuine Epilepsie wird eine genetisch determinierte Störung des Zellstoffwechsels vermutet. Wir kennen einige weitere Faktoren, die im Experiment die Erregbarkeit der Nervenzellen positiv oder negativ beeinflussen und die teilweise auch klinisch anfallsfördernd oder -hemmend wirken. In Richtung einer *Steigerung der Erregbarkeit*, d.h. Depolarisation der Zelle wirken: Wasseranreicherung in der Zelle, Mangel an O_2, Glucose und Ca^{++}, Alkalose, Pyridoxinmangel, Fehlen von Phenylalanin bei der Phenylketonurie, gelegentlich die hormonale Konstellation des Prämenstruum und häufig der Schlaf. Dagegen wird die Erregbarkeit durch Acidose, Entwässerung, Ca^{++}-Zufuhr und verschiedene Medikamente *herabgesetzt*, die weiter unten besprochen sind. Der biochemische Angriffspunkt dieser Medikamente ist noch unbekannt.

Es scheint, daß Anfallskranke in der Regulation ihres Stoffwechsels und Hormonhaushaltes labiler sind als Gesunde, und es könnte sein, daß Schwankungen des inneren Milieus jeweils den Anstoß zur epileptischen Entladung des krampfbereiten Gehirns geben.

Klinisch macht man sich die abnorme Ansprechbarkeit auf abrupte Stoffwechselveränderungen und auch auf Krampfgifte zunutze, um pathologische Abläufe im EEG, die oft bei der Routineableitung fehlen, zu provozieren. Die wichtigste und einfachste *Provokationsmaßnahme* ist die Hyperventilation, bei der es durch Abatmen saurer Valenzen zur Alkalose kommt. Weiter verwendet man den Wasserstoß von 1500 cm^3 nach subcutaner Injektion von Tonephin (Pitressin) oder die EEG-Ableitung im Schlaf. Während der Hyperventilation oder des Tonephin-Wasserstoßes kann man auch kleine Mengen von Cardiazol intravenös geben oder den Patienten intermittierenden Lichtreizen aussetzen. In vielen Fällen erscheinen unter diesen Bedingungen Krampfpotentiale im Hirnstrombild, die die Diagnose sichern.

2. Nicht weniger wichtig als die Produktion epileptischer Erregung ist ein *Mangel an Hemmungsfähigkeit*, der es ermöglicht, daß die pathologische Aktivität sich auf benachbarte Hirnabschnitte ausbreitet oder das ganze Gehirn ergreift.

Die Erregungsbegrenzung, die beim Anfallskranken offenbar defekt ist, gibt unter physiologischen Verhältnissen die Voraussetzung dafür, daß unterschiedliche Hirnabschnitte in differenzierter Weise funktionieren, während das Erregungsniveau des gesamten Gehirns auf einer mittleren Höhe gehalten wird. Bei der epileptischen Krampfausbreitung kommt es durch die Verminderung der Hemmungsfähigkeit im Zentralnervensystem zu einer *abnormen Synchronisation* der Aktivität von Neuronen, die normalerweise reziprok tätig sind. Diese Synchronisation, die wir klinisch im rhythmischen Ablauf des tonisch-klonischen Krampfanfalls beobachten können, ist ein wichtiges Charakteristikum der epileptischen Aktivität im EEG.

In seltenen Fällen geben *sensible oder sensorische Reize* regelmäßig den Anstoß zum epileptischen Anfall: Bei der *photogenen Epilepsie* werden durch intermittierende Lichtreize vor dem Fernsehschirm oder beim Befahren baumbestandener Alleen Anfälle ausgelöst. Andere Formen sind die *audiogene* oder *musikogene Epilepsie*: epileptische Anfälle nach bestimmten akustischen oder musikalischen Reizen und die Anfallsprovokation durch *sensible Hautreize*. Dies wird gelegentlich als Reflexepilepsie bezeichnet, jedoch erscheint die Anwendung des Reflexbegriffs hier nicht glücklich, da epileptische Aktivität sich, in gewissen zeitlichen Grenzen, selbst unterhält und sich unabhängig von äußeren Reizen *ausbreitet*.

Pathologisch-anatomisch werden nur bei symptomatischer Epilepsie mit erheblicher organischer Hirnschädigung positive Befunde erhoben. Die Frage nach der Häufigkeit der genuinen Epilepsie läßt sich pathologisch-anatomisch nicht beantworten, da der Endzustand des Gehirns es nicht gestattet, Ursache und Folge der Anfälle verläßlich zu trennen.

Soziale Fragen. Aus den genannten erbbiologischen Daten ergibt sich, daß die Frage, ob ein Anfallskranker *heiraten* und Kinder haben könne, nicht einheitlich zu beantworten ist. In den seltenen Fällen, in denen beide Partner erblich belastet sind, wird man von Nachkommen abraten. Sonst muß das Urteil der Schwere des Krankheitsfalles und der sozialen Situation des Patienten angepaßt werden. Dabei ist zu berücksichtigen, daß das Schicksal von Kindern anfallskranker Eltern nicht nur erbbiologisch, sondern weit mehr psychologisch gefährdet ist. Bösartige, therapeutisch ungünstige Verläufe der Krankheit, die mit häufigen Anfällen einhergehen, frühzeitige Invalidität mit sich bringen und zu einer schweren Wesensveränderung führen, beeinträchtigen die Fähigkeit des Patienten ganz erheblich, seiner Rolle als Vater oder Mutter gerecht zu werden. Die Folge kann eine tiefgreifende Störung in den Beziehungen zwischen Kind und Eltern in einem sozial und menschlich verwahrlosten Milieu sein, die sich für die seelische Gesundheit und soziale Zukunft des Kindes schwerer auswirkt als ein ererbtes Anfallsleiden.

Beruf. Anfallskranke sollen nicht an laufenden Maschinen, nicht auf Gerüsten, überhaupt nicht an einer Stelle arbeiten, wo sie abstürzen oder einer häufig drohenden Gefahr nicht rasch ausweichen können. Im allgemeinen werden die Betriebe die Beschäftigung von Anfallspatienten an derartigen Stellen aus Gründen der Haftung auch ablehnen, sobald sie von der Krankheit erfahren. Selbstverständlich sollen Patienten, die an Epilepsie leiden, auch nicht als Kraftfahrer tätig sein.

Von diesen Beschränkungen aus Sicherheitsgründen abgesehen, bedeutet eine Epilepsie prinzipiell keine schwere Beeinträchtigung der *Arbeitsfähigkeit*. Das Leiden wird durch Ruhe nicht gebessert und durch körperliche Arbeit nicht verschlechtert. Es ist aber psychologisch von großer Bedeutung, daß die Patienten sozial eingegliedert bleiben und ihre Familie ernähren können. Auch nach vorübergehender Arbeitsunfähigkeit sollte man immer wieder versuchen, den Kranken medikamentös besser als zuvor einzustellen und ihn dann einer geeigneten, eventuell einfacheren manuellen Arbeit zuzuführen. Ein Teil der sog. epileptischen Wesensänderung erklärt sich aus den *Insuffizienzgefühlen der Patienten*, auch unter dem Druck der Umgebung, die in seiner Krankheit einen Makel sieht. Diesen Einflüssen können wir begegnen, wenn wir dem Patienten helfen, seine soziale Rolle trotz der Anfälle weiter auszufüllen.

Führerschein. Die Zahl der Unfälle, die durch einen epileptischen Anfall am Steuer verursacht sind, ist viel geringer als man erwarten sollte. Dennoch raten wir jedem Anfallskranken zunächst davon ab, ein Kraftfahrzeug zu führen. Nach den Richtlinien der deutschen EEG-Gesellschaft bestehen erst dann keine Bedenken mehr gegen die Teilnahme am motorisierten Straßenverkehr, wenn ein Patient 3 Jahre lang auch ohne Medikamente anfallsfrei geblieben ist und das EEG nach dieser Zeit keine pathologische Aktivität zeigt. Nur in Ausnahmefällen kann die Fahrerlaubnis auch dann befürwortet werden, wenn unter einer Erhaltungsdosis der Medikamente 3 Jahre Anfallsfreiheit bestand. Diesen Richtlinien folgen wir strikt, wenn einem Epilepsie-Kranken der Führerschein entzogen war und er den Antrag stellt, ihn wieder zu erhalten.

Hat ein Patient aber noch keinen Unfall verursacht und ist er noch im Besitze seines Führerscheins, sind die Möglichkeiten, ihn zum Ausscheiden aus dem motorisierten Verkehr zu *zwingen*, gering. *Epilepsie ist keine meldepflichtige Krankheit* und sollte es aus psychologischen Gründen auch nicht sein, weil die Patienten ihre Krankheit sonst verheimlichen würden und sich damit der Behandlung entzögen.

Der Kranke ist durch das Arztgeheimnis grundsätzlich vor einer Meldung durch den behandelnden oder untersuchenden Arzt geschützt. Nur in seltenen Fällen wird man sich — zweckmäßig nur nach Beratung mit einer Klinik — dazu entscheiden, in der Gefährdung anderer das höhere Rechtsgut zu sehen, so daß die innere Verpflichtung zur Anzeige vor der allgemeinen ärztlichen

Schweigepflicht den Vorrang gewinnt. Eine solche Situation kann z. B. eintreten, wenn ein Omnibusfahrer oder Flugzeugpilot trotz unseres dringenden Rates seinen Beruf weiter ausüben möchte, obwohl die Krankheit noch nicht befriedigend behandelt ist. Es kann sich hier aber immer nur um vereinzelte Fälle handeln.

Anfallstypen und Verlaufsformen und ihre Therapie

Man kann sich heute nicht mehr mit der pauschalen Feststellung zufriedengeben, daß ein Kranker an einer Epilepsie leidet, sondern muß eine individuelle Differenzierung nach *Anfallsart und Verlaufsform* treffen. Ohne eine solche Abgrenzung kann man keine ätiologischen und prognostischen Schlüsse ziehen und vor allem den Kranken nicht optimal medikamentös behandeln. Jahrzehntelang standen zur Therapie der Epilepsie nur Brom-Präparate und einige wenige Barbitursäureverbindungen (Luminal, Prominal) zur Verfügung, die bei allen Fällen, unabhängig von der Anfallsart, angewendet wurden. Die therapeutischen Erfolge blieben dabei nur begrenzt, und man mußte unangenehme Nebenwirkungen in Kauf nehmen. Heute stehen eine Reihe von Substanzen zur Verfügung, die eine weit größere therapeutische Breite haben. Sie wirken aber nur auf bestimmte Arten von epileptischen Anfällen, während sie andere unbeeinflußt lassen oder auch verschlimmern. In jedem Falle muß man das geeignete Antiepilepticum auswählen und gegebenenfalls mehrere davon gezielt kombinieren. Dabei ist es ausreichend, aber auch erforderlich, die Indikation und Wirkungsweise von etwa einem halben Dutzend Präparaten zu kennen. Die wichtigsten Medikamente, ihre Dosierung und Nebenwirkungen sind auf S. 208/209 in den Tabellen 5 und 6 zusammengestellt.

Die Therapie der Epilepsie ist eine Dauerbehandlung, d. h. der Kranke soll eine bestimmte, nicht zu kleine Menge von Medikamenten regelmäßig über Jahre hinaus nehmen. Die Einnahme oder Injektion eines Antiepilepticum kurz vor dem Anfall oder gar danach ist keine sinnvolle Behandlungsmaßnahme. Die oft geübte Injektion von Luminal nach einem einzelnen epileptischen Anfall verzögert nur das Erwachen aus der postkonvulsiven Bewußtlosigkeit. Der Therapieerfolg kann nur dann kontrolliert werden, wenn die Patienten einen Anfallskalender führen.

1. Kleine epileptische Anfälle

Die kleinen epileptischen Anfälle wurden früher als „epileptische Äquivalente" bezeichnet. In dieser Formulierung drückte sich eine Orientierung am großen Krampfanfall aus, die heute nicht mehr gerechtfertigt ist. Eine Epilepsie kann sich in großen *oder* in kleinen Anfällen und auch in einer Kombination von verschiedenen Anfallstypen äußern. Die kleinen Anfälle setzen bevorzugt in einem bestimmten kindlichen oder jugendlichen *Lebensalter* ein. Sie entsprechen der Reaktionsweise des Gehirns in einem bestimmten *Reifungsstadium*, die sich auch in einem charakteristischen Krampfwellenmuster im EEG äußert. Selbst wenn die Kranken diese alterstypischen Anfälle bis ins Erwachsenenalter hinein beibehalten, bleibt oft das zugehörige EEG-Muster bestehen. Dies kann später eine Rolle spielen, wenn die Frage zu entscheiden ist, ob eine Epilepsie tatsächlich erst in der Mitte des Lebens, etwa durch ein Trauma, ausgelöst wurde oder schon seit der Kindheit bestand.

a) Blitz-Nick-Salaam-Krämpfe

In den ersten 3 Lebensjahren, meist im ersten Jahr, treten die Blitz-Nick-Salaam-Krämpfe auf. Der Anfallsablauf ist durch eine *brüske Vorwärtsbewegung* charakterisiert, die nur den Kopf betrifft oder von einem Anheben der Beine und des Rumpfes und Einschlagen der Arme begleitet ist. Der einzelne Anfall dauert nur wenige Sekunden, währenddessen besteht eine Bewußtseinstrübung. Typischerweise treten diese BNS-Krämpfe *in Serien bis zu 50 Anfällen* auf. Sie können auch mit Grand Mal-Anfällen kombiniert sein. Ohne Behandlung entwickelt sich im weiteren Verlauf eine schwere geistige und körperliche Entwicklungshemmung und später auch Demenz. Um das 5. Lebensjahr setzen die BNS-Krämpfe aus, später bekommen die Kinder fokale und generalisierte Anfälle.

Das *EEG* zeigt ein sehr charakteristisches Bild, das die Diagnose meist auch ohne Kenntnis des klinischen Befundes erlaubt („diffuse gemischte Krampfpotentiale" oder „Hypsarrhythmie").

Die BNS-Krämpfe sind fast immer Ausdruck einer *symptomatischen Epilepsie*, deren Ursache eine frühkindliche Hirnschädigung im weitesten Sinne, oft eine Encephalitis ist.

Zur *Behandlung* gibt man heute vor allem ACTH oder Corticoide. Durch diese Therapie, die allerdings nur in einer Klinik durchgeführt werden kann, erreicht man meist rasch Anfallsfreiheit. Der Krankheitsverlauf wird erheblich verkürzt, und die psychomotorische Entwicklung der Kinder nimmt einen günstigen Verlauf. Dieser Erfolg hängt vom *frühen Einsetzen der Behandlung* ab, da die einmal eingetretene Gehirnschädigung nicht mehr reversibel ist. Ergänzend sind Epanutinsaft oder Mylepsin angezeigt.

b) Myoklonisch-astatische Anfälle

Mit den BNS-Krämpfen verwandt sind die myoklonisch-astatischen Anfälle. Die Anfälle treten meist im 4. Lebensjahr auf. Durch einen plötzlichen Tonusverlust *stürzen* die Kinder wie vom Blitz getroffen *zu Boden*. Häufig kommt es davor zu Beugemyoklonien der Arme, Zuckungen der Gesichtsmuskulatur oder oralen Automatismen.

Die Anfälle treten bevorzugt *nach dem Erwachen* aus dem Nacht- oder Mittagsschlaf auf. Sie können sich statusartig häufen. Daneben haben die Kinder tonische große Krampfanfälle. Im *EEG* finden sich ähnliche Veränderungen wie bei BNS-Krämpfen, manchmal auch Gruppen von Krampfwellen. Zur *Behandlung* werden ebenfalls ACTH oder Corticoide gegeben. Die Prognose ist um so ungünstiger, je jünger die Kinder erkranken. Übergänge in andere Anfallsformen kommen vor.

c) Pyknolepsie

Die Kerngruppe der altersgebundenen kleinen Anfälle bildet das reine Petit Mal, das meist als Pyknolepsie auftritt. Das Manifestationsalter liegt zwischen 4—14 Jahren mit einem Gipfel zwischen 6 und 10 Jahren. Die Anfälle treten, wie der Name sagt (pyknós = dicht), meist in *großer Häufigkeit* bis zu mehreren hundert Malen am Tage auf und werden besonders leicht durch seelische Erregung und Hyperventilation provoziert. Ein Anfall dauert nur wenige Sekunden. Der

Ablauf der Anfälle entspricht meist der *indifferenten Absence:* das Kind wird etwas blaß, bekommt einen starren Blick, hält in seiner Tätigkeit inne ohne hinzustürzen und reagiert nicht auf Anruf (*„seelische Pause"*). Manchmal enthält die Absence auch gewisse rhythmische motorische Elemente: nystaktische Augenbewegungen nach oben, ruckartiges Rückwärtsneigen des Kopfes, leichtes Zucken mit den Armen im Rhythmus der Krampfwellen im EEG. Selten führen

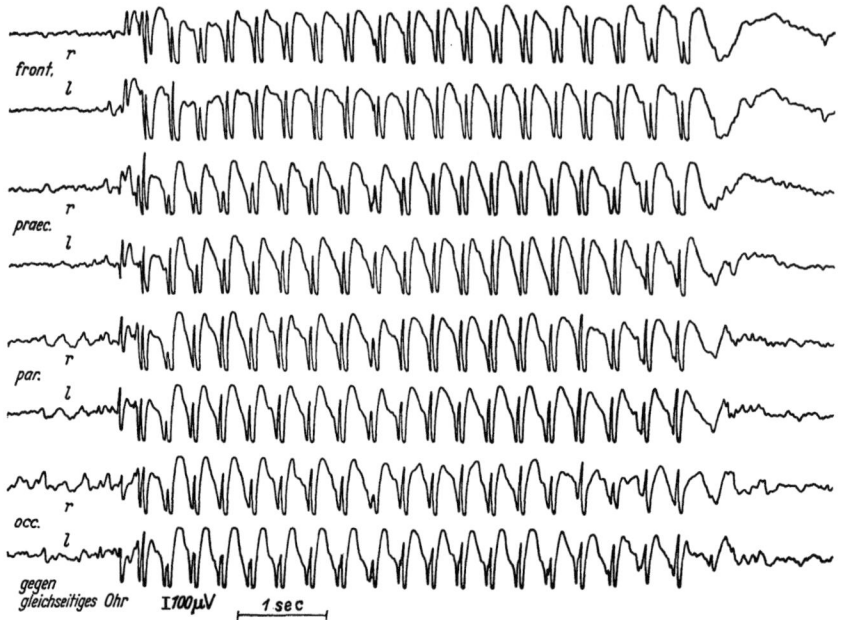

Abb. 46. *EEG-Ableitung einer Absence bei Pyknolepsie* (aus JUNG). Kleiner Anfall von 7 sec Dauer. 3/sec-Krampfwellen von 500 μV über allen Hirnregionen (7jähriges Kind, bis zu 15 Anfälle am Tag)

die Kinder orale und andere Automatismen ähnlich denen beim psychomotorischen Anfall (s. unten) aus. *Psychisch* sind die Kinder lebhaft und aufgeweckt, deshalb hatte man früher geglaubt, die Pyknolepsie von der Epilepsie abtrennen zu können. Die Pyknolepsie gehört stets zur genuinen Epilepsie.

Das *EEG* zeigt im Anfall immer und im Intervall sehr häufig typische 3/sec Krampfwellen (spikes and waves) (Abb. 46).

Die *Therapie* der Wahl ist die Verordnung von Succinimiden: Suxinutin, Petinutin oder Pyknolepsinum. Hydantoine und Barbiturate sind wirkungslos.

Die *Spontanprognose* ist weniger gut als früher erhofft: nur $1/3$ der Fälle heilen aus, $1/3$ hat weiter kleine Anfälle und in $1/3$ treten in der Pubertät oder im jüngeren Erwachsenenalter große Anfälle, oft von der Verlaufsform der Aufwach-Epilepsie (s. unten) hinzu. Diese ungünstige Entwicklung muß befürchtet werden, wenn konstant im EEG ein Herdbefund nachweisbar ist oder wenn ein Petit Mal-Status auftritt. Sie wird durch Behandlung mit Succinimiden nicht verhindert. Dann ist in der Behandlung eine Kombination von Succinimiden mit Mylepsin oder Zentropil angebracht.

d) Impulsiv-Petit Mal

In die Pubertät, meist zwischen dem 14. und 17. Lebensjahr, fällt die erste Manifestation der kleinen Anfälle vom Typ des Impulsiv-Petit Mal (myoklonisches

Petit Mal). Diese äußern sich in *Salven von myoklonischen Stößen*, die hauptsächlich die Arme und den Rumpf betreffen und jeweils nur 2—3 sec dauern. Die Kinder stürzen dabei nicht hin. Das Bewußtsein ist nur leicht getrübt. Die IPM-Anfälle treten besonders *morgens kurz nach dem Erwachen* auf. Da sie von vielen Patienten und ihren Angehörigen nicht als Anfälle gewertet werden, muß man speziell danach fragen, ob der Kranke etwa häufig unwillkürlich die Zahnbürste oder den Kamm wegschleudert oder ob ihm beim Frühstück die Kaffeetasse aus der Hand fällt.

Die IPM können als kleiner Anfall oder als *motorische Aura* vor generalisierten Krampfanfällen auftreten, die dann der Verlaufsform der sog. Aufwach-Epilepsie angehören. Wie diese, werden die IPM durch vorangegangenen Alkoholgenuß und Schlafentzug provoziert. Eine epileptische Wesensänderung tritt in der Regel nicht ein.

Das *EEG* zeigt häufig, wenn auch nicht so regelmäßig wie bei den bisher besprochenen Formen, ein typisches Bild mit Polyspike-waves-Abläufen.

Zur *Behandlung* hat sich besonders Mylepsinum bewährt. Die Dosierung dieses Medikamentes muß sehr vorsichtig aufgebaut werden, da sich in den ersten Tagen oft eine unangenehme Müdigkeit oder Rauschzustände bemerkbar machen. Man beginnt mit täglich $^1/_2$ Tablette und steigert jede Woche um eine weitere halbe bis zur Dosis von 3—4mal 1 Tablette.

2. Herdanfälle

Herdanfälle können in jedem Lebensalter einsetzen, wenn sich auch für die Dämmerattacken eine gewisse Häufung um die Pubertät zeigt.

a) Jackson-Anfälle

Jackson-Anfälle sind fokale Anfälle, bei denen sich tonische bzw. klonische Zuckungen *(motorische Jackson-Anfälle)* oder Mißempfindungen *(sensible Jackson-Anfälle)* von einer Körperregion auf benachbarte Bezirke *ausbreiten*, ohne daß der Patient dabei hinstürzt. Die Zuckungen oder Mißempfindungen setzen sich an den Armen oder Beinen meist in der Richtung von distal nach proximal fort. Sie können auch im Gesicht beginnen und dann auf Hand und Arm überspringen. Die Rumpfmuskeln werden nicht ergriffen. Selten gehen die Zuckungen auch auf die andere Körperhälfte über, wo sie sich dann spiegelbildlich ausbreiten. Dies geschieht aber erst, nachdem sie auf der zuerst ergriffenen Seite ihren Höhepunkt erreicht haben. Das Bewußtsein bleibt erhalten, sofern der Jackson-Anfall nicht in einen generalisierten Krampfanfall mündet. Von neurophysiologischem Interesse ist, daß Jackson-Anfälle durch starke sensible *Hautreize* in den betroffenen Bezirken klinisch und im EEG *unterbrochen* werden können. Dies geschieht offenbar durch kollaterale Aktivierung des aufsteigenden retikulären Systems.

In den betroffenen Extremitäten kann nach dem Ende des Anfalls eine *postparoxysmale Parese* bestehen. Diese beruht nicht auf Erschöpfung der Nervenzellen, da sie auch nach sensiblen Jackson-Anfällen und selbst dann auftritt, wenn man den Anfall im Beginn durch sensible Stimuli unterbricht. Sie muß also Ausdruck eines aktiven *Hemmungsmechanismus* mit Hyperpolarisation der Zellmembran sein.

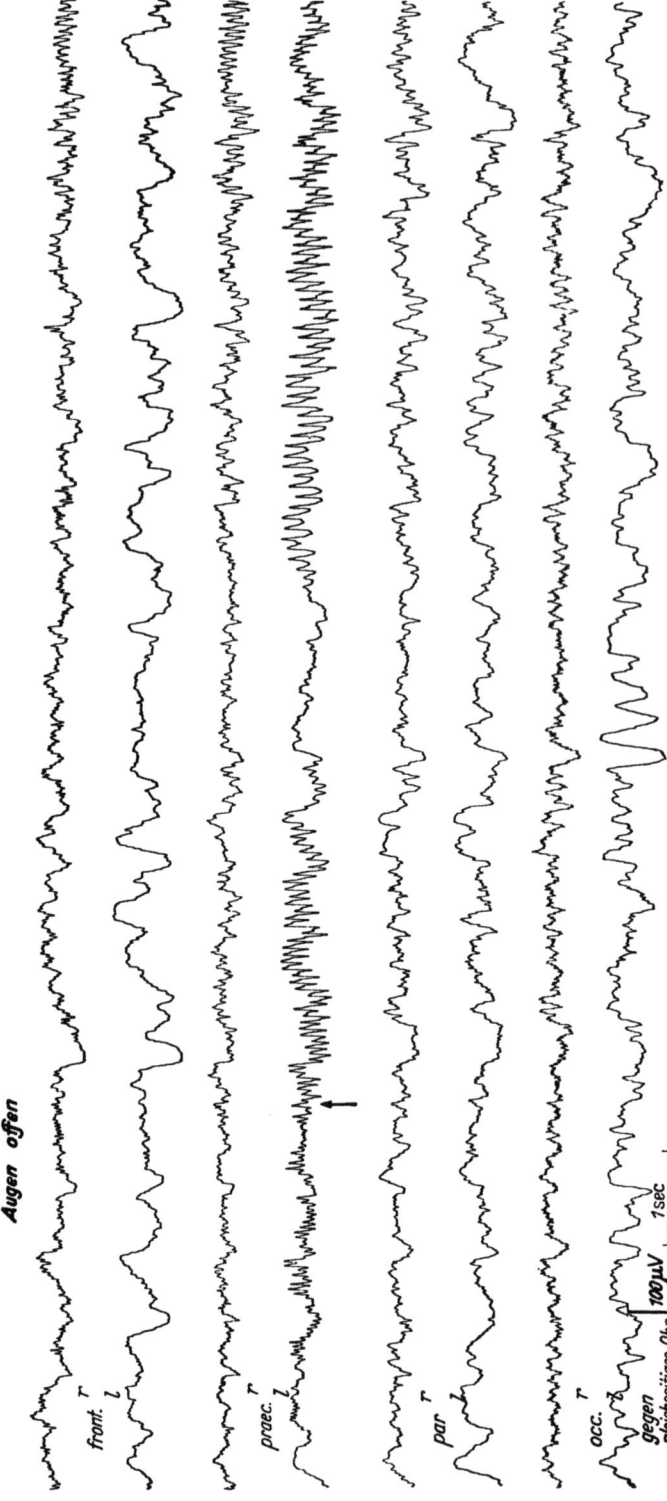

Abb. 47. *EEG-Ableitung eines Jackson-Anfalls bei traumatischer Residualepilepsie.* Klinisch breitet sich der Anfall von der rechten Hand auf den rechten Arm aus, dabei kommt es auch zu einer Kopf- und Augendeviation nach rechts. Im EEG beginnt der Anfall präzentral links mit β-Krampfspitzen von 20—25/sec. Nach 3½ sec treten 15/sec-Wellen auf. Damit beginnen Zuckungen der rechten Hand (↑). Die 15/sec-Wellen verlangsamen sich auf 12/sec und brechen für 2 sec ab. Dann treten große 9—10/sec Entladungen auf. Nach weiteren 3 sec Ausbreitung nach präzentral rechts, kurz darauf auch nach parietal und frontal rechts. Erst später Ausbreitung auf die übrigen Regionen der linken Hemisphäre. Schwere Allgemeinveränderung und Herdveränderungen über der linken Hemisphäre, δ-Focus frontal links (aus R. JUNG)

Nicht jeder fokale oder gar jeder traumatisch epileptische Anfall darf als Jackson-Anfall bezeichnet werden: entscheidend ist die *Ausbreitung* der Krämpfe oder Mißempfindungen. Aus diesem Ablauf und aus der topographischen Verteilung der Anfälle hatte JACKSON bereits geschlossen, daß die epileptische Erregung von einer bestimmten Stelle aus über die vordere oder hintere Zentralregion laufe *(march of convulsions)*, ohne das ganze Gehirn zu ergreifen. Dies erklärt auch, daß die bilateral versorgte Rumpfmuskulatur am Jackson-Anfall nicht teilnimmt.

Das *EEG* (Abb. 47) zeigt im Anfall stets, im Intervall häufig umschriebene Spike-Aktivität über den entsprechenden Hirnregionen.

Ursache ist immer eine umschriebene Hirnschädigung der Zentralregion. In erster Linie muß man an einen Hirntumor (Meningeom, Gliom) oder ein arteriovenöses Angiom denken, weiter kommen Hirnverletzungen oder frühkindliche Hirnschädigung in Frage. Eine klinische Untersuchung mit Kontrastmethoden ist deshalb unerläßlich.

Da die Anfälle durch eine organische Hirnschädigung unterhalten werden, ist die *Therapie* schwierig. Auch nach chirurgischer Entfernung des Tumors oder nach Narbenrevision können die Anfälle fortdauern, weil die Hirnsubstanz lokal geschädigt ist. Zur Behandlung sind Hydantoin-Präparate (z.B. Zentropil) angezeigt, die man oft mit Barbituraten kombinieren muß. Günstig ist auch Coffeminal, in dem die schlafmachende Wirkung des Luminal durch Coffein ausgeglichen wird.

b) Adversiv-Anfälle

Bei den Adversiv-Anfällen führt der Patient für Sekunden eine Seitwärtswendung der Augen und des Kopfes aus, selten auch einmal eine leichte Drehbewegung des Rumpfes. Manchmal hebt er dabei den „angeblickten" Arm. Das Bewußtsein bleibt in der Regel erhalten. Ursache ist eine lokale Irritation der Hirnrinde in der lateralen Frontalregion der Seite, von welcher sich Kopf und Augen abwenden (frontales Adversivfeld). Über Ätiologie, EEG, klinische Untersuchung und Therapie siehe Jackson-Anfälle.

c) Halbseitenkrämpfe

Halbseitenkrämpfe sind tonisch-klonische Anfälle nur einer Körperhälfte bei erhaltenem Bewußtsein. Sie dauern oft mehrere Minuten. Fast immer beruhen sie auf einer *frühkindlichen Hirnschädigung*. Auch in diesen Fällen ist klinische Untersuchung mit EEG, Kontrastmethoden und psychologischen Testverfahren dringend angezeigt. Die *Behandlung* muß unter Umständen chirurgisch sein: Bei ausgedehnter frühkindlicher Hirnschädigung einer Hemisphäre führt man heute gelegentlich in den ersten Lebensjahren die *Hemisphärektomie* aus. Einzelheiten s. S. 414.

d) Epilepsia partialis continua

Die Epilepsia partialis continua oder Kojewnikoffsche Epilepsie steht im Erscheinungsbild und in der Ätiologie den Jackson-Anfällen sehr nahe: Es handelt sich um klonische Zuckungen, die auf einen umschriebenen Körperbezirk, etwa die Mundregion oder einige Finger, beschränkt bleiben („partialis") und stunden- oder tagelang ununterbrochen ablaufen („continua").

e) Psychomotorische Anfälle

Eine sehr häufige und wichtige Form sind die *psychomotorischen Anfälle*, die auch als *Dämmerattacken* bezeichnet werden. JACKSON hatte von *Uncinatus-Anfällen* gesprochen, nachdem er erkannt hatte, daß sich die epileptische Erregung vom basalen Temporallappen ausbreitet.

Die psychomotorischen Anfälle haben einen komplexen Ablauf. Im typischen Fall lassen sich *3 Stadien* erkennen: der Anfall wird durch eine *Aura* eingeleitet (Aura = Hauch, Anfangsstadium eines epileptischen Anfalls). Für alle Auren gilt, daß der Patient sie oft nur unscharf beschreiben kann, obwohl die Empfindung für ihn so charakteristisch ist, daß er das Nahen eines epileptischen Anfalls sofort daran erkennt. Sehr häufig ist die *epigastrische Aura*: ein Wärme- oder Beklemmungsgefühl, das aus der Magengegend zum Hals aufsteigt. Seltener sind halluzinatorische Wahrnehmungen von unangenehmem Geruch oder Geschmack. Auch psychische Erlebnisse können als Aura auftreten (*„dreamy state"*): ein Gefühl der Entfremdung *(jamais-vu)* oder unbestimmten Vertrautheit *(déjà-vu)* gegenüber der Umgebung, manchmal eine Dehnung oder Raffung des *Zeiterlebens* oder eine *Stimmungsveränderung*: Furcht, Zorn, ängstliche Erregung. Es kommt auch zu Veränderungen der *Sinneswahrnehmung*: die Umgebung erscheint entfernt, abgeblaßt oder verkleinert, in anderen Fällen näher, leuchtender oder vergrößert. Geräusche werden überlaut, leise oder qualitativ verändert wahrgenommen. Manche Patienten erleben eine Szene aus ihrer Vergangenheit anschaulich, während sie gleichzeitig die Umgebung real wahrnehmen (JACKSONs *„mental diplopia"*). Auffälligerweise haben die Auraerlebnisse meist unangenehmen Charakter. Wohltuende Sinneswahrnehmungen oder Glücksgefühle werden fast nie erlebt. Sehr charakteristisch ist der *Crescendocharakter* der Erlebnisse.

In einem zweiten Stadium kommt es zur *Bewußtseinstrübung*. Diese ist weniger tief als bei Absencen, so daß die Patienten eine gewisse Reaktionsfähigkeit behalten, sie dauert aber länger, $1/2$—2 min. Diese zeitliche Ausdehnung ist klinisch ein differentialdiagnostisches Kriterium gegenüber Absencen mit Automatismen. Der Patient führt währenddessen *stereotyp* bestimmte *Bewegungen* oder *objektbezogene Handlungsabläufe* aus. Am häufigsten sind *orale Automatismen*: Bewegungen des Kauens, Schluckens, Schmatzens, Lecken der Lippen, auch von Grunzen oder Brummen begleitet. Oft *nestelt* der Patient auch an sich oder auf dem Tisch herum, knöpft seine Jacke auf und zu, räumt Gegenstände hin und her, *trommelt* rhythmisch mit den Fingern oder beliebigen Gegenständen auf einer Unterlage. Dieses Stadium ist von *vegetativen Symptomen* begleitet: Pupillenerweiterung, Blässe oder Rötung des Gesichtes, Speichelfluß, Veränderung der Frequenz von Atmung und Herzschlag, Harndrang. Die Kranken fallen nicht zu Boden, sondern bleiben stehen, treten von einem Fuß auf den anderen oder laufen ziellos im Zimmer hin und her.

Nach 30 sec bis 2 min hellt sich das Bewußtsein langsam auf, die motorischen Automatismen lassen nach, setzen ganz aus, und der Patient nimmt wieder eine geordnete Beziehung zur Umwelt auf. Dabei kann er für Sekunden bis Minuten noch ein drittes Stadium durchlaufen, einen *kleinen Dämmerzustand*, in dem er sich erst mühsam wieder reorientiert und oft die Umgebung noch illusionär verkennt.

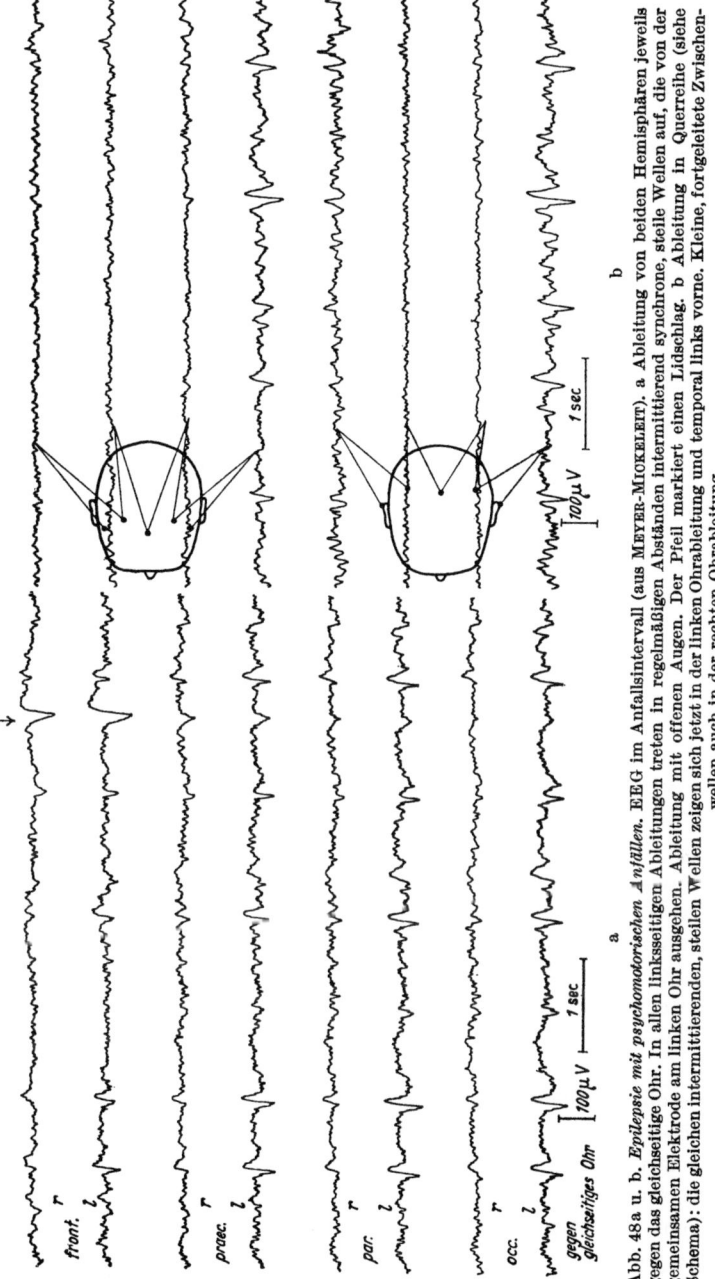

Abb. 48a u. b. *Epilepsie mit psychomotorischen Anfällen.* EEG im Anfallsintervall (aus MEYER-MICKELEIT). a Ableitung von beiden Hemisphären jeweils gegen das gleichseitige Ohr. In allen linksseitigen Ableitungen treten in regelmäßigen Abständen intermittierend synchrone, steile Wellen auf, die von der gemeinsamen Elektrode am linken Ohr ausgehen. Ableitung mit offenen Augen. Der Pfeil markiert einen Lidschlag. b Ableitung in Querreihe (siehe Schema): die gleichen intermittierenden, steilen Wellen zeigen sich jetzt in der linken Ohrableitung und temporal links vorne. Kleine, fortgeleitete Zwischenwellen auch in der rechten Ohrableitung

Im Gegensatz zu den Absencen treten psychomotorische Anfälle einzeln, *nicht in Serien* oder viele Male am Tag auf. Patienten mit psychomotorischen Anfällen haben häufig eine besonders stark ausgeprägte *epileptische Wesensänderung*.

Pathophysiologisch liegen den psychomotorischen Anfällen epileptische Entladungen zugrunde, die von Strukturen des medialen und basalen Temporallappens ausgehen. Die Anfälle werden deshalb auch als *temporale Epilepsie* bezeichnet. Viele Manifestationen lassen sich als paroxysmale Funktionsstörungen im limbischen System verstehen. Die epileptische Erregung greift aber auch über die Grenzen dieses Systems hinaus.

Ursachen sind: Geburtsschädigungen durch ischämische Erweichungen im Ammonshorn, Tumoren des basalen Temporallappens oder sekundäre Krampfschädigungen nach häufigen großen Anfällen, denen die Spitze des Schläfenlappens durch ihre exponierte Lage in der mittleren Schädelgrube besonders stark ausgesetzt ist. Ischämische Nekrosen bei Anfällen spielen ebenfalls eine Rolle. Bei psychomotorischen Anfällen ist stets klinische Untersuchung mit Kontrastmitteln und regelmäßige neurologische und EEG-Kontrolle angezeigt.

Der typische *EEG-Befund* im Intervall ist eine paroxysmale Dysrhythmie oder ein Herd träger scharfer bzw. steiler Wellen, einseitig oder doppelseitig über der Temporalregion (Abb. 48). Der Focus kann bei wiederholten Ableitungen die Seite wechseln. Ein bilateraler EEG-Focus schließt einen einseitigen Tumor nicht aus.

Zur *Behandlung* verordnet man Zentropil oder Mylepsinum, gegebenenfalls beide Präparate in Kombination. Chirurgische Therapie durch temporale Lobektomie ist dann indiziert, wenn die Anfälle medikamentös nicht zu beherrschen sind und ein konstanter einseitiger Herdbefund im EEG erhoben wird.

3. Generalisierte Krampfanfälle

a) Erscheinungsbild

Der große epileptische Krampfanfall kann von einer *Aura* eingeleitet werden oder den Patienten plötzlich, ohne Vorboten als elementares Ereignis überfallen. Die Qualität der Aura hat diagnostische Bedeutung, da man daran gelegentlich erkennen kann, aus welcher Hirnregion die epileptische Entladung sich ausbreitet: Anfallsweise Sprachstörungen verweisen auf die Fronto-Temporalregion der dominanten Hemisphäre, ungeformte optische Wahrnehmungen auf die mediale Temporalregion oder — häufiger — auf den Occipitallappen. Auch Jackson-Anfälle und Adversivbewegungen können als Aura vor großen Krampfanfällen auftreten. In manchen Fällen läßt sich der Ausgangsherd an einer postparoxysmalen Parese erkennen.

Häufig stößt der Patient zu Beginn des Anfalls einen *Initialschrei* aus. Dieser kommt mechanisch durch Kontraktion der Atemmuskeln bei fast geschlossener Stimmritze zustande. Der Patient *stürzt dann zu Boden*, dabei verletzt er sich häufig. Die Augen bleiben meist geöffnet, die *Bulbi* sind nach oben oder zur Seite verdreht, die *Pupillen* reagieren nicht auf Licht. Der Körper des Kranken streckt sich jetzt im *tonischen Krampfstadium*, in dem die Beine überstreckt und die Arme gestreckt oder gebeugt sind. Das Gesicht wird durch Apnoe cyanotisch. Nach wenigen Sekunden setzen rhythmische *klonische Zuckungen* ein. Diese dauern für etwa 1—2 min ununterbrochen an. Danach werden sie seltener, können noch ein- bis zweimal für Sekunden aufflammen und setzen dann ganz aus.

Der elektrische Energiewechsel des Gehirns nimmt im großen Anfall auf das 10—50fache der normalen Aktivität zu, die Hirndurchblutung steigt um etwa 60%, die O_2-Aufnahme um 100% an. Diese erhebliche energetische Beanspruchung ist die Ursache dafür, daß die tonische Krampfphase nur relativ kurze Zeit durchgehalten werden kann. In der klonischen Phase tritt die epileptische Aktivität nur noch intermittierend auf, bis sie sich dann aus O_2-Mangel erschöpft. Führt man im Experiment dem Versuchstier O_2 und Adrenalin zu, kann man den elektrisch ausgelösten Krampf über Stunden verlängern.

Im Krampf beißt sich der Patient häufig auf die *Zunge*, so daß der Schaum, der vor den Mund tritt, blutig gefärbt ist. Oft, aber keineswegs immer, kommt es zur Enuresis, gelegentlich auch zu Stuhlabgang. Während des Krampfstadiums sind als Folge der schweren Funktionsstörung im Zentralnervensystem pathologische Reflexe der *Babinski-Gruppe* auszulösen, doch hat man in der Praxis nur selten Gelegenheit, sich davon zu überzeugen.

Nach dem Anfall liegt der Kranke mit röchelnder, schwerer Atmung schlaff da und verfällt in einen *Terminalschlaf*, der Minuten bis Stunden dauert. Beim *Erwachen* fühlt sich der Patient, entsprechend der überstandenen schweren körperlichen Anstrengung, müde und zerschlagen.

Selten tritt beim Erwachen ein postkonvulsiver Dämmerzustand auf (s. S. 212).

Eine Bindung der Anfälle an seelische Spannungssituationen schließt Epilepsie keineswegs aus. Ein bekanntes literarisches Beispiel hierfür ist Fürst Myschkin in Dostojewskijs „Idiot".

b) Ursachen, Verlaufsformen, Therapie

Eine Grand Mal-Epilepsie kann grundsätzlich in jedem Lebensalter einsetzen. Das Prädilektionsalter liegt bei der genuinen Epilepsie zwischen der Pubertät und dem 30. Lebensjahr. Vor dieser Zeit beginnende Epilepsien beruhen meist auf frühkindlicher oder früh erworbener Hirnschädigung (Residualepilepsie). Nach dem 30. Lebensjahr muß ein Tumor oder eine andere Hirn- oder Hirngefäßkrankheit ausgeschlossen werden. Epilepsien, die nach dem 50. Lebensjahr manifest werden, sind meist Folge involutiver cerebraler Abbauvorgänge, wenngleich ein Tumor immer differentialdiagnostisch in Frage kommt.

In vielen Fällen nehmen Grand Mal-Epilepsien einen Verlauf, bei dem die Anfälle für lange Jahre an den *Schlaf-Wach-Rhythmus* gebunden sind. Bestimmte Patienten bekommen ihre Krämpfe nur oder vorwiegend im Schlaf — unabhängig von der Tageszeit, also auch im Nachmittagsschlaf oder bei Nachtarbeitern am Vormittag. Wir sprechen dann von einer *Schlaf-Epilepsie*. Andere haben die Anfälle unmittelbar oder in der ersten Stunde nach dem Erwachen, wieder unabhängig von der chronologischen Tageszeit *(Aufwach-Epilepsie)*. Eine dritte Gruppe läßt sich keiner dieser beiden Verlaufsformen zuordnen *(„diffuse Epilepsie")*. Hat das Anfallsleiden länger bestanden, münden Schlaf- oder Aufwach-Epilepsien meist ebenfalls in die diffuse Verlaufsform, vermutlich infolge einer sekundären Krampfschädigung des Gehirns.

Die Einteilung in diese drei Verlaufsformen hat theoretisches und auch praktisches Interesse, wenn eine solche Zuordnung im Einzelfall auch nicht immer gelingt. **Schlaf-Epilepsien** sind offenbar die am meisten endogenen Anfallsleiden. Äußere Faktoren spielen für die Auslösung des einzelnen Anfalls keine erkennbare Rolle. Diese Gruppe hat auch die höchste Heredität. Symptomatische Epilepsie ist bei dieser Verlaufsform dagegen selten. Bei Schlaf-Epilepsie soll die epileptische Wesensänderung auch am stärksten ausgeprägt sein. *Therapeutisch* sprechen die Kranken besonders gut auf reine Hydantoin-Präparate an (Zentropil oder Epanutin=Diphenylhydantoin). Luminal ist weniger günstig, da es bei regelmäßiger Gabe die psychische Veränderung verstärkt.

Aufwach-Epilepsien werden weit mehr von exogenen Bedingungen beeinflußt: dies zeigt sich bereits am Auftreten der Anfälle nach dem Erwachen, das den Patienten durch die Sinneswahrnehmungen einer Fülle von äußeren Reizen aussetzt. Auch haben diese Kranken ihre Anfälle besonders nach vorausgegangenem Schlafentzug oder Alkoholgenuß. Meist handelt es sich ebenfalls um genuine Epilepsie. Wesensänderung ist seltener. Zur *Behandlung* geben wir Mylepsinum, auch in Kombination mit Zentropil oder Epanutin. Da sich ein vertiefter und ausreichend langer Nachtschlaf günstig auswirkt, kann man zur Nacht 0,1 Luminal verordnen.

Unter den primär **diffusen Epilepsien** findet sich die größte Zahl vom symptomatischen Anfallsleiden. Zu dieser Beobachtung paßt es gut, daß die beiden anderen Formen später, wenn es zu einer anfallsbedingten Hirnschädigung gekommen ist, einen diffusen Verlauf nehmen. Zur Therapie sind vor allem Zentropil oder Epanutin angezeigt.

Die Epilepsie kann sich zeitlebens nur in großen Krampfanfällen äußern. In anderen Fällen treten diese zu einer Petit Mal-Epilepsie hinzu. Dabei *kombinieren* sich Absencen und Impulsiv-Petit Mal-Anfälle mit Aufwach-Epilepsie. In beiden Fällen ist die Tendenz zur psychischen Alteration nur gering. Psychomotorische Anfälle werden häufiger von Schlaf-Epilepsie begleitet. Andererseits können psychomotorische Anfälle bei längerem Bestehen einer Grand Mal-Epilepsie manifest werden und zeigen dann die sekundäre Krampfschädigung des Temporallappens an. Jackson- und Adversiv-Anfälle werden als symptomatische Anfälle besonders häufig von der diffusen Verlaufsform der Grand Mal-Epilepsie begleitet.

Die *Behandlung* muß bei solchen Kombinationsformen in der Verordnung von mehreren Medikamenten bestehen, die den einzelnen Anfallstypen angemessen sind, also z. B. Suxinutin und Zentropil.

Die Grundzüge der Therapie sind in Tabelle 5 und 6 zusammengefaßt:

Tabelle 5. *Medikamentöse Therapie der verschiedenen Anfallsarten**

BNS-Krämpfe und akinetisches Petit Mal:	ACTH, Epanutinsaft, Mylepsinum
Pyknolepsie:	Suxinutin, Petinutin, Pyknolepsinum
Impulsiv-Petit Mal:	Mylepsinum, Suxinutin
Jackson-Anfälle, Adversiv-Anfälle, Halbseitenkrämpfe:	Zentropil (Epanutin) + Coffeminal
psychomotorische Anfälle:	Mylepsinum + Zentropil (Epanutin)
generalisierte Krampfanfälle:	Zentropil (Epanutin), Mylepsinum
Status epilepticus (Grand Mal-Status):	Epanutin i.v., Diamox i.m., Luminal i.m. Somnifen i.v.
Petit Mal-Status:	Valium i.v., Epanutin i.v., Suxinutin, Petinutin

* Die Auswahl der Medikamente entspricht den eigenen Erfahrungen. Dosis und Nebenwirkungen s. Tabelle 6.

Nicht in jedem Fall von Epilepsie wird man eine medikamentöse Behandlung einleiten. Bekommt ein Kranker im jüngeren oder mittleren Lebensalter 1—2mal im Jahr einen Anfall aus dem Schlaf, ist das EEG auch nach Provokationsmaßnahmen normal, der psychische Befund unauffällig und besteht keine hereditäre Belastung, kann man ohne Therapie die weitere Entwicklung beobachten. Dies ist auch deshalb gerechtfertigt, weil es neben prozeßhaften auch stationäre Verläufe und schließlich Spontanheilungen gibt. Entschließt man sich aber zur medikamentösen Behandlung, soll die *Dosierung ausreichend hoch* sein: von 1 oder $1/2$ Tablette Zentropil am Tag darf man sich keinen greifbaren Effekt erhoffen. Der häufigste Fehler in der Behandlung der Epilepsie ist die zu niedrige Dosierung. Allerdings ist bei höheren Dosen und längerer Therapie die Kenntnis der Nebenwirkungen und Überwachung des Patienten erforderlich.

Tabelle 6. *Dosis und Nebenwirkungen der wichtigsten Antiepileptica*

Name	Dosis	Nebenwirkungen
Luminal	2—3×0,1	Verlangsamung, Dösigkeit, Ataxie, Verstärkung der Wesensänderung. Bei plötzlichem Absetzen: Entziehungskrämpfe
Coffeminal (Luminal 0,05 + Coffein 0,025)	2×2	bei abendlicher Einnahme: Einschlafstörung; evtl. Ataxie
Mylepsinum	3—6×0,25	*anfangs:* Schläfrigkeit, Benommenheit, Schwindel, Rauschzustände; *später:* Müdigkeit
Zentropil (Epanutin)	3—6×0,1	*anfangs:* allergisches Exanthem, Leukopenie; *später* Zahnfleischwucherung, cerebellare Ataxie, Leukopenie
Petinutin	4—6×0,3	Exanthem, leichte Benommenheit, Ataxie
Suxinutin	4—6×0,25	leichte Benommenheit, Nausea, selten: Überwachheit
Pyknolepsinum	4—6×0,25	Brechreiz, Nausea, Appetitlosigkeit

4. Status epilepticus

In jedem Stadium des Verlaufs kann ein Status epilepticus auftreten. Die Bezeichnung ist nur gerechtfertigt, wenn beim Grand Mal-Status die Anfälle so dicht aufeinanderfolgen, daß der Patient dazwischen *nicht mehr das Bewußtsein erlangt*. Wird der Kranke zwischen zwei Anfällen wieder ansprechbar, liegt kein Status vor, sondern eine Häufung von Krampfanfällen. Diese definitorische Abgrenzung ist praktisch wichtig, da nur der Status lebensbedrohlich ist.

Ein Status epilepticus tritt bei 3—8% aller Anfallskranken auf. In $2/3$ der Fälle handelt es sich um *symptomatische Epilepsien*. Unter diesen wird der Status am häufigsten bei *Gehirntumoren* beobachtet, in erster Linie bei Astrocytomen, etwas seltener bei Glioblastomen, dagegen kaum oder nie bei Meningeomen. An zweiter Stelle stehen *offene Hirnverletzungen*, die weit mehr als gedeckte zum Status disponieren. *Seltenere Ursachen* sind: akute Encephalitis, apoplektischer Insult, degenerative Hirnprozesse, interkurrente Infekte, Alkoholdelir. Besondere Bedeutung für die Auslösung des Status hat eine ausgedehnte Schädigung des *Stirnhirnmarkes:* Tumoren, Hirnverletzungen und Insulte, die zum Status führen, sind in 80% der Fälle im Stirnhirn lokalisiert.

Auch bei *genuiner Epilepsie* liegen fast immer besondere Umstände vor, die zur Auslösung des Status führen, z.B. unzureichende Behandlung oder plötzliches Absetzen der Medikamente. Der pathophysiologische Mechanismus ist hier ähnlich wie bei den Entziehungsdelirien nach längerem Alkoholabusus oder den Entziehungskrämpfen nach abruptem Absetzen von chronisch eingenommenen Barbituraten.

Ist ein Status die erste Manifestation des Anfallsleidens, muß man eine genuine Epilepsie für ganz unwahrscheinlich halten.

Ein Status epilepticus ist immer *lebensgefährlich*. Gelingt es nicht, ihn zu unterbrechen, entwickelt sich innerhalb von Stunden ein Hirnödem, die Körpertemperatur steigt an, und der Patient stirbt am zentralen Herz- und Kreislaufversagen. Diese Entwicklung wird verständlich, wenn man die energetischen Vorgänge berücksichtigt, die schon den einzelnen Krampfanfall begleiten.

Die **Therapie** muß daher frühzeitig und energisch durchgeführt werden. Verzettelte kleine Dosen der Medikamente können den fatalen Verlauf nicht beeinflussen. Die Gefahr einer Überdosierung braucht man nicht zu fürchten: Es ist heute leicht, eine mittlere Barbituratvergiftung zu behandeln, oft aber unmöglich, einen voll entwickelten Status einzudämmen. Zudem ist die Toleranz dieser Patienten gegenüber Barbituraten sehr hoch.

Wir geben zunächst 1—2 Ampullen à 250 mg *Epanutin* (Diphenylhydantoin) i.v. Bleibt die Wirkung aus, werden *Luminal* i.m. (2 Ampullen = 0,4 g/dosi) oder *Somnifen* i.v. (1—2 Ampullen) injiziert. Gleichzeitig erhält der Patient $^1/_2$ bis 1 Ampulle *Diamox* zur Ansäuerung und Entwässerung. Zeigt sich nach 1 Std. noch keine Besserung, können die genannten Medikamente erneut gegeben werden. Auch Valium (10 mg i.v.) ist sehr wirksam. In schweren Fällen hat sich *Lumbalpunktion* mit Lufteinblasung bewährt. Der lytische Cocktail (Megaphen, Dolantin, Atosil) ist kontraindiziert, da Megaphen die Ödemneigung des Gehirns fördert und anfallsprovozierend wirken kann.

Der Wert von *Curarisierung* und künstlicher Beatmung ist zweifelhaft. Selbst wenn man die Krämpfe der Muskulatur unterbindet, dauern die konvulsiven Entladungen des Gehirns fort, die energetisch auch allein zur Erschöpfung des cerebralen Stoffwechsels führen. Außerdem ist es meist schwer, die Atmung ausreichend zu regulieren, so daß die Gefahr der zusätzlichen hypoxischen Hirnschädigung besteht.

Weniger gefährlich, aber ebenfalls schwer zu behandeln, ist der *Status fokaler Anfälle* (Jackson-Anfälle, Adversiv-Anfälle, Halbseitenkrämpfe). Die Therapie mit Barbituraten und Epanutin i.v. ist ähnlich wie oben beschrieben.

Der *Petit Mal-Status* wird im nächsten Abschnitt besprochen.

5. Psychische Veränderungen

a) Epileptische Wesensänderung und Demenz

Die Patienten sind auffällig langsam und umständlich im Denken und Handeln und können sich nur schwer von einem geistigen Inhalt oder einer praktischen Tätigkeit auf eine andere umstellen. Im Gespräch sind sie weitschweifig und von einer leicht süßlichen Zudringlichkeit. Affektiv wirken sie monoton, ohne emotionales Mitschwingen. Aus dieser Einförmigkeit können sie aber bei realen oder vermeintlichen Kränkungen plötzlich, wie explosiv, außerordentlich gereizt und auch gewalttätig werden. Solche Reaktionen werden durch eine Neigung zu überwertigen Ideen und wahnartiger Verarbeitung begünstigt. Im Verhalten sind die Patienten meist pedantisch, selbstgerecht und oft bigott.

In der Mehrzahl der Fälle entwickelt sich diese chronische Wesensänderung bei prozeßhaften Verläufen mit der Häufigkeit und Schwere der Anfälle. Später tritt dann auch, als Ausdruck der hirnorganischen Schädigung, eine Demenz hinzu. Die Wesensänderung ist aber *nicht allein Folge der Anfälle*, da sie gelegentlich der Manifestation des Krampfleidens vorangeht oder schon in ihrem Beginn sehr ausgeprägt ist. In Einzelfällen nimmt sie auch vorübergehend zu, wenn die Anfälle medikamentös unterdrückt werden, und läßt nach, wenn man einen Anfall hat ausbrechen lassen. Manchmal hat man den Eindruck, sie auch bei klinisch gesunden Verwandten von Anfallspatienten zu beobachten. Dies spricht dafür, daß *Anfälle* und chronische *Wesensänderung* als Symptome der unbekannten Grundkrankheit einander *gleichgeordnet* sind.

Auch psychologische Faktoren spielen eine gewisse Rolle: Dies zeigt sich darin, daß die psychische Verfassung eines Anfallskranken sich oft deutlich bessert, wenn er in ein günstigeres soziales Milieu kommt.

Die Wesensänderung tritt bei genuiner *und* symptomatischer Epilepsie auf. Sie ist, für sich genommen, aber nicht so spezifisch, daß sie eine Epilepsie beweist. Den alten Begriff der „epileptoiden Psychopathie" sollte man fallenlassen, da hierdurch eine Beziehung zur Epilepsie unterstellt wird, die in vielen derartigen Fällen nicht besteht.

b) Verstärkung der psychischen Störungen bei Überdosierung von Antiepileptica

In manchen Fällen führt Überdosierung der Antiepileptica zu einer Verstärkung der chronischen epileptischen Wesensänderung. Das EEG ist währenddessen diffus verlangsamt. Psychopathologisch wirken die Kranken noch langsamer, haftender als vorher, gelegentlich zeigen sie auch demonstrative Züge. Die Behandlung besteht in einer Reduzierung der Tablettendosis. Das interkurrente Auftreten eines Anfalls ist erwünscht, weil es den Zustand beendet, es soll aber nicht forciert werden.

c) Verstimmungszustände

Anfallskranke neigen nicht nur zu akuten überschießenden affektiven Reaktionen, sondern auch zu stunden- oder tagelangen *Verstimmungszuständen*, in denen sie mürrisch, reizbar oder depressiv sind. In dieser Zeit sind sie einem Zuspruch kaum oder gar nicht zugängig. Diese Verstimmungszustände können gelegentlich forensische Bedeutung haben. Die Dynamik ihres Zusammenhanges mit dem epileptischen Prozeß ist noch nicht genügend bekannt. Man behandelt sie mit Psychopharmaka.

d) Postparoxysmaler Dämmerzustand

Das *Kardinalsymptom* ist, wie bei fast allen akuten exogenen Psychosen, die *Bewußtseinstrübung* oder Bewußtseinseinengung. Entsprechend sind die Kranken im Verhalten und in den Denkabläufen verlangsamt und in ihren Wahrnehmungen eingeschränkt. Häufig verkennen sie den Aufforderungscharakter einer Situation oder die Bedeutung von Wahrnehmungsobjekten und zeigen *überschießende Reaktionen* auf einfache grobe Reize, z.B. auf Berührung oder Bewegungen anderer Menschen. Sie erleben diese als bedrohlich und reagieren mit ängstlicher Flucht oder aggressiver Abwehr, die sich bis zum *Amoklaufen* steigern kann. Allein gelassen, zeigen die Patienten eine *Ruhe- und Ratlosigkeit*, die sie sehr unangenehm erleben. Die *Motorik* ist im Dämmerzustand auffällig ungeschickt und undifferenziert.

Der postparoxysmale Dämmerzustand kann nach einem einzelnen Krampfanfall oder einer Dämmerattacke auftreten, häufiger schließt er sich an Serien von Anfällen an. Er kann Stunden, Tage und in seltenen Fällen auch Wochen andauern. Nach seinem Abklingen besteht eine vollständige oder wenigstens partielle Amnesie (Erinnerungslücke).

Im *EEG* zeigt sich während des Dämmerzustandes eine mittlere oder schwere Allgemeinveränderung mit diffusem Auftreten von Zwischen- und Deltawellen über beiden Hemisphären. Periodisch können Krampfpotentiale auftreten. Mit der Aufhellung des Bewußtseins nimmt die Allgemeinveränderung ab, und das EEG normalisiert sich.

Die Dämmerzustände treten gelegentlich auch *vor einem Anfall* oder *spontan*, möglicherweise anstelle eines Anfalls auf. Sie werden durch Antiepileptica nicht gebessert. Statt dessen gibt man Psychopharmaka, z.B. Protactyl, Megaphen oder Distraneurin. Die Wirkung dieser Mittel beruht vielleicht darauf, daß sie die Krampferregbarkeit steigern.

e) Petit Mal-Status

Neurophysiologisch handelt es sich um eine ununterbrochene Folge von kleinen Anfällen. Entsprechend besteht das EEG nur oder fast nur aus 3/sec Krampfwellen, und bei genauer Beobachtung der Kranken kann man die Serien kleiner Anfälle auch an den ständig wiederholten retropulsiven Kopfbewegungen oder nystaktischen Augenbewegungen nach oben erkennen. Psychopathologisch stellt der Petit Mal-Status jedoch einen Dämmerzustand dar.

Er setzt oft dann ein, wenn eine Therapie mit Suxinutin abrupt abgesetzt wird. Die Kinder verhalten sich plötzlich *stuporös:* Sie wirken im Denken und in ihren Handlungen verlangsamt, sind ratlos, zögernd, desorientiert und in der Perzeption der Umwelt eingeschränkt. Sie neigen zu sprachlichen *Perseverationen* und stereotyper Wiederholung sinnloser Handlungen. Gewohnte Verrichtungen können sie, wenn auch langsamer als sonst, ausführen. Die Tiefe des Dämmerzustandes kann fluktuieren: Immer wieder kommt es zu *luziden Augenblicken*, in denen die Kinder besser ansprechbar sind und sich angepaßter verhalten. Im Gegensatz zum postparoxysmalen Dämmerzustand werden die Kranken nie für andere gefährlich, sie können sich selbst aber gefährden, da sie eine eventuelle bedrohliche Situation (z.B. im Straßenverkehr) nicht erkennen und darauf nicht reagieren. Nach dem Abklingen des Petit Mal-Status besteht eine Amnesie.

Die *Diagnose* kann klinisch gestellt werden, wenn man die motorischen Abläufe wie orale Automatismen, nystaktische Augenbewegungen, Zwinkern, leichte Zuckungen in den Armen beachtet. Der Beweis wird durch EEG-Untersuchung geführt. Das *EEG* kann auch ohne Vorliegen eines psychopathologischen Dämmerzustandes dem Bild des Petit Mal-Status entsprechen, der dann subklinisch verläuft, wie dies auch bei der einzelnen Absence möglich ist.

Die **Therapie** muß sich gegen die Anfälle richten. Man injiziert i.v. 10 mg Valium oder Epanutin, Barbiturate i.m. oder gibt hohe Dosen von Suxinutin. Gelegentlich kann ein Petit Mal-Status durch plötzliche, namentlich unangenehme sensible Stimuli unterbrochen werden.

In manchen Fällen beendet sich der Petit Mal-Status selbst durch eine generalisierte epileptische Entladung (Grand Mal-Anfall). Im Gegensatz zum postkonvulsiven Dämmerzustand wird er aber nie durch einen Krampfanfall eingeleitet.

f) Produktive epileptische Psychosen

Von großer praktischer und theoretischer Bedeutung sind die *bewußtseinsklaren epileptischen Psychosen*, die oft als „schizophrenieartig" charakterisiert werden. Die Kranken sind gespannt, ruhelos, ideenflüchtig, gelegentlich maniform erregt. Sie sind desorientiert, verkennen ihre Umgebung oft illusionär und haben akustische oder optische Halluzinationen und Wahneinfälle, d.h. produktive psychotische Symptome. Subjektiv fühlen sie sich besonders klar und wach: Verglichen mit der Bewußtseinstrübung im Dämmerzustand befinden sie sich also am äußersten Gegenpol der Skala unterschiedlicher Bewußtseinshelligkeiten. Diese produktiven, luziden Psychosen können Tage bis Wochen andauern. Nach ihrem Abklingen besteht keine vollständige Amnesie.

Bei diesen Psychosen wird das EEG, wenn es vorher allgemein oder spezifisch epileptisch verändert war, normal. Man spricht von einer *forcierten Normalisierung des EEG* und stellt sich vor, daß diesen Psychosen ein abnormes Überwiegen der Hemmungsvorgänge zugrunde liegt, die von der Formatio reticularis des Hirnstamms gesteuert werden. Für diese Auffassung spricht, daß die produktiven epileptischen Psychosen gerade dann manifest werden, wenn eine antiepileptische Behandlung zu rasch und zu energisch aufgebaut wird. Setzt man die antiepileptischen Medikamente ab, so daß wieder Krampfanfälle auftreten können, klingt die Psychose in vielen Fällen ab. Andernfalls kann man Psychopharmaka geben, die die Krampfschwelle senken. Als ultima ratio hat sich der Elektrokrampf bewährt.

Die Behandlung aller episodischen psychischen Störungen bei Epilepsie setzt eine genaue Analyse des psychopathologischen Befundes und des Zeitpunkts im Verlauf der Krankheit voraus, an dem die psychische Veränderung aufgetreten ist. Hirnelektrische Kontrolluntersuchungen sind unerläßlich, auch muß die zur Zeit gegebene Therapie berücksichtigt werden. Die Zuordnung zu einer der genannten Formen wird oft schwierig sein und sollte nur in Zusammenarbeit mit dem Facharzt oder der Klinik getroffen werden.

VIII. Nicht epileptische Anfälle

In dieser Rubrik werden eine Reihe von paroxysmalen Funktionsstörungen des Nervensystems zusammengefaßt, die sich in der Ätiologie, im Erscheinungsbild und in Therapie und Prognose erheblich unterscheiden. Sie müssen nicht nur voneinander, sondern auch von den im vorigen Kapitel beschriebenen Formen epileptischer Anfälle differenziert werden. Dies ist nicht immer so einfach wie es scheinen mag, da der Arzt auch diese Anfälle selten selbst beobachten kann. Die Diagnose muß also häufig genug allein nach der anamnestischen Schilderung des Patienten gestellt werden. Eine gründliche Kenntnis der Charakteristika aller besprochenen Anfallsformen ist dabei die Voraussetzung für eine gezielte Exploration.

1. Vasomotorische Anfälle

Die vasomotorischen Anfälle haben ihren nosologischen Ort in einem Grenzgebiet zwischen innerer Medizin und Neurologie. Ihr anfallsartiges Auftreten ist meist Anlaß dazu, die Patienten zum Nachweis oder Ausschluß einer Epilepsie an den Nervenarzt zu überweisen. In gar nicht wenigen Fällen aber sind die Anfälle nur die *cerebrale Manifestation einer Funktionsstörung oder eines Krankheitszustandes am Herzen oder Gefäßsystem*, die erst bei internistischer Untersuchung festgestellt werden.

Im medizinischen Sprachgebrauch werden unterschiedliche Benennungen verwendet, die nicht ganz zur Deckung zu bringen sind, z.B. synkopale Anfälle, vegetative Anfälle, cerebrale vegetative Anfälle. Wir verwenden hier den unverbindlichen Begriff der *vasomotorischen Anfälle*.

Das Gemeinsame dieser Anfälle ist, daß es durch eine *extracerebrale Funktionsstörung*, am Herzen oder Kreislauf, zu einer *Mangeldurchblutung des Gehirns* kommt. Diese äußert sich in Bewußtseinsstörung und gelegentlich auch flüchtigen neurologischen Reiz- und Ausfallssymptomen, welche von vegetativen Erscheinungen begleitet sind. Die *Pathophysiologie* der *cerebralen Störungen* ist für die verschiedenen Arten vasomotorischer Anfälle jeweils gleich. Eine gesonderte Besprechung ist aber wegen der unterschiedlichen *peripheren Auslösungsmechanismen* zweckmäßig.

a) Synkopale oder vasovagale Anfälle

Diese Anfälle haben nur eine oberflächliche Ähnlichkeit mit dem epileptischen Grand Mal. Bei genauer Beobachtung oder eingehender Anamnese sind sie nach bestimmten Charakteristika schon vom Erscheinungsbild her deutlich davon zu differenzieren.

Symptomatik

Fast alle Patienten verspüren zunächst die Symptome eines drohenden *Vasomotorenkollaps*: Blässe, Ausbruch von kaltem Schweiß, Schwindel, Schwäche, Schwarzwerden vor den Augen. Dann erst trübt sich das Bewußtsein ein, bis sie bewußtlos zusammensinken. In der Regel verletzen sie sich nicht, sie beißen sich nicht auf die Zunge und haben keinen unwillkürlichen Urinabgang. Bei schwererem Kollaps kann dies allerdings doch der Fall sein.

In der *Bewußtlosigkeit* liegen die Patienten schlaff da (einfache Ohnmacht). Es kann dann aber auch zu einem *Streckkrampf* der Extremitäten kommen, der von wenigen *klonischen Zuckungen* begleitet ist. Dieser Krampf tritt erst einige Sekunden nach Einsetzen des Kreislaufversagens auf und dauert nicht länger als etwa 10 sec.

Meist kehrt das Bewußtsein nach kurzer Zeit wieder. Hält die Bewußtseinsstörung mehrere Minuten oder länger an, kann man nicht mehr die Diagnose eines unkomplizierten synkopalen Anfalls stellen, sondern muß eine Komplikation (etwa Commotio cerebri durch Sturz auf den Kopf), eine andersartige Bewußtseinsstörung (z. B. Subarachnoidealblutung) oder eine psychogene Ausgestaltung annehmen.

Zur Unterscheidung von epileptischen Anfällen dienen vor allem folgende Kriterien:

1. Wenn Krämpfe auftreten, setzen sie mit einer kurzen Latenz ein und dauern nur wenige Sekunden,

2. das Gesicht ist blaß und nicht cyanotisch,

3. der Puls ist fadenförmig und bradykard und nicht gespannt und tachykard,

4. die Pupillen können lichtstarr sein, sind aber durch parasympathische Innervation eng und nicht, wie im epileptischen Anfall, maximal erweitert,

5. nach dem Erwachen fühlt sich der Patient müde, jedoch nicht abgeschlagen, wie nach einer großen körperlichen Anstrengung.

Meist ist die *auslösende Situation* charakteristisch: Synkopale Anfälle treten nicht aus dem Schlaf und fast immer bei einer orthostatischen oder geistigseelischen Belastung bzw. Anspannung auf, z. B. nach längerem Stehen, namentlich in geschlossenen Räumen, beim Knien in der Kirche, beim plötzlichen Aufstehen oder Aufrichten *(orthostatischer Kollaps)*, bei Hitzeeinwirkung und Sauerstoffmangel, bei plötzlichem Schmerz, Erschrecken, körperlicher oder geistigseelischer Erschöpfung. Auch vestibuläre Reize können zum Vasomotorenkollaps führen.

In der Mehrzahl der Fälle besteht eine ausgeprägte *vegetative Labilität*. Der Blutdruck ist in der Ruhe keineswegs immer hypoton. Schellong-Versuch und Steh-EKG zeigen aber eine Kreislaufregulationsstörung. Mit diesen Feststellungen ist jedoch wenig für die Ätiologie gewonnen, da nur ein kleiner Teil der vegetativ labilen Personen synkopale Anfälle bekommt. *Symptomatische Formen* werden in der Rekonvaleszenz nach schweren Allgemeinkrankheiten, bei beginnender Hirnarteriosklerose und vor allem nach Hirntraumen beobachtet. Vergleichende Untersuchungen haben gezeigt, daß die vasomotorischen Anfälle sich bei nicht entschädigungspflichtigen Unfällen bald wieder zurückbilden, womit die Bedeutung der seelischen Verfassung deutlich wird. Daß die Anfälle in seelischen Krisensituationen besonders leicht auftreten, ist eine geläufige Erfahrung.

Pathophysiologie

Bei den geschilderten Gelegenheiten kommt es zu einer vagotonen Umstellung des Kreislaufs und der Herzaktion, in deren Folge das Blut in die erweiterten peripheren Gefäßgebiete versackt und die Herzfrequenz abnimmt. Beide Faktoren bewirken eine *Verminderung des Minutenvolumens*. Die Folge ist eine

Ischämie des Gehirns. Sobald die kritische Blutdruckgrenze von 70 mm Hg unterschritten ist, versagt zusätzlich die cerebrale Gefäßregulation.

Der Blutmangel des Gehirns führt zur Bewußtseinsstörung. Die kurzdauernden Krämpfe erklären sich durch die Grundeigenschaft aller Nervenzellen, in *Hypoxie* zu *depolarisieren*. Die Krämpfe können nur von kurzer Dauer sein, da in der Krampftätigkeit der cerebrale Energiestoffwechsel um das Doppelte vermehrt ist, der Nachschub an O_2 und Glucose im Kollaps aber mit diesem gesteigerten Bedarf nicht Schritt hält. Das Überwiegen der tonischen Starre vor den klonischen Krämpfen wird darauf zurückgeführt, daß die Hirnrinde gegen Anoxie empfindlicher ist als der Hirnstamm. Die *Streckkrämpfe* zeigen also eine funktionelle, rasch reversible *Decerebration* an.

Das *EEG* ist im synkopalen Anfall diffus verlangsamt und kann selbst vorübergehend isoelektrisch werden. Hypersynchrone Entladungen oder Krampfpotentiale treten nicht auf.

Therapie

Handelt es sich nur um ein einmaliges Ereignis unter einer außergewöhnlichen, exzessiven Belastung, ist keine Therapie erforderlich. Man wird den Patienten beruhigen und ihm die Prognose günstig stellen. Wiederholen sich die Anfälle mit einer gewissen Regelmäßigkeit, ist eine Behandlung angezeigt. Diese besteht zweckmäßig mehr in *physikalischen* Maßnahmen, wie Wechselbäder, Bürstenmassagen, Sport. Vorübergehend kann man *kreislaufwirksame Präparate* (Peripherin, Novadral) verordnen, jedoch muß die medikamentöse Behandlung im Hintergrund bleiben, da man die konstitutionelle Reaktionsbereitschaft durch Medikamente nicht verändern kann.

b) Carotissinus-Syndrom

Es handelt sich um spontan auftretende oder durch Druck auf die Carotisgabel ausgelöste *reflektorische Ohnmachten*, die fakultativ von neurologischen Symptomen begleitet sind.

Symptomatik

Die Anfälle setzen *plötzlich* ein. Innerhalb weniger Sekunden werden die betroffenen Personen *blaß*, ihre Haut wird kühl, sie verspüren unsystematischen *Schwindel* und verlieren das *Bewußtsein*. Die *Pupillen* sind eng, auf Licht starr, die Atmung ist schnarchend. Der *arterielle Blutdruck* ist jetzt kaum noch meßbar. Nach maximal 20 sec hellt sich das Bewußtsein über eine kurze Verwirrtheit von wenigen Sekunden Dauer rasch wieder auf, *während gleichzeitig die Haut von einer flüchtigen Röte überzogen wird*. In dieser Phase können sich die Gliedmaßen in einem kurzen tonischen *Krampf* strecken, der von wenigen klonischen Zuckungen gefolgt ist. Der Anfall dauert *nicht länger als 1 min*.

Pathophysiologie

Das Syndrom beruht auf einer *Hyperaktivität des Carotissinus* bei Arteriosklerose oder andersartiger Gefäßwandschädigung. Meist besteht auch eine Myokardschädigung bei Coronarsklerose. Entsprechend sind Personen über 60 Jahren, Hypertoniker und Zuckerkranke besonders häufig betroffen.

Auslösende Momente sind Neigung des Kopfes nach hinten oder Drehung zur Seite, starkes Pressen, schweres Heben, aber auch Manipulationen am Halse während operativer Eingriffe, bei der Laryngoskopie oder bei der Carotisangiographie. Selten treten die Anfälle auch *spontan*, offenbar infolge von Blutdruckschwankungen auf.

Der enthemmte Carotissinusreflex wirkt meist über eine *Hemmung des Herzschlags*, selten über eine *primäre* Vasodilatation mit starkem arteriellen *Blutdruckabfall*. In beiden Fällen kommt es zur Hypoxie der Körperperipherie und des Gehirns. Sobald die Asystolie länger als 5—6 sec dauert, führt der Sauerstoffmangel des Gehirns zur *Bewußtlosigkeit*, der im EEG eine Verlangsamung des Wellenablaufs bis zur vorübergehenden bioelektrischen Ruhe entspricht.

5—7 sec nachdem der Herzschlag wieder eingesetzt hat, kehrt die bioelektrische Hirntätigkeit wieder. Die Latenz erklärt sich aus der Kreislaufzeit. In diesem Stadium können im EEG flüchtige Krampfpotentiale auftreten, denen klinisch die beschriebenen klonischen Zuckungen entsprechen. Gleichzeitig wird die Körperperipherie von einer reaktiven Hyperämie überzogen. Die Anfälle können durch Atropin i.v. oder i.m. unterbrochen werden.

Wenn die Asystolie nur 3—4 sec dauert, kommt es nur zu einer abortiven Reaktion mit Schwäche, Schwindel, Schwarzwerden vor den Augen.

Die Pathophysiologie des *primär kreislaufdepressorischen* Typs entspricht den synkopalen Anfällen. Die Ohnmacht setzt etwa nach 30 sec ein. Zur Behandlung kann man Ephedrin, Novadral oder Peripherin verordnen.

c) Hustensynkopen

Unter besonderen Bedingungen können *Hustenstöße* zum *Vasomotorenkollaps* führen. Dieser ist manchmal für einige Sekunden von Bewußtlosigkeit und klonischen Zuckungen begleitet. In anderen Fällen tritt nach dem Husten kurzer *Tonusverlust der Körpermuskulatur* auf.

Die Pathogenese ist nicht einheitlich. Zum Teil handelt es sich um vagovasale *Synkopen*, die über einen Valsalva-Mechanismus ausgelöst werden. Weiter soll bei Emphysemkranken ein abnormer Sperrmechanismus am Zwerchfell den Rückfluß des Blutes aus der V. cava inferior zum Herzen behindern. Schließlich ist es bei Schädigungen in der Medulla oblongata auch möglich, daß die Afferenzen aus dem Heringschen Nerven des Carotissinus in der *Medulla oblongata* eine depressorische Kreislaufreaktion oder eine flüchtige Funktionsstörung im absteigenden retikulären System auslösen.

d) Adam-Stokes-Anfälle

In ähnlicher Weise wie bei dem *herzhemmenden Typ* des Carotissinussyndroms entstehen die Synkopen, wenn eine Asystolie kardialer Genese (Herzstillstand, Kammerflattern) länger als 6—8 sec dauert.

Nach kurzem Schwindel verlieren die Kranken das Bewußtsein und erleiden einen vorwiegend tonischen Krampf der Extremitäten. Dieser dauert aber nicht länger als etwa 10 sec, da die Krampftätigkeit des Gehirns durch die Anoxie und den verminderten Abtransport der Metaboliten rasch „erstickt". Die Pupillen sind weit und lichtstarr. Wenige Sekunden nachdem die Herztätigkeit wieder eingesetzt hat, können erneut kurze Zuckungen der Gliedmaßen auftreten.

Wenn der Herzstillstand länger als 2—3 min dauert, ist eine so schwere anoxische Hirnschädigung eingetreten, daß der Patient nicht mehr erwacht.

Differentialdiagnose

1. Der Kollaps bei **Basilarisinsuffizienz** ist meist von charakteristischen Hirnstammsymptomen und Ausfällen im Versorgungsgebiet der A. cerebri posterior begleitet (s. S. 135). Er sollte von den vasomotorischen Anfällen abgegrenzt werden, da hier nur in einem *umschriebenen* Gefäßterritorium eine Ischämie eintritt und *lokale* Faktoren (Anomalien oder Sklerose der A. vertebralis und basilaris, Halswirbelsäulenveränderungen) eine besondere Rolle spielen.

2. Beim **Dumping-Syndrom** nach Magenresektion kommt es zum vasomotorischen Kollaps, der aber in der Regel nicht bis zur Bewußtlosigkeit geht. Während oder unmittelbar nach der Mahlzeit setzen unter Druckgefühl im Oberbauch Blässe, Schwäche, Schweißausbruch, Zittern der Hände und Tachykardie ein.

Da der Pylorus ausgefallen ist, entleert sich der Mageninhalt rasch bis ins Jejunum. Der hohe osmotische Druck der Speisen führt zum Einströmen von Flüssigkeit ins Jejunum. Der Kollaps (Dumping) beruht auf Vagusreizen durch Überdehnung der Darmwand sowie auf Verminderung der zirkulierenden Plasmamenge.

3. **Sympathicotone Krisen** kommen hauptsächlich durch Adrenalin- und Noradrenalin-Ausschüttung beim Phäochromocytom vor. Der Anfall setzt plötzlich mit Erblassen, Pulsbeschleunigung, Kopfschmerzen, Engegefühl, Übelkeit, Angst, Flimmern vor den Augen und Pupillenerweiterung ein. Die Extremitäten sind kalt und blaß. Das *Kardinalsymptom* ist die plötzliche Steigerung des systolischen, aber auch diastolischen Blutdrucks für Minuten bis Stunden.

Ähnlich ist das Syndrom bei hypertonen Gefäßkrisen.

4. Wieder anders ist das Bild beim **Flush-Syndrom:** Beim metastasierenden Dünndarmcarcinoid kommt es zu plötzlicher flüchtiger Serotoninausschüttung ins Blut. Diese führt innerhalb von Sekunden zu einer *Rötung* von Gesicht, Hals und Thorax, während der Patient *Hitzegefühl* und brennende Schmerzen verspürt. Oft treten gleichzeitig Durchfälle und Atembeklemmung auf.

Der Flush befällt bevorzugt Personen jenseits des 40. Lebensjahres. Er kann sich zu jeder Tages- und Nachtzeit, auch wiederholt, meist ohne erkennbaren äußeren Anlaß, einstellen. Seelische Erregung und Alkoholgenuß begünstigen ihn. Im weiteren Verlauf kommt es zu einer dauernden plethorischen Verfärbung der im Anfall betroffenen Hautpartien mit Teleangiektasien. In der Anamnese erfährt man von rezidivierenden Durchfällen.

Die *Diagnose* wird durch den Nachweis einer vermehrten (über 100 mg pro 24 Std) Ausscheidung des Serotoninabbauproduktes 5-Hydroxyindolessigsäure im Urin gesichert.

5. **Hypoglykämische Anfälle** äußern sich in verschiedenen Schweregraden von paroxysmalen vegetativen Störungen (Unruhe, Schwitzen, Tachykardie, Blutdruckanstieg, Kollapsneigung, Angstgefühl, Schwindel, Kopfschmerzen, Hitzewallung) bis zu neurologisch-psychiatrischen Symptomen: Bewußtseinstrübung, Dämmerzustand, Delir, Koma, Enthemmung primitiver oraler Automatismen und Reflexe, extrapyramidale Hyperkinesen und auch in epileptischen Krämpfen.

Die Anfälle treten häufig nachts auf. Sie werden durch Anstrengung und mangelhafte Nahrungszufuhr ausgelöst und bessern sich nach dem Essen. Die neurologischen Symptome beruhen auf einem akuten *Mangel an Glucose*, die der einzige Brennstoff des Gehirngewebes ist. Als Ursache der hypoglykämischen Anfälle kommen Insuffizienz des Hypophysenvorderlappens, Morbus Addison, Inselzelladenome des Pankreas und Insulinüberdosierung in Betracht.

6. Eine praktisch sehr wichtige Differentialdiagnose ergibt sich gegen **psychogene Anfälle.** Diese treten häufig, aber nicht immer, im Zusammenhang mit affektiv belastenden *Situationen* auf. Oft haben sie im Erscheinungsbild *Ausdruckscharakter:* wildes Umsichschlagen, Weinen, Selbstverletzung, „Arc de Cercle" oder andere sexuelle Szenen. Die *Augen* sind meist geschlossen und werden beim Versuch, die Pupillenreaktionen zu prüfen, noch fester zugekniffen. Die *Hände* sind bald zu Fäusten verkrampft, bald in wechselnder Bewegung. Man kann sich nicht an einzelnen Symptomen orientieren: Zungenbiß, Verletzung beim Hinstürzen, Einnässen kommen auch bei psychogenen Anfällen vor, Encopresis sogar häufiger als bei epileptischen Anfällen. *Typisch* ist vor allem der ungleichförmige Ablauf.

2. Migräne

Migräne (Hemicranie) ist eine besondere Form von periodisch auftretenden Kopfschmerzen, die von vegetativen Störungen und auch von vorübergehenden neurologischen Reiz- und Ausfallssymptomen begleitet sind.

Symptomatik

Bei der **einfachen Migräne** kommt es im Anfall zu dumpf-drückenden oder auch pulsierenden *Kopfschmerzen*, die entweder halbseitig („*Hemi*kranie"), vor allem hinter den Augen und in der Stirn, empfunden werden oder sich doppelseitig über der vorderen Kopfhälfte ausbreiten. Bei manchen Patienten kehrt die Hemikranie stets auf derselben Seite wieder, bei anderen wechselt sie die Lokalisation.

Die Schmerzen setzen meist nicht ganz akut („anfallsweise") ein, sondern entwickeln sich innerhalb einer Zeit von 30 min bis zu mehreren Stunden. Oft wachen die Patienten morgens bereits mit Kopfschmerzen auf oder verspüren ein charakteristisches gereiztes Unwohlsein, an dem sie die bevorstehende Migräne erkennen.

Mit dem Anschwellen der Schmerzen treten *Übelkeit* bis zum *Erbrechen* hinzu, nur selten Schweißausbruch, meist aber auch psychische Reizbarkeit, Affektlabilität und eine sehr charakteristische *Überempfindlichkeit* schon auf leise Geräusche.

Der Anfall dauert mehrere Stunden, nicht selten einen ganzen Tag. Hält die Migräne über viele Tage an, sprechen wir vom „Status hemicranicus". Die Beschwerden klingen in der Regel ähnlich langsam ab wie sie entstanden sind. Manchmal tritt dabei eine vorübergehende Polyurie auf. Danach fühlen sich die meisten Patienten für Stunden müde, *abgeschlagen* und *verstimmt*.

Bei vielen Kranken sind die beschriebenen Störungen von *Augensymptomen* begleitet. Für diese Fälle hat sich die Bezeichnung „*ophthalmische Migräne*" eingebürgert. Dieser Name ist allerdings nicht ganz glücklich, weil er eine Verwechslung mit der weiter unten besprochenen ophthalmoplegischen Form nahelegt. Die Patienten bekommen vor Einsetzen der Kopfschmerzen und auch noch in deren Initialstadium *Flimmerskotome* der unterschiedlichsten Form und Intensität, die auf einem Auge oder auf beiden, gelegentlich auch in homonymen Gesichtsfeldhälften erscheinen. Die Skotome sind meist negativ, d.h. sie sind Leerstellen im Gesichtsfeld, die als fleckförmige Aussparungen im Sehfeld wahrgenommen werden. Seltener sind positive Skotome, die als dunkle Flecke auftauchen. Beide Typen von Skotomen sind von einem hellen Rand begrenzt und wandern langsam durch das Gesichtsfeld. Während des ganzen Schmerzanfalls wird helles Licht als unangenehm und oft so schmerzhaft empfunden, daß die Kranken das Zimmer verdunkeln.

Die **ophthalmoplegische Migräne** ist dadurch charakterisiert, daß die Anfälle von einer einseitigen Oculomotoriusparese begleitet werden. Diese bildet sich mit dem Abklingen der Beschwerden wieder zurück, sie kann den Anfall aber auch einige Tage überdauern und — selten — als Ausfallssymptom bestehenbleiben.

Kommt es während des Migräneanfalls zu cerebralen Herdsymptomen, sprechen wir von „**Migraine accompagnée**". Als begleitende Symptome treten in diesen Fällen sensible, u.U. auch motorische Jackson-Anfälle, flüchtige Lähmungen oder Sprech- und Sprachstörungen auf.

Abortive Phänomene wie isolierte Flimmerskotome, auch einmal anfallsweise Kopfschmerzen mit gleichseitiger Mydriasis, werden als *Migräneäquivalente* zusammengefaßt.

Vorkommen, Entwicklung und Verlauf

Frauen sind etwa doppelt so häufig betroffen wie Männer. Im Kindesalter ist die Migräne dagegen bei Knaben nicht seltener als bei Mädchen. Familiäre Belastung spielt eine gewisse Rolle. Meist besteht eine erhebliche vegetative Labilität. Oft hat man den Eindruck, daß eine bestimmte *Persönlichkeitsstruktur* zur Migräne disponiert: Die Patienten sind besonders empfindsam und nach außen oft weich und nachgiebig, hinter dieser Haltung aber sthenisch, ehrgeizig und zwanghaft-pedantisch.

Die Anfälle können schon in der frühen Kindheit einsetzen, das Maximum des *Erkrankungsalters* liegt zwischen der Pubertät und dem 3. Lebensjahrzehnt. Nicht selten manifestieren sich die ersten Anfälle in Situationen, in denen der Patient eine Demütigung ertragen mußte oder ein aggressives Bedürfnis nicht abreagieren konnte. Ähnliche Zusammenhänge lassen sich auch später noch gelegentlich erkennen, im allgemeinen aber treten dann auslösende *exogene* Faktoren wie Wetterwechsel, Föhn, reichlicher Nicotin- und Alkoholgenuß, Aufenthalt in schlecht gelüfteten Räumen und bei Frauen vor allem die Periode ganz in den Vordergrund. Bei einem Klimawechsel können die Anfälle jahrelang aussetzen.

Auf der Höhe des Lebens wiederholt sich die Migräne mit einer gewissen Regelmäßigkeit, bei Frauen kann sie sogar eine feste Bindung an den Anfang der *Periode* eingehen. Mit Einsetzen sklerotischer Arterienveränderungen lassen die Anfälle gewöhnlich nach.

Pathogenese

Die Migräne beruht auf pathologischen Veränderungen in der *Tonisierung von Ästen der A. carotis externa und interna*. Die Beteiligung unterschiedlicher Gefäßgebiete erklärt die beschriebenen Variationen der Symptomatik. Durch experimentelle Untersuchungen an Netzhautgefäßen und der A. temporalis ist nachgewiesen, daß zu Beginn des Anfalls eine *Constriction* der Arterien einsetzt. Diese führt durch Hypoxie zu neuronalen *Reizerscheinungen*, die sich als Flimmerskotome oder sensible Jackson-Anfälle äußern. Mit stärkerer Hypoxie geht die gesteigerte Erregbarkeit der Neurone durch Zusammenbruch des Membranpotentials in Unerregbarkeit über, und es kommt zu *Ausfallssymptomen*, z. B. Skotomen, Lähmungen oder Sprachstörungen.

Aus diesen Symptomen kann man die beteiligten Gefäßgebiete erschließen: Negativen Skotomen liegt eine Mangeldurchblutung in der optischen Rinde (Calcarina) zugrunde, positiven eine Ischämie der Retina oder der subcorticalen Anteile des optischen Leistungssystems. Für die übrigen Ausfälle erklärt sich die Lokalisation aus der cerebralen Gefäßversorgung. Die vegetativen Begleitsymptome beruhen auf einer Steigerung der Erregbarkeit im Vaguskerngebiet.

Es ist noch nicht sicher geklärt, ob eine zweite *vasodilatatorische Phase*, die vermutlich druckpassiv entsteht, die Ursache der Kopfschmerzen im Migräneanfall ist. Wahrscheinlich spielen gewebsschädigende Substanzen, die durch die hypoxydotische Stoffwechselstörung entstehen, eine größere Rolle. Amerikanische Untersucher haben eine humorale Substanz, *Neurokinin*, isoliert, die bei Migränepatienten während des Anfalls vermehrt vorkommt und nach lokaler Injektion unter anderem eine Vasodilatation auslöst.

Immer wieder ist eine Beziehung zwischen *Migräne und Epilepsie* diskutiert worden. Bisher hat aber kein Autor Befunde mitgeteilt, die eine pathogenetische Verwandtschaft zwischen diesen Leiden beweisen. Im Migräneanfall kommt es erwartungsgemäß bei corticaler Lokalisation der Durchblutungsstörung zu EEG-Veränderungen (Alphaverminderung, -verlangsamung). Epilepsie*spezifische* Potentiale werden jedoch nicht beobachtet. Eine gelegentliche Dysrhythmie im EEG würde noch keine epileptische Genese beweisen. Manche Autoren sprechen beim Vorkommen bestimmter hirnelektrischer Veränderungen von „dysrhythmischer Migräne", andere vom „Hypersynchroniekopfschmerz". Diese Bezeichnungen sind ungeschickt, weil sie ganz unterschiedliche Kategorien (EEG-Befunde und subjektive Empfindungen) vermischen. Das *gleichzeitige Vorkommen* von Migräne und Epilepsie ist selten. Es zeigt übrigens nur, daß bei gesteigerter Krampfbereitschaft der Reiz der Migräne-Hypoxie eine latente Epilepsie manifest machen kann.

Therapie

Im initialen Stadium kann der Anfall durch gefäßaktive Mischpräparate koupiert werden, die *Ergotamin* und *Coffein* enthalten, z. B. Cafergot, Cafergot PB, Optalidon spezial, Ergosanol. Hat bereits Übelkeit eingesetzt, werden die Mittel als Suppositorien gegeben. Im fortgeschrittenen Stadium helfen nur i.v. oder i.m. *Injektionen* von Vomex A, Vasano, Gynergen, DHE (Dihydroergotamin).

Zur Intervallbehandlung bewährt sich oft der regelmäßige Genuß von starkem Bohnenkaffee oder die kurmäßige Verordnung von DHE, Nicotinsäurepräparaten

(Ronicol, Niconacid, Complamin), *Gefäßtraining* durch Wechselduschen und Bürstenmassagen und Regelung der Lebensgewohnheiten. Bei schweren Fällen gibt man heute mit gutem Erfolg den Serotoninhemmstoff Deseril als Dauerbehandlung. Auch *konzentrative Entspannungsübungen* (z.B. autogenes Training nach I. H. SCHULTZ) können sehr nützlich sein. Dagegen wird sich nur in Ausnahmefällen eine Indikation zur Psychotherapie ergeben.

Differentialdiagnose

1. Von der typischen Migräne sollte der diffuse *Spannungskopfschmerz* („tension headache") abgegrenzt werden, der meist auf einer chronischen persönlichen Überforderung beruht und vorwiegend psychagogisch zu behandeln ist.
2. Bei ophthalmoplegischer Migräne und Migraine accompagnée muß immer ein *Aneurysma* oder *Angiom* ausgeschlossen werden. Hirntumoren machen seltener Migräne.
3. *Entzündliche Gefäßleiden* (Buergersche Krankheit, Lues cerebri) können differentialdiagnostisch in Frage kommen, lassen sich aber leicht erkennen.
4. Die *Trigeminusneuralgie* (s. S. 231) kann bei genauer Anamnese nicht mit Migräne verwechselt werden.
5. Als „Migraine cervicale" wird von manchen Ärzten die *Basilarisinsuffizienz* bezeichnet. Sie hat aber eine ganz andere Pathophysiologie. Man sollte auf diesen Begriff verzichten, er ist verschwommen und lenkt von einer genauen differentialdiagnostischen Abklärung der Hinterkopfschmerzen mit neurologischen Symptomen ab.

3. Menièresche Krankheit

Der Menière-Anfall wurde schon früh von den Neurologen auf eine akute Funktionsstörung im *Innenohr* zurückgeführt und als „vertigo ab aure laesa" bezeichnet. Bei den Fällen, in denen sich die Anfälle in wechselnden Abständen wiederholen, spricht man von Menièrescher Krankheit.

Symptomatik

Der einzelne Anfall setzt ohne Vorboten als akuter *Drehschwindel* ein, der von *Ohrensausen*, *Brechreiz* oder *Erbrechen*, Schweißausbruch, Bradykardie und Kollapsneigung begleitet ist. Seltener sind Schwank- oder Liftschwindel. Die Kranken können meist nicht mehr gerade stehen oder gehen. Sie fühlen sich *zur Seite des betroffenen Labyrinthes* hinübergezogen und müssen sich oft festhalten oder hinlegen, um nicht zu stürzen. Anheben oder Drehen des Kopfes verstärkt die Symptome. Die meisten Kranken legen sich auf die kranke Seite.

Während des Anfalls besteht immer ein lebhafter horizontaler *Spontannystagmus*, meist mit rotatorischer, nie dagegen mit vertikaler Komponente. Die raschen Ausschläge sind gewöhnlich zur Herdseite gerichtet. Die Richtung kann während des Anfalls aber auch wechseln.

Bei der **Untersuchung** ist nicht nur die schon spontan zu beobachtende Fallneigung, sondern auch ein gerichtetes Vorbeizeigen beim Baranyschen Zeigeversuch und ein einseitiges Überschießen beim Rebound-Versuch festzustellen. Das betroffene Labyrinth ist im Anfall experimentell übererregbar. Der einzelne

Anfall dauert Minuten bis Stunden, seltener mehrere Tage. Meist klingt der Schwindel nur langsam ab. Viele Patienten behalten danach ein einseitiges Ohrensausen, das sich später jeweils bei Wiederholung des Schwindels verstärkt.

Im **Intervall** entwickelt sich, langsam fortschreitend, eine einseitige *Schwerhörigkeit*, die auch schon Jahre vor dem Schwindel einsetzen kann. Auch diese nimmt bei späteren Anfällen vorübergehend zu. Außerhalb der Anfälle ist die *Gleichgewichtsregulation* subjektiv und klinisch meist intakt, und man stellt keinen Nystagmus fest. Nach längerem Bestehen der Krankheit ist auch im Intervall ein *charakteristischer otologischer Befund* festzustellen, der zusammen mit der Anamnese die Diagnose sichert: Hörverlust in den unteren Frequenzen mit positivem Lautheitsausgleich, vestibuläre Unter- bis Unerregbarkeit.

Vorkommen, Entwicklung, Verlauf

Männer erkranken häufiger als Frauen. Die Menièresche Krankheit setzt erst in der zweiten Lebenshälfte ein. Ähnlich wie bei der Migräne kann man immer wieder erfahren, daß die ersten Anfälle in *lebenskritischen Situationen* auftraten. Später automatisiert sich der Verlauf, und man erkennt keine auslösende Situation mehr. Auch die Bedeutung von Körperhaltung, Kopfdrehung und Kreislaufbelastung ist gering. Das häufige Auftreten von Menière-Anfällen aus dem Nachtschlaf läßt sich mit dem Absinken des Systemblutdrucks und der konsekutiven Verminderung der Hirndurchblutung in Zusammenhang bringen (s. Pathogenese).

Manche Patienten fallen durch eine empfindsame, ehrgeizige *Persönlichkeit* auf. Fast alle werden im Laufe der Krankheit, zumal unter dem Einfluß des quälenden Ohrensausens und der persönlichen Isolierung durch die Schwerhörigkeit, reizbar, mißtrauisch, oft ängstlich-hypochondrisch oder aggressiv-paranoisch, so daß die Behandlung auch psychologische oder *psychiatrische Probleme* stellt.

Pathogenese

Angeregt durch einige autoptische Beobachtungen, ist in den letzten Jahren die Auffassung viel diskutiert worden, die Menièresche Krankheit beruhe auf einem zunächst reversiblen, später bleibenden *Hydrops des Labyrinthes* mit Erweiterung des Endolymphschlauches und Degeneration der Sinneszellen im Innenohr. Als Ursache des Hydrops wurde eine abnorme Durchlässigkeit der lokalen Capillaren angesehen. Es gibt aber auch viele Fälle ohne Hydrolabyrinth, andererseits findet sich ein Labyrinthhydrops oft bei Personen, die nie Menièresche Anfälle gehabt hatten.

Eine zweite Hypothese führt die Krankheit auf anfallsweise Mangeldurchblutung der A. labyrinthi zurück, die eine der *Endarterien* des Vertebralis-Stromgebietes ist. Die Mangeldurchblutung könnte bei Blutdruckanstieg oder -abfall zustande kommen und durch *Gefäßanomalien* begünstigt werden, die im Vertebralis-Basilaris-Gebiet häufig sind. Vorübergehende *Hypoxie* würde dann *Reizzustände* in den Sinneszellen des Innenohrs oder ihren Nervenfasern auslösen. Häufige Wiederholung ischämischer Attacken wäre von Ausfallssymptomen gefolgt.

Eine vasculäre Genese wird durch das anfallsweise Auftreten, die Wirkung gefäßaktiver Medikamente und das nicht seltene gemeinsame Vorkommen von

Menière-Anfällen und Migräne sehr wahrscheinlich. Daß eine Reizung des *Halssympathicus* durch Veränderungen an der Halswirbelsäule oder direkte mechanische Irritation der A. vertebralis bei ihrem Durchtritt durch die Querfortsätze der Halswirbelsäule eine Rolle spielen, ist sehr zweifelhaft.

Therapie

Der einzelne Anfall ist durch *intravenöse Injektion* von Vomex A oft abzukürzen oder zu beenden. Im Intervall gibt man über längere Zeit gefäßaktive Substanzen wie Ronicol, Niconacid, Complamin. Von der ohrenärztlich empfohlenen Therapie mit salzarmer Kost, Flüssigkeitsbeschränkung, Diamox und Vitamin A haben wir keine Erfolge gesehen. Dies nimmt nicht wunder, da die Entwässerung des ganzen Körpers, die zudem nicht unbedenklich für den Mineralhaushalt ist, die lokale Durchblutungsstörung nicht beeinflussen kann. Zweckmäßiger ist es, den *Blutdruck* auf dem individuell erforderlichen Niveau zu halten, was bei Hypotonie durch Verordnung von Effortil, Peripherin, Novadral und *physikalische Maßnahmen* (Wechselbäder, Kohlensäurebäder, Bürstenmassagen) geschehen kann. Bei arterieller Hypertonie soll sich Hydergin bewähren, bei normotonem Blutdruck DHE. Genauso wichtig wie die medikamentöse Behandlung ist die psychische Führung der Patienten mit Aufklärung über die Prognose.

In sehr schweren Fällen nimmt man eine Labyrinthausschaltung vor, die besonders schonend durch gezielte Anwendung von Ultraschall nach Antrotomie erfolgt. Danach sind keine Rezidive auf der anderen Seite zu befürchten. Der Eingriff beseitigt aber nur den Schwindel, die Acusticussymptome bleiben unbeeinflußt.

Prognose

Die Menièresche Krankheit geht nicht in ein anderes organisches Leiden des Zentralnervensystems über. Die typischen Anfälle sind kein Frühsymptom von Kleinhirnbrückenwinkeltumoren. Mit dem Eintreten der Taubheit setzt das Ohrensausen meist aus, und auch die Schwindelanfälle lassen nach.

Differentialdiagnose

1. Eine gutartige Form des Schwindels ist der **paroxysmale Lageschwindel**: Beim Hinlegen, gewöhnlich beim Zubettgehen, bekommen die Patienten einen kurzen und heftigen Drehschwindel, der mit Angst und manchmal mit Schweißausbruch verbunden ist. Er tritt nur beim Wechsel zwischen der vertikalen und horizontalen Körperhaltung auf und dauert jeweils nur Sekunden. *Untersuchung:* Legt sich der Patient seitlich in Kopfhängelage, tritt mit einer Latenz von wenigen Sekunden ein rasch vorübergehender, zum unten liegenden Ohr gerichteter, meist rotierender Lagenystagmus auf, der von heftigem Schwindel begleitet ist. Er dauert 20 sec bis 1 min. Beim Aufrichten zum Sitzen folgt ein gegenläufiger, schwächerer Nystagmus mit geringerem Schwindel. Die Untersuchung muß unter der Leuchtbrille im verdunkelten Zimmer erfolgen, der Patient muß die Augen trotz des Schwindels offen halten. Bei wiederholten Versuchen nimmt der paroxysmale Lageschwindel ab. Der Ort der Störung ist im Labyrinth. Die wichtig-

sten Ursachen sind Kopftraumen oder Durchblutungsstörungen. Das Syndrom ist nicht selten. Eine spezielle medikamentöse Behandlung ist nicht erforderlich. Man soll die Patienten über die Harmlosigkeit beruhigen und gefäßerweiternde Medikamente verordnen.

2. Die **Labyrinthapoplexie** ist eine akute Blutung, seltener Embolie oder thrombotische Erweichung im Innenohr bei Hirnarteriosklerose oder hämorrhagischer Diathese. Sie setzt ohne Prodromi als plötzliche Ertaubung mit schwerem, extrem lageabhängigem Schwindel, Nystagmus, Erbrechen und Kollapsneigung ein. Innerhalb von 3—4 Wochen klingt das Syndrom wieder ab. Der Labyrinthausfall kompensiert sich innerhalb einiger Monate, und der Anfall wiederholt sich nicht mehr.

3. Die **Neuronitis vestibularis** oder auch „epidemischer Schwindel" ist eine Entzündung allein im vestibulären Anteil des VIII. Hirnnerven. Wahrscheinlich beruht sie auf einer Virusinfektion. Die Kranken bekommen subakut seitenbetonten lageabhängigen Schwindel mit Brechreiz und Nystagmus *ohne* akustische Symptome. Das Labyrinth ist unter- oder unerregbar. Unter einer Therapie mit Corticoiden klingt die Krankheit innerhalb einiger Wochen ab.

4. Die verschiedenen Formen der **Labyrinthitis** führen zu *andauerndem* Schwindel mit Brechreiz und Erbrechen, Schallperzeptionsstörung mit Herabsetzung der oberen Tongrenze und Spontannystagmus.

5. Die *toxische*, vor allem durch Streptomycin verursachte **Schädigung des VIII. Hirnnerven** ist meist aus der Anamnese zu diagnostizieren. Sie äußert sich ebenfalls nicht in Anfällen, sondern in vestibulären, bei schweren Fällen auch cochleären Dauersymptomen. Experimentell besteht vestibuläre Untererregbarkeit.

6. Bei **Basilarisinsuffizienz** (s. S. 135) kommt es häufig zu Durchblutungsstörungen im Kerngebiet des N. vestibularis. Der Schwindel ist meist nicht so systematisch seitenbetont oder drehend wie bei Labyrinthlasionen und kann von den Patienten nur unbestimmt geschildert werden. Er tritt auch nicht scharf abgegrenzt anfallsweise, sondern mehr fluktuierend, aus einer ständigen Unsicherheit auf. Dieser Unterschied ist aus der *Pathophysiologie* zu verstehen: Der periphere Schwindel beruht auf einer Funktionsstörung der Bogengänge, die eindeutige Informationen über Art und Richtung von realer oder Scheinbewegung geben. Beim zentralen Schwindel liegt eine Störung in der Verarbeitung der sensorischen Afferenzen im Kerngebiet oder zentralen Bahnen vor. Der Nystagmus ist in der Schlagrichtung oft auch vertikal und bleibt, anders als bei Menièrescher Krankheit, im Intervall bestehen. Akustische Reiz- und Ausfallssymptome fehlen meist, dagegen findet man bei genauer Exploration und Untersuchung andere Zeichen einer Funktionsstörung im unteren Hirnstamm.

7. Die Symptomatik der **Kleinhirnbrückenwinkeltumoren** läßt sich anamnestisch und im Befund leicht von der Menièreschen Krankheit abgrenzen, Einzelheiten s. S. 159.

8. Beim **Zoster oticus** (s. S. 265) sind Schwindel, Ohrensausen und Hörminderung fast immer mit Trigeminusschmerzen und Facialislähmung, nicht selten auch mit Lähmungen anderer benachbarter Hirnnerven verbunden. Das akute Auftreten dieses Syndroms und der Liquorbefund sichern die Diagnose, während der charakteristische Bläschenausschlag in der Tiefe des Gehörgangs oft übersehen wird.

4. Tetanie

Symptomatik

Tetanische Anfälle beginnen mit *ängstlicher Unruhe* und Taubheitsgefühl sowie schmerzhaften *Mißempfindungen* um den Mund, auf der Zunge und in Händen und Füßen. Oft bekommen die Patienten eine *Atembeklemmung*, die sie zu verstärkter Atmung veranlaßt. Hierdurch werden die tetanischen Symptome verstärkt. Nach diesem Stadium kann der Anfall wieder abklingen. In schwereren Fällen treten schmerzhafte *tonische* Krämpfe in der distalen Extremitätenmuskulatur und im Gesicht auf. Dabei haben die Hände eine *„Geburtshelferstellung"* (Finger adduziert, im Grundgelenk gebeugt, in den Interphalangealgelenken gestreckt, Daumen eingeschlagen) oder *„Pfötchenstellung"* (Arme adduziert, im Ellenbogengelenk gebeugt, Handgelenk maximal gebeugt). An den Füßen stellen sich *Karpopedalspasmen* ein: maximale Plantarflexion, leichte Supination des Fußes. Selten treten diese tonischen Krämpfe einseitig auf. In der mimischen Muskulatur kommt es zum Lidkrampf und zu einer tonischen Vorstülpung des Mundes *(„Fischmaul")*. Vor allem bei Kindern ist auch die *glatte Muskulatur* in den Krampf einbezogen: dies zeigt sich als Laryngospasmus mit exspiratorischer Apnoe, Magen-, Darm- und Blasenkoliken.

Größe und Reaktion der Pupillen sind im Anfall nicht verändert. Das Bewußtsein bleibt klar, nur ganz selten ist es leicht getrübt.

Das *EEG* ist normal oder unspezifisch allgemein verändert. Häufig ist das Kurvenbild durch Muskelpotentiale entstellt, die schon beim Gesunden eintreten, wenn er die Masseteren und Temporalismuskeln anspannt.

Epileptische Anfälle gehören nicht zum Syndrom. Sie werden nur in Ausnahmefällen beobachtet, in denen gleichzeitig eine gesteigerte cerebrale Krampfbereitschaft besteht.

Im Intervall läßt sich die gesteigerte neuromuskuläre Erregbarkeit durch folgende Symptome nachweisen:

1. *Chvosteksches Zeichen.* Klopfen auf den Facialisstamm bzw. die Aufzweigungen des Nerven vor dem Kiefergelenk löst als mechanischer Reiz Zuckungen der *gesamten* mimischen Muskulatur aus. Eine leichte Zuckung nur am Mundwinkel reicht nicht zur Diagnose aus, sondern zeigt lediglich vegetative Labilität an.

2. *Fibularisphänomen.* In gleicher Weise ist Beklopfen des N. peronaeus (Fibularis) hinter dem Wadenbeinköpfchen von einer kurzen Hebung und Pronation des Fußes gefolgt.

3. *Trousseausches Zeichen.* Abschnüren der Blutzirkulation am Oberarm führt distal davon nach 3 min zu den Paraesthesien und motorischen Symptomen des spontanen tetanischen Anfalls.

4. *Hyperventilationsversuch.* Maximales Durchatmen über 5 min löst über eine respiratorische Alkalose einen tetanischen Anfall aus. Beim Gesunden kommt es nur zu perioralen und distalen Paraesthesien.

5. *Erbsches Zeichen.* Verminderung der galvanischen Reizschwelle mit Kathodenschließungszuckung schon bis zu 5 mA bei Reizung am N. medianus. Im *EMG* zeigen sich gruppierte Mehrfachentladungen. Dieser Befund ist einfacher zu erheben als das Erbsche Zeichen.

6. Verlängerung der Q-T-Dauer = Verzögerung der Erregungsrückbildung im *EKG*. Diese ist nicht für Tetanie spezifisch, sondern zeigt nur Mangel an Ca^{++}-Ionen an.

Schwach positiver Chvostek und Fibularisphänomen finden sich auch bei vegetativ labilen Personen. Die übrigen Versuche sind bedeutsamer, 5. und 6. kommen nur bei hypocalcämischer Tetanie vor.

Vorkommen

Die Anfälle treten bei der seltenen *hypocalcämischen Tetanie* auf, d.h. bei Ausfall oder Insuffizienz der Nebenschilddrüsen und bei enterogenem und nephrogenem Mangel an ionisiertem Calcium. Weit häufiger finden wir aber die *normocalcämische Tetanie*. Hier ist der Ca^{++}-Spiegel im Blut normal, und die tetanischen Anfälle werden durch eine vorübergehende Alkalose nach — meist psychogener — *Hyperventilation* oder längerem Erbrechen mit Chlorverarmung ausgelöst. Für Einzelheiten muß auf die Lehrbücher der inneren Medizin verwiesen werden. Hier sind nur noch zwei Hinweise angebracht: Bei psychisch labilen Personen kann sich der Hyperventilationsmechanismus so bahnen, daß schon wenige Atemzüge genügen, um den Anfall auszulösen.

Nur in den seltenen Fällen der hypocalcämischen Tetanie darf AT 10 verordnet werden. Die reflektorische Verschreibung des Präparates bei normalen Mineralverhältnissen kann zu schweren „metastatischen" Verkalkungen vor allem in den Arterien und in den Nierenpyramiden führen. Normocalcämische Tetanie soll mit Sedativa, roborierenden Maßnahmen und psychagogischer Führung behandelt werden.

Pathophysiologie

Hypocalcämie und Alkalose führen zu einer *Steigerung der Erregbarkeit* des Nervengewebes. Bei Alkalose kommt es zu einer Zurückdrängung der Ca^{++}-Ionen. Bei Mangel an Ca^{++} erhöht sich die Permeabilität der Nervenmembranen für Na^+. Infolgedessen kommt es zu abnormen Spontanentladungen, weiter verliert der Nerv die Dämpfung, die normalerweise eine Depolarisation kompensiert. Dies erklärt die gruppierten Mehrfachentladungen der Muskelfasern, die spontan und nach elektrischem Einzelreiz im Elektromyogramm nachweisbar sind.

Erhöhung des pH selbst vermehrt aber bereits die nervale Erregbarkeit. Dies ist auch bei der Epilepsie bekannt, bei der Absencen und Krampfpotentiale im EEG durch Hyperventilation provoziert werden können.

Experimentelle Untersuchungen haben gezeigt, daß die *Mißempfindungen in den Acren* auf einer elektrophysiologisch nachweisbaren *Aktivierung der Hautreceptoren und Golgi-Sehnenorgane* beruhen. Der Steigerung der Eigenreflexe entspricht eine *Aktivierung der Muskelspindeln*. Für die vegetativen Nerven darf man eine ähnliche Impulssteigerung annehmen. Die tonischen Krämpfe der Muskulatur sind nicht nur durch eine Übererregbarkeit des *peripheren* motorischen Nerven bedingt. Elektrophysiologisch ist nachgewiesen, daß ihnen eine *Bahnung spinaler Reflexstellen* durch Gruppen von Afferenzen aus den Muskelreceptoren zugrunde liegt. Die Tatsache, daß *die tetanische Übererregbarkeit auch das zentrale Nervensystem ergreifen kann*, macht die — allerdings seltene — Beobachtung verständlich, daß es im Verlaufe eines tetanischen Anfalls auch einmal zu Bewußtseinsstörungen und tonisch-klonischen Krämpfen kommen kann. Dies ist gerade bei Kindern der Fall, die stärker krampfbereit sind als Erwachsene. Auch organische Hirnschädigung wird eine cerebrale Beteiligung am tetanischen Anfall begünstigen.

Der tetanische Anfall stellt sich also als eine Ausbreitung pathologischer Erregungen von den Receptoren über die peripheren Nerven bis zum Rückenmark dar, die ausnahmsweise auch einmal cerebrale Neuronensysteme ergreifen kann.

5. Narkolepsie und affektiver Tonusverlust
Symtomatik

Als Narkolepsie bezeichnen wir eine seltene Krankheit, die durch anfallsweise, kurzdauernde Störungen des Wachbewußtseins und alternierend auch des Tonus der Muskulatur gekennzeichnet ist.

Der **narkoleptische Anfall** setzt akut mit einem unwiderstehlichen *Schlafbedürfnis* ein, das die Kranken zwingt, sich innerhalb von Minuten zu setzen oder hinzulegen und tief einzuschlafen. Sie sind aus diesem Schlaf erweckbar, spontan erwachen sie nach wenigen Minuten bis längstens einer halben Stunde und fühlen sich dann frisch und ausgeruht. Neurologisch und in seiner biologischen Wirkung erfüllt dieser kurze Schlummer alle Kriterien des natürlichen Schlafes, nur ist der Zeitablauf stark gerafft. Das imperative Einschlafen wird durch Dunkelheit oder monotone Tätigkeit begünstigt, es kann den Patienten aber auch in einer anregenden Beschäftigung übermannen. Sehr intensive geistige Anspannung oder körperliche Beschäftigung verzögern das Einschlafen, verhindern es oft aber nicht.

Beim **affektiven Tonusverlust** (Kataplexie) erschlafft die Körpermuskulatur plötzlich für wenige Sekunden unter der Einwirkung einer überraschenden Gemütsbewegung, ohne daß sich das Bewußtsein dabei verändert. Der Tonusverlust kann auf die *Kopfmuskulatur* beschränkt sein, so daß sich nur flüchtig die Augenlider schließen, der Unterkiefer herabsinkt oder der Kopf nach vorn fällt. Bei stärkerer Ausprägung gehen die Kranken blitzartig in die Knie oder *stürzen zu Boden*. Die Eigenreflexe sind für Sekunden erloschen. Danach sind die Patienten sofort wieder imstande, sich zu erheben. Oft ist die auslösende Gemütsbewegung ein plötzliches Lachen (*„Lachschlag"*). Auch freudige Erregung oder Schreck bei überraschenden Begegnungen, selbst unerwartetes Anrufen, können die Kataplexie auslösen.

Manche Patienten bekommen auch **Wachanfälle,** die dem sog. dissoziierten Erwachen oder Einschlafen sehr ähnlich sind, das der Gesunde gelegentlich erlebt. Das Bewußtsein ist dabei klar, oft übermäßig hell, aber die willkürliche Beweglichkeit ist für Minuten aufgehoben. Diese Wachanfälle stellen sich vor allem nachts ein, sie können sich aber auch an den affektiven Tonusverlust anschließen. Durch passive Bewegung der Extremitäten oder starke Sinnesreize werden sie unterbrochen.

Viele Patienten leiden unter einer schweren Störung der normalen *Schlafperiodik:* Sie schlafen besonders im ersten Teil der Nacht flach und unruhig und werden von Träumen oder *traumartigen Erlebnissen* im halbwachen Zustand geplagt, in denen Verfolgung, Bluttaten, aber auch bedrohliche Tiere eine beängstigende Rolle spielen. *Psychisch* sind Erwachsene oft durch Antriebsarmut und affektive Indifferenz auffällig, Jugendliche durch enthemmtes Verhalten mit Streunen, Diebstählen, Promiskuität, sehr viel seltener Aggressivität. *Endokrine Störungen*, nach denen man immer wieder sucht, sind uneinheitlich und inkonstant.

Das *EEG* zeigt bei der üblichen Ableitung im Sitzen, mit geschlossenen Augen, häufig kurze Phasen von Schlafmustern. Diese entsprechen manchmal narkoleptischen Anfällen, oft sind die Patienten aber währenddessen bei wachem Bewußtsein. *Epileptische Potentiale* treten im Intervall und im Schlafanfall nicht auf, sie sind auch durch Hyperventilation, Cardiazolinjektion oder Flimmerlicht nicht zu provozieren. Während des kataplektischen Anfalls bleibt das EEG ebenfalls normal.

Ätiologie und Verlauf

Wir unterscheiden die idiopathische Narkolepsie von symptomatischen Formen. Die *idiopathische* Narkolepsie setzt nach der Pubertät oder im 3. Lebensjahrzehnt ein. Männer sind häufiger betroffen als Frauen. Die wichtigste Manifestation sind die Einschlafanfälle, die sich oft mehrmals am Tage wiederholen. Der affektive Tonusverlust ist seltener und tritt auch nicht bei allen Patienten auf. Wachanfälle sind nur in vereinzelten Fällen zu erfahren. Der *spontane Verlauf* ist gutartig: Nach kürzerer oder längerer Krankheitsdauer vermindern sich die Anfälle und setzen ganz aus. Entsprechend stehen die Patienten, die den Arzt aufsuchen, im jugendlichen oder mittleren Lebensalter.

Da die Krankheit das Leben nicht verkürzt, sind *pathologisch-anatomische Untersuchungen* spärlich. Übereinstimmende Befunde haben sich nicht ergeben. Da auch Erblichkeit meist nicht nachgewiesen ist — familiäre Narkolepsie ist höchst selten —, nimmt man eine Anlagestörung im Hirnstamm an.

Symptomatische Narkolepsie kann bei Krankheitsprozessen verschiedener Ätiologie auftreten, die die *mesodiencephale Übergangsregion* betreffen. Früher war die Encephalitis Economo eine relativ häufige Ursache. Heute kommen andere Encephalitiden (z.B. Fleckfieber), Lues cerebri oder selten auch einmal die Multiple Sklerose in Betracht.

Pathophysiologie

Man nimmt an, daß der Narkolepsie und dem affektiven Tonusverlust eine anfallsweise Funktionsstörung in der *Formatio reticularis des Hirnstamms* zugrunde liegt, die alternierend deren aufsteigendes und absteigendes Teilsystem betrifft. Die Schlafanfälle werden auf eine vorübergehende Blockierung der *mesodiencephalen Apparate* zurückgeführt, die die Hirnrinde aktivieren, die Kataplexie auf eine Insuffizienz der *bulbopontinen Reticularis*, die motorisch bahnende Einflüsse auf das Rückenmark ausübt. Die engen anatomischen und physiologischen Beziehungen zwischen dem limbischen (s. S. 125) und dem retikulären System machen die affektive Auslösbarkeit der Kataplexie verständlich. Veränderungen des Muskeltonus sind auch in anderem Zusammenhang bei Läsionen im limbischen System bekannt.

Verlauf und hirnelektrische Befunde zeigen, daß *keine Beziehung zwischen Narkolepsie und Epilepsie* besteht.

Therapie

In leichten Fällen mit seltenen Anfällen ist bei der guten Prognose keine Therapie erforderlich. Wenn man sich zu einer medikamentösen Behandlung entschließt, sollte in erster Linie der Nachtschlaf durch Verordnung eines leichten *Schlafmittels* vertieft werden. Dadurch wird oft schon ein Rückgang der Schlafanfälle erreicht. Nur mit großer *Zurückhaltung* darf man tagsüber *Weckmittel* verordnen, da die Suchtgefahr den therapeutischen Erfolg gefährdet. Zweckmäßig versucht man zunächst, mit Ephedrin auszukommen.

Bei den symptomatischen Formen kann die Behandlung des Grundleidens die Narkolepsie günstig beeinflussen.

Differentialdiagnose

1. Die Narkolepsie muß von der länger dauernden, nicht anfallsartig abgesetzten *Hypersomnie* abgegrenzt werden, die sich bei Tumoren, Encephalitis oder nach traumatischer Schädigung des Hirnstamms und bei der Polioencephalopathia superior haemorrhagica (Wernicke) einstellt (s. S. 330).

2. Schlafsucht kann auch ein *neurotisch-regressives Symptom* sein, das gerade im Entwicklungsalter beobachtet wird.

3. Eine Verwechslung *mit Absencen* oder *Dämmerattacken* ist bei genauer Anamnese oder Beobachtung nicht möglich.

4. Der affektive Tonusverlust hat im Erscheinungsbild und sicher auch in der Pathophysiologie Ähnlichkeit mit der „drop attack" bei *Basilarisinsuffizienz* (s. S. 136). Dabei ist aber das Bewußtsein vorübergehend getrübt bis aufgehoben, und es finden sich meist andere Lokalsymptome aus dem Versorgungsgebiet der A. vertebralis und basilaris.

5. Die Abgrenzung vom *myoklonisch-astatischen Petit Mal* (s. S. 199) könnte Schwierigkeiten bereiten, jedoch betrifft dieses nur Kinder, es ist von Bewußtseinsstörung begleitet, und das EEG ist oft pathologisch verändert.

6. Die *paroxysmale* hypo- und hyperkaliämische *Lähmung* (s. S. 405) setzt zwar auch oft in der Nacht ein und führt zur Unbeweglichkeit bei erhaltenem Bewußtsein. Der zeitliche Ablauf wird aber eine Abgrenzung gegen Wachanfälle immer gestatten.

7. *Psychogene Anfälle* dauern wesentlich länger und sind nicht an *heitere* Gemütsbewegungen gebunden.

8. Wiederholtes kurzdauerndes Einschlafen über Tag ist auch ein Charakteristikum des **Pickwick-Syndroms.** Der Name wurde nach CHARLES DICKENS, Beschreibung des fetten Jungen Joe in den „Pickwick-Papers" gewählt. Die Kardinalsymptome sind:

a) Häufige kurze *Schlafepisoden* von 10—20 sec Dauer bei gleichzeitiger *apnoischer Pause*. Sie treten bevorzugt bei körperlicher Ruhe auf. Das EEG zeigt währenddessen ein Schlafmuster.

b) Periodisch auftretende *apnoische Pausen* von 20—40 sec Dauer während des *Nachtschlafes*. Sie sind von Cyanose und Bradykardie, auch von myoklonischen Zuckungen begleitet und werden jeweils von einigen unregelmäßigen tiefen, *schnarchenden* Atemzügen unterbrochen. Das EEG zeigt einen periodischen Wechsel von mittlerer Schlaftiefe und Aktivierung.

c) *Minderbelüftung des Alveolarraumes* mit Hypoxie, Hyperkapnie und kompensatorischer *Polyglobulie*.
d) *Fettsucht*.

Das Syndrom beruht auf einer koordinierten *Störung der Regulation von Schlaf-Wach-Rhythmus und Atmung*. Die mechanische Behinderung der Atmung durch die Fettsucht spielt eine gewisse, aber nicht die entscheidende Rolle: Nach starker Gewichtsabnahme setzen die Schlafanfälle am Tage aus, die nächtlichen Schlaf- und Atemstörungen bleiben bestehen.

Zur Unterscheidung von Narkolepsie dienen *folgende Kriterien:* Pickwick-Kranke haben keine hypnagogen Halluzinationen und keinen affektiven Tonusverlust, bei Narkolepsie findet man keine Fettsucht, Cyanose oder Atemstörung.

6. Trigeminusneuralgie und andere Gesichtsneuralgien

Diese Neuralgien werden aus folgenden Gründen bei den nicht epileptischen Anfällen statt bei den Krankheiten des peripheren Nervensystems besprochen:
1. Ihr wichtigstes Kriterium ist das *anfallsartige Auftreten*, das wir in dieser Form bei anderen Neuralgien nicht kennen. 2. Anders als die Schmerzzustände im Versorgungsbereich der übrigen somatosensiblen Nerven werden die Schmerzattacken besonders durch Reizung bestimmter Haut- oder Schleimhautbezirke, sog. *Triggerzonen* oder Triggerpunkte (trigger, englisch = Abzugshahn am Gewehr) ausgelöst. 3. Im Intervall ist in dem betroffenen Areal keine Sensibilitätsstörung nachzuweisen. 4. *Differentialdiagnostisch* müssen sie in der Praxis vor allem gegen die Migräne, aber auch gegen fokale epileptische Anfälle abgegrenzt werden.
5. Pathophysiologisch handelt es sich nicht um Reizzustände allein der *peripheren* Nerven, sondern mit größter Wahrscheinlichkeit um pathologische neuronale Schaltungen, die auch *zentrale* Bahnen und Kerngebiete einbeziehen. Diese Hypothese hat die therapeutische Konsequenz, daß operative Eingriffe zur Behandlung der Trigeminusneuralgie vor allem an *zentralen* sensiblen Strukturen vorgenommen werden (s. unten).

Symptomatik der Trigeminusneuralgie

Die Krankheit ist am treffendsten durch die alte Bezeichnung „*Tic douloureux*" charakterisiert. Ihr wichtigstes Symptom sind Schmerzattacken, die nach Qualität, Lokalisation, Auslösung und Ablauf unverkennbar sind:

Blitzartig setzt ein heftigster *brennender Schmerz* im Versorgungsgebiet eines Trigeminusastes oder in zwei benachbarten Arealen ein, der nur wenige Sekunden, ganz selten einige Minuten anhält. Während der Schmerzattacke kontrahiert sich die mimische Muskulatur in dem betroffenen Gebiet tonisch oder klonisch. Unmittelbar nach dem Schmerzanfall kommt es zu *vegetativen Reizerscheinungen:* Rötung des entsprechenden Hautbezirkes und Sekretion der Tränen-, Nasen- oder Speicheldrüsen. Im Anschluß an die Attacke ist die betroffene Zone für Sekunden bis Minuten schmerzrefraktär, d.h. sensible Reize lösen jetzt keinen Schmerzanfall mehr aus.

Ist der *Ramus ophthalmicus* betroffen, strahlen die Schmerzen in die Stirn, die Scheitelgegend und das Auge ein, begleitet von Rötung der Stirn, conjunctivaler Injektion mit Lichtscheu und Tränenfluß. Im Anfall kneift der Patient das Auge krampfhaft zu.

Bei Neuralgie des *Ramus maxillaris* befällt der Schmerz Oberlippe, Nasenflügel, Nasenschleimhaut, Gaumen und Zähne des Oberkiefers, beim *Ramus mandibularis* sind Unterlippe, Zunge und Unterkiefer betroffen. Dabei beißen viele Kranke reflektorisch die Kiefer zusammen.

Die Lokalisation der Schmerzen führt leicht zur Fehldiagnose einer Zahn- oder Kieferhöhlenaffektion, so daß den Kranken nicht selten alle (!) Zähne extrahiert und die Kieferhöhlen gespült und operiert werden. Die Beachtung des Schmerzcharakters (Tic douloureux) sollte vor einem solchen Irrtum bewahren.

Entwicklung und Verlauf

Die Krankheit beginnt in der *zweiten Hälfte des Lebens*. Frauen sind wenigstens doppelt so häufig betroffen wie Männer. Die Schmerzanfälle sind weit mehr in der rechten als in der linken Gesichtshälfte lokalisiert. Doppelseitige Trigeminusneuralgie ist sehr selten (5%). In diesen Fällen werden beide Seiten im Abstand von Monaten oder Jahren nacheinander befallen.

Die Attacken treten zunächst nur sporadisch, im Abstand von Wochen und Monaten auf. Später nehmen sie an Häufigkeit immer mehr zu, bis sie sich schließlich *viele Male am Tage* wiederholen. Nachts ist der Patient meist verschont. Über längere Sicht ist der Verlauf wellenförmig mit Perioden von Wochen und Monaten, in denen nur wenige Attacken auftreten.

Gewöhnlich ist zunächst das Gebiet des *2. oder 3. Astes* betroffen. Mit längerer Krankheitsdauer werden die Schmerzanfälle nicht nur schwerer und häufiger, sondern sie breiten sich auf das benachbarte Areal aus. Der 1. Ast wird aber nur selten und dann erst zuletzt befallen.

Dauerschmerzen gehören nicht zum Krankheitsbild. Die Anamnese deckt bei vermeintlich kontinuierlichen Schmerzen oft auf, daß es sich um eine rasche Folge von Schmerzattacken handelt.

Anfangs setzen die Schmerzanfälle spontan ein, später werden sie immer mehr durch *äußere Reize:* Berührung, kalten Luftzug, Kauen, Trinken, Sprechen, Schlucken, schon leichte mimische Bewegungen ausgelöst. In diesem Stadium wagen die Kranken oft nicht mehr, ins Freie zu gehen oder sich in dem betroffenen Hautgebiet zu waschen und zu rasieren. Schließlich schränken sie mimische Bewegungen, aber auch Sprechen und Nahrungsaufnahme so radikal ein, daß sie in einen kachektischen Zustand geraten. In der ängstlichen Erwartungsspannung vor den Attacken und in der Hilflosigkeit gegenüber dem quälenden Schmerz engt sich auch der geistige Lebensraum der Patienten ganz auf das Erleben der Krankheit ein. Nicht wenige Patienten werden *suicidal* und müssen deshalb in ein Psychiatrisches Krankenhaus aufgenommen werden. Man muß sich davor hüten, die reaktive ängstliche Gespanntheit oder resigniert-depressive Verstimmung als psychopathische oder neurotische „Ursache" der Schmerzen anzusehen.

Bei der *Untersuchung* verhalten sich die Patienten ängstlich und abwehrend. Sofern dies zumutbar ist, löst Berührung bestimmter *Triggerzonen* oder Druck auf den Austrittspunkt des betroffenen Trigeminusastes den typischen Schmerzanfall aus. Nach längerer Krankheitsdauer lassen sich bei etwa $1/4$ der Patienten geringfügige Sensibilitätsstörungen im betroffenen Trigeminusareal nachweisen. Abschwächung des Cornealreflexes, stärkere Sensibilitätsausfälle oder Lähmung des motorischen Trigeminus gehören nicht zum Bild der idiopathischen Trigeminusneuralgie, von der wir bisher gesprochen haben, sondern zeigen eine symptomatische Form an.

Ätiologie und Pathogenese

Wir unterscheiden eine *idiopathische* von verschiedenen Formen *symptomatischer* Trigeminusneuralgie. Zahlenmäßig überwiegen die idiopathischen Fälle bei weitem.

Erfahrungsgemäß sind Neuralgien im *1. Ast fast immer symptomatisch*. Der Schmerzcharakter soll bei beiden Gruppen etwas unterschiedlich sein: so heißt es, daß die Anfälle bei der symptomatischen Trigeminusneuralgie weniger schwer seien und daß im Intervall häufiger andauernde Mißempfindungen bestehen. Man soll solche Differenzierungen aber nicht zu weit treiben, da sich hinter dem Wort „idiopathisch" nur verbirgt, daß wir mit unseren Methoden im Zeitpunkt der Untersuchung keine Ursache für die Krankheit gefunden haben. Die Tatsache, daß sich die idiopathische Gruppe immer mehr einengt, läßt es möglich erscheinen, daß alle Trigeminusneuralgien „symptomatisch" sind.

Die *Ätiologie der symptomatischen Formen* ist sehr vielfältig: Allgemeinkrankheiten wie Arteriosklerose(?), Diabetes, Leukämie, Alkoholismus(?) und vielleicht auch hormonale Einflüsse (Frauen erkranken häufiger als Männer) sollen eine Rolle spielen. Weiter kommen Kleinhirnbrückenwinkeltumoren, basale Aneurysmen, basale Meningitis, destruierende Prozesse an der Schädelbasis in Betracht.

Die seltene *doppelseitige Trigeminusneuralgie* ist immer *symptomatisch*. Ursachen sind vor allem basale Meningitis oder Neoplasmen der Schädelbasis. Tritt eine Trigeminusneuralgie sofort in allen drei Ästen auf, liegen meist Knochenprozesse an der Schädelbasis (Epipharynxcarcinom, Metastasen, Morbus Paget oder Tumoren des Kleinhirnbrückenwinkels) vor.

Für die drei Äste des Trigeminus muß nach folgenden lokalen Ursachen gesucht werden:

Ramus ophthalmicus: Augenkrankheiten der verschiedensten Art, vor allem Glaukom (dabei ist der Glaukomanfall selbst von der Trigeminusneuralgie zu unterscheiden!), Entzündungen der Nase, Stirnhöhle, Siebbeinzellen, Kieferhöhle, auch mechanische Irritation des Nerven nach Orbitafraktur.

Ramus maxillaris und mandibularis: Entzündung der Kieferhöhle, der Siebbeinzellen, des Mittelohres, Zahn- und Knochenkrankheiten am Ober- und Unterkiefer. Auch die Multiple Sklerose kann Ursache einer Trigeminusneuralgie sein. Die Bedeutung einer „fokaltoxischen" Wirkung von Zahngranulomen und vereiterten Tonsillen wird sicher, vor allem in einer falschen Gleichsetzung von Neuralgie und Rheumatismus, weit überschätzt.

Auf welche Weise diese Krankheitsprozesse zur Trigeminusneuralgie führen, ist nicht bekannt. Auch über Ätiologie und Pathogenese der sog. idiopathischen Trigeminusneuralgie sind vorläufig nur Vermutungen möglich.

Was den **Ort der krankhaften Funktionsstörung** betrifft, ist eine *rein periphere* Entstehung der Schmerzattacken, an die man nach der Beobachtung symptomatischer Neuralgien denken könnte, wenig wahrscheinlich: peripher bedingte Neuralgien werden nicht aus einer „Triggerzone" ausgelöst, sie sind kontinuierlich oder langsam auf- und abschwellend vorhanden, sie hinterlassen keine refraktäre Periode und sind praktisch immer mit einer Sensibilitätsstörung verbunden.

Das *corticale Repräsentationsareal* der Gesichtssensibilität kommt ebenfalls als Ort der Schädigung nicht in Betracht, da die Rinde bei der Schmerzempfindung keine nennenswerte Rolle spielt und die Attacken immer im *peripheren* Versorgungsgebiet des Trigeminus auftreten.

Viele Beobachtungen sprechen dafür, daß sich *zwischen Ganglion Gasseri und Thalamus* eine pathologische neuronale Schaltung schließt, die der Trigeminusneuralgie zugrunde liegt. Mit dem Thalamussyndrom (s. S. 98) hat die Trigeminusneuralgie die übersteigerte Schmerzreaktion schon auf leichte sensible Reize gemeinsam.

Für die Frage, welche *Krankheitsprozesse* oder strukturellen Veränderungen eine Rolle spielen könnten, kann man die Bedeutung der viel diskutierten *arteriellen Durchblutungsstörungen* nur gering einschätzen. Tatsache ist, daß cerebrale Gefäßprozesse, Carotisverschlüsse und Basilarisinsuffizienz nicht zur Trigeminusneuralgie führen. Gefäßerweiternde Maßnahmen (Medikamente, Stellatumblockade) bessern die Krankheit nicht. Andererseits sind die Schmerzattacken gerade in der Nacht selten, während sich dann durch den physiologischen Blutdruckabfall die meisten bekannten arteriellen Durchblutungsstörungen verstärken. Die Bevorzugung der rechten Seite und der häufigere Befall des weiblichen Geschlechtes wären durch Zirkulationsstörungen nicht zu erklären. Schließlich sind die Blutgefäße des Ganglion Gasseri nicht so angeordnet, daß eine elektive Ischämie nur des 2. und 3. Astes möglich wäre.

Krankheitsprozesse, die den Nucleus bzw. *Tractus spinalis trigemini* in der Medulla oder die Kerngebiete in *Brücke* und *Mittelhirn* lädieren, scheiden ebenfalls aus: Syringobulbie, Wallenberg-Syndrom, Hirnstammtumoren führen nicht zur Trigeminusneuralgie, und in den autoptisch untersuchten Fällen von Multipler Sklerose mit symptomatischer Trigeminusneuralgie waren die Plaques nicht in einem der Trigeminuskerne, sondern am *Eintritt der Wurzel* in die Brücke lokalisiert.

Soweit heute bekannt ist, sind es allein *mechanische Faktoren*, denen man mit guten Gründen eine pathogenetische Bedeutung beimessen kann: *kleine Tumoren des Kleinhirnbrückenwinkels* (nicht dagegen Neurinome der Trigeminuswurzeln selbst), Kompression des Ganglion Gasseri in seiner Durascheide an der Spitze des Felsenbeins durch Schrumpfung des Bindegewebes, Zerrung und Anpressung der Nervenfasern an der Felsenbeinkante durch Zurücksinken des atrophischen Gehirns. Auch Druck der Carotis interna gegen die Unterfläche des Ganglion Gasseri bei Defekten im Dach des Carotiskanals soll eine Rolle spielen.

Alle Theorien, die bisher nach klinischen Beobachtungen, experimentellen Untersuchungen, pathologisch-anatomischen Befunden und der Wirksamkeit verschiedener konservativer und operativer Behandlungsverfahren entwickelt worden sind, konnten immer nur einen Teil der Fälle erklären, ohne daß sie sich verallgemeinern ließen. Wahrscheinlich ist es so, daß *Funktionsstörungen an den verschiedensten Orten* in dem ausgedehnten Verlauf der afferenten Leitungsbahnen vom peripheren Nerven über Ganglion Gasseri, Nucleus und Tractus spinalis trigemini bis zum Thalamus gleichermaßen zu einer Steigerung der sensiblen Erregbarkeit führen, die sich als Tic douloureux äußert. Auf neuronaler Ebene kann man diesen als explosive kurzdauernde supramaximale gruppenartige pathologische Entladung der sensiblen Neurone mit nachfolgender Refraktärperiode beschreiben. Die vegetativen Begleitsymptome zeigen, daß nicht nur afferente, sondern auch *efferente* Impulse ausgelöst werden.

Die Annahme eines ausgedehnten pathologischen multisynaptischen Erregungskreises, in den auch zentrale Bahnen einbezogen sind, würde verständlich machen, daß operative Eingriffe an den verschiedensten Orten der sensiblen Leitung, die gleichsam einen Circulus vitiosus unterbrechen, die Trigeminusneuralgie wenigstens vorübergehend bessern oder beheben können.

Therapie

In allen Fällen soll zunächst eine *konservative Therapie* versucht werden. Wie bei jedem Schmerzzustand, ist der Erfolg auch davon abhängig, ob der Arzt die Medikamente bestimmt und überzeugend oder zögernd und mit spürbaren Vorbehalten verordnet.

Man gibt heute in erster Linie *Psychopharmaka*. In der letzten Zeit hat man gute Erfolge von *Tegretal* (3×2 Tabletten) gesehen. Bleibt eine Besserung aus, wird man *Phenothiazine* (Megaphen 100—400 mg/die, Protactyl, etwa die gleiche Dosis) oder *Phasein forte* (4—5 mg/die, cave Blutdruckhypotonie) geben, auch zusätzlich Analgetica. Die Behandlung kann durch leichte lokale Bestrahlung mit Rotlicht ergänzt werden. Nicht selten wird der Zustand wenigstens für Monate gebessert.

Opiate sind wegen der sehr großen Suchtgefahr *kontraindiziert*. Allenfalls kann man Aconit-Dispert verordnen. Die Behandlung mit Hydantoinen, die vorübergehend sehr empfohlen wurde, hat keine rationale Grundlage und ist wegen der Nebenwirkungen (Zahnfleisch, Knochenmark), vor allem aber wegen der Gefahr einer Intoxikation (Bewußtseinsstörung, cerebellare Ataxie) bei zu hoher Dosierung nicht zu empfehlen.

Die Verordnung von Vitaminpräparaten (B_1, B-Komplex, B_{12}, die oft in exorbitanten Dosen gegeben werden) ist theoretisch nicht zu begründen. Eine vorübergehende Wirkung, die man gelegentlich sieht, muß als Placeboeffekt aufgefaßt werden.

Durchblutungsfördernde Präparate (Hydergin, Dihydroergotamin, Ronicol, Complamin) bringen bei älteren Patienten manchmal eine Besserung.

Operative Maßnahmen sollen erst angewandt werden, nachdem die Möglichkeiten der konservativen Therapie erschöpft sind. Andererseits wäre es nicht vertretbar, den Leidenszustand des Patienten über Gebühr zu verlängern, wenn die medikamentöse Behandlung offensichtlich ohne den gewünschten Erfolg bleibt.

Es gibt eine große Zahl von chirurgischen Behandlungsverfahren, die an dem afferenten Leitungssystem auf verschiedenen Abschnitten von der Peripherie bis zum Thalamus angreifen. Am einfachsten ist die *Alkoholinjektion* in den betroffenen peripheren Trigeminusast. Die Wirkung hält bis maximal 2 Jahre an. Man kann die Nerven auch durchtrennen *(Exhairese)*. Die Besserung dauert länger als 1 Jahr, aber auch nur bis maximal 3 Jahre. Die durch Alkohol zerstörten oder durchschnittenen Nervenfasern regenerieren etwa im Verlaufe eines Jahres.

Weiter zentral wird der Teil des *Ganglion Gasseri*, der dem befallenen Nerven entspricht, durch Elektrocoagulation zerstört. In 50% der Fälle stellt sich ein Rezidiv ein. Zudem besteht die Gefahr, daß die motorische Portio minor des

Trigeminus mitgeschädigt wird, so daß eine Lähmung der Kaumuskeln eintritt. Da bei erfolgreicher Operation die Sensibilität für alle Qualitäten ausfällt und also auch die Hornhautsensibilität erlischt, tritt ohne Tragen einer Schutzbrille eine *Keratitis neuroparalytica* ein. Außerdem kommt es nicht selten zur Anaesthesia dolorosa (s. unten).

Gute Erfolge bringt die *Dekompression des Ganglion Gasseri* nach TAARNHOJ. Bei dieser Operation wird die Duplikatur des Tentorium cerebelli, in der sich das Ganglion befindet, eröffnet. Das Risiko liegt vor allem in einer unbeabsichtigten Schädigung des Ganglion. Rezidive sind selten. Bei idiopathischer Trigeminusneuralgie im 2. und 3. Ast wird heute am häufigsten die Operation nach SPILLER-FRAZIER ausgeführt: von temporo-basal her wird extradural die *Trigeminuswurzel* proximal vom Ganglion Gasseri *durchschnitten*. Die Operation hat von allen intrakraniellen Eingriffen zur Behandlung der Trigeminusneuralgie die geringste Mortalität.

Andere, weiter zentral angreifende Operationen werden hier nicht besprochen.

Die erwähnte *Anaesthesia dolorosa* besteht in einem brennenden, äußerst qualvollen Dauerschmerz, ähnlich der Zosterneuralgie, in dem Hautbezirk, der nach einem operativen Eingriff anaesthetisch geworden ist. Dieser Krankheitszustand ist durch weitere Operationen, selbst durch die ganz selten noch vorgenommene frontale Lobotomie, nicht zu beeinflussen.

Die Anaesthesia dolorosa, mehr aber noch die Tatsache, daß nach allen genannten Operationen, teilweise trotz Unterbrechung der Schmerzleitung, Rückfälle auftreten können, stellt ein Problem dar, das die wissenschaftliche Diskussion sehr beschäftigt. Für die Praxis bedeutet es, daß man *die Indikation zu den schmerzchirurgischen Operationen sehr streng stellen soll*, damit nicht jeder Eingriff früher oder später von dem nächst schwereren gefolgt sein muß. Zur Indikationsstellung für die Operation gehört auch, daß man sich über die *psychische Verfassung des Patienten* Rechenschaft gibt. Je atypischer die Symptomatik und je stärker die psychischen Auffälligkeiten in Richtung einer depressiven Reaktionsweise oder einer abnormen Persönlichkeit, desto weniger Erfolg darf man sich von den Operationen versprechen.

Differentialdiagnose

Dauerschmerzen im Gesicht, die mit Sensibilitätsstörungen verbunden sind, sollten nicht als Trigeminusneuralgie bezeichnet werden. Ihnen liegt *immer* ein faßbarer organischer Krankheitsprozeß zugrunde, z.B. Neurinom der Trigeminuswurzel, Carcinom der Schädelbasis, Zosterneuralgie. Brennende Gesichtsschmerzen mit Zungenbrennen sind nicht selten Ausdruck einer monosymptomatischen hypochondrischen Depression im höheren Lebensalter.

Von den übrigen Gesichtsneuralgien haben eine praktische Bedeutung die

1. Glossopharyngeusneuralgie. Anfallsweise Schmerzen in der *Tonsillengegend*, im *Zungengrund* oder *Mittelohr* mit Ausstrahlung in den Rachen, die von Geschmacksstörung und Husten begleitet sind. Sie werden durch Schlucken, Gähnen, Zungenbewegungen, besonders durch Trinken kalter Flüssigkeit, ausgelöst. Sofern sich eine Ursache findet, liegt ein chronischer Reizzustand der Tonsillen oder ein Allgemeininfekt vor. *Therapie:* lokale Oberflächenanaesthesie mit 10%igem Cocain oder Infiltrationsanaesthesie mit 1%igem Novocain.

2. **Occipitalisneuralgie** (C_2—C_3). Diese Diagnose wird viel zu häufig gestellt, wenn diffuse Hinterkopfschmerzen oder Durchblutungsstörungen der A. vertebralis vorliegen. Bei der Occipitalisneuralgie liegt meist ein leichter Dauerschmerz vor, der sich bei Kopfbewegungen akut für längere Zeit (bis zu 1 Std) verstärkt. Ursache sollen vor allem Halswirbelsäulenveränderungen sein. *Therapie:* lokale Infiltration mit Novocain.

3. Der **Zoster ophthalmicus** kann als Prodromalerscheinung und im Stadium der Zosterneuralgie einer Trigeminusneuralgie im 1. Ast ähnlich sein. Die Herpesbläschen oder ihre Residuen und die Sensibilitätsstörung werden die Diagnose immer gestatten (s. auch S. 265).

4. Bei der rheumatischen **Arteriitis temporalis,** die vor allem ältere Männer betrifft, strahlen Dauerschmerzen, die sich mit dem Pulsschlag verstärken können, in die Stirn, Schläfe oder das Ohr. Die A. temporalis ist meist verdickt, geschlängelt und pulsiert nicht. Fieberschübe, Leukocytose mit Eosinophilie, beschleunigte BSG erleichtern die Diagnose, die schon bei der ersten Untersuchung dadurch zu sichern ist, daß Kompression der Carotis die Schmerzen bessert. *Therapie:* Corticoide.

5. Die Neuralgie des parasympathischen **N. petrosus superficialis major,** der *Bing-Hortonsche Kopfschmerz,* äußert sich in Attacken von bohrenden Schmerzen in der Tiefe der Orbita, die von gesteigerter Tränen- und Nasensekretion, Rötung des Gesichts und brennenden Schmerzen in der gleichseitigen Gesichtshälfte begleitet sind. Die Schmerzen werden nicht durch äußere Reize ausgelöst. Sie setzen vorwiegend im Nachtschlaf ein und dauern 1—2 Std. Übelkeit, Erbrechen, Lichtscheu, Flimmern vor den Augen treten nicht auf. Charakteristisch ist eine Verstärkung beim Hinlegen. *Therapie:* Ergotaminpräparate.

IX. Entzündliche Krankheiten des ZNS und seiner Häute

1. Eitrige Meningitis

Die eitrige Meningitis ist eine Leptomeningitis, d.h. eine eitrige Entzündung von Pia mater und Arachnoidea. Bei bestimmten Formen ist mehr die Konvexität des Gehirns, bei anderen mehr die Hirnbasis befallen: grundsätzlich sind aber die weichen Häute von Gehirn und Rückenmark in ihrer ganzen Ausdehnung erkrankt. Der Subarachnoidealraum ist von serös-eitrigem Exsudat erfüllt. Die Entzündung ergreift regelmäßig auch die Ependymauskleidung der Ventrikel. Häufig ist die oberflächliche Hirnrinde entzündlich infiltriert. Die Hirnnerven und Rückenmarkswurzeln, die den Subarachnoidealraum durchziehen, sind vielfach ebenfalls ergriffen.

Eitererreger können auf folgende Weise in die Meningen gelangen:

a) *hämatogen-metastatisch,*
b) *fortgeleitet,*
c) durch *offene Hirnverletzung.*

Die *wichtigsten Formen* sind in Tabelle 7 zusammenfassend dargestellt. Auf eine Beschreibung der einzelnen Krankheitsbilder und -verläufe wird hier verzichtet, da das klinische Bild in aller Regel keine ätiologische Differenzierung gestattet, sondern für alle Formen der bakteriellen Meningitis sehr ähnlich ist.

Tabelle 7. *Eitrige Meningitis*

Erreger	Infektionsweg	Besondere Symptome	Verlauf	Therapie
Neisseria meningitidis (Meningococcus), gramnegativer intracellulärer Diplococcus (Meningitis epidemica)	hämatogen nach Tröpfcheninfektion und Rhinitis-Pharyngitis	50% der Fälle im Kindesalter. Unter Schüttelfrost maximaler Fieberanstieg, evtl. Krampfanfälle, punktförmige Hautblutungen. BSG ++, starke Leukocytose mit Linksverschiebung	unbehandelt → Exitus rechtzeitig behandelt → rasche Besserung	Penicillin G bis 30 Mega/die Sulfonamide 8—12 g/die Cortison i.v. 1. Tag 150 mg 2. Tag 100 mg 3. Tag 50 mg wiederholte LP. Diurese!
Diplococcus pneumoniae, grampositiv, extracellulär	hämatogen (Pneumonie), fortgeleitet (rhinogen, otogen)	„Haubenmeningitis", daher häufiger Anfälle und Lähmungen. Temperatur nicht maximal erhöht	unsichere Prognose: trotz Behandlung häufig Rezidive, Hirnabscesse	siehe oben; Behandlung lange fortführen, operative Revision des Ausgangsherdes
Staphylokokken, grampositiv	hämatogen (Osteomyelitis, Decubitalgeschwüre, Furunkel), fortgeleitet, offene Hirnverletzung			kombinierte Chemotherapie nach Resistenzbestimmung
Haemophilus influenzae, gramnegativ	hämatogen	im Kindesalter bis zu 3 Jahren		Chloramphenicol per os 200 mg/kg/die in 4 Dosen + Sulfonamide als Dauertropf-Infusion + Streptomycin 2—3 g/die
Streptokokken (haemolyticus, viridans, mucosus)	hämatogen (Erysipel, Otitis, Rhinitis, Angina)			Penicillin + Streptomycin
Listeria monocytogenes, grampositiv	hämatogen, auch diaplacentar	auch Meningo-Encephalitis. Monocytose im Blut und Liquor. Conjunctivitis, Pneumonie, Hepatitis	hohe Letalität	Tetracycline

Selten: Salmonella typhi, Brucellen, Escherichia coli (im Kleinkindesalter).

Die Differentialdiagnose wird bakteriologisch und nach den chirurgischen, otologischen und internistischen Begleitsymptomen gestellt.

a) Die **hämatogene Meningitis** entsteht bei der Generalisierung einer bakteriellen Infektion (z.B. Meningitis epidemica) oder durch Streuung aus einem chronischen Eiterherd. Die Erreger können oft in der Blutkultur nachgewiesen werden.

b) Die **fortgeleitete Meningitis** geht meist vom Mittelohr, dem Mastoid oder den Nasennebenhöhlen aus. Im Verlaufe einer akuten oder chronischen Otitis media, Mastoiditis oder Nebenhöhlen*entzündung* dringen die Erreger per continuitatem oder über eine eitrige Thrombophlebitis in den Subarachnoidealraum vor (Symptomatik der eitrigen Sinusthrombose s. S. 138).

Ein weiterer Infektionsweg ist bei Schädel- und Schädelbasis*frakturen* gegeben, zumal wenn die Dura eingerissen ist. *Prädilektionsorte* sind die Hinterwand der Stirnhöhle, die die rostrale Begrenzung der vorderen Schädelgrube ist, die Lamina cribriformis des Siebbeins und das Felsenbein. Bei diesen Verletzungen können Pneumokokken, die das Mittelohr und die Nebenhöhlen besiedeln, in den Subarachnoidealraum einwandern. Besonders groß ist die Gefahr einer traumatischen fortgeleiteten Meningitis, wenn nach dem Trauma Liquor aus dem äußeren Gehörgang abgeflossen war oder eine *Rhinoliquorrhoe* besteht. Diese ist daran zu erkennen, daß beim Aufrichten aus dem Liegen und beim Bücken seröse Flüssigkeit aus der Nase läuft. Nach Frakturen des Gesichtsschädels soll man die Patienten speziell danach fragen. Die Unterscheidung vom Nasensekret ist einfach zu treffen: dieses enthält, im Gegensatz zum Liquor, keinen Zucker und gibt also ein negatives Ergebnis bei Reduktionsproben oder Untersuchung mit Teststreifen.

Die Meningitis entsteht oft erst nach Wochen. Sie pflegt zu rezidivieren, sofern die Duradehiszenz nicht plastisch verschlossen wird. Rezidive bringen die Gefahr des Hirnabscesses oder der chronischen Arachnitis mit Verklebungen der Hirnhäute und Hydrocephalus mit sich.

Schließlich kann eine fortgeleitete Meningitis auch entstehen, wenn ein chronischer *Hirnabsceß* in die Liquorräume, gewöhnlich in die Ventrikel, durchbricht.

c) Bei **offener Hirnverletzung** gelangen Eitererreger direkt in die Liquorräume und führen sofort oder innerhalb der ersten 2 Wochen zur Hirnhautentzündung. Über traumatischen Hirnabsceß s. S. 241.

Symptomatik

In vielen Fällen beginnt die Meningitis mit einem *Prodromalstadium* von wenigen Stunden oder Tagen: Die Kranken fühlen sich matt und abgeschlagen, frösteln, klagen über Kopfweh und Gliederschmerzen und haben eine leichte Temperaturerhöhung.

Mit dem Ausbruch der vollen meningitischen Symptomatik setzen *heftigste Kopfschmerzen* ein. Rasch entwickelt sich *Nackensteifigkeit*, oft mit Opisthotonus. Bei der Untersuchung sind die Dehnungszeichen nach LASÈGUE, KERNIG und BRUDZINSKI stark positiv. Der Leib der Kranken ist eingezogen. Oft liegen sie in „*Jagdhundstellung*", d.h. in Seitenlage mit gebeugten Armen und Beinen, im Bett. Die Haut ist, besonders am Rumpf, so hyperpathisch, daß schon leichte Berührungen sehr starke Schmerzen auslösen. Auch Sinnesreize werden als quälend empfunden. Das *Bewußtsein* ist getrübt, die Patienten sind verwirrt oder delirant. In schweren Fällen vertieft sich die Somnolenz zum Koma.

Gewöhnlich besteht *Conjunctivitis* mit Lichtscheu, häufig auch febriler Herpes labialis. Die *Temperatur* ist auf 39 oder 40° erhöht, das Fieber verläuft septisch oder als Continua. Im Anfangsstadium kommt es oft zum Erbrechen. Die BSG ist stark beschleunigt. Im *Blutbild* findet sich eine erhebliche Leukocytose mit Linksverschiebung.

Fakultativ können fokale oder generalisierte *Anfälle*, Muskelzuckungen, Gliedmaßenparesen oder *Hirnnervenlähmungen* auftreten. Die Eigenreflexe sind anfangs gesteigert, später durch Befall der Wurzeln abgeschwächt oder erloschen. Gelegentlich lassen sich pathologische Reflexe auslösen.

Der *Liquor* steht unter erhöhtem Druck. Er ist trübe bis eitrig und enthält massenhaft segmentkernige Leukocyten ($\sim$10 000 bis $\sim$50 000/3) und eine starke Eiweißvermehrung in der Größenordnung von 4—8 KE. Der Liquorzucker ist unter ein Drittel des normalen Wertes, d.h. auf 20 mg-% oder weniger, abgesunken, da die Bakterien Zucker reduzieren. Auch der Chloridspiegel (normal 700—760 mg-%) ist vermindert. Dies wird z.T. auf den *Abfall der Chloride im Serum*, z.T. auf die Veränderung des *Donnan-Gleichgewichts* durch Anstieg des Liquoreiweißes zurückgeführt. Der Befund hat nur geringe diagnostische Bedeutung, da er auch bei vielen anderen neurologischen und internistischen Krankheiten erhoben wird. Im frischen Ausstrich oder der Kultur lassen sich bei unbehandelten Fällen meist die Erreger nachweisen. Bei hämatogener Meningitis werden sie auch aus der Blutkultur gezüchtet.

Therapie

Bei jeder Meningitis, selbst wenn sie makroskopisch nicht eitrig ist, soll *vor Einsetzen der Behandlung* Liquor zur bakteriologischen Untersuchung und Resistenzbestimmung sowie Blut zur Blutkultur entnommen werden. Abweichen von dieser Regel ist nur vertretbar, wenn keine Möglichkeit zur Punktion besteht und die Diagnose rein klinisch gestellt werden muß. Bei eitriger Meningitis leitet man unmittelbar nach der Liquorentnahme eine *antibiotische Behandlung* ein, die später, nach der speziellen Empfindlichkeit der Erreger, variiert wird. Uns hat sich folgendes Schema bewährt:

1. *Dauertropfinfusion* mit 3 Flaschen Tutofusin à 500 ml in 24 Std,

2. in die Infusion täglich insgesamt 30 Mega *Penicillin* und 3—4 g *Chloramphenicol*, das weit besser liquorgängig ist als die Tetracycline,

3. in schweren Fällen *Solu-Decortin* wenigstens 100 mg/die in den ersten beiden Tagen danach schrittweise Verminderung der Dosis,

4. zusätzlich pro 500 ml Infusion 1 Ampulle *Cedoxon*, da der Vitamin C-Bedarf bei akuten Infektionskrankheiten erhöht ist. Weitere Vitamine sind entbehrlich,

5. zur Entwässerung täglich eine Flasche *Sorbit*,

6. in den ersten Tagen lassen wir täglich etwa 20—100 ml Liquor ab, um durch Entfernung des Eiters die Gefahr meningealer Verklebungen zu vermindern und die Liquorproduktion anzuregen,

7. bei Bedarf gibt man zur Stützung des Kreislaufs *Novadral* i.m.

Das nach der Resistenzbestimmung gewählte Antibioticum wird 1 Woche über die Entfieberung hinaus weitergegeben. Einzelheiten der Behandlung s. Tabelle 7.

Verlauf

Setzt eine zweckmäßige Behandlung prompt ein, haben die meisten Fälle von eitriger Meningitis heute eine *gute Prognose*. Nach dem Abklingen der akuten Erscheinungen bleiben allgemeine Beschwerden wie Konzentrationsschwäche, Reizbarkeit und Schwindel für einige Wochen und Monate bestehen. Der Acusticus kann bleibende Schäden erleiden. Rezidive oder Ausgang mit schweren Defekten sind oft die Folge unzureichender Dosierung oder zu kurzer Dauer der Therapie. Die begleitende Encephalitis führt dann zu irreparablen Parenchymschädigungen. Durch meningeale Verklebungen am Ausgang des IV. Ventrikels kann ein Hydrocephalus occlusus entstehen. Manchmal bleiben auch abgekapselte Eiterungen im Subarachnoidealraum zurück, aus denen die Erreger ins Gehirn *(Hirnabsceß)* oder in den großen Kreislauf streuen.

2. Hirnabsceß

Analog zur eitrigen Meningitis entstehen Hirnabscesse a) hämatogen-metastatisch, b) fortgeleitet und c) durch offene Hirnverletzung.

a) Hämatogene Abscesse

Die hämatogenen Abscesse sind oft multipel. Sie sind bevorzugt an der schlecht vascularisierten Grenze zwischen Rinde und Mark lokalisiert, in der linken Hemisphäre häufiger als in der rechten. Sie kommen aber nicht nur im Großhirn, sondern auch im Kleinhirn vor. In der Mehrzahl der Fälle stammen die Erreger aus eitrigen *Lungenprozessen* wie Bronchiektasien oder abscedierende Pneumonie. Prinzipiell ist aber eine Einschwemmung aus jeder Körperregion möglich.

b) Fortgeleitete Abscesse

Fortgeleitete Abscesse sind in der Regel solitär. Sie gehen meist von eitrigen Entzündungen im Mittelohr, Mastoid oder den Nasennebenhöhlen aus, seltener von einer Eiterung am Kopf, z.B. Osteomyelitis oder Gesichtsfurunkel. Auch nach Schädelbasisfraktur kann sich ein Hirnabsceß einstellen. Der Infektionsweg entspricht den Verhältnissen bei der eitrigen Meningitis. *Rhinogene* Abscesse sind meist im Stirnhirn, *otogene* im Schläfenlappen oder Kleinhirn lokalisiert.

c) Offene Hirnverletzung

Bei offener Hirnverletzung gelangen pyogene Keime mit Knochenteilen oder Geschoßsplittern in die Gehirnsubstanz. Sie führen dann zum *Frühabsceß* oder zur Hirnphlegmone. Auch nach vielen Jahren, selbst nach mehreren Jahrzehnten, ist die Ausbildung eines Spätabscesses möglich. Hirnabscesse in den Hemisphären breiten sich immer in Richtung auf die inneren Liquorräume aus, da die arterielle Versorgung zum Inneren des Gehirns weit schlechter ist als nach außen.

Pathologisch-anatomisch findet man im Frühstadium eine schlecht abgegrenzte herdförmige Encephalitis. Durch Zusammenfließen kleinerer Eiterherde entsteht ein größerer Absceß. Die lokale Entzündung setzt eine mesenchymale Abwehrreaktion in Gang, bei der eine Kapsel um den Absceß gebildet wird.

Symptomatik und Verlauf sind so wechselhaft, daß man keine festen Regeln angeben kann. In *akuten* Fällen zeigt die rasche Entwicklung von Kopfschmerzen, Nackensteifigkeit, Bewußtseinstrübung und cerebralen Herdsymptomen die schnelle Ausbreitung des Abscesses und des kollateralen Ödems an. *Chronische* Abscesse führen oft zunächst zu Anfällen und anderen Herdsymptomen (Hemiparese, Hemianopsie), bevor die Zeichen des Hirndrucks zu erkennen sind. *Allgemeine Entzündungssymptome*: Fieber, Leukocytose, Beschleunigung der BSG können fehlen. Solange der Absceß nicht in die Ventrikel einbricht, zeigt der *Liquor* höchstens eine leichte Eiweißvermehrung und geringe Pleocytose.

Die *Verdachtsdiagnose* muß also aus der klinischen Beobachtung gestellt werden. Dabei achtet man vor allem auf eine zunehmende psychische Verlangsamung oder affektive Abstumpfung und — entsprechend den bevorzugten Lokalisationen — auf Gesichtsfeldeinschränkung, einseitige Abschwächung der BHR oder einseitige Störung der Bewegungskoordination (Zeigeversuch, Diadochokinese).

Das *Elektrencephalogramm*, das man beim Verdacht auf Absceß wiederholt ableitet, wird in der Regel einen Herd langsamer Wellen, bei Hirnödem auch eine Allgemeinveränderung zeigen. Die *Carotisangiographie* ergibt oft nur den Befund einer Verlagerung von Gefäßen um einen gefäßfreien Raum, bei Hirndruck eine Durchblutungsverlangsamung. Die angiographische Darstellung der Absceßkapsel wird nur selten bei Spätabscessen möglich sein.

Die *Komplikationen* des Hirnabscesses sind: eitrige Durchwanderungsmeningitis, Durchbruch in die Ventrikel mit Pyocephalus internus und akuter generalisierter Meningitis, Hirnschwellung mit Einklemmung.

Therapie. Liegt eine eitrige Meningitis vor, muß diese zunächst nach den angegebenen Regeln behandelt werden. Ist der Absceß abgekapselt, kommt nur chirurgische Behandlung in Frage, da Antibiotica nicht durch die Kapsel an den Eiterherd gelangen können. Akute Abscesse werden bis ins gesunde Gewebe hinein abgesaugt. Chronische werden entweder mit der Kapsel entfernt oder eröffnet, drainiert und mit Penicillin und Streptomycin gespült. Die allgemeine antibiotische Behandlung muß lange Zeit fortgesetzt werden.

Die *Letalität* ist hoch, 25—30%. Auch nach erfolgreicher Behandlung bleiben oft neurologische Restsymptome zurück.

3. Lymphocytäre Meningitis

Unter diesem Oberbegriff werden eine große Zahl von ätiologisch heterogenen Krankheiten zusammengefaßt. Sie verlaufen entweder akut und gutartig oder chronisch mit ungünstigerer Prognose.

a) Akute lymphocytäre Meningitis

Die ätiologische Diagnose ist schwierig, weil die Krankheitsbilder nicht für bestimmte Ursachen charakteristisch sind: Verschiedene Erreger können eine ganz ähnliche neurologische Symptomatik hervorrufen, andererseits kann derselbe Erreger zu einem breiten Spektrum von Krankheitsverläufen führen, die bald dem Bild einer Meningitis, bald dem einer Encephalitis oder Meningomyelitis entsprechen. Dies wird für die wichtigsten Formen dieser Gruppe, die Viruskrankheiten, durch Tabelle 8 (nach GRINSCHGL) erläutert.

Tabelle 8. *Krankheitsbilder bei Virusinfektionen des Nervensystems*

Lymphocytäre Meningitis:	ECHO, Coxsackie, Zentraleuropäische Encephalitis (CEE), Mumps, infektiöse Mononucleose, Polio, lymphocytäre Choriomeningitis (LCM), Zoster, Herpes simplex
Spinale Lähmungen:	Polio, CEE, ECHO, Coxsackie, Zoster
Isolierte Facialisparese:	CEE, ECHO, Coxsackie, Zoster, Polio, Mumps
Meningo-Encephalitis:	CEE, Mumps, Polio, LCM, ECHO, infektiöse Mononucleose, Zoster
Schwere Encephalitis:	CEE, LCM, Herpes simplex

Die *spezielle Diagnose* hängt ganz von eingehenden serologischen Untersuchungen ab, wenn auch allgemeine klinische Symptome gewisse Anhaltspunkte geben können. Wir werden deshalb auch hier Symptomatik und Verlauf zusammenfassend beschreiben. Die wichtigsten Fakten für die *Differentialdiagnose* sind in Tabelle 9 zusammengestellt, die anschließend kurz erläutert wird.

Symptomatik

Das *meningitische Krankheitsbild* setzt mit oder ohne Prodromalerscheinungen ein. Kopfschmerzen, Nackensteifigkeit, Nervendehnungszeichen, Conjunctivitis mit Lichtscheu und Hyperpathie des Rumpfes sind gewöhnlich schwächer ausgeprägt als bei eitriger Meningitis. Das Bewußtsein kann getrübt sein, ist aber oft voll erhalten. Anfälle und cerebrale oder spinale Herdsymptome sind nicht selten, da die Entzündung häufig auf Gehirn oder Rückenmark übergreift. Die encephalitische Beteiligung ist meist an EEG-Veränderungen zu erkennen.

Die *Temperatur* ist erhöht, erreicht aber nicht die maximale Fieberhöhe wie bei eitriger Meningitis. Der für Viruskrankheiten sonst typische zweigipflige Temperaturanstieg ist häufig nicht zu erkennen. Die BSG ist normal oder nur mäßig beschleunigt. Das Blutbild ist normal oder zeigt Leukopenie und relative Lymphocytose.

Der *Liquor* ist klar, höchstens leicht getrübt, nie eitrig. Die Pleocytose bewegt sich zwischen Werten um 50—100/3 und mehreren 1000/3 Zellen. In den ersten Tagen überwiegen polynucleäre Zellen, später Lymphocyten. Das Eiweiß ist häufig normal, seltener auf Werte bis zu 3—4 KE vermehrt. Zucker und Chloridspiegel im Liquor sind nicht erniedrigt.

Verlauf

Das schwere Krankheitsstadium dauert nur einige Tage, dann klingen die *akuten Symptome rasch wieder ab*. Danach können noch für einige Wochen leichtere Kopfschmerzen und allgemeine Leistungsschwäche bestehen bleiben. Die *Liquorpleocytose* normalisiert sich gewöhnlich in wenigen Tagen, manchmal ist eine geringe Zellvermehrung aber noch für mehrere Wochen nachweisbar. Die Eiweißwerte kehren in der Regel im Laufe einer Woche zur Norm zurück. Die *Prognose* der unkomplizierten Verläufe ist gut. Einzelheiten ergaben sich aus Tabelle 9.

Tabelle 9. *Akute lymphocytäre Meningitis*

Erreger	Besondere klinische Symptome	Labor-Diagnose
Echo-Viren	Leibschmerzen, Durchfall, Conjunctivitis, Exanthem, *auch:* gutartige Meningoencephalitis, gutartige polioähnliche Lähmungen	Isolierung aus Rachen, Stuhl und Liquor. NT*, jedoch Auswahl der Typen schwierig zu treffen
Coxsackie A	fieberhafte *Herpangina*=Bläschen auf Tonsillen, vorderen Gaumenbögen, weichem Gaumen, Uvula, Zunge mit Schluckstörungen. Appetitlosigkeit, *auch:* gutartige polioähnliche Lähmungen, Kopfschmerzen, Leibschmerzen, Erbrechen	Isolierung aus Rachenspülflüssigkeit in den ersten Tagen, aus Stuhl in den ersten Wochen. Frühzeitig NT. Antikörper steigen schon in der 2. Woche an
Coxsackie B (Bornholmsche Krankheit)	Fieber, Muskelschmerzen, *Pleurodynie* =attackenweiser, thorakaler Muskelschmerz beim Atmen, Husten, Lachen, Pressen	
Mumps	Befall anderer Organe: Parotitis (kann asymptomatisch sein), Oophoritis, Orchitis, Pankreatitis, *auch:* gutartige Meningo-Encephalitis. Pleocytose im Liquor kann wochenlang andauern	KBR* im Serum bleibt jahrelang hoch
Infektiöse Mononucleose (Erreger noch nicht identifiziert)	Fieber, Lymphknoten- und Milzschwellung, Gliederschmerzen, Angina, flüchtige Exantheme. Blutbild: starke Vermehrung monocytoider Zellen, *auch:* Encephalitis	Paul-Bunnelsche Agglutinationsreaktion
Polio	s. S. 262	Isolierung aus Faeces bis 3. Monat. KBR, NT im Serum sofort und nach 3—4 Wochen
Zoster	s. S. 264	∅
Arborviren	s. S. 245, 253	KBR, NT im Serum sofort und nach 3 Wochen. Antikörper steigen in der 1. Woche an
Lymphocytäre Choriomeningitis (sehr selten)	stets sporadisch, durch Hausmäuse übertragen. Langes Prodromalstadium: Müdigkeit, Muskel-, Kreuz-, Halsschmerzen, lange Rekonvaleszenz, *auch: schwere* Meningo-Encephalitis mit Bewußtseinstrübung und Myoklonien	Isolierung im Liquor und Blut. KBR im Serum: Anstieg 3.—4. Woche. NT im Serum: Anstieg 7.—8. Woche. Titer
Herpes simplex (selten)	*auch:* schwere nekrotisierende Einschlußkörper-Encephalomyelitis, oft tödlich	Isolierung aus Rachen, Speichel, Stuhl (2—3 Wochen). NT, KBR ab 4. Tag, Titeranstieg bis 2.—3. Woche
Adenoviren	Fieber, Pharyngitis, Rhinitis, Conjunctivitis, Keratoconjunctivitis epidemica, Lymphknotenschwellung, Exantheme, atypische Pneumonie	KBR und NT im Serum

Tabelle 9. (Fortsetzung)

Erreger	Besondere klinische Symptome	Labor-Diagnose
Meningismus bei anderen Infektionskrankheiten s. S. 246		
Sympathische Meningitis s. S. 245		
Leptospiren	schubweiser Fieberverlauf, BSG stark beschleunigt, hohe Leukocytose, Ikterus (auch anikterisch), nephritischer Harnbefund mit Rest-N-Anstieg. Conjunctivitis, Exanthem der Mundschleimhaut, *auch:* Meningo-Encephalitis und Myelitis	KBR, Agglutinations-Lysis-Reaktion

* NT = Neutralisationstest, KBR = Komplementbindungsreaktion. Ob im Einzelfall außer der KBR auch der NT durchgeführt wird, hängt von den Gegebenheiten des Laboratoriums ab.

Ursachen

1. **Nicht primär neurotrope Viren** befallen fakultativ im Generalisationsstadium die Meningen: im Spätsommer und Herbst besonders Echo- und Coxsackie-Viren, ferner sehr häufig (in etwa 30—50% der Krankheitsfälle) das Mumps-Virus, seltener die Viren von Varicellen und Masern, der Erreger der infektiösen Mononucleose und einige Adeno-Viren.

2. **Primär neurotrope Viren** können außer zu den bekannten, charakteristischen Krankheitsbildern, die weiter unten beschrieben sind, auch nur zu einer akuten oder subakuten lymphocytären Meningitis führen: Polio-, Zoster-, Arbor-Viren und das sehr seltene Virus der lymphocytären Choriomeningitis.

Über die *serologische Diagnose* s. Tabelle 9. Die Identifizierung des Virus durch KBR und Neutralisationstest setzt die Feststellung eines Titeranstiegs beim Vergleich von zwei Werten voraus. Die erste Untersuchung soll sofort nach der Erkrankung erfolgen.

3. Nach Punktionen, Encephalographie und operativen Eingriffen am ZNS findet man gewöhnlich für 1—3 Wochen eine leichte *Reizpleocytose* ohne besondere Beschwerden. In manchen Fällen kommt es darüber hinaus zu einer akuten aseptischen lymphocytären Meningitis mit stärkerer Pleocytose bis zu einigen 1000/3 Zellen und leicht erhöhten Eiweißwerten. Diese **Reiz- oder Fremdkörpermeningitis** führt auch zu Nackensteife, Krankheitsgefühl und leichter Temperaturerhöhung. Die *Diagnose* ergibt sich aus dem zeitlichen Zusammenhang. Die Reaktion klingt in 2—3 Wochen wieder ab. Sobald ohne artefizielle Blutbeimengung bei der Punktion segmentkernige Zellen auftreten, besteht Verdacht auf eine Infektion der Liquorräume.

4. Bei entzündlichen Prozessen in unmittelbarer Nachbarschaft der Liquorräume tritt eine abakterielle Hirnhautreizung auf, die man als **sympathische Meningitis** bezeichnet. Sie kann akut oder schleichend einsetzen. Die Pleocytose (polynucleäre und Lymphocyten) beträgt höchstens einige 100/3 Zellen, das Eiweiß ist normal. Erreger lassen sich im Liquor nicht nachweisen. Die meningitischen Zeichen sind nur gering ausgeprägt. Der *Verdacht* auf sympathische Meningitis

Tabelle 10. *Chronische lymphocytäre Meningitis*

Krankheit u. Erreger	Besondere klinische Symptome	Labor-Diagnose
Chronische lymphocytäre Meningitis unbekannter Ätiologie, s. S. 247		
Boecksche Sarkoidose	Hirnnervenlähmungen, auch Opticussymptome, Hydrocephalus, Hirnstamm-Symptome, Diabetes insipidus. Mit und ohne Lungenherde, Milzvergrößerung, Sarkoid der Haut, Uveitis, Chorioretinitis, conjunctivale Knötchen	Mantoux-Reaktion bis 1:100 negativ. Röntgenaufnahmen der Lungen (und Hände und Füße), Lymphknoten- oder Leberbiopsie
Tbc-Meningitis (Mycobacterium tuberculosis)	s. S. 248	Bakteriennachweis im Liquor: mikroskopisch, durch Kultur oder Tierversuch, Liquorzucker und -chloride erniedrigt
Toxoplasmose (Toxoplasma gondii)	s. S. 255	Sabin-Feldmann-Test ab 1:1024, gleichzeitig KBR + 1:10 oder höher, selten Parasitennachweis im Liquor
Pilzmeningitiden (Cryptococcus neoformans, Coccidioides immitis, Actinomyces u. a.)	meist granulomatöse basale Meningitis mit Hirnnervenlähmungen, selten Konvexitätsmeningitis mit Anfällen, Paresen oder anderen Herdsymptomen. Rezidivierender Verlauf, häufig Fieber. Liquor: entzündlich *mit erniedrigtem Zucker*. Auch Haut- und Lungenmanifestationen	Pilznachweis im Liquor: mikroskopisch oder durch Kultur, KBR+, Hauttests
Cysticerkose (Cysticercus cellulosae, Finne von Taenia solium)	Vorwiegend bei Erwachsenen, 5—20 Jahre nach Aufnahme der Tänieneier. *Lokalisation:* basale C.-Meningitis, IV. Ventrikel, Großhirn. *Symptome:* Hirnnervenlähmungen, psychische Veränderungen (Demenz, Korsakow, delirante, depressive Zustände), epileptische Anfälle, Hirnstammsymptome, Hirndruckkrisen, Hydrocephalus, evtl. Stauungspapille. Multiple Verkalkungen im Röntgenbild. Wechselhafter, oft jahrzehntelanger Verlauf	Entzündlicher Liquorbefund mit eosinophilen Zellen, Zucker erniedrigt, KBR mit C. cellulosae-Antigen im Blut und Liquor

ist immer dann gegeben, wenn BSG, Blutbild und Elektrophorese einen akuten oder chronischen entzündlichen Prozeß anzeigen, oder wenn Beschwerden und Liquorveränderungen nicht rasch wieder abklingen. Man wird dann besonders die Ohren, Nebenhöhlen und die Schädelbasis untersuchen. Differentialdiagnostisch muß auch ein Hirnabsceß ausgeschlossen werden.

5. Im akuten Stadium vieler Infektionskrankheiten kommt es, besonders bei vegetativ labilen Kindern, zum **Meningismus** mit leichten klinischen Symptomen und geringen entzündlichen Liquorveränderungen. Er beruht nicht auf hämatogener Infektion der Meningen.

6. Die akute lymphocytäre Meningitis gehört auch zu den Manifestationen der verschiedenen **Leptospirosen**. Die Krankheiten treten besonders im Sommer und Herbst auf. Die Verdachtsdiagnose liegt nahe, wenn eine nicht eitrige Meningitis unter Fieber und Leukocytose mit starker Beschleunigung der BSG und weiteren internistischen Symptomen auftritt, die in Tabelle 9 angegeben sind.

Therapie

Bei den Viruskrankheiten ist eine spezielle Behandlung nicht möglich. Die Patienten halten Bettruhe ein und erhalten bei Bedarf Analgetica und Butazolidin. Liegen encephalitische oder myelitische Symptome vor, kann man Glucocorticoide geben (z.B. Decortilen, 3×2 Tbl. à 6 mg oder Soludecortin i.v. 50 bis 100 mg/die). Für die übrigen Formen richtet sich die Behandlung nach der Grundkrankheit.

b) Chronische lymphocytäre Meningitis

Beschwerden und Symptomatik entwickeln sich schleichend. Die Patienten klagen über Kopfschmerzen, Konzentrationsschwäche und allgemeine Leistungsminderung. Regelmäßig treten *Hirnnervenlähmungen* oder *encephalitische* und *myelitische Symptome* auf. Unter diesen stehen extrapyramidale Bewegungsstörungen, Ataxie, Blickparesen, Paraparesen der Beine mit querschnittsförmiger Gefühlsstörung und Blasenstörungen an erster Stelle. Seltener kommen Anfälle und Mono- oder Hemiparesen vor. Diese Symptome beruhen teils darauf, daß der entzündliche Prozeß auf das Nervenparenchym übergreift, teils auf sekundären Gewebsschäden durch endarteriitische Veränderungen. *Nackensteife* und Nervendehnungszeichen sind *nur angedeutet* oder fehlen.

Das *EEG* zeigt häufig eine Allgemeinveränderung mit Herdbefunden. Der *Liquor* enthält eine lymphocytäre Pleocytose von einigen 100/3, seltener 1000/3 Zellen. Das Eiweiß ist oft auf 3—4 KE vermehrt. Die Temperatur ist normal oder nur gering erhöht. Die übrigen internistischen Befunde werden von der Grundkrankheit bestimmt (s. Tabelle 10). Oft sind sie unauffällig.

Der *Verlauf* ist chronisch fortschreitend mit wiederholten Exacerbationen. Nach Absetzen der Therapie (s. unten) kommt es häufig zu Rezidiven. Oft bildet sich im Laufe der Krankheit ein Hydrocephalus aus. Man muß mit Defektheilungen rechnen, letale Verläufe sind nicht selten.

Ursachen

1. Viele Fälle bleiben auch bei eingehender klinischer, bakteriologisch-serologischer und selbst pathologisch-anatomischer Untersuchung *unaufgeklärt*. Bei dieser „chronischen lymphocytären Meningitis unbekannter Ätiologie" wird man mit ACTH oder über längere Zeit mit Corticoiden behandeln. Dabei kommt es häufig zu einer Besserung, die aber nicht immer von Dauer ist.

2. Die **Boecksche Sarkoidose** führt in manchen Fällen zu einer basalen Meningoencephalitis. Die Granulome, die immer um Blutgefäße angeordnet sind, finden sich in den basalen Meningen und im Höhlengrau des III. Ventrikels. Entsprechend sind die führenden Symptome: Hirnnervenlähmungen, Opticusausfälle und Hydrocephalus. Gelegentlich kommt es zum *Diabetes insipidus*. Corticale Lokalisation mit Anfällen und Paresen ist äußerst selten. Die Krankheit *verläuft*

meist chronisch mit Remissionen. Die *Diagnose* ist nicht schwierig, wenn gleichzeitig die typischen Manifestationen in Lungen, Milz, Haut, Augen und Knochen vorliegen. Es gibt aber auch eine isolierte Meningoencephalitis beim Morbus Boeck. Zur *Behandlung* gibt man Corticoide.

3. Die chronische Meningoencephalitis und Meningomyelitis bei **Mykosen** und bei **Cysticerkenbefall** wird meist verkannt, weil man zu wenig an diese ätiologische Möglichkeit denkt. Symptomatik und Diagnose s. Tabelle 10.

4. Die **tuberkulöse Meningitis** und die Meningoencephalomyelitis bei **Toxoplasmose** werden gesondert besprochen. Sie sollen bei chronischer, nicht eitriger Meningitis stets mit in die differentialdiagnostischen Überlegungen einbezogen werden.

4. Meningitis tuberculosa

Die tuberkulöse Meningitis ist auch heute noch häufig. Sie wird aber in vielen Fällen nicht oder zu spät diagnostiziert. Die Krankheit tritt bei Kindern *und* Erwachsenen auf. Die Meningen werden stets sekundär von einer Organtuberkulose aus hämatogen befallen. Besonders bei Kindern ist die Meningitis oft Teilsymptom einer Miliartuberkulose, bei Erwachsenen gelingt es häufig nicht, den Primärherd zu finden. Die Diagnose darf deshalb nicht von einem positiven Lungenbefund abhängig gemacht werden.

Pathologisch-anatomisch findet man die schwersten Veränderungen an den *Meningen der Hirnbasis* und des *Rückenmarks*. Diese sind von einem grauen, gelatinösen Exsudat bedeckt, das vor allem die basalen Zisternen ausfüllt und die Hirnnerven und Rückenmarkswurzeln umgibt. Es enthält nur wenig spezifisches Granulationsgewebe. Die Arterien zeigen eine *Panarteriitis* oder sekundäre Intimaproliferation, ähnlich der Heubnerschen Endarteriitis. Die Gefäßveränderungen können zu ischämischen Nekrosen im Hirnstamm und Rückenmark führen. Dagegen findet sich im Hirn- und Rückenmarksgewebe selbst nur selten tuberkulöses Granulationsgewebe. *Isolierte Tuberkulome*, die sich als raumfordernder Prozeß im Kleinhirn oder in der Brücke entwickeln, gehören zu den *Raritäten*. Die Meningen der Konvexität sind nur diffus grau getrübt.

Symptomatik

Die Krankheit setzt meist, aber nicht immer, mit einem tage- bis wochenlangen *Prodromalstadium* ein. Kinder werden durch Unlust, Verstimmbarkeit und Appetitlosigkeit auffällig, Erwachsene klagen mehr über Kopfschmerzen und allgemeine Leistungsminderung.

Die *meningitischen Symptome* setzen meist schleichend, bei klarem Bewußtsein, unter langsamem Temperaturanstieg ein, selten akut, unter Bewußtseinstrübung und hohem Fieber. Entsprechend der Lokalisation des Prozesses sind *Hirnnervenlähmungen* und spinale Wurzelsymptome besonders charakteristisch. Am häufigsten ist der äußere und innere Oculomotorius betroffen, es kommen aber auch Lähmungen der anderen Augenmuskeln, Facialisparesen und in schweren, fortgeschrittenen Fällen Lähmungen der caudalen Hirnnerven vor. Durch arachnitische Verklebungen in der Chiasmagegend kann sich eine *Stauungspapille* mit sekundärer Atrophie, aber auch eine primäre *Opticusatrophie* entwickeln. Anfälle und Hemiplegie sind seltener. Durch Befall der Wurzeln erlöschen häufig die *Eigenreflexe*. In 20% der Fälle sollen sich an der Peripherie des Fundus Chorioidealtuberkel finden.

Laboratoriumsbefunde

Der *Liquor* ist in der Regel klar und steht unter erhöhtem Druck. Er enthält eine leichte bis mittlere lymphocytäre Pleocytose in der Größenordnung von 300—500/3 Zellen (Streuung zwischen ∼50/3 und ∼1000/3). Das Gesamteiweiß ist manchmal nur gering, in der Regel auf 3—5 KE, vermehrt. Das Auftreten des sog. *Spinnwebgerinnsels*, eines Eiweißniederschlages nach längerem Stehen des Liquors, ist keinesfalls beweisend für die Diagnose, da es auch bei anderen Meningitiden vorkommt. Es kommt ihm aber für die mikroskopische Untersuchung insofern eine Bedeutung zu, als in ihm der Bakteriennachweis leichter gelingt.

Der *mikroskopische Erregernachweis* aus dem Liquorsediment erfordert wegen der meist nur geringen Anzahl der Bakterien eine sehr gründliche Durchmusterung. Aber auch dabei gelingt er manchmal nicht. Man soll deshalb stets *vor Einsetzen* der Behandlung auch einen Kultur- und Tierversuch ansetzen. Da dessen Ergebnis aber erst nach mehreren Wochen feststeht, muß die *Diagnose* nicht selten *ohne Erregernachweis* gesichert werden. Ein wichtiges, wenn auch nicht pathognomonisches Zeichen ist die *Verminderung des Liquorzuckers*, der von den Tuberkelbakterien, wie von anderen Bakterien auch, reduziert wird. Verwertbar ist nur ein Zuckerspiegel unter 30 mg-% bei normalem Blutzucker. Auch die Chloride sind auf Werte unter 600 mg-% vermindert. Dieser Befund ist jedoch, wie auf S. 240 begründet, weniger verläßlich.

Das *Blutbild* ist meist nur wenig entzündlich verändert, die BSG mäßig beschleunigt.

Verlauf

Unbehandelt nimmt die Krankheit einen fatalen Verlauf: Durch *Verklebung* der Foramina Luschkae und Magendii entwickelt sich ein Hydrocephalus occlusus mit Hirnatrophie und Gefahr der Einklemmung, durch Granulationsgewebe und Verklebungen in den spinalen Häuten wird das Rückenmark komprimiert. Die *Behinderung der Liquorpassage* zeigt sich oft schon durch einen starken Anstieg der Eiweißwerte auf 10 KE und mehr an, bevor klinisch die Zeichen des Hirndrucks oder der Querschnittslähmung erkennbar sind. In diesen Fällen ist die vergleichende SOP und LP dringend indiziert, um festzustellen, auf welchem Niveau der Liquorabfluß behindert ist. Unter Umständen wird man eine Gasmyelographie oder Pneumencephalographie durchführen. Die *Lokaldiagnose* muß rasch gestellt und eine spezielle Therapie unverzüglich eingeleitet werden, weil sonst diese sekundären Komplikationen zu irreparablen Schäden führen.

Therapie

In der Behandlung werden oft zwei schwerwiegende Fehler gemacht: 1. Die antibiotische Behandlung wird begonnen, bevor Liquor zur bakteriologischen Untersuchung mit Kultur- und Tierversuch entnommen ist. Schon nach *einer* Streptomycininjektion sinken aber die Aussichten ganz erheblich, später jemals Erreger nachzuweisen. 2. Häufig werden die Medikamente auch zu niedrig dosiert und zu kurze Zeit gegeben. Spricht der klinische und Liquorbefund für eine tuberkulöse Meningitis, führen wir eine Behandlung nach dem *folgenden Schema* durch:

1. *PAS-Infusionen* (täglich 1 Flasche à 24 g). Die Infusionen werden über Monate fortgesetzt. Treten allergische Symptome auf, gibt man 12 g PAS-Granulat am Tag.

2. *Didrothenat*, 2 g i.m. täglich, nach der Entfieberung 1 g/die, später jeden zweiten Tag, insgesamt etwa 60 g.

3. *Rimifon* per os, 500 mg/die.

4. Nach Erreichen der vollen Streptomycindosis kann man vorübergehend *Cykloserin* 4 Tabletten à 250 mg/die geben.

Bei sehr schweren Fällen, namentlich dann, wenn nach dieser Behandlung ein Rückfall mit Verschlechterung des klinischen und Liquorbefundes eintritt, haben wir mit gutem Erfolg eine *intrathecale Behandlung* durchgeführt: 50 mg Rimifon/die, fortgesetzt bis zur klinischen Besserung. Sobald ein rascher Anstieg der Eiweißwerte drohende meningeale Verklebungen anzeigt, geben wir zusätzlich *intrathecal Solu-Decortin-H* in der Dosierung von 10 mg zweimal pro Woche. In Ausnahmefällen muß man sich beim Hydrocephalus occlusus zur druckentlastenden Ventrikelpunktion entschließen.

Differentialdiagnose

1. Die chronische lymphocytäre Meningo-Encephalitis beim *Morbus Boeck* kann eine ähnliche klinische und Liquorsymptomatik machen. Hier ist aber der Liquorzucker nicht vermindert, und die Tuberkulinreaktion ist negativ.

2. Schwierig ist die Abgrenzung von den seltenen *Pilzinfektionen der Meningen*, da bei diesen auch der Zucker reduziert ist. Die Differentialdiagnose wird nach den Laboruntersuchungen (s. Tabelle 10) und ex juvantibus entschieden, da die antibiotische Behandlung hier ohne Erfolg bleibt.

3. Dasselbe gilt für die *chronische lymphocytäre Meningitis* unbekannter Ätiologie.

4. Primäre und metastatische *Neoplasmen der Schädelbasis* können durch eine sympathische Meningitis mit Hirnnervenlähmungen bei erhöhter BSG ein ähnliches Krankheitsbild hervorrufen wie die tuberkulöse Meningitis. Man orientiert sich an den Röntgenuntersuchungen, die aber nicht verläßlich sind, gegebenenfalls an der Tumoranämie, den lokalen Schmerzen bei geringem Meningismus und schließlich daran, daß die tuberkulostatische Therapie ohne Wirkung bleibt.

5. Encephalitis

Die meisten Encephalitiden sind durch Viren verursacht. Man unterscheidet hier zwei große Gruppen:

a) *Primäre Virus-Encephalitis*. Bei dieser sind Gehirn und Rückenmark direkt von den Erregern befallen. Die entzündlichen Infiltrate finden sich vorwiegend in der grauen Substanz, so daß es sich pathologisch-anatomisch um eine *Polio-Encephalitis* handelt.

b) *Para- und postinfektiöse Encephalitis* und Encephalomyelitis. Sie wird als allergische Reaktion des Gehirns *ohne* direkten Befall durch die Erreger angesehen. Pathologisch-anatomisch findet man *perivenöse* Herde vorwiegend in der weißen Substanz.

Encephalitiden durch andere Erreger spielen zahlenmäßig eine ganz untergeordnete Rolle.

a) Primäre Virus-Meningoencephalitis

Die Morbidität an Encephalitis hat in der jüngeren Zeit in Mitteleuropa zugenommen. Man hat nachweisen können, daß sich Erreger, die früher fast ganz auf bestimmte fernere geographische Regionen beschränkt waren, auch in unsere Gegend ausgebreitet haben. Dies gilt besonders für bestimmte Typen der *Arbor-Viren*. Gleichzeitig werden auch häufiger als früher schwere Krankheitsverläufe beobachtet, namentlich solche mit epileptischen Anfällen.

Wie bei den Meningitiden, läßt sich aus dem klinischen Bild nur selten eine ätiologische Diagnose stellen. Selbst bei wiederholter sorgfältiger serologischer Untersuchung im akuten Krankheitsstadium gelingt es oft nicht, den Erreger zuverlässig nachzuweisen. Deshalb werden Symptomatik, Verlauf, Therapie und Prognose wiederum *zusammenfassend* beschrieben. Anschließend sind die ätiologischen Möglichkeiten stichwortartig zusammengestellt.

Symptomatik

In $^3/_4$ der Fälle, die in unserer Klinik beobachtet wurden, setzten die Symptome akut aus voller Gesundheit ein und erreichten bereits am ersten Krankheitstag ihren Höhepunkt. In 8% traten schwere psychische Veränderungen, Anfälle oder Lähmungen sogar mit der Plötzlichkeit eines apoplektischen Insultes auf. Nur bei einer kleinen Zahl war ein zweiphasiger Verlauf zu erkennen, in dem sich ein Prodromalstadium mit allgemeinen Krankheitssymptomen, ein kurzes Intervall und der subakute Ausbruch der encephalitischen Symptomatik abgrenzen ließen.

Die *Kardinalsymptome* der Encephalitis sind:
1. psychische Veränderungen,
2. Anfälle,
3. neurologische Herdsymptome,
4. EEG-Veränderungen im akuten Stadium.

Der Liquor ist oft, aber nicht immer, pathologisch verändert.

1. Psychische Veränderungen. Die Mehrzahl der Kranken ist *bewußtseinsgetrübt*. Dabei werden alle Schweregrade von leichter Verhangenheit oder Benommenheit über Sopor (= schwer erweckbare Schläfrigkeit) bis zum Koma (= unerweckbare Bewußtlosigkeit) beobachtet. In fast der Hälfte der Fälle tritt im akuten Krankheitsstadium eine *exogene Psychose* auf. Diese kann zu Anfang das Krankheitsbild so beherrschen, daß die Verdachtsdiagnose einer Encephalitis nicht gestellt wird. Die Patienten sind bald erregt, expansiv, motorisch unruhig und, unter Verkennung der Umgebung, aggressiv, bald sind sie verwirrt, desorientiert und delirant. Halluzinationen sind selten.

Auch die Kranken, die keine schwere Bewußtseinsstörung oder Psychose haben, sind durch Verlangsamung, Antriebsmangel, affektive Gleichgültigkeit oder Verstimmbarkeit psychisch auffällig.

2. **Anfälle,** fokale mehr als generalisierte, sind ein häufiges Initialsymptom. Sie können sich zum *Status epilepticus* steigern, mit dem die Krankheit in 10% unserer Fälle begann.

3. **Die neurologischen Herdsymptome** werden vom lokalisatorischen Schwerpunkt des entzündlichen Prozesses bestimmt. Ist mehr der *Hirnmantel* befallen, treten Mono- oder Hemiparesen, corticale Blicklähmungen, Sprachstörungen, Apraxie u. ä. neurologische Störungen auf. Bei *Hirnstamm-Encephalitis* sind einseitige oder doppelseitige Myoklonien besonders charakteristisch. Sie sind von cerebellaren oder extrapyramidalen Bewegungsstörungen, Nystagmus, Blicklähmungen oder Blickkrämpfen begleitet. Nicht selten besteht primär ein akinetisches Parkinson-Syndrom. Auch *Rückenmarkssyndrome* der verschiedensten Art (s. Kapitel II, 6) können vorkommen. Nackensteifigkeit fehlt oder ist nur gering.

4. **Das EEG** ist im akuten Stadium immer pathologisch. Entsprechend der fluktuierenden Bewußtseinstrübung findet man eine wechselnd schwere *Allgemeinveränderung*, bei der Hälfte der Fälle Herdbefunde, gelegentlich auch krampfverdächtige Abläufe. Ein normales EEG im *akuten* Krankheitsstadium spricht entschieden gegen die Diagnose einer Encephalitis.

Liquorveränderungen sind nicht obligat. Häufig besteht eine leichte Pleocytose um 30—100/3 und geringe bis mäßige Eiweißvermehrung (1,5—3 KE). Stärkere entzündliche Veränderungen sind selten. Oft ist der *Liquorzucker* erhöht. Die Ursache dafür ist nicht bekannt. Bei Arborvirus-Encephalitis wird eine Phasenverschiebung zwischen dem Anstieg der Zellzahl und der Eiweißwerte beobachtet, wie sie für die Polio bekannt ist.

Allgemeinsymptome. Die Körpertemperatur ist meist erhöht. Bei einigen Arten bestehen initial katarrhalische Erscheinungen, Exantheme oder Gelenkschwellungen. Blutbild und BSG können normal sein.

Pathologisch-anatomisch findet man entzündliche Infiltrate vor allem in der grauen Substanz des Hirnmantels und im Hirnstamm, in schweren Fällen das Bild einer hämorrhagischen nekrotisierenden Encephalitis.

Therapie

Eine spezielle Behandlung ist noch nicht bekannt, γ-Globulin ist nicht wirksam. Man gibt Butazolidin und ACTH (40 E/die in 500 ml EL 5) oder Solu-Decortin bzw. Corticoide per os unter dem Schutz von Antibiotica, die der Infektionsprophylaxe dienen. Bei schweren Verläufen ist eine Infusionsbehandlung zur ausreichenden Zufuhr von Flüssigkeit und Mineralien angezeigt (z. B. 1500 ml Tutofusin/die). Dauert die Bewußtlosigkeit länger als 24 Std an, wird eine Tracheotomie durchgeführt.

Verlauf

Bei vielen Kranken bessern sich das klinische Bild und der EEG-Befund innerhalb weniger Tage, bei andern nimmt die Krankheit einen *wechselhaften Verlauf* über viele Wochen. Für die schweren Formen (zentraleuropäische Encephalitis, Herpes simplex-Encephalitis) wird eine *Letalität* bis zu 25% angegeben.

Eine Virusencephalitis kann klinisch völlig ausheilen, nicht selten hinterläßt sie aber ein psychoorganisches Syndrom oder affektive und Verhaltensstörungen. *Symptomatische Epilepsie* stellt sich nicht ein, auch dann nicht, wenn im akuten Krankheitsstadium Anfälle aufgetreten waren.

Differentialdiagnose

1. Bei akutem Beginn mit neurologischen Symptomen vermutet man zunächst eine *Hirnembolie* oder *Carotisthrombose*. Gegen diese Diagnose sprechen: normaler Herzbefund, schwere andauernde Bewußtseinsveränderung, produktive exogene Psychose, ausgedehnte EEG-Veränderungen, entzündlicher Liquor und Fieber. Die Sinusthrombose (s. S. 136) ist klinisch schwierig abzugrenzen. In zweifelhaften Fällen muß man angiographieren.

2. Bei subakutem Verlauf und geringeren psychischen Veränderungen muß, zumal bei Beginn mit Anfällen im mittleren Lebensalter, ein *Tumor* ausgeschlossen werden. Dies ist klinisch oft schwierig, so daß man eine Kontrastuntersuchung vornehmen muß. Da eine Seitenlokalisation in diesen Fällen meist möglich ist, wird man der weniger eingreifenden Angiographie den Vorzug geben.

3. Eine *Intoxikation* läßt sich nach der schweren, auch herdförmig betonten EEG-Veränderung, durch den entzündlichen Liquor und oft durch den Verlauf ausschließen. Bei entsprechendem Verdacht wird der Urin auf toxische Pharmaka untersucht.

4. Stehen psychische Symptome im Vordergrund, reicht die Skala der differentialdiagnostischen Möglichkeiten von *psychogenen Verhaltensweisen* bis zur *akuten katatonen Schizophrenie*. Die psychopathologische Abgrenzung kann hier nicht erörtert werden. Die wichtigsten Unterscheidungsmerkmale sind die Bewußtseinstrübung und die begleitenden körperlichen Symptome.

Ätiologie

Für die serologische Diagnostik wird man folgende Möglichkeiten berücksichtigen:

1. *Arborviren* (zentraleuropäische Encephalomyelitis, russische Frühjahrs-Sommer-Encephalitis): Übertragung durch Zecken oder Mücken, auch durch ungekochte Milch, Erkrankungsgipfel zwischen Mai und Oktober, zweiphasiger Verlauf, Meningo-Encephalitis mit Fieber und Leukocytose. Einzelheiten s. Tabelle 9.

2. *Echoviren*
3. *Coxsackie-Viren*
4. *lymphocytäre Choriomeningitis* und
5. *Herpes simplex*-Virus

} s. Tabelle 9

Viele Fälle bleiben unaufgeklärt.

b) Parainfektiöse Encephalomyelitis

Sie tritt im bestimmten zeitlichen Zusammenhang mit akuten Viruskrankheiten auf, die nicht primär das Nervensystem betreffen. Nach Pocken- und Rabies-Schutzimpfung wird ein ähnliches Krankheitsbild beobachtet. Ätiologie, zeitlicher Ablauf und Prognose sind in Tabelle 11 zusammengefaßt.

Symptomatik

Die Symptomatik einschließlich der EEG- und Liquorbefunde ist der bei primärer Virusencephalitis sehr ähnlich; bei den parainfektiösen Formen sind *cerebellare* Symptome besonders häufig. Die *Krankheitsdauer* beträgt gewöhnlich nur wenige Wochen, der Verlauf kann sich im Einzelfall aber auch über Monate erstrecken. Die *Prognose* ist bei den meisten Fällen gut. Selten bleiben Defektsymptome zurück: pyramidale und extrapyramidale Bewegungsstörungen, Strabismus, psychoorganisches Syndrom und bei Kindern affektive und Verhaltensstörungen.

Tabelle 11. *Parainfektiöse Encephalomyelitis*

Ursache	Latenz	Besondere Symptome und Prognose
Masern	3.—4. Tag nach Exanthem (auch 2—10 Tage und länger)	Häufigkeit 1:1000 Fälle. Letaler Ausgang am 1.—3. Tag in etwa 10%, etwa 50% Defektheilungen
Röteln	2.—5. Tag nach Exanthem (selten 19.—33. Tag)	letaler Ausgang am 1.—4. Tag in 6—10%, sonst gute Prognose
Windpocken	3.—4. Tag nach Hauteruptionen (selten 5.—15. Tag)	gute Prognose
Pfeiffersches Drüsenfieber	vor, mit oder kurz nach den Drüsenschwellungen	gute Prognose
Pockenschutzimpfung	11.—12. Tag nach der Impfung (8—15 Tage)	häufiger bei Erstimpfung, besonders nach dem 2. Lebensjahr. Häufigkeit 1:100000. Symptome: Meningo-Encephalitis, Myelitis, Polyradiculitis. Letalität um 50%, Defektsymptome in 10%
Rabies-Schutzimpfung	13.—15. Tag nach der Injektion	allgemeine Prodromie, dann Meningomyelitis, auch Landry-Verlauf. Letalität ~25%

Pathogenese

Das Auftreten der Encephalomyelitis hängt nicht von der Schwere der Grundkrankheit ab. Bei den tödlich verlaufenen Fällen hat man Viren im ZNS nicht nachweisen können. Die regelhafte zeitliche Bindung an den Ausbruch der Grundkrankheit und die pathologisch-anatomischen Befunde haben zu der Auffassung geführt, daß diesen zentralnervösen Komplikationen eine *allergische Reaktion* zugrunde liege. Einzelheiten über die Art des Antigens oder den Mechanismus der Reaktionen sind noch nicht bekannt.

Pathologisch-anatomische Befunde

Wenn die Krankheit länger als 3 Tage gedauert hat, bietet sie das charakteristische Bild einer *perivenösen Encephalitis* vorwiegend der weißen Substanz. Subcortical in den Großhirnhemisphären, im Hirnstamm, Kleinhirn und Rückenmark finden sich *disseminiert* kleine *Entmarkungsherde*, die jeweils um erweiterte Venen oder Capillaren angeordnet sind. Reaktiv kommt es zur Gliawucherung. Die Gliazellen sind, als Zeichen der Phagocytose, mit Lipoidsubstanzen beladen. Das Bild zeigt gewisse Ähnlichkeiten mit der Multiplen Sklerose.

c) Toxoplasmose

Etwa die Hälfte — in ländlichen Gegenden bis zu 80% — der Bevölkerung sind in Deutschland mit Toxoplasma gondii durchseucht. Die *Übertragung* geschieht durch Kontakt mit Hunden, Katzen, Kaninchen und Mäusen, aber auch durch Genuß von rohem Fleisch und ungekochter Milch, vermutlich auch von Mensch zu Mensch. Die meisten Infektionen verlaufen inapparent. Die Protozoen werden dann in der Cystenform oder in den charakteristischen sog. *Pseudocysten* beherbergt: Dies sind Zellen der verschiedensten Organe, in denen die Toxoplasmen in großer Zahl angesammelt sind und sich durch Zweiteilung vermehren. Unter besonderen Bedingungen (Unterernährung, andere Infektionskrankheiten) können sich diese Pseudocysten öffnen, so daß sich die Infektion erneut generalisiert. Man spricht dann von einer *reaktivierten Toxoplasmose*. Bei der manifesten Krankheit unterscheidet man die *konnatale* und die nach der Geburt *erworbene Toxoplasmose*.

1. Konnatale Toxoplasmose

Man nimmt an, daß der Fetus nur dann infiziert werden kann, wenn die Mutter *kurz vor oder während der Schwangerschaft* eine Toxoplasmose erworben hat, die meist inapparent verläuft. In späteren Schwangerschaften können gesunde Kinder geboren werden. *Ausgangspunkt* für die Infektion des Embryo bzw. Fetus sind Cysten und Pseudocysten im Endometrium der Mutter. Diese werden durch den wachsenden Trophoblasten eröffnet, und die Protozoen gehen in die Frucht über. Hat sich die Mutter in den ersten drei Embryonalmonaten infiziert, kommt es zum *Abort*. Nach Infektion in einem späteren Stadium der Schwangerschaft wird das Kind zur rechten Zeit geboren, kann aber eine *konnatale Toxoplasmose* haben.

Symptomatik. Die Krankheit ist durch Befall des *ZNS* und der *Augen* charakterisiert: klinisch bestehen Hydrocephalus, Paresen, Reflexdifferenzen, Krämpfe und Augenmuskellähmungen (Strabismus). Ein typischer Röntgenbefund sind multiple *intracerebrale Verkalkungen*. Diese fehlen aber oft, so daß man die Diagnose nicht davon abhängig machen darf. Der *Liquor* enthält immer eine mittlere Eiweißvermehrung bei leichter Pleocytose, häufig ist er xanthochrom. An den *Augen* findet man die verschiedensten Veränderungen, vor allem Mikrophthalmus, chorioretinitische Herde, Iridocyclitis und Katarakt. *Serologisch* stellt man bei wiederholter Untersuchung einen *Anstieg* der Antikörper fest, während sich normalerweise die passiv übertragenen Antikörper im Laufe der ersten 6 Lebensmonate verlieren.

Die *Prognose* ist schlecht. Etwa 20% der Kinder sterben, die übrigen haben trotz intensiver Behandlung einen schweren geistig-körperlichen Entwicklungsrückstand mit Residualepilepsie und Sehschwäche.

2. Erworbene Toxoplasmose

Infektionsmodus s. oben. Die Inkubationszeit beträgt 3—10 Tage. Die Krankheit verläuft meist primär chronisch, seltener akut. Auch chronisch rezidivierender Verlauf wird beobachtet. Die folgende Darstellung legt den Schwerpunkt auf die neurologische Symptomatik der akuten und rezidivierenden Formen.

a) Die **primär chronischen Formen** sind wegen ihrer geringfügigen und uncharakteristischen Symptomatik äußerst schwer zu diagnostizieren. Meist fühlen die Kranken sich im Generalisationsstadium nur vorübergehend matt und abgeschlagen und klagen über Kopf- und Muskelschmerzen. Die Körpertemperatur ist intermittierend nur leicht erhöht.

b) Die **chronisch-rezidivierende Form** mit Beteiligung des Nervensystems bietet das Bild einer schubweise verlaufenden Meningo-Encephalitis oder Encephalomyelitis, die sich über viele Jahre hinziehen kann. Ihre *Symptomatik* ist durch psychischen Verfall und Verhaltensstörungen, epileptische Anfälle, extrapyramidale Hyperkinesen und wechselnde Herdsymptome gekennzeichnet. Manche Fälle beginnen mit Anfällen und zeigen später ein ähnliches Bild wie die Multiple Sklerose. Das *EEG* ist durch Allgemeinveränderung und Herdbefund pathologisch, der *Liquor* mäßig entzündlich verändert. Die internistischen Befunde einschließlich Blutbild und BSG sind uncharakteristisch.

c) Die **akute Toxoplasmose** setzt etwa 1—2 Wochen nach einem Prodromalstadium von Müdigkeit, Schwäche, Unlust und Kopfschmerzen ein. Sie verläuft generalisiert oder oligosymptomatisch. Unter hohem Fieberanstieg, der durch Antibiotica nicht zu beeinflussen ist, tritt bei der *generalisierten Form* ein nicht juckendes maculopapulöses *Exanthem* auf. In den Papeln werden Toxoplasmen nachgewiesen. Gleichzeitig werden auch viele andere *Organe* befallen: es kommt zu Milz- und Leberschwellung, Myokarditis und Pneumonie. *Regelmäßig besteht eine Encephalitis* mit geringer meningealer Beteiligung. Lymphknotenschwellungen treten bei dieser Form nicht auf. Die Krankheit endet nach Tagen oder Wochen tödlich oder heilt nach Monaten unter schweren neurologischen und psychopathologischen Defektsymptomen aus.

Unter den *oligosymptomatischen Formen* ist die fieberhafte akute oder fieberfreie **subakute Meningo-Encephalitis** mit Lymphknotenschwellungen zu erwähnen. Die Diagnose kann nur serologisch gestellt werden. Man sollte deshalb bei unklaren entzündlichen Prozessen des ZNS stets wiederholt die unten beschriebenen serologischen Reaktionen untersuchen.

Wie die Erfahrung lehrt, ist der Hinweis nicht überflüssig, daß intracerebrale Verkalkungen *nicht* zum Bild der erworbenen Toxoplasmose gehören.

Pathologisch-anatomisch findet man im ZNS eine disseminierte nekrotisierende *Encephalomyelitis* vor allem der grauen Substanz von Großhirn, Kleinhirn und Rückenmark, deren Herde vorwiegend um die Gefäße angeordnet sind. Weiter besteht eine granulomatöse *Meningitis* und *Ependymitis*. Histologisch sind im Granulationsgewebe die Pseudocysten charakteristisch.

Serologische Reaktionen. Sie sollen wiederholt im selben Institut vorgenommen werden, da die Titerwerte in verschiedenen Laboratorien voneinander abweichen. Dies kann einen Titeranstieg vortäuschen, nach dem die Diagnose einer aktiven Toxoplasmose zu Unrecht gestellt wird. Man benötigt 5 ml Blut.

1. *Sabin-Feldmann-Farbtest.* Er wird in der 2. Woche nach der Infektion positiv. Die Antikörper bleiben wochen- und monatelang mit hohen Titern nachweisbar und sinken im Laufe des ersten Jahres auf niedrige Titer ab, die jahrelang positiv bleiben. Ein einzelner positiver Wert in der Größenordnung 1:32 oder 1:64 beweist nur die *Durchseuchung* mit Toxoplasmen, nicht aber eine behandlungsbedürftige aktive Toxoplasmose. Verwertbar ist nur ein achtfacher Titeranstieg

auf 1:256 (nach manchen Autoren 1:1024) und höher bei wiederholter Untersuchung im Abstand von mehreren Wochen.

2. *KBR nach* Westphal. Die Reaktion wird später als der Sabin-Feldmann-Test, erst 3—4 Wochen nach der Infektion, positiv. Die Werte steigen im 2. Monat auf 1:20 und mehr an und sinken im 6.—7. Monat wieder ab.

Die Aktivität einer Toxoplasmose kann nur durch die Auswertung beider Reaktionen erkannt werden. *Eine manifeste Krankheit liegt nur vor, wenn beide Reaktionen stark positiv sind.*

Zur Erläuterung dient die folgende Tabelle von Liebermeister:

Leider werden die Titer der KBR von den verschiedenen Laboratorien nicht einheitlich angegeben.

Die **Therapie** wird mit Daraprim und einem Sulfonamid durchgeführt. Man gibt 14 Tage lang gleichzeitig 2—3mal täglich

Tabelle 12

	S.F.T.	KBR
Niedrige Titer	1:4	
	1:16	
	1:64	
	1:256	
Mittlere Titer	1:1024	1:5
		1:10
Hohe Titer	1:4000	1:20
	→	→
	usw.	usw.

1 Tablette à 0,025 Daraprim nach den Mahlzeiten und 2mal täglich 4 g Solu-Supronal langsam körperwarm i.v. Statt dessen kann man auch 5mal 2 Tabletten Supronal oder Aristamid geben. Wie bei jeder hochdosierten Sulfonamidtherapie ist reichliche Flüssigkeitszufuhr erforderlich, da sonst ausfallende Kristalle leicht die Nierentubuli verstopfen. Die *Behandlung* kann sich nur gegen *freie Toxoplasmen* richten. In den Cysten und Pseudocysten werden die Erreger von den heute verwendeten Mitteln nicht erreicht.

Die *Differentialdiagnose* ergibt sich aus Tabelle 10.

d) Embolische metastatische Herdencephalitis

Von einer bakteriellen Endokarditis aus können multiple septische Emboli auch in die Hirnarterien gelangen. Dadurch kommt es in erster Linie zu multiplen kleinen ischämischen Infarkten mit entzündlichen Infiltraten, welche die Erreger enthalten. Diese *Mikroabscesse* sind vorwiegend in der grauen Substanz, im Versorgungsbereich der Arteriolen und Capillaren lokalisiert.

Symptomatik

Unter Kopfschmerzen, septischem Fieberanstieg und Bewußtseinstrübung treten schubweise generalisierte oder fokale *Krampfanfälle* und cerebrale *Herdsymptome* der verschiedensten Art auf. Die Symptome lassen sich nicht auf einen Herd zurückführen, sondern zeigen eine Läsion *beider Hemisphären* an. Ähnlich wie bei der Fettembolie kann die massive Hirnschädigung auch eine akute exogene Psychose auslösen. Der *Liquor* ist entzündlich verändert.

Die **Diagnose** ist nicht schwierig, wenn man das jüngere Lebensalter der Patienten und die Symptome der Grundkrankheit beachtet. Internistisch findet man Anämie, Leukocytose mit Linksverschiebung, stark beschleunigte BSG, Milzvergrößerung und im Urin die Zeichen der embolischen Herdnephritis. Durch Blutkultur lassen sich die Erreger nachweisen, in 90% handelt es sich um Streptococcus viridans.

Eine weitere cerebrale Komplikation der bakteriellen Endokarditis ist die Bildung von Aussackungen der Arterienwände, die man als *mykotische Aneurysmen* bezeichnet. Je nach deren Lage kommt es beim Bersten der Aneurysmen zur Subarachnoidealblutung oder intracerebralen Massenblutung.

Prognose und Therapie

Unbehandelt führt die embolische Herdencephalitis zum Tode. Man gibt Penicillin und Streptomycin in hohen Dosen: 6 Mega Penicillin + 2 g Didrothenat täglich als Tropfinfusion über 2—3 Wochen, danach Reduzierung der Dosis. Oft hinterläßt die Krankheit neurologische Restsymptome und ein psychoorganisches Syndrom.

e) Fleckfieber-Encephalitis

Die Krankheit ist in Friedenszeiten äußerst selten. Sie muß aber kurz besprochen werden, da sie unter ungünstigen hygienischen Verhältnissen rasch in großer Häufigkeit aufflammt. Zudem muß man auch heute noch gutachtlich Folgezustände nach Fleckfiebererkrankung im zweiten Weltkrieg beurteilen.

Der Erreger, *Rickettsia prowazeki*, wird durch den Biß infizierter Kleiderläuse auf den Menschen übertragen. Die Inkubationszeit beträgt 11—12 Tage.

Symptomatik

Nach einem *Prodromalstadium* mit Kopfschmerzen, Gliederschmerzen und Schlaflosigkeit bricht unter starkem Fieberanstieg die *Encephalitis* aus. Die Patienten sind bewußtseinsgetrübt, oft delirant. Neurologisch treten vor allem extrapyramidale Hyperkinesen, Myoklonien und bulbäre Lähmungen auf. Durch Hirnvenen- und Sinusthrombosen kommt es häufig zu Halbseitenlähmungen. Oft wird der N. acusticus geschädigt. Viele Patienten klagen über Schienbeinschmerzen, die auf einer Polyneuritis der Beine mit besonderem Befall des N. tibialis beruhen.

Das *Fleckfieberexanthem* am Rumpf und den Extremitäten hat zwischen dem 5. und 10. Tag seinen Höhepunkt. *Internistisch* besteht eine schwere Störung der zentralen Regulation von Blutdruck, Herzfrequenz und Mineralhaushalt. Das akute Stadium kann einen Monat dauern, die *Rekonvaleszenz* zieht sich viele Wochen hin.

Laboratoriumsdiagnose

1. Weil-Felix-Reaktion: Agglutination von Proteus vulgaris durch Antikörper, die sich nach Rickettsien-Infektion bilden. 2. KBR.

Die *Behandlung* erfolgt mit Chloramphenicol oder Tetracyclinen.

Pathologisch-anatomische Befunde

Makroskopisch findet man Leptomeningitis und ein allgemeines Hirnödem. Die histologische Grundlage der *Pan-Encephalitis* sind spezifische, gefäßgebundene Entzündungsherde („Knötchen") und perivasculäre Infiltrate vorwiegend in der grauen Substanz von Großhirn, Hirnstamm, Kleinhirn und Rückenmark. Hirnvenen- und Sinusthrombosen sind häufig.

Verlauf

Die Letalität hatte vor Einführung der antibiotischen Behandlung 30% erreicht. Bei den übrigen Patienten klang die Fleckfieber-Encephalitis im allgemeinen ohne faßbare Restsymptome ab.

In der *Begutachtungssituation* wird häufig über Kopfschmerzen, Konzentrationsschwäche und allgemeine Leistungsminderung geklagt. Diese Angaben sind meist schwer zu objektivieren. Im Einzelfall läßt sich experimentell-psychologisch ein hirnorganischer Abbau der intellektuellen Leistungen nachweisen. *Neurologische Restsymptome* sind selten. An erster Stelle steht die zentrale Schwerhörigkeit. Die Gefäßthrombosen können bleibende Halbseitenlähmungen oder andere Herdsymptome zurücklassen. Die Entwicklung einer symptomatischen Epilepsie mit fokalen oder generalisierten Anfällen ist möglich. Auch narkoleptische Anfälle sind beschrieben worden. Ob sich ein postencephalitischer Parkinsonismus einstellen kann, ist noch kontrovers. In manchen Fällen stellt man bei der *Pneumencephalographie* eine symmetrische oder asymmetrische Erweiterung der inneren Liquorräume fest. Bei der Beurteilung darf aber nicht übersehen werden, daß heute zwischen der akuten Fleckfieberencephalitis und der encephalographischen Untersuchung über 20 Jahre vergangen sind, so daß man nicht jeden pathologischen Befund auf die Encephalitis zurückführen kann.

Alle Fälle mit Spätfolgen nach Fleckfieber müssen sehr kritisch in einer Fachklinik untersucht werden.

f) Rabies (Lyssa, Tollwut)

Die Rabies ist eine Virusinfektionskrankheit des ZNS, die auch in Europa vorkommt. Auf den Menschen wird das Virus meist durch den *Biß eines infizierten Hundes* mit dem Speichel des Tieres übertragen. Es gelangt vermutlich über sensible Nerven ins Zentralnervensystem und lokalisiert sich hier an besonderen *Prädilektionsstellen.* Von dort aus kann es auf dem Nervenwege wieder in die Peripherie des Körpers, vor allem in die Speicheldrüsen, gelangen. Die Inkubationszeit beträgt 2—16 Wochen oder länger.

Symptomatik

Im *Prodromalstadium* bestehen allgemeines Krankheitsgefühl, Kopfschmerzen, Appetitlosigkeit und gedrückte Stimmung. Charakteristisch sind eine starke *Empfindlichkeit der Bißstelle* mit ausstrahlenden Mißempfindungen und eine *Überempfindlichkeit gegen Sinnesreize.* Allmählich werden die Kranken schlaflos, unruhig und ängstlich und bemerken starken Speichel- und Tränenfluß. Ähnlich wie bei infizierten Hunden bildet sich dann ein *Erregungsstadium* aus. Das wichtigste Symptom sind schmerzhafte Krämpfe der Schlundmuskulatur, besonders beim Versuch, Flüssigkeiten aufzunehmen. Um dies zu vermeiden, lassen die Patienten selbst ihren Speichel aus dem Munde tropfen. Weiter können hemmungslose *Wutanfälle* mit Aggressivität, auch sexuelle Übererregung und vegetative Störungen (Schwitzen, Atemlähmung, Pulsbeschleunigung) auftreten. Im Endstadium lösen Sinnesreize tonisch-klonische Krämpfe aus. Der *Liquor* enthält eine leichte lymphocytäre Pleocytose.

Der Tod tritt nach wenigen Tagen ein, manchmal unter Lähmung der motorischen Hirnnerven und der Stamm- und Extremitätenmuskulatur.

Pathologisch-anatomisch findet man encephalitische Herde besonders in der Mittellinie des Gehirns, im Hypothalamus, in der Substantia nigra, um den Aquädukt, dorsal in Brücke und Medulla oblongata und auch im Rückenmark. Weitere Herde, die auch die charakteristischen intracellulären Einschlußkörperchen (Negri-Körperchen) enthalten, liegen im Hippocampus und Kleinhirn.

Therapie

Reinigung der Bißstelle, aktive Immunisierung mit wiederholter Injektion einer Vaccine aus abgetöteten Viren.

g) Encephalitis lethargica (v. Economo)

Die Krankheit trat in der zweiten Hälfte des ersten Weltkrieges und in den ersten Jahren danach epidemisch auf. Auch heute werden immer noch ganz vereinzelt sporadische Erkrankungen beobachtet. Als Ursache nimmt man ein Virus an.

Pathologisch-anatomisch finden sich perivasculäre entzündliche Infiltrate in der grauen Substanz des Zwischenhirns und Hirnstamms. Besonders stark sind die *Substantia nigra und das Oculomotoriuskerngebiet* in der Mittelhirnhaube betroffen.

Symptomatik

Nach einem kurzen Prodromalstadium verläuft die Krankheit in einer der folgenden drei Formen, die sich aus unterschiedlicher Betonung in der Lokalisation der Herde erklären.

1. *Somnolent-ophthalmoplegische Form.* Sie ist durch Somnolenz, inkomplette äußere und innere Oculomotoriusparese, Konvergenzlähmung, vertikale Blickparese und leichtere choreatische oder athetotische Bewegungsstörungen gekennzeichnet.

2. *Hyperkinetische Form.* Hier stehen extrapyramidale Hyperkinesen der verschiedensten Art im Vordergrund. Die Kranken sind psychomotorisch unruhig, leiden an Schlaflosigkeit oder zeigen eine Umkehr des Schlaf-Wach-Rhythmus.

3. *Akinetische Form*, bei der sich bereits initial ein akinetisches Parkinson-Syndrom entwickelt. Auch dabei kommen Somnolenz oder Schlafumkehr vor.

Die Temperatur kann leicht erhöht sein, der Liquor zeigt eine geringe Pleocytose.

Verlauf

Neben tödlichem Ausgang kamen in den Epidemiezeiten viele milde und abortive Verläufe vor. In etwa 60% der Fälle schloß sich als *Nachkrankheit* der postencephalitische Parkinsonismus an (s. S. 293). Bei Kindern blieben oft schwere Verhaltensstörungen mit Aggressivität, Umtriebigkeit und sexueller Enthemmung zurück.

6. Subakute sklerosierende Leukencephalitis (van Bogaert)

Die Krankheit tritt zwischen dem 5. und 17. Lebensjahr, meist im Schulalter zwischen 7 und 13 Jahren, auf. Knaben erkranken wesentlich häufiger als Mädchen. Familiäre Häufung ist nicht beobachtet worden. Man vermutet, daß die s.s.L.E. zu den *parainfektiösen Krankheiten* gehört, d.h. daß ihr allergische Vorgänge zugrunde liegen. Möglicherweise ist sie eine Reaktionsform des ZNS auf verschiedenartige Erreger.

Symptomatik

Das erste Symptom ist in der Regel eine rasch fortschreitende *Demenz* mit Nachlassen von Merkfähigkeit und Gedächtnis und Verarmung der Sprache. Gleichzeitig oder bald darauf verändert sich das *affektive Erleben* und *Verhalten* der Kinder: sie werden stumpf und gleichgültig oder reizbar-aggressiv und schrecken geängstigt aus dem Schlaf auf.

Nach einigen Wochen oder Monaten treten *neurologische Symptome* hinzu, die ausschließlich die Motorik betreffen. Der Muskeltonus ist rigide erhöht, dabei können pathologische Reflexe auslösbar sein. Sehr charakteristisch sind *rhythmische*, ruckartige, unwillkürliche *Bewegungen* der Extremitäten, die einander in Abständen von 6—8 sec folgen. Diese haben anfangs den Charakter von Myoklonien, später gleichen sie komplexeren extrapyramidalen *Hyperkinesen* vom choreatischen oder ballistischen Typ. Gelegentlich findet man Tremor, Nystagmus und skandierende Sprache. Es werden auch plötzliche Tonusverluste beobachtet, bei denen die Kinder zusammenstürzen. Oft treten generalisierte *Anfälle*, seltener Petit Mal-Anfälle auf.

Das *EEG* ist stets pathologisch. Die Veränderungen sind pathognomonisch: in allen Ableitungen treten synchron Gruppen von hohen Deltawellen auf, deren erste jeweils besonders steil ist. Diese Wellenkomplexe laufen gleichzeitig mit den rhythmischen Hyperkinesen, aber auch ohne diese und auch im Schlaf ab.

Der *Liquor* ist in allen Fällen charakteristisch verändert: bei normaler Zellzahl und normalem oder nur gering erhöhtem Gesamteiweiß ist die Kolloidkurve im Anfangsteil stark bis maximal ausgefallen (eiweißkolloidale Dissoziation). Elektrophoretisch findet man die Gamma-Globuline auf Werte zwischen 20 bis 40 rel.-% erhöht, bei gleichzeitiger Verminderung der Albumine. Diese Befunde sind denen sehr ähnlich, die bei Multipler Sklerose erhoben werden.

Verlauf

Die Krankheitsdauer nimmt mit steigendem Erkrankungsalter linear zu. Mit 5 Jahren beträgt sie etwa 6 Monate, mit 16 Jahren über 30 Monate. Die Krankheit verläuft stets tödlich, bevor das 4. Jahr erreicht ist. Im Endstadium besteht eine Decerebration mit apallischem Syndrom (s. S. 308). Eine wirksame *Therapie* ist nicht bekannt. Auch auf Corticoide tritt keine Besserung ein.

Pathologisch-anatomisch findet man ein diffuses, entzündliches Exsudat mit starker Gliawucherung in der weißen Substanz der Großhirnhemisphären („sklerosierende Leukencephalitis"). Entzündliche Herde liegen aber auch in der Hirnrinde, im Thalamus, in den Brückenkernen und im Rückenmarksgrau.

Differentialdiagnose

Die wichtigste Differentialdiagnose ist gegen die *Leukodystrophien* zu stellen, die ebenfalls ganz bevorzugt im Kindesalter vorkommen. Das Erkrankungsalter ist bei diesen gewöhnlich jünger als bei der s.s.L.E. Die Symptomatik weist bei aller Ähnlichkeit sehr *bezeichnende Unterschiede* auf:

1. Leukodystrophien treten *familiär* auf, die s.s.L.E. nicht.
2. Leukodystrophiekinder werden im Verlauf der Krankheit *blind*, s.s.L.E.-Kinder nicht.
3. Spastische *Lähmungen* sind bei Leukodystrophie die Regel, bei s.s.L.E. dagegen nur angedeutet zu finden.
4. *Rhythmische* Hyperkinesen, die für s.s.L.E. typisch sind, werden bei Leukodystrophie nicht beobachtet.
5. Die hohe *Liquor-Eiweißvermehrung* der Leukodystrophien kommt bei s.s.L.E. nicht vor, dagegen hat diese regelmäßig eine Gamma-Globulinvermehrung, die man bei Leukodystrophien nicht findet.
6. Das *EEG* ist bei Leukodystrophie normal oder uncharakteristisch allgemein verändert, bei s.s.L.E. zeigt es die beschriebenen pathognomonischen Wellenkomplexe.

7. Poliomyelitis acuta anterior (HEINE-MEDIN)

Bis zur Einführung der oralen Schutzimpfung mit abgeschwächter Lebendvaccine waren Polioepidemien in unseren Breiten häufig. Auch heute muß man mit sporadischen Erkrankungen rechnen. Nach serologischen Kriterien werden *drei Virustypen* unterschieden, von denen Typ 1 die letzten größeren Epidemien verursacht hat. Die *Übertragung* erfolgt von Mensch zu Mensch, in erster Linie durch Schmutz- und Schmierinfektion. Das Virus wird per os aufgenommen und vermehrt sich zunächst in der *Schleimhaut des Pharynx oder Darmes*. In der ersten Woche nach der Infektion kommt es zur *Virämie*. An diese schließt sich in einem kleinen Prozentsatz ein Befall des *ZNS* oder der *Meningen* an. Die Bedingungen für das Auftreten manifester Krankheitssymptome sind nicht bekannt. Traumen, Allgemeinkrankheiten, körperliche Anstrengungen haben darauf keinen Einfluß. Lediglich die Tonsillektomie im Inkubationsstadium begünstigt das Eindringen der Viren ins Nervensystem.

Symptomatik

Die Inkubationszeit beträgt 7—20 Tage (Grenzwerte 3—35 Tage). Die Infektion kann vier Verlaufsformen nehmen:

1. Inapparenter Verlauf. Es treten keine Beschwerden auf, aber der Betroffene erwirbt andauernde *Immunität* gegen den aufgenommenen Virustyp durch Bildung neutralisierender Antikörper („stille Feiung"). Dies ist in 90—95% der Infektionen der Fall. Ungünstige sanitäre Lebensbedingungen und enges Zusammenleben vieler Personen fördern die *frühzeitige Durchseuchung*. Von der Mutter werden Antikörper auf das Neugeborene übertragen. Diese werden in den ersten 6 Lebensmonaten wieder abgebaut.

2. Abortive Polio *(„minor illness")*. Dies ist die *häufigste* Art der manifesten Erkrankung. Der Patient fühlt sich allgemein krank, hat Kopfschmerzen, Halsschmerzen, Schluckbeschwerden, Gliederschmerzen, Obstipation oder leichten Durchfall und geringe Temperaturerhöhung. Nach wenigen Tagen klingen diese Erscheinungen wieder ab. Die *Diagnose* kann nur gestellt werden, wenn man, z. B. während einer Epidemie oder bei Kontaktpersonen eines schwerer Erkrankten, den Stuhl auf Viren oder das Serum auf komplementbindende und neutralisierende Antikörper untersucht.

3. Meningitische Form. Gewöhnlich gehen ihr, wie auch der paralytischen Form, die Symptome der „minor illness" voran. Nach einem freien Intervall von wenigen Tagen tritt akut unter Fieber bis 39⁰ eine *Meningitis* auf, die manchmal von heftigen Muskelschmerzen begleitet ist. Sie hält etwa 5—10 Tage lang an und bildet sich danach rasch wieder zurück, sofern sie nicht in das Lähmungsstadium übergeht. Im *Liquor* findet man eine Pleocytose von etwa 50—300/3 Zellen. In den ersten Tagen herrschen polynucleäre Zellen vor, die bald von Lymphocyten abgelöst werden.

4. Paralytische Polio. Sie ist die *seltenste* Form und tritt nur bei 0,5% der infizierten Personen auf. Die *Lähmungen* setzen oft auf dem Höhepunkt der Meningitis ein, d.h. um den 8. Tag nach den ersten Beschwerden. Sie können aber auch akut, ohne Prodromi auftreten *(„Morgenlähmung")*. In manchen Fällen breiten sie sich mehrere Tage lang schubweise aus. In den ersten Tagen können Paraesthesien und leichte Störungen der Berührungsempfindung bestehen, Blasenstörungen (Retention) beruhen auf Parese der Bauchmuskulatur. Charakteristisch ist ein *Lähmungstyp* mit proximalen oder wenigstens proximal betonten asymmetrischen Paresen im Schulter- oder Beckengürtel. Häufig ist die Muskulatur des Stammes betroffen.

Bei *ponto-bulbärer Lokalisation* kommt es zur Lähmung der caudalen Hirnnerven und des Facialis (Bulbärparalyse, s. S. 373). *Augenmuskellähmungen* sind sehr selten. Bei diesen Kranken ist in der Regel die Atmung gestört, der Blutdruck wird hypoton und der Herzschlag tachykard, was nicht nur ein Anpassungsvorgang ist, sondern auf Vaguslähmung beruht. Es scheint, daß die pontobulbären Lähmungen bei *älteren Patienten* häufiger sind.

Im *Liquor* geht mit dem Ausbruch der Lähmungen die meningitische Pleocytose zurück, während das Eiweiß ansteigt. Die Eiweißvermehrung hält sich gewöhnlich in der Größenordnung von 2—4 KE, kann aber auch geringer sein oder erheblich darüber liegen. *Blutbild* und *BSG* sind nicht charakteristisch verändert.

Verlauf

Während der ersten 2 Wochen besteht die Gefahr der Atemlähmung. Diese Komplikation tritt bei Befall des bulbären Atemzentrums und bei Parese von Intercostalmuskulatur und Zwerchfell auf. Man muß deshalb den *Atemtyp* des Patienten regelmäßig beobachten und das Atemvolumen *spirometrisch* kontrollieren. Tödliche Verläufe sind bei älteren Patienten häufiger als bei jüngeren. Die *Rückbildung* der Paresen kann rasch erfolgen, oft zieht sie sich aber über Monate hin und bleibt unvollständig. Früh einsetzende Atrophien trüben die Heilungsaussichten.

Diagnose

In den ersten Tagen kann das Virus aus dem *Rachenabstrich* isoliert werden. Dies wird aber nur selten gelingen, da die Verdachtsdiagnose nicht so frühzeitig gestellt wird. Nach wenigen Tagen ist das Virus im *Stuhl* nachzuweisen. Es wird zwar bis 3 Monate lang durch den Darm ausgeschieden, jedoch gelingt der Nachweis von der 5.—6. Krankheitswoche an nur noch in einem Teil der Fälle. Im *Serum* treten früh komplementbindende und neutralisierende Antikörper auf. Zur Erfassung des Titeranstiegs werden zwei Untersuchungen im Abstand von 3—4 Wochen vorgenommen. Im Liquor lassen sich die Erreger nicht nachweisen.

Pathologisch-anatomisch findet man entzündliche Infiltrate mit Untergang von Ganglienzellen und reaktiver Gliawucherung. Die Veränderungen sind in der *Vorderhornregion* des Rückenmarks, in der Formatio reticularis und den motorischen Hirnnervenkernen von Medulla oblongata und Brücke sowie in der *vorderen Zentralwindung* der Hirnrinde lokalisiert.

Therapie

Poliokranke werden isoliert und müssen Bettruhe einhalten. Ihre Ausscheidungen werden als infektiöses Material behandelt. Die Ansteckungsgefahr ist am größten gegen Ende der Inkubationszeit und in der ersten Krankheitswoche. Bei *Ateminsuffizienz* müssen die Patienten künstlich beatmet werden, notfalls durch Tracheotomie. Sofern keine Möglichkeit zur Blutgasanalyse besteht, achtet man dabei besonders auf Ansteigen des Blutdrucks, das eine Hypoxie anzeigt. Behandlung mit Corticoiden unter dem üblichen Schutz von Antibiotica kann nützlich sein. Antibiotica sind auch zur Pneumonieprophylaxe indiziert. γ-Globuline oder Rekonvaleszentenserum haben keinen Nutzen, da die Kranken selbst Antikörper bilden. Spezifische Medikamente gibt es nicht.

Prophylaxe. 1. Orale Impfung nach SABIN durch abgeschwächte Lebendvaccine, 2. intramuskuläre Impfung mit inaktivierter Virussuspension nach SALK.

Differentialdiagnose. Das Krankheitsbild der Polio kann auch durch andere Viren hervorgerufen werden, namentlich Echo-, Coxsackie- und bestimmte Arbor-Viren. Dabei soll der Krankheitsverlauf milder sein.

8. Zoster

Der Zoster ist eine Viruskrankheit, die sporadisch, vorwiegend bei Erwachsenen auftritt. Es handelt sich um eine Allgemeininfektion mit lokaler Manifestation in den sensiblen Ganglien und der Haut. Das *Virus* ist morphologisch in seinen antigenen Eigenschaften mit dem *Varicellen-Virus* eng verwandt:

1. Bei Kindern führt lokale Inoculation von Zostervirus in die Haut zu typischen Varicellen, von denen andere Kinder mit einer Inkubationszeit von etwa 2 Wochen angesteckt werden können. Die Kinder sind danach gegen Varicellen resistent.

2. Erwachsene bekommen nach Kontakt mit Varicellenkindern nicht selten Zoster. Haben sie in der Kindheit Varicellen durchgemacht, können sie später aber dennoch einen Zoster bekommen.

Die *Verwandtschaft* zwischen den beiden Viren beruht vermutlich auf *Überlappung der antigenen Eigenschaften*. Auf die Dauer bleibt nur eine Immunität gegen jede einzelne der Krankheiten zurück. Ob die *Invasion* über den Magen-Darmtrakt oder die Rachenregion erfolgt, ist noch nicht geklärt. Die weitere Ausbreitung geschieht hämatogen.

Symtomatik und Verlauf. Die *Inkubationszeit* beträgt 7—14 Tage. Die Krankheit beginnt mit Allgemeinerscheinungen wie Abgeschlagenheit, Kopf- und Gliederschmerzen, leichte Temperaturerhöhung und gelegentlich Nackensteifigkeit. Schon jetzt findet sich im *Liquor* eine lymphocytäre Pleocytose um 50—200/3 Zellen bei normalen Eiweißwerten.

Im Versorgungsgebiet des betroffenen sensiblen Ganglions treten dumpfe oder ziehende *Schmerzen* auf. Am 3.—5. Tag schießen die typischen *Hauteruptionen* auf: Gruppen von Bläschen, die segmental angeordnet sind. Die Lokalisation ist meist einseitig. Am häufigsten ist eines der *Thorakalsegmente* betroffen (*„Gürtelrose"*), weitere Lokalisationen sind die unteren Cervicalsegmente (Schulter-Arm-Region), das Gebiet des 1. Trigeminusastes (Zoster ophthalmicus) und die Ohrregion (Zoster oticus). Im Gegensatz zum Herpes simplex findet man den Zoster selten lumbal und sacral.

In dem betroffenen Hautareal läßt sich gewöhnlich eine *Sensibilitätsstörung* nachweisen. Nach wenigen Tagen lassen die Schmerzen langsam nach, die Bläschen verschorfen und fallen ab. Sie hinterlassen meist kleine, weißliche Narben oder bräunliche Pigmentverschiebungen. Sie können auch nekrotisch zerfallen *(Zoster gangraenosus)*. Leichte entzündliche Liquorveränderungen bleiben noch für Wochen nachweisbar.

Bei jüngeren Personen heilt der Zoster klinisch folgenlos ab. Bei älteren Patienten kann sich eine sehr hartnäckige *Zosterneuralgie* anschließen. Diese äußert sich in ziehenden, bohrenden oder brennenden Dauerschmerzen, die durch Analgetica kaum zu beeinflussen sind.

Pathologisch-anatomisch findet man beim unkomplizierten Zoster meist nur ein Spinalganglion oder das Ganglion Gasseri bzw. geniculi betroffen. Mikroskopisch bestehen entzündliche lympho-plasmocelluläre Infiltrationen mit hämorrhagischen Nekrosen. Die benachbarten sensiblen Spinalnerven und -wurzeln sind entmarkt. Bei *Zostermyelitis* ergreift ein analoger Prozeß auch das Rückenmark, besonders die Hinterhornregion.

Therapie. Die Behandlung kann vorläufig nur symptomatisch sein: Anaesthesinpuder, Rotlicht, Analgetica (keine Opiate), eventuell Phenothiazine. Diese sind die Mittel der Wahl bei Zosterneuralgie. Von Corticoiden ist abzuraten, da sie eine Generalisierung des Zoster begünstigen können, die meist zum Tode führt. Bei Zoster gangraenosus sind wegen der Gefahr einer Superinfektion Antibiotica indiziert.

Sonderformen

1. Symptomatischer Zoster kann bei traumatischen oder destruierenden Wirbelläsionen oder bei schweren malignen Allgemeinkrankheiten auftreten, namentlich bei Carcinomen, Plasmocytom, Leukämie, Lymphogranulomatose. Auch in diesen Fällen handelt es sich aber um echte Zoster-Infektionen. Hier ist die Gefahr der *Generalisierung durch Steroidtherapie* besonders groß.

2. Zoster ophthalmicus. Einseitiger Befall der *Stirnhaut*, unter Beteiligung von Conjunctiva und Cornea, die lebhaft injiziert sind. Dabei entwickeln sich oft auch Keratitis, Iritis, Neuritis Nervi optici und Augenmuskellähmungen, diese infolge einer begleitenden basalen Meningitis. Der Zoster ophthalmicus kann, wie Zoster überhaupt, auch ohne die typischen Hauteruptionen auftreten. Die *Diagnose* muß dann nach den lokalisierten Schmerzen mit Hautrötung, Injektion des Auges und entzündlichen Liquorveränderungen gestellt werden.

3. Zoster oticus. Die initialen Schmerzen sind im Ohr, im seitlichen Gesicht oder Nacken lokalisiert. Die *Bläschen* schießen auf der Ohrmuschel, dem Ohrläppchen, oft aber *versteckt* in der Tiefe des äußeren Gehörgangs und auf dem

Trommelfell auf. Sie können auch seitlich am Hals, auf der Zunge und am weichen Gaumen lokalisiert sein.

Regelmäßig tritt in der 1. oder 2. Krankheitswoche eine *periphere Facialislähmung* auf, oft mit halbseitiger Geschmacksstörung und Beeinträchtigung der Speichelsekretion. Weitere *fakultative Hirnnervensymptome* sind: Ohrensausen, Hörminderung, Drehschwindel, Übelkeit und Brechreiz, Sensibilitätsstörung, vor allem im Trigeminus, Abducenslähmung, Hypoglossuslähmung und Parese des motorischen Vagus. Ein Reizsymptom des Vagus ist der Singultus. Der Liquor ist praktisch immer akut entzündlich verändert. Facialislähmung und Hörstörung bilden sich oft nur unvollständig wieder zurück, die übrigen Symptome haben eine gute *Prognose*.

Komplikationen

Eine Pleocytose bis zu einigen 100/3 Zellen gehört zum Krankheitsbild. Entwickelt sich eine ausgedehnte *Zostermeningitis*, besteht klinisch ein schwerer Krankheitszustand mit hohem Fieber, Nackensteifigkeit und Bewußtseinstrübung. Die Zellvermehrung kann dann bis auf mehrere 1000/3 ansteigen, in diesem Fall ist auch das Eiweiß auf Werte um 3—4 KE erhöht.

Die *Zostermyelitis* ist an wechselnden Strangsymptomen des *Rückenmarks*, vor allem an Reflexdifferenzen, pathologischen Reflexen, Paresen, querschnittsartigen Sensibilitätsstörungen und Blasenstörungen zu erkennen. Sie ist *lebensgefährlich*, kann aber auch wieder abklingen. In einem solchen Falle haben wir von intrathecaler Corticoidbehandlung einen Erfolg gesehen.

Selten ist die *Zoster-Encephalitis* mit Bewußtseinsstörung und cerebralen Herdsymptomen.

9. Tetanus

Das Toxin des *Clostridium tetani* gelangt aus verschmutzten Wunden, seltener bei Operationen, auf dem Blutweg, vielleicht auch entlang der Achsencylinder benachbarter Nerven, in die *motorischen Vorderhörner* und die motorischen Hirnnervenkerne. Die Symptome beruhen darauf, daß das Toxin *spinale Hemmungsmechanismen blockiert*, die für die normale Aktivität der motorischen Vorderhornzellen notwendig sind. Die *Inkubationszeit* streut zwischen wenigen Stunden und mehreren Wochen.

Symptomatik

Nach einem *Vorstadium* von Kopfschmerzen, verstärktem Schwitzen und allgemeiner Mattigkeit mit motorischer Unruhe verspüren die Kranken zunächst eine unangenehme Spannung in den Kiefer- und Halsmuskeln. Bald stellen sich Kieferklemme *(Trismus)* und eine Dauerspannung der mimischen Muskulatur ein, die dem Patienten den typischen verkrampften Ausdruck gibt, den man als *Risus sardonicus* bezeichnet. Auf dem Höhepunkt der Symptomatik löst jeder Versuch einer motorischen Innervation, aber auch jeder sensible oder sensorische Reiz, schmerzhafte *Muskelspasmen* aus. Je nach der Schwere der Intoxikation sind diese auf die Gesichts- und Schlundmuskeln beschränkt oder ergreifen auch Rumpf und Extremitäten, so daß anfallsweise ein *Streckkrampf* der Glieder mit Opisthotonus eintritt. Besonders gefährlich sind die Krämpfe der Glottismuskeln, der Intercostales und des Zwerchfells, die zu Atelektasen und *Atemlähmung* führen können. Das *Bewußtsein* bleibt klar, sofern nicht infolge starker Ateminsuffizienz cerebrale Hypoxie eintritt. Der *Liquor* ist normal.

Es gibt auch einen **lokalen Tetanus**, dessen Prognose gut ist. Der *Kopftetanus*, bei dem eine periphere Facialisparese oder ein Spasmus facialis auftreten kann, wird oft verkannt.

Verlauf

Die Letalität ist hoch, sie wird mit 20—30% angegeben. Die Krankheit kann mehrere Wochen dauern. Im abklingenden Stadium werden die Spasmen seltener, schwächer und weniger ausgedehnt.

Therapie

1. Bettruhe, Isolierung im abgedunkelten Zimmer und *Sedierung* durch Phenothiazine oder Luminal schränken die auslösenden Reize ein. Bei akuten Fällen wird die Wunde excidiert.
2. Drei Tage lang täglich 100000—200000 E *Antitoxin*.
3. *Aktive Impfung*.
4. *Penicillin* und *Streptothenat* gegen sekundäre Infektionen.
5. Bei ausgedehnten Krämpfen rechtzeitige *Tracheotomie*, in schweren Fällen Curarisierung und künstliche Beatmung.
6. Ausreichende *Flüssigkeitszufuhr* durch Dauertropfinfusion. Dabei muß die Blasenentleerung überwacht, gegebenenfalls katheterisiert werden.

Die Behandlung soll bis eine Woche nach dem letzten Krampf weitergeführt werden.

Zur *Prophylaxe* dient die aktive Immunisierung mit 2—3 Injektionen von Tetanustoxoid. Bei frischer Verletzung gibt man eine erneute Injektion.

X. Multiple Sklerose

Die Multiple Sklerose (M.S.) ist eine der häufigsten organischen Nervenkrankheiten. Die Morbidität wird in Mitteleuropa mit 3—7 Kranken auf 10000 Einwohner angegeben. Etwa 8% der Patienten, die in einer Neurologischen Klinik in unseren Breitengraden behandelt werden, leiden an M.S.

Vorkommen

Die *Erkrankungshäufigkeit* nimmt bei Angehörigen der weißen Rasse *mit wachsender Entfernung vom Äquator* zu. In Norddeutschland ist die M.S. häufiger als in Süddeutschland, in den nördlichen Bundesstaaten der USA ist sie stärker als in den Südstaaten vertreten. In Ägypten, Südafrika, Südamerika, allerdings auch in Sibirien, ist sie selten, in Japan kommt sie fast nicht vor. Ob diese geographische Verteilung mit klimatischen Einflüssen oder den Bedingungen der Ernährungs- und Lebensweise zusammenhängt, ist nicht bekannt. Bemerkenswerterweise finden sich in den USA und in Israel bei Einwanderern aus nördlichen Ländern Erkrankungen an M.S. ebenfalls häufiger als bei Personen, die aus südlichen Ländern stammen. Diese Unterschiede sind auch noch bei den Kindern der Einwanderer nachzuweisen, die in dem neuen Land geboren sind.

Erkrankungsalter und Geschlechtsverteilung

Die M.S. kann schon in der Zeit der Pubertät auftreten. Mitteilungen über erste Schübe von M.S. unter 10 Jahren gehören zu den Seltenheiten, meist handelt es sich in solchen Fällen um Fehldiagnosen. Das *Prädilektionsalter* für die Erkrankung an M.S. ist die Zeit zwischen dem 20. und 40. Lebensjahr. Nach dem 45. Lebensjahr sinkt die Häufigkeit frischer Erkrankungen kontinuierlich ab. Die obere Grenze liegt um 55—57 Jahre. Dies ist für die differentialdiagnostische Abgrenzung der M.S. von degenerativen und arteriosklerotischen Prozessen sowie Rückenmarkstumoren von Bedeutung.

Viele Untersucher haben festgestellt, daß Frauen etwa im Verhältnis 3:2 häufiger erkranken als Männer.

Pathologisch-anatomische Befunde

Die M.S. gehört zu den *Entmarkungskrankheiten*. Sie befällt vorwiegend die weiße, aber auch die graue Substanz des gesamten ZNS. Herdförmig kommt es zu einer Auflösung der Markscheiden, die aus lipoiden Substanzen bestehen und die gleichsam das Isoliermaterial um die ,,Nachrichtenkabel" der Nervenbahnen sind. Ohne Markscheiden ist keine Nervenleitung möglich. Größere Herde führen deshalb, je nach ihrer Lokalisation, zu Funktionsstörungen. Kleinere Herde in ,,stummen Regionen" können jedoch klinisch unerkannt bleiben. Bei der Sektion findet man das ZNS stets schwerer befallen, als klinisch zu vermuten war.

Die *Entmarkungsherde (Plaques)* sind in wechselnder Größe, vom Durchmesser eines Stecknadelkopfes bis zu dem eines Markstücks, über das ZNS verteilt. Sie sind *um größere Venen* oder an diesen entlang angeordnet und können, besonders in der Umgebung der Seitenventrikel, zu größeren Herden konfluieren. Diese Anordnung macht auch den klinischen Befund einer *Periphlebitis retinae* verständlich (s. unten). Im frühen Stadium sind die Markscheiden an umschriebenen Stellen rötlich geschwollen und aufgelockert. Diese Herde können sich völlig zurückbilden. Meist aber zerfallen die Markscheiden und werden durch Glia ersetzt. Der Herd verhärtet sich zu einer Narbe: es tritt eine *Sklerose* ein. Frische und sklerotische Herde werden im ZNS bunt nebeneinander angetroffen.

Um die Plaques kommt es zu einer *Gefäßreaktion*. Es ist nicht bekannt, ob diese dem Markscheidenzerfall vorangeht oder sekundär auftritt. Das erste könnte für eine exogene Genese der Krankheit sprechen, das zweite wäre für endogene Genese charakteristisch (s. Ätiologie).

Prädilektionsstellen für die Lokalisation der Plaques sind: Sehnerven, Hirnstamm, insbesondere Brücke mit Augenmuskelkernen, Kleinhirn und Kleinhirnstiele, die Pyramidenbahn auf jedem Niveau, der Boden des IV. Ventrikels, Hinterstränge des Rückenmarks. Seltener sind Hirnrinde, Stammganglien und Rückenmarksgrau betroffen.

Verlauf

Man kann zwei Verlaufsformen unterscheiden: schubweise mit wechselnder Symptomatik und chronisch progredient.

Die *Schübe* entwickeln sich akut oder subakut innerhalb von wenigen Tagen oder 1—2 Wochen. Die Symptome bleiben dann einige Wochen lang stationär.

Danach kommt es spontan zu einer Rückbildung *(Remission)*, die meist unvollständig ist. Das *Intervall* zwischen zwei Schüben braucht nur wenige Monate zu dauern, in der Regel ist es 1—2 Jahre lang. Man beobachtet aber auch wesentlich längere Perioden bis zu 10 oder 15 Jahren.

Selten kommen *foudroyante Schübe* vor, in denen die Patienten wenige Wochen nach der ersten Manifestation der Krankheit sterben. Solche Verläufe sieht man eher in jüngeren Jahren, aber auch beim Erwachsenen kann das Aufflammen von Herden in der Medulla oblongata rasch zum Tode führen.

Bei einem Teil der Kranken nimmt die M.S. einen primär oder nach wenigen Schüben *chronisch-progredienten* Verlauf. Sie kann sich dann in größeren Zeitabständen schubartig verschlimmern, Remissionen treten aber nicht ein. Diese chronische Form der M.S. ist bei Patienten in mittleren Jahren relativ häufiger als bei Jugendlichen, insgesamt überwiegen aber in jedem Lebensalter die akut schubweisen Verläufe.

Symptomatik

Für die Entwicklung der Symptome lassen sich keine festen Regeln aufstellen. Deshalb besprechen wir zunächst die wichtigsten Symptome im einzelnen und erst danach einige typische Kombinationen, die den Verdacht auf M.S. lenken müssen.

Charakteristisch sind flüchtige **Augenmuskellähmungen** mit Doppelbildern, die ohne Kopfschmerzen auftreten. Besonders häufig ist der N. abducens betroffen, etwas seltener der N. trochlearis und, stets nur imkomplett, der N. oculomotorius. Die inneren Augenmuskeln bleiben frei. Die Lähmungen sind meist einseitig und nie symmetrisch. Es können auch mehrere Augenmuskelnerven ergriffen werden. Blickparesen sind selten.

Die **Sehnervenneuritis** kann einseitig oder doppelseitig den ganzen Opticus ergreifen, so daß die Patienten vorübergehend erblinden oder trübe sehen, wie durch Milchglas oder durch einen Schleier. Am Augenhintergrund besteht dabei oft eine Anschwellung der Sehnervenpapille. Bildet sich die Neuritis N. optici ganz zurück, haben die Patienten nach wenigen Wochen wieder ihren vollen Visus. Oft aber kommt es zu einer bleibenden Entmarkung und sekundären Sklerose. Das betroffene Auge bleibt dann amblyop. Am Augenhintergrund findet man eine sekundäre (= unscharf begrenzte) Opticusatrophie.

Noch typischer ist die *retrobulbäre Opticusneuritis*, bei der nur das zentral gelegene papillo-maculäre Bündel erkrankt. In diesen Fällen leidet das zentrale Sehen, und die Patienten können z.B. kleine Druckschrift nicht mehr lesen. Bei Defektheilung bleibt ein Zentralskotom bestehen. Ophthalmoskopisch stellt man eine *temporale Abblassung* der Sehnervenpapille fest. Diese Lokalisation beruht darauf, daß die maculo-papillären Fasern im temporalen Sektor der Papille gelegen sind.

Der Befall des N. opticus kann sich wiederholen. Beide Optici werden nicht selten in größerem Zeitabstand nacheinander ergriffen.

In 20% findet sich in der Peripherie des Augenhintergrundes eine Periphlebitis retinae.

Von den übrigen Hirnnerven werden der N. facialis und der sensible Trigeminus befallen. Die M.S. kann Ursache einer Trigeminusneuralgie sein. Die caudalen Hirnnerven bleiben fast immer frei.

Zentrale Paresen sind sehr häufig. Die distalen Gliedabschnitte sind stärker als die proximalen betroffen. Man beobachtet alle Abstufungen der spastischen Lähmung von der Beeinträchtigung der Feinmotorik und Steifigkeit des Ganges bis zur kompletten Para-, Tetra- oder Hemiplegie. In 70% der Fälle sind die BHR abgeschwächt oder erloschen. Dies ist ein wichtiges Frühsymptom. Schlaffe Lähmungen mit Arreflexie und Atrophie sind sehr selten.

Die **Sensibilität** ist fast immer gestört. Die Patienten klagen über andauernde Mißempfindungen, über Taubheit, Pelzigkeit oder Kribbeln, vor allem in Händen und Füßen. Schmerzen sind sehr selten. Bei der *Untersuchung* findet man die Berührungsempfindung vermindert. Oft ist das Tasterkennen aufgehoben. Durch Beeinträchtigung der Lageempfindung kommt es zur spinalen Ataxie. Dadurch wird auch die Feinmotorik erheblich gestört. Schmerz- und Temperaturempfindung sind meist intakt. Die Gefühlsstörungen sind an Armen und Beinen handschuh- und strumpfförmig, am Rumpf querschnittsartig angeordnet. Es kommen aber auch fleckförmige Sensibilitätsstörungen an den Extremitäten vor. Die Grenze zum Gesunden ist oft unscharf.

Blasenstörungen sind häufig (20%). Meist äußern sie sich als Retention, seltener als Inkontinenz. Lähmungen des Sphincter ani kommen kaum vor.

Der Befall des **cerebellaren Systems** zeigt sich als Charcotsche Trias: Nystagmus, Intentionstremor, skandierende Sprache. Unter den verschiedenen Formen des zentralen Nystagmus ist der horizontale oder vertikale Blickrichtungsnystagmus für M.S. besonders charakteristisch. Außer der Charcotschen Trias kommen alle weiteren cerebellaren Bewegungsstörungen vor, die im Abschnitt über das Kleinhirn beschrieben sind.

Im **psychischen Befund** sind Kranke, die an M.S. mit cerebraler Lokalisation leiden, oft durch eine *Euphorie* auffällig. Diese äußert sich nicht immer als *durchgehend heitere Grundstimmung*. Häufiger ist das Fehlen einer Betroffenheit über die Krankheit, eine optimistische Einstellung, selbst wenn der Verlauf bisher chronisch fortschreitend war. In schweren Fällen reagieren die Patienten auf jede Zuwendung mit flacher Heiterkeit und Lachen, selbst dann, wenn sie durch ihre Ataxie das Gleichgewicht verlieren. Die Euphorie tritt besonders gemeinsam mit einer cerebellaren Bewegungsstörung auf („wer wackelt, lacht"). Bei rein spinaler Symptomatik wird sie nicht beobachtet.

Im späteren Verlauf entwickelt sich, wie bei allen organischen Hirnkrankheiten, eine *Demenz*. Produktive exogene Psychosen sieht man nur in Ausnahmefällen.

Seltene Symptome sind extrapyramidale Bewegungsstörungen und epileptische Anfälle.

Grundsätzlich können alle diese Symptome ganz wahllos miteinander auftreten. Es gibt aber doch einige **typische Kombinationen,** die häufiger wiederkehren und die Diagnose wahrscheinlich machen: Gefühlsstörungen an den Händen und spastische Paraparese der Beine, spastisch-ataktischer Gang mit Mißempfindungen und Blasenstörungen, inkomplettes Querschnittssyndrom mit Nystagmus und skandierender Sprache, rezidivierende flüchtige Lähmungen wechselnder Augenmuskelnerven. Sehr verdächtig ist auch die retrobulbäre Neuritis: tritt sie isoliert auf, ist sie mit einer Wahrscheinlichkeit von etwa 35% das Vorpostensymptom einer Multiplen Sklerose. Die Aussicht, später an M.S.

zu erkranken, ist um so größer, je jünger die Patienten zur Zeit der retrobulbären Neuritis sind. Das Intervall kann bis zu 4 Jahren betragen.

Es gibt aber kein einzelnes klinisches Symptom oder Labordatum, das für M.S. spezifisch wäre. Immer sind es die *Gruppierung* der Symptome und der Verlauf, die zur Diagnose führen. Oligosymptomatische Formen bereiten deshalb manchmal große diagnostische Schwierigkeiten.

Der **Liquor** ist in $^2/_3$ der Fälle pathologisch verändert. Typisch, aber nicht beweisend für M.S., ist eine *leichte Vermehrung der Lymphocyten* auf 15—50/3, selten bis zu 200/3 Zellen, und eine Zunahme der Globuline. Dadurch kann das Gesamteiweiß auf 2,5—3 KE erhöht sein. Bei höheren Zell- und Eiweißwerten muß man an der Diagnose zweifeln. Oft ist die Gesamtmenge des Eiweißes aber normal, und es besteht nur eine *relative* Globulinvermehrung. Diese ist an dem starken Ausfall im Anfangsteil der Normomastixkurve zu erkennen (s. Abb. 8). Wir sprechen dann von der *eiweißkolloidalen Dissoziation*, die ein sehr häufiger Befund bei M.S. ist. In etwa 60% der Fälle läßt sich im Liquor *elektrophoretisch* eine *Vermehrung der γ-Globuline über 18—20 rel.-%* nachweisen. Durch diesen Befund kann man die Diagnose oft auch in solchen Fällen sichern, in denen die Routineuntersuchung normale Liquorwerte ergeben hatte. Weiter soll das Auftreten von *Plasmazellen*, die sich beim Gesunden im Liquor nicht finden, für M.S. charakteristisch sein. Allerdings sind die Plasmazellen für M.S. nicht pathognomonisch, sie kommen auch bei Lues cerebro-spinalis und anderen entzündlichen Krankheiten des ZNS, seiner Häute und Wurzeln vor.

Ätiologie

Die Ursache der M.S. ist nicht bekannt. Die M.S. ist *keine Erbkrankheit:* das familiäre Vorkommen hält sich innerhalb der statistischen Zufallswahrscheinlichkeit. Es ist nicht wahrscheinlich, daß sie eine **allergische Krankheit** ist. Man kann zwar im Tierexperiment durch Hirn- und Rückenmarkshomogenat, das man in die Liquorräume einbringt oder intramuskulär injiziert, eine disseminierte perivenöse Entmarkung im ZNS erzeugen. Diese experimentellen Läsionen entwickeln sich aber *nicht zu einer schubweise oder chronisch fortschreitenden Krankheit*. Auch das histologische Bild zeigt gewisse Unterschiede zu den Befunden bei M.S. Dasselbe gilt für die *parainfektiöse Encephalomyelitis* bei Virusinfekten (s. S. 253): auch hier schreitet die Krankheit des ZNS nicht schubweise oder chronisch fort, und der anatomische Befund ist nicht mit dem bei M.S. identisch. Die tierexperimentellen Befunde und die parainfektiösen disseminierten Entmarkungskrankheiten des Menschen zeigen also nur, daß das Nervensystem *auf verschiedenartige Noxen stereotyp mit disseminiertem Markscheidenzerfall reagiert.*

Ebenso unbewiesen ist die **Virusätiologie.** Viruskrankheiten mit direktem Befall des ZNS spielen sich vor allem in der *grauen* Substanz, d.h. in den *Nervenzellen*, ab, die M.S. ergreift die *Markscheiden.* Die Annahme einer parainfektiösen Reaktion (Einzelheiten s. Kapitel IX) könnte den fortschreitenden Verlauf nicht erklären. Bisher sind Viren auch weder direkt noch indirekt nachgewiesen worden.

Die früher einmal in der Literatur als Erreger diskutierten *Spirochäten* haben sich als Kunstprodukte unsachgemäßer Beobachtung erwiesen. Die Hypothese einer Beziehung zur *Tuberkulose* hat der Nachprüfung ebenfalls nicht standgehalten, so daß die mancherorts geübte Rimifon-Behandlung der M.S. keine rationale Grundlage hat.

Exogene Faktoren haben auf Manifestation und Verlauf der M.S. keinen erkennbaren Einfluß. Ob ein Patient kurz vor der Erkrankung schwer körperlich arbeitete oder eine sitzende Beschäftigung hatte, ob er sich ausreichend oder nur mangelhaft ernähren konnte, ob er Temperatureinflüssen, Mißhandlungen, allgemeinen Strapazen oder einem Trauma mit Beteiligung des ZNS ausgesetzt war, spielt, soweit wir jetzt wissen, *keine Rolle für den Ausbruch der M.S.* Selbst in der Klinik können während einer strengen Liegekur und medikamentöser Behandlung akute Schübe auftreten.

Die Beobachtung, daß die Herde sich um die Gefäße ausbreiten, hatte schon frühzeitig zu der Hypothese geführt, die Markscheidenauflösung beruhe auf der Wirkung eines *lecithinolytischen* Fermentes, das sich durch Diffusion im kolloidalen System des Nervengewebes ausbreite. Möglicherweise liegt der M.S. eine angeborene Stoffwechselanomalie zugrunde.

Therapie

Da die Ätiologie der M.S. nicht bekannt ist, gibt es zur Zeit keine kausale Therapie. Die symptomatischen Behandlungsverfahren sind in ihrem Wert für den Einzelfall schwer zu beurteilen, da der Verlauf der Krankheit wechselnd ist und spontane Remissionen leicht therapeutische Erfolge vortäuschen können. In größeren Zeitabständen sind immer wieder neue Behandlungsverfahren empfohlen worden, von denen sich aber bisher keines überzeugend durchgesetzt hat. So ist auch heute noch das wichtigste Prinzip, dem Kranken nicht durch eingreifende Maßnahmen zu schaden.

Obwohl körperliche Belastung das Auftreten von Schüben nicht nachweisbar begünstigt, hält man allgemein im akuten Stadium eine strenge *Bettruhe* von wenigstens 4—6 Wochen für notwendig. Heute wird sogar ein Behandlungsprogramm vertreten, das bei frischen Fällen von M.S. eine Liegekur von mehreren Monaten vorsieht.

Die vielfach geübte Verordnung von *Vitaminen* in hohen Dosen („Hypervitaminisierung") ist keine sinnvolle Behandlungsmaßnahme. Die M.S. ist keine Avitaminose, und die Vitamine haben nach unseren heutigen Kenntnissen keine pharmakologische Wirkung.

Die früher übliche antiphlogistische Behandlung mit der *Hg-Schmierkur* ist heute obsolet. Es ist höchst zweifelhaft, daß diese Therapie die entzündliche Entmarkung beeinflußt. Dagegen bringt sie, neben der häufigen Hg-Dermatitis, die Gefahr einer Nierenschädigung mit sich.

Große Hoffnungen hatte man an die Behandlung mit *Nebennierenrindenpräparaten* geknüpft. Inzwischen haben statistische Untersuchungen an vielen Kliniken einwandfrei gezeigt, daß nach Corticosteroiden eine Besserung nicht häufiger oder rascher eintritt als nach der Spontanprognose zu erwarten war. Da andererseits diese Behandlung eine Fülle von unerwünschten Nebenwirkungen und Gefahren mit sich bringt, sollte sie für die M.S. wieder verlassen werden. Lediglich bei akut lebensbedrohlichen Zuständen, etwa bei frischen Herden in der Medulla oblongata, kann man *ACTH* 40 E/die als Infusion geben und soll damit eine Wendung zum Besseren herbeiführen können.

In Laienkreisen genießt die *Rohkostdiät* nach Dr. EVERS großes Vertrauen. Dies hat in erster Linie psychologische Gründe, die man allerdings bei einer so schweren und langwierigen Krankheit nicht geringschätzen darf: Wenn der Patient diese Kost regelmäßig und ausschließlich ißt und auf anders zubereitete Speisen ganz verzichtet, hat er eine Aufgabe zu leisten, die sein Selbstgefühl stützt. Viele Kranke sind auch eher bereit, einem Diätverfahren Vertrauen zu schenken als einer medikamentösen Behandlung. Die Rohkost fördert die Verdauung, was bei M.S. günstig ist. Der Turgor der Haut wird straffer, und die Kranken erscheinen frischer. Über diese psychologischen und allgemeinen Wirkungen hinaus beeinflußt die Evers-Diät die M.S. nicht. Trotzdem wird man sie aus den genannten Gründen immer wieder einmal verordnen.

Medikomechanische Übungsbehandlung soll erst dann einsetzen, wenn ein akuter Schub abgeklungen ist. Dann werden Massagen, Bewegungsübungen, Zielübungen im Liegen und Sitzen ausgeführt, der Kranke lernt im Laufbad und Gehapparat und später in der Gymnastikgruppe die spastisch gelähmten Gliedmaßen flüssiger zu bewegen und die Störung der Tiefensensibilität wenigstens teilweise zu kompensieren. M.S.-Kranke sollen nach Erreichen der Remission so lange wie möglich weiterarbeiten.

In diesem Zusammenhang ist kurz die Frage zu erörtern, ob die M.S. eine Indikation zur *Schwangerschaftsunterbrechung* gibt. Die hormonale Umstellung und allgemeine körperliche Belastung durch Schwangerschaft und Geburt können die Krankheit verschlechtern. Dies gilt aber nicht für alle Fälle. Zudem ist die Unterbrechung einer fortgeschrittenen Gravidität mit denselben Gefahren belastet. Die Indikation zur Interruptio kann nur nach den Bedingungen des Einzelfalles, möglichst unter Berücksichtigung früherer Schwangerschaften, im Frühstadium der Gravidität erwogen werden. Keinesfalls ist bei jeder M.S. die medizinische Indikation zur Schwangerschaftsunterbrechung gegeben.

Prognose

Die *mittlere Lebenserwartung* beträgt 20—25 Jahre. Nur $1/4$ der Kranken verstirbt vor dem 15. Krankheitsjahr. Bösartige Verläufe mit einer Krankheitsdauer unter 1 Jahr sind sehr selten. In etwa 5% nimmt die Krankheit einen gutartigen Verlauf über 30 Jahre und länger. Die Lebenserwartung ist für Männer und Frauen gleich.

Die Prognose der M.S. hängt nicht vom Erkrankungsalter ab. Die Schwere der körperlichen Arbeit vor der Erkrankung ist ebenfalls ohne Einfluß auf den Verlauf. Ein großer zeitlicher Abstand zwischen dem ersten und zweiten Schub gestattet keine Schlüsse auf eine besonders gute Prognose, wie andererseits eine rasche Folge von Schüben im ersten Stadium der Krankheit keinen ungünstigen Verlauf einleiten muß. Auch die absolute Häufigkeit der Schübe ist prognostisch nicht verwertbar.

Dagegen hat sich gezeigt, daß bei *schubweisem Verlauf* mit *guten Remissionen* die Patienten eine *längere Lebenserwartung* haben und auch erst später einen Zustand von schwerer körperlicher Behinderung erreichen als Kranke mit unvollständigen Remissionen oder primär chronischer Verlaufsform.

Die akut schubweise Form der M.S. hat auch dann eine besonders günstige Prognose, wenn sie im höheren Lebensalter einsetzt.

Auch die *initiale Symptomatik* hat prognostische Bedeutung: Beginnt die Krankheit mit rein sensiblen spinalen Symptomen oder mit Augenmuskellähmungen, ist ein gutartiger Verlauf zu erhoffen. Setzt der erste Schub dagegen mit spinalen Lähmungen oder polysymptomatisch ein, muß rasche Progredienz befürchtet werden. Eine retrobulbäre Neuritis im Beginn der Krankheit ist kein günstiges Zeichen.

Über den *Verlauf im Einzelfall* kann man im Anfangsstadium der Krankheit nur eine ungefähre Voraussage machen. Nach einem Schub oder wenigen Schüben kann eine Remission von vielen Jahren eintreten, in denen der Patient fast unbehindert lebt und arbeitet. Deshalb soll man sehr zurückhaltend damit sein, dem Kranken die Diagnose zu nennen. Im allgemeinen wird man ihm mit einer solchen Mitteilung nicht nützen, ihm aber eine erhebliche seelische Belastung auferlegen, die seine Widerstandskraft gegenüber Komplikationen entschieden schwächen kann. Die Erfahrung zeigt, daß die Mehrzahl der Kranken nicht allzu genau aufgeklärt werden möchte, was einem natürlichen Bedürfnis nach Abwehr und Verdrängung entspricht. Kommt aber die Diagnose zwischen Arzt und Patient zur Sprache, sollte man auch die erwähnten Daten über die Lebenserwartung in die Aufklärung mit einbeziehen.

Differentialdiagnose

1. **Extramedulläre Rückenmarkstumoren** und andere raumfordernde Prozesse im Spinalkanal können mit einer chronischen spinalen M.S. verwechselt werden. Da es sich meist um gut operable Tumoren handelt, sollte man die Verdachtsdiagnose einer rein spinalen M.S. immer wieder überprüfen. Wichtige *Kriterien zur Unterscheidung* sind: Radikuläre, besonders gürtelförmige Schmerzen, die sich bei Bewegungen und Erhöhung des spinalen Drucks durch Husten, Pressen oder Niesen verstärken, kommen bei M.S. nicht vor. Symptome oberhalb des Querschnitts, auch wenn sie nur anamnestisch zu erfahren sind, sprechen für M.S. Normaler lumbaler Liquor oder eiweißkolloidale Dissoziation mit leichter Zellvermehrung sind bei M.S. häufiger, größere Differenzen im Eiweißgehalt des lumbalen und suboccipitalen Liquors zeigen eine Behinderung der spinalen Liquorpassage an. Elektrophorese und Nachweis von Plasmazellen im Liquor können die Differentialdiagnose häufig für M.S. entscheiden. Mit Kontrastmitteluntersuchungen soll man beim Verdacht auf M.S. zurückhaltend sein.

2. Die **funikuläre Spinalerkrankung** kann mit der M.S. die chronisch-progrediente Entwicklung, die spastische Lähmung der Beine, Mißempfindungen, Störungen der Tiefensensibilität, spinale Ataxie und selten auch einmal Blasenstörungen gemeinsam haben. Unterscheidungskriterien: Der Verlauf ist bei der f.Sp. nicht durch eindeutige Schübe und Remissionen gekennzeichnet. Die Mißempfindungen sind hier unangenehmer und oft quälend, was bei M.S. selten ist. Die BHR fehlen bei M.S. in 70%, bei f.Sp. nur in 15%. Nystagmus ist bei f.Sp. äußerst selten. Eine Querschnittssymptomatik bildet sich bei f.Sp. nicht aus. Der Liquor ist bei f.Sp. normal. Entscheidend ist die histaminrefraktäre Anacidität des Magensaftes und die Störung der B_{12}-Resorption (Schilling-Test).

3. Die **parainfektiöse Encephalomyelitis** kann als disseminierte perivenöse Entmarkungskrankheit des ZNS ganz ähnliche Symptome machen wie ein Schub von M.S. Oft ist die vorangehende Infektionskrankheit anamnestisch und aus

den klinischen Befunden nicht mehr festzustellen, ihr Nachweis schließt aber eine M.S. auch nicht aus. Im typischen Falle finden wir Lymphocytose und Linksverschiebung im Blutbild, BSG-Beschleunigung, geringe Temperaturerhöhung, im Liquor leicht entzündliche Veränderungen ohne Vermehrung der γ-Globuline. Oft muß die Diagnose offen bleiben, bis der weitere Verlauf die Zuordnung gestattet.

4. Andere, weniger wichtige Differentialdiagnosen sind:

Amyotrophische Lateralsklerose von rein spastischer Form. Hier treten keine Sensibilitätsstörungen auf. Oft ist die Kreatinausscheidung im Urin vermehrt, und das EMG zeigt das Bild einer Schädigung des peripheren motorischen Neurons, die klinisch noch nicht erkennbar ist.

Cerebrale Buergersche Krankheit. Rezidivierende, zunächst rasch rückbildungsfähige cerebrale Insulte können den Verdacht auf Schübe einer M.S. erwecken. Es fehlen die Liquorveränderungen und vor allem die spinalen Symptome, die bei M.S. meist vorhanden sind. **Lues cerebro-spinalis:** Die Differentialdiagnose ist durch Pupillenstörungen und Liquorbefund verhältnismäßig leicht zu stellen.

Ponsgliom. Alle Symptome lassen sich einer Hirnregion, der Brücke, zuordnen. Der Verlauf ist meist progredient, obwohl auch Verschlechterungen und Besserungen vorkommen können.

Barbiturat- oder Hydantoin-Intoxikation. Dabei tritt eine cerebrale Ataxie auf, die den Verdacht auf M.S. erwecken kann. Die BHR sind aber erhalten. Psychisch liegt meist eine leichte Bewußtseinstrübung vor, und das EEG zeigt die typischen frontalen β-Wellen bei leichter Allgemeinveränderung. Barbiturate werden im Urin nachgewiesen. Flüchtige Augenmuskellähmungen in jüngeren Jahren sind stets auf **basales Aneurysma** verdächtig. Die Diagnose kann schwierig sein, da die Doppelbilder beim Aneurysma nicht immer unter Schmerzen auftreten und der Liquor in beiden Fällen oft normal ist.

Sonderformen

1. Eine besonders bösartige Form der M.S., die akut Kinder und Jugendliche befällt, wurde von den alten Neurologen als **Encephalitis pontis et cerebelli** bezeichnet. Die Symptomatik entspricht der Lokalisation: Augenmuskel- und Blickparesen, grober Spontannystagmus, Lähmungen des sensiblen und motorischen Trigeminus, aber auch der caudalen Hirnnerven mit Sprech- und Schluckstörung, vestibuläres Erbrechen, schwere cerebellare Ataxie, so daß die Kinder sich nicht aufsetzen und kaum den Kopf bewegen können. Auch sensible und Pyramidenbahnstörungen können durch Läsion der medialen Schleife und des Brückenfußes eintreten. Das Erbrechen schon bei geringen Kopfbewegungen läßt die Kinder rasch in einen Zustand der Austrocknung und Mangelernährung mit Störung vor allem des Mineralhaushaltes geraten. Ergreift die Krankheit die vegetativen Regulationsgebiete der Medulla oblongata, kann innerhalb von wenigen Tagen der Tod eintreten. In diesen Fällen ist eine Behandlung mit Dauertropfinfusion einer Minerallösung angezeigt, der man Antiemetica, Sedativa, Kreislaufmittel und ACTH zufügt.

2. Die sog. **Neuromyelitis optica** ist nach Meinung vieler Autoren keine eigenständige Krankheit, sondern eine besondere Form der M.S. Akut kommt es zu einer doppelseitigen *Neuritis nervi optici* mit Papillenödem und entsprechender

Sehstörung. Gleichzeitig oder kurz darauf entwickelt sich eine hohe *Querschnittslähmung*. Durch Parese der Atemmuskulatur kann rasch der Tod eintreten. Wird der Schub überlebt, bleibt eine spinale Restlähmung zurück. Pathologisch-anatomisch finden sich herdförmige Entmarkungen im Opticus und oberen Rückenmark, die über dessen ganzen Querschnitt konfluieren.

3. Auch die **konzentrische Sklerose** gehört zum Formenkreis der M.S. Die sehr seltene Krankheit tritt bei Kindern und Jugendlichen auf. Langsam fortschreitend entwickelt sich eine spastische Hemiparese, die sich dann zur Tetraparese vervollständigt. Die klinischen Symptome erklären sich aus den pathologisch-anatomischen Befunden: *Entmarkungsherde im Marklager beider Großhirnhemisphären*, die lamellenartig so angeordnet sind, daß entmarkte und intakte Schichten abwechseln. Daneben finden sich an anderen Stellen des ZNS typische M.S.-Herde.

XI. Lues des Zentralnervensystems

Vorkommen

Durch die Erfolge der Penicillinbehandlung sind die luischen Krankheiten des Zentralnervensystems im Vergleich zu früheren Jahrzehnten seltener geworden. In vielen Ländern, auch in Deutschland, wird aber seit 1957 wieder eine stetige Zunahme der Lues beobachtet: So ist in den USA zwischen 1956 und 1964 die Zahl der *gemeldeten* Erkrankungen an Lues im Primär- und Sekundärstadium von rund 6000 auf über 20000 Fälle angestiegen. Fast die Hälfte der Neuerkrankungen betraf Jugendliche und junge Erwachsene zwischen 15 und 24 Jahren. Man schätzt, daß die *Gesamtzahl* der Infektionen im Monat bei etwa 10000 Fällen liegt. In Deutschland wurden allein in der Frankfurter Region 1956 200 und 1962 400 Patienten mit frischer Lues erfaßt. Die stärkere Durchseuchung der Bevölkerung wird neben anderen Faktoren dadurch begünstigt, daß der junge Arzt heute die Geschlechtskrankheit nicht mehr genügend kennt und sie deshalb im Frühstadium nicht diagnostiziert.

Seit 1959 nimmt auch die Zahl der Kranken wieder zu, die wegen *Neurolues* in den Nervenkliniken aufgenommen werden. Da sich die Lues des ZNS erst mit einer Latenz von mehreren Jahren nach der Infektion manifestiert, ist in Zukunft ein weiterer Anstieg der Morbidität an Neurolues zu erwarten.

Luische Meningitis des Sekundärstadiums

Bereits wenige Stunden nach der Infektion gelangen die Treponemen auf dem Blutwege in fast alle Organe. Im Beginn des Sekundärstadiums, wenn unter allgemeiner Drüsenschwellung das Erstlingsexanthem auftritt, kommt es in 95% der Fälle zu einer *meningealen Reaktion*. Diese äußert sich gewöhnlich nur in leichteren Beschwerden wie Reizbarkeit, Erschöpfbarkeit und Leistungsschwäche; sehr typisch sind *nächtliche* Kopfschmerzen. Im *Liquor* findet man eine mäßige Vermehrung von Lymphocyten und Gesamteiweiß, die Seroreaktionen sind positiv und man kann auch Treponemen im Liquor nachweisen.

Tritt in diesem Stadium akut ein schwerer meningitischer Krankheitszustand auf, spricht man von der *frühluischen Meningitis*. Manche Autoren weiten diesen Begriff allerdings auch auf die meningeale Reaktion aus. *Pathologisch-anatomisch* bestehen dabei Trübung, Schwellung und lymphocytäre Infiltration der weichen Hirnhäute, vor allem an der Hirnbasis und über dem Rückenmark. Diese Lokalisation erklärt das Auftreten von flüchtigen *Hirnnervenlähmungen* und die Abschwächung oder das Erlöschen der Eigenreflexe an den Beinen als charakteristische Begleitsymptome. Am häufigsten sind die Augenmuskelnerven, weiter der N. opticus, facialis und stato-acusticus betroffen.

Im *Liquor* beträgt die Pleocytose bis zu 1000/3 Zellen, das Eiweiß ist leicht vermehrt, die Luesreaktionen sind im Blut und Liquor stark positiv.

Man *behandelt* die frühluische Meningitis mit Penicillin. Die Prognose ist in der großen Mehrzahl der Fälle gut. Häufig wird der Liquor auch durch immunologische Abwehrvorgänge im Laufe der ersten 3 Jahre spontan saniert. Schwere Verläufe, die innerhalb weniger Tage unter Fieber und massiven entzündlichen Liquorveränderungen zum Tode führen, sind sehr selten. Als *Restsymptome* der Frühmeningitis können Störungen in der Lichtreaktion der Pupillen oder Fehlen der PSR und ASR zurückbleiben. *Diese Symptome allein beweisen also keineswegs eine Tabes dorsalis oder überhaupt eine aktive Lues des ZNS.*

Bilden sich die Liquorveränderungen des Sekundärstadiums innerhalb von 3—5 Jahren nicht wieder zurück, besteht eine erhöhte *Gefahr*, daß sich eine *Neurolues* entwickelt. Dabei sind es die Pleocytose und die positiven Seroreaktionen, die erkennen lassen, daß der Prozeß noch oder wieder aktiv ist und spezifische immunbiologische Vorgänge unterhalten werden (Lues latens seropositiva). Eine isolierte leichte Eiweißvermehrung oder ein geringer Kurvenausfall haben diese prognostisch ungünstige Bedeutung nicht. Vollständige Sanierung des Liquors im Sekundärstadium schließt aber das spätere Auftreten einer Neurolues nicht aus. Deshalb muß in jedem Fall im *fünften Jahr nach der Infektion der Liquor kontrolliert werden.*

Neurolues

Als Neurolues fassen wir die Spätformen der Lues mit Befall des Zentralnervensystems zusammen. Man unterscheidet:

1. *Lues cerebro-spinalis*, die vorwiegend mesodermale, tertiäre Lues des ZNS. Sie tritt hauptsächlich als Gefäßkrankheit, weniger häufig als Spätmeningitis und ganz selten als umschriebene gummöse Entzündung im Nervengewebe auf. Pathologisch-anatomisch sind diese drei Arten der Manifestation nicht so streng geschieden wie es hier schematisch dargestellt ist, die klinische Symptomatik wird aber meist doch vom Befall der Gefäße *oder* der Meningen beherrscht.

2. Progressive Paralyse (P.P.).

3. Tabes dorsalis (T.d.) und Taboparalyse.

Paralyse und *Tabes* werden der Lues cerebro-spinalis als *ektodermale Neurolues* gegenübergestellt, weil sich der Krankheitsprozeß vorwiegend am Nervenparenchym abspielt. Es sind aber stets auch die mesodermalen Elemente: Meningen und Gefäße mitbetroffen. Die beiden Krankheiten wurden früher als *Metalues* bezeichnet, weil man annahm, daß sie nicht durch die Treponemen selbst, sondern durch deren Toxine entstünden. Tatsächlich aber findet man bei P.P. reichlich und bei T.d. in geringerer Zahl Treponemen im Nervengewebe. Es ist also heute nicht mehr gerechtfertigt, von Metalues zu sprechen.

Dennoch haben die beiden Krankheiten eine *Sonderstellung:* Ihr zeitlicher Ablauf ist langsamer als bei der Lues cerebro-spinalis, und die geweblichen Veränderungen zeigen nicht das Charakteristikum der tertiären Leus, die gummöse Entzündung. Sie werden deshalb einem *quartären Stadium* zugerechnet, in dem die Immunitätslage durch Nachlassen der Abwehrkräfte des Körpers gekennzeichnet ist.

1. Lues cerebro-spinalis

Die Lues cerebro-spinalis kann schon in den ersten 5 Jahren nach der Infektion auftreten. Es gibt aber im Einzelfall keine obere zeitliche Grenze.

a) Vasculäre Form

Die vasculäre Form tritt als gummöse Panarteriitis und Panphlebitis, als Periarteriitis oder Heubnersche Endarteriitis auf. Der Prozeß ergreift vor allem die basalen Hirnarterien mit ihren Ästen und die A. fossae Sylvii (aus der A. cerebri media). Die Treponemen dringen über die Vasa vasorum in die Gefäßwände ein und lösen eine Gefäßwandentzündung mit Intimawucherung aus. Dadurch verengt sich das Lumen konzentrisch bis zum Gefäßverschluß. Wie bei jeder anderen obliterierenden Gefäßwandkrankheit kommt es sekundär zur ischämischen Schädigung des Nervengewebes.

Symptomatik und Verlauf

Die Krankheit setzt mit *Allgemeinsymptomen* wie Kopfschmerzen, Schwindel, Leistungsschwäche und Schlafstörung ein, die auf einer Verminderung der Sauerstoffversorgung des Gehirns im ganzen beruhen. Später treten rezidivierende *ischämische Insulte* in wechselnden Gefäßterritorien auf, die anfangs noch rückbildungsfähig sind. *Flüchtige apoplektische Insulte und andere cerebrale oder spinale Herdsymptome von wechselnder Lokalisation im mittleren Lebensalter sind immer auf Lues cerebro-spinalis verdächtig.*

In der *klinischen Symptomatik* stehen Monoparesen, Hemiparesen mit und ohne Aphasie, Hirnstammsyndrome (s. S. 75) und symptomatischer Parkinsonismus im Vordergrund. Wenn die Endarteriitis mehr in den kleinen *Rindengefäßen* lokalisiert ist, entwickelt sich frühzeitig ein psychoorganisches Syndrom, gelegentlich auch eine symptomatische Epilepsie mit fokalen oder generalisierten Anfällen. Sind in erster Linie die *Rückenmarksgefäße* betroffen, kommt es zu flüchtigen, wechselnden Strangsymptomen, die den Verdacht auf Multiple Sklerose oder einen Gefäßtumor des Rückenmarks erwecken, oder zu Durchblutungsstörungen in der vorderen Spinalarterie (s. S. 143).

Bei der *neurologischen Untersuchung* stellt man neben den Herdsymptomen, die von der Lokalisation des Gefäßprozesses bestimmt werden, in 30% der Fälle Pupillenstörungen fest: fehlende Lichtreaktion, Entrundung. Häufig bestehen Neuritis des Sehnerven, auch Opticusatrophie und Augenmuskellähmungen. Diese Hirnnervensymptome werden auf eine begleitende basale Meningitis zurückgeführt.

Die *Prognose* ist für die unbehandelten Fälle schlecht: Im weiteren Verlauf bilden sich die neurologischen Ausfallssymptome nicht mehr zurück, es entwickelt sich eine Demenz, und schließlich führt ein größerer apoplektischer Insult zum Tode. Setzt dagegen rechtzeitig die Penicillintherapie ein, kann man einen Rückgang auch schwerer *akuter* Symptome und eine Ausheilung des Prozesses erreichen. Neurologische und psychische Ausfälle, die auf irreparabler ischämischer Parenchymschädigung beruhen, bleiben allerdings als Defektsymptome zurück.

Differentialdiagnose

1. Frühzeitige Arteriosklerose (Pupillen, Liquor),
2. Buergersche Krankheit (vor allem Männer, periphere Gefäße!, Pupillen, Liquor),
3. sackförmiges basales oder arteriovenöses Aneurysma (blutiger Liquor, Arteriographie),
4. tuberkulöse Meningitis (s. S. 248),
5. Neoplasmen der Schädelbasis,
6. Alzheimersche Krankheit (s. S. 322).

b) Luische Spätmeningitis

Die luische Spätmeningitis zeigt histologisch das gummöse Granulationsgewebe, das für das dritte Stadium spezifisch ist. Sie tritt als Pachymeningitis oder Leptomeningitis gummosa auf. Ihre wichtigsten *Lokalisationen* sind an der *Schädelbasis* und in den oberen Abschnitten des *Rückenmarks*. Das Granulationsgewebe breitet sich über die Organgrenzen aus und wächst ins Gehirn und Rückenmark (Meningoencephalitis, Meningomyelitis), in die Hirnnerven und die Schädelbasis ein. Die Gefäße zeigen gummöse Wandveränderungen. Auch das Ependym der inneren Liquorräume wird ergriffen *(Ependymitis granularis)*.

Die *meningitischen Allgemeinsymptome* sind nur gering ausgeprägt. Gelegentlich kommt es durch Verklebungen der Hirnhäute zur intrakraniellen Drucksteigerung (Pseudotumor cerebri). Unter den *Lokalsymptomen* stehen Hirnnervenlähmungen an erster Stelle, die besonders die vorderen Hirnnerven betreffen: Neuritis nervi optici, die in Blindheit übergehen kann, bitemporale und auch bizarr abgegrenzte Gesichtsfelddefekte bei *Arachnitis optico-chiasmatica*, inkomplette Oculomotorius-Parese, Gefühlsstörungen im N. trigeminus, periphere Facialislähmung, Ohrgeräusche und Verfall des Gehörs.

Bei *spinalem Sitz* treten radikuläre Schmerzen, schlaffe Lähmungen der Arme, spastische Paraparesen der Beine auf, die vor der Liquorentnahme erhebliche differentialdiagnostische Schwierigkeiten bereiten können. Eine Sonderform ist der Befall der Rückenmarkswurzeln mit der Symptomatik einer *Polyneuroradiculitis* (s. S. 352).

Im Verlauf ist ein Fluktuieren der Symptome charakteristisch.

Die *Differentialdiagnose* ist in erster Linie gegen tuberkulöse Meningitis und Tumoren der Schädelbasis zu stellen.

c) Gummen

In sehr seltenen Fällen gehen von den Meningen einzelne Gummen aus, die in rindennahen Abschnitten des Gehirns oder im Rückenmark sitzen und bis faustgroß werden können. Die Symptomatik gleicht der bei Hirn- oder Rückenmarkstumoren. Die Diagnose ist klinisch nur sehr schwer zu stellen, zumal die Liquorveränderungen gering sind.

2. Progressive Paralyse

Die P.P. ist eine primäre luische Encephalitis vor allem des Stirnhirns mit Gefäßreaktion und begleitender Meningitis.

Pathologisch-anatomische Befunde

Makroskopisch findet man die weichen Hirnhäute sulzig verdickt, das Gehirn im ganzen atrophisch, die Windungen verschmälert und die Furchen verbreitert. Auf Frontalschnitten ist eine Erweiterung des Ventrikelsystems mit Ependymitis granularis zu erkennen. Thalamus und Caudatum sind geschrumpft. Die Veränderungen sind im *Stirnhirn* am stärksten, auch im Parietalhirn noch deutlich, der Occipitallappen ist nur gering betroffen oder bleibt verschont. Häufig ist das Kleinhirn beteiligt.

Die Diagnose läßt sich bereits makroskopisch durch eine positive Eisenreaktion (Schwarzfärbung mit Schwefelammonium) sichern, die auf der Anwesenheit spezifischer eisenpigmenthaltiger Makrophagen in den Gefäßinfiltraten beruht *(Paralyseeisen)*.

Mikroskopisch setzt sich der Krankheitsprozeß aus drei Komponenten zusammen:

a) Schwerer Parenchymschwund in der Rinde und in den Stammganglien.

b) Diskontinuierlicher Markscheidenabbau, der in seiner fleckförmigen Anordnung („Mottenfraß") an M.S. erinnert.

c) Gefäßveränderungen im Nervengewebe und in der Pia mater mit perivasculärer Infiltration von Plasmazellen und Lymphocyten. In erster Linie sind die kleinen Gefäße betroffen.

In der Hirnrinde und in den Stammganglien, nicht dagegen im Marklager, findet man reichlich Treponemen.

In 80% der Fälle besteht eine luische Mesaortitis, andere Organe sind nur selten befallen.

Symptomatik und Verlauf

Nur etwa 8—10% der Lueskranken bekommen eine P.P. Dies läßt sich nicht durch die Hypothese von besonderen neurotropen Treponemenstämmen erklären, die inzwischen als falsch erkannt ist. Nach großen, statistisch berechneten Untersuchungsreihen muß man annehmen, daß *das Auftreten oder Ausbleiben der P.P. davon abhängt, ob im Frühstadium eine ausreichende Penicillinbehandlung durchgeführt wurde*. Die P.P. wird durch die Treponemen hervorgerufen. Wenn diese im Frühstadium abgetötet werden, ist keine P.P. zu befürchten. Bleiben aber über das sekundäre Stadium hinaus Treponemen in ZNS vorhanden, kann ein späteres Nachlassen der Immunität die Manifestation der quartären Neurosyphilis ermöglichen. Die ersten Symptome setzen mit einer *Latenz* von 8—10 Jahren, gelegentlich auch erst 20—30 Jahre nach der Infektion ein. Männer sind häufiger betroffen als Frauen, obwohl diese sich nicht seltener an Lues infizieren.

Die Krankheit beginnt mit einem *pseudoneurasthenischen Vorstadium*, in dem die Patienten über Kopfschmerzen, Nachlassen von Merkfähigkeit, Konzentration und körperlicher Leistungsfähigkeit und über Schlafstörungen klagen. Sie versagen im Beruf, vernachlässigen ihre Hobbies, und der Umgebung fällt eine zunehmende Verflachung ihrer Persönlichkeit und affektive Labilität auf.

Aus diesem Vorstadium entwickelt sich schleichend die manifeste Psychose. Wir unterscheiden **vier Verlaufsformen:**

a) Die *stumpf-*(oder euphorisch) *demente* Form ist mit etwa 60% am häufigsten. Sie ist durch Versanden der Interessen, Erlahmen des Antriebs, flache Aktivität mit Neigung zu läppischer Euphorie, fortschreitendes psychoorganisches Syndrom und Verfall von Anstand und Schicklichkeit gekennzeichnet. Seltener sind

b) die *expansive* Form mit unsinnigen Größenideen, die der Kranke — im Gegensatz zur Manie — aber nicht zu verwirklichen sucht,

c) die *depressive* Form mit trauriger Verstimmung und depressiven Wahnideen (Versündigungswahn, Schuldwahn, nihilistischer Wahn) und

d) die *paranoide*, „schizophrenieähnliche" Form, bei der produktive Symptome wie akustische Halluzinationen, Wahneinfälle und formale Denkstörungen im Vordergrund stehen und selbst Ichstörungen vorkommen.

Das *Achsensymptom* auch dieser selteneren Formen ist die *Demenz*. Einzelheiten des psychopathologischen Bildes müssen in den psychiatrischen Lehrbüchern nachgelesen werden.

Bei der **Untersuchung** fallen die Patienten sofort durch ihre fahlen, schlaffen Gesichtszüge und durch eine Unruhe in der mimischen Muskulatur, vor allem in der perioralen Region auf, die man als *mimisches Beben* bezeichnet. Das Sprechen ist monoton, langsam, leise und nur mangelhaft artikuliert. Die *artikulatorische Sprachstörung* wird bei den bekannten Testworten deutlich („dritte reitende Artilleriebrigade", „Rhein-Mainische Schleppschiffahrt"), die der Patient nur „verschmiert" und unter Auslassen von Silben nachsprechen kann. Auch allgemein sind die Bewegungen plump-unsicher und oft verzittert. Diese *Entdifferenzierung der Motorik* erklärt sich dadurch, daß der Krankheitsprozeß hauptsächlich Strukturen betrifft, die die Motorik regulieren (Frontalhirn, Stammganglien, Kleinhirn).

Neurologisch findet man bei 80—90% der Kranken Pupillenstörungen: absolute Starre (etwa 50%), mangelhafte Lichtreaktion, Robertsonsches Phänomen (20—30%). Opticusatrophie ist selten. Der Tonus der Muskulatur ist rigorartig erhöht. Die Eigenreflexe sind gewöhnlich sehr lebhaft, die Fremdreflexe abgeschwächt. Pathologische Reflexe können auslösbar sein. In manchen Fällen fehlen PSR und ASR als Folge der frühluischen Meningitis. Die Arreflexie allein erlaubt noch nicht die Diagnose einer begleitenden Tabes dorsalis.

Nicht selten haben die Patienten auch *neuropsychologische Symptome*, z.B. leichte amnestisch-aphasische Sprachstörungen, ideatorische Apraxie oder Agraphie. Stehen solche corticalen Herdsymptome im Vordergrund, spricht man von der *Lissauerschen Form* der P.P.

An *vegetativen Symptomen* findet man Störungen der Gefäßregulation, Gewichtsschwankungen und Inkontinenz. Diese muß aber auch als Ausdruck der Demenz und des Persönlichkeitszerfalls angesehen werden.

Als „*paralytische Anfälle*" bezeichnet man in der Literatur bedauerlicherweise sowohl die symptomatische Epilepsie bei P.P. als auch das plötzliche Auftreten von Lähmungen und anderen Herdsymptomen.

Liquor und Therapie s. weiter unten. Über Taboparalyse s. S. 284.

Ohne Behandlung ist der *Verlauf rasch progredient*. Im Endstadium kommt es zu zentralen Lähmungen, die Kranken sterben schwer dement und desorientiert im Marasmus.

Differentialdiagnostisch müssen vor allem die präsenilen *Hirnatrophien* (Morbus Pick und Alzheimer, s. Kapitel XIV) und *Stirnhirntumoren* erwogen werden. Die Abgrenzung ist nicht schwierig, wenn man die serologischen Reaktionen, den Liquor und das EEG untersucht. Psychopathologisch und neurologisch kann das Bild bei chronischem *Alkoholismus* mit alkoholischer Polyneuropathie der P.P. sehr ähnlich sein. Auch hier entscheidet die Liquoruntersuchung.

3. Tabes dorsalis

Der Name ist vom lateinischen „tabescere" = Schmelzen abgeleitet („Rückenmarksschwindsucht"). Die Tabes ist eine entzündlich-degenerative Krankheit mit Lokalisation an den hinteren Wurzeln, der Pia und in den Hintersträngen des Rückenmarks.

Pathologisch-anatomische Befunde

Makroskopisch ist das Rückenmark im ganzen verschmälert und über den Hintersträngen abgeflacht. Die dorsalen Meningen sind trübe verdickt und teilweise mit dem Mark verklebt. Die hinteren Wurzeln sind auffallend dünn und grau verfärbt.

Mikroskopisch findet man chronisch-entzündliche *Piaveränderungen*, deren Schwere dem degenerativen Rückenmarksprozeß nicht proportional ist. Die *Wurzeln und Wurzelnerven* sind mit Lymphocyten und Plasmazellen infiltriert. Die Spinalganglienzellen sind dagegen oft nur wenig betroffen. Die *Hinterstränge* zeigen eine *Degeneration*, hauptsächlich im lumbalen, seltener im cervicalen und thorakalen Abschnitt des Rückenmarks. Dabei zerfallen zunächst die Markscheiden, erst später die Achsencylinder. Der degenerative Prozeß löst am Gefäßapparat sekundäre Adventitiareaktionen mit Abbauvorgängen aus. Die untergegangenen Hinterstrangabschnitte werden durch Glianarben ersetzt. Selten gehen auch Nervenzellen im Hinterhorn und Vorderhorn transneuronal zugrunde. Sehr charakteristisch ist eine interstitielle *Entzündung des Sehnerven* mit Verödung von Gefäßen, die eine von außen nach innen fortschreitende Entmarkung des Opticus zur Folge hat. Die tabische Opticusatrophie entsteht histologisch also sekundär. Die klinische Bezeichnung „primäre Opticusatrophie" dient lediglich dazu, das ophthalmoskopische Bild einer scharf begrenzten, porzellanweißen von der unscharf begrenzten grauweißen Sehnervenatrophie nach Neuritis Nervi optici oder Stauungspapille abzugrenzen. In den Hintersträngen, in den entzündeten Meningen und in der Opticusscheide findet man *Treponemen*.

Die **Pathogenese** der T.d. ist noch nicht genau bekannt. Die einfachste Vorstellung wäre, daß der syphilitische Entzündungsprozeß von den dorsalen Meningen auf die Hinterwurzeln übergreift und deren Erkrankung zur absteigenden Degeneration der Hinterstrangfasern führt. Die drei Komponenten des tabischen Prozesses kommen aber auch unabhängig voneinander vor, deshalb wird diese Hypothese nicht von allen Autoren akzeptiert. Exogene Faktoren wie Traumen, Mangelernährung und körperliche Strapazen haben keine pathogenetische Bedeutung. Über die Beziehung zur *Frühbehandlung* gilt dasselbe wie für P.P.

Symptomatik und Verlauf

Die Tabes tritt nur bei 2—3% der Lues-Kranken auf. Männer und Frauen sind gleich häufig betroffen. Die ersten Beschwerden setzen im Durchschnitt *8—12 Jahre* nach dem Primäraffekt ein, das Erkrankungsalter kann aber nach beiden Seiten weit streuen. Die Symptome treten nicht in einer festen Reihenfolge und auch keineswegs immer in der Vollständigkeit auf, wie sie hier beschrieben werden. Abortive, gutartige Verläufe sind nicht selten.

Die *Pupillen* sind oft entrundet, ungleich weit und zeigen praktisch immer Störungen der Lichtreaktionen. In 70—90% der Fälle besteht ein Robertsonsches Phänomen (s. S. 60), das für Tabes sehr charakteristisch, aber nicht absolut pathognomonisch ist, da es auch bei Lues cerebro-spinalis und P.P. vorkommen kann. Bei einem kleinen Teil der Tabespatienten findet man absolute Starre oder träge Lichtreaktion der mydriatischen Pupillen.

Die *tabische Opticusatrophie*, die Männer mehr als Frauen betrifft, beginnt oft einseitig, ergreift aber später auch das andere Auge. Die Patienten haben zunächst Schwierigkeiten bei der Hell-Dunkeladaptation und bemerken auch Gesichtsfeldeinschränkungen der verschiedensten Formen. Bald darauf setzt ein Visusverfall ein, der bis zur Erblindung geht. Ophthalmoskopisch ist die Papille porzellanweiß und scharf begrenzt.

Lähmungen der vom Oculomotorius und Abducens versorgten *Augenmuskeln* sind nicht selten. Am meisten ist der M. levator palpebrae superioris betroffen. Ptose oder Lähmungsschielen mit Doppelbildern sind anfangs nur vorübergehend und in wechselnder Verteilung vorhanden, später bilden sie sich nicht mehr zurück. Als Ursache nimmt man eine chronische basale Meningitis an. Da diese aber auch auf die basalen Hirnarterien übergreift, könnten dem Lähmungen auch umschriebene Durchblutungsstörungen und ischämische Herde in den Augenmuskelkernen zugrunde liegen.

Die Schädigung der Hinterwurzeln und Hinterstränge führt zu *sensiblen Reiz- und Ausfallserscheinungen*. Im Frühstadium klagen die Patienten über Paraesthesien an den Beinen und an der Außenseite der Unterarme, über gürtelförmige Schmerzen und ziehende Gliederschmerzen. Häufig ist eine *Kältehyperpathie* am Rumpf, die die Kranken beim Waschen mit kaltem Wasser bemerken und die man bei der Untersuchung leicht nachweisen kann, wenn man die Bauchhaut mit dem Stiel des Reflexhammers oder einem Reagensglas mit Eiswasser berührt.

Sehr bezeichnend, aber nicht in allen Fällen vorhanden, sind die *lanzinierenden* Schmerzen, die für Sekunden oder Minuten in häufiger Wiederholung bohrend oder stechend mit großer, oft unerträglicher Heftigkeit vor allem in die Beine einschießen.

Andere sensible und vegetative Reizerscheinungen sind die *tabischen Krisen*, deren Pathogenese noch unklar ist. Am häufigsten sind die Krisen in den Hohlorganen Magen, Darm, Blase, bei denen akute heftigste Schmerzen von kolikartigen Kontraktionen, Hypersekretion, Erbrechen, Vasomotorenkollaps und Tachykardie begleitet sind. Die Unterscheidung von einer Magenblutung, die selbstverständlich auch bei Tabes vorkommen kann, oder vom abdominellen Anfall bei Porphyrie kann sehr schwierig sein.

Unter den *Ausfallssymptomen* steht das *Erlöschen der Eigenreflexe* durch Unterbrechung des spinalen Reflexbogens in den Hinterwurzeln an erster Stelle. Entsprechend der Lokalisation des Prozesses sind stets die ASR und PSR ausgefallen (Westphalsches Zeichen), seltener auch die Eigenreflexe an den Armen (Tabes superior). Die *Bauchhautreflexe* sind auffallend lebhaft *(„lachender Bauch")* und oft von einer sehr ausgedehnten reflexogenen Zone auszulösen. Die Wurzelschädigung führt auch zu der sehr kennzeichnenden *Hypotonie* der Beinmuskulatur. Diese zeigt sich beim Stehen und Gehen als Überstreckung im Kniegelenk (Genu recurvatum). Bei der Untersuchung kann man den Patienten ohne Mühe die Knie auf die Brust oder sogar die Füße um den Nacken legen.

Die Hinterstrangdegeneration hat eine *spinale Ataxie* (s. S. 89) zur Folge. Durch den Fortfall der proprioceptiven Bewegungskontrolle werden die Beine beim Gehen überschießend nach außen geführt oder gar geschleudert *(„lustige Beine")*, und der Gang wird, besonders im Dunkeln, bei fehlender Augenkontrolle unsicher. Entsprechend wird der Knie-Hacken-Versuch ataktisch-hypermetrisch ausgeführt, das Rombergsche Phänomen wird positiv, oft können die Patienten die Romberg-Stellung nicht einmal mit offenen Augen einnehmen. In späteren Stadien zeigt sich die Ataxie auch an den Armen.

Die *Berührungsempfindung* ist an den Beinen vermindert. Stärker ist das Erkennen geführter Bewegungen, auf die Haut geschriebener Zahlen und die Vibrationsempfindung gestört. Bei feiner Untersuchung lassen sich immer die Phänomene des pathologischen Funktionswandels nachweisen.

Sehr charakteristisch sind *Störungen der Schmerzempfindung:* Am Rumpf und an den Beinen finden sich inselförmige analgetische Zonen. Schmerzreize werden, namentlich an den Beinen, zunächst nur als Berührung und erst mit Latenz von einigen Sekunden als schmerzhaft empfunden *(verzögerte Schmerzempfindung)*. Kräftiger Druck auf die Augäpfel, die Waden, die Hoden oder die Achillessehne ist für die Kranken nicht schmerzhaft.

Weitere *Rückenmarkssymptome*, die auf Läsion sacraler Wurzeln bezogen werden, sind: Erlöschen der Potenz und Störungen der Blasenentleerung (Retention, Inkontinenz, Ischuria paradoxa), die eine aufsteigende Cystopyelitis begünstigen.

Trophische Störungen treten vor allem als tabische Arthropathie auf. Klinisch stellt man Deformierungen der Gelenke an den Extremitäten oder der Wirbelsäule fest, die das Ausmaß schwerer Verunstaltungen erreichen können. Gelegentlich kommt es zu schmerzlosen Spontanfrakturen. Für die Pathogenese der Arthropathie nimmt man an, daß sie durch trophische Störungen eingeleitet wird, die sich auf der Röntgenaufnahme als Auflockerung der Knochenstruktur nachweisen lassen. Sie verstärkt sich dann unter der unphysiologischen Belastung infolge der Ataxie, zumal die Kranken die betroffenen Gliedmaßen nicht schonen, weil sie in den Gelenken keinen Schmerz verspüren.

Das *Mal perforant du pied*, ein schmerzloses Ulcus an den Stellen der Fußsohle, die beim Stehen oder Gehen dem stärksten Druck ausgesetzt sind, gehört heute zu den Seltenheiten. An den *inneren Organen* findet sich häufig Aorteninsuffizienz oder Aortenaneurysma.

Die Tabes dorsalis kann mit der progressiven Paralyse zur **Taboparalyse** kombiniert sein. Für diese Diagnose genügt es nicht, daß bei progressiver Paralyse die PSR und ASR fehlen. Der Reflexverlust kann, wie erwähnt, auch Restsymptom der luischen Frühmeningitis sein. Eine Taboparalyse liegt nur dann vor, wenn zusätzlich zur P.P. charakteristische Symptome, wie lanzinierende Schmerzen, schwere spinale Ataxie und andere Sensibilitätsstörungen, nachweisbar sind.

Der **Verlauf** ist wechselnd. In manchen Fällen kommt die Krankheit spontan zum Stillstand, in anderen ist sie, ohne Behandlung, über Jahre langsam progredient, bis im Zustand des Marasmus durch Cystopyelitis oder Infektion von Decubitalgeschwüren der Tod eintritt.

Differentialdiagnose

1. Pupillotonie und Adie-Syndrom

Die Pupillotonie und der tonisch verzögerte Ablauf der Akkommodation sind bereits auf S. 60 beschrieben. Die Störungen beginnen meist einseitig und ergreifen erst nach Monaten oder Jahren auch das zweite Auge. In manchen Fällen setzen sie akut ein. Der Betroffene bemerkt dann im Spiegel die Pupillendifferenz und leidet unter *Blendungsempfindlichkeit*, da die Pupille sich beim Sonneneinfall nicht mehr reflektorisch verengt. Auch das plötzliche Auftreten der Akkommodationsstörung wird beim *Lesen* sofort bemerkt. In anderen Fällen entwickelt sich die Pupillotonie unbemerkt und wird erst bei einer ärztlichen Untersuchung aus anderen Gründen zufällig festgestellt. Wenn auch die Eigenreflexe an den Beinen erloschen sind (ASR früher als PSR), besteht ein *Adie-Syndrom*.

Das Syndrom ist *nicht angeboren*: Es kommt bei Kleinkindern nicht vor, sondern tritt erst in der *Adoleszenz* oder im mittleren Lebensalter auf. Wahrscheinlich entwickelt sich im Laufe der Jahre in allen Fällen das volle Syndrom: Pupillotonie + Akkommodotonie + Arreflexie, nur kommen die Betroffenen in unterschiedlichen Stadien zur Untersuchung. Elektrophysiologisch sind die Eigenreflexe übrigens nicht erloschen, ihr Ablauf ist nur so tonisch verzögert, daß sie bei der klinischen Auslösung nicht sichtbar sind. Die Ursache des Adie-Syndroms ist nicht bekannt. Für die Augensymptome nimmt man eine Funktionsstörung im *Ganglion ciliare* an. Das Syndrom hat keinen Krankheitswert, es muß nicht behandelt werden. Die *Diagnose* kann bereits durch die pharmakodynamische Prüfung der Pupillenmotilität (s. S. 60) gestellt werden. Meist wird man sich dennoch entschließen, den Liquor zu untersuchen. Es ist wichtig, den Patienten über die Anomalie aufzuklären, damit nicht bei späteren Krankenhausaufenthalten erneut die Untersuchungen auf Lues vorgenommen werden.

2. Alkoholische und diabetische Polyneuropathie

Bei beiden Krankheiten, deren prominente Symptome Arreflexie der Beine und Störung der Tiefensensibilität sind, kann auch eine Opticusatrophie auftreten. Meist fehlen aber Pupillenstörungen, und lanzinierende Schmerzen, Krisen, analgetische Zonen und verzögerte Schmerzempfindung kommen nicht vor. Die Abgrenzung kann gewisse Schwierigkeiten bereiten, wenn im Liquor nur eine geringe Eiweißvermehrung besteht und die gewöhnlichen serologischen Reaktionen nicht eindeutig ausfallen. Anamnese, internistischer Befund und Ausfall des Nelson-Tests im Blut und Liquor führen aber immer zur Klärung.

4. Blut- und Liquorbefunde

Die neurologischen und psychopathologischen Befunde müssen in jedem Falle von Neurolues durch eine Reihe *humoraler Untersuchungen* ergänzt werden. Diese sichern die Diagnose und zeigen die Aktivität des Prozesses an, nach der sich die Indikation zur Behandlung richtet.

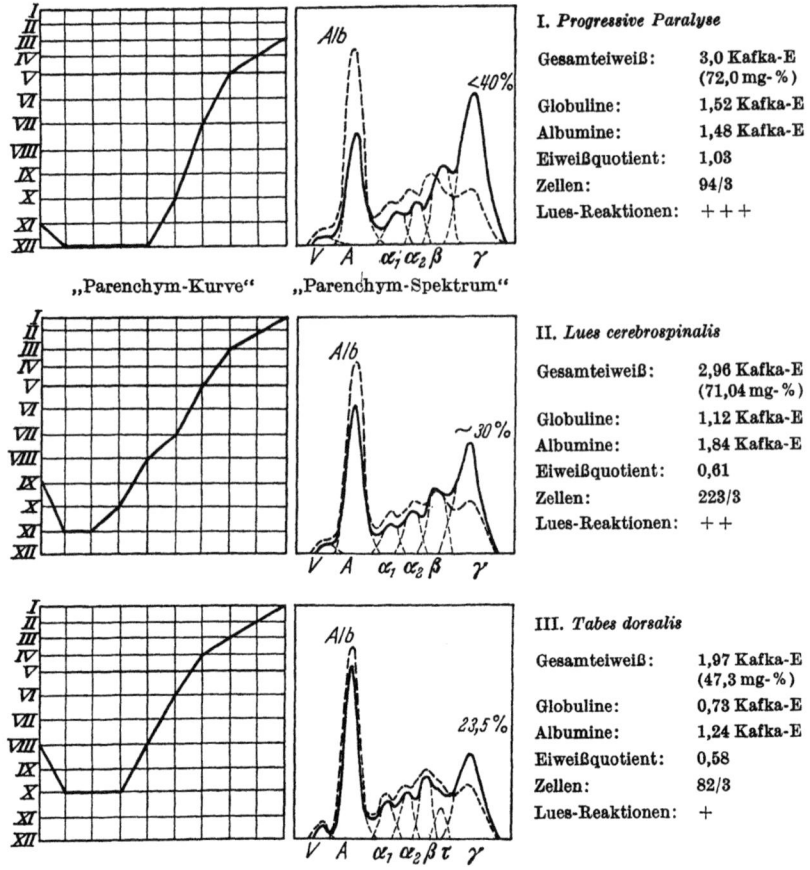

Abb. 49. *Konstellationstypen im Liquor bei Neurolues* (aus H. MATIAR-VAHAR)

Die klassische Wassermann-Reaktion mit Extrakten aus Rinderherz und Lues-Leber wird nicht mehr ausgeführt. Das wirksame Lipoid aus den Organextrakten war das *Cardiolipin*. Dies kann heute synthetisch hergestellt und damit für quantitative Auswertung standardisiert werden. Das Antigen wird in zwei Reaktionen verwendet:

1. *Cardiolipin-Komplementbindung* in der Kolmerschen Kältetechnik,
2. *Cardiolipin-Flockungsreaktion* oder VDRL-(= Venereal Disease Research Laboratory-)Test.

Die Ergebnisse werden in *Titerwerten* angegeben, nach deren absoluter Höhe und Verlauf man die Entwicklung des luischen Prozesses und den Therapieerfolg beurteilen kann. Zur Ergänzung der Diagnostik, nicht dagegen zur Verlaufskontrolle, verwendet man die *Spirochäten-Eiweißreaktion*, ebenfalls als KBR- und Flockungsreaktion. Zur ersten Orientierung bei der Liquoruntersuchung ist die Meinicke-Klärungs-Reaktion II von Nutzen.

Ähnlich wie die alte Wa.R., können diese Seroreaktionen in seltenen Fällen auch einmal bei nicht luischen Krankheiten positiv ausfallen, z.B. bei infektiöser Mononukleose, Kollagenosen, Erythematodes und atypischer Pneumonie. Geben sie keine zuverlässigen Ergebnisse oder stimmen die Resultate nicht mit dem klinischen Bild überein, wird der hoch spezifische, aber aufwendige *Treponemen-Immobilisierungs-Test* (TPI) nach Nelson und Mayer durchgeführt. Gewöhnlich nimmt das serologische Laboratorium die Beurteilung der Titerwerte selbst vor und teilt das Ergebnis als „negativ", „zweifelhaft" oder „positiv" mit. Alle genannten Reaktionen werden im Serum und Liquor ausgeführt.

Im Liquor wird die Routineuntersuchung vorgenommen (s. S. 31). Zusätzlich sollte die *Elektrophorese der Liquoreiweißkörper* durchgeführt werden, die für die Differentialdiagnose der drei Formen von Neurolues von entscheidender Bedeutung ist.

Aus diesen Untersuchungen ergeben sich charakteristische *Konstellationstypen* für die drei Formen der Neurolues, die in Abb. 49 zusammengefaßt sind.

a) Progressive Paralyse

Im *Serum* sind die Luesreaktionen maximal positiv. Im *Liquor* findet man eine lymphocytäre Zellvermehrung auf Werte zwischen 50/3 und 100/3, Erhöhung des Gesamteiweißes auf 2—3 KE, starkes Überwiegen der salzgefällten Globuline gegenüber den Albuminen, daher Erhöhung des Eiweißquotienten auf 1,0 oder mehr und breiten, maximalen Linksausfall der Kolloidkurve. Die Elektrophorese zeigt eine starke Verminderung der Albumine und eine Erhöhung der γ-Globuline von normalerweise 9,3 rel.-% auf 30—60 rel.-%. *Werte über 40 rel.-% sind, wenn sonst Anzeichen einer Neurolues vorliegen, für die P.P. spezifisch.* Sie kommen bei Tabes dorsalis und Lues cerebro-spinalis nicht vor. Alle Luesreaktionen sind stark positiv.

b) Lues cerebro-spinalis

Im *Serum* sind die Luesreaktionen zwar nicht maximal, aber stark positiv. Im *Liquor* besteht als Ausdruck einer starken meningealen Beteiligung eine vorwiegend lymphocytäre Pleocytose auf Werte um 200—250/3. Das Gesamteiweiß ist auf 2,5—3,0 KE erhöht. Die salzgefällten Globuline sind geringer als die Albumine vertreten, so daß der Quotient unter 1,0 bleibt und die Kolloidkurve eine weniger tiefe und schmalere Linkszacke zeigt als bei der P.P. Im Elektrophoresespektrum sind die Albumine vermindert und die γ-Globuline vermehrt, jedoch nur auf Werte zwischen 25 und 39 rel.-%. Die Seroreaktionen sind etwas schwächer positiv als bei der progressiven Paralyse.

c) Tabes dorsalis

Im *Serum* haben die Titer bei den Luesreaktionen mit Cardiolipin eine mittlere Höhe. Sehr hohe Titer sind auf gleichzeitige Aortenlues oder Lues anderer Organe verdächtig. Im *Liquor* besteht eine nur mäßige, vorwiegend lymphocytäre Zellvermehrung auf 30—90/3 Zellen. Das Gesamteiweiß ist im Mittel nur auf 2,0 KE vermehrt, der Eiweißquotient ist noch weniger erhöht als bei Lues cerebri, der Kurvenausfall ist flacher. Im Elektrophoresespektrum findet man die Albumine im Normbereich, die γ-Globuline nur mäßig auf Werte um 25 rel.-% erhöht. Die Seroreaktionen mit Cardiolipin haben eine mittlere Titerhöhe.

Von diesem typischen Spektrum der Befunde gibt es gewisse *Abweichungen*. In der Hälfte der Fälle finden sich nur uncharakteristische Zell- und Eiweißvermehrungen und leichte Kurvenausfälle, so daß man nach der Routineuntersuchung des Liquors die Diagnose einer Neurolues nicht stellen kann. Früher hat es eine große Rolle gespielt, daß die klassische Wa.R. bei Tabes im Serum und Liquor nicht selten negativ war. *Heute gibt es jedoch keine „seronegative Tabes"* mehr: Man kann immer erwarten, daß mit den beiden Cardiolipin- und Spirochäten-Eiweißreaktionen und mit dem TPI jede Neurolues, die klinische Symptome macht, erfaßt wird.

Größere *Vorsicht* ist bei der Abgrenzung der P.P. von der T.d. und Lues cerebri geboten. Wenn klinisch die Symptomatik einer T.d. vorliegt und die Routineuntersuchung des Liquors ein „Paralysesyndrom" zeigt (Eiweißquotient über 1,0, maximaler breiter Linksausfall der Kurve), reicht dies zur Diagnose einer Taboparalyse noch nicht aus. Entscheidend ist die γ-Globulinvermehrung über 40 rel.-%, die die Diagnose der P.P. sichert, während man den Verdacht auf Paralyse bei Werten unter 30 rel.-% fallenlassen kann.

5. Therapie

Alle Formen der Neurolues werden, wie die Lues überhaupt, heute mit *Penicillin* behandelt. Die früher übliche Malaria- oder andere Fiebertherapie der P.P. ist überholt. Kombinationsbehandlungen (Fieber + Penicillin) sind der reinen Penicillinkur nicht überlegen. Schwermetalle sollten nicht mehr verwendet werden.

Nur wenn eine Penicillinallergie die übliche Behandlung verbietet, gibt man entmethylierte *Tetracycline*, z.B. Ledermycin in der Dosis von 600 mg/die für 1 Monat.

Für die Lues cerebri und P.P. gilt, daß die *Indikation* zur Behandlung bei „aktivem Liquor" gestellt wird. Aktiv ist der Liquor, wenn er eine Zellvermehrung und Erhöhung des Gesamteiweißes enthält. Die Behandlung ist auch dann — und gerade dann — angezeigt, wenn bei aktivem Liquor der neurologische und psychopathologische Befund normal oder nur gering verändert ist. Da bei *Tabes* der Liquor oft nicht „aktiv" ist, orientiert sich die Therapie hier in erster Linie an den klinischen Symptomen und den Titerwerten der Seroreaktionen.

Man gibt 12 Mega Penicillin i.m. über eine Zeit von 12 Tagen. Diese Dosierung ist bereits sehr reichlich bemessen. Höhere Einzeldosen oder länger ausgedehnte Kuren sind nicht sinnvoll. Eine *Wiederholung* ist nur in den seltenen Fällen angezeigt, in denen 9 Monate nach dieser Therapie der Liquor noch oder wieder aktiv ist.

In der genannten Dosierung werden durch die antibiotische Behandlung die Treponemen auch in schlecht durchbluteten Geweben abgetötet. Die entzündlichen Veränderungen des aktiven Liquors gehen daraufhin innerhalb eines halben Jahres rasch zurück. Nach rund 6 Monaten ist die Pleocytose normalisiert und die Eiweißvermehrung auf Werte von 1,5—1,9 KE zurückgegangen. Die Besserung der übrigen pathologischen Werte: Eiweißquotient, Kolloidkurven, Elektrophorese erstreckt sich über einen längeren Zeitraum bis zu mehreren Jahren. Währenddessen fällt der Titer der Seroreaktionen stetig ab. Dieser protrahierte Rückbildungsprozeß wird durch weitere antibiotische Behandlungen *nicht beschleunigt*. Leichtere Vermehrungen des Gesamteiweißes und mäßige Ausfälle der Kolloidkurven können als „Narbensymptome" dauernd bestehenbleiben. Dies gilt besonders für die P.P. Die modernen, empfindlichen *Seroreaktionen* bleiben bei allen Formen der Neurolues auch nach erfolgreicher Penicillintherapie *lebenslang mit niedrigen Titern positiv.*

Die *neurologischen* und *psychopathologischen Symptome* pflegen sich zwar unter der Behandlung zu bessern, bilden sich jedoch nicht völlig zurück, da sie teilweise auf irreversiblen Parenchymveränderungen beruhen. Sie können nach Abklingen der akut-entzündlichen Liquorveränderungen im Einzelfall sogar noch fortschreiten, manchmal treten sogar noch neue Symptome auf. Dies beruht darauf, daß die geweblichen Reaktionen und ihre Folgen, gefäßabhängige ischämische Parenchymschädigungen oder Strangdegenerationen, mit dem Abtöten der Treponemen nicht sofort zum Stillstand kommen. Manche Ärzte versuchen, diese Prozesse durch Wiederholung der antibiotischen Behandlung zu beeinflussen. Penicillin und Tetracycline wirken aber nur auf die lebenden Treponemen, deshalb ist von einem solchen Behandlungsversuch *kein Erfolg* zu erwarten.

XII. Krankheiten der Stammganglien

Im Kapitel über die neurologischen Syndrome sind die wichtigsten Formen extrapyramidaler Bewegungsstörungen beschrieben und die pathophysiologischen Vorstellungen diskutiert, die man sich heute darüber gebildet hat. Die *Krankheiten*, bei denen diese Bewegungsstörungen auftreten, werden im folgenden Abschnitt behandelt. Aus Gründen, die auf S. 77 erörtert sind, wird die Bezeichnung „extrapyramidales *System*" nicht verwendet. Die Krankheiten sind deshalb, wie auch in der angloamerikanischen Literatur üblich, unter dem Oberbegriff „*Krankheiten der Stammganglien*" zusammengefaßt.

Seltene und vornehmlich nach pathologisch-anatomischen Kriterien definierte Krankheitszustände sind fortgelassen. Die *hepatolentikuläre Degeneration* wird nicht hier, sondern bei den stoffwechselbedingten dystrophischen Prozessen des ZNS besprochen, da sie sich nach ihrer Symptomatik nicht ohne Zwang den extrapyramidalen Krankheiten im engeren Sinne einfügen würde und ihr wesentliches pathogenetisches Charakteristikum das einer *Stoffwechselstörung mit Beteiligung des ZNS* ist (s. S. 328).

Die größte praktische Bedeutung hat der *Parkinsonismus*, der, in seinen verschiedenen Formen, so häufig ist wie die Multiple Sklerose. Wir behalten in der folgenden Darstellung die historische Dreiteilung in die idiopathische Parkinsonsche Krankheit, den postencephalitischen Parkonsonismus und andere symptomatische Formen bei.

1. Parkinsonsche Krankheit (Paralysis agitans)

Bei dieser Krankheit tritt das Parkinson-Syndrom (s. S. 79) als Ausdruck eines *erblichen degenerativen Prozesses* in den Stammganglien auf. Die Krankheit ist selten. Männer werden häufiger betroffen als Frauen. Das Erkrankungsalter liegt jenseits des 40. Lebensjahres, meist zwischen 40 und 60 Jahren.

Der Erbgang ist *dominant*, die Penetranz ist aber gering: Nur bei 30% der Kinder von Parkinson-Kranken wird die Erbanlage manifest. Deshalb sind anamnestisch oft keine weiteren familiären Erkrankungen zu erfahren.

Symptomatik und Verlauf

Die Krankheit beginnt oft mit *Schmerzen* in den Extremitäten, die anfangs oft irrtümlich als „rheumatisch" bezeichnet oder mit Abnutzungsvorgängen an der Wirbelsäule in Zusammenhang gebracht werden, die im mittleren Lebensalter oft als Nebenbefund festgestellt werden. Häufig zeigen sich bereits in diesem Stadium *Verstimmungszustände*, die für die psychische Verfassung der Patienten während des weiteren Verlaufes sehr charakteristisch sind. Langsam fortschreitend entwickelt sich dann das *Parkinson-Syndrom* mit Verarmung der Ausdrucks- und Mitbewegungen, Erschwerung der intendierten Bewegungen, rigider Erhöhung des Muskeltonus und vegetativen Begleitsymptomen. Tremor der Kaumuskulatur oder der Zunge ist bei der Parkinsonschen Krankheit seltener als beim postencephalitischen Parkinsonismus. Die Symptome können *anfangs asymmetrisch* sein, später ergreifen sie die Extremitäten *beider Körperseiten*.

James Parkinson hatte die Krankheit 1817 als „shaking palsy" beschrieben, und im deutschen Sprachgebiet trägt sie auch den Namen „Paralysis agitans". Eine *Lähmung* (palsy, paralysis) im strengen Sinne tritt aber *nicht* ein. Es ist die Akinese, die es den Patienten schwer oder in fortgeschrittenen Stadien unmöglich macht, ihre Motorik kraftvoll und intendiert einzusetzen. Wenn es gelingt, durch ein geeignetes Medikament Rigor und Akinese zu bessern, sind die Kranken in der Lage, ohne Lähmung über ihre Motorik zu verfügen.

Die Symptome der Parkinson-Trias sind *nicht immer gleich stark* ausgeprägt: Zum Teil steht der Tremor im Vordergrund, ohne daß die Motorik die typische akinetische Gebundenheit aufweist. Diese Patienten werden durch ihre Krankheit weniger beeinträchtigt. Allerdings erschwert der Tremor bestimmte Verrichtungen des täglichen Lebens, z. B. Essen oder Schreiben, und sehr häufig auch die berufliche Arbeit erheblich.

In anderen Fällen ist die Symptomatik von *Akinese* und *Rigor* beherrscht. Bald schränken die Pulsionsphänomene die Beweglichkeit der Kranken so ein, daß sie es nicht mehr wagen, das Haus zu verlassen, weil sie im Straßenverkehr nicht mehr in der Lage wären, plötzlich stehenzubleiben. Später wird es den Patienten immer schwerer, sich auch nur vom Stuhl zu erheben, sich an- und auszukleiden oder die Speisen zum Munde zu führen. Durch die Erstarrung ihrer Motorik geraten viele Patienten in einen *äußerlich verwahrlosten* Zustand. Die Amimie läßt ihren Ausdruck leblos und ohne affektive Regung erscheinen, die Schwierigkeit beim Sprechen verstärkt den Eindruck einer großen Langsamkeit der Denkabläufe.

All dies trägt dazu bei, daß man den Parkinson-Kranken leicht für dement und affektiv abgestumpft hält. *Demenz* und affektive Nivellierung bilden sich aber *nicht* aus. Vielmehr erleben die Patienten ihr Schicksal leidend und bei voller Einsicht. Die tiefgehenden depressiven oder reizbaren Verstimmungszustände des fortgeschrittenen Krankheitsstadiums sind z. T. als Reaktion auf die schwere und fortschreitende Bewegungsstörung aufzufassen. Bei aufmerksamer Beobachtung läßt sich die erhaltene geistige Beweglichkeit am lebhaften Spiel der Augen ablesen, deren Motorik nicht von der Akinese betroffen wird.

Encephalographisch zeigt sich eine Atrophie der Stammganglien. Das *EEG* bleibt normal. Der *Liquor* ist nicht verändert oder enthält nur eine leichte Eiweißvermehrung.

Der *Verlauf* ist über viele Jahre langsam progredient. Rascheres Fortschreiten kann mit stationären Perioden wechseln.

Im *Endstadium* liegen die Kranken unbeweglich zusammengekrümmt und mit adduzierten und gebeugten Gliedmaßen im Bett. Es kommt zu sekundären *Gelenkversteifungen*, die die Motorik weiter einschränken und sehr schmerzhaft und quälend sind. Vegetative Symptome wie Speichelfluß und Salbengesicht vervollständigen die Symptomatik. Der *Exitus* erfolgt an Marasmus, da die Patienten schließlich nicht mehr in der Lage sind zu schlucken, oder an den Folgen von Decubitalgeschwüren oder Pneumonie.

Pathologisch-anatomisch kommt es zu symmetrischer Degeneration der kleinen melaninhaltigen Zellen der Substantia nigra und des Pallidum. Es handelt sich um einen spontanen Degenerationsprozeß, dessen Ursache (genbedingte Stoffwechselstörung?) wir noch nicht kennen. Vorangegangene Kopftraumen oder andere äußere Einwirkungen spielen keine ursächliche oder begünstigende Rolle.

Therapie

Die früher hauptsächlich angewandte medikamentöse Behandlung mit Belladonna-Präparaten (Homburg 680, „Bulgarische Kur") ist inzwischen verlassen worden. Statt dessen versucht man heute, mit etwas differenzierter wirkenden synthetischen Präparaten, die eine größere therapeutische Breite haben, die wechselnd ausgeprägten Symptome des Parkinsonismus gezielt zu behandeln. Die *gebräuchlichsten Medikamente* sind Akineton (etwa dreimal 1 Tablette am Tag), Tremaril (viermal 1 Tablette à 5 mg), Aturbal (zweimal $1/2$ bis viermal 1 Tablette) und Cogentin (zweimal $1/4$ bis zweimal $1/2$ Tablette, Cave symptomatische Psychosen bei älteren Patienten!). Die Verordnung der Medikamente muß als Dauerbehandlung durchgeführt werden. Bei Glaukom sind sie kontraindiziert.

Die Behandlung mit *Dopa* und Monoaminooxydasehemmern hat sich (noch?) nicht bewährt. Sie ging von der Beobachtung aus, daß *Reserpin* ein *akinetisches Parkinson-Syndrom* hervorruft. Bei Reserpinbehandlung kommt es zu einer Verarmung des Gehirns an Dopamin, Nor-Adrenalin und Serotonin, die beim Gesunden besonders in den Stammganglien angereichert und beim Parkinson-Kranken lokal vermindert sind. Aus dieser Überlegung wurde eine Behandlung mit l-Dopa versucht (Dopamin dringt nicht durch die Blut-Hirnschranke). Nach intravenöser Injektion kommt es in der Tat zu einer Lockerung der Akinese, diese ist jedoch nur flüchtig.

Jede medikamentöse Therapie muß durch *Heilgymnastik* ergänzt werden: Passive Bewegungen der Extremitäten zur Verhinderung sekundärer Gelenkversteifung, aktive Übungen mit dem Ziel, die Akinese wenigstens teilweise durch intendierte Motorik zu ersetzen und Spiele oder handwerkliche Übungen, die der Patient im Zusammenspiel mit einem Gesunden ausführen muß.

Sind Rigor und Tremor die führenden Symptome und ist der Patient im mittleren Lebensalter, ohne Zeichen eines allgemeinen cerebralen Abbaus oder eines schwereren internistischen Krankheitszustandes, ist heute der **operativen Behandlung mit stereotaktischen Verfahren** der Vorzug zu geben. Die neurochirurgische Behandlung des Parkinson-Syndroms beruht auf der Überlegung, daß ein Teil der Symptome als *Enthemmungsphänomen* aufzufassen ist (s. Kap. II, 3a). Mit der umschriebenen Zerstörung der Strukturen, die durch den Krankheitsprozeß von hemmenden Einflüssen benachbarter Kerngebiete befreit sind, will man *ein neues Gleichgewicht* in den motorischen Impulsen auf den Vorderhornapparat herstellen.

Wie vorn besprochen, ist beim Parkinson-Syndrom das *innere Pallidumglied* vom hemmenden Einfluß der Substantia nigra befreit. Von diesem verlaufen Bahnen zum oralen Ventralkern des Thalamus (V.o.a.), wo sie in Afferenzen zur Hirnrinde umgeschaltet werden (s. S. 81). Mit Hilfe von *Zielgeräten* kann man diese beiden Strukturen (inneres Pallidumglied und oraler Ventralkern des Thalamus) so genau anzielen, daß die Abweichung nicht mehr als ± 0,5 mm beträgt. Die Festlegung der Zielpunkte setzt eine encephalographische Darstellung der Hirnventrikel voraus, deren individuelle Maße mit empirisch gewonnenen Standarddaten korreliert werden. Der Eingriff wird in Lokalanaesthesie durchgeführt. Durch vorsichtige Reizung kann die Lage der Elektroden- oder Kanülenspitze überprüft werden.

Die gebräuchlichste *Methode* zur Herstellung umschriebener Läsionen ist die Hochfrequenzcoagulation, bei der die Stromwärme durch ein Thermoelement kontrolliert wird. Damit gelingt es, eine *Denaturierung ausschließlich des Nervengewebes* unter Schonung der Blutgefäße herbeizuführen, und man kann auch den Durchmesser der Coagulation begrenzt halten. Andere Verfahren (Chemopallidotomie, umschriebene Unterkühlung) haben sich weniger bewährt, über die Wirksamkeit und Gefahren der gezielten Ultraschallbehandlung liegen noch keine ausreichenden Erfahrungen vor. Die stereotaktischen Operationen haben den großen *Vorzug*, daß nur eine Elektrode oder Kanüle von geringem Durchmesser in das Gehirn eingeführt werden muß, so daß die breitere Eröffnung der Schädelkapsel und Freilegung oder Verlagerung größerer Hirnabschnitte vermieden werden.

Die Eingriffe werden zunächst *einseitig* ausgeführt. Ist eine kontralaterale Coagulation erforderlich, läßt man zwischen den beiden Operationen wenigstens $^1/_2$ Jahr verstreichen und wählt dann einen anderen Zielpunkt (z.B. Pallidotomie bei der ersten, Thalamotomie bei der zweiten Sitzung). Nach bilateralen Operationen besteht allerdings die Gefahr einer Verstärkung der Sprachstörung. Die *Mortalität* liegt unter 1%. *Komplikationen* sind durch Läsion der benachbarten inneren Kapsel möglich (5—10% Hemiplegien), auch entwickelt sich bei älteren Patienten gelegentlich ein Korsakow-Syndrom.

Am besten läßt sich der *Rigor* beeinflussen. Es werden 70% Besserungen angegeben, die auch über einen Beobachtungszeitraum von 10 Jahren anhalten sollen. Auch der *Tremor* spricht relativ günstig an. Besonders gut ist die Prognose bei Kranken im jugendlichen oder mittleren Lebensalter, bei halbseitigem Parkinson-Syndrom und nur langsamer Progredienz des Prozesses zu stellen. Auch Gang- und Haltungsstörungen, Schmerzen, Blickkrämpfe und Erschwernis des Sprechens können sich nach der Operation bessern. Die *Akinese* ist als Ausfallssymptom durch eine zusätzliche Läsion nicht zu beeinflussen. Patienten, bei denen die rigorfreie Starre die Symptomatik beherrscht, sollen nicht operiert werden.

Wenn die medikamentöse Behandlung keinen Erfolg gebracht hat, sollte die Indikation zur Operation möglichst früh gestellt werden, da die Gefahr von Komplikationen mit der Verschlechterung des Allgemeinzustandes zunimmt.

Kontraindikationen sind: fortgeschrittener psychischer, d. h. cerebraler Abbau, vor allem mit nächtlichen Unruhezuständen als Ausdruck einer Hirnarteriosklerose, Herzkrankheiten, andere internistische Krankheitszustände, die allgemein die Operabilität beeinträchtigen, Vorherrschen der Akinese und Betonung der Symptomatik in der Kopf- und Halsregion.

Differentialdiagnostisch wird man stets versuchen, die Parkinsonsche Krankheit von *symptomatischen* Formen des *Parkinsonismus* abzugrenzen, die in den beiden folgenden Abschnitten besprochen sind. Die Unterscheidung von der gehemmten Motorik in der *Depression* oder der Erstarrung im *katatonen Stupor* wird bei genauer Erhebung der Anamnese und Beobachtung des psychischen Verhaltens keine ernsten Schwierigkeiten bereiten.

2. Postencephalitischer Parkinsonismus

Der p.e.P. ist die typische Nachkrankheit der Encephalitis lethargica (v. Economo), der er in 60% der Fälle gefolgt ist. Er kann aber auch nach anderen Encephalitiden auftreten, z.B. nach postvaccinaler, nach Fleckfieberencephalitis oder Virusencephalitis, deren akutes Krankheitsstadium gelegentlich bereits von parkinsonistischen Symptomen beherrscht ist. Obwohl die Encephalitis Economo seit 40 Jahren in Europa nur noch sporadisch auftritt, hat die Zahl der Fälle, die man als p.e.P. anspricht, nicht abgenommen, sondern ist gleich geblieben, in Mitteleuropa sogar etwas angestiegen. *Anamnestisch* läßt sich eine Encephalitis in der Hälfte der Fälle nicht nachweisen, da sie auch abortiv verlaufen kann, so daß sie dem Patienten unbemerkt bleibt. Es besteht keine Beziehung zwischen der Schwere der Encephalitis und der Wahrscheinlichkeit, am p.e.P. zu erkranken.

Symptomatik und Verlauf

Zwischen der Manifestation im akuten Krankheitsstadium und der postencephalitischen Nachkrankheit bestehen fließende Übergänge. Das Intervall zwischen der akuten Encephalitis und dem p.e.P. kann wenige Monate, aber auch 25 Jahre betragen. Das *Erkrankungsalter* ist in der Regel geringer als bei der Parkinsonschen Krankheit (25—35 Jahre), auch Kinder und Jugendliche werden betroffen. *Gelegentlich* setzt die Symptomatik *akut*, auch unter der Einwirkung einer seelischen Belastung ein, was die Abgrenzung gegenüber psychogenen Bewegungsstörungen erschweren kann.

Das Syndrom des p.e.P. besteht ebenfalls aus den *drei Kardinalsymptomen* Akinese, Rigor und Tremor mit vegetativen Begleiterscheinungen. Gegenüber der Paralysis agitans ergeben sich oft aber charakteristische *Besonderheiten:*

1. *Halbseitige* Ausprägung oder Betonung der Symptome ist häufiger, deutlicher und wird länger beibehalten (Hemiparkinson).

2. Die Symptomatik ist besonders in der *Kopf-* und *Nackenmuskulatur* ausgeprägt, so daß sich der Rigor vor allem in der Nackenmuskulatur findet, die Mimik frühzeitig verarmt und die vegetativen Symptome (Salbengesicht und Speichelfluß) sehr deutlich sind.

3. Das reine Parkinson-Syndrom wird oft durch *Randsymptome* ergänzt, die auf die überstandene Hirnstammencephalitis hinweisen: Pupillenstörungen, Akkommodationsparesen, Konvergenzparese, Blicklähmungen, Augenmuskellähmungen, Reflexdifferenzen, Myoklonien.

4. Für den p.e.P. sind ferner *Blinzelkrämpfe* und *Schauanfälle* sehr typisch. Die Blinzelkrämpfe setzen spontan, beim Versuch zu fixieren oder beim Beklopfen der Stirn als zuckender oder tonischer Krampf der Mm. orbicularis oculi ein, der die Lidspalte für Sekunden verschließt. Die sehr quälenden Schauanfälle oder Blickkrämpfe bestehen in einer unwillkürlichen Aufwärts- oder schrägen Seitwärtsbewegung der Bulbi, gelegentlich auch des Kopfes, die für Minuten bis Stunden beibehalten wird. Dabei kommt es zu verstärktem Speichelfluß und Störungen der Atmung. Oft tritt auch eine leichte Bewußtseinstrübung ein, die von hypnagogen Erlebnissen oder zwanghaft wiederholten Gedanken („Zwangsdenken") begleitet ist. Diese Schauanfälle zeigen eine ausgedehntere diencephale Schädigung mit Läsion von Strukturen an, die nicht nur motorische Funktion haben, sondern auch das Wachbewußtsein und die Erlebnis- und Vorstellungswelt der Patienten beeinflussen. Andere diencephale Symptome sind Schlafumkehr, Störungen des Wasserhaushalts (Diabetes insipidus) und Narkolepsie (s. S. 228).

Da die Läsionen auch auf das Corpus striatum übergreifen, können sich im weiteren Verlauf auch *choreatische, dystonische* und *athetotische* Bewegungsstörungen entwickeln.

Psychisch zeigen die Patienten häufig dranghafte Verstimmungszustände mit aggressiven oder selbstzerstörerischen (Suicid) Kurzschlußhandlungen, Depression, Verwahrlosung und sexueller Enthemmung. Auch paranoide Psychosen werden beobachtet. Alle diese psychischen Auffälligkeiten treten sehr oft *periodisch* auf, was die Zuordnung zu einer diencephalen encephalitischen Läsion erleichtert. Ein Teil der kriminellen Handlungen von Jugendlichen ist durch eine postencephalitische Wesensänderung bedingt, die auch ohne Parkinson-Syndrom auftritt.

Pathologisch-anatomisch findet man degenerative Parenchymveränderungen, in deren Bereich gelegentlich perivasculäre Infiltrationen vorkommen. Dies bedeutet aber nicht, daß dem p.e.P. ein chronisch fortschreitender Entzündungsprozeß zugrunde liegt, sondern es handelt sich um Reaktionen auf den Gewebszerfall. Der Schwerpunkt der Veränderungen liegt in der Substantia nigra, jedoch sind die Läsionen hier weniger umschrieben als bei der Parkinsonschen Krankheit. Zelluntergang findet sich aber auch im Locus coeruleus (sensibler Trigeminuskern), im vegetativen Anteil des Vaguskerns und an anderen Orten des Hirnstamms.

Als *Pathogenese* nimmt man eine vorzeitige Alterung des nervösen Parenchyms nach der Schädigung durch die Encephalitis an.

Die **Therapie** entspricht der bei Parkinsonscher Krankheit. Ist die dranghafte Wesensänderung sehr stark ausgeprägt, wird Behandlung in einer Psychiatrischen Klinik und eventuell Anstaltsunterbringung erforderlich. Die Wesensänderung kann auch forensische Konsequenzen haben.

Differentialdiagnose

1. **Psychogener Tremor.** Die Abgrenzung wird dadurch erschwert, daß auch ein organisch bedingtes Zittern, das später in ein voll ausgeprägtes Parkinson-Syndrom münden wird, akut oder subakut unter seelischer Belastung einsetzen kann. Im Frühstadium können die begleitenden Symptome Akinese, Rigor und vegetative Störungen noch fehlen. Einen wichtigen Anhalt gibt die Beobachtung

der *formalen Kriterien* des Ruhetremors (Antagonistentremor z.B. nach Art des Pillendrehens, Frequenz 6—7/sec, stärkere Ausprägung distal, Nachlassen bei Intentionsbewegung). Der psychogene Tremor ist dagegen von wechselnder Stärke, gröber und oft ausfahrend, er ergreift häufig synchron verschiedene Muskelgruppen, setzt sich auch auf proximale Gliedabschnitte fort und hat vielfach Ausdruckscharakter. Meist läßt sich der psychogene Tremor auch nicht wie der Parkinson-Tremor durch Festhalten der im Augenblick betroffenen Gliedmaße auf andere Muskelgruppen verschieben, in denen er dann mit gleicher Automatie weiterläuft. Es gibt aber Fälle, in denen die Entscheidung über die diagnostische Zuordnung erst nach der Beobachtung des weiteren Verlaufes möglich ist. Bei reinem Tremor sollte man deshalb also mit der Diagnose zurückhaltend sein.

2. **Essentieller Tremor.** Es handelt sich um ein kombiniertes Ruhe- und Haltungszittern hauptsächlich der Hände, aber auch des Kopfes und Unterkiefers. In der Mehrzahl der Fälle setzt es vor dem 20. Lebensjahr ein. Der Verlauf ist nicht progredient. Weder wird der Tremor stärker noch treten andere Symptome hinzu. Die Lebenserwartung ist nicht verkürzt. Es gibt *dominant* erbliche, aber auch sporadische Fälle. *Pathologisch-anatomisch* findet man fleckförmige Herde im Striatum.

3. Eine Verwechslung mit dem groben Wackeln beim **Delirium tremens** ist nicht möglich, wenn man den zeitlichen Ablauf und die Begleitsymptome beobachtet. *Feiner* Ruhe- und Intentionstremor ist ein regelmäßiges Symptom beim *chronischen Alkoholismus*.

Die übrigen Differentialdiagnosen ergeben sich aus dem folgenden Abschnitt.

3. Andere Formen des Parkinsonismus

Halbseitiger Parkinsonismus im Jugendalter ist oft ein Restsymptom nach **frühkindlicher Hirnschädigung.** Häufig sind die betroffenen Gliedmaßen im Wachstum zurückgeblieben, die Finger sind überstreckbar, die Eigenreflexe seitendifferent. Die Röntgenaufnahme des Schädels zeigt die auf S. 414 beschriebenen Veränderungen.

Ein Parkinson-Syndrom kann im jüngeren und mittleren Lebensalter auch das führende Symptom einer **akuten Virusencephalitis** sein. Hier wird die Anamnese, die Beobachtung der Bewußtseinslage, gegebenenfalls der EEG-Befund, häufig auch eine leichte und später zurückgebildete Liquorveränderung sowie die Beobachtung des Verlaufes die Diagnose sichern.

Ein akinetisches Parkinson-Syndrom kann nach **akuter Mangeldurchblutung** des Gehirns, z.B. nach einem schweren *Trauma*, nach Narkosezwischenfällen oder nach *Strangulation* auftreten. Eine weitere Ursache ist die *CO-Vergiftung*. Dabei kommt es zu hypoxisch bedingten symmetrischen Erweichungen im Pallidum.

Bestimmte **Psychopharmaka**, besonders Phenothiazine und Rauwolfia-Alkaloide, führen ebenfalls zu einem vorwiegend akinetischen Parkinson-Syndrom. Wenn dabei ein Tremor auftritt, ist es ein Ruhe- und Intentionstremor.

In der zweiten Lebenshälfte entwickelt sich oft ein **arteriosklerotischer Parkinsonismus.** Dieser kann sich in leichten Fällen nur in einer geringen mimischen *Starre* und Gebundenheit der Motorik äußern wie sie für ältere Menschen charakteristisch ist. Bei starker Ausprägung tritt auch ein *Rigor hinzu* („arterioskletische Muskelstarre"). Der *Tremor* ist meist eine Mischform aus Ruhe- und Intentionstremor, was sich leicht durch die größere Ausdehnung bzw. multilokuläre Lokalisation der ischämischen Durchblutungsstörungen erklärt. Die Läsionen in den Stammganglien finden sich nicht nur in der Substantia nigra, sondern, wie bei den anderen symptomatischen Formen, auch im Pallidum (Status lacunaris).

Der arteriosklerotische Parkinsonismus kann sich nach einer *leichteren Hemiplegie* in den Gliedmaßen entwickeln, die von der Lähmung betroffen sind. In diesen Fällen ist ein Übergreifen der Erweichung von der inneren Kapsel auf die Stammganglien anzunehmen. Andererseits kann ein vorher bestehender Parkinsonismus durch eine stärkere *Hemiplegie ausgelöscht* werden, da dann die efferenten Bahnen durch die innere Kapsel unterbrochen sind.

Über Parkinson-ähnliche Bewegungsstörungen bei *hepatolentikulärer Degeneration* s. S. 328, über den parkinsonistischen Endzustand der *olivo-ponto-cerebellaren Atrophie* s. S. 384.

4. Chorea minor (SYDENHAM) und Schwangerschaftschorea

Die Chorea minor ist eine rheumatische Gehirnentzündung. Sie tritt häufig zusammen mit oder nach anderen Manifestationen des Rheumatismus, z. B. akuter Gelenkrheumatismus oder verruköse Endokarditis auf. Zur Anamnese erfährt man meist von gehäuften Anginen. Während der Krankheit ist die BSG meist leicht beschleunigt, im Blutbild zeigt sich eine Leukocytose, und die Rheumafaktoren sind fast immer pathologisch verändert.

Symptomatik und Verlauf

Das choreatische Syndrom ist auf S. 82 beschrieben. Die Krankheit betrifft Mädchen häufiger als Knaben und setzt im Kindesalter bis zur Vorpubertät ein. In manchen Fällen bestehen zu *Beginn allgemeine Krankheitserscheinungen* wie Mattigkeit, Kopfschmerzen, verminderte geistig-seelische Belastbarkeit. Oft aber entwickeln sich die *Hyperkinesen* langsam, aus vollem Wohlbefinden. Sie werden von den Kindern anfangs auch in mimische und gestische Verlegenheitsbewegungen einbezogen. Das hat zur Folge, daß die *Krankheit* von den Angehörigen oder Lehrern zunächst *verkannt* und für Erscheinungen von Nervosität und Zappeligkeit gehalten wird. Diese Einstellung der Umgebung kann die Symptomatik zeitweilig noch verstärken, da die choreatische Bewegungsunruhe, wie alle extrapyramidalen Hyperkinesen, bei seelischer Erregung zunimmt. Unter besonderer psychischer Belastung kann sie sich bis zum sog. choreatischen *Bewegungssturm* steigern. Häufig sind die Kinder während der Krankheit *emotionell labil*, weinerlich und wenig fügsam. Dadurch kann die Differentialdiagnose gegenüber einer psychogenen Bewegungsstörung schwierig werden, die ebenfalls im Kindesalter nicht selten ist. Das EEG ist in einem Drittel der Fälle unspezifisch verändert.

Die **Krankheitsdauer** beträgt mehrere Wochen bis 6 Monate. Im Abklingen besteht, ähnlich wie beim Keuchhusten, die Gefahr einer *psychogenen Fixierung*, die besonders durch überbesorgte Eltern begünstigt werden kann. Die Krankheit heilt *klinisch* folgenlos aus. Allerdings findet man gelegentlich encephalographisch doch Zeichen einer Hirnatrophie. Man muß damit rechnen, daß ein Teil der Kinder einmal oder mehrmals ein Rezidiv bekommt. Dies ist nicht als psychogene Reaktion zu werten, da die Titerwerte der Rheumafaktoren dabei meist erneut ansteigen. Auftreten oder Ausbleiben der Rezidive hängt nicht von der Art der Behandlung ab.

Für das spätere Leben ist die *Prognose günstig*. Die Krankheit disponiert, mit Ausnahme der Schwangerschaftschorea, nicht zu anderen extrapyramidalen oder überhaupt zentral-nervösen Störungen.

Pathologisch-anatomisch fand man in den wenigen Fällen, die während der Krankheit durch Herzinsuffizienz oder andere Komplikationen ad exitum kamen, perivasculäre Infiltrationen, Endarteriitis und Zellschwund. Diese Veränderungen waren im Corpus striatum am stärksten ausgeprägt, fanden sich aber auch in der Hirnrinde und im Kleinhirn.

Therapie

Bettruhe und Abgeschiedenheit von der Außenwelt sind die erste Vorbedingung für eine erfolgreiche Behandlung. Zusätzlich werden die Kinder durch Luminaletten, Phenothiazine (z. B. Protactyl zwei- bis dreimal 50 mg) oder Valium (dreimal 2 mg bis dreimal 15 mg) gedämpft. Die früher übliche Verordnung von Barbituraten oder Chloralhydrat wird man dadurch meist vermeiden können. Die rheumatische Genese verlangt eine Behandlung mit Corticosteroiden. In schwereren Fällen kann man die Psychopharmaka auch höher dosieren bzw. stärker extrapyramidal wirkende Substanzen geben, um der choreatischen Hyperkinese durch eine medikamentös bedingte parkinsonistische Akinese entgegenzuwirken. Dies kann wegen der Nebenwirkungen dieser Mittel aber nur in der Klinik geschehen.

Differentialdiagnose

1. In erster Linie muß eine **psychogene Bewegungsstörung** abgegrenzt werden. Wichtige Kriterien der Chorea sind: a) der blitzartige grimassierende oder schleudernde Charakter der Zuckungen, die im Schlaf sistieren, b) die ausgeprägte Hypotonie der Muskulatur (Chorea mollis). Fehlt die Muskelhypotonie, soll man an der Diagnose zweifeln. c) Ein sehr typisches Symptom ist die sog. Chamäleonzunge (s. S. 83), d) seltener findet man das Gordonsche Kniephänomen (s. S. 83). e) Die oben genannten Laborbefunde stützen bzw. sichern die Diagnose.

2. Chorea kann im Kindesalter auch Symptom einer **subakuten Encephalitis** sein. Deshalb ist eine klinische Untersuchung mit EEG, Liquorpunktion und die genaue Beobachtung des weiteren Verlaufes angezeigt.

Ähnlich wie bei der Chorea minor ist die Symptomatik bei der **Schwangerschaftschorea,** die in der zweiten Hälfte der Gravidität auftreten kann. Da die Bewegungsstörung sich bald nach der Entbindung wieder zurückbildet, nimmt man eine Gestose als Ursache an. Nicht selten geben die Patientinnen an, daß sie in der Kindheit eine Chorea minor durchgemacht haben.

5. Chorea Huntington

Die 1872 von HUNTINGTON beschriebene Chorea der Erwachsenen ist nicht selten: Sie tritt mit einer Häufigkeit von 5—10 Fällen auf 100000 Einwohner auf. Das Leiden ist *dominant erblich*, die Erbanlage hat hohe Penetranz. Sporadische Erkrankungsfälle können vorkommen, ihre Zahl darf aber nicht überschätzt werden, da man immer wieder beobachtet, daß Angehörige von Chorea-

Kranken, die in der Familienanamnese als gesund bezeichnet wurden, eine abortive Form der Bewegungsstörung haben. Männer und Frauen werden gleich häufig betroffen.

Symptomatik und Verlauf

Das *Erkrankungsalter* liegt zwischen 35 und 50 Jahren mit einem Gipfel um das 45. Lebensjahr. Ein Beginn in der Jugendzeit ist sehr selten.

Das Leiden setzt gewöhnlich mit *psychischen Veränderungen* ein: Die Kranken werden reizbar und unverträglich, später haltlos, vor allem in sexueller Hinsicht. Sie wechseln häufig ihre Arbeitsstellen, arbeiten schließlich überhaupt nicht mehr regelmäßig und vernachlässigen Haushalt und Familie. In fortgeschrittenen Stadien werden sie affektiv so enthemmt, daß es zu Gewalttätigkeitsdelikten kommen kann. Häufiger ist die Verwahrlosung mit Landstreicherdelikten. Diese *Choreophrenie* kann sich auch in überwertigen oder paranoischen Ideen und selbst in symptomatischen paranoiden Psychosen äußern. Im weiteren Verlauf entwickelt sich eine Demenz.

Die *Bewegungsstörung* ist gröber und im Ablauf mehr dystonisch als bei den blitzartigen Hyperkinesen der Chorea minor. Besonders auffällig ist das Grimassieren der mimischen Muskulatur. Werden die Muskeln, die von caudalen Hirnnerven versorgt sind, besonders stark betroffen, kommt es zur sog. *extrapyramidalen Pseudobulbärparalyse:* Die Sprache wird verwaschen, schließlich kaum noch artikuliert, die Phonation wechselt stoßweise, Kaumuskulatur und Zunge sind in ständiger Bewegung, und die Patienten können nur noch mit größter Mühe breiige Nahrung zu sich nehmen, da ihnen die Koordination der Kau- und Schluckbewegungen fast unmöglich wird und unwillkürliche Zungenbewegungen die Nahrung immer wieder aus dem Munde stoßen.

Hat die Hyperkinese an den Extremitäten halbseitig begonnen, dehnt sie sich später auf die gegenseitigen Gliedmaßen aus. Handfertigkeiten lassen nach, eine geordnete Motorik ist bei den hyperkinetischen Impulsen kaum noch möglich. Sehr charakteristisch ist die schwere *Zunahme der Hyperkinese beim Gehen*, so daß die Patienten bald gestützt werden müssen. Der *Muskeltonus* ist nicht so gleichmäßig herabgesetzt wie bei der Chorea minor. Häufig wechselt er unter dem Einschießen von Bewegungsimpulsen (Poikilotonus oder Spasmus mobilis).

Der **Verlauf** ist im ganzen chronisch fortschreitend, dabei können aber schubweise Verschlechterungen mit stationären Zwischenphasen wechseln. Remissionen kommen nicht vor. Die durchschnittliche *Krankheitsdauer* beträgt 12—15 Jahre. Ein Teil der Kranken stirbt früher, selten wird das 60. Lebensjahr erreicht. Im Endstadium kommt es auch zum Übergang in athetotische Bewegungen, meist tritt *Rigidität* und *Akinese* mit *Versteifung* der Gelenke ein.

Die pathologisch-anatomischen Veränderungen, die der Bewegungsstörung und der Choreophrenie zugrunde liegen, lassen sich im *Encephalogramm* eindrucksvoll nachweisen. Die Atrophie des Nucleus caudatus zeigt sich als Ausweitung der Seitenventrikel, die Rindenatrophie durch verstärkte Luftansammlung in den vergröberten Subarachnoidealfurchen, vor allem über dem Stirnhirn. *EEG* und *Liquor* tragen nicht zur Diagnose bei.

Pathologisch-anatomisch ist das Gehirn im ganzen kleiner als normal und sehr untergewichtig. Das Corpus striatum (Caudatum und Putamen) ist geschrumpft, mikroskopisch sind vor allem die kleinen Zellen betroffen. Halbseitiger Chorea entspricht eine Läsion im kontralateralen Striatum. Pallidum und Nucleus subthalamicus sind weniger ergriffen. Außerdem besteht eine deutliche Atrophie der Rinde, besonders des Stirnhirns.

Therapie

Eine kausale Therapie ist nicht bekannt. Stereotaktische Operationen versprechen keinen Erfolg, was bei der großen Ausdehnung des degenerativen Prozesses verständlich ist. Die psychische Alteration ist auch durch Psychopharmaka nur vorübergehend zu beeinflussen. Die Hyperkinese spricht in einzelnen Fällen auf Medikamente an, deren Nebenwirkung ein symptomatisches Parkinson-Syndrom ist. Allerdings besteht die Gefahr toxisch bedingter dystonischer Bewegungsstörung der Kopf- und Halsmuskulatur. Deshalb sollte eine Einstellung auf diese Präparate unter Überwachung durch den Facharzt oder die Klinik geschehen.

Huntington-Kranke sollen wegen der Erblichkeit des Leidens, aber auch wegen der individuell schlechten Prognose *nicht heiraten*.

Differentialdiagnose

Die seltene *symptomatische Chorea* nach Encephalitis ist durch die Vorgeschichte abzugrenzen und nimmt nicht den geschilderten fatalen Verlauf. *Die Schwangerschaftschorea* ist leicht zu diagnostizieren. *Lues cerebri und Arteriosklerose* können choreatische Bewegungsstörungen verursachen, nie aber zu einem voll ausgeprägten Syndrom führen, das der Chorea Huntington vergleichbar ist. Die *hepatolentikuläre Degeneration* kann im Anfangsstadium zu Verwechslungen mit der Chorea Anlaß geben.

6. Seltenere Formen
a) Torticollis spasticus

Der Torticollis spasticus muß vom muskulären Schiefhals unterschieden werden (Caput obstipum). Dieser ist eine *fixierte Fehlhaltung* des Kopfes in einer seitwärts gewendeten Stellung meist aufgrund einer Schädigung in einem Sternocleidomastoideus. Die Fehlhaltung kann sich sekundär durch Versteifung der Halswirbelsäule in deformierter Stellung festigen. Die wichtigste Ursache ist eine Geburtsschädigung.

Der **spastische Schiefhals** dagegen ist eine *phasisch* ablaufende *dystone Bewegungsstörung*, die vorwiegend den Sternocleido einer Seite, aber auch den Trapezius und die benachbarte Hals- und Schultermuskulatur betrifft. Nicht selten ist auch die mimische Muskulatur mit träge grimassierenden Hyperkinesen beteiligt. *Beschreibung* des Syndroms s. S. 84. Die *Ätiologie* ist nicht einheitlich: Der Torticollis gehört zu den Nachkrankheiten nach Encephalitis Economo. Weitere Ursachen sind: Encephalitis anderer Genese und frühkindliche Hirnschädigung. Ein Teil der Fälle bleibt ätiologisch unaufgeklärt.

Symptomatik und Verlauf

Der Torticollis spasticus setzt im mittleren Lebensalter zwischen dem 30. und 50. Lebensjahr ein. Beide Geschlechter werden gleichmäßig betroffen. Der

Beginn kann schleichend und ohne erkennbaren Anlaß sein, nicht selten erfährt man aber auch, daß die ersten Anzeichen der Bewegungsstörung sich *plötzlich*, unter der Einwirkung einer besonderen *seelischen Spannung* bemerkbar machen. Dabei handelt es sich meist um eine berufliche oder persönliche Belastungssituation, die den Kranken zu Entscheidungen aufforderte, die er nicht zu leisten vermochte. Dies bedeutet nicht, daß man eine Psychogenese des Torticollis anzunehmen hätte, aber es zeigt besonders deutlich die allgemein bekannte *Abhängigkeit extrapyramidaler Bewegungsstörungen von der psychischen Verfassung* des Patienten. Entsprechend verstärkt sich die Heftigkeit der Wendebewegungen bei emotionaler Erregung, oft beim Gehen oder dann, wenn die Kranken unter Menschen sind. Viele Patienten können die dystonische Seitwärtsbewegung des Kopfes durch bestimmte *Hilfsgriffe* mildern, die auf S. 84 beschrieben sind. Im Verlaufe der Wendebewegungen des Kopfes tritt bald eine *Hypertrophie* des beteiligten Sternocleido ein. Die Extremitäten sind anfangs frei. Die Entwicklung der Krankheit geht chronisch fortschreitend über 6—10 Jahre. In späteren Stadien können Rigor und Akinese, aber auch Zeichen einer leichteren *Torsionsdystonie* hinzutreten.

Pathologische Anatomie

Man findet Läsionen in weit verstreuten Gebieten des ZNS: Corpus striatum, Substantia nigra, Nucleus dentatus des Kleinhirns, Medulla oblongata, graue Substanz des Rückenmarks. *Mikroskopisch* erkennt man Nervenzelldegenerationen und Anhäufungen von Lipochrom und eisenhaltigem Pigment.

Therapie

Früher wurden *operative Maßnahmen in der Peripherie* ausgeführt: Durchschneidung des N. accessorius, der die beiden hauptsächlich am Torticollis beteiligten Muskeln Sternocleido und Trapezius versorgt, Durchschneidung des Sternocleido selbst, Durchtrennung der vorderen oder hinteren Rückenmarkswurzeln in den betroffenen Segmenten (Foerstersche Operation). *Der Erfolg dieser Maßnahmen ist sehr zweifelhaft.* Dies ist leicht verständlich, da die pathologischen Impulse im *zentralen* Nervensystem entstehen und sich nach diesen Operationen andere Erfolgsorgane in der Peripherie suchen. *Stereotaktische Operationen* können von Fall zu Fall erwogen werden. Medikamentös bewährt sich Scopolamin, das man zunächst einmal s.c. injizieren kann, um durch einen sofort einsetzenden Effekt eine günstige psychologische Ausgangssituation zu schaffen. Später gibt man das Medikament in Tropfenform. Valium und Psychopharmaka, die ein symptomatisches Parkinson-Syndrom hervorrufen, können die Krankheit vorübergehend mildern.

Differentialdiagnose

Differentialdiagnostisch kommen psychogene Hyperkinesen weniger in Frage. Dagegen kann ein torsionsdystonisches Syndrom mit Bevorzugung von Gesicht, Schlund, Zungen- und Halsmuskulatur akut bei *Überempfindlichkeit* gegenüber verschiedenen *extrapyramidal angreifenden Psychopharmaka*, z.B. Haloperidol, Omca, einsetzen. Zur *Behandlung* gibt man dann Akineton i.v. und Dominal i.m. Diese medikamentös ausgelösten Hyperkinesen sind prinzipiell rückbildungsfähig, jedoch können sie das Absetzen des Medikaments wochenlang überdauern.

b) Torsionsdystonie

Das Syndrom ist auf S. 84 beschrieben. Die Torsionsdystonie ist keine nosologische Einheit. Es gibt eine *idiopathische* Form, die im Jugendalter beginnt und in wellenförmigem Verlauf langsam fortschreitet. Im Endstadium, das um das 50. Lebensjahr erreicht wird, ist die Wirbelsäule in skoliotischer und lordotischer Fehlstellung fixiert, die Muskeln, die an der Hyperkinese am meisten beteiligt waren, sind hypertrophiert und die Gliedmaßen in bizarren Stellungen versteift.

Symptomatische Formen werden nach frühkindlicher Hirnschädigung, Encephalitis und bei hepatolentikulärer Degeneration beobachtet.

Unter den ausgedehnten *pathologisch-anatomischen* Veränderungen wird einer Zelldegeneration im Putamen und Pallidum die größte Bedeutung beigemessen. Die *Behandlung* entspricht den Versuchen beim Torticollis spasticus.

c) Athetose

Die athetotische Bewegungsstörung ist auf S. 85 in ihrem formalen Ablauf beschrieben. Sie betrifft in reinen Fällen vor allem die Hände und Füße. Bei stärkerer Ausprägung sind auch proximale Muskelgruppen und Gesicht betroffen. Die Athetose tritt einseitig *(Hemiathetose)* oder doppelseitig auf *(Athétose double)*. Sie ist selten das einzige neurologische Symptom, meist ist sie mit spastischen Lähmungen, choreatischen oder torsionsdystonischen Bewegungsstörungen kombiniert. Oft ist die Sprache artikulatorisch schwer gestört.

Hemiathetose kommt im frühen Kindesalter als Folge einer umschriebenen *paranatalen Hirnschädigung* oder Infektionskrankheit mit cerebraler Beteiligung vor. Bei Erwachsenen kann sie sich im Abstand von Wochen oder Monaten an einen *apoplektischen Insult* mit Hemiplegie anschließen. Die Bewegungsstörung schreitet, wenn sie ihre volle Entwicklung erreicht hat, nicht fort, so daß die *Lebenserwartung* nicht vermindert ist.

Athétose double ist meist Ausdruck einer paranatalen Hirnschädigung (Hypoxie, Kernikterus). Die Symptome setzen bereits im *1. Lebensjahr ein*, sie bleiben dann aber oft noch unerkannt, da den Eltern vielfach der Unterschied zwischen der pathologischen und der normalen Motorik des Kleinkindes nicht bekannt ist. Erst am Ende des ersten Jahres fällt eine Verzögerung der motorischen Entwicklung der Kinder auf. Häufig bestehen Anfälle. Viele Kinder zeigen organische Abnormitäten des Verhaltens oder einen geistig-seelischen Entwicklungsrückstand.

Die *Behandlungsmöglichkeiten* sind begrenzt, die Prognose ist bei voller Ausbildung ungünstig. Viele Kinder sterben vor der Pubertät. Bei leichteren Formen können die Kranken dagegen einen Beruf erlernen und ein höheres Alter erreichen. Die Intelligenz ist in diesen Fällen nur wenig beeinträchtigt.

Pathologisch-anatomisch sind die Ursachen mannigfaltig. Die Gewebszerstörungen sind über alle Stammganglien und den Thalamus verteilt. Eine *operative Behandlung* ist bei der großen Ausdehnung der Hirnschädigung nicht angezeigt.

d) Hemiballismus

Diese seltene Hyperkinese wird hauptsächlich nach ischämischen Erweichungen oder — seltener — Blutungen beobachtet, die bei Arteriosklerose den Nucleus subthalamicus (Luys) oder seine Verbindung mit dem Pallidum betreffen. Auch

Granulome (Gummen und Tuberkel) oder Metastasen können sich in diesem Kern ansiedeln. Der Ballismus ist meist halbseitig (Hemiballismus). Die Läsion ist dann kontralateral. Beschreibung des Syndroms s. S. 85.

Die *Prognose* ist uneinheitlich: In manchen Fällen bildet sich der Hemiballismus mit der Erholung der cerebralen Durchblutung wieder zurück, in anderen Fällen bleibt er bis zum Ende des Kranken bestehen. Die Behandlung ist konservativ: Man verordnet Complamin, Ronicol, Phenothiazine und Serpasil.

Neben dieser klar definierten Form gibt es Fälle, bei denen der Ballismus subakut einsetzt und die pathologisch-anatomische Untersuchung keine Hirnschädigung aufdeckt. Bilateraler Ballismus (Paraballismus) nach Kernikterus oder Encephalitis ist sehr selten.

XIII. Traumatische Schädigungen des Zentralnervensystems und seiner Hüllen

Bei Kopftraumen unterscheiden wir zwischen Schädigungen, die nur den knöchernen Schädel betreffen (Schädelprellung, Schädelbruch) und solchen, die *auch* zu einer Funktionsstörung des Gehirns führen. Aus praktischen und versicherungsrechtlichen Gründen halten wir an der bewährten *Einteilung der drei Formen des Hirntraumas:* Commotio, Contusio, Compressio cerebri fest, selbst wenn in jüngerer Zeit hiergegen Einwände erhoben worden sind. In der Mehrzahl der Fälle ist es möglich, eine klinisch hinreichend sichere Abgrenzung zu treffen. Allerdings ist es nötig geworden, den Begriff der Contusio cerebri neu zu definieren.

1. Schädelprellung, Schädelbruch

Die leichteste Form des Kopftraumas ist die **Schädelprellung**, die fast immer durch stumpfe Gewalt (Schlag, Stoß u. ä.) eintritt. Der Patient verspürt einen plötzlichen lokalen oder diffusen Kopfschmerz, der Minuten bis Stunden andauert, es kommt aber nicht zu einer tiefergehenden Störung des Bewußtseins, wie sie für die Commotio cerebri charakteristisch ist. Schwindel, Nystagmus, Übelkeit und Erbrechen können darauf beruhen, daß gleichzeitig eine Commotio labyrinthi erfolgt ist. *Diese Symptome beweisen also noch keine Hirnerschütterung.* Weitere neurologische Störungen treten nicht auf. Die Behandlung besteht in einer kurzen Schonung von 1—2 Tagen, gegebenenfalls unter Verordnung leichter Sedativa und Kopfschmerzmittel. Eine längerdauernde Ruhe ist nicht indiziert, sondern für die Rückbildung der Beschwerden psychologisch ungünstig. Dauerfolgen bleiben nicht bestehen.

Bei entsprechender Gewalteinwirkung kann es, auch ohne Commotionssyndrom, zum **Schädelbruch** kommen. Je nach der Art und dem Ort der Gewalteinwirkung sowie der altersabhängigen Elastizität des Knochens liegt eine von drei Formen vor: *reine Kalottenfraktur* (Impressions-, Biegungs-, Berstungsbruch), *Fortsetzung* der Bruchlinie in die *Schädelbasis* oder *reiner Schädelbasisbruch*.

Die *klinische Bedeutung* der Schädelbrüche besteht darin, daß sie aus anatomischen Gründen zu Komplikationen führen können. Sonst erlaubt, entgegen einer weitverbreiteten Meinung von Laien und Ärzten, die Fraktur selbst *keine Schlüsse auf die Schwere des Kopftraumas* und kommt auch als Ursache für spätere Beschwerden nicht in Betracht. Die Heilungstendenz ist im allgemeinen ausgezeichnet, und schon nach wenigen Wochen sind auf Kontroll-Röntgenaufnahmen keine Frakturlinien mehr zu erkennen.

Nicht in allen Fällen ist unmittelbar nach dem Trauma eine Fraktur röntgenologisch nachweisbar. Namentlich *Schädelbasisbrüche* können oft nur aus *klinischen Zeichen* erschlossen werden: Brillen- oder Monokelhämatom, lageabhängiges Auslaufen von Flüssigkeit aus einem Nasengang (= Liquorfistel), Hämatotympanon, Blutung oder Liquorabfluß aus dem äußeren Gehörgang, einseitige Schwerhörigkeit nach dem Unfall. Manchmal dringt Luft aus den Nebenhöhlen durch den Frakturspalt in die Schädelhöhle ein und wird auf der Leeraufnahme nachgewiesen.

Dennoch sollte man auch bei scheinbar nur leichter Kopfprellung nicht auf eine Röntgenaufnahme verzichten, da ein positiver Befund für die Diagnose von eventuellen *Komplikationen* sehr wichtig ist: Kalottenfrakturen können die A. meningea media in ihrem Knochenkanal zerreißen, so daß ein *epidurales Hämatom* entsteht. Bei Impressionsfrakturen bewirkt gelegentlich das eingedrückte Knochenfragment eine lokale Irritation der Hirnrinde und löst epileptische Anfälle aus *(traumatische Frühepilepsie)*. Nach Frakturen der Siebbeinplatte oder der Stirnhöhlenhinterwand besteht die Gefahr *aufsteigender Infektionen*, die selbst nach Jahren noch zu rezidivierender Meningitis, Meningoencephalitis und zum Hirnabsceß führen können. Dieselben Komplikationen muß man auch bei Frakturen des Felsenbeins befürchten. In diesen Fällen sind Spezialröntgenaufnahmen, ohrenärztliche Untersuchung, Konsultation eines Neurologen oder Neurochirurgen und gegebenenfalls Lumbalpunktion angezeigt.

Eine Sonderstellung nimmt der **Schädelbasisbruch mit Hirnnervensymptomen** ein. Die Hirnnervenausfälle werden oft irrtümlich auf eine Contusion der orbitalen (basalen) Stirnhirnrinde oder des Hirnstamms zurückgeführt. So wird gelegentlich bestritten, daß eine posttraumatische *Anosmie* Zeichen einer rein peripheren Schädigung des I. Hirnnerven sein könne. Nach neueren englischen Untersuchungen erscheint dies aber nicht mehr zweifelhaft: In $1/5$ der Fälle von Kopftrauma fand sich eine Anosmie ohne Commotionssyndrom. Gehirnerschütterungen nach Gewalteinwirkung auf das Hinterhaupt waren fünfmal so häufig von Anosmie gefolgt als wenn das Trauma die vordere Schädelhälfte getroffen hatte. In $1/3$ der Fälle bildete sich die posttraumatische Anosmie zurück, meist innerhalb der ersten 24 Std, sonst auch nach Tagen, Wochen und selbst Jahren. Eine Korrelation zwischen der Schwere des Traumas und der Dauer der Anosmie hat sich nicht nachweisen lassen.

Diese Beobachtungen sprechen dafür, daß die posttraumatische Geruchsstörung oft auf einer *mechanischen Läsion des Olfactorius* beruht, sei sie durch Abriß der Fila olfactoria oder durch ein lokales Hämatom in der Gegend des Bulbus oder Tractus olfactorius bedingt. Es erscheint *nicht sinnvoll*, bei jeder traumatischen Anosmie eine frontobasale *Stirnhirnkontusion* zu unterstellen, solange nicht eine *Wesensänderung* mit den Zügen der affektiven Verflachung, der euphorischen Stimmung und Reaktionsweise und der ziellosen Enthemmung des Antriebs diese Diagnose psychopathologisch zwingend nahelegt.

Außer dem Olfactorius können der N. oculomotorius, Abducens und seltener Trochlearis bei Basisbrüchen peripher geschädigt werden. Eine posttraumatische Facialislähmung zeigt immer einen Felsenbeinbruch an. Die caudalen Hirnnerven werden fast nie betroffen.

2. Hirntraumen

a) Commotio cerebri, Gehirnerschütterung

Symptomatik

Das Kardinalsymptom der Gehirnerschütterung ist die *Bewußtseinsstörung*. Diese tritt meist als Bewußt*losigkeit* auf, in seltenen Fällen kann sie aber auch in einer kurzen Umdämmerung bestehen. Eine bloße Benommenheit reicht zur Diagnose der Commotio cerebri nicht aus. In der *Umdämmerung* kann der Verletzte für wenige Minuten geordnete Handlungen ausführen, die aber oft unangemessen sind: mangelnde Reaktion auf Ansprechen und Vorhaltungen, hartnäckiges Wegdrängen von der Unfallstelle, sinnlose Verrichtungen usw. Die psychopathologische Diagnose dieser Umdämmerungen ist schwierig. Dauert ein solcher Zustand mehrere Stunden an, liegt eine *traumatische Psychose* vor (s. S. 306).

Da die unmittelbare ärztliche und spätere versicherungsrechtliche Beurteilung der Unfallfolgen von einer genauen Kenntnis der initialen Unfallfolgen abhängt, muß der zuerst behandelnde Arzt möglichst genaue Feststellungen über Einsetzen und Dauer der Bewußtseinsstörung, über das Verhalten des Verletzten nach dem Unfall und über seine Erinnerung an das Trauma selbst und an den unmittelbar vorangehenden Zeitabschnitt treffen. Dabei ist eine anschauliche Beschreibung des Verhaltens ebenso wichtig wie die diagnostische Schlußfolgerung.

Die *Dauer der Bewußtlosigkeit* beträgt bei Commotio cerebri zwischen wenigen Sekunden und 4—5 Std. Nach statistischen Untersuchungen an größeren Gruppen von Patienten sind Tiefe und Dauer der posttraumatischen Bewußtseinsstörung ein empfindlicher und verläßlicher Indicator für die Schwere eines Kopftraumas. Bei längerer Dauer bestehen klinisch fließende Übergänge zur Contusio cerebri.

Die *Bewußtseinsstörung* bei Commotio cerebri führt, wie jede andere Bewußtseinstrübung, zu *Erinnerungsstörungen:* Der Verletzte hat eine Amnesie für den Augenblick des Traumas und eine gewisse Zeit danach. Meist liegt auch eine *retrograde Amnesie* vor, d.h. der Patient ist unfähig, die letzten Ereignisse vor dem Unfall zu reproduzieren. Die zeitliche Ausdehnung der retrograden Amnesie ist nicht proportional zur Schwere und Dauer der Bewußtseinsstörung: Es gibt Fälle mit langer Bewußtlosigkeit und nur kurzer retrograder Amnesie. Die Ereignisse vor dem Unfall sind nicht völlig aus der Erinnerung ausgelöscht, sie sind dem Kranken nur nicht verfügbar. Dies wird dadurch bewiesen, daß sich die retrograde Amnesie spontan aufhellen kann und daß manche Verletzte in Hypnose oder Narkoanalyse in der Lage sind, den Ablauf der Ereignisse bis zum Trauma zu schildern. *Ursache der retrograden Amnesie* ist wahrscheinlich eine Funktionsstörung in basalen Anteilen des Schläfenlappens. Wir haben oben (S. 124) bereits die Störungen der Merkfähigkeit nach doppelseitiger temporaler Lobektomie erwähnt. In *Reizversuchen* konnte bei gesunden Personen durch elektrische Stimulation im Gyrus hippocampi eine retrograde Amnesie produziert werden, die den Reiz für Stunden überdauerte.

Meist wird die Commotio cerebri von *vestibulären Symptomen* begleitet: Schwindel, Erbrechen, Nystagmus. Diese Symptome allein gestatten nicht die Diagnose einer Commotio cerebri, da sie auch durch eine Commotio labyrinthi verursacht sein können. Dabei muß nicht immer eine Hörstörung vorliegen.

Ebenso ist es falsch, die Diagnose einer Commotio allein nach den *Beschwerden* des Patienten zu stellen. Diese sind in erheblichem Maße von der psychologischen Situation, von Befürchtungen, Erwartungen, dem biographischen Stellenwert des Traumas als Ereignis und ähnlichen Faktoren abhängig. Das *EEG* ist nur im ganz frischen Stadium, d.h. innerhalb der ersten Stunden nach dem Trauma allgemein verändert.

Pathophysiologie

Bei der Commotio cerebri kommt es nicht zu einer substantiellen Hirnschädigung. Die Frage, ob das Commotionssyndrom Folge einer Hirnstamm- oder einer Hirnrindenschädigung sei, war lange Zeit kontrovers. Neuere experimentelle Untersuchungen sprechen dafür, daß aus rein physikalischen Gründen in der Äquatorialebene der Schädelkapsel nach Einwirkung stumpfer Gewalt der Druck 0 herrscht, so daß der Ort der Schädigung nicht im Hirnstamm, sondern in den Rindengebieten des Gehirns gesucht werden müßte. Vermutlich kommt es durch die Gewalteinwirkung auf das Gehirn zu *reversiblen kolloidchemischen Veränderungen im Gehirnparenchym*. Außerdem soll vorübergehend eine gesteigerte *Labilität der Hirndurchblutung* entstehen.

Therapie und Prognose

Die Gehirnerschütterung wird heute meist mit *Bettruhe* von 2—3 Wochen Dauer behandelt. *Medikamentös* werden Schmerzmittel, Sedativa und Medikamente verordnet, von denen man sich eine Förderung der Hirndurchblutung verspricht. Nach dem Aufstehen klagen viele Patienten über Kopfschmerzen, allgemeine Leistungsschwäche, gesteigerte affektive Ansprechbarkeit, Sonnenempfindlichkeit, Alkoholintoleranz und Kreislauflabilität. Diese Beschwerden faßt man als *postkommotionelles Syndrom* zusammen. Seine Rückbildung hängt vom Lebensalter des Verletzten, aber auch ganz erheblich von seiner psychologischen, sozialen und versicherungsrechtlichen Situation und den ängstlichen Befürchtungen ab, mit denen die meisten Menschen die möglichen Folgen eines Kopftraumas ansehen. Diese Befürchtungen sind jedoch ungerechtfertigt.

In fortschrittlichen Unfallkrankenhäusern läßt man die Patienten, wenn sie nicht allzu kreislauflabil sind, *bereits in den ersten 3 Tagen nach dem Trauma wieder aufstehen*. Das postkommotionelle Syndrom klingt bei diesem Vorgehen rasch ab und die Patienten sind bald wieder *voll arbeitsfähig*. Diese Erfahrungen zeigen deutlich, welche Rolle hypochondrische Ängste und Entschädigungswünsche für die Entwicklung der Beschwerden nach Kopftrauma spielen. *Es wäre zu wünschen, daß diese Art der Behandlung allgemein eingeführt wird.*

Bei dem jetzt noch üblichen Verfahren wird der Verletzte nach einigen Wochen wieder arbeitsfähig geschrieben und erhält eine Unfallrente oder andere Entschädigung für etwa 1 Jahr. Dieser Zeitraum ist sehr reichlich bemessen. *Dauerfolgen* sind nach Gehirnerschütterung *nicht zu erwarten*.

b) Contusio cerebri, substantielle Hirnschädigung
Symptomatik und Verlauf

Die Diagnose einer Contusio cerebri wird gestellt, wenn 1. die posttraumatische Bewußtseinsstörung länger als 6 Std dauert, 2. neurologische Herdsymptome auftreten, 3. eine traumatische Psychose einsetzt, 4. ein Herdbefund im EEG vorliegt oder eine Verlangsamung der Grundfrequenz über die ersten Stunden hinaus nachweisbar ist, 5. der Liquor Blut enthält (traumatische Subarachnoidealblutung). *Jede einzelne dieser Bedingungen sichert die Diagnose.* Eine Contusio cerebri tritt in der großen Mehrzahl der Fälle zusammen mit einem Commotionssyndrom auf, so daß Initialstadium und späteres allgemeines Beschwerdesyndrom qualitativ ähnlich sind. Die Annahme einer *Contusio ohne Commotio* wird bei gedeckter Hirnschädigung nur in seltenen Fällen vertretbar sein. Sie erfordert schwierige differentialdiagnostische Überlegungen und sollte dem Facharzt oder der Fachklinik überlassen bleiben.

Die *Rückbildung* der initialen Symptomatik erfolgt bei Contusio meist verzögert: Die Beschwerden sind schwerer und längerdauernd, neurologische Ausfälle wie Hemiparesen, Sensibilitätsstörungen, Aphasie u. a. können für Wochen und Monate oder sogar dauernd bestehenbleiben. Viele Kranke haben vorübergehend *Fusionsstörungen* oder eine Ermüdbarkeit bei längerem angestrengten Sehen *(corticale Asthenopie)*.

Das *EEG* ist im akuten Stadium *verlangsamt* und kann einen *Herdbefund* zeigen. Innerhalb von wenigen Wochen beschleunigt sich der Grundrhythmus wieder, und der Herdbefund bildet sich zurück. Meist sind 1 Jahr nach dem Trauma keine hirnelektrischen Veränderungen mehr nachzuweisen.

Nicht selten entwickelt sich bei Contusio cerebri nach dem Erwachen aus der initialen Bewußtlosigkeit eine sog. **traumatische Psychose** (Contusionspsychose). Die alte Bezeichnung Commotionspsychose ist falsch: eine traumatische Psychose beweist die substantielle Hirnschädigung. Interessanterweise sind Psychosen nach Schädigung der dominanten Hemisphäre weit häufiger als nach Läsion der nicht dominanten.

Im Verlauf lassen sich *drei Stadien* unterscheiden: Koma, Delir, Korsakow-Syndrom. Psychopathologisch bezeichnen wir als *Koma* eine Bewußtlosigkeit, aus welcher der Patient nicht erweckbar ist, wenn er auch ungerichtete Spontanbewegungen ausführen und auf Schmerz- und andere exogene Reize reagieren kann. Das *delirante Syndrom* ist, wie fast alle akuten exogenen Psychosen, durch eine oft fluktuierende Bewußtseinstrübung und Desorientiertheit, psychomotorische Unruhe, ängstliche Erregung, Neigung zu illusionärer Verkennung der Umgebung und gelegentlich auch halluzinatorische Erlebnisse gekennzeichnet. Dieses Stadium kann Stunden, Tage und selbst Wochen andauern. Es macht die Zuziehung eines Nervenarztes und, wenn möglich, die Verlegung auf eine geschlossene Abteilung erforderlich.

Klingt das akute traumatische Delir ab, schließt sich in der Regel das *traumatische Korsakow-Syndrom* an, bei dem der Patient bewußtseinsklar, aber wechselnd desorientiert ist und eine Störung der Merkfähigkeit hat. Im Gegensatz zum alkoholischen Korsakow ist die Suggestibilität der Kranken in der Regel nicht auffällig gesteigert, auch ist die Stimmungslage häufiger indifferent-apathisch oder moros-dysphorisch. Je nach der Schwere des Traumas und dem Lebensalter des Verletzten mündet die Contusionspsychose nach Wochen bis Monaten in einem *psychopathologischen Defektzustand*, wie er unten beschrieben ist.

Dauerfolgen

Nach Contusio cerebri kann eine körperliche oder psychische Dauerschädigung zurückbleiben, die bei entschädigungspflichtigen Unfällen zu berücksichtigen ist. Keineswegs hat aber jede Contusio eine andauernde faßbare Funktionsstörung mit entsprechenden Beschwerden zur Folge. Trotz pathologisch-anatomisch nachweisbarer Hirnläsion *kann* klinisch eine *Restitutio ad integrum* eintreten.

Das Syndrom der *psychischen Dauerschädigung* nach substantieller Hirnschädigung ist durch folgende Erscheinungen charakterisiert: 1. Allgemeine neurasthenische *Leistungsschwäche*, 2. *Wesensänderung*, die sich meist als Stumpfheit, Antriebsarmut, affektive Nivellierung, Entdifferenzierung der Persönlichkeit mit Verlust individueller Züge und Feinheiten äußert. Dabei sind die Betroffenen oft reizbar und explosibel, ähnlich wie manche Epileptiker. Expansive, sog. maniforme Zustände sind seltener, 3. läßt sich meist auch eine traumatische *Demenz* mit Nachlassen der intellektuellen Leistungen feststellen.

Auch *neuropsychologische Störungen* (Aphasie, konstruktive Apraxie u.ä.) und *neurologische Herdsymptome* können zurückbleiben. Sie sind gewöhnlich geringer ausgeprägt als die psychische Veränderung. Die EEG-Veränderungen bilden sich meist innerhalb von 6 Monaten zurück. In 20% der Fälle sind sie 1 Jahr, in 10% 2 Jahre nach dem Trauma noch nachweisbar. Nur sehr selten bleiben sie dauernd bestehen.

Pathophysiologie

„Contusio cerebri" wird oft mit „Gehirnquetschung" übersetzt. Pathophysiologisch spielt aber die direkte mechanische Substanzschädigung des Gehirns durch den Aufprall der stumpfen Gewalt nur eine untergeordnete Rolle. Es ist experimentell nachgewiesen worden, daß am Stoßpol einer Gewalt, die den Schädel trifft, ein positiver und am Gegenpol ein negativer Druck entsteht. Beim frei beweglichen Schädel ist es vor allem die Wirkung des *Unterdrucks am Gegenpol*, die zu der geweblichen Zerstörung des Gehirns führt (sog. *Contre-coup*). Das durchblutete Gehirn läßt sich physikalisch als eine Flüssigkeit auffassen, in der sich Gas befindet. Bei Ausübung eines Soges reißt die Flüssigkeit an der Stelle winzigster Gasblasen auf. Diese Gasbläschen drängen beim Erreichen einer kritischen Größe des Unterdrucks das Gewebe auseinander und sprengen die feinen Capillaren. Auf diese Weise entstehen Substanzschäden, die wir etwas unkorrekt mit dem eingebürgerten Namen Rindenprellungsherde bezeichnen. Es kommt aber nicht nur zu einer *akuten* lokalen Substanzschädigung der Nervensubstanz, sondern auch zu *protrahiert* verlaufenden sekundären Veränderungen mit Gliazellproliferation in den auf- und absteigenden Bahnen. Eine sehr große Bedeutung schließlich haben die sekundären traumatischen Veränderungen des Gehirns infolge von *cerebralen Durchblutungsstörungen*, die sich tage- und wochenlang an eine einmalige starke Gewalteinwirkung anschließen können. Diese Durchblutungsstörungen haben herdförmige Nekrosen der verschiedensten Lokalisation zur Folge. Sie sind auch die Ursache des diffusen posttraumatischen *Hirnödems*, in dem wir die pathophysiologische Grundlage der längerdauernden Bewußtseinsstörungen und vor allem der traumatischen Psychose sehen müssen. Diese läßt sich also auch als Ödempsychose beschreiben.

Nach etwa 6 Wochen ist ein *morphologischer Defektzustand* eingetreten, der jetzt auch encephalographisch nachzuweisen ist. Gerade das generalisierte Hirnödem führt zu einem ausgedehnten Markschwund, der sog. *Ödemnekrose*, die sich im Encephalogramm als Hydrocephalus internus darstellt.

In den experimentellen Untersuchungen spielt die *Summierung* der Wirkung von leichteren *Commotionen* eine große Rolle. Für die klinische Praxis haben diese Untersuchungen allerdings nur eine begrenzte Bedeutung, da eine solche Summierung nur dann eintritt, wenn die einzelnen, an sich leichten Commotionen unmittelbar aufeinander folgen und der Kopf locker hin- und hergeschleudert werden kann. Dieser Fall tritt beim Menschen aber nur selten ein, etwa bei Boxern (Boxerencephalopathie) oder bei Anfallskranken mit gehäuften generalisierten Krampfanfällen.

Therapie

Nach neueren Untersuchungen hängt das Schicksal eines Hirnverletzten in erster Linie von der zweckmäßigen Versorgung noch an der Unfallstelle ab: Jeder siebte Unfalltote, der am Unfallort oder auf dem Transport stirbt, geht an *Erstickung* zugrunde. In einer beträchtlichen Anzahl von Fällen ist die Aspiration von Blut oder Speiseresten eine wesentliche Mitursache des Todes. Deshalb ist *Seitenlagerung* und *Freihaltung der Atemwege* die wichtigste Maßnahme im *Initialstadium*. Zur Verhinderung der lebensbedrohlichen Kreislaufinsuffizienz wird der *Kopf flach* gelagert und möglichst frühzeitig eine *Infusion von kolloidaler* Lösung angelegt.

Die weitere Behandlung richtet sich in erster Linie gegen die Folgen der sekundären gefäßbedingten Gehirnveränderungen. Ist ein Hirnverletzter länger als 24 Std bewußtlos, wird er heute *tracheotomiert*, um die Belüftung der Lungen und die Sauerstoffversorgung des Gehirns zu verbessern. Man kann dann Trachea und Bronchien auch leichter frei halten. Gegebenenfalls wird *Sauerstoff* durch eine Sonde zugeführt. Häufiges Umlagern, Decubitusprophylaxe, Katheterisierung und Darmentleerung sowie die Verordnung eines Antibioticums gehören zu den Routinemaßnahmen. Die Ödembekämpfung und Kreislaufstützung verlangen das Anlegen einer *intravenösen Dauertropfinfusion*. Man gibt alternierend hypertonische, entquellende Lösungen (s. vorne S. 151), Eiweißlösungen und gefäßaktive Substanzen sowie, unter Kontrolle des Mineralhaushalts, Elektrolytlösungen.

c) Traumatische Decerebration

Unter den Folgen von Hirntraumen nimmt die traumatische Decerebration klinisch und pathophysiologisch eine Sonderstellung ein. Wie bereits im Kapitel II besprochen, wird als Decerebration ein neurologisches Syndrom bezeichnet, bei dem durch Krankheitsprozesse verschiedener Art eine *funktionelle Trennung von Hirnmantel und Hirnstamm* eingetreten ist. Man spricht deshalb auch vom apallischen Syndrom (Pallium = Hirnmantel).

Ursachen

Die Enthirnungsstarre kann unmittelbar nach einem Kopftrauma eintreten. Diese Fälle wurden früher als Hirnstammkontusion bezeichnet. Nach den heute vorliegenden pathologisch-anatomischen Befunden (s. unten) ist es zutreffender, von *primärer Decerebration* zu sprechen. Die *sekundäre Enthirnungsstarre* entwickelt sich mit einer Latenz von wenigen Stunden bis Tagen als Folge einer

Compressio cerebri durch ein *epidurales Hämatom* oder im Abstand von Wochen bis Monaten beim *subduralen Hämatom*. Schließlich kann auch ein protrahiert verlaufendes *Hirnödem* durch Störung der Liquor- und Blutzirkulation zur Ausbildung einer sekundären Decerebration führen, die sich dann aus einer längeren initialen Bewußtlosigkeit entwickelt. Die differentialdiagnostische Abgrenzung zwischen diesen drei Formen sollte wegen der unterschiedlichen therapeutischen Konsequenzen immer angestrebt werden, sie kann aber im Einzelfall außerordentlich schwierig oder unmöglich sein.

Symptomatik und Verlauf

In der ersten Phase der Enthirnungsstarre sind alle Patienten tief bewußtlos. Die Extremitäten haben die typische Decerebrationshaltung (s. S. 74). Diese Haltung wird durch eine Erhöhung des Muskeltonus fixiert, die klinisch die Charakteristika von Rigor *und* Spastik hat. Die Auslösung der Eigenreflexe hängt vom Grad der Tonuserhöhung ab: Manchmal sind die Extremitäten so fixiert, daß es nicht gelingt, eine klinisch erkennbare Reflexzuckung auszulösen. Fast immer ist ein Babinskischer Reflex auszulösen, oft sind die Großzehen nach Art eines Spontan-Babinski dauernd nach dorsal überstreckt. Spontan oder nach sensiblen oder sensorischen Reizen kann sich die Enthirnungsstarre als tonischer Anfall für Sekunden bis Minuten verstärken *(Beuge- oder Streckkrämpfe)*.

Regelmäßig haben die Patienten Störungen der *Pupillen-* oder *Augenmotorik*: Einseitige oder doppelseitige Mydriasis mit eingeschränkter oder aufgehobener Lichtreaktion, Divergenzstellung der Bulbi, konjugierte oder unkoordinierte horizontale Pendelbewegungen der Augen.

Fakultativ werden rhythmische orale Automatismen nach Art leerlaufender Saugbewegungen, Myoklonien und im Anfangsstadium Störungen der Blutdruck- und Atemregulation beobachtet. Im weiteren Verlauf sind die vegetativen Funktionen im allgemeinen auffallend gut reguliert.

In der *Rückbildungsphase* lassen sich mehrere Stadien unterscheiden, die durch eine charakteristische Symptomatik voneinander abgehoben sind. Zunächst stellen sich die *motorischen Leistungen* wieder her: Es kommt zu automatischen Wischbewegungen, rhythmischem Rucken und Schlagen der Arme, Laufautomatismen, und etwa gleichzeitig werden reflektorisch Gegenhalten, Greifen, später auch Saugen auslösbar (s. S. 122). Die Starre lockert sich langsam, tritt aber zunächst auf sensorische Reize hin vorübergehend wieder auf. Die ersten Spontanbewegungen sind noch ungerichtet und undifferenziert. Später beginnen die Kranken auf Geräusche, plötzliche Belichtung der Augen oder Anruf zu reagieren.

Das *Bewußtsein* hellt sich aus dem tiefen Koma über ein Zwischenstadium auf, das wir als *parasomnisch* bezeichnen: Die Augen der Patienten sind dabei geöffnet, der Blick geht ins Leere. Gegenstände werden nicht fixiert, auf sensorische Reize wird der Blick nicht zugewendet. Erst in späteren Stadien gewinnen die Kranken eine Beziehung zur Umwelt wieder. Jetzt kann als Übergangsstadium eine traumatische Psychose manifest werden.

Nicht selten zeigen die Kranken ein *Fluktuieren* zwischen den einzelnen Restitutionsphasen, und bei interkurrenten Infekten kann die Entwicklung wieder rückläufig sein, so daß erneut eine Decerebrationshaltung und tiefere Bewußtseinstrübung eintritt.

Ein Teil der Patienten stirbt in den ersten Stunden und Tagen nach der Enthirnung. Andere bleiben bis zu mehreren Monaten im apallischen Syndrom und kommen dann entweder rasch ad exitum oder in einen Zustand von chronischem geistigen und körperlichen Siechtum mit Pflegebedürftigkeit. Es werden aber auch Verläufe beobachtet, in denen sich das Decerebrationssyndrom relativ rasch, selbst schon nach einigen Tagen, wieder zurückbildet. Auch die parasomnische Phase kann in diesen Fällen nur kurz sein, und die Patienten behalten keinen nennenswerten geistig-seelischen Defekt oder neurologischen Restbefund zurück. Solche günstigen Verläufe werden besonders bei Jugendlichen beobachtet. Soweit man die Katamnese bisher überblickt, entwickelt sich keine traumatische Epilepsie.

Pathologische Anatomie und Pathophysiologie

Die früher herrschende Vorstellung, daß diesen Fällen ein direkt mechanisch verursachter Contusionsherd im Hirnstamm zugrunde liege, hat sich pathologisch-anatomisch nicht bestätigt. Ausgedehntere akute Zerstörungen von Brücke und Mittelhirn sind mit dem Leben nicht vereinbar. Tatsächlich liegen meist nur kleine *petechiale Blutungen* oder *multiple* kleine *Erweichungen* im Gebiet von Brücke und Mittelhirn vor. Diese Lokalisation erklärt die Bewußtseinsstörung und die häufigen Oculomotoriuslähmungen. Seltener beruht die Enthirnungsstarre auf ausgedehnten Läsionen im *Marklager* beider Hemisphären.

Therapie

Die Behandlung entspricht in großen Zügen der bei allen schweren Hirntraumen mit längerdauernder Bewußtlosigkeit (Tracheotomie, Pneumonieprophylaxe, Entwässerung zur Therapie des Hirnödems). Nicht weniger wichtig als die Entwässerung ist die *ausreichende Versorgung mit Flüssigkeit*, da ein peripherer Kollaps die cerebrale vasomotorische Dysregulation verstärkt und zu sekundär vasalen Hirnschädigungen führt. Die *Streckkrämpfe* werden nicht mit antiepileptischen Medikamenten, sondern durch Injektionen von Dolantin und Protactyl oder intravenöse Kurznarkose behandelt.

d) Compressio cerebri

Unter dieser Bezeichnung werden die Einwirkungen der traumatischen epiduralen und subduralen Hämatome sowie des umschriebenen Hirnödems zusammengefaßt. Die Differentialdiagnose ist auch bei Anwendung moderner Untersuchungsmethoden in der Klinik oft schwierig.

Das **epidurale Hämatom** ist eine arterielle extradurale Blutung im Frühstadium nach einem Kopftrauma. Seine Ursache ist eine Zerreißung der A. meningica media oder eines ihrer Äste. Diese entsteht oft, aber keineswegs immer, durch eine Fraktur der temporo-parietalen Schädelkalotte. Das Hämatom tritt meist gleichseitig zur Fraktur auf. Das Fehlen eines Kalottenbruches schließt ein epidurales Hämatom nicht aus.

Das auslösende Trauma kann gering sein und braucht nicht einmal zur Commotio cerebri zu führen. Man darf aber auch bei einem Trauma mit initial schwerer Symptomatik die Möglichkeit des epiduralen Hämatoms nicht ganz außer acht lassen. Nicht wenige Patienten kommen ad exitum, weil bei ihrer schweren Bewußtseinsstörung neurologische Kontrolluntersuchungen versäumt werden, so daß das Hämatom unerkannt bleibt und nicht operativ entleert wird.

War das Trauma leicht, schließt sich an die initiale Symptomatik zunächst ein symptomarmes, sog. *freies Intervall* von einigen Minuten bis Stunden an. Danach verschlechtert sich der Zustand des Kranken wieder progredient: Das Bewußtsein trübt sich ein, und es bildet sich, durch *Kompression einer Hirnhälfte* (s. Abb. 50), eine kontralaterale Hemiparese aus. Auf der Seite des Hämatoms wird die Pupille durch Oculomotoriuslähmung mydriatisch. Dieses wichtige Symptom kann aber auch fehlen oder auf die falsche Seite hinweisen, weil durch den gerichteten Hirndruck gelegentlich der kontralaterale N. oculomotorius gezerrt wird.

Unter den *klinischen Zeichen* haben die zunehmende Bewußtseinstrübung und das Auftreten von Halbseitensymptomen die größte diagnostische Bedeutung. Der sog. Druckpuls ist ganz unzuverlässig, eher zeigt ein Blutdruckanstieg die Kompression des Hirnstamms an.

Das *EEG* zeigt oft eine Abflachung über der betroffenen Hemisphäre. Besteht die Möglichkeit zur *Carotisangiographie*, ist die Diagnose zweifelsfrei zu sichern. In jüngerer Zeit hat die weniger aufwendige und eingreifende *Echo-Encephalographie* eine besonders große Bedeutung für die Diagnose der traumatischen intracerebralen Hämatome gewonnen. Oft genug muß aber die Entscheidung rein klinisch gestellt werden. Wird die Diagnose nicht gestellt, dehnt sich das Hämatom weiter in die Breite und Tiefe aus, führt zu einer extremen Seitwärtsverlagerung des Gehirns und durch Druck nach caudal zur *Einklemmung des Hirnstamms* im Tentoriumschlitz. Es tritt eine Enthirnungsstarre ein, und der Patient stirbt am Versagen der medullären Kreislauf- und Atemregulation.

Die einzig sinnvolle *Therapie* ist die Schädeltrepanation mit Ablassen des Hämatoms, die zunächst temporal, eventuell auch an mehreren Stellen vorgenommen wird. Selbst rasche chirurgische Intervention kann aber gelegentlich die Entwicklung eines Decerebrationssyndroms nicht verhindern.

Die *Differentialdiagnose* ist gelegentlich schwierig, weil in einem Teil der Fälle das epidurale Hämatom ohne die geschilderten Symptome bleibt und andererseits ein umschriebenes Hirnödem die Symptomatik eines Hämatoms imitieren kann.

Das **subdurale Hämatom** (Abb. 50) ist eine traumatische venöse Sickerblutung aus Brückenvenen. Entsprechend ist der Verlauf wesentlich langsamer, und die Symptome setzen erst Tage, oft auch Wochen und Monate nach einem Trauma ein. Der Kopfunfall liegt oft so lange zurück, daß der Patient oder seine Angehörigen nicht spontan davon berichten. Bei jedem Fall von langsam zunehmender Bewußtseins- oder Antriebsstörung mit oder ohne Halbseitenzeichen sollte man deshalb nach einem vorangegangenen Trauma fragen und an die Möglichkeit eines subduralen Hämatoms denken.

Die *Symptomatik* ist weniger dramatisch, aber qualitativ ähnlich der beim epiduralen Hämatom. Die *Diagnose* wird durch Carotisangiographie gestellt. Dabei ist zu bedenken, daß subdurale Hämatome, besonders bei Personen über 50 Jahren, oft *doppelseitig* auftreten. Sie werden durch Hirnarteriosklerose und Alkoholabusus erheblich begünstigt. Der Verdacht auf ein doppelseitiges subdurales Hämatom ergibt sich dann, wenn der neurologische Befund und das EEG (meist Abflachung über einer Hirnhälfte) nicht in der Seitenlokalisation übereinstimmen. Im *Carotisangiogramm* zeigt sich in diesen Fällen zwar das typische Bild einer bogenförmigen Abdrängung der Gefäße von der Schädelkalotte, aber die A. cerebri anterior ist nicht gleichsinnig verlagert, sondern infolge der Kompression auch der anderen Hirnhälfte mittelständig. Das *Echoencephalogramm* ist beim doppelseitigen Hämatom aus demselben Grunde nicht zu verwerten.

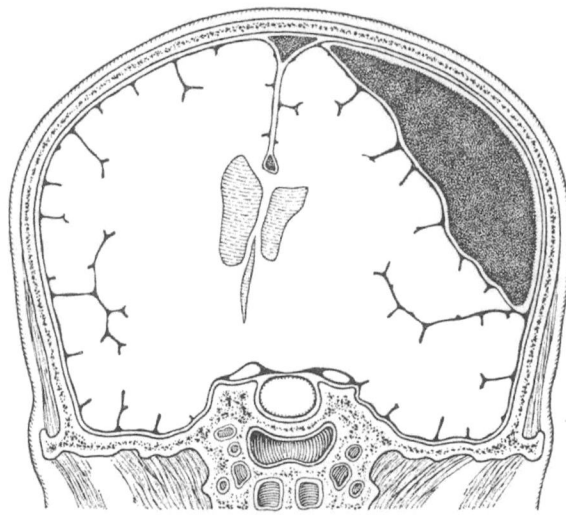

Abb. 50. *Subdurales Hämatom über der linken Großhirnkonvexität.* Massenverschiebung unter der Falx mit Deformierung der Seitenventrikel und Schiefstand des Balkens

Gelegentlich entwickelt sich nach einem Kopftrauma ein **umschriebenes Ödem** des Schläfen- oder Stirnlappens. *Klinisch* stellen sich nach einem freien Intervall von variabler Dauer Halbseitensymptome ein. Das Bewußtsein ist gewöhnlich weniger getrübt als beim traumatischen Hämatom. Nicht selten besteht eine einseitige oder asymmetrische Stauungspapille. Das *Echoencephalogramm* zeigt eine Verlagerung des Mittelechos, das *EEG* meist einen Herd langsamer Wellen. Die Abgrenzung vom traumatischen Hämatom muß durch *Angiographie* getroffen werden. Die *Therapie* besteht in dehydrierenden und rehydrierenden Infusionen, denen man Nicotinsäurepräparate zusetzt. Die *Prognose* ist gut, allerdings kann die Rückbildung des Ödems mehrere Wochen dauern.

e) Offene Hirnverletzungen

Sie sind in Kriegszeiten häufig, nach Unfällen weit seltener. Bei eröffnetem Schädel können selbst ausgedehnte Substanzschädigungen ohne initiale Bewußtlosigkeit eintreten. Dies hat wohl physikalische Ursachen: Der intrakranielle Druck kann durch die Schädelöffnung ausweichen. Im Frühstadium besteht durch Infektion die Gefahr einer Hirnphlegmone, im weiteren Verlauf sind Spätabscesse und die Entwicklung einer traumatischen Epilepsie zu befürchten. Da jede offene Hirnwunde als infiziert angesehen werden muß, kann die *Behandlung* nur chirurgisch sein: Ausräumen der Wunde und Verschluß der Duralücke unter hohen Dosen von Antibiotica. Bei Verletzung der Nebenhöhlen ist ebenfalls eine chirurgische Revision indiziert.

f) Spätkomplikationen

Für die Behandlung und Begutachtung spielt die Frage eine große Rolle, welche Dauerfolgen und Spätkomplikationen nach einer Schädel- und Hirnverletzung möglich sind. Die Dauerfolgen sind oben bereits besprochen worden.

Bei gedeckter Hirnverletzung besteht die Gefahr eines *traumatischen Spätabscesses*, wenn ein Schädelbasisbruch oder eine Verletzung der Nebenhöhlen bzw. des Innenohres vorgelegen haben (s. S. 241). Im Abstand von Monaten bis zu wenigen Jahren kann sich eine *traumatische Epilepsie* entwickeln. Allerdings sollte vor Annahme einer traumatischen Genese der Anfallskrankheit ausgeschlossen werden, daß es sich um eine Epilepsie anderer Ursache, z. B. Residualepilepsie oder Tumorepilepsie, handelt.

Weiter ist, besonders nach Schädelbasisbrüchen, die Entwicklung einer traumatischen Carotis-Sinus cavernosus-Fistel möglich. Symptomatik und Behandlung s. S. 190.

Die Ausbildung einer *Arteriosklerose* und ihrer Folgen: Psychoorganisches Syndrom, Schlaganfall, wird durch eine vorangegangene Hirnkontusion *nicht begünstigt*.

Von diesen Spätkomplikationen abgesehen, heilt ein Hirntrauma entweder folgenlos aus oder führt zu einem Defektzustand. Es setzt *nicht* einen fortschreitenden Krankheits*prozeß* in Gang.

3. Rückenmarkstraumen

Die Verletzungen der Wirbelsäule gehören im allgemeinen in das Fachgebiet der Chirurgie. Sie können aber neurologische Bedeutung bekommen, wenn die Gewalteinwirkung auf die Wirbelsäule auch zu einer Rückenmarkserschütterung (Commotio spinalis) führt, wenn Luxationen und Frakturen die Nervenwurzeln lädieren oder wenn das Rückenmark direkt mechanisch bzw. indirekt vasculär eine Substanzschädigung erleidet (sog. Contusio spinalis). *Unfallmechanisch* handelt es sich meist um Stürze, oft mit Stauchung der Wirbelsäule, seltener um die Folgen von Schlag oder Stoß auf die Wirbelsäule und um Verschüttungen. Eine große Bedeutung haben in letzter Zeit die *Schleuderverletzungen* der Halswirbelsäule bei Verkehrsunfällen gewonnen. Dabei wird der frei bewegliche Kopf bei Zusammenstößen oder ähnlichen Gelegenheiten plötzlich und mit großer Gewalt nach rückwärts und dann nach vorn geschleudert.

a) Commotio spinalis

Das Syndrom der Rückenmarkserschütterung ist nicht eindeutig definiert und in seiner Pathophysiologie nicht genau bekannt. Dies beruht darauf, daß die Symptome nur leicht und flüchtig sind. Man spricht dann von Commotio spinalis, wenn bei einem Patienten nach Wirbelsäulentrauma *Gefühlsstörungen in den Extremitäten, Reflexdifferenzen* ohne *Lähmungen*, auch einmal *Blasenstörungen* auftreten, die sich nach Minuten bis Stunden wieder völlig zurückbilden. Eine andauernde Funktionsstörung tritt nicht ein. Die Diagnose kann also erst aus dem Verlauf gestellt werden.

Die *Pathogenese* der Rückenmarkserschütterung ist sicher nicht einheitlich: Die reversible Funktionsstörung in den Bahnen bzw. Kerngebieten des Rückenmarks kann durch kolloidchemische Veränderungen oder durch lokale Zirkulationsstörungen (Ischämie, Ödem) bedingt sein. Eine spezielle Therapie, die über Bettruhe von wenigen Tagen hinausginge, ist nicht erforderlich.

b) Contusio spinalis

Unter diesem Oberbegriff faßt man eine Gruppe von traumatischen Funktionsstörungen des Rückenmarks zusammen, die in Symptomatik, Pathogenese und pathologisch-anatomischen Befunden unterschiedlich sind. *Gemeinsam* ist allen diesen Fällen das Auftreten von spinalen neurologischen Symptomen in unmittelbarem zeitlichen Zusammenhang mit dem Trauma und deren verzögerte, oft nur unvollständige Rückbildung. Die Symptomatik wird davon bestimmt, auf welcher Höhe und in welcher Querschnittsausdehnung das Rückenmark geschädigt ist.

Symptomatik

Klinisch finden wir eines der folgenden Syndrome:

1. Komplette oder partielle *Querschnittslähmungen* mit völligem Ausfall oder erheblicher Beeinträchtigung aller Rückenmarksfunktionen unterhalb der Läsion.
2. Ausfälle vom Typ der *zentralen Rückenmarksschädigung* d.h. anfangs schlaffe, später spastische Lähmung der Willkürmotorik, Beeinträchtigung der Schmerz- und Temperaturempfindung bei gut oder wenigstens besser erhaltener Berührungs- und Tiefensensibilität sowie Blasenstörungen. Häufig treten wellenförmig unerträgliche Paraesthesien unter anderem in Händen und Armen auf. Sie beruhen auf Hinterhornläsion. Dieses Symptom wird besonders nach Schleuderverletzungen der Halswirbelsäule beobachtet.
3. *Conus- oder Caudasyndrom* mit schlaffer Lähmung der Beine, Reithosenanaesthesie und Inkontinenz von Blase und Darm.

Im Anfangsstadium besteht oft ein *spinaler Schock* mit Erlöschen aller Rückenmarksfunktionen. Aus diesem Stadium bildet sich erst nach einigen Tagen eines der oben genannten Syndrome heraus.

Verlauf

Der *Verlauf* hängt von Lokalisation und Schwere der Schädigung ab: Sensible Störungen bilden sich im allgemeinen besser zurück als motorische, Symptome der langen Bahnen haben eine bessere Prognose als nucleäre Lähmungen. Nervenwurzeln, auch die Caudafasern, sind dank ihrer Schwannschen Scheide widerstandsfähiger als die Rückenmarkssubstanz.

Die *Rückbildung* der Symptome ist am Stamm meist in cranio-caudaler Richtung zu verfolgen, an den Extremitäten kann sie von proximal oder von distal aus erfolgen und über handschuh- oder strumpfförmige Verteilungsmuster verlaufen.

Bei *unvollständiger Restitution* bleiben leichte spastische und schlaffe Paresen, Gefühlsstörungen und Schwierigkeiten der Blasen- und Darmentleerung zurück. Selten kommt es zu Potenzstörungen. Nach schwerer Schädigung mit vollständiger Querschnittsläsion bildet sich in wenigen Wochen die *Eigentätigkeit des Rückenmarks* aus: Es kommt zur Beuge- oder Streckspastik der Extremitäten mit spontanen oder reflektorischen unwillkürlichen Bewegungen, später oft auch zu Kontrakturen und zu automatischer Blasenentleerung.

Wie bei jeder Querschnittslähmung besteht die Gefahr des Decubitus und der aufsteigenden Blaseninfektion. Die *Behandlung* besteht in erster Linie in medikomechanischen und fürsorgerischen Maßnahmen.

Pathophysiologie

Das Rückenmark wird entweder direkt mechanisch oder indirekt vasculär geschädigt. Durch *direkte Quetschung der Marksubstanz* kommt es zu lokaler Zerstörung von Nervengewebe, auch zu Zerreißung von Gefäßen, Blutaustritten und Ödembildung. Das Ödem kann sich innerhalb der ersten 8—10 Std noch ausdehnen. Dies zeigt sich in einer Verstärkung der Symptome. Die geschädigten Rückenmarksbezirke können später vernarben oder sich verflüssigen (traumatische Höhlenbildung).

Eine besondere Rolle spielen *Durchblutungsstörungen in der vorderen Spinalarterie*, die besonders bei Überstreckung der Wirbelsäule eintreten. Sie führen zur Ischämie oder Erweichung der Rückenmarkssubstanz, weit seltener zu Rhexisblutungen. Die traumatische *Hämatomyelie* ist in früheren Jahren weit überschätzt worden (s. S. 144).

Besonders gefährdet sind *ältere Personen*, bei denen eine Bandscheibenprotrusion, die bis zu dem Unfall klinisch keine Symptome machte, von vorn in den Spinalkanal hineinragt. Bei einer Streckung oder Überstreckung der Halswirbelsäule treten die *Ligamenta flava*, die das Dach des Spinalkanals bilden, zwischen den Wirbeln in den Rückenmarkskanal vor und engen ihn segmental ein. Unter normalen Bedingungen ist im Spinalkanal genug Platz, um diese Einengung auszugleichen. Liegen aber bereits Bandscheibenprotrusionen vor, ist der zur Verfügung stehende Raum zu eng, und es kommt zu einer *Quetschung des Rückenmarks* mit mechanischer Beeinträchtigung oder ischämischer Durchblutungsstörung in der A. spinalis anterior.

Die **offenen Rückenmarksverletzungen** werden hier nicht behandelt, da sie vorwiegend chirurgisches Interesse haben. Die seltenen traumatischen Wurzelschädigungen entsprechen in ihrer Symptomatik den radikulären Läsionen anderer Genese und sind im Abschnitt über die peripheren Nervenschädigungen mitbehandelt.

XIV. Präsenile und senile Abbauprozesse des Gehirns

Die Zusammenfassung der vier hier besprochenen hirnatrophischen Prozesse in einem gemeinsamen Kapitel hat praktisch-klinische Gründe. Sie haben bestimmte Ähnlichkeiten in Symptomatik und Verlauf und müssen im Einzelfall stets differentialdiagnostisch voneinander abgegrenzt werden. Pathologisch-anatomisch werden diese Krankheiten jedoch anderen, größeren Krankheitsgruppen zugeordnet, z.B. die arteriosklerotische Hirnatrophie den Zirkulationsstörungen des Gehirns, die Picksche Atrophie den Systemkrankheiten. Morbus Pick und Alzheimer, die der Kliniker als präsenile Hirnatrophien nebeneinanderstellt, werden in der pathologischen Symptomatik streng geschieden, dagegen zieht man pathologisch-anatomisch zwischen Alzheimerscher Krankheit und seniler Demenz keine scharfe Grenze, während der Kliniker sie nach Erkrankungsalter und Verlaufsdynamik, z.T. auch nach der Symptomatik, voneinander trennt.

Seltene Formen fortschreitender Hirnatrophie werden nicht besprochen.

Die *praktische Bedeutung* der Alterskrankheiten des Gehirns ergibt sich daraus, daß der Prozentsatz alter Menschen in der Gesamtbevölkerung durch die Fortschritte der Medizin ständig zunimmt. Im Bundesgebiet ist der Anteil der Personen über 65 Jahre von etwa 5% im Jahre 1910 auf fast 11% im Jahre 1960 angestiegen, und man rechnet mit einem weiteren Anwachsen auf 15% bis zum Jahre 1982. Damit erhöht sich auch die Zahl der Menschen, die an einer präsenilen oder senilen Hirnatrophie erkranken.

Diese *Abbauprozesse* müssen von der *normalen senilen Hirninvolution* des höheren Lebensalters unterschieden werden. Oberhalb eines gewissen, individuell variablen Alters nimmt bei allen Menschen die körperliche und geistige Leistungsfähigkeit ab, Merkfähigkeit, Auffassung und intellektuelle Beweglichkeit lassen nach, die Gemütsregungen werden flacher, der Interessenkreis engt sich ein. *Pathologisch-anatomisch* findet man eine allgemeine Atrophie des nervösen Parenchyms mit Produkten des gestörten Zellstoffwechsels, die weiter unten bei der Alzheimerschen Krankheit besprochen werden. In diesen Fällen sprechen wir aber nicht von Demenz oder hirnatrophischem Prozeß. Darunter versteht man vielmehr klinisch und pathologisch-anatomisch definierte *Krankheiten* von charakteristischer *Symptomatik* und *Verlaufsform*.

Die Diagnose eines hirnatrophischen *Prozesses* setzt voraus, daß man tatsächlich eine fortschreitende *Entwicklung* der Krankheit nachweisen kann. Der Befund einer Hirnatrophie im Pneumencephalogramm reicht dafür nicht aus, da es sich dabei auch um eine stationäre Hirnatrophie handeln kann, z.B. um einen Defektzustand nach traumatischem Hirnödem oder um eine frühkindliche Hirnschädigung. Da man selten Gelegenheit hat, die *Progredienz* der Atrophie durch wiederholte Pneumencephalographie zu erfassen, haben *Anamnese* und *psychopathologischer Befund* die entscheidende diagnostische Bedeutung. Insbesondere muß man sich bei einem Intelligenzmangel im mittleren und höheren Lebensalter fragen, ob eine *Debilität*, d.h. ein angeborener, oder eine *Demenz*, d.h. ein erworbener Intelligenzdefekt vorliegt.

Für die erste grobe Unterscheidung orientiert man sich am *Wissensbestand* und an den *schriftlichen Äußerungen*. Der Debile hat seine Intelligenz nicht voll entwickeln können. Seine Persönlichkeit ist oft undifferenziert, sein Wissensbestand eng und sein Interessenkreis auf die konkreten Bedürfnisse seines täglichen Lebens begrenzt. Satzbau und Orthographie sind mangelhaft. In der *Demenz* sind noch lange Zeit Reste der früheren Persönlichkeit mit ihren Interessen, ihrem Wissen und einer entsprechenden äußeren Haltung zu erkennen. Die schriftlichen Äußerungen sind u.U. agraphisch entstellt, zeigen aber doch noch das frühere sprachliche Niveau.

1. Arteriosklerotische Hirnatrophie

Die häufigste Ursache einer allgemeinen Hirnatrophie mit psychopathologischen Veränderungen ist die Hirnarteriosklerose. Bei der Sektion, auch als Nebenbefund im Carotisangiogramm, findet man sklerotische Wandveränderungen der Hirngefäße gar nicht selten bereits im jüngeren und mittleren Lebensalter. Die klinischen Erscheinungen werden aber bei der *reinen* Hirnarteriosklerose erst jenseits des 50. Lebensjahres, meist nach dem 60. Jahr manifest. Die Symptome der *hypertonischen Arteriolosklerose* treten dagegen etwa eine Dekade früher auf.

Pathologisch-anatomische Befunde

Der Befund ist von Gefäßveränderungen und gefäßabhängigen Gewebsnekrosen beherrscht. Von der einfachen Hirnarteriosklerose werden zunächst die Carotiden und die basalen Hirnarterien mit ihren Verzweigungen befallen. Entsprechend den im Kapitel III besprochenen Prinzipien wirkt sich die Drosselung der Blutversorgung vor allem in der Peripherie des Versorgungsgebietes der erkrankten Arterien und in den Grenzzonen zwischen zwei Versorgungsbereichen aus. Bei Hypertonie liegt vorwiegend eine Arteriolosklerose vor.

Der Untergang des Nervengewebes ist stets *herdförmig*. Betroffen sind Großhirnrinde, Stammganglien, Brücke und Medulla oblongata. Das Kleinhirn ist nur gering beteiligt, das Rückenmark bleibt frei. *Makroskopisch* findet man eine allgemeine Schrumpfung des Gehirns mit Hydrocephalus externus (Rindenatrophie) und internus (Atrophie des Marklagers und der Stammganglien). Die Rinde bietet das Bild einer *Granularatrophie*, in den Stammganglien findet man multiple kleine Erweichungen, die sich zu Narben und Cysten umwandeln *(Status lacunaris)*. *Mikroskopisch* erkennt man den Untergang der Ganglienzellen, die gegen Hypoxie sehr empfindlich sind („elektive Parenchymnekrose"). Das Stützgewebe bleibt erhalten.

Symptomatik und Verlauf

Es besteht keine strenge Parallelität zwischen dem Ausmaß der Hirnatrophie und der Schwere der klinischen Erscheinungen.

Die Krankheit setzt aus kaum merklichen Anfängen schleichend ein und schreitet langsam chronisch fort. In anderen Fällen werden die ersten auffälligen Erscheinungen im Anschluß an ein *äußeres Ereignis* manifest, das den gewohnten Lebensgang unterbricht oder verändert; so kommt es nach einer körperlichen Krankheit, nach der Pensionierung, nach dem Tod des Ehepartners plötzlich oder innerhalb weniger Wochen zu einer „*Dekompensation*", in der die psychopathologischen Veränderungen in rascher Entwicklung hervortreten.

Die arteriosklerotische Hirnatrophie ist durch *drei Symptomgruppen* charakterisiert, die sich durch die mangelhafte O_2-Versorgung des Gehirns erklären lassen:

Typische Beschwerden,
psychoorganisches Syndrom und Persönlichkeitsveränderung,
neurologische Begleitsymptome.

Beschwerden

Viele Kranke klagen über *dumpfe, drückende Kopfschmerzen*, die bereits in der Ruhe vorhanden sind und sich bei Belastungen verstärken. Sehr charakteristisch ist *Schwindel* beim Hochblicken: Beim Rückwärtsneigen des Kopfes werden die Carotiden durch die Halsmuskeln komprimiert. Dadurch wird die Blutversorgung des Gehirns, die infolge der Gefäßsklerose bereits vermindert ist, akut unter eine kritische Grenze gesenkt. Die Patienten sind auch beim Besteigen von Leitern, Gerüsten usw. nicht mehr schwindelfrei. Dies beruht teilweise auf ischämischen Funktionsstörungen im vestibulären System, teilweise muß man darin auch einen Ausdruck seelischer Unsicherheit sehen.

Der *Nachtschlaf* wird flacher, häufig unterbrochen, und die Patienten wachen morgens früher als gewohnt auf. Man erklärt die Schlafstörung durch passagere Hypoxie des Gehirns während der nächtlichen Blutdrucksenkung. Die Kranken verlieren allgemein an Frische und Spannkraft.

Psychoorganisches Syndrom

Bald läßt auch die intellektuelle Leistungsfähigkeit nach, und es entwickelt sich ein *psychoorganisches Syndrom*. Dieses unspezifische Syndrom, das auch bei vielen anderen diffusen Hirnkrankheiten beobachtet wird, ist durch folgende Symptome gekennzeichnet: *Störung der Merkfähigkeit* bei besser erhaltenem Altgedächtnis, *Nachlassen von Aufmerksamkeit und Konzentrationsvermögen*. Die Patienten haben Schwierigkeiten, sich Namen, Zahlen, einzelne verwechselbare Fakten und Vorhaben zu merken. Sie wenden sich immer mehr der *Vergangenheit* zu, deren Ereignisse ihnen jetzt oft weit besser erinnerlich sind als in jüngeren Jahren. Der *Interessenkreis* engt sich ein, schöpferisches Denken, Urteilskraft und Überschau versiegen.

Sie haben Schwierigkeiten, sich auf *neue Situationen* einzustellen und neue geistige Inhalte aufzunehmen und zu verarbeiten. Gewohnte Verrichtungen gelingen den Kranken dagegen noch flüssig, und sie verfolgen Routinearbeiten mit besonderer Ausdauer und Beharrlichkeit.

Gleichzeitig tritt eine sehr bezeichnende *affektive Veränderung* ein: Eine traurige Nachricht, etwa eine Todesanzeige in der Zeitung, die Erinnerung an ein betrübliches Ereignis in der Vergangenheit oder eine gefühlsbetonte Szene im Radio, Film oder Fernsehen lösen plötzlich eine solche Gemütswallung in den Patienten aus, daß sie ihre Tränen nicht mehr zurückhalten können. In leichter Form kann man diese *Affektdurchlässigkeit* (oder affektive Labilität) in der Exploration fast beliebig oft durch entsprechende Bemerkungen auslösen und sieht dann, daß den Patienten immer wieder für Sekunden die Augen feucht werden. Mangelnde Steuerung für heitere affektive Regungen ist ungleich seltener. Diese Gemütsbewegungen setzen ganz abrupt ein, sind aber nur flach und durch Ablenkung rasch wieder zu unterbrechen. Im ganzen *verliert* das emotionelle Leben an *Tiefgang*, wodurch sich auch die mitmenschlichen Beziehungen lockern.

In etwas weiter fortgeschrittenen Stadien wird die *Grundstimmung* häufig mürrisch oder depressiv, ohne daß dies ganz als Reaktion auf das Erleben der eigenen psychischen Veränderungen zu verstehen wäre. In schweren Fällen entwickelt sich ein depressiver *Versagenszustand*, der hier im einzelnen nicht besprochen werden kann.

In der *Persönlichkeit* der Kranken spitzen sich bestimmte Charakterzüge zu, die früher nur angedeutet oder ausgewogen waren: Die Patienten werden starrsinnig, geizig, reizbar, herrschsüchtig u.ä. Personen aus der näheren Umgebung werden dann nicht selten *wahnhaft* niedriger Machenschaften, ausschweifender Lebensweise oder feindseliger Handlungen (Vergiftung) gegen den Patienten verdächtigt. Nicht wenige Kranke entwickeln eine *Hypochondrie*, in der gewisse leichtere Altersbeschwerden oder Funktionsstörungen, besonders Kopfschmerzen,

Ohrensausen u. ä., mit unkorrigierbarer Gewißheit als Symptome von schweren körperlichen Krankheiten gedeutet werden. Im Extremfall kann sich die depressiv-hypochondrische Verstimmung bis zum *nihilistischen Wahn* steigern.

Nimmt die Einengung der Hirngefäße weiter zu und sinkt die O_2-Versorgung des Gehirns dadurch weiter ab, können durch die nächtliche Hypoxie *Verwirrtheitszustände* mit Unruhe, Desorientiertheit und Verkennung der Umwelt und *delirante Episoden* ausgelöst werden. Als *Delir* bezeichnet man ein Syndrom aus Bewußtseinstrübung, Desorientiertheit, psychomotorischer Unruhe, inkohärentem Denken, häufig ängstlicher Erregung und illusionärer Verkennung der Umwelt oder halluzinatorischen Trugwahrnehmungen. In diesem Zustand drängen die Kranken aus dem Bett und können zu Fall kommen und sich verletzen oder Wohnung und Haus verlassen und sich im Freien gefährden.

Im *Endstadium* verfallen die Patienten einer meist stumpfen Demenz mit andauernder Desorientiertheit und maximaler Reduktion der psychischen, besonders der sprachlichen Leistungen.

Neurologische Allgemeinsymptome

Sie bestehen fast immer in einem *arteriosklerotischen Parkinsonismus*, bei dem Rigor und Akinese überwiegen. Wenn Tremor vorliegt, ist er meist ein *gemischter Ruhe- und Intentionstremor*. Zusätzlich können, abhängig von der Lokalisation größerer umschriebener Erweichungen neurologische Herdsymptome auftreten, unter denen *Reflexdifferenzen* und *spastische Hemiparesen* aus anatomischen Gründen an erster Stelle stehen.

Im *EEG* findet man häufig als frühes Zeichen einer arteriosklerotischen Durchblutungsstörung des Gehirns eine Verlangsamung des α-Rhythmus und Labilität der Grundfrequenz. Das *Pneumencephalogramm* zeigt eine diffuse Erweiterung der äußeren und inneren Liquorräume, die über vorderen Hirnabschnitten und im Bereich der Stammganglien am stärksten ist. Der *Liquor* kann, wie bei allen hirnatrophischen Prozessen, eine Eiweißvermehrung auf 2,0—3,0 KE enthalten.

Die **Therapie** muß sich auf die Verbesserung der cerebralen Durchblutung richten. Da die rigiden Gefäße durch Medikamente nicht erweitert werden können, ist der Erfolg der Behandlung an die Beeinflussung der *Blutzirkulation* im allgemeinen gebunden. Körperliche und psychische *Ruhe*, bei gegebener Indikation Stützung der Herzkraft durch *Glykoside* und medikamentöse Erweiterung der Kollateralen können im Anfangsstadium die Beschwerden und psychopathologischen Veränderungen beheben oder wenigstens bessern. Die Patienten sollen also stundenweise Bettruhe einhalten, maßvolle gymnastische Übungen ausführen und *Medikamente*, wie Hydergin, Ronicol comp., Complamin oder Euphyllin, auch Apoplektal, einnehmen. Uns hat sich besonders die Injektionsbehandlung *am Abend* bewährt, durch welche man der nächtlichen Ischämie entgegenwirkt. In der Praxis wird man Suppositorien bevorzugen. Bei nächtlicher Unruhe ist ein Sedativum indiziert, das den Blutdruck möglichst wenig senkt, z.B. Distraneurin (2—3 Dragées).

2. Picksche Atrophie
(progressive umschriebene Großhirnatrophie)

Im Gegensatz zur Alzheimerschen Krankheit und senilen Demenz gehört die Picksche Krankheit zu den *systembezogenen* atrophisierenden Prozessen. Die

Degeneration betrifft stets ganz bevorzugt den *Stirn-* und *Schläfenlappen* und hier den phylogenetisch und ontogenetisch spät reifenden frontalen und basalen Neocortex. Einen Teil der betroffenen Gebiete rechnet man heute zum *limbischen System*, das vor allem für die Regulation des affektiven und Triebverhaltens eine große Bedeutung hat (s. auch S. 125). Der Schwerpunkt des Prozesses liegt im Einzelfall entweder mehr frontal oder mehr temporal.

Pathologisch-anatomische Befunde

Makroskopisch ist die Rinde des Stirn- und Schläfenlappens in wechselnder Verteilung so stark *geschrumpft*, daß sich das Bild eines *Nußreliefs* ergibt. Die Hirnoberfläche ist rauh, die Furchen klaffen. Fast immer sind beide Hemisphären betroffen, die linke gewöhnlich stärker als die rechte. Im Stirnhirn nimmt die Atrophie vom Pol zur Präzentralwindung an Intensität ab. Im Schläfenhirn ist die erste Temporalwindung am wenigsten, der Temporalpol und der basale Schläfenlappen besonders stark betroffen. *Rindenanteile, die sensible oder sensorische Projektionen erhalten, bleiben verschont.*

Obligat ist auch die *weiße* Substanz ergriffen: Der Prozeß geht vom frontalen und temporalen Marklager aus und führt erst sekundär zu retrograden Rindenveränderungen. *Fakultativ* werden auch die Stammganglien in den Prozeß miteinbezogen.

Mikroskopisch findet man einen primären Schwund des Nervenparenchyms, der von einzelnen Schrumpfungszentren ausgeht. In den Ganglienzellen lassen sich argentophile Einschlüsse nachweisen, dagegen gehören Drusen oder Alzheimersche Fibrillenveränderung (s. S. 322) nicht zum Befund der Pickschen Atrophie.

Symptomatik und Verlauf

Die Krankheit setzt im *Präsenium* ein, meist zwischen dem 50. und 60. Lebensjahr. Es gibt aber auch Frühfälle mit Erkrankung zwischen dem 20. und 40. Lebensjahr und Spätfälle, die erst im Senium manifest werden. Im *höheren Alter* ist der *Schläfenlappentyp* besonders häufig. Die *Krankheitsdauer* beträgt im Mittel 7 Jahre (Extremwerte 1 Jahr und 15 Jahre).

Das erste Symptom ist, wie bei anderen hirnorganischen Abbauprozessen, ein allgemeines Nachlassen der Leistungsfähigkeit. *Die Patienten werden dadurch auffällig, daß ihnen Routineleistungen nicht mehr gelingen.* Dies ist ein wichtiges differentialdiagnostisches Kriterium gegen die arteriosklerotische Hirnatrophie, bei der gewohnte Tätigkeiten noch bis weit in die Krankheit hinein korrekt ausgeführt werden können.

Bald entwickelt sich eine *Veränderung der Persönlichkeit:* Die Patienten verlieren das Gefühl für Takt und Schicklichkeit. Bei läppisch-euphorischer oder mürrisch-verdrossener Grundstimmung verflachen ihre emotionellen Regungen. Ihre Persönlichkeit erscheint vergröbert und im Niveau gesenkt. Sehr bezeichnend ist eine *triebhafte Enthemmung*, die sich in wahlloser Gefräßigkeit, plumpen sexuellen Annäherungsversuchen oder auch exhibitionistischen Handlungen oder zotigen Redensarten äußert. Die Patienten *vernachlässigen* sich und ihre Familie, sie verlieren die vorausschauende und geordnete Initiative und leben nur noch ihren elementaren Bedürfnissen.

Liegt der Schwerpunkt der Läsion im *Orbitalhirn*, soll neben der triebhaften Enthemmung eine Neigung zu flachem Witzeln vorherrschen, ist mehr die *Konvexität* des Stirnhirns betroffen, steht das Erlöschen der Initiative ganz im Vordergrund. *Intelligenz und Orientierung* bleiben zunächst noch gut erhalten.

Um dieses psychopathologische *Kernsyndrom*, das fast allen Fällen gemeinsam ist, gruppieren sich weitere *neuropsychologische und neurologische Störungen*, die von der Lokalisation des Prozesses im Einzelfall bestimmt werden. Häufiger als bekannt, sind *Sprachstörungen*, deren Entwicklung bestimmte Stufen im Abbau der sprachlichen Leistungen erkennen läßt: Zunächst verarmt der Wortschatz, und das Benennen ist nach Art einer amnestischen Aphasie erschwert. Die Aussagesprache wird zunehmend durch präformierte Redensarten ersetzt. Später leidet auch das Sprachverständnis, während Paraphasien noch selten sind. Schließlich zerfällt die Sprache zur Jargonaphasie (s. S. 110), und im Endstadium sind die expressiven und rezeptiven Sprachfähigkeiten völlig erloschen. Im Gegensatz zur Alzheimerschen Krankheit sind *apraktische* Störungen selten, optische Agnosie kommt nicht vor.

Bei Lokalisation in der *Stirnhirnkonvexität* werden pathologische *Handgreifreflexe* auslösbar. Auch Greifreflexe des Mundes (Ansperren, Schnappen, Saugen) fehlen fast nie. Von der Freßsucht als allgemeines Enthemmungssymptom muß das *zwanghafte Greifen und In-den-Mund-Stecken* von beliebigen, auch nicht eßbaren Gegenständen unterschieden werden, das ein Teil des Klüver-Bucy-Syndroms ist (s. S. 123). Diese orale Tendenz tritt auf, sobald beiderseits der mediobasale Schläfenlappen ergriffen ist. Pyramidenzeichen werden bei Befall des *Gyrus praecentralis* beobachtet. Im Endstadium entwickelt sich meist ein akinetisches Parkinson-Syndrom mit schwerer *Demenz*.

Im *Encephalogramm* findet man eine starke Erweiterung der Vorderhörner (Hydrocephalus internus) und eine grobe Subarachnoidealzeichnung über dem Stirn- und Schläfenhirn (Rindenatrophie mit Hydrocephalus externus).

Die *entscheidenden Symptome* sind: starke Persönlichkeitsveränderung bei vergleichsweise gut erhaltener formaler Intelligenz und Orientierung.

Die *Ätiologie* ist, wie bei allen Systemkrankheiten, noch nicht genau bekannt. In einem kleinen Teil der Fälle läßt sich dominante Erblichkeit nachweisen, meist tritt die Krankheit sporadisch auf.

Therapeutisch kommt nur die Verordnung von sedierenden Psychopharmaka in Frage.

Differentialdiagnose

1. **Progressive Paralyse.** Der Persönlichkeitsverfall mit flacher Euphorie und triebhafter Enthemmung kann, entsprechend der gleichen Lokalisation des Prozesses, bei beiden Krankheiten sehr ähnlich sein. Bei progressiver Paralyse entwickelt sich aber *frühzeitig* eine *Demenz*, weiter findet man immer *neurologische Begleitsymptome:* Pupillenstörungen, mimisches Beben, artikulatorische Sprachstörung, Reflexanomalien. Die serologischen und Liquorbefunde entscheiden im Zweifel die Diagnose.

2. **Stirnhirntumor.** Der Verlauf ist meist zeitlich mehr gerafft, die *akinetische Antriebsstörung* ist weit häufiger als die flach-euphorische Enthemmung. Frühzeitig sind Handgreifreflexe, Riechstörung, spastische Zeichen nachweisbar. Oft ist das *Bewußtsein* leicht getrübt. Bei Schmetterlingsgliomen zeigt das *EEG*

praktisch immer frontale Herdveränderungen. Konvexitäts- oder basale Meningeome können manchmal erst durch Röntgenaufnahme oder Kontrastuntersuchung abgegrenzt werden. Der *Liquor* enthält oft eine starke Eiweißvermehrung.

3. Die **senile Demenz** ist durch das weit höhere Erkrankungsalter und das rasche Nachlassen der Intelligenz bei vergleichsweise gut erhaltener Persönlichkeit ohne Schwierigkeit abzugrenzen, bei der *Alzheimerschen Krankheit* stehen Störungen der Merkfähigkeit und Orientierung und neuropsychologische Ausfälle ganz im Vordergrund, während die Persönlichkeit erst spät zerfällt.

4. Die **Hirnarteriosklerose** bereitet bei voll ausgeprägtem Krankheitsbild keine ernsthaften differentialdiagnostischen Schwierigkeiten, wenn man die Beschwerden (Kopfschmerzen, Schwindel, Schlafstörungen) und die Affektdurchlässigkeit berücksichtigt.

5. Die Hirnatrophie beim **chronischen Alkoholismus** führt psychopathologisch ebenfalls zu flacher Euphorie, Gleichgültigkeit, Kritiklosigkeit, Vernachlässigung der eigenen Belange und der beruflichen und familiären Aufgaben. Die Euphorie hat aber, wenigstens im Anfangsstadium, mehr die Züge einer ansteckenden *Gemütlichkeit* und erscheint von der *Persönlichkeit getragen*, im Gegensatz zur tiefgreifenden Persönlichkeitsveränderung bei Pickscher Atrophie. Auch kann man schon im Frühstadium der alkoholischen Hirnatrophie Zeichen der Demenz feststellen. Die Diagnose ist nicht schwer, wenn man die *körperlichen Symptome* beachtet: fahle, schlaffe Gesichtszüge mit Venektasien, ikterische Verfärbung der Skleren, feinschlägiger Tremor der Hände, Lebervergrößerung, oft auch Arreflexie der Beine infolge alkoholischer Polyneuropathie.

3. Alzheimersche Krankheit

Pathologisch-anatomische Befunde

Man findet eine diffuse Atrophie der Hirnrinde, die nicht ein so schweres Ausmaß hat wie bei der Pickschen Atrophie (also kein „Walnußrelief" der Hirnrinde). Auch die weiße Substanz ist diffus atrophisch, ebenfalls quantitativ geringer als beim Pick.

Mikroskopisch zeigt sich ein nicht gefäßabhängiger einfacher Schwund des Nervenparenchyms. In der Hirnrinde und in den Stammganglien findet man in den Nervenzellen reichlich senile Plaques oder Drusen und die Alzheimersche Fibrillenveränderung. Die *Plaques* sind rundliche oder ovale Verdichtungen, die in der Silberimprägnation einen strahlenförmigen Aufbau haben. Sie finden sich besonders in den Windungstälern, kaum dagegen im Mark. Die *Fibrillenveränderung* besteht in strang-, haken- oder knäuelförmigen Verdichtungen in Ganglienzellen und Neuriten. Es handelt sich dabei um eine Zellkrankheit, die auf kolloidchemischen Veränderungen beruht. Auch die kleinen *Hirngefäße* zeigen drusige Entartungen. Diese Veränderungen sind unspezifisch. Sie treten auch bei der normalen senilen Involution des Gehirns, bei der senilen Demenz sowie bei chronischer Nervenzellschädigung anderer Genese auf. Sie sind von arteriosklerotischen Gefäßveränderungen unabhängig. Eine strenge Beziehung zwischen dem Auftreten dieser protoplasmatischen Fällungsprodukte und dem psychischen Befund besteht nicht.

Symptomatik und Verlauf

Das *Erkrankungsalter* liegt im 5. oder 6. Lebensjahrzehnt. Die Krankheit nimmt meist einen raschen Verlauf und führt in 4—5 Jahren zur schweren Demenz. Es gibt aber — selten — auch sehr protrahierte Verläufe über 10—15 Jahre.

Die ersten Erscheinungen sind oft uncharakteristisch: Die Patienten klagen über Kopfschmerzen, Schwindel, Leistungsschwäche und sind leicht depressiv verstimmt. In diesem Stadium wird die Krankheit häufig noch als „Klimakterium virile", lebenskritische Depression oder beginnende arteriosklerotische Durchblutungsstörungen verkannt.

Bald setzen aber sehr charakteristische *neuropsychologische Ausfälle* ein: Die Patienten werden vergeßlich und verlieren den Überblick selbst über vertraute Situationen und Aufgaben. Sie bekommen Schwierigkeiten beim Rechnen, Lesen, Schreiben und fallen durch aphasische Sprachstörungen auf. Bald sind sie nicht mehr in der Lage, ihren Beruf auszuüben oder den Haushalt zu versorgen. Persönlichkeit, äußere Haltung und gemüthaftes Erleben bleiben, in eindrucksvollem Gegensatz dazu, lange erhalten. Auch Affektlabilität stellt sich nicht ein.

Bei der **Untersuchung** findet man die Patienten meist zeitlich, oft auch örtlich und persönlich, nicht voll orientiert. Sie haben eine hochgradige Störung der Merkfähigkeit. Auch die Auffassung und der Wechsel der Einstellung von einem Thema auf das andere sind erheblich vermindert. Die Kranken perseverieren stark, d. h. sie bleiben bei einem gedanklichen Inhalt, manchmal sogar bei einem Wort, hartnäckig haften.

Daneben stellt man vielerlei umschriebene Auffälligkeiten fest: Amnestische und sensorische *Aphasie*, ideatorische *Apraxie*, konstruktive Apraxie (s. Abb. 35, S. 117), *räumliche Orientierungsstörungen* und *optisch-agnostische* Symptome. Die Leistungen können in Situationen von unterschiedlicher affektiver Tönung erheblich wechseln. Im Laufe einer längeren Untersuchung *ermüden* die Patienten rasch und geraten in eine ratlos-traurige Verstimmung oder sogar in eine Katastrophenreaktion, in der keine Aufgabe mehr gelöst wird.

Im Auftreten, in der Kleidung, im sozialen Kontakt wirken sie noch gepflegt, „die Fassade ist gut erhalten". Auch die emotionalen Reaktionen sind nicht grob gestört.

Neurologisch findet man leichte Reflexdifferenzen und Zeichen von Parkinsonismus. Regelmäßig kann man pathologische Mund- und Handgreifreflexe auslösen. Im *Encephalogramm* fällt als Ausdruck der Rindenatrophie besonders eine Vergröberung der Subarachnoidealzeichnung auf.

Der **Verlauf** ist unaufhaltsam progredient. Die Sprache verarmt immer mehr, bis zu bestimmten Verfallsformen: Stereotype Wiederholung von Redensarten oder Worten, *Echolalie* = automatenhaftes oder reflektorisches Wiederholen von Worten oder Sätzen, die der Kranke gehört hat, *Neologismen* bis zum Kauderwelsch und schließlich *Logoklonien* = rhythmisches, sinnloses Wiederholen einzelner Silben. Nach längerer Krankheitsdauer geht den Kranken das Sprachverständnis ganz verloren. Auch das sinnlose rhythmische Gemurmel, das ein letzter Rest des expressiven Sprachvermögens war, kann völlig versanden. Manchmal führen die Patienten nur noch stumme, rhythmische Bewegungen der Sprechmuskulatur aus.

Die stets gleichförmigen, automatenhaften *Iterationen* zeigen sich auch in der Motorik: Die Kranken führen stereotyp Wischbewegungen, Nesteln, Zupfen, Reiben, Pendelbewegungen des Kopfes, Kletterbewegungen aus, die man als freigesetzte angeborene motorische Schablonen auffaßt (s. S. 121).

Im *Endstadium* liegen die Patienten mit spastisch-extrapyramidalen Kontrakturen ständig im Bett. Sie sind zu keiner menschlichen Kommunikation mehr fähig, lassen unter sich und stoßen gelegentlich spontan oder reflektorisch ein unartikuliertes Brüllen aus. Der Tod tritt durch hypostatische Pneumonie oder infolge Infektion von Decubitalgeschwüren ein.

Die entscheidenden Symptome im *Frühstadium* sind:
1. Störung der Merkfähigkeit und Orientierung,
2. „verwaschene" hirnpathologische Herdsymptome (Aphasie, Apraxie usw.),
3. lange Zeit gut erhaltene Persönlichkeit.

Die **Ätiologie** ist bisher nicht bekannt. Einer kleinen Zahl von erblichen Fällen stehen viele sporadische gegenüber. Exogene Faktoren haben keine nennenswerte Bedeutung, insbesondere spielt die Hirnarteriosklerose keine Rolle.

Eine wirksame **Therapie** gibt es nicht. Man soll versuchen, durch körperliche Übung die Bettlägerigkeit so lange wie möglich hinauszuschieben. Wenn die Beschäftigungsunruhe überhand nimmt, muß man die Kranken durch Protactyl (bis zu 100 mg/die), Distraneurin (3—6 Dragées) oder ein ähnliches Mittel dämpfen. Mit dem Fortschreiten der Krankheit kann man oft die Unterbringung auf einer geschlossenen Abteilung nicht umgehen.

Differentialdiagnose

1. *Picksche Atrophie.* Hier stehen anfangs die Persönlichkeitsveränderungen und beim „Schläfenlappen-Pick" die Sprachstörungen ganz im Vordergrund, während Demenz erst im späteren Verlauf eintritt.

2. *Senile Demenz.* Höheres Erkrankungsalter, Zurücktreten der „verwaschenen Herdsymptome" hinter dem rasch fortschreitenden Verfall der Intelligenz.

3. *Arteriosklerotische Hirnatrophie* (s. oben).

4. Senile Demenz

Die senile Demenz ist eine degenerative Krankheit, die zwischen dem 70. und 80. Lebensjahr auftritt. Sie ist durch psychopathologische und neurologische Symptome gekennzeichnet.

Pathologisch-anatomische Befunde

Makroskopisch findet man unter leicht getrübten und verdünnten weichen Häuten eine *diffuse*, nicht gefäßabhängige und nicht herdförmige *Atrophie* von Rinde und Mark, die im Stirn- und Schläfenlappen am schwersten und im Parietallappen noch deutlich, im Occipitallappen kaum vorhanden ist. Stammganglien und Thalamus sind verkleinert, das Rückenmark ist verschmälert. Das Kleinhirn ist weit weniger als das Großhirn befallen.

Mikroskopisch ist das Bild, ähnlich wie bei der Alzheimerschen Krankheit, durch *drei Charakteristika* zu beschreiben: Numerische Atrophie und Verkleinerung der Parenchymelemente mit Vermehrung der Faserglia, senile Plaques oder Drusen und Alzheimersche Fibrillenveränderung.

Symptomatik und Verlauf

Die Krankheit setzt häufig akut oder subakut im Anschluß an äußere Ereignisse ein, die den gleichförmigen Ablauf des Lebens und damit das äußere und innere Gleichgewicht der alten Menschen stören. Im Vordergrund des psychopathologischen Bildes steht ein *amnestisches Syndrom:* Schwere Störung der Merkfähigkeit mit konfabulatorischer Ausfüllung der Erinnerungslücken bei besser oder gut erhaltenem Altgedächtnis. Gleichzeitig engt sich der *Interessenbereich* der Kranken ein, ihr *Vorstellungsschatz* wird dürftiger, das gedankliche Leben verarmt, der Gedankenablauf wird *starr* und *unbeweglich*, so daß die Patienten nicht mehr in der Lage sind, neue Inhalte aufzunehmen und Erfahrungen zu verarbeiten. Diese erhebliche intellektuelle Einengung wird durch eine Verflachung des Gemütslebens noch gefördert. Die *Stimmung* ist meist indifferent, gelegentlich aber auch gereizt oder depressiv.

Meist bildet sich eine *Wesensänderung* aus, die sich in verschiedener Weise äußern kann. Manche Kranke vernachlässigen zwischenmenschliche Rücksichtnahme, Taktgefühl, gesellschaftliche Sitten und persönliche Sauberkeit. Andere werden in starrsinniger Weise eigenbrödlerisch, geizig, boshaft, mißtrauisch und entwickeln paranoische Fehldeutungen und Überzeugungen, die sich bei der Einengung ihres Lebenskreises auf Personen und Verhältnisse ihrer nächsten Umgebung richten. Andererseits können sie einzelnen Personen in kritikloser Leichtgläubigkeit unbegrenztes Vertrauen schenken und deren Ratschlägen ohne jedes Bedenken folgen. Dies hat *forensische Bedeutung* bei der Frage nach Geschäfts- und Testierfähigkeit, da dieses blinde Vertrauen, zumal unter Ausnutzung der Merkfähigkeitsstörung, nicht selten ausgenutzt wird, um die Erbschaft der Kranken zu erschleichen. Häufig sind auch *hypochondrische Befürchtungen*, die sich durch ihre bizarren, abstrusen Inhalte von der Hypochondrie im mittleren Lebensalter unterscheiden.

Im *Verhalten* sind die Kranken oft freundlich und lenkbar. Gelegentlich werden sie aber so sinnlos umtriebig, daß man sie nicht mehr ohne Aufsicht lassen kann.

Neurologisch findet man regelmäßig einige der folgenden Auffälligkeiten: enge, schlecht auf Licht reagierende Pupillen (Altersatrophie der Iris), Abnahme von Sehkraft und Hörvermögen. Die Eigenreflexe sind abgeschwächt, in der Hälfte der Fälle fehlen die ASR. Haltung und Gang sind parkinsonistisch verändert, die Feinmotorik ist vergröbert. Meist besteht ein Ruhetremor, der sich, anders als der Parkinson-Tremor, bei Intention verstärkt. Es ist wichtig, diese neurologischen Symptome zu kennen, damit man sich nicht auf die Diagnose einer luischen Krankheit des Nervensystems festlegt, obwohl die serologischen und Liquorverhältnisse normal sind.

Im *Encephalogramm* zeigt sich eine erhebliche Innen- und Außenatrophie des Gehirns, besonders über den vorderen Abschnitten. Der Liquor enthält höchstens eine geringe Eiweißvermehrung unter 2 Kafka-Einheiten.

XV. Stoffwechselbedingte dystrophische Prozesse des Zentralnervensystems

1. Funikuläre Spinalerkrankung

Bei *Mangel an Vitamin* B_{12} (= extrinsic factor), gleich welcher Ursache, kann es zu einem degenerativen Entmarkungsprozeß des Rückenmarks kommen. Diese *funikuläre Spinalerkrankung* ist die häufigste Stoffwechselkrankheit des ZNS. Sie beruht in erster Linie auf dem Fehlen von „intrinsic factor" bei essentieller *perniziöser Anämie*, nach Gastrektomie oder bei Magencarcinom. Andere, wesentlich seltenere *Ursachen* sind: mangelnde Resorption von Vitamin B_{12} bei intestinalen Resorptionsstörungen, relative B_{12}-Avitaminose bei der sog. Schwangerschaftsperniciosa, Verbrauch des Vitamins durch intestinale Parasiten, vor allem den Fischbandwurm. Wir besprechen die Krankheit hier im Zusammenhang mit der perniziösen Anämie, die sie in etwa 60% der Fälle kompliziert.

Symptomatik und Verlauf

Die Krankheit setzt im mittleren oder höheren Lebensalter ein. Sie entwickelt sich subakut innerhalb weniger Wochen und Monate oder langsam progredient. *Schübe und Remissionen kommen nicht vor*. Die Symptome werden vom Befall der Hinterstränge, der Kleinhirnseitenstränge und der Pyramidenseitenstränge bestimmt.

Ein Teil der Patienten klagt zunächst über *brennende unangenehme Mißempfindungen* in den Füßen und Händen, die sich später auch auf die Unterschenkel und Unterarme ausbreiten. Andere bemerken als Initialsymptom eine *abnorme Ermüdbarkeit* beim Gehen. Mit dem Fortschreiten der Krankheit bildet sich dann eine *Paraparese der Beine mit spinaler Ataxie* aus. Diese ergreift in geringerem Maße auch die Arme, so daß Schreiben und andere feine Verrichtungen erschwert sind. Die *Blasenentleerung* ist gelegentlich nach Art der Retentio urinae gestört. Ganz ausnahmsweise kommen auch *atrophische Paresen* der kleinen Handmuskulatur und der Wadenmuskulatur vor. Man soll in diesen Fällen jedoch die Diagnose zunächst in Frage stellen. Unbehandelt führt die Krankheit in wenigen Jahren zur partiellen Querschnittslähmung.

Der **Untersuchungsbefund** kann, je nach der Verteilung des Prozesses auf die Längenausdehnung und den Querschnitt des Rückenmarks, sehr mannigfaltig sein. Meist besteht eine diffuse *Schwäche der Gliedmaßen* ohne Bevorzugung einzelner Muskelgruppen. Der *Muskeltonus* ist schlaff oder spastisch. Unabhängig davon sind die *Eigenreflexe* bald gesteigert, bald nicht auslösbar. Sehr häufig sind *Pyramidenzeichen* zu erhalten, auch in solchen Fällen, bei denen die Eigenreflexe fehlen. Regelmäßig ist die *Lagewahrnehmung* gestört und die Vibrationsempfindung herabgesetzt oder aufgehoben. Oft sind auch die übrigen sensiblen Qualitäten beeinträchtigt.

Im Gegensatz zur Multiplen Sklerose sind die *Bauchhautreflexe* nur in 12—15% der Fälle erloschen. Nystagmus und skandierende Sprache treten nicht auf, Augenmuskellähmungen und Opticusatrophie gehören zu den Seltenheiten. In manchen Fällen ist bei Patienten mit fehlenden Eigenreflexen und peripher angeordneten Sensibilitätsstörungen die motorische und sensible *Nervenleitungs-*

geschwindigkeit vermindert (s. unten pathologisch-anatomische Befunde). Der *Liquor* ist normal oder enthält nur eine geringe Eiweißvermehrung.

Liegt eine manifeste perniziöse Anämie vor, bekommen manche Kranke eine *Perniciosapsychose* vom amentiellen oder deliranten Typ.

Internistische Befunde

Die funikuläre Spinalerkrankung kann der megalocytären Anämie vorangehen, deshalb darf man die Diagnose nicht von den typischen Befunden der Blutkrankheit abhängig machen. Dagegen ist die *histaminrefraktäre Anacidität praktisch obligat:* Nur in 1% der Fälle findet man freie HCl. Entscheidend ist der Nachweis einer B_{12}-*Resorptionsstörung* durch den *Schilling-Test* mit oral zugeführtem radioaktiv markierten Kobalt-Vitamin B_{12}. Die Resorptionsstörung ist nachgewiesen, wenn

1. beim ersten Versuch weniger als 3% des markierten Vitamins im Urin erscheinen und
2. beim zweiten Versuch mit gleichzeitiger Gabe von „intrinsic factor" die Ausscheidung normale Werte erreicht.

Fehlt die Bestätigung durch den Schilling-Test, muß man die Diagnose revidieren.

Pathologisch-anatomische Befunde

Die Veränderungen sind fast ganz auf das Rückenmark beschränkt. Man findet anfangs multiple, unscharf begrenzte *Entmarkungsherde* in den Hintersträngen, den Kleinhirnseitensträngen und Pyramidenseitensträngen. Diese fließen beim Fortschreiten des Prozesses zu schwammartigen *(„spongiösen") Lückenfeldern* zusammen, die die Grenzen der einzelnen Stränge überschreiten. Zunächst gehen nur die Markscheiden, später auch die Achsencylinder zugrunde. Das histologische Bild wird dann durch sekundäre Wallersche Degeneration kompliziert. Schließlich kommt es zur gliösen Vernarbung (Sklerose).

Hals- und Brustmark sind stärker als die unteren Abschnitte des Rückenmarks betroffen. Die Veränderungen erstrecken sich nach rostral nur bis zur Höhe der Hinterstrangkerne und der Pyramidenkreuzung. In geringem Maße finden sich spongiöse Herde auch im Marklager des Großhirns und im Fasciculus und Tractus opticus. Die graue Substanz ist nur gering betroffen. An den peripheren Nerven findet man gelegentlich Markscheidenzerfall ohne Axondegeneration. Diese peripheren Veränderungen sind reversibel.

Die **Pathogenese** ist noch nicht aufgeklärt. Die Rolle des Vitamin B_{12} bei der Synthese der Ribonucleinsäuren kann nicht der wesentliche Faktor sein, da das Substrat der Krankheit nicht eine Degeneration der *Nervenzellen,* sondern der *Markscheiden* ist. Man kann also nur eine Störung im Kohlenhydrat- und Fettstoffwechsel vermuten.

Therapie

Frühzeitige Behandlung mit B_{12}-Präparaten kann den degenerativen Prozeß zum Stillstand und in manchen Fällen zur Rückbildung bringen. Sobald eine nennenswerte Degeneration von Achsencylindern vorliegt, darf *keine Heilung* mehr erwartet werden. Es wird empfohlen, zunächst 2—3 Wochen lang 1000 γ B_{12} pro Tag zu geben, danach 1 Jahr lang zweimal 1000 γ pro Woche und anschließend eine *Erhaltungsdosis* von 1000 γ im Monat. Diese Dosierung ist bereits äußerst reichlich bemessen. Von höheren Dosen, wie sie immer wieder empfohlen werden, ist kein größerer Erfolg zu erwarten. Die früher geübte Leberbehandlung ist heute überholt, da ihr wirksames Prinzip die Zufuhr von Vitamin B_{12} war.

Differentialdiagnose

1. Die wichtigste Differentialdiagnose ist gegen die chronisch-progrediente spinale Verlaufsform der **Multiplen Sklerose** zu stellen. Zur Abgrenzung dienen folgende Kriterien: Die Paraesthesien sind bei M.S. weniger schmerzhaft als bei f.Sp. Die BHR sind bei M.S. in 75%, bei f.Sp. nur in 12—15% erloschen. Blasenstörungen sind bei M.S. häufig, bei f.Sp. selten. Inkontinenz kommt bei f.Sp. nicht vor. Die Eigenreflexe sind bei M.S. nie erloschen. Cerebellare Ataxie, retrobulbäre Neuritis mit Visusverfall und Augenmuskellähmungen gehören nicht zum Bild der f.Sp. Über die Laborbefunde siehe die entsprechenden Abschnitte.

2. Bei chronischer **Polyneuritis** sind die Lähmungen auf distale oder proximale Muskelgruppen beschränkt und nicht so diffus verteilt wie bei f.Sp. Atrophien sind bei Polyneuritis meist zu finden, bei f.Sp. sind sie extrem selten. Pyramidenzeichen kommen bei Polyneuritis selbstverständlich nicht vor. Die Mißempfindungen und sensiblen Ausfälle gestatten keine verläßliche Differenzierung. Im Zweifel entscheiden die elektrische Untersuchung und die Laborbefunde.

3. **Tabes dorsalis.** Die Paraesthesien sind bei Tabes nicht so schmerzhaft, dagegen gibt es bei f.Sp. keine lanzinierenden Schmerzen und keine Kältehyperpathie am Rumpf. Die Tabes bleibt stets ohne Pyramidenzeichen, die f.Sp. ohne Pupillenstörungen, sofern sie nicht durch eine Wernicke-Encephalopathie (s. S. 330) kompliziert ist. Blut- und Liquorbefunde entscheiden die Diagnose.

4. Die Kombination von Hypotonie der Beine mit positivem Babinski und Störung der Tiefensensibilität ist auch für die **Friedreichsche Heredoataxie** (s. S. 381) typisch. Diese Krankheit tritt aber im Kindesalter auf, entwickelt sich wesentlich langsamer als die f.Sp. und führt später auch zu *cerebellarer* Ataxie und Wirbelsäulenveränderungen.

2. Hepatolenticuläre Degeneration

Die seltene Krankheit beruht auf einer rezessiv-autosomal *erblichen Störung des Kupferstoffwechsels* mit pathologischer Ablagerung von Kupfer in der Leber, in bestimmten Regionen des Gehirns und in der Cornea. Männer erkranken häufiger als Frauen. In den betroffenen Familien läßt sich die Stoffwechselstörung auch bei Personen nachweisen, die keine hepatischen oder neurologischen Symptome zeigen.

Symptomatik und Verlauf

Aus historischen Gründen hat man früher zwei Verlaufsformen unterschieden: Die Wilsonsche Krankheit mit einer mehr extrapyramidalen Bewegungsstörung und die Westphal-Strümpellsche Pseudosklerose, bei der, ähnlich wie bei der Multiplen Sklerose, eine cerebellare Ataxie im Vordergrund stand. Heute ist diese strenge Trennung nicht mehr haltbar.

Die Krankheit setzt bevorzugt zwischen dem 15. und 20. Lebensjahr ein (Extremwerte um 4 Jahre und 40 Jahre). Häufig geht den ersten psychiatrisch-neurologischen Beschwerden ein febriler Ikterus voraus.

Psychisch werden die Patienten zunächst affektlabil, reizbar, aggressiv und unstet. Im späteren Verlauf verfallen sie einer stumpfen oder euphorischen Demenz.

Die *extrapyramidale Bewegungsstörung* hat meist den Charakter eines akinetisch-rigiden Parkinson-Syndroms. Es treten aber auch choreatische, athetotische und dystonische Hyperkinesen auf. Sehr charakteristisch ist eine extrapyramidale Pseudobulbärparalyse (s. S. 81) mit dysarthrischer Sprechstörung, Schluckstörung und Ausbrüchen von pathologischem Lachen und Weinen oder Schreianfällen.

Im Laufe der Jahre läßt die rigide Erhöhung des Muskeltonus wieder nach, und es entwickelt sich eine *cerebellare Bewegungsstörung* mit Nystagmus, skandierender Sprache und einem sehr charakteristischen unregelmäßigen *Wackeltremor*. Dieser stellt sich bei jeder Haltungsinnervation ein und nimmt bei Intentionsbewegungen zu. Läßt man die Patienten die gestreckten Arme vorhalten, geraten diese in ein grobes, ausfahrendes Wackeln, dessen Exkursionen immer stärker werden, je länger die Haltungsinnervation beibehalten wird *(„Flügelschlagen")*. Später ergreift dieser Tremor auch Rumpf und Kopf, so daß die Patienten in ständiger Bewegungsunruhe sind. Parkinsonistischer Antagonistentremor gehört nicht zum Syndrom.

In wenigstens 60% der Fälle findet man den pathognomonischen *Kayser-Fleischerschen Hornhautring*. Dies ist ein 1—2 mm breiter bräunlich-grüner Streifen an der Peripherie der Hornhaut in der Descemetschen Membran, der bei durchfallendem Licht gold-gelb aufleuchtet. Er ist manchmal erst unter der Spaltlampe zu erkennen. Die Pigmentierung beruht auf Kupfereinlagerung.

Der *Liquor* ist nicht pathologisch verändert, das EEG bleibt uncharakteristisch. *Internistisch* findet sich in der Mehrzahl der Fälle eine grob-knotige Lebercirrhose mit Stauungsmilz.

Der *Verlauf* ist in schweren Fällen tödlich. Die Krankheitsdauer beträgt in der Regel nur wenige Jahre (Grenzwerte 5—6 Monate und 3—4 Jahrzehnte). Der Tod erfolgt in akuten Fällen an gelber Leberatrophie, bei chronischem Verlauf an Dekompensation der Lebercirrhose.

Biochemische Befunde

Im *Serum* ist der Cu-Spiegel abnorm erniedrigt (70γ-% und weniger). Pathologisch vermindert ist auch das Coeruloplasmin, ein Globulin aus der α-Fraktion. Man weist es durch Messung der Phenoloxydase-Aktivität des Serums mit dem *Ravin-Test* nach.

Im *Urin* wird Kupfer in der 10—20fachen Menge des Normalen ausgeschieden. Daneben besteht eine pathologische Ausscheidung von Aminosäuren, auch von solchen, die normalerweise nicht im Urin erscheinen. Sie beruht auf mangelhafter Rückresorption in den geschädigten Nierentubuli.

Pathologisch-anatomische Befunde

Am Gehirn ist bereits makroskopisch eine bräunliche bis ziegelrote Verfärbung und *Schrumpfung des Corpus striatum* mit Zerfallsherden zu erkennen. Mikroskopisch findet man einen *Status spongiosus* mit Lückenfeldern und pathologischer Gefäßwucherung vor allem im Putamen, geringer auch in den übrigen Stammganglien und im Nucleus dentatus des Kleinhirns. Sekundär ist das Brachium conjunctivum degeneriert. Im Putamen und in der cirrhotisch veränderten Leber ist Kupfer in größeren Mengen gespeichert.

Pathogenese

Die Krankheit beruht auf einem genetisch bedingten Enzymdefekt, infolge dessen *kein funktionstüchtiges Coeruloplasmin* gebildet wird. Physiologischerweise wird das aus dem Darm resorbierte Kupfer im Serum zu über 90% an Coeruloplasmin gebunden. Steht dieser Eiweißkörper nicht zur Verfügung, kann das Kupfer nur eine lockere Ersatzbindung an Albumin eingehen. Aus dieser wird es zum Teil von Proteinen in den Stammganglien und der Leber aufgenommen, zum Teil durch den Urin ausgeschieden. Die pathologische *Cu-Ablagerung im Gehirn* und in der *Leber* führt zur Degeneration vor allem des Linsenkerns und zur Lebercirrhose. Diese hat eine Verminderung der Albuminproduktion zur Folge, wodurch sekundär auch die Ersatzbindung des Kupfers beeinträchtigt wird.

Therapie

Die Therapie hat eine Normalisierung der Kupferbilanz zum Ziel. Man gibt eine kupferarme Diät und fördert die Kupferausscheidung durch *D-Penicillamin*-hydrochlorid, einen Metaboliten des Penicillins (250—1000 mg Metalcaptase vor jeder Mahlzeit). Wenn diese Behandlung erfolgreich ist, kann man außer der klinischen Besserung auch einen Rückgang des Hornhautringes erkennen.

Differentialdiagnose

1. *Multiple Sklerose*. Bei hepatolentikulärer Degeneration ist der Nystagmus meist nur gering, der Tremor hat die oben beschriebenen Charakteristika. Pyramidenbahnzeichen und Blasenstörungen sind selten, die BHR bleiben erhalten. Extrapyramidale Symptome kommen bei M.S. nicht vor.

2. *Chorea Huntington* und systematische *Kleinhirnatrophien* lassen sich durch das Lebensalter und die Begleitsymptome leicht abgrenzen.

3. Die psychischen Auffälligkeiten und die uncharakteristische Bewegungsstörung können im Anfangsstadium der Krankheit leicht dazu verleiten, eine *psychogene Symptombildung* anzunehmen. Da die Lebercirrhose im Anfangsstadium noch nicht nachweisbar sein muß, kann diese Fehldiagnose nur durch die biochemischen Untersuchungen vermieden werden.

3. Wernicke-Encephalopathie

Die Polioencephalopathia haemorrhagica (superior) ist keine nosologische Einheit, sondern ein *Syndrom*, das bei verschiedenen Krankheiten auftreten kann. Unter diesen steht der *chronische Alkoholismus* an erster Stelle. Andere Ursachen sind: Magencarcinom und chronisches Magenulcus, Hyperemesis gravidarum, Dysenterie, Lebercirrhose, perniziöse Anämie und schwere Infektionskrankheiten. WERNICKE hatte das Syndrom bei einem Fall von Pylorusstriktur nach Schwefelsäurevergiftung beschrieben.

Symptomatik und Verlauf

Die *Kardinalsymptome* sind: 1. inkomplette äußere und meist auch innere Oculomotoriuslähmung, 2. cerebellare Ataxie mit Nystagmus und Intentionstremor, 3. Somnolenz. Gelegentlich kommen vertikale Blickparese und Störungen der Kreislauf- und Atemregulation vor.

Bei *alkoholischer Ursache* ist das Syndrom häufig von einer Korsakow-Psychose begleitet. Es tritt auch als lebensbedrohliche Komplikation eines Delirium tremens auf. Nicht selten findet sich dann auch eine Polyneuropathie.

Das *EEG* ist nicht charakteristisch verändert. Der *Liquor* ist normal oder enthält nur eine leichte Eiweißvermehrung.

Die neurologischen Symptome setzen akut oder subakut, nur selten chronisch ein. Unbehandelt führt die Krankheit meist in wenigen Tagen zum Tode.

Ätiologie und pathologisch-anatomische Befunde

Das Wernicke-Syndrom beruht auf Thiamin-(= Vitamin B_1-)Mangel. Auf welche Weise dieser die pathologisch-anatomischen Veränderungen herbeiführt, ist noch ungeklärt. *Histologisch* findet man einen spongiösen Zerfall des Gewebes mit Proliferation und Dilatation der Capillaren und häufig, jedoch nicht immer, petechiale Blutungen. Die Läsionen sind hauptsächlich im Höhlengrau des III. und IV. Ventrikels und um den Aquädukt lokalisiert. Regelmäßig sind die Corpora mamillaria betroffen. Weitere Lokalisationen sind die Gegend des Vestibularis- und des dorsalen Vaguskerns. Diese Lokalisationen erklären die neurologischen und vegetativen Symptome und die Somnolenz.

Therapie

Rechtzeitige Behandlung mit Vitamin B_1 in hohen Dosen (täglich 100 mg i.v.) führt in der Mehrzahl der Fälle zur raschen Besserung. Auch ACTH (20 E/die) soll nützlich sein.

4. Gruppe der Leukodystrophien

Leukodystrophien sind selten. Sie treten meist familiär, bei mehreren Geschwistern oder anderen Familienmitgliedern auf. Erblichkeit läßt sich aber oft nicht nachweisen. Man rechnet sie zu den *genetisch bedingten Stoffwechselstörungen*. Die Krankheiten wurden früher nach dem makroskopischen Aspekt des Gehirns als „diffuse Sklerosen" bezeichnet. Heute hat sich der Name Leukodystrophie durchgesetzt, der den Prozeß treffender charakterisiert.

Das **pathologisch-anatomische Substrat** ist eine fortschreitende, diffuse, symmetrische Markscheidendestruktion mit reaktiver Gliawucherung, vor allem im Marklager des Großhirns und in den Kleinhirnhemisphären. Besonders schwer sind die *corticospinalen Bahnen* befallen. Regelmäßig sind auch *Fasciculus und Tractus opticus* ergriffen. Entzündliche Veränderungen finden sich nicht.

Nach histologischen und histochemischen Kriterien werden mehrere Formen unterschieden. Unter diesen hat die *metachromatische Leukodystrophie* besonderes klinisches Interesse, weil ihre Diagnose intra vitam auch ohne Hirnbiopsie gesichert werden kann. Bei dieser Krankheit werden in den entmarkten Hirngebieten, aber auch in den peripheren Nerven und in verschiedenen inneren Organen, vor allem in den Nierentubuli, pathologische Stoffwechselprodukte abgelagert, die mit verschiedenen Anilinfarben eine bräunliche *Metachromasie* geben. Diese Substanzen können im Urinsediment und in bioptisch gewonnenem Gewebe aus peripheren Nerven (N. suralis) nachgewiesen werden. Die Leitungsgeschwindigkeit der peripheren Nerven ist vermindert.

Symptomatik und Verlauf

Die neurologischen Symptome setzen gewöhnlich im *Säuglings-* oder im *frühen Kindesalter* ein, d.h. zu einem Zeitpunkt, da die Markreifung noch nicht abgeschlossen ist. Die Kinder fallen zunächst dadurch auf, daß ihre geistige und motorische Entwicklung stehen bleibt. Dann bildet sich, chronisch fortschreitend, die *typische Trias* aus: doppelseitige, spastische Lähmungen, doppelseitige Opticusatrophie mit Blindheit und Demenz. Je nach der Lokalisation treten weitere Symptome einer Leitungsunterbrechung hinzu: Nystagmus, Taubheit und Ataxie, extrapyramidale Hyperkinesen, epileptische Anfälle und — bei etwas älteren Kindern — neuropsychologische Störungen wie Aphasie, Apraxie, optische Agnosie.

Der Befall der *peripheren Nerven* bei *metachromatischer Leukodystrophie* bringt zwei Besonderheiten mit sich: Trotz spastischer Lähmung fehlen oft die Eigenreflexe, und die Kinder leiden periodisch unter heftigsten Schmerzen.

Das *EEG* ist uncharakteristisch allgemein verändert, was zur Abgrenzung von der subakuten sklerosierenden Leukencephalitis wichtig ist. Der *Liquor* enthält in der Regel eine Vermehrung des Gesamteiweißes auf Werte um 4—6 Kafka-Einheiten. Die elektrophoretische Differenzierung kann hier vernachlässigt werden.

Die Prognose ist absolut infaust. Eine wirksame Therapie ist nicht bekannt. Die Krankheitsdauer beträgt wenige Monate bis einige Jahre. Sie ist im allgemeinen um so länger, je älter das Kind ist. *Im Endstadium* besteht eine *Enthirnungsstarre*, in der mit den Kranken kein Kontakt mehr möglich ist. Ähnlich wie bei anderen Formen der Decerebration (s. S. 309) können in diesem Stadium spontan oder nach sensiblen und sensorischen Reizen Streckkrämpfe auftreten. Oft kommt es auch rezidivierend zu plötzlichem Fieberanstieg.

Sehr selten erkranken auch *Erwachsene*. Sie werden zunächst durch Persönlichkeitsverfall und psychoorganisches Syndrom auffällig. Danach bekommen sie extrapyramidale Bewegungsstörungen, epileptische Anfälle und eine fortschreitende Demenz. Die Krankheit kann über mehrere Jahrzehnte chronisch verlaufen.

Differentialdiagnose

Bei den *orthochromatischen Formen* legt die doppelseitige spastische Lähmung die Verdachtsdiagnose einer *cerebralen Kinderlähmung* nahe. Die *metachromatische Leukodystrophie* kann wegen der anfangs schlaffen Parese der Beine und der fehlenden Eigenreflexe mit *infantiler spinaler Muskelatrophie, Muskeldystrophie* oder auch, unter Berücksichtigung der Eiweißvermehrung im Liquor, mit *Polyradiculitis* verwechselt werden. Der Verlauf erlaubt bald die Abgrenzung. Die wichtigste Differentialdiagnose ist gegen subakute sklerosierende Leukencephalitis zu stellen. Sie ist auf S. 260 besprochen.

Die Poliodystrophien, d. h. die Speicherkrankheiten: amaurotische Idiotie, Niemann-Picksche Krankheit, Gargoylismus und Morbus Gaucher werden nicht behandelt, da sie mehr in das Gebiet der Pädiatrie gehören und in der praktischen Neurologie kaum eine Rolle spielen.

XVI. Krankheiten des peripheren Nervensystems

1. Schädigungen einzelner Nerven

Läsionen einzelner peripherer Nerven haben meist eine **mechanische Ursache**, vor allem Druck, Quetschung oder Zerrung des Nerven, die akut und einmalig oder chronisch bzw. wiederholt einwirkt. Seltener sind Stich- oder Schnittverletzungen und Zerreißungen von Nerven oder Wurzeln. Bei *Luxationen* und *Frakturen* sind die peripheren Nerven in doppelter Hinsicht gefährdet: Sie können bei dem Trauma *primär* lädiert werden, oder aber es entwickelt sich im Abstand von Wochen, Monaten und selbst Jahren, wenn der Nerv durch Callusbildung, Narbenzug oder Beanspruchung in abnormer Lage sekundär geschädigt wird, eine *Spätlähmung*. Die wichtigsten *Gelegenheiten* sind Unfälle und chronische Zerrung oder Druckeinwirkung bei bestimmten Tätigkeiten (sog. Berufs- oder Beschäftigungslähmungen). Die mechanische Schädigung wird gelegentlich durch einen allgemeinen Faktor begünstigt: so z. B. eine Drucklähmung im tiefen Koma durch zirkulatorischen Kollaps oder eine Beschäftigungslähmung durch chronischen Alkoholabusus. In Kriegszeiten spielen *Schuß- und Splitterverletzungen* eine große Rolle.

Eine Sondergruppe sind *iatrogene Läsionen* durch unsachgemäße Injektionen, Operationen, unachtsame Lagerung des Patienten und durch falsch angelegte Verbände, Gipsverbände und Schienen.

Infektionen bleiben als Ursache umschriebener Nervenschädigungen ganz im Hintergrund: Durch Messung der Nervenleitungsgeschwindigkeit hat man zudem gefunden, daß in vielen Fällen von scheinbarer infektiöser Mononeuritis Funktionsstörungen auch in anderen, klinisch nicht betroffenen Nerven vorlagen, so daß es sich tatsächlich um eine Polyneuritis handelte.

Auf die Beschreibung der *histopathologischen Veränderungen* wird in dieser Einführung verzichtet.

In der folgenden Darstellung wird der Schwerpunkt auf die *klinische Funktionsprüfung* der einzelnen Nerven gelegt. Mit gewissen anatomischen Grundkenntnissen kann man durch einige Übung bald die Fertigkeit erlangen, periphere Nervenläsionen präzise zu diagnostizieren. Die Untersuchung wird durch die vorn (S. 33) beschriebene einfache elektrische Untersuchung ergänzt, die auch prognostische Schlüsse gestattet.

Die *sichere* Beurteilung der Schwere einer peripheren Nervenschädigung ist jedoch nur mit Hilfe feinerer *elektrodiagnostischer Methoden* (EMG, s. S. 34) möglich. Ihre Anwendung gehört in die Hand des Spezialisten, ihr Prinzip sollte aber auch dem praktizierenden Arzt bekannt sein (s. Abb. 51). Wir unterscheiden drei Möglichkeiten:

1. Nervenschädigung *ohne Kontinuitätsunterbrechung* von Neuriten (Ursachen sind z. B. Prellung, Quetschung, Ödem, chronischer Druck durch Bänder oder Knochen). EMG-Befund: Abnahme der Nervenleitungsgeschwindigkeit bis zum vorübergehenden Block. Keine Denervierungspotentiale.

2. Nervenschädigung *mit Kontinuitätsunterbrechung*, d. h. mit Wallerscher Degeneration im Abschnitt distal von der Läsion. EMG-Befund: Nach 1—2 Wochen Denervierungspotentiale.

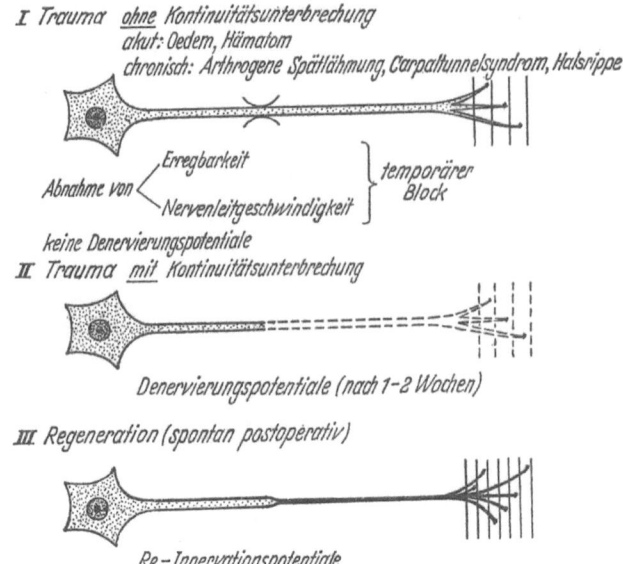

Abb. 51. *Drei Arten der Läsion peripherer Nerven mit zugehörigen EMG-Befunden* (nach A. STRUPPLER)

3. *Regeneration* (spontan oder nach Behandlung). EMG-Befund: Reinnervationspotentiale.

Die *prognostische Bedeutung* dieser Befunde ist leicht ersichtlich: Frühes Auftreten und rasche Zunahme von Denervierungspotentialen wird bei bestimmten Verletzungen, namentlich bei *Plexusläsion*, aber auch bei Nervenschädigungen nach Frakturen, Anlaß zur operativen Revision geben. Bleiben die elektrischen Veränderungen auf die Abnahme der Leitungsgeschwindigkeit beschränkt, ist die Prognose gut. Reinnervationsvorgänge werden im EMG wesentlich früher als durch die klinische Beobachtung erfaßt.

Wir behandeln zunächst die beiden wichtigsten Hirnnervenlähmungen, die an anderer Stelle noch nicht besprochen worden sind, und danach die Symptome der häufigsten Läsionen von peripheren Nerven im engeren Sinne.

Periphere Facialisparese
Symptomatik

Alle vom VII. Hirnnerven versorgten Muskeln, also auch die Stirn, sind schlaff gelähmt. Das Lähmungsbild ist bereits auf S. 10 beschrieben. Für die *Artdiagnose* der Krankheit ist es notwendig, den *Ort* zu bestimmen, an dem der Nerv in seinem peripheren Verlauf vom Kern durch den Kleinhirnbrückenwinkel und den etwa 3 cm langen Canalis facialis des Felsenbeins zum Austritt aus der Schädelbasis am Foramen stylo-mastoideum geschädigt ist. Diese Lokaldiagnose ergibt sich aus den *Begleitsymptomen* der Gesichtslähmung. Zur Illustration wird auf Abb. 52 verwiesen.

Hyperakusis auf der gelähmten Seite zeigt an, daß der Nerv proximal vom Abgang des N. stapedius lädiert ist, d.h. im intrakraniellen Verlauf oder im proximalen Abschnitt des Facialiskanals (Abb. 52 a, b). *Geschmacksstörung* auf den vorderen zwei Dritteln der Zunge beruht auf Mitschädigung afferenter, sensorischer Fasern im Canalis Falloppii. Diese haben auf ihrem zentripetalen Verlauf den N. lingualis (V₃) verlassen, sind über die Chorda tympani an den Facialisstamm herangetreten und begleiten ihn bis zum Ganglion geniculi im Knie seines Knochenkanals. Hier trennen sie sich wieder vom Facialis und ziehen

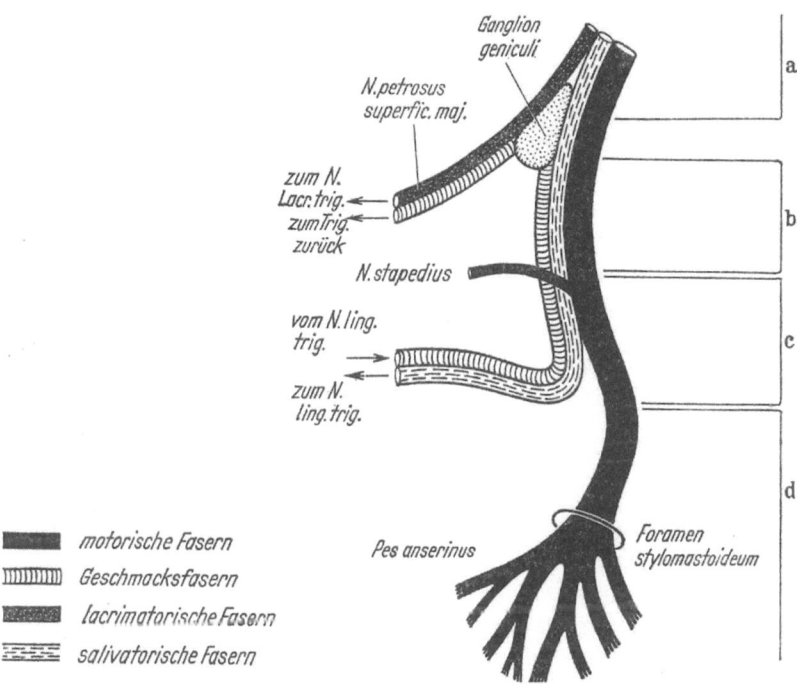

Abb. 52. *Verlauf des N. facialis.* a—d vier Abschnitte des Canalis Falloppii (nach BING)

mit dem N. petrosus superficialis major aus dem Kanal heraus zur Vorderfläche der Felsenbeinpyramide (Lokalisation c, b). *Abnahme der Speichelsekretion* beruht auf einer Schädigung des N. intermedius zwischen seinem sensiblen Ganglion geniculi und dem Abgang der Chorda tympani (Lokalisation b, c). Liegt bei peripherer Facialislähmung weder Hyperakusis noch eine Störung des Geschmacks und der Speichelsekretion vor, ist der Ort der Schädigung distal vom Abgang der Chorda tympani anzunehmen (d). Im Pes anserinus und jenseits davon können auch bei peripherer Lähmung nur einzelne Äste des Nerven lädiert werden. Dies führt gelegentlich zur Verwechslung mit zentraler Parese, die sich aber durch die Begleitsymptome und die elektrischen Befunde leicht abgrenzen läßt.

Häufig kommt es im Prodromalstadium von Facialislähmungen zu *Sensibilitätsstörungen* in der Ohrmuschel, im Gehörgang oder unmittelbar hinter dem Ohr. Sie werden von manchen Autoren auf den N. intermedius, von anderen auf den Trigeminus oder den N. auricularis magnus (X.) bezogen. Prognostische Bedeutung haben sie nicht.

Ursachen

Die häufigste Form wird durch Kältereize, namentlich durch Zugluft, hervorgerufen. Man bezeichnet sie als „**refrigeratorische Facialisparese**" oder Erkältungslähmung. Der alte Name „rheumatische" Facialisparese sollte nicht mehr verwendet werden, da die Krankheit nicht zu dem pathologisch-anatomisch und serologisch charakterisierten rheumatischen Formenkreis gehört. Die Lähmung tritt meist akut auf und ist fakultativ von den beschriebenen sensorischen und sekretorischen Ausfällen begleitet. Man führt sie heute vielfach auf eine ischämische Durchblutungsstörung des Nerven zurück, die von ödematöser Quellung gefolgt ist, welche in dem starren Knochenkanal eine sekundäre Druckschädigung und Zirkulationsstörung hervorruft.

Nicht selten wird der N. facialis bei *lymphocytärer Meningitis* befallen. Früher stand die abortive Polio an erster Stelle, heute handelt es sich meist um andere *neurotrope Viren*. In diesen Fällen findet sich eine Pleocytose im Liquor. Über Facialisparese bei Zoster oticus s. S. 265.

Weitere Ursachen sind: Schädelbasisbrüche mit Felsenbeinfrakturen, Eiterungen des Felsenbeins, Entzündungen und Neoplasmen der Schädelbasis, besonders im Kleinhirnbrückenwinkel, basale Meningitis und Ponstumor. Über *doppelseitige* Facialislähmung bei Polyneuritis s. S. 352.

Verlauf

75% der refrigeratorischen, infektiösen und traumatischen Lähmungen heilen spontan vollständig oder mit Defekt aus. Bei der *unvollständigen Restitution* entsteht in einem nicht geringen Teil der Fälle die sog. **Facialiskontraktur.** Das Bild entspricht einer leichten Dauerkontraktion der vorher schlaff gelähmten Muskeln: Die Lidspalte ist enger, die Nasolabialfalte tritt schärfer hervor, der Mundwinkel ist etwas emporgezogen. Gewöhnlich besteht gleichzeitig noch eine Restlähmung. Die Kontraktur ist immer mit pathologischen *Mitbewegungen* verbunden: Beim Augenschluß kontrahieren sich die Wangenmuskeln und selbst das Platysma, bei Mundbewegungen verengert sich die Lidspalte. Man führt die Mitbewegungen auf Fehlregenerationen zurück, bei denen sich an der Stelle der Läsion abnorme Anschlüsse zwischen proximalen und distalen Neuriten gebildet haben. Eine weitere Möglichkeit wären *funktionelle* Anschlüsse nach Art der *Ephapsen* (künstliche Synapsen)

Ein seltenes Phänomen bei der Defektheilung sind die sog. *Krokodilstränen* (so genannt, weil die Sage geht, daß das Krokodil beim Verzehren seiner Opfer weint): Beim Essen kommt es auf der Seite der Facialislähmung nicht nur zur Speichelsekretion, sondern auch zum Tränenfluß. Vermutlich beruht diese abnorme sekretorische Innervation auf ähnlichen neuronalen Fehlschaltungen oder Ephapsen, jedoch ist der genaue Mechanismus noch nicht bekannt.

Therapie

Entsprechend den erwähnten pathogenetischen Vorstellungen, versucht man bei der *refrigeratorischen Facialisparese* die ödematöse Schwellung zu beseitigen und die Blutversorgung zu verbessern. Man gibt deshalb Corticoide und Nicotinsäurepräparate und wendet lokal Wärme und Rotlicht an. Frühzeitig wird mit

Gesichtsmassage, aktiven Innervationsübungen und Elektrotherapie begonnen, die auf S. 350 zusammenfassend dargestellt ist. Dieselbe Behandlung ist für die infektiösen Formen, mit Ausnahme des Zoster oticus, indiziert. Auch die traumatische Gesichtslähmung wird zunächst konservativ behandelt.

In den Fällen, in denen der Ort der Nervenschädigung im Facialiskanal zu suchen ist (refrigeratorische, traumatische Lähmung), nimmt man heute auch eine *operative Dekompression des Nerven* vor. Dieser Eingriff ist angezeigt, wenn nach 3—4 Wochen eine komplette Entartungsreaktion vorliegt und die elektrischen Untersuchungen keine vollständige Wiederherstellung mehr erwarten lassen. Dies ist der Fall, wenn nach 4 Wochen das Elektromyogramm Denervationspotentiale und nur noch Einzelpotentialaktivität, dagegen keine Tendenz zur Reinnervation zeigt. Der Eingriff besteht in einer erweiterten Antrotomie, nach welcher der Nervenkanal eröffnet und die Nervenscheide geschlitzt wird.

Spasmus facialis

Der Spasmus facialis ist eine sehr charakteristische Bewegungsunruhe, die *stets einseitig* und *ausschließlich* in Muskeln auftritt, die vom VII. Hirnnerven versorgt werden. Das klinische Bild ist unverwechselbar: In einzelnen oder in allen mimischen Muskeln treten in regelloser Folge *tonische* und *klonische Zuckungen* auf, deren Ablauf in allen beteiligten Muskeln jeweils *synchron* ist. Auch im EMG sind die Spitzenpotentiale im gesamten Facialisgebiet nahezu synchronisiert. Willkürliche oder reflektorische Innervation und sensible Reize lösen die Muskelkrämpfe aus oder verstärken sie, weit mehr als seelische Erregung. Nach Anaesthesie des Trigeminus dauern sie an, im Schlaf setzen sie merkwürdigerweise oft aus. Gewöhnlich ist zuerst der *M. orbicularis oculi* betroffen. Im Laufe von Monaten und Jahren breitet sich der Spasmus dann auf die ganze mimische Muskulatur aus. Dabei kann auch eine leichte *Parese* eintreten.

Im *Aspekt* gleicht das Bild den Zuckungen, die man durch intermittierende faradische Reizung des Nerven am Foramen stylomastoideum auslösen kann. Nach elektromyographischen Untersuchungen ist dieser Vergleich nicht nur äußerlich. Man nimmt als Ursache des Spasmus facialis eine abnorme Erregungsproduktion an einer „parabiotischen" Stelle im peripheren Verlauf des Nerven an. *Parabiose* ist nach WEDENSKI eine lokale, unphysiologische Zustandsänderung eines Nerven, die durch verschiedene Ursachen eintreten kann. Sie entsteht beim Spasmus facialis möglicherweise, ähnlich wie die refrigeratorische Lähmung, durch ein umschriebenes Ödem des Nerven in seinem Kanal. Es gibt aber auch Beobachtungen über autoptisch kontrollierte Kompression der Nervenwurzel im Kleinhirnbrückenwinkel (z.B. durch Aneurysmen der A. basilaris oder Anomalien der A. cerebelli inf. ant.). Eine verläßliche medikamentöse *Behandlung* ist nicht bekannt. Bei leichtem Spasmus beschränkt man sich deshalb darauf, den Kranken über die Harmlosigkeit der Störung zu beruhigen. In schweren Fällen kann man versuchen, den Spasmus durch operative Dekompression des Nerven zu bessern oder einzelne Facialisäste im Pes anserinus zu durchtrennen. Der Eingriff darf aber nur in einer Fachklinik vorgenommen werden. Auch von der intrakraniellen *Neurolyse* im Kleinhirnbrückenwinkel sind Erfolge berichtet worden.

Der Spasmus facialis muß vom *psychogenen Gesichtstic* unterschieden werden. Dies ist eine Ausdrucksbewegung, die in einzelnen Muskeln asynchron abläuft, häufig die mimische Muskulatur beider Seiten betrifft und sehr von der seelischen Verfassung der Patienten abhängig ist.

Melkersson-Rosenthal-Syndrom

Das volle Syndrom besteht aus der *Trias:*
Rezidivierende, einseitige Lippen- und Gesichtsschwellung,
rezidivierende periphere Facialislähmung,
Faltenzunge.

Das *Zentralsymptom* ist die Lippenschwellung *(Cheilitis granulomatosa)*, eine Verdickung und Ausstülpung der Lippe und angrenzenden Wangenpartie. Die Haut ist gespannt, blaß und rot bis livide. Ursache der *Gesichtslähmung* ist eine Schwellung des Nerven im Canalis Falloppii. Sie ist deshalb häufig von Geschmacksstörungen begleitet. Die *Faltenzunge* ist nicht obligat. Auch an anderen Körperregionen können Schwellungen auftreten.

Verlauf. Die ersten Symptome treten in der zweiten Lebensdekade auf. Die Krankheit verläuft in *Schüben*, die jeweils wenige Tage bis höchstens eine Woche dauern und sich über Jahre und Jahrzehnte wiederholen. Im Laufe der Zeit bildet sich eine *persistierende Verdickung* der Hautpartien aus, die periodisch anschwellen.

Histologisch findet man granulomatöse Entzündung mit Gewebsödem. Diese hat eine gewisse Ähnlichkeit mit Tuberkulose, auch mit Morbus Boeck. Die Pathogenese ist nicht geklärt, ebensowenig die Ätiologie. Die Hypothese, daß Beziehungen zum Morbus Boeck bestünden, wird von vielen Dermatologen nicht akzeptiert.

Therapie. Prednison oder Prednisolon 20—40 mg/die. Wenn nach 8 Tagen kein Erfolg eintritt, kann man die Behandlung wieder abbrechen.

N. accessorius (Hirnnerv XI)

Der Nerv versorgt den M. sternocleidomastoideus und die mittlere und untere Portion des Trapezius. Der obere Anteil des Muskels bezieht seine Innervation aus dem 3. und 4. Cervicalsegment. Einseitige Lähmung beider Muskeln zeigt eine Läsion des Nerven an der Schädelbasis an. Ist nur der Trapezius gelähmt, muß die Läsion distal vom Abgang des Astes zum Sternocleido, d. h. vor allem im seitlichen Halsdreieck, gesucht werden.

Ausfall eines Sternocleido ist zwar bei der Inspektion und Untersuchung zu erkennen (s. S. 12), wird jedoch funktionell gut kompensiert. Bei *Trapeziuslähmung* verläuft die Nackenlinie, wie vorn beschrieben, eckig und leicht gesenkt. Die Scapula ist in der Ruhe von der Mittellinie abgerückt und mit dem hinteren Winkel, der etwas vom Brustkorb absteht, leicht nach innen gedreht. Nicht selten kann man unter dem atrophischen Trapezius die beiden Rhomboidei erkennen.

Prüfung. Der Patient soll bei gebeugten Armen beide Ellenbogen möglichst weit hinter den Rücken führen. Dabei rückt das Schulterblatt auf der gelähmten Seite wenig oder gar nicht an die Wirbelsäule heran. Das Anheben der Schulter ist geschwächt, ebenso auch das seitliche Anheben des Armes, da die Scapula dabei nicht mehr durch den Trapezius fixiert wird.

Die häufigste *Ursache* der distalen Lähmung ist ein chirurgischer Eingriff im lateralen Halsdreieck, z. B. zur Entfernung eines tuberkulösen Lymphknotens. Bei proximaler und doppelseitiger Lähmung kommen primäre und metastatische Tumoren an der Basis der hinteren Schädelgrube in Betracht.

N. thoracicus longus (C_5—C_7)

Motorische Innervation

M. serratus lateralis: er zieht und dreht das Schulterblatt nach außen, fixiert gleichzeitig seinen medialen Rand am Thorax und wirkt bei der Hebung des Armes mit.

Inspektion

Der mediale Rand der Scapula ist auf der gelähmten Seite näher an die Wirbelsäule herangerückt und steht „flügelförmig" vom Thorax ab. Die Scapula ist mit dem unteren Winkel leicht zur Wirbelsäule gedreht.

Prüfung

Der Arm wird nach vorn gehoben oder, im Stehen, nach vorn gegen eine Wand gedrückt. Bei Serratuslähmung tritt hierbei die Scapula alata deutlicher hervor. Die Hebung des Armes im Schultergelenk ist erschwert.

Ursachen

Nach längerem Tragen schwerer Lasten kann es zur Drucklähmung, bei schweren manuellen Arbeiten zur Zerrung des Nerven kommen. Entsprechend ist die Lähmung auf der rechten Seite häufiger als auf der linken. Setzt eine Serratuslähmung akut, unter reißenden Schmerzen ein, kann auch eine monosymptomatische Form der *neuralgischen Amyotrophie* (s. S. 364) vorliegen.

Nn. thoracici anteriores (C_5—Th_1)

Motorische Innervation

M. pectoralis major und minor: hauptsächlich Adduktion der Arme.

Inspektion

Bei Atrophie dieser Muskeln treten die Clavicula und der knöcherne Thorax deutlicher hervor, die vordere Begrenzung der Axilla ist verschmächtigt.

Prüfung. Die claviculare Portion des Pectoralis springt an, wenn der Patient den erhobenen Arm gegen Widerstand adduziert, die sterno-costale, wenn er in „Betstellung" beide Hände gegeneinander preßt.

Ursache

Die Nerven sind praktisch nie isoliert, aber häufig bei oberer und kompletter Plexuslähmung mitlädiert.

N. axillaris (C_5—C_7)

Motorische Innervation

M. deltoideus und M. teres minor.

Sensible Versorgung

handflächengroßer Bezirk an der Außenseite des Oberarms über dem mittleren Anteil des Deltamuskels.

Inspektion

Die Schulterwölbung ist abgeschwächt, Acromion und Humeruskopf treten deutlich hervor.

Prüfung

Abduzieren des Armes oder, wenn dies noch möglich ist, Festhalten in Abduktion von etwa 45° gegen Druck auf den Arm. Deltaparese macht die Hebung des Armes bis zur Horizontalen unmöglich. Hebung über die Horizontale wird von einer ganzen Gruppe von Muskeln ausgeführt: Mm. supraspinam, infraspinam, langer Bicepskopf, serratus lateralis, trapezius. Lähmung des teres minor, der den Oberarm nach außen rotiert, kann durch den M. infraspinam ausgeglichen werden.

Ursachen

Am häufigsten Luxation oder auch nur Subluxation im Schultergelenk, auch stärkere Prellung der Schulter. Wenn das Gelenk danach vorübergehend ruhiggestellt wird, bleibt die Axillarislähmung zunächst oft unerkannt. Seltener ist Drucklähmung im Schlaf.

Verlauf

Nach kurzer Zeit stellt sich, namentlich bei älteren Patienten, eine *Kapselschrumpfung* im Schultergelenk ein, die passive Bewegungen sehr schmerzhaft macht, die Symptome verstärkt und den Heilverlauf verzögert. Deshalb soll man so früh, wie es die chirurgische Behandlung erlaubt, mit passiven Bewegungen im Schultergelenk beginnen. Andererseits muß der Arm bei schwerer Axillarisparese vorübergehend auf eine Abduktionsschiene gelagert werden, damit die Gelenkkapsel nicht überdehnt wird.

N. musculocutaneus (C_6—C_7)

Motorische Innervation

M. biceps und brachialis: Beugung des Armes im Ellenbogengelenk.

Sensible Versorgung

radialer Anteil der Volarseite des Unterarms (N. cut. antebr. rad.).

Prüfung

Beugung des Armes in Supinationsstellung, damit nicht der M. brachioradialis eingesetzt wird. Bei Lähmung des Nerven ist der BSR abgeschwächt oder erloschen. Der Radiusperiostreflex, der über den M. brachioradialis verläuft, ist dagegen bei intaktem N. radialis erhalten.

Ursachen

Motorische Lähmung nach Schulterluxation, isolierte sensible Schädigung ist nach paravenöser Injektion möglich.

N. radialis (C_5—Th_1)

Motorische Innervation

M. triceps brachii: Streckung des Unterarms im Ellenbogengelenk. *Prüfung* in der Horizontalen mit unterstütztem Ellenbogen, um den Einfluß der Schwerkraft auszuschalten, die eine Streckfunktion vortäuschen kann. Zur Prüfung des langen Tricepskopfes soll der Arm in elevierter Stellung gestreckt werden.

M. brachioradialis: Beugung des Unterarms in Mittelstellung zwischen Pronation und Supination. Bei der *Prüfung* in dieser Position tritt der Muskel beim Gesunden deutlich hervor.

M. ext. carpi rad. und uln.: Streckung und Radial- bzw. Ulnarabduktion des Handgelenks.

Mm. extensor dig. communis und dig. V proprius: Streckung der Grundphalangen II—V. Bei der *Prüfung* legt der Untersucher seinen Zeigefinger dorsal quer über die Grundphalangen und leistet mäßigen Widerstand.

M. supinator brevis: Supination des Unterarmes.

M. abductor poll. long.: Abduktion des Metacarpus I. Bei der *Prüfung* springt die Sehne oberhalb des Handgelenks deutlich hervor.

Mm. extensor poll. brev. et long.: Streckung der Grundphalange bzw. der Endphalange des Daumens. Zur *Prüfung* leichter Gegendruck auf die entsprechende Phalange.

Sensible Innervation

nur auf der Dorsalseite: am Oberarm distal vom Versorgungsgebiet des Axillaris (N. cut. antebr. dors.), am Unterarm und Handrücken im radialen Abschnitt, auf der Hand über den radialen $2^1/_2$ Fingern mit Ausnahme des Endgliedes (N. medianus).

Der Nerv kann in unterschiedlicher Höhe lädiert sein. Man unterscheidet eine **untere, mittlere** und **obere Radialislähmung.**

1. Bei der *unteren* kann der Daumen nicht abduziert und können alle Finger nicht im Grundgelenk gestreckt werden. Die Streckung in den Interphalangealgelenken II—V ist eine Ulnarisfunktion (s. unten). Es besteht keine Fallhand.

2. Bei der *mittleren* Radialisparese treten zu den genannten Symptomen eine Fallhand mit Schwäche für die Dorsalflexion im Handgelenk und eine Lähmung des M. brachioradialis hinzu. Der RPR ist abgeschwächt oder erloschen, der TSR ist erhalten.

3. Bei *oberer* Radialislähmung ist auch der M. triceps betroffen und der TSR abgeschwächt oder erloschen. Die lokalisatorische Bedeutung der sensiblen Störungen ist wegen der anatomischen Varianten gering.

Bei *Fallhand* ist die Kraftentfaltung des Faustschlusses herabgesetzt, weil die Beuger von Hand und Fingern durch den Ausfall der Strecker schon in der Ruhe verkürzt sind. Gleicht man die Fallhand passiv aus, zeigt sich, daß Medianus und Ulnaris intakt sind. Andererseits kippt die Hand bei leichter Radialislähmung während des Händedrucks zur Fallhandstellung nach volar ab, weil der Zug der Beuger überwiegt.

Ursachen

Wegen der exponierten Lage des Nerven wird er besonders häufig geschädigt. *Obere* Radialislähmung entsteht durch Läsion des Nerven in der Achselhöhle, z.B. durch eine Krücke oder durch einen chirurgischen Eingriff. Häufiger ist die *mittlere* Lähmung durch Druck des Nerven gegen den Humerus, besonders im tiefen Schlaf, begünstigt durch Alkoholrausch, und in Narkose oder bei und nach Humerusfrakturen. Distale Radiusfrakturen und -luxationen führen zum unteren Lähmungstyp. Bleilähmung s. S. 359.

N. medianus (C_6—Th_1, vorwiegend C_{6-8})

Motorische Innervation

M. flexor carpi radialis: Beugung und Radialflexion der Hand. *Prüfung* in Mittelstellung zwischen Pronation und Supination.

Mm. pronator teres und quadratus: Pronation des Unterarmes und der Hand. *Prüfung* bei rechtwinkliger Beugung im Ellenbogengelenk.

M. flexor digit. superfic.: Beugung der Finger im 1. Interphalangealgelenk. Beugung im Grundgelenk ist eine Ulnarisfunktion (s. diese). *Prüfung* durch Fingerhakeln, wobei der Untersucher einen Druck auf die Mittelphalangen ausübt.

M. flexor digit. prof. (radiale Hälfte): Beugung der Endphalangen II und III. *Prüfung:* Fingerhakeln gegen die Endphalangen bei fixierten Mittelphalangen.

Mm. flexor poll. long. et brev.: Beugung der Endphalange des Daumens bzw. des Metacarpus I. *Prüfung* gegen Widerstand an dem betreffenden Glied.

M. abductor poll. brev.: Abduktion des Daumens (Metacarpus I) *rechtwinklig zur Handfläche.* Die Abspreizung parallel zur Handfläche erfolgt durch Extensoren.

M. opponens poll.: Opposition des Metacarpus I. *Prüfung:* Der Patient soll mit der Spitze des Daumens, ohne diesen zu beugen, die Spitze des 5. Fingers berühren, während der Untersucher dieser Bewegung am Metacarpus Widerstand entgegensetzt.

Mm. lumbricales I und II: Beugung der entsprechenden Grundphalangen, Streckung der übrigen Phalangen.

Sensible Innervation

Volarseite der Finger I bis radiale Hälfte von IV und angrenzende Hautbezirke der Hand, Dorsalseite der Endglieder II—III.

Je nach Höhe der Läsion unterscheiden wir **drei Lähmungstypen:**

1. Bei Läsion des Nerven im Karpaltunnel, unter dem Ligamentum carpi volare, entsteht das *Carpaltunnelsyndrom:* die isolierte Abductor-Opponens-Atrophie und -Parese.

2. Schädigung des Nerven im distalen Abschnitt des Unterarms führt zur Lähmung *aller* vom Medianus versorgten *Handmuskeln.* Der Daumenballen ist atrophisch (Affenhand), seine Greiffunktion ist aufgehoben.

3. Läsion oberhalb des Abgangs der Äste zu den langen Hand- und Fingerbeugern, d. h. am Oberarm oder Ellenbogen, führt zur *kompletten Medianuslähmung.* Zu den bereits beschriebenen Symptomen tritt eine Schwäche für die Pronation des Unterarmes und die Beugung der Hand hinzu. Beim Versuch, die Finger in den Zwischen- und Endgelenken zu beugen, entsteht die sog. *Schwurhand:* Nur die vom Ulnaris motorisch innervierten Finger IV und V und in geringem Maße der Finger III können gebeugt werden, Daumen und Zeigefinger bleiben gerade stehen. Bei oberer und mittlerer Medianuslähmung ist der *Pronatorreflex* abgeschwächt oder erloschen.

Die *Sensibilitätsstörung* hat in allen drei Fällen die gleiche Ausdehnung, da der Medianus nur Hautbezirke der Hand sensibel versorgt. In diesem Bereich treten meist sehr unangenehme Paraesthesien auf, bei älteren Lähmungen entwickeln sich *trophische Störungen* der Haut und der Nägel.

Ursachen

Traumatische Läsion des Nerven oberhalb des Ellenbogens, z. B. bei suprakondylärer Humerusfraktur, ist relativ selten. Durch *paravenöse Injektion* kann der Nerv in der Cubitalbeuge geschädigt werden. Die untere Medianuslähmung tritt bei Verletzung am Unterarm *(Suicidversuche)* und traumatischen oder anderen Schädigungen am Handgelenk auf.

Das *Carpaltunnelsyndrom* entsteht bei abnormer Enge unter dem Ligamentum carpi volare bei Personen, die die Hand häufig in extendierter Stellung halten müssen (Zigarrenwicklerinnen, Büglerinnen, Schneider, Melker, Tischler, Amputierte, die auf Armstützen gehen). Die Nervenschädigung äußert sich häufig zunächst durch schmerzhafte *Paraesthesien,* später tritt eine Abductor-Opponens-Lähmung und Atrophie hinzu. Manche, aber keineswegs alle Fälle von *Schwangerschaftsparaesthesien* lassen sich als Karpaltunnelsyndrom deuten. Man nimmt an, daß die Ödemneigung in der zweiten Hälfte der Schwangerschaft zu einer Enge im Karpaltunnel führt. Die **Therapie** kann im Stadium der Paraesthesien konservativ sein: Injektion von Hydrocortison in den Karpaltunnel. Die Patienten sollen die auslösende berufliche Tätigkeit aufgeben. In schweren Fällen mit

Atrophien ist die Spaltung des Ligamentum carpi volare indiziert, die die Sensibilitätsstörungen rasch und, über eine längere Rückbildungsperiode, auch die Lähmungen und Atrophien bessert.

N. ulnaris (C_8—Th_1)

Motorische Innervation

M. flexor carpi ulnaris: Beugung und Ulnarflexion der Hand. *Prüfung:* a) Beugung der Ulnarseite des Handgelenks gegen Widerstand auf den Kleinfingerballen, b) Abduktion des V. Fingers bei supinierter Hand. Dabei muß der Muskel den Abd. digit. V fixieren, und seine Sehne springt am Handgelenk deutlich sichtbar und palpabel an.

M. flexor digit. prof., ulnarer Abschnitt: Beugung der Endphalangen IV und V. *Prüfung* in Supinationsstellung zweckmäßig unter Fixation der Mittelphalanx.

M. abductor und opponens digit. V: Die Funktion ergibt sich aus dem Namen. *Prüfung* in Supinationsstellung: Abduktion gegen Widerstand an der Grund- oder Mittelphalanx. Opposition: Der Patient soll die Hand wie eine Schale halten und den V. Finger vor den IV. bewegen.

Mm. lumbricales: Beugung in den Grundphalangen, Streckung der übrigen Phalangen. *Prüfung:* Der Untersucher leistet der Beugung mit quer volar über die Grundphalangen gelegtem Zeigefinger Widerstand. Der Patient soll die Faust gegen leichten Widerstand auf die Mittel- und Endphalangen öffnen oder eine schneppende „Nasenstüberbewegung" mit den Fingern ausführen.

Mm. interossei: Die dorsalen spreizen, die volaren adduzieren die Finger. *Prüfung* ergibt sich aus der Funktion.

M. adductor poll.: Adduktion von Metacarpus I. *Prüfung:* Der Patient soll einen flachen Gegenstand (Spatel, Notizbuch) zwischen Daumen und Zeigefinger festhalten. Bei Parese des Muskels wird die ausgefallene Adduktion durch Beugung des Daumen-Endgliedes ersetzt (Frommentsches Zeichen).

Sensible Innervation

Volar Finger V und ulnare Hälfte von IV, dorsal die ulnaren $2^1/_2$ Finger und angrenzende Hautgebiete nur der Hand. Der *N. cut. antebrachii ulnaris* entspringt nicht aus dem N. ulnaris, sondern direkt aus dem Plexus.

Es gibt zwei Lähmungstypen:

1. *Vollständige Ulnarislähmung.* Die Parese der ulnaren Handbeugung hat funktionell nur geringe Bedeutung. Beim Versuch, die Finger zu beugen, bleibt das Endglied des V. und IV. Fingers gestreckt. Klinisch sind diese Symptome oft so gering, daß nur die elektromyographische Untersuchung die Beteiligung der vom Ulnaris versorgten *Unterarmmuskeln* aufdeckt.

Typisch und augenfällig ist die sog. *Krallenhand,* die auf dem Fortfall der Lumbricalesfunktionen beruht: Da die Grundphalangen nicht mehr gebeugt werden, sind sie überstreckt. Da die Endphalangen nicht mehr gestreckt werden, sind sie leicht gebeugt. Die Haltungsanomalie ist besonders an den Fingern IV und V deutlich, die ausschließlich vom Ulnaris und nicht auch vom Medianus innerviert werden. Die Spatia interossea treten durch Muskelatrophie deutlich hervor. Bei reiner Ulnarislähmung fällt kein Eigenreflex aus. Gefühlsstörung s.o.

2. Wenn nur die *kleinen Handmuskeln* gelähmt sind und die Sensibilität nur in der Handfläche gestört ist, muß man die Schädigung in Höhe der Handwurzelknochen suchen. Parese der kleinen Handmuskulatur *ohne* Sensibilitätsstörung zeigt eine Schädigung in Höhe des *Kleinfingerballens* an.

Ursachen

Die Ulnarisparese ist in Friedenszeiten die häufigste periphere Nervenlähmung. Sie entsteht meist *traumatisch.* Der Ort der Schädigung ist in erster

Linie das Ellenbogengelenk. Bei Anomalien des Sulcus ulnaris kann der Nerv subluxiert sein. Bei Arthrose im Ellenbogengelenk wird er mechanisch geschädigt. Bei bettlägerigen Patienten kommen Drucklähmungen am Ellenbogengelenk vor.

Gelegentlich kann auch bei *normalen anatomischen Verhältnissen* die Beanspruchung durch fortgesetzte Beuge- und Streckbewegungen oder eine Druckschädigung durch Arbeiten mit aufgestütztem Ellenbogen zur Ulnarisparese führen *(Beschäftigungslähmung)*. Die *distalen Ulnarisparesen* entstehen durch chronische Druckschädigung mit gleichzeitiger Hyperextension des Handgelenks bei Radfahrern, Motorradfahrern, Polierern usw. oder durch Druck von Werkzeugen.

Spezielle Therapie.

Bei chronischen Schädigungen im Sulcus ulnaris kann der Nerv operativ auf die Volarseite in die Ellenbeuge verlagert werden.

Lähmungen des Plexus brachialis

Man unterscheidet eine obere, untere und eine komplette Plexuslähmung.

1. Am häufigsten ist die **obere Plexuslähmung** (Erbsche Lähmung), bei der die *Fasern aus den Wurzeln* C_{5-6} lädiert sind. Ausgefallen sind in wechselnder Kombination die Mm. deltoides, supra- und infraspinam (Außenrotatoren), pectoralis, biceps, supinator und — selten — triceps und die Extensoren der Hand. Der Arm hängt deshalb schlaff, nach innen rotiert herunter. Er kann nicht im Schultergelenk gehoben und nach außen rotiert, nicht im Ellenbogen gebeugt, supiniert und oft nicht gestreckt werden. *Sensibel* finden sich meist nur geringe Ausfälle an der Außenseite des Oberarms und der dorsal-radialen Seite des Unterarms. BSR und RPR sind ausgefallen, TSR oft erhalten.

2. Bei der **unteren Plexuslähmung** (Klumpkesche Lähmung) sind die Fasern aus C_8—D_1 lädiert. Dadurch entsteht eine Parese der kleinen Handmuskeln und der langen Fingerbeuger, während die Strecker von Hand und Fingern meist verschont sind. Häufig besteht ein Horner-Syndrom. Die *Sensibilität* ist besonders ulnar an Hand und Unterarm gestört. Der Pronatorreflex ist ausgefallen.

3. Die seltene **komplette Plexuslähmung** ist eine Kombination aus 1. und 2. Unmittelbar nach einem Trauma sind viele Plexusparesen komplett, jedoch bildet sich oft bald das Bild einer oberen oder unteren Plexusschädigung aus.

Ursachen

Plexuslähmungen entstehen am häufigsten *traumatisch*, vor allem bei Motorradunfällen. Als Arbeitsunfall kommen sie bei Stürzen auf die Schulter oder dadurch zustande, daß die Hand von einer rotierenden Maschine mitgerissen wird. Der Plexus wird also meist durch Prellung oder Zug geschädigt. Im zweiten Fall besteht die Gefahr, daß *die Wurzeln aus dem Rückenmark herausgerissen* sind. Der *Wurzelausriß* ist schon im frühen Stadium durch blutigen Liquor (Einreißen von Wurzelgefäßen) und durch begleitende Rückenmarkssymptome zu erkennen. Später wird er vor allem nach elektromyographischen Kriterien diagnostiziert.

Prognose. Sie ist beim Wurzelabriß absolut ungünstig. Für die übrigen Formen der traumatischen Plexuslähmungen ist die *Prognose* um so schlechter, je mehr auch die proximalen Muskeln des Schultergürtels betroffen sind und je schwerer und weiter ausgedehnt die Sensibilitätsstörung ist. Wenn nach 10—14 Tagen die faradische Erregbarkeit erhalten ist, kann eine Rückbildung der Lähmung erwartet werden. Zur genaueren Beurteilung muß man das EMG und die Bestimmung der motorischen Leitungsgeschwindigkeit heranziehen.

Die **Behandlung** ist zunächst konservativ: Lagerung des Armes auf Abduktionsschiene, passive Bewegungen in den Finger-, Hand- und Ellenbogengelenken, elektrische Therapie der gelähmten Muskeln und Massage. Sind nach 2 Monaten noch keine Zeichen der Rückblidung zu erkennen, obwohl nach dem Befund ein Wurzelausriß unwahrscheinlich ist, sollte man bei oberer Plexuslähmung die Indikation zur *operativen Revision* stellen.

Seltenere Formen

In Einzelfällen entsteht eine Plexuslähmung durch den *Druck schwerer Lasten*, die auf der Schulter getragen werden. Hierzu sind besonders magere Personen disponiert. Die Prognose ist gut. *Geburtstraumatische* Lähmungen betreffen meist den oberen, seltener den unteren Plexus brachialis. Die Prognose der Geburtslähmungen ist nicht günstig, die Behandlung langwierig. Es gibt auch eine infektiöse obere Plexusneuritis. Auch die *serogenetische* Polyneuritis ist einseitig, am oberen Plexus brachialis lokalisiert (s. S. 364).

Eine *wichtige* **Differentialdiagnose** zur unteren Plexuslähmung ist die *ischämische Muskelkontraktur*. Sie ist meist eine Komplikation suprakondylärer Humerusfrakturen. Dabei kann die A. cubitalis gequetscht oder zerrissen werden, und es kommt zu irreversiblen ischämischen Schädigungen von Muskeln und Nerven. Die sekundären neurologischen Ausfälle sind am häufigsten im Gebiet des Medianus, weniger häufig im Ulnaris und selten im Radialis lokalisiert. Sämtliche Beugesehnen verkürzen sich durch die Muskelkontraktur, das Handgelenk ist volarflektiert, die Fingergrundgelenke sind stark extendiert, die Interphalangealgelenke gebeugt. Die ischämische Muskelkontraktur muß früh diagnostiziert werden, da die wirksame Therapie chirurgisch ist.

Scalenussyndrom

Das Scalenussyndrom ist eine lageabhängige untere Plexusschädigung, die von Behinderung des Blutstroms in den Armgefäßen begleitet ist. *Ursache* ist eine abnorme Enge der sog. Scalenuslücke, die von den Mm. scaleni und der 1. Rippe begrenzt wird. Die Bedeutung von Halsrippen wird weit überschätzt: Das Syndrom kann auch ohne Halsrippe auftreten, diese ist andererseits in mehr als der Hälfte der Fälle symptomlos. Pathogenetisch hat ein abnorm breiter Ansatz des M. scalenus med. an der 1. Rippe eine größere Bedeutung.

Die *Symptome* setzen im 3.—4. Lebensjahrzehnt ein. Die Patienten bekommen Schmerzen und Paraesthesien auf der ulnaren Seite des Unterarms und der Hand, die bei herabhängendem Arm und nachts, beim Liegen auf der kranken Seite, besonders stark sind. Im Laufe der Zeit treten auch sensible Ausfälle und distale Paresen hinzu. Die Zirkulationsstörungen in der V. und A. subclavia zeigen sich als Ödem, Cyanose, Ischämie der Hand, Differenzen des Radialispulses. Ist die Arterie partiell thrombosiert, können ihre distalen Äste durch kleine, rezidivierende Embolien verschlossen werden.

Diagnose

Manchmal ist eine Stenosegeräusch in der Supraclaviculargrube zu hören. Wichtig ist der *Adsonsche Versuch:* Der Patient soll den Kopf nach hinten neigen und zur kranken Seite drehen und tief einatmen. Dabei werden die Scaleni angespannt und die A. subclavia komprimiert, so daß der Radialispuls kleiner wird.

Die *Therapie* soll zunächst konservativ sein: Vorübergehende Schonung bei vorsichtigen gymnastischen Übungen. Liegen bereits motorische Ausfälle vor, *für die sich keine andere Ursache findet*, behandelt man operativ durch Scalenotomie (Durchtrennung des Scalenus anterior am Ansatz), gegebenenfalls mit Resektion der Halsrippe.

N. cutaneus femoris lateralis (L_2 und L_3)

Sensibles Versorgungsgebiet

Außenseite des Oberschenkels mit wechselnder Ausbreitung auf die laterale Fläche seiner Vorderseite.

In diesem Nerven entsteht nicht selten ein Reizzustand, die *Meralgia paraesthetica*. Die Patienten empfinden spontan Paraesthesien (Taubheitsgefühl, Ameisenlaufen) in dem beschriebenen Versorgungsgebiet. Meist ist die Haut für leichte Berührung, z.B. durch die Wäsche, überempfindlich. Die Beschwerden sind bereits in Ruhe vorhanden, sie nehmen beim Gehen gewöhnlich zu. Bei der *Untersuchung* findet sich häufig, jedoch nicht regelmäßig, eine Hypaesthesie.

Ursachen

Der Nerv kann mechanisch durch Tumoren im Becken oder durch eine abnorme Enge an seiner Durchtrittsstelle unter dem Leistenband, nahe der Spina ilica ventralis, lädiert werden. Hier kann er auch durch Bruchbänder eine Druckschädigung erleiden. Die Meralgie kann sich auch an verschiedene Infektionskrankheiten anschließen. Sie tritt auch als Schwangerschaftsparaesthesie auf und wird in gleicher Weise erklärt wie das Karpaltunnelsyndrom. Man könnte analog von einem *Inguinaltunnelsyndrom* sprechen. Häufig bleibt die Ursache ungeklärt.

Therapie

Man soll die Patienten vor allem auf die Harmlosigkeit der Störung hinweisen und mit lokalen Maßnahmen, wie Einreibung von Chloroformöl o. ä., behandeln. In schweren Fällen kann man den Nerven chirurgisch durchtrennen: Der Eingriff beseitigt aber die Beschwerden nicht mit Sicherheit.

N. femoralis (L_{2-4})

Motorische Innervation

M. iliopsoas: Vor allem Beugung des Oberschenkels im Hüftgelenk. *Prüfung:* Am liegenden Patienten wird das Bein passiv im Hüft- und Kniegelenk rechtwinklig gebeugt und am Unterschenkel vom Untersucher getragen. Gegen Widerstand oberhalb des Knies soll der Patient das Bein weiter im Hüftgelenk beugen.

M. quadriceps femoris: Streckung des Unterschenkels im Kniegelenk. *Prüfung* ebenfalls im Liegen: Strecken des leicht gebeugten Kniegelenkes oder bei etwas angehobenem Bein Festhalten der Streckung gegen Druck auf den Unterschenkel.

Sensibles Versorgungsgebiet: Vorderseite des Oberschenkels (N. cut. fem. ant.) und Innenseite des Unterschenkels (N. saphenus).

Symptome[1]

Meist ist der Nerv *distal* vom Abgang der Äste zum Ileopsoas geschädigt, so daß nur der *M. quadriceps* gelähmt ist. Die Patella steht tiefer und ist abnorm beweglich. Das *Aufstehen aus dem Sitzen* ist erschwert. Im Stehen biegt sich bei stärkerer Atrophie des Muskels das Knie nach hinten durch (Genu recurvatum). Beim Gehen auf der Ebene wird das Bein aus der Hüfte, im Kniegelenk gestreckt, nach vorn geschwungen. Zum *Steigen* kann das Bein nicht gehoben werden, beim Hinabsteigen knickt der Kranke im Knie ein. Der *PSR* ist abgeschwächt oder erloschen. Die Sensibilität ist in dem angegebenen Gebiet gestört.

Ist der Nerv in seinem *proximalen* Verlauf im Becken geschädigt, kann zusätzlich der Oberschenkel nicht in der Hüfte gebeugt werden. Das *Aufsetzen aus dem Liegen* ist erschwert, bei doppelseitiger Lähmung ist es, wie auch das Aufrichten des gebeugten Rumpfes im Stehen, unmöglich. Das Heben des Beines beim Steigen ist behindert.

Ursachen

Hochsitzende lumbale Bandscheibenvorfälle (s. S. 180), Druckschädigungen durch Tumoren im Becken, Bruchbänder oder unsachgemäß angelegte Haken bei gynäkologischen Operationen. Bei Appendektomie oder Herniotomie können Schnittverletzungen vorkommen. Nicht selten ist die begleitende Neuritis des N. femoralis bei *Appendicitis*.

N. glutaeus superior (L_4-S_1)

Motorische Innervation

Vor allem *Mm. glut. medius* und *minimus*: Abduktion und Innenrotation im Hüftgelenk. Beim Gehen hält der Glutaeus medius das Becken auf der Seite des Stützbeins fest. *Prüfung* auf Trendelenburgsches Zeichen: Im Falle einer Glutaeus medius-Parese kann das Becken beim Stehen auf einem Bein nicht mehr fixiert werden, sondern steigt auf der gelähmten Seite an. Bei doppelseitiger Lähmung entsteht der sog. Watschelgang.

Inspektion

Die Gesäßwölbung ist auf der gelähmten Seite zentral tellerförmig eingefallen. Eine leider nicht seltene *Ursache* ist die Schädigung des Nerven durch unsachgemäße intramuskuläre Injektion.

N. glutaeus inferior (L_5-S_2)

Motorische Innervation

M. glut. maximus: Streckung des Oberschenkels im Hüftgelenk. *Prüfungen* in Bauchlage: 1. Der Patient soll das Gesäß anspannen. Bei Lähmung des Muskels ist eine Seitendifferenz deutlich. 2. Hebung des Beines gegen Widerstand. In *Rückenlage* soll das gestreckte Bein nach unten gedrückt werden.

Symptome

Das Gesäß ist im ganzen atrophisch, die untere Gesäßfalte steht tiefer als auf der gesunden Seite. Treppensteigen und Aufrichten aus dem Sitzen sind erschwert und bei doppelseitiger Parese unmöglich.

---

[1] Hier und bei den weiteren Nerven sind nur die motorischen Symptome beschrieben, die sensiblen ergeben sich aus den anatomischen Angaben.

Ursachen

Isolierte Parese ist äußerst selten, der Nerv kann bei Tumoren im Becken und bei Caudalähmung mitgeschädigt werden.

Die *Differentialdiagnose* ist in erster Linie gegen angeborene Hüftluxation und gegen progressive Muskeldystrophie zu stellen.

N. ischiadicus (L_5-S_2)

Der Nerv teilt sich in wechselnder Höhe, oft schon am Oberschenkel, in den N. fibularis (peronaeus) und den N. tibialis.

1. N. peronaeus (L_4-S_1)

Der Nerv hat zwei Äste:

a) *N. peronaeus superficialis*

Motorische Innervation

Mm. peronaei an der Außenseite des Unterschenkels: Pronation = Hebung des äußeren Fußrandes. *Prüfung:* Anheben des äußeren Fußrandes gegen Widerstand oder Plantarflexion gegen leichten Widerstand. Bei Peronaeuslähmung kippt der äußere Fußrand während der Plantarbewegung nach unten innen ab. Die Supinationsstellung des Fußes ist schon im Liegen zu erkennen.

Sensibles Versorgungsgebiet

Außenseite des Unterschenkels und proximaler Abschnitt des Fußrückens.

b) *N. peronaeus profundus*

Motorische Innervation

M. tibialis anterior: Dorsalflexion und Supination des Fußes. Bei der *Prüfung* tritt der Muskel am proximalen Abschnitt der Tibia deutlich hervor.

M. extensor digit. longus und brevis: Dorsalflexion der Zehen II—V im Grundgelenk. Bei der *Prüfung* springen die Strecksehnen auf dem Fußrücken deutlich hervor.

M. extensor hall. longus: Dorsalflexion der Großzehe im Grundgelenk. Sie wird gesondert *geprüft*, auch hier achtet man auf die Anspannung der Sehne.

Sensibles Versorgungsgebiet

Ein dreieckiger Hautbezirk vor den Zehen I und II.

Symptome. Die Atrophie der prätibialen Muskeln ist deutlich erkennbar, die der Mm. peronaei ist oft besser zu tasten. Sobald der N. peronaeus profundus gelähmt ist, besteht ein Spitzfuß. Der Patient kann den Fuß nicht anheben und nicht auf den Fersen gehen. Beim Gang zeigt sich der sog. *Steppergang* oder Hahnentritt: Der Fuß hängt herab, und der Kranke muß das Schwungbein verstärkt im Knie beugen, um den Ausfall der Fußheber auszugleichen. Zur *Unterscheidung von psychogener Lähmung* faßt man den Patienten im Stehen bei den Händen und wiegt seinen Körper nach vorn und rückwärts. Bei psychogener Lähmung springen die Sehnen auf dem Fußrücken durch unwillkürliche Gegeninnervation an.

Bei reiner Peronaeuslähmung ist der ASR nicht ausgefallen, da er über den N. tibialis verläuft.

Ursachen. *Druckschädigung* des Nerven am Wadenbeinköpfchen entsteht bei längerdauernder Hockstellung, bei unsachgemäßer Lagerung des Kranken in bewußtlosem Zustand und durch zu hoch angelegte Gipsverbände. Der Nerv kann bei Fibulakopffrakturen und Luxationen des Kniegelenks überdehnt oder eingerissen werden, bei sportlichen Übungen, besonders beim Hoch- und Weitsprung, kann er akut überdehnt werden. Es soll auch eine Erkältungslähmung des N. peronaeus geben.

2. N. tibialis (L_4—S_3)

Motorische Innervation

M. triceps surae (gastrocnemius und soleus)*:* Plantarflexion des Fußes. Bei der *Prüfung* springt der Muskelbauch deutlich hervor.

M. tibialis posterior: Adduktion und Supination des Fußes.

Mm. flexor digit. et hall. long.: Beugung der Endphalangen der Zehen. Bei der *Prüfung* ist das Anspringen der Muskeln im distalen Abschnitt der Wade zu tasten.

Mm. flexor digit. et hall. brev.: Beugung der Mittelphalangen I—V.

Kleine Fußmuskeln: Spreizung und Adduktion der Zehen, Beugung der Grundphalangen. *Prüfung:* Der Patient soll aus der Fußsohle „eine Schale machen".

Sensibles Versorgungsgebiet,

Wade, Fußsohle und Beugeseite der Zehen, Außenseite des Fußes. Bei Sensibilitätsstörungen entstehen in diesem Bereich häufig erhebliche trophische Störungen.

Symptome. Wade und Fußgewölbe sind atrophisch. Die Zehen bekommen durch Überwiegen der Extensoren eine Klauenstellung. Der Fuß ist im ganzen proniert. Die Achillessehne ist erschlafft, ASR und Tibialis posterior-Reflex (s. S. 181) sind ausgefallen. Der Patient kann nicht auf den Zehen gehen und stehen. Beim Gang wird der Fuß nicht abgerollt („Bügeleisengang"). Die veränderte Statik des Fußgewölbes führt zu erheblichen Schmerzen beim Gehen.

Ursachen. Verletzungen am Kniegelenk, distale Tibiafrakturen (nur Endäste des Nerven), Beschäftigungslähmung bei längerem Arbeiten an der Nähmaschine und ähnlichen Geräten.

3. N. ischiadicus

Ist der Nerv im ganzen gelähmt, besteht eine *kombinierte Peronaeus- und Tibialislähmung.* Unterschenkel und Fuß sind im ganzen atrophisch, Beugung und Streckung sind paretisch, so daß der Fuß nicht mehr fixiert werden kann. Das Bein kann beim Gehen nicht mehr als Stützbein eingesetzt werden. Rasch entwickeln sich erhebliche *trophische Störungen* im Tibialisbereich. Zusätzlich sind folgende Muskeln ausgefallen:

Mm. obturator externus, gemelli und quadratus femoris: Außenrotation des Oberschenkels im Hüftgelenk. *Prüfung:* in Rückenlage bei gestrecktem Knie.

Mm. biceps femoris, semitendinosus, semimembranaceus: Beugung des Unterschenkels im Kniegelenk. *Prüfung* in Rücken- oder Bauchlage. Bei der Beugeinnervation springt die Sehne des M. biceps lateral, die des semitendinosus medial an. Sensibles Versorgungsgebiet: Rückseite des Oberschenkels.

Symptome. Zusätzlich zu den bereits genannten Störungen ist die Funktion des Standbeins beim Gehen erheblich beeinträchtigt.

Man muß beachten, daß auch eine hochsitzende Ischiadicusschädigung klinisch das Bild der reinen Peronaeusparese bieten kann.

Ursachen. Luxation im Hüftgelenk, aber auch Einrenkung einer solchen Luxation, Frakturen im Hüftgelenk und am Oberschenkel. Entbindungslähmung der Mutter bei übermäßig großen Kindern, namentlich wenn der Geburtsverlauf verzögert ist. *Unsachgemäße intramuskuläre Injektion,* die nicht in Bauchlage in den oberen äußeren Quadranten des Gesäßes und mit Stichrichtung leicht nach lateral und cranial ausgeführt wird. Dabei kommt es sofort oder nach

Stunden zu lokalen und ausstrahlenden Schmerzen und zur Lähmung. Ischiadicusschädigung kann einen Tumor im kleinen Becken anzeigen. Neuritis des N. ischiadicus und Ischiassyndrom durch Bandscheibenprotrusion oder -prolaps. Der Ischiadicus ist bei den meisten Polyneuritiden beteiligt (s. diese).

Therapie der peripheren Nervenschädigungen

Die Behandlung ist vor allem *physikalisch*. In dem Maße, in dem es chirurgisch vertretbar ist, werden so früh wie möglich die betroffenen Gelenke täglich mehrmals *passiv bewegt*, um sekundären Versteifungen vorzubeugen, die die Heilung um Monate verzögern können. *Muskelmassagen* und, soweit möglich, *aktive Innervationsübungen* werden ebenfalls täglich durchgeführt. Bei Lähmungen der Beine ist diese Massage- und Bewegungsbehandlung auch zur *Thromboseprophylaxe* unerläßlich.

Wichtig ist eine *zweckmäßige Lagerung* der gelähmten Gliedmaßen mit Abduktionsschienen, Armschlingen, Sandsäcken zur Vermeidung der Außenrotation des Beines, Knierolle und Fußkasten, um Gelenkversteifungen in Fehlstellungen zu vermeiden.

Obwohl es nicht durch Vergleichsuntersuchungen streng wissenschaftlich bewiesen ist, daß die **Elektrotherapie** die Heilung verbessert, wird man sie doch anwenden. Dabei ist folgendes zu beachten: Man benutzt *galvanischen Strom* oder besser Exponentialstrom. Der *faradische Strom ist nicht geeignet*, da seine Stromdauer zu lang ist, um denervierte Muskeln erregen zu können. Die Anwendung der *faradischen Rolle*, mit der über größere Gliedmaßenabschnitte gestrichen wird, ist sinnlos, da hierdurch nur gesunde Muskeln erregt werden. Man reizt vielmehr *punktförmig* und berücksichtigt bei der Wahl des Reizortes, daß an denervierten Muskeln die Reizpunkte, die in den Büchern angegeben sind, sich nach distal verschoben haben. Die Elektrotherapie soll *sofort* nach der Läsion beginnen. Jeder Muskel wird täglich 10—15mal zur Kontraktion gebracht. Sobald klinisch und elektromyographisch Zeichen einer Reinnervation zu erkennen sind, oder wenn nach dem EMG eine Reinnervation nicht mehr erwartet werden darf, kann die Elektrotherapie beendet werden.

Medikamentös gibt man bei Bedarf Schmerzmittel. Die Verordnung von *Vitaminen* ist bei allen Nervenläsionen, die nicht auf Vitaminmangel beruhen, d.h. in der großen Mehrzahl der Fälle, sinnlos. Die Bezeichnung des Vitamins B_1 als „Aneurin" oder antineuritisches Vitamin darf nicht zu *Fehlschlüssen* verleiten. Thiamin ist in phosphorylierter Form als Co-Carboxylase für die Funktion des Nerven unentbehrlich. Thiaminmangel führt zu Inaktivierung des Na-Transportsystems, zur Lähmung und im EMG zur Erniedrigung des Aktionspotentials. Diese Symptome werden durch Thiamin beseitigt. *Daraus darf aber nicht der Schluß gezogen werden, daß Zufuhr von Vitamin B_1 oder gar von Vitamin B-Komplex eine Nervenschädigung anderer Genese in irgendeiner Weise beeinflußt.*

Die Behauptung, daß B_1, B_6 und B_{12} einen analgetischen oder sonst einen über die Substitution bei echtem Vitaminmangel hinausgehenden pharmakologischen Effekt hätten, ist unbewiesen. Zudem stehen reichlich andere, wesentlich billigere und erwiesenermaßen wirksame Analgetica zur Verfügung. Die häufig üblichen Gaben von extrem hohen Dosen wie 100 mg B_1 intravenös (therapeutische Dosis bei Beriberi täglich mehrmals 5 mg per os) oder 1000—5000 γ B_{12} (Tagesbedarf etwa 1 γ) sind eine übermäßig teure *Placebotherapie*.

Vitamin B_1 und der Vitamin B-Komplex sind also nur bei *Vitaminmangelzuständen* indiziert: außer bei Beriberi, bei intestinaler Malabsorption und beim chronischen Alkoholismus mit Alkoholpolyneuropathie.

Der **Verlauf** der Regeneration einer traumatischen Nervenschädigung läßt sich mit dem *Hoffmannschen Klopfzeichen* verfolgen: Die auswachsenden Achsencylinder sind auf Druck und Beklopfen überempfindlich. Dabei entstehen Kribbelparaesthesien im sensiblen Versorgungsbereich des gereizten Nerven. Man kann deshalb die Nervenregeneration dadurch verfolgen, daß man regelmäßig den Verlauf des Nerven mit dem Finger oder mit einem Perkussionshammer *von distal nach proximal* leicht beklopft. Im Verlaufe der Regeneration des Nerven stellt man dabei fest, daß die Stelle der Klopfempfindlichkeit sich allmählich nach distal verschiebt. Geschieht dies bald nach der Läsion und kontinuierlich, sind die Aussichten auf eine Rückbildung gut. Bleibt das Klopfzeichen distal von der Verletzung auch nach Wochen noch aus, ist die Prognose ungünstig.

2. Polyneuritis und Polyneuropathie
Allgemeines

Polyneuritis ist mehr als Entzündung vieler einzelner Nerven: Sie ist eine Krankheit, die das periphere Nervensystem im ganzen, gleichsam als Organ befällt. Fast immer ist sie Teilerscheinung einer Allgemeinkrankheit.

Die *Kardinalsymptome* sind: schlaffe Lähmungen, sensible Reiz- und Ausfallserscheinungen und vegetative Störungen.

Die *Lähmungen* sind nicht auf das Versorgungsgebiet einzelner Nerven oder Nervenwurzeln beschränkt, andererseits sind sehr häufig nicht alle Muskeln gelähmt, die von den erkrankten Nerven versorgt werden.

Die *sensiblen Reizerscheinungen* bestehen in Paraesthesien, umschriebenen und ziehenden Schmerzen, oft auch in Dehnungs- und Druckschmerz der Nerven. Sehr charakteristisch ist Druckschmerzhaftigkeit der Muskeln.

Die *sensiblen Ausfallssymptome* betreffen vorwiegend die sog. Oberflächenqualitäten: Berührungsempfindung, Schmerz- und Temperaturempfindung. Hypaesthesie ist oft mit Dysaesthesie kombiniert. Bei manchen Formen steht die Beeinträchtigung der Lagewahrnehmung und der Vibrationsempfindung ganz im Vordergrund. Man spricht dann von einer ataktischen Polyneuritis.

Störungen der *vegetativen Innervation* führen zu Gefäßlähmung mit Cyanose besonders in distalen Gliedabschnitten, umschriebener Hyperhidrose, trophischen Störungen der Haut und der Nägel und abnormer Pigmentierung. *Blasen- und Mastdarmlähmung* gehören nicht zum typischen Bild der Polyneuritis, gelegentlich kommt es durch Parese der Bauchmuskeln aber zu Entleerungsschwäche.

Motorische, sensible und vegetative Störungen sind meist etwa gleich stark ausgeprägt. Es gibt aber auch Formen, die *klinisch* das Bild einer vorwiegend oder rein motorischen oder sensiblen Polyneuritis bieten.

Verteilung der Symptome

Der häufigste Lokalisationstyp ist der symmetrische, *distal* betonte Befall der Extremitäten. Die sensiblen Störungen sind dabei strumpf- oder handschuhförmig angeordnet. In der Regel sind die Beine stärker betroffen als die Arme.

Bei manchen Formen sind die Lähmungen — seltener die Gefühlsstörungen — *proximal*, im Becken- und Schultergürtel, lokalisiert. Wegen einer gewissen Ähnlichkeit zur Symptomatik der progressiven Muskeldystrophie nennt man diese Polyneuritiden *pseudomyopathisch*.

Erstrecken sich die Lähmungen auch auf die Rumpfmuskulatur: Rückenstrecker, Bauchmuskeln, Intercostales, und hat die Sensibilitätsstörung eine querschnittsförmige Anordnung, stellt man klinisch die Diagnose einer *Polyneuroradiculitis*.

Es gibt auch eine *Hirnnervenpolyneuritis*, bei der motorische und sensible Hirnnerven in wechselnder Verteilung, meist doppelseitig, gelähmt sind.

Entwicklung der Symptome

In der Mehrzahl der Fälle setzen die neurologischen Symptome nach einem Vorstadium, das von Mattigkeit und Krankheitsgefühl oder den speziellen Erscheinungen der Grundkrankheit geprägt ist, *subakut* mit Mißempfindungen und Schmerzen ein. Die motorischen und sensiblen Ausfälle breiten sich dann in wechselndem Ausmaß von distal nach proximal aus, seltener von proximal nach distal. Unabhängig davon, ob die Lähmungen aufsteigend den Rumpf ergreifen, können schon im Frühstadium Hirnnervensymptome auftreten, unter denen die doppelseitige Facialisparese und Gefühlsstörungen im zweiten Trigeminusast an erster Stelle stehen.

Die neurologischen Ausfälle erreichen innerhalb von 1—2 Wochen ihren *Höhepunkt*. Sie bleiben dann für einige weitere Wochen stationär und klingen nur langsam, oft über Monate, wieder ab. Dabei bilden sich zuerst die sensiblen Reizerscheinungen und trophischen Störungen, dann die sensiblen Ausfälle und zuletzt die Lähmungen zurück. Arreflexie kann als Restsymptom dauernd bestehenbleiben.

Eine rasch aufsteigende Verlaufsform, bei der in wenigen Stunden oder Tagen alle Extremitäten und die gesamte Rumpfmuskulatur gelähmt werden, bezeichnen wir als *Landrysche Paralyse*. Sie ist wegen der Gefahr einer Atemlähmung sehr gefährlich. Die Landrysche Paralyse ist keine nosologische Einheit: Die Verlaufsform der rasch aufsteigenden Lähmung wird auch bei Poliomyelitis und akuter Myelitis beobachtet.

Das andere Extrem ist die *chronische Polyneuritis*, die sich ohne stärkere Schmerzen über viele Monate langsam fortschreitend entwickelt. Sie erreicht im allgemeinen nicht das Ausmaß der subakuten Formen, hat aber auch nur eine geringe Besserungstendenz. Selten findet man dabei fasciculäre Muskelzuckungen.

Liquorbefund

Er gestattet nur sehr begrenzte diagnostische und prognostische Schlüsse. Häufig ist der Liquor normal, vor allem wenn der Krankheitsprozeß an den distalen Abschnitten des peripheren Nervensystems lokalisiert ist. *Eiweißvermehrung zeigt einen Befall der Wurzeln an*. Gelegentlich besteht eine leichte Pleocytose bis zu 40 oder 50/3 Zellen. Erhöhung des Gesamteiweißes auf Werte über

3,0—4,0 KE bei normaler Zellzahl bezeichnet man als das Liquor-Syndrom von GUILLAIN-BARRÉ. Dies ist nicht für eine bestimmte Form der Polyneuritis spezifisch. Sein diagnostischer Wert wird noch weiter dadurch eingeschränkt, daß ein gleichartiger Befund auch bei raumfordernden Prozessen im Rückenmarkskanal und Carcinose der Meningen erhoben wird.

Ätiologie

Es gibt vorläufig noch keine Klassifikation der mannigfachen Arten der Polyneuritis, die unter ätiologischen, pathogenetischen, histologischen, elektrophysiologischen und klinischen Gesichtspunkten gleichermaßen befriedigend wäre. Jeder Versuch einer Ordnung in größeren Gruppen bleibt anfechtbar, zumal Ätiologie und Pathogenese bei vielen Arten noch unbekannt sind. Früher wurden alle Krankheiten des peripheren Nervensystems, die zu faßbaren Funktionsstörungen führten, als *Polyneuritis* diagnostiziert. Da aber klinisch, elektrophysiologisch und histopathologisch in vielen Fällen die Annahme einer Entzündung nicht berechtigt ist, wird heute in zunehmendem Maße die allgemeinere Bezeichnung *Polyneuropathie* gebraucht. Wir werden die beiden Namen so verwenden wie es klinisch und histopathologisch vertretbar erscheint.

Tabelle 13 gibt einen Versuch, die wichtigsten Formen von Polyneuritis und Polyneuropathie nach ihrer Ätiologie zu ordnen. Einige Formen sind, da ihre Zuordnung noch kontrovers ist, in mehreren Kategorien aufgeführt.

Die Pathogenese der *dystrophischen Polyneuropathien* ist komplexer als man häufig annimmt. Die Hypothese einer *Avitaminose* vereinfacht das Problem allzu sehr. Tatsache ist, daß bei der großen Mehrzahl dieser Krankheiten der Heilungsprozeß durch Vitamintherapie nicht beeinflußt wird. Die Polyneuropathien bei *Infektionskrankheiten* werden von vielen Autoren auf toxische Faktoren zurückgeführt. Die früher viel diskutierte *allergische Pathogenese* hat keine allgemeine Anerkennung gefunden, zumal gerade Virusinfekte, die nicht selten zu allergischer parainfektiöser Myelitis und Encephalomyelitis führen, in der Ätiologie der Polyneuropathien eine ganz untergeordnete Rolle spielen. Die Häufigkeit einer Beteiligung des peripheren Nervensystems bei Infektionskrankheiten ist recht gering, ohne daß man im Einzelfall sagen kann, warum diese Komplikation auftritt. Polyneuritis durch direkten bakteriellen Befall der peripheren Nerven ist sehr selten.

Unter den *allergischen Polyneuritiden* ist in erster Linie die serogenetische Form zu nennen. Als *Gefäßkrankheiten*, die das periphere Nervensystem schädigen können, werden gewöhnlich auch Arteriosklerose und Thrombendangiitis obliterans genannt. In der Tat beobachtet man dabei *gelegentlich* Sensibilitätsstörungen und Arreflexie an den Beinen. Lähmungen haben wir nie gesehen. Wieweit es sich dabei wirklich um den Ausdruck einer gefäßbedingten Polyneuropathie handelt, sollte erst noch durch weitere Untersuchungen geklärt werden. Man wird im Einzelfall erst alle anderen ätiologischen Möglichkeiten ausschließen müssen, bevor man sich mit der Diagnose einer vasculär bedingten Polyneuropathie zufrieden gibt.

Histopathologie

Man kann heute nach histopathologischen Befunden noch keine scharfe Grenze zwischen den großen Gruppen und den Unterformen der Polyneuritis und Poly-

Tabelle 13. *Die häufigsten Ursachen von Polyneuritis und Polyneuropathie*

"Idiopathische" entzündliche Polyneuritis	Intoxikationen	Ernährungsstörungen ("dystrophische Polyneuropathie")	Infektionen	Allergische Reaktionen	Gefäßkrankheiten	Ischämische Schädigung mehrerer Nerven
	exogen Blei Thallium Arsen Triorthokresyl- phosphat INH *endogen* Diabetes mellitus(?) Urämie Porphyrie "Schwangerschafts- toxikose"(?)	Alkoholismus Kachexie Carcinome und andere Malignome Plasmocytom und andere Dysproteinämien B-Avitaminosen Schwangerschaft(?) Diabetes mellitus(?)	*toxisch* Diphtherie Sepsis Typhus und Para- typhus Fleckfieber, sehr selten andere Infektions- krankheiten *parainfektiös* Mumps Masern Röteln Windpocken Grippe Pfeiffersches Drüsenfieber *direkter Befall der peripheren Nerven* Lepra Lues (Tuberkulose)	serogenetische Polyneuritis Nahrungs- und Arzneimittel- allergie	Periarteriitis nodosa Endangiitis obliterans Arteriosklerose(?) Fleckfieber	akute CO-Vergiftung akute Barbiturat- vergiftung akute Blutverluste

neuropathie ziehen, wenngleich einzelne Krankheitstypen genauer erforscht sind. Dies liegt zunächst daran, daß das periphere Nervensystem nur begrenzte Reaktionsmöglichkeiten auf die verschiedenartigen Noxen hat. Zudem wird das Bild bei schwererer Schädigung durch die sekundäre Wallersche Degeneration kompliziert. Schließlich ist es technisch sehr schwierig, das Organ „peripheres Nervensystem" im ganzen histologisch zu untersuchen. Bei akuten Verläufen sind die histopathologischen Veränderungen oft nur spärlich. Bei dieser Lage werden wir auf die Besprechung der pathologisch-anatomischen Befunde verzichten.

Die wichtigsten speziellen Formen
Idiopathische Polyneuritis und Polyneuroradiculitis

In etwa der Hälfte der Fälle von Polyneuritis gelingt es auch bei sorgfältiger Anamnese und Untersuchung nicht, eine infektiöse, toxische, metabolische oder vasculäre Ursache nachzuweisen. Diese Gruppe wird als *idiopathische* oder *Guillain-Barrésche Polyneuritis* zusammengefaßt. Die alte Bezeichnung „rheumatische" Polyneuritis ist überholt. Soweit heute bekannt, gibt es, außer bei Periarteriitis nodosa, keine rheumatische Polyneuritis.

Die Krankheit ist nicht nur negativ durch das Fehlen einer bekannten Ätiologie definiert, sondern besitzt bestimmte Kriterien der Symptomatik und des Verlaufes, nach denen die Diagnose positiv gestellt werden kann. Sie kann in *jedem Lebensalter*, auch bei Kindern, auftreten.

Symptomatik. Die Lähmungen sind in der Regel symmetrisch und an den Beinen schwerer als an den Armen. Sie können auf die distalen Extremitätenabschnitte beschränkt sein, breiten sich aber auch nach proximal aus und ergreifen nicht selten auch die Muskeln des Rumpfes. Durch Ausfall der Bauchpresse oder Befall der Sacralnerven kann *Retentio urinae et alvi* zustande kommen. *Hirnnervenlähmungen* sind recht häufig. In erster Linie sind Facialis, Trigeminus, Accessorius und Hypoglossus betroffen. Die elektrische Erregbarkeit ist meist nur geringfügig verändert, die Nervenleitungsgeschwindigkeit verlangsamt.

Sensibel finden sich alle oben beschriebenen *Reizerscheinungen*. Die sensiblen *Ausfälle* haben meist nur einen leichten Grad. Sie können, wie die Lähmungen, auf den Rumpf übergreifen (Polyneuroradiculitis). Gelegentlich wird auch das Rückenmark befallen, und es treten Symptome der langen Bahnen auf. Man spricht dann von *Polyneuro-Radikulo-Myelitis*. Die Differentialdiagnose gegen Rückenmarkstumor kann schwierig sein.

Es gibt auch eine vorwiegend oder *rein motorische Form*, dagegen kommt eine rein sensible idiopathische Polyneuritis nicht vor.

Im *Liquor* findet man bei normaler Zellzahl eine mittlere bis starke Eiweißvermehrung (etwa 3,0—12,0 KE). Das Eiweiß tritt infolge entzündlich-ödematöser Schwellung der Wurzeln transsudativ aus den Wurzelgefäßen aus. Man darf aber auch annehmen, daß der Abfluß des Liquors durch die Wurzelscheiden blockiert ist. Strenggenommen liegt also immer auch eine Polyradiculitis vor.

Verlauf. Grundsätzlich sind alle vorn beschriebenen Verlaufsformen möglich. Subakute Entwicklung innerhalb von 2 Wochen wird am häufigsten beobachtet. Diese Form hat eine gute Prognose, die auch durch Hirnnervenlähmungen und Rückenmarkssymptome nicht getrübt wird. Rezidive sind sehr selten. Bei chronischem Verlauf ist die Prognose wesentlich schlechter.

Therapie. Über die allgemeinen Maßnahmen hinaus, die vorn besprochen sind, kann man ACTH oder Glucocorticoide (z. B. Decortilen, beginnend mit 48 mg/die, unter dem Schutz von Antibiotica) geben. Die Heilung wird dadurch zwar nicht beschleunigt, aber man hat beobachtet, daß unter dieser Therapie funktionell ausgefallene Fasern wieder leitfähig werden. Daher erscheint es möglich, durch Behandlung mit ACTH oder Corticoiden eine kritische Phase im Verlauf der Polyneuritis zu überbrücken und die sekundären Ausfälle (Muskelatrophien, Gelenkkontrakturen) zu vermindern.

Diabetische Polyneuropathie

Das periphere Nervensystem ist beim Diabetes mellitus häufig erkrankt. Die Neuropathie kann schon beim juvenilen Diabetes auftreten, meist wird sie jenseits des 50. Lebensjahres beobachtet. Bei etwa 3% der Kranken liegen bereits neurologische Beschwerden oder Ausfälle vor, wenn die Stoffwechselstörung festgestellt wird.

Symptomatik. Die Beine sind stets stärker betroffen als die Arme. Ein Frühsymptom, das man bei sehr vielen Zuckerkranken findet, ist Abschwächung und Erlöschen der Eigenreflexe. Danach setzen *sensible Reizerscheinungen* ein: Paraesthesien besonders vom Typ der „burning feet", d. h. brennende Mißempfindungen auf der Fußsohle, schmerzende Muskelkrämpfe im Quadriceps und Triceps surae und dumpfe oder lanzinierende Schmerzen in der Lendengegend, der Ileoinguinalregion und an der Vorderseite der Oberschenkel. Sehr charakteristisch ist eine Verstärkung der Schmerzen beim Liegen und besonders in der Nacht.

Unter den *sensiblen Ausfällen* steht eine Aufhebung der Vibrationsempfindung an den Beinen, Füßen oder auch Zehen an erster Stelle. Ist die Lagewahrnehmung stärker gestört, entsteht das Bild einer *spinalen Ataxie*. Strumpf-, handschuh- oder fleckförmig können auch Berührungs-, Schmerz- und Temperaturempfindung gestört sein. Anaesthesie tritt nicht auf.

Die *Lähmungen* haben zwei Verteilungstypen, die sich auch im Verlauf unterscheiden:

1. Distale sensomotorische symmetrische Paresen besonders der Fußsohlen und der kleinen Handmuskeln,
2. proximale, oft asymmetrische vorwiegend motorische Paresen, die den Quadriceps, den Oberschenkel, die Adductoren und die Glutäen bevorzugen. Auch am Schultergürtel können proximale Lähmungen auftreten.

Man findet alle Schweregrade von abnormer Ermüdbarkeit der Muskeln bis zur Paralyse mit Atrophie und Kontrakturen. Entsprechend stellt man bei der *elektrischen und elektromyographischen Untersuchung* entweder nur eine Verzögerung der Nervenleitungsgeschwindigkeit, auch in scheinbar gesunden Muskeln, oder aber die Zeichen der Denervation fest.

Hirnnervensymptome sind nicht selten: In der Reihenfolge der Häufigkeit werden die Nn. oculomotorius, abducens, facialis und die caudalen Hirnnerven betroffen. Gelegentlich beobachtet man auch Opticusatrophie oder Störung der Pupillenreaktionen.

Im *Liquor* findet man oft eine leichte bis mäßige Eiweißvermehrung bei normaler Zellzahl.

Für die **Diagnose** leichter Fälle orientiert man sich an der *Trias:* nächtliche Paraesthesien, Reflexabschwächung und Verminderung oder Aufhebung der Vibrationsempfindung.

Verlauf. Die Krankheit kann in jedem Stadium des Diabetes, auch als Frühsymptom, auftreten. *Feste Beziehungen zur Dauer und Schwere der Stoffwechselstörung bestehen nach neueren Untersuchungen nicht.* Sie entwickelt sich beim *distalen* Typ in der Regel schleichend, erreicht in Monaten ihren Höhepunkt und bildet sich nur langsam und meist unvollständig wieder zurück. Der *proximale* Typ setzt subakut ein, verläuft nicht selten schubweise und hat eine Tendenz zur Remission im Verlaufe von einigen Monaten. Rezidive kommen nicht vor.

Pathogenese. In den letzten Jahrzehnten hatte man die Neuropathie meist auf ein diabetisches Gefäßleiden der Vasa nervorum zurückgeführt und damit zur Glomerulosklerose und Retinopathie der Diabetiker (Kimmelstiel-Wilson) in Beziehung gesetzt. Diese Auffassung hat sich aber nicht bestätigt. Es besteht *keine Parallele* zum Auftreten und zur Entwicklung der Glomerulosklerose und Retinopathie: Im Gegenteil verschlechtert sich die Neuropathie in der Regel nicht kontinuierlich, sondern bessert sich langsam oder sogar rasch und vollständig. Nennenswerte *Durchblutungsstörungen* an den Beinen werden gewöhnlich nicht nachgewiesen, andererseits ist Polyneuropathie bei arteriellen Verschlußkrankheiten anderer Genese eine Seltenheit. *Morphologisch* läßt sich der Befund einer Stenose der Vasa nervorum in der großen Mehrzahl der Fälle nicht erheben, und auch die Verteilung der Läsionen auf die einzelnen Typen von Nervenfasern spricht histologisch gegen eine ischämische Schädigung.

Dagegen scheint es, daß die Polyneuropathie beim *unbehandelten* oder *schlecht eingestellten Diabetes* auftritt. Man muß deshalb annehmen, daß die Neuropathie durch die Stoffwechselstörung selbst entsteht. Es ist noch nicht bekannt, ob der pathogenetisch bedeutsame Faktor die toxische Wirkung von Metaboliten oder ein Mangel an notwendigen Nährstoffen oder Enzymen ist.

Therapie. An erster Stelle muß die Normalisierung der Stoffwechsellage stehen. Hierfür wird es oft erforderlich sein, die Patienten von einem oralen Antidiabeticum auf Insulin umzustellen. Darüber hinaus ist von einer medikamentösen Behandlung keine kausale Wirkung zu erwarten. Die Verordnung von Vitaminen ist wertlos, Corticoide sind selbstverständlich kontraindiziert. Die physikalischen Maßnahmen folgen den allgemeinen Richtlinien.

Differentialdiagnose. Die Kombination schlaffer Lähmungen mit Arreflexie und Störung der Tiefensensibilität kann zur Verwechslung mit der *funikulären Spinalkrankheit* Anlaß geben. Bei dieser findet man aber in aller Regel keine Muskelatrophien und keine Liquorveränderungen, dagegen häufig Pyramidenzeichen. Internistische Befunde s. S. 327. Bei Pupillenstörungen und Opticusatrophie muß eine Tabes dorsalis ausgeschlossen werden. Dies ist im Zweifelsfall durch Liquoruntersuchung und Nelson-Test eindeutig möglich.

Diphtherische Polyneuritis

Vorkommen und Ätiologie. Die Krankheit war früher häufig. Seit vielen Jahren kommt sie nur noch sporadisch vor. Dies beruht nicht nur auf epidemiologischen Schwankungen, sondern auch auf der Dezimierung der Erreger durch Antibiotica. Die Polyneuritis tritt häufiger bei progredienter und toxischer als bei unkomplizierter, lokaler Diphtherie auf. Im allgemeinen steht auch die Ausbreitung der Lähmungen in Beziehung zur Schwere der Grundkrankheit. Die peripheren Nerven werden auf dem *Blutwege* durch das Ektotoxin des *Corynebacterium diphtheriae* geschädigt.

Symptomatik und Verlauf. In sehr charakteristischem zeitlichen Ablauf ergreifen die Lähmungen zunächst die Hirnnerven und erst danach die peripheren Nerven. Mit dem Abklingen der diphtherischen Angina tritt eine motorische und sensible Parese von *Gaumensegel* und Pharynx auf: Die Patienten bekommen eine näselnde Stimme, sie haben Schwierigkeiten, feste Speisen hinunterzuschlucken, Getränke werden durch die Nase regurgitiert. Auch die *mimische Muskulatur* kann doppelseitig gelähmt werden, gelegentlich ist die Sensibilität des Gesichtes gestört. Gleichzeitig oder kurz danach kommt es zu der sehr charakteristischen *Akkommodationslähmung*, die das scharfe Sehen in der Nähe aufhebt. Im Gegensatz zum Botulismus bleibt die Pupilleninnervation — und übrigens auch die Konvergenzreaktion der Pupillen — intakt. Die äußeren Augenmuskeln bleiben in der Regel frei. In diesem Stadium, auch bereits bei der Gaumensegellähmung, kann die Polyneuritis wieder abklingen, ohne die peripheren Nerven zu ergreifen.

Bei schweren Fällen schließt sich aber an die Rückbildung der Hirnnervenlähmungen eine sensomotorische Parese der *Extremitäten*- und oft auch der Intercostalmuskulatur an. Dabei gibt es kein typisches Verteilungsmuster der Lähmungen: Diese können distal oder proximal betont, symmetrisch oder asymmetrisch sein. Auch Landrysche Paralyse ist beschrieben worden. Von der Sensibilitätsstörung ist die Lagewahrnehmung besonders schwer betroffen (spinale Ataxie).

Der *Liquor* enthält auf dem Höhepunkt der Extremitätenlähmungen eine mäßige Eiweißvermehrung um 3,0—4,0 KE. Pleocytose ist selten.

Prognose. Die neurologischen Symptome bilden sich etwa in der gleichen Zeit zurück, in der sie entstanden sind. Die Krankheit dauert in schweren Fällen also etwa *5 Monate*. Im zweiten Monat besteht die Gefahr der Atemlähmung. Die Heilungsaussichten sind sonst gut, selbst die Eigenreflexe können wiederkehren.

Therapie. Die wichtigste Behandlungsmaßnahme ist die frühzeitige Gabe von Antitoxin. Antibiotische Behandlung kann die Bacillenträgerzeit verkürzen.

Alkoholische Polyneuropathie

Vorkommen und Ätiologie. Die Schädigung des peripheren Nervensystems setzt einen *jahrelangen Alkoholabusus* voraus. Die Art der alkoholischen Getränke (Wein, Bier, Schnaps) spielt dabei keine Rolle. Nur eine geringe Zahl der Alkoholiker bekommt eine voll ausgebildete Polyneuropathie, und auch abortive Formen sind nicht regelmäßig zu finden. Dies zeigt die Bedeutung einer *individuellen Disposition* an, die man jedoch noch nicht definieren kann.

Die Krankheit beruht nicht auf der toxischen Wirkung des Alkohols, sondern auf einer *Fehlernährung* im weitesten Sinne des Wortes. Bei quantitativ und qualitativ ausreichender Ernährung, die allerdings Alkoholiker nur selten haben, bildet sich keine Polyneuropathie aus.

Leberschädigung ist keine wesentliche Vorbedingung. Bei andersartigen Leberkrankheiten ist Polyneuropathie übrigens sehr selten. Eine relative *B_1-Avitaminose* durch einseitige Ernährung mit Kohlenhydraten ist wenig wahrscheinlich, da Zufuhr von B_1 die Krankheit nicht beeinflußt. Beziehungen zum Beriberi bestehen klinisch nicht (keine hypoproteinämischen Ödeme, keine Herzdilatation).

Symptomatik und Verlauf. Ähnlich wie bei der diabetischen Polyneuropathie findet man ein breites Spektrum von Schweregraden. In *leichten Fällen* fehlen nur die ASR, und die Vibrationsempfindung ist an den Beinen abgeschwächt. Untersuchung der Nervenleitungsgeschwindigkeit hat auch bei diesen klinisch ganz leichten Fällen den typischen Befund einer Polyneuropathie ergeben. Andere Kranke klagen über Paraesthesien und Schmerzen in Füßen und Unterschenkeln und über Wadenkrämpfe. Neurologisch findet man dann häufig neben den genannten Symptomen auch distal betonte sensible Ausfälle. In *schweren Fällen* entwickelt sich innerhalb weniger Wochen, meist unter heftigen Schmerzen, das Vollbild einer Polyneuropathie, wie es vorn beschrieben ist. In der Regel sind die *Beine stärker als die Arme betroffen*, besonders typisch ist *Peronaeuslähmung*. Man findet aber auch proximale Lähmungen im Becken- und Schultergürtel und selbst Facialisparesen. *Sensibel* ist besonders der Lagesinn gestört.

Der *Liquor* bleibt normal oder zeigt eine leichte Eiweißvermehrung.

Prognose. Die ausgeprägte Polyneuropathie bildet sich unter Alkoholabstinenz, ausreichender Ernährung und physikalischer Behandlung in Wochen und Monaten wieder zurück. Erfahrungsgemäß wird der Alkoholabusus danach aber fortgesetzt.

Nicht selten tritt die Polyneuropathie gemeinsam mit einer **Alkoholkrankheit des Gehirns** auf: mit Delirium tremens, Korsakow-Syndrom oder Polioencephalopathia haemorrhagica superior Wernicke (s. diese). Die unterschiedliche Verlaufsdynamik und auch das verschiedene Ansprechen auf B_1-Gaben und andere Behandlungen stehen einer einheitlichen pathogenetischen Deutung jedoch entgegen. Die Kombination von Alkohol-Polyneuropathie und amnestisch-konfabulatorischem Syndrom wurde als *Korsakowsche Krankheit* bezeichnet.

Blei-Polyneuropathie

Vorkommen. Zur chronischen Bleivergiftung sind vor allem Arbeiter in Akkumulatorenfabriken und Personen disponiert, die beruflich oder in ihrer Freizeit mit Mennige oder bleihaltigen Farben umgehen. Das Blei gelangt meist durch *Einatmen* von bleihaltigem Staub oder Dampf, sehr viel seltener durch den Magen-Darmkanal, in den Blutkreislauf. Die *Ausscheidung* geschieht hauptsächlich durch den Darm. Kann diese mit der Aufnahme nicht Schritt halten, wird das Blei vor allem in den *Knochen* abgelagert. Man muß berücksichtigen, daß es auch nach Aussetzen der Exposition noch nach Jahren aus den Knochendepots wieder abgegeben werden kann. Die Polyneuropathie entsteht bei *chronischer* Bleivergiftung.

Allgemeinsymptome. Die Patienten klagen über *Kopfschmerzen*, Appetitlosigkeit, Müdigkeit, *Obstipation und Darmkoliken*, die auf Spasmen der glatten Muskulatur beruhen. Ihre Haut ist blaß bis grau-gelblich *(Bleikolorit)*. Dies beruht z. T. auf Anämie und Subikterus, z. T. auf Spasmen der Hautgefäße. Der Zahnfleischrand ist mitunter durch Einlagerung von Bleisulfid dunkel gefärbt *(Blei-*

saum). Charakteristisch sind ferner: hämolytische *Anämie*, vermehrtes Auftreten von Reticulocyten und basophil punktierten Erythrocyten (nicht obligat und nicht pathognomonisch), stark positive Urobilinogen-Reaktion und signifikante Erhöhung der Ausscheidung von Koproporphyrin III und δ-Aminolävulinsäure *im Harn.*

Polyneuropathie. Im Vordergrund steht eine *symmetrische Streckerlähmung* an den Armen, die aber nicht das ganze Versorgungsgebiet des N. radialis betrifft. Charakteristischerweise sind die Hand- und Fingerextensoren gelähmt, während die übrigen Muskeln frei bleiben. Die Lähmung kann aber auch im distalen Versorgungsgebiet der Nn. ulnaris, medianus und tibialis lokalisiert sein und führt dann zur Atrophie und Parese des Daumen- und Kleinfingerballens, der kleinen Hand- und Fußmuskulatur. Selten wird Beteiligung der Hirnnerven III, VI und VIII beobachtet. Die *Sensibilität* ist weit weniger als die Motorik gestört, Schmerzen treten nicht auf. Der *Liquor* ist meist normal.

Chemischer Nachweis. Erhöhung des Bleispiegels im Serum über 30 γ-%, Bleiausscheidung im Harn über 15 γ-%.

Therapie. Infusionen mit Ca-Hausmann, einem Ionenaustauscher, der Blei bindet und in dieser Bindung durch die Nieren ausscheidet. Natriumcitrat (viermal 5 g täglich) führt das ionisierte Blei in eine lösliche Komplexverbindung über, die ungiftig, aber nicht ausscheidungsfähig ist. Die Ca-Infusionen dienen auch zum *Nachweis latenter Bleidepots.* Diese Maßnahmen sind wichtig, da sonst später, z.B. bei akuten Infekten, neue Vergiftungsschübe durch Freisetzen des Blei aus den Depots entstehen können.

Die **Prognose** der Nervenschädigungen ist gut, die Lähmungen bilden sich bis auf funktionell unbedeutende Symptome wieder zurück.

Bei akuter und subakuter Vergiftung kann die sog. *Encephalopathia saturnina* auftreten. Sie ist klinisch durch Schlaflosigkeit bei starker Müdigkeit, Kopfschmerzen, Schwindel und psychoorganisches Syndrom gekennzeichnet. In schweren Fällen treten Hyperkinesen, epileptische Anfälle und akute exogene Psychosen vom deliranten Typ auf. Die Krankheit kann zum Tode führen.

Thallium-Polyneuropathie

Vorkommen. Thalliumvergiftungen sind nicht selten. Sie kommen hauptsächlich nach oraler Aufnahme von Ratten- und Mäusegiftmitteln wie Celiokörner oder Celiopaste zustande, die Thalliumsulfat enthalten. Die Präparate werden meist versehentlich oder in suicidaler Absicht eingenommen. Gewerbliche Vergiftungen sind sehr selten.

Allgemeinsymptome. Innerhalb weniger Stunden treten *Übelkeit*, Erbrechen, ein sehr typischer *retrosternaler Schmerz* und Bauchschmerzen mit hartnäckiger *spastischer Obstipation* auf. In den ersten Tagen sind die Patienten schlaflos, auch später haben sie oft eine Umkehr des Schlaf-Wach-Rhythmus. Charakteristisch ist ein brennender *Durst*.

In der 2. Woche treten *Tachykardie* und *Blutdrucksteigerung* auf, die mehrere Wochen andauern können. Gelegentlich kommt es zur Nierenschädigung mit pathologischem Urinbefund und Einschränkung der Nierenleistung.

Pathognomonisch ist eine Schädigung der *Anhangsgebilde der Haut*. In der 2.—3. Woche lockern sich die Kopf-, Achsel- und Schamhaare, und die lateralen

Augenbrauen und fallen schließlich ganz aus. Die *Haut* wird trocken und schuppig. Von der 3.—4. Woche an treten an Finger- und Zehennägeln weiße Querstreifen, die Meesschen Nagelbänder auf, die sich mit dem Wachstum der Nägel langsam nach distal verschieben.

Die **Polyneuropathie** setzt zwischen dem 1. Tag und der 2. Woche ein. Zeitpunkt und Schwere hängen von der Menge des resorbierten Thalliums ab. Mißempfindungen in Füßen und Händen steigern sich bald zu heftigsten Schmerzen. Sehr bezeichnend ist eine *Hyperpathie der Fußsohlen*, bei der schon leiseste Berührung unerträgliche Schmerzen auslöst. Das Gehen ist allein schon wegen dieser Hyperpathie unmöglich. Sensible Ausfälle nach Art einer Hypaesthesie breiten sich von den Füßen bis zum Rumpf aus. Der Lagesinn ist kaum betroffen. Die *Lähmungen* sind an den Beinen stärker als an den Armen und sollen von proximal (Beckengürtel) nach distal absteigen. Während die Rumpfmuskeln verschont bleiben, können Facialis, sensibler Trigeminus und motorischer Vagus ergriffen werden. Auch *Krampfanfälle* werden beobachtet. Der *Liquor* zeigt häufig leichte Eiweißvermehrung.

Psychopathologisch sind die Patienten fast immer verändert. In leichten Fällen sind sie bereits im Initialstadium affektlabil, reizbar und starrsinnig, was oft zur irrtümlichen Annahme einer psychopathischen Persönlichkeit führt. Bei schwerer Vergiftung kann eine *exogene Psychose*, meist vom deliranten Typ, auftreten, die in ein Korsakow-Syndrom einmündet.

Der *chemische Nachweis* des Giftes gelingt in den ersten 2—3 Wochen aus dem Stuhl und Harn, nach 8 Wochen aus den Haaren.

Therapie. Im akuten Stadium Magenspülung und wiederholte Gaben von Antidotum metallorum Sauter durch den Magenschlauch. Wichtig ist Zufuhr großer Mengen von Flüssigkeit. Gegen die Schmerzen soll man wegen der Suchtgefahr keine Opiate geben, sondern Phenothiazine und verwandte Psychopharmaka.

Prognose. Setzt die Therapie zu spät ein, kann die Vergiftung tödlich verlaufen. Nach 4—5 Wochen besteht keine Lebensgefahr mehr. Die Rückbildung der Polyneuropathie zieht sich über Monate bis Jahre hin und bleibt oft unvollständig.

Differentialdiagnose. Verschiedene Charakteristika: Psychopathologische Veränderungen, abdominelle Symptome, Tachykardie, Polyneuropathie sind dem Krankheitsbild der akuten intermittierenden Porphyrie sehr ähnlich. Sobald der Haarausfall einsetzt, ist die Diagnose aber klinisch sicher zu stellen.

Arsen-Polyneuropathie

Die Vergiftung ist weit seltener als die mit Thallium. Sie kommt vor allem als gewerbliche Vergiftung beim Umgang mit arsenhaltigen *Farben* und *Insektenmitteln* vor. Arsen wird aber, weil es geruchs- und geschmacksfrei ist, auch heute noch gelegentlich zum Giftmord benutzt. Die chronische Vergiftung wird dadurch begünstigt, daß das Arsen nur sehr langsam ausgeschieden wird und deshalb im Körper kumuliert.

Symptomatik. Die *akute Vergiftung* hat gewisse Ähnlichkeit mit der Thalliumintoxikation. Sie unterscheidet sich durch profuse wäßrige Durchfälle und Capillarlähmung. Drei Wochen danach kann die Polyneuropathie auftreten.

Charakteristische Allgemeinerscheinungen, die den Verdacht auf *chronische Arsenintoxikation* lenken, sind: symmetrische Hyperkeratosen an Handflächen und Fußsohlen, Pigmentation der Schleimhäute und die sog. Arsenmelanose, eine fleckförmige bronzeartige Verfärbung der Haut, vor allem an belichteten Stellen. Sehr bezeichnend sind auch Conjunctivitis, Pharyngitis und Tracheitis. Die Meesschen Streifen sind nicht für die Arsenintoxikation pathognomonisch (s. S. 361).

Die **Polyneuropathie** ist, ähnlich wie bei Thalliumvergiftung, durch sehr unangenehme *Mißempfindungen* und heftige *Schmerzen* in Händen und Füßen gekennzeichnet. *Lähmungen* und sensible Ausfälle sind aber an Armen und Beinen etwa gleich stark und *symmetrisch distal* lokalisiert. An den Armen ist der Radialis, an den Beinen der Peronaeus besonders betroffen. Selten kommt es zur Neuritis nervi optici und Facialislähmung. Der *Liquor* ist meist normal.

Chemischer Nachweis. Im Urin, in den Haaren und Nägeln.

Therapie. Bei akuter Vergiftung Magenspülung, Antidotum metallorum Sauter, Dimercaptol (BAL) alle 4, später alle 6 Std i.m. Substitution von Flüssigkeiten und Mineralien durch Infusionen, Kreislaufmittel. Bei chronischer Vergiftung BAL-Kur über 2 Wochen, Vitamin C in hohen Dosen.

Prognose. Die Rückbildung erstreckt sich über viele Monate und bleibt oft unvollständig.

Botulismus

Die neurologischen Symptome beim Botulismus beruhen nicht auf einer Nervenschädigung, sondern darauf, daß das Toxin von *Clostridium botulinum* die Freisetzung von Acetylcholin aus den präsynaptischen Bläschen an den motorischen Endplatten blockiert. Sie werden trotzdem hier behandelt, weil das klinische Bild einer Polyneuritis ähnlich ist.

Vorkommen. Die Bacillen sind Anaerobier. Dadurch erklärt sich, daß die oralen Vergiftungen fast ausschließlich durch den Genuß von *Konserven*, insbesondere eiweißhaltigen, erfolgen. Aus dem Vergiftungsmodus ergibt sich, daß häufig mehrere Personen, die diese Speisen gemeinsam gegessen haben, zugleich erkranken. Dies kann einen wichtigen diagnostischen Hinweis geben.

Symptomatik. Die Vergiftungserscheinungen beginnen mit einer Latenz von 12—48 Std. Sie sind um so schwerer, je früher sie einsetzen. Zunächst treten Schwindel, Abgeschlagenheit und hartnäckige Schlaflosigkeit auf. Gleichzeitig oder kurz danach entwickeln sich *Lähmungen der äußeren und inneren Augenmuskeln* mit Akkommodationsparese (Erschwerung des Nahesehens), paralytischer Mydriasis (Blendungsempfindlichkeit) und Strabismus mit Doppelbildern und Ptose. Die Mydriasis ist allerdings nicht obligat.

Während der motorische Trigeminus und Facialis nur gelegentlich ergriffen werden, sind Lähmungen der *bulbären Hirnnerven* typisch. Als Reizsymptom des Glossopharyngicus kommt es meist zu starkem Speichelfluß, später als Lähmungssymptom zum Versiegen der Speichelsekretion mit Stomatitis. Weitere bulbäre Symptome sind Schlucklähmung, Aphonie (X) und Zungenlähmung (XII). Schwäche der Atemmuskulatur zeigt sich in rascher, oberflächlicher Atmung. Auch die Muskeln des Schultergürtels können paretisch werden. Die *Vaguslähmung* führt auch zu Oesophaguslähmung, Magenatonie, Obstipation mit Meteorismus sowie zur Tachykardie.

Die *Sensibilität* bleibt intakt, der *Liquor* normal. Fieber tritt nicht auf.

Verlauf. Die Prognose ist ungünstig, wenn schwere bulbäre Lähmungen vorliegen, bevor die Therapie einsetzt. Die Letalität beträgt 15—30%. Der Tod erfolgt in der ersten Woche an Atemlähmung oder Aspirations- bzw. hypostatischer Pneumonie. In den übrigen Fällen bilden sich die myogenen Paresen innerhalb einiger Wochen wieder zurück.

Therapie. *Botulismusantitoxin* (400—500 ml i.v.). Die Injektion soll nach 3 bis 4 Tagen wiederholt werden. In schweren Fällen werden wiederholte *intralumbale Injektionen* von 20 ml Antitoxin nach Ablassen der entsprechenden Menge Liquor empfohlen. Überwachung von Kreislauf und Atmung (Frequenz, spirometrisches Volumen), wiederholt *Lobelin* 10 ml s.c. und zentrale Analeptica (Coramin, Cardiazol). Bei Gefahr der *Atemlähmung* Intubation oder besser Tracheotomie und künstliche Beatmung. Im akuten Stadium *Darmentleerung* mit Ricinus-Einläufen und Prostigmin, wiederholter *Aderlaß*, um das Gift aus dem Darm und Blutkreislauf zu entfernen. Dabei ist gleichzeitig ausreichende *Flüssigkeitszufuhr* durch Dauertropfinfusion von täglich 2500 ml einer Elektrolytlösung absolut indiziert, wodurch auch der Kreislauf gestützt wird. Als Antidot gegen die *curareähnliche Wirkung* des Toxins gibt man Pilocarpin, Prostigmin oder Acetylcholin.

Die Personen, die ebenfalls von den verdorbenen Speisen gegessen haben, sollen *prophylaktisch* Serum erhalten.

Die wichtigste **Differentialdiagnose** ist gegen Atropinvergiftung zu stellen. Auch bei dieser kommt es zu Mydriasis, Akkommodationslähmung, trockenem Mund und Heiserkeit. Unterscheidungsmerkmale sind: Rötung des Gesichtes, Tachykardie über 120/min und *psychomotorische Erregung bis zum Delir*. Bei Diphtherie beginnen die Lähmungen nicht an den Augen, und es treten keine Doppelbilder auf.

Schwangerschaftspolyneuropathie

Vorkommen und Ätiologie. Voll ausgebildete Polyneuritis ist eine seltene Komplikation der Schwangerschaft. Sie schließt sich gewöhnlich an eine Hyperemesis an. Ursache soll nicht die Wirkung toxischer Stoffwechselprodukte, sondern eine Ernährungsstörung des peripheren Nervensystems sein. Deshalb haben wir die Krankheit den dystrophischen *Polyneuropathien* zugeordnet.

Symptomatik und Verlauf. Die Verteilung der Lähmungen entspricht dem allgemeinen Bild der Polyneuritis, selbst Landry-Verläufe sind beschrieben worden. Die *Prognose* ist ernst: Die Mortalität wird mit 20% angegeben, und die Rückbildung der Lähmungen ist nicht immer vollständig.

Von dieser ernsten Komplikation müssen die *Schwangerschaftsparaesthesien* unterschieden werden, die vor allem in der zweiten Hälfte der Gravidität auftreten. Sie sind nicht selten (20—25%). In der Hälfte der Fälle können *Sensibilitätsstörungen objektiviert* werden. Schwangerschaftsparaesthesien treten nicht nur bei Erstgebärenden, sondern auch bei Mehrgebärenden auf. In *leichten Fällen* kommt es nur vorübergehend, vor allem in der Ruhe und besonders nachts, zu Mißempfindungen. Bei etwas *schwereren Formen* lassen sich darüber hinaus Ausfälle der Berührungs- und Schmerzempfindung nachweisen. Diese subjektiven und objektiven Gefühlsstörungen sind bei einem Teil der Frauen ganz umschrieben im Versorgungsgebiet eines peripheren Nerven: Medianusendast,

Ulnarisendast, N. cut. fem. lat. lokalisiert. Bei anderen haben sie ein polyneuritisches oder segmentales Verteilungsmuster.

Als **Ursache** der umschriebenen Sensibilitätsstörungen darf man eine mechanische Beeinträchtigung des Medianusendastes im Karpaltunnel und des N. cut. fem. lat. unter dem Leistenband annehmen, die vermutlich durch die *ödematöse Durchsaftung* des Gewebes begünstigt wird. Wahrscheinlich spielen auch beim Befall des N. ulnaris *mechanische Faktoren* eine Rolle. Die polyneuritische Verteilung kann nur als *generalisierte sensible Neuropathie* gedeutet werden. Untersuchungen der motorischen und sensiblen Nervenleitungsgeschwindigkeit werden diese Frage bald entscheiden.

Eine spezielle *Therapie* ist bei Schwangerschaftsparaesthesien nicht erforderlich, jedoch sollten Urinbefund und Blutdruck kontrolliert werden.

Serogenetische Polyneuritis

Ätiologie. Es handelt sich um eine allergische Polyneuritis, die vor allem nach Injektion von Tetanus- und Diphtherie-Antitoxin, aber auch nach Schutzimpfungen gegen Typhus, Paratyphus, Rotlauf und andere Infektionskrankheiten auftreten kann. Die Krankheit ist recht selten.

Symptomatik und Verlauf. Nach einer Latenz von 7—14 Tagen tritt eine Serumkrankheit mit Fieber, Gelenkschwellungen, juckendem Exanthem und manchmal auch nephritischen Harnsymptomen auf. Wenige Tage nach Einsetzen der Serumkrankheit entwickelt sich akut oder subakut unter heftigsten, reißenden Schmerzen in der Schulter-Armregion eine *obere Plexuslähmung*. Sie ist in der Regel asymmetrisch und sogar einseitig. Besonders betroffen sind die Mm. deltoides, supra- und infraspinam. Die Lähmung ist vorwiegend motorisch. Sensible Ausfälle finden sich nur gering an der Außenseite des Oberarmes. Bemerkenswerterweise ist der *Liquor* nicht verändert, gelegentlich hat man leichte bis mäßige Eiweißvermehrung gefunden. Die *Prognose* ist im allgemeinen gut, allerdings zieht sich die Rückbildung der Lähmungen über viele Monate hin.

Außer diesem typischen Bild, das die Diagnose der serogenetischen Polyneuritis auch nach Abklingen der akuten Symptome gestattet, sind in einzelnen Fällen auch *generalisierte Lähmungen* wie bei vielen anderen Polyneuritiden beschrieben worden.

Differentialdiagnose. Eine akute oder subakut auftretende schmerzhafte obere Plexuslähmung, die hauptsächlich zu motorischen Ausfällen führt, kennzeichnet auch das Krankheitsbild der *neuralgischen Amyotrophie*. Die Lähmungen sind meist rechts lokalisiert, in manchen Fällen ergreifen sie nur einzelne Muskeln, z.B. den M. serratus lateralis. Der Liquor ist normal oder leicht entzündlich verändert.

Die Ursache ist unbekannt, es ist auch nicht sicher, ob es sich um eine Krankheitseinheit handelt. In manchen Fällen schließen sich die Lähmungen an unspezifische äußere Belastungen an, in anderen treten sie spontan auf. Die Behandlung ist symptomatisch, die Prognose ist auf längere Sicht meist gut.

Polyneuropathie bei Porphyrie

In etwa 50% der Fälle von *akuter intermittierender Porphyrie* kommt es zur Beteiligung des Nervensystems. Verlauf und Symptomatik sind der anschließend besprochenen *Periarteriitis nodosa* recht ähnlich, zeigen aber doch bestimmte charakteristische Eigenheiten. Der peripheren Neuropathie gehen häufig jahrelang *psychische Auffälligkeiten* voraus, die von abnormen, „hysterischen" Verhaltensweisen und depressiven Verstimmungen bis zu akuten deliranten Psychosen reichen können. Fast immer erfährt man zur *Vorgeschichte* von *akuten kolikartigen abdominellen Krisen*, besonders im Frühjahr und Herbst, die nicht selten Anlaß zu Bauchoperationen waren.

Die **Polyneuropathie** tritt meist akut im Anschluß an einen Porphyrinanfall auf. Die Anfälle werden leicht durch Barbiturate, Sulfonamide oder phenazetinhaltige Medikamente ausgelöst. In der *Symptomatik* sind sensible Reizerscheinungen (Schmerzen, Hyperpathie) und Lähmungen mit frühzeitiger Muskelatrophie stärker ausgeprägt als sensible Ausfälle. Die Lähmungen sind oft an den Armen stärker als an den Beinen, proximal schwerer als distal, und sie ergreifen häufig die Intercostal- und Rumpfmuskulatur und das Gebiet der motorischen Hirnnerven. Im ganzen gibt es aber kein typisches Verteilungsmuster. Auch Landry-Verläufe kommen vor. Daneben oder zu anderen Zeiten können generalisierte und fokale *epileptische Anfälle* auftreten. Die *Liquorbefunde* sind wechselnd, oft ist das Eiweiß beträchtlich vermehrt.

Internistisch bestehen Erbrechen, Obstipation, Tachykardie, Oligurie und arterielle Hypertonie als Symptome von Angiospasmen. Häufig ist die Temperatur leicht erhöht, die Leukocytenzahl vermehrt. Die BSG ist beschleunigt, oft besteht ein nephritischer Harnbefund. Im akuten Anfall zeigt die Röntgenaufnahme Colon und Duodenum dilatiert.

Die *Diagnose* wird durch die burgunderrote Verfärbung des Urins gestützt, der am Licht zur tiefschwarzen Farbe nachdunkelt. Im Urin werden vermehrt Porphobilinogen, δ-Aminolävulinsäure und Uroporphyrin ausgeschieden.

Verlauf. Die Polyneuropathie verläuft oft schubweise, auch mit guten Remissionen. Chronische Entwicklung ist selten. Die Krankheit hat eine erhebliche Letalität.

Therapie. Die oben genannten Medikamente sind absolut kontraindiziert. Man führt Leberschutztherapie durch, gibt Vitamine, substituiert bei Bedarf Mineralien und kann zur Sedierung und gegen die Schmerzen Phenothiazine geben. Im Anfall ist ACTH indiziert.

Differentialdiagnose gegen *Periarteriitis nodosa* s. nächster Abschnitt. Bei Kombination von psychischen Auffälligkeiten und Polyneuropathie muß die *Korsakowsche Krankheit* (s. S. 359) abgegrenzt werden. Hier ist meist eine jahre- oder jahrzehntelange Alkoholanamnese zu erheben, dagegen erfährt man nicht von abdominellen Krisen. Urinbefund und andere Laborbefunde entscheiden die Differentialdiagnose.

Polyneuropathie bei Periarteriitis nodosa

Die Krankheit bevorzugt das fortgeschrittene Lebensalter, kann aber auch schon in jüngeren Jahren auftreten. Männer erkranken häufiger als Frauen. In etwa der Hälfte der Fälle von Periarteriitis nodosa kommt es zu Symptomen von seiten des peripheren Nervensystems. Nach der Natur der Krankheit handelt es sich um eine *vasculär* bedingte Polyneuropathie. Diese tritt in **zwei Formen** auf:

1. *Mononeuritis multiplex*, d.h. Lähmung mehrerer einzelner Nerven an den Extremitäten, die auch mit Hirnnervenlähmungen kombiniert sein kann,

2. *symmetrische Polyneuritis.*

Der Befall des peripheren Nervensystems äußert sich zunächst in *sensiblen Reizerscheinungen:* heftigen Nerven- und Muskelschmerzen. Die Lähmungen führen gewöhnlich rasch zu erheblichen Muskelatrophien. Sensible Ausfälle sind, wie bei Porphyrie, nur gering ausgeprägt.

Der *Verlauf* ist häufiger schubweise mit Remissionen als chronisch mit intermittierenden Besserungen. Da auch die Gehirngefäße befallen werden, kann es zu cerebralen Insulten kommen.

Die **Diagnose** ist äußerst schwierig. Sie wird erleichtert, wenn man aus der Vorgeschichte von vorübergehenden peripheren Lähmungen, apoplektischen Insulten und vor allem abdominellen Krisen erfährt. Da bevorzugt die Muskelarterien befallen sind, kann die Diagnose durch *Muskelbiopsie* gesichert werden.

Im *internistischen Befund* sind folgende Zeichen charakteristisch: Hinfälligkeit bis zum Marasmus, Temperaturerhöhung bis zum septischen Fieber, Milztumor, renaler Hochdruck mit pathologischem Urinbefund und Einschränkung der Nierenleistung, Leukocytose mit Eosinophilie, maximale Beschleunigung der BSG und Verschiebung der Serumeiweißkörper. Tritt eine Polyneuritis mit diesen Begleiterscheinungen, vor allem mit Fieber auf, muß man stets an Periarteriitis nodosa denken.

Therapie. Corticosteroide, die allerdings nur wirksam sind, solange noch keine schwere Beteiligung der Nierengefäße vorliegt.

3. Neurofibromatose v. Recklinghausen

Die Krankheit ist relativ selten, man schätzt, daß sie mit einer Häufigkeit von etwa 1:3000 vorkommt. Sie ist dominant erblich, die Penetranz ist aber nur gering. In 30% der Fälle sind mehrere Familienmitglieder erkrankt. Männer sind doppelt so häufig betroffen wie Frauen.

Symptomatik. Die Krankheit ist durch Hautveränderungen, Neurinome der peripheren Nerven, Nervenwurzeln und Hirnnerven und zentrale Tumoren gekennzeichnet. Auch an den inneren Organen finden sich gutartige Mischgeschwülste.

Hautveränderungen sind schon bei der Geburt vorhanden oder entstehen in der frühen Kindheit. Sie nehmen mit dem Lebensalter zu und verstärken sich besonders in der Pubertät und während der Schwangerschaft. Sie bestehen in dunklen oder auch hellbraunen Pigmentnaevi *(Café au lait-Flecken)* der verschiedensten Größe und breitflächig aufsitzenden oder gestielten Fibromen. Bei manchen Kranken ist vor allem der Rumpf von diesen Hautmanifestationen übersät, bei anderen finden sie sich nur ganz vereinzelt, so daß man sie leicht übersieht oder ihre diagnostische Bedeutung nicht erkennt. Im höheren Lebensalter werden die Alterswarzen der Haut, die ebenfalls in großer Zahl auftreten können, leicht irrtümlich als Zeichen der Neurofibromatose angesehen. Gelegentlich entsteht ein *lokaler Riesenwuchs* im Gesicht, am Kopf oder an den Extremitäten.

Die *Neurinome* (Schwannome) können sich an jedem peripheren Haut- oder gemischten Nerven entwickeln. Besonders bevorzugt sind die Nn. medianus, ulnaris, ischiadicus und femoralis. Sie sind oft subcutan als derbe oder weichere

Knoten tastbar. Neurinome bilden sich auch an den Rückenmarkswurzeln. Sie sind nach der Natur der Krankheit oft multipel. Ihre bevorzugten Lokalisationen sind die cervicalen und die unteren thorakalen Segmente sowie die Cauda equina. Von den *Hirnnerven* ist vor allem, auch doppelseitig, der N. statoacusticus betroffen.

Die peripheren und selbst die Wurzelneurinome können asymptomatisch bleiben, da sie in der Nervenscheide wachsen. In anderen Fällen führen sie durch Kompression der Nerven und Wurzeln zu hartnäckigen spontanen und *Bewegungsschmerzen* und später zu motorischen und sensiblen *peripheren Lähmungen*, zum *Caudasyndrom* oder den Symptomen des *extramedullären Rückenmarkstumors*. Cervicale Neurinome wachsen nicht selten nach Art der Sanduhrgeschwülste (s. S. 176) aus dem Spinalkanal heraus. Die klinischen Symptome sind in den Abschnitten über extramedulläre Rückenmarkstumoren und Acusticusneurinom beschrieben.

Die *zentralen Tumoren* sind hauptsächlich multiple verkalkende Meningeome, Astrocytome der Großhirnhemisphären und Spongioblastome des Hirnstamms. Auch das Spongioblastom des Fasciculus opticus (sog. Opticusgliom) gehört manchmal zur Recklinghausenschen Krankheit (s. die entsprechenden Abschnitte).

Verlauf. Die neurologischen Symptome können in jedem Lebensalter auftreten. Meist werden sie *vor dem 40. Jahr* manifest. Der Verlauf ist langsam progredient. Die Symptomatik wird von der Lokalisation der peripheren oder zentralen Tumoren bestimmt. Bei Wurzelneurinomen findet sich im *Liquor* eine Eiweißvermehrung besonders der Albumine.

Pathologisch-anatomisch sind die Charakteristika der Krankheit Hyperplasie und Neoplasie neuro-ektodermaler Elemente mit Hyperplasie mesodermaler Elemente. Die *Neurinome* gehen von der Schwannschen Scheide aus. Sie sind von einer Kapsel umgeben. Histologisch sind sie in erster Linie aus Schwannschen Zellen aufgebaut, deren Kerne die typische palisadenartige Anordnung haben. Wenn am Aufbau der Tumoren mesenchymale Zellen des Peri- und Epineuriums stärker beteiligt sind, spricht man von Neurofibromen.

Therapie und Prognose. Die einzig kausale Behandlung ist die *operative Entfernung der Nervengeschwülste*. Sie ist jedoch nur in begrenztem Umfang möglich: Ein Teil der Geschwülste ist durch seine Lage inoperabel, bei anderen wäre eine Entfernung von bleibenden Lähmungen gefolgt. Multiple Wurzelneurinome können oft nicht operiert werden, da die Entfernung vieler Bogenwurzeln die Statik der Wirbelsäule zu sehr beeinträchtigen würde. Deshalb muß sich die chirurgische Therapie auf oligosymptomatische Fälle mit Acusticusneurinom oder wenigen umschriebenen peripheren Neurinomen beschränken. Die Prognose ist auf längere Sicht nicht gut.

Differentialdiagnostisch ist hier kurz die **tuberöse Sklerose** zu besprechen. Sie wird mit der Recklinghausenschen Krankheit und der Sturge-Weberschen Krankheit (s. S. 190) zu den *neurocutanen Syndromen* gerechnet, deren charakteristische Veränderungen an der Haut und am Nervensystem lokalisiert sind. Die tuberöse Sklerose ist ebenfalls dominant erblich. Ihre *klinischen Symptome* sind: Hautveränderungen, epileptische Anfälle von der frühen Kindheit an und geistig-seelischer Entwicklungsrückstand (Oligophrenie). Periphere Lähmungen kommen nicht vor.

Die *Hautveränderungen* bestehen vor allem in multiplen Fibroadenomen von typischer schmetterlingsförmiger Anordnung im Mittelgesicht (Adenoma sebaceum, Naevus Pringle) und Fibromen am Zahnfleisch, Nagelfalz und Nagelbett. Daneben kommen Café au lait-Flecken und Fibrome und Lipome am Rumpf, nicht dagegen Neurinome vor. An den inneren Organen findet man fakultativ Rhabdomyome des Herzens und Mischgeschwülste der Nieren.

Ursache der Anfälle und Oligophrenie sind zwei Arten von *Gehirnveränderungen:*
1. Multiple verkalkte *Ventrikeltumoren*, die unter dem Ependym entstehen und sich in die inneren Liquorräume vorwölben,
2. eine *Mißbildung der Windungen* an der Konvexität des Groß- und Kleinhirns, die der Krankheit den Namen gegeben hat. Die verplumpten Gyri treten „tuberös" aus dem Niveau der übrigen Rinde hervor. Histologisch sind sie entdifferenziert und durch Gliawucherung sklerosiert.
3. Fakultativ findet man auch multiple *Gliome in der Netzhaut*.

Die **Therapie** der Krankheit kann nur symptomatisch sein. Man verordnet Antiepileptica nach den vorn angegebenen Regeln. Wenn durch Verlegung des Foramen Monroi oder des Aquädukts Hirndruck entsteht, muß zur Entlastung eine Drainage angelegt werden, die das Hindernis umgeht. Die bekanntesten Methoden sind die Torkildsen-Drainage, bei der ein Katheter den Seitenventrikel mit der Cisterna cerebello-medullaris verbindet und der Spitz-Holter-Katheter, durch den der Liquor intermittierend aus dem Seitenventrikel in das Herzohr geleitet wird.

XVII. Systemkrankheiten des Zentralnervensystems

In dieser Gruppe werden eine Reihe von Krankheiten zusammengefaßt, die pathologisch-anatomisch und klinisch folgende Eigenschaften gemeinsam haben:
1. Sie beruhen auf *degenerativen* Veränderungen im Nervengewebe, d.h. der Untergang von Ganglienzellen, Achsencylindern und Markscheiden läßt sich histologisch nicht auf entzündliche oder gefäßabhängige Prozesse zurückführen.
2. Innerhalb des ZNS — und in geringerem Maße auch im peripheren Nervensystem — sind jeweils bestimmte, anatomisch einheitliche und funktionell zusammengehörige *Kern- und Bahnsysteme* ganz bevorzugt von der Degeneration betroffen, etwa die Pyramidenbahnen, die Hinterstränge und Kleinhirnseitenstränge oder die Vorderhornzellen. Benachbarte Strukturen bleiben ebenso regelmäßig verschont oder sind nur gering beteiligt.
3. Die klinischen Symptome setzen in einem bestimmten, jeweils charakteristischen *Lebensalter* ein, und die Krankheiten schreiten dann in *chronischem Verlauf* fort, von äußeren Faktoren kaum oder gar nicht beeinflußt.
4. In vielen, aber nicht in allen Fällen läßt sich *Erblichkeit* nachweisen.

Die *Ursache* der degenerativen Prozesse ist heute noch nicht bekannt. SPATZ hat von einer lokalen *vorzeitigen Alterung* bestimmter Abschnitte im Nervensystem gesprochen, womit aber die Frage nach der Ätiologie noch nicht beantwortet ist. Eine Arbeitshypothese, die die Richtung der modernen Forschung bestimmt, faßt die Systemkrankheiten als Folge einer genbedingten *Fermentanomalie* auf, die zu Störungen im Zellstoffwechsel und dadurch zum Untergang der Zellen und Neuriten führt. Diese Hypothese kann sich auf neurochemische

Untersuchungen stützen, nach denen sich die einzelnen Abschnitte des Nervensystems in ihrer biochemischen Struktur unterscheiden.

Als besonders bekanntes Beispiel einer, allerdings nicht systemgebundenen Gehirnkrankheit, die bereits als Folge eines definierten „inborn error of metabolism" aufgeklärt ist, kann man die Föllingsche *Phenylketonurie* nennen. Bei frühzeitiger Diagnose ist es heute möglich, diese Krankheit durch eine Ernährung, die den Stoffwechseldefekt berücksichtigt, erfolgreich zu behandeln.

Die vermuteten Störungen im Zellstoffwechsel müssen nicht notwendig erblich sein: Sie können auch auf spontanen *Genmutationen* beruhen, deren Frequenz in der Durchschnittsbevölkerung der Häufigkeit der Manifestation mancher Systemkrankheiten sehr nahekommt. Erblichkeit und zumal ein eindeutiger Erbgang sind für die verschiedenen Systemkrankheiten nicht in gleichem Maße und bei der einzelnen Krankheit auch keineswegs für alle Fälle nachgewiesen. Es wäre also eine unzutreffende Vereinfachung, wenn man die Begriffe *endogen*, *degenerativ* und *hereditär* gleichsetzen wollte.

Die *Systematik* der spinalen Systemkrankheiten wird nach klinischen und morphologischen Kriterien beschrieben. Man muß dabei jedoch berücksichtigen, daß es Übergangsformen zwischen den einzelnen Krankheiten gibt und daß selbst in einer Familie verschiedenartige Typen von Systematrophie auftreten können.

Eine wirksame *Therapie* ist nicht bekannt. Die Behandlung muß sich in allen Fällen auf vorsichtige gymnastische und später pflegerische Maßnahmen beschränken.

1. Nucleäre Atrophien
(Progressive spinale Muskelatrophie und progressive Bulbärparalyse)

Der Prozeß betrifft nur das *zweite (untere) motorische Neuron*, d.h. die motorischen Vorderhornzellen des Rückenmarks und die Kerne der motorischen Hirnnerven mit ihren Neuriten.

Pathologisch-anatomisch findet man auf dem befallenen Niveau, besonders in der Medulla oblongata, in der Hals- und Lendenanschwellung, einen *symmetrischen Schwund* der motorischen Ganglienzellen mit reaktiver Gliawucherung. Die vorderen *Wurzeln* sind bereits makroskopisch dünner als normal und grau entfärbt. Mikroskopisch zeigt sich das Bild einer *Degeneration* von Markscheiden und Achsencylindern. Es ist noch nicht geklärt, ob die Degeneration der peripheren Wurzeln und Nerven eine absteigende Wallersche Degeneration oder ein Prozeß ist, der unabhängig vom Untergang der Vorderhornzellen verläuft.

Die entsprechenden *Muskeln* sind neurogen atrophiert, d.h. sie zeigen eine uniforme Atrophie der motorischen Einheiten mit randständig vermehrten Kernen (s. auch Abb. 9, S. 36).

Das klinische Charakteristikum dieser Krankheitsgruppe ist eine langsam fortschreitende, *rein motorische periphere Lähmung* mit Muskelatrophien von segmentaler Verteilung und fasciculären Zuckungen. Die Eigenreflexe erlöschen, und es tritt elektrische Entartungsreaktion ein. Sensibilität, Trophik und Entleerung von Blase und Darm bleiben ungestört.

Die *biochemischen Befunde* (pathologische Kreatinurie, Erhöhung der Fermentaktivitäten im Serum, s. Kapitel XVIII) sind oft nur spärlich, da sich der Muskelabbau sehr langsam vollzieht.

Nach Erkrankungsalter, Lokalisation und Verlauf unterscheiden wir heute **5 Typen.**

a) *Infantile spinale Muskelatrophie (Werdnig-Hoffmann):* Erkrankungsalter im ersten Lebensjahr, Manifestation zuerst im Beckengürtel.

b) *Proximale erbliche neurogene Amyotrophie (Kugelberg-Welander):* Erkrankungsalter um 9 Jahre, Manifestation zuerst im Beckengürtel.

c) *Progressive spinale Muskelatrophie* vom Typ *Duchenne-Aran:* Erkrankung um das 20. Lebensjahr, Manifestation zuerst als symmetrische Atrophie der kleinen Handmuskeln.

d) *Progressive spinale Muskelatrophie* vom Typ *Vulpian-Bernhard:* Erkrankungsalter wie c). Manifestation zuerst im Schultergürtel.

Ob die Muskelatrophien proximal oder distal beginnen, hängt davon ab, ob der degenerative Prozeß zuerst die äußeren oder die inneren Zellen der motorischen Vorderhörner ergreift, die eine somatotopische Anordnung haben.

e) *Progressive Bulbärparalyse* = Degeneration der caudalen motorischen Hirnnervenkerne: Erkrankungsalter im 3.—4. Lebensjahrzehnt.

Die Zugehörigkeit der chronischen *Ophthalmoplegia externa (Graefe)* zu den nucleären Atrophien ist heute umstritten. Die Mehrzahl der Fälle von chronischer Lähmung äußerer Augenmuskeln beruht auf einer *okulären Myopathie* (s. S. 409). Ob es daneben auch eine eigenständige nucleäre Atrophie der Augenmuskelkerne gibt, werden weitere Untersuchungen erst nach vielen Jahren erweisen können, da die Krankheit sehr selten ist.

Symptomatische Formen sind für alle genannten Typen so selten, daß sie hier nicht erörtert werden müssen. In den Fällen, in denen ein andersartiger spinaler Prozeß zuerst die Vorderhörner oder Vorderwurzeln isoliert schädigt, klärt der weitere Verlauf die Diagnose bald auf.

a) Infantile spinale Muskelatrophie

Die Krankheit ist autosomal recessiv erblich: die Eltern sind stets gesund, häufig sind Geschwister der Patienten ebenfalls erkrankt.

Symptomatik und Verlauf

Innerhalb des *1. Lebensjahres* zeigen die Kinder eine Trinkschwäche und einen Stillstand in der motorischen Entwicklung; sie liegen auffällig ruhig im Bett und bewegen nur in geringem Maße Finger und Zehen. Nimmt man sie auf, können sie den Kopf nicht halten. Trägt man sie am Rücken, sinken Ober- und Unterkörper schlaff herab. Die Atmung ist abdominal. Sehr bezeichnend ist die sog. *Schaukelatmung:* Bei der Inspiration wölbt sich der Bauch vor, während der Thorax einsinkt, exspiratorisch wird der Bauch eingezogen und der Thorax wieder etwas geweitet.

Die *Muskulatur der Extremitäten* ist maximal hypoton. Fasciculäre Zuckungen sind an den Extremitäten unter dem Fettpolster meist nicht zu erkennen, man muß auf der Zunge danach suchen. Auch das Ausmaß der Muskelatrophien ist durch Inspektion schwer zu beurteilen, es zeigt sich besser auf Weichteil-Röntgenaufnahmen. Die Eigenreflexe fehlen. Sind sie erhalten, ist die Diagnose — und damit die infauste Prognose — nicht gerechtfertigt. Elektrisch findet man, sofern die Untersuchung gelingt, eine Entartungsreaktion. Die Muskelatrophien führen zu Fehlstellungen der Gelenke mit sekundärer Versteifung.

Die Lähmungen *beginnen im Beckengürtel*, sie breiten sich dann auf die gesamte Extremitäten- und Stammuskulatur, später auch auf die Gesichts- und Schluckmuskulatur aus. Durch Parese der *Intercostalmuskulatur* bilden sich Atelektasen, die das Auftreten von Pneumonie begünstigen. Über 60% der Kinder erliegen der Pneumonie im 1. oder 2. Lebensjahr, nur ganz selten überleben sie das 6. Jahr.

Von dieser infantilen spinalen Muskelatrophie hat man früher eine gutartige *Myatonia congenita* (Oppenheim) abgetrennt, die „auf einer Entwicklungshemmung der Muskulatur oder der Vorderhornzellen" beruhen sollte. Heute weiß man, daß dem Symptomenbild des „schlaffen Baby mit Trinkschwäche" kein einheitlicher Krankheitszustand entspricht, sondern daß man dabei eine Reihe von ätiologisch und prognostisch ganz unterschiedlichen Krankheiten in die **Differentialdiagnose** einbeziehen muß:

1. Die Oppenheimsche Myatonie wird heute vielfach als „*gutartige angeborene Muskelhypotonie*" bezeichnet. Die Kinder haben, bei schlaffem Muskeltonus, eine proximale Schwäche in den Extremitäten und haben Schwierigkeiten beim Trinken. Die Atemmuskulatur ist nicht betroffen. Die Eigenreflexe erlöschen nicht, Fasciculieren tritt nicht auf. Bioptisch findet man die Muskelfasern normal oder allgemein verschmächtigt, jedoch ohne strukturelle Veränderung. Die Prognose ist gut, allerdings bleibt die körperliche Leistungsfähigkeit stets hinter dem Durchschnitt zurück.

2. *Werdnig-Hoffmannsche Krankheit* (s. oben).

3. *Frühkindliche Muskeldystrophie*. Sie kann bereits im 1. Lebensjahr auftreten. In langsamer Progredienz, ohne Facsiculieren, entwickelt sich eine proximale Schwäche der Extremitäten. Pharynx- und Larynxmuskeln werden nicht ergriffen. Die Prognose ist schlecht, im Endstadium kommt es zur Atemlähmung, da etwa gleichzeitig eine Schwäche des Zwerchfells, der Intercostalmuskeln und der Schultermuskeln eintritt.

4. *Cerebrale Kinderlähmung* bei frühkindlicher Hirnschädigung (s. S. 411). Die Eigenreflexe bleiben erhalten. Bei Bewegungen des Kopfes und Rumpfes löst man Stellreflexe an den Extremitäten aus, die leicht als spontane Bewegungen verkannt werden. Stets besteht ein geistig-seelischer Entwicklungsrückstand, oft treten Anfälle auf.

5. *Connatale Myasthenie* (s. S. 394).

6. Auch die *Polymyositis* (s. S. 392) kommt bereits bei Kleinkindern vor.

Im Gegensatz zu den Verhältnissen beim Erwachsenen bringt das EMG in diesen Fällen wenig Aufklärung: entscheidend ist die Muskelbiopsie.

b) Hereditäre proximale neurogene Amyotrophie (KUGELBERG und WELANDER)

1952 haben KUGELBERG und Frau WELANDER zum erstenmal eine weitere Form infantiler neurogener Muskelatrophie beschrieben. Diese Fälle waren früher irrtümlich als Muskel*dys*trophie mit fasciculären Zuckungen bezeichnet worden.

Die Krankheit ist unregelmäßig dominant erblich. Das *Erkrankungsalter* streut zwischen 2 und 17 Jahren, im Mittel beträgt es 9 Jahre. Nach normaler motorischer Entwicklung setzt bei den Kindern zunächst eine *proximale Schwäche in den Beinen* ein. Sie haben Schwierigkeiten beim Treppensteigen, später stürzen sie häufig hin und haben Mühe, sich wieder aufzurichten. Nach mehreren Jahren bildet sich auch eine Schwäche in den *Mm. deltoides, sternocleido-mastoideus* und später auch an *Armen und Händen* aus. *Zunge und Kaumuskulatur bleiben stets frei.* Typisch ist ein Befall des M. infraspinam am Schultergürtel und die Bevorzugung der Beuger an den Unterarmen. Die Kinder können deshalb, im Gegensatz zu Patienten mit progressiver Muskeldystrophie, den Jendrassikschen Handgriff nicht ausführen. Andererseits erreicht die Schwäche der Rumpfmuskulatur wesentlich später als bei Muskeldystrophie einen solchen Grad, daß die Kinder an sich selbst emporklettern müssen.

Bei der *Untersuchung* sieht man häufig bereits spontan ein Muskelfasciculieren. In anderen Fällen kann man es durch rasche intravenöse Injektion von 1 ml Tensilon oder Prostigmin provozieren. Die Eigenreflexe erlöschen parallel zur Entwicklung der Atrophien, d.h. zuerst fallen die PSR, danach die ASR aus. *Elektromyographisch* zeigt sich das Bild einer neurogenen Störung.

Der *Verlauf* ist wechselnd rasch, es werden auch Perioden von jahrelangem Stillstand beobachtet.

c) Progressive spinale Muskelatrophie vom Typ Duchenne-Aran

Eindeutige Erblichkeit ist nicht nachgewiesen. Möglicherweise manifestiert sich die Krankheit erst dann, wenn mehrere Gene zusammentreffen, die isoliert nicht pathogen sind. Diese Form ist die häufigste unter den nucleären Atrophien. Das Erkrankungsalter streut zwischen 20 und 45 Jahren, es liegt im Mittel um 30 Jahre.

Symptomatik und Verlauf

Die Krankheit beginnt mit symmetrischen *Atrophien der kleinen Handmuskeln*, die sich nicht an das Versorgungsgebiet der peripheren Nerven halten, sondern segmental angeordnet sind und zuerst Daumen-, Kleinfingerballen und Interossei ergreifen. Im Laufe vieler Jahre bildet sich eine sog. *Affenhand* (Thenaratrophie) oder *Krallenhand* (Atrophie der Interossei und Lumbricales) aus. Die Atrophien dehnen sich dann auf die Muskeln der Unterarme aus, verschonen in der Regel die Oberarme und ergreifen den Schultergürtel. Der chronische Verlauf macht es den Kranken möglich, Umwegleistungen zu erlernen, durch die sie oft noch eine erstaunliche Kraft in den Armen entwickeln. Meist sind spontane fasciculäre Zuckungen zu sehen, auch in Muskeln, die (noch) nicht atrophisch sind. Die Eigenreflexe erlöschen frühzeitig.

Bei der gewöhnlichen *elektrischen Untersuchung* findet man gelegentlich nur quantitative Veränderungen der elektrischen Erregbarkeit, weil einzelne Muskelfasern zugrunde gegangen, andere benachbarte noch intakt sind. Das *EMG* zeigt stets das Bild der neurogenen Funktionsstörung.

Der *Verlauf* erstreckt sich über mehrere Jahrzehnte. Manche Patienten sind nach 15—20 Jahren noch beruflich tätig. Lebensbedrohlich wird die Krankheit nur dann, wenn das bulbäre Kerngebiet oder die Kerne der Intercostalmuskeln im Brustmark ergriffen werden.

Differentialdiagnose

1. Solange die Muskelatrophien noch auf die Hand beschränkt sind, muß man eine mechanisch verursachte *chronische periphere Nervenschädigung* abgrenzen, z.B. das Carpaltunnelsyndrom, die chronische Ulnarislähmung und die verschiedenen Formen der unteren Plexuslähmung. Bei diesen treten aber fast immer auch Sensibilitätsstörungen auf, und der Verlauf ist rascher. Über die Begleitsymptome s. die entsprechenden Abschnitte.

2. Die *Syringomyelie* kann im Anfangsstadium die Symptome einer Vorderhorndegeneration imitieren. Bald stellen sich aber Schmerzen, Gefühlsstörungen und trophische Veränderungen ein, die die Diagnose sichern.

3. Bei etwas höherem Lebensalter kommt auch die sog. *Myopathia distalis tarda hereditaria* differentialdiagnostisch in Frage. Sie ist wegen ihrer Seltenheit im Kapitel XVIII nicht gesondert besprochen. Die wesentlichen Charakteristika der Krankheit sind durch ihren Namen bereits genannt.

Im Alter von 40—60 Jahren („tarda") setzt eine langsam fortschreitende *Atrophie der kleinen Handmuskeln*, der *Unterarmmuskeln und der Mm. peronaei* („distalis") ein. Die Eigenreflexe erlöschen entsprechend dem muskeldystrophischen Prozeß. Das *EMG* läßt erkennen, daß es sich um eine primäre Muskelkrankheit und nicht um eine neurogene Atrophie handelt. Die biochemischen Untersuchungen (pathologische Kreatinurie, erhöhte Fermentaktivität im Serum) und die Muskelbiopsie sichern die Diagnose.

Das Leiden ist, im Gegensatz zur Duchenne-Aranschen Krankheit, *mit hoher Penetranz* dominant erblich (Myopathia hereditaria). Die *Prognose* ist gut. Obwohl auch die spinale Muskelatrophie die Lebenserwartung nicht wesentlich vermindert, sollte man die Differentialdiagnose in jedem Falle zu entscheiden suchen, da sich bei der Myopathie therapeutische, aber auch eugenische Konsequenzen ergeben.

d) Typ Vulpian-Bernhard

Dieser Typ soll nach neuerer Auffassung keine genetisch bedingte, sondern stets eine exogen ausgelöste Krankheit sein. Wegen seiner Seltenheit ist ein sicheres Urteil schwierig. Die Atrophien *beginnen* im *Schultergürtel*, in den Mm. deltoides, supra- und infraspinam und serratus lateralis. Von hier breiten sie sich an den Armen nach distal zur Hand aus und ergreifen absteigend die Muskeln des Stammes. Die Beine werden kaum oder gar nicht betroffen.

Weitere Befunde und Verlauf siehe c).

e) Progressive Bulbärparalyse

Bei dieser Krankheit kommt es zu einer meist *symmetrischen Degeneration der Kerne des XII., X. (mot.), VII. und V. (mot.) Hirnnerven*. Die eng benachbarten sensiblen und vegetativen Kerne bleiben frei, was den Systemcharakter des Prozesses besonders deutlich zeigt. Die weiter rostral liegenden Augenmuskelkerne werden in aller Regel nicht befallen. Dies hängt vielleicht damit zusammen, daß sie keine individuellen corticofugalen Projektionsfasern empfangen (s. S. 55).

Symptomatik und Verlauf

Die Krankheit setzt im *3.—5. Lebensjahrzehnt* mit einer *Sprechstörung* ein. Die Patienten klagen über eine „schwere Zunge", ihre Sprechweise wird schleppend und mühsam, die Artikulation besonders für Labiale (b p s w) und Linguale (r l) erschwert. Die Stimme wird leiser und bekommt durch Gaumensegelparese einen näselnden, bei Stimmbandlähmung einen heiseren Klang. Diese „bulbäre Sprache" geht bei fortschreitender Lähmung in *Anarthrie* über, d.h. vollständige Unfähigkeit zur Artikulation. Die Patienten können sich dann nur noch schriftlich verständlich machen. Aphonie (Stimmlosigkeit) gehört nicht zum Krankheitsbild. Die doppelseitige Lähmung der vom Facialis innervierten mimischen Muskulatur macht das Gesicht *schlaff* und *ausdruckslos* und nimmt den Patienten eine weitere Möglichkeit der Kommunikation.

Gleichzeitig werden *Kauen* und *Schlucken* immer mehr erschwert: Die Kranken können nur noch breiige und später nur noch flüssige Nahrung zu sich nehmen. Sie verschlucken sich auf zweierlei Weise: Wegen der mangelnden Abdichtung des Nasenraumes (Gaumensegelparese) werden die Speisen durch die Nase regurgitiert oder sie geraten „in die falsche Kehle", in die Trachea, weil der Kehlkopf nur noch mangelhaft verschlossen wird. Da die Parese des M. orbicularis oris keinen festen Mundschluß mehr gestattet, laufen Speichel und Speisen aus dem Munde heraus. Die Zungenlähmung führt dazu, daß die Speisen nicht mehr aus dem Mund in den Schlund geschoben werden können. Das *Husten* wird kraftlos, was beim Verschlucken in die Trachea Aspirationspneumonien begünstigt. Infolge der *Masseterparese* können die Kranken schließlich den Mund nicht mehr geschlossen halten und müssen den Unterkiefer mit der Hand oder durch einen Verband anheben. Häufig kommt es zu mimischen Enthemmungsphänomenen nach Art des *pathologischen Lachens und Weinens* (s. S. 124). *Demenz* tritt nicht ein: Die Patienten erleben ihren qualvollen Zustand bei wachem Verstande und in voller Einsicht.

Der *Verlauf* der progressiven Bulbärparalyse ist, wie bei den anderen Formen der nucleären Atrophien, *unaufhaltsam progredient*. Die Nahrungsaufnahme bleibt, auch wenn man den Kranken durch die Nasensonde ernährt, unzureichend, so daß sich eine Kachexie einstellt. Schließlich führt eine interkurrente Aspirationspneumonie den Tod herbei.

Die nosologische Stellung der progressiven Bulbärparalyse ist nicht eindeutig. Manche Autoren betonen, daß symptomatische Formen häufig seien. Dabei bleibt es aber meist unbewiesen, ob es sich nicht nur um ein zufälliges Zusammentreffen von zwei Krankheiten handelt. Die Lues wird zwar in der Diskussion über die Ätiologie immer wieder an erster Stelle erwähnt, spielt aber praktisch keine Rolle.

Auffällig ist, daß die Krankheit in der Mehrzahl der Fälle wesentlich rascher fortschreitet als die übrigen nucleären Atrophien. Diese *Verlaufsdynamik* und das *höhere Erkrankungsalter* sprechen dafür, die progressive Bulbärparalyse als eine Sonderform der amyotrophischen Lateralsklerose (s. S. 376) aufzufassen, bei der es nicht mehr zur Ausbildung von pyramidalen Symptomen kommt. In jedem Falle muß man besonders sorgfältig darauf achten, ob sich auch Zeichen einer *zentralen* Bewegungsstörung finden: Ist der Masseterreflex erhalten oder gesteigert und treten beim Versuch von Bewegungen der Zunge und des Unterkiefers spastische Mitbewegungen und Masseninnervationen auf, zeigt dies eine Schädigung auch der zentralen motorischen Bahnen an. Damit ist — beim Fehlen von Sensibilitätsstörungen — die Diagnose einer amyotrophischen Lateralsklerose von bulbärer Lokalisation gesichert.

Differentialdiagnose

1. Die *arteriosklerotische Pseudobulbärparalyse* nimmt gewöhnlich einen schubweisen Verlauf. Die Lähmungen sind stets zentral: Der Masseterreflex ist gesteigert, Atrophien treten nicht auf. Der Blutdruck ist regelmäßig erhöht.

2. *Tumoren der Schädelbasis* können ebenfalls zu einer langsam fortschreitenden peripheren Lähmung caudaler Hirnnerven führen. Deshalb sind in jedem Falle von Bulbärparalyse eingehende Röntgenuntersuchung, SOP und internistische Untersuchung angezeigt.

3. Die *Syringobulbie* kann kaum mit der progressiven Bulbärparalyse verwechselt werden, da hierbei der charakteristische rotatorische Nystagmus fast nie fehlt und eine Störung der Schmerz- und Temperaturempfindung im Gesicht, mit Ausfall des Cornealreflexes, nachweisbar ist.

2. Spastische Spinalparalyse

Pathologisch-anatomische Befunde

Im Gegensatz zu den nucleären Atrophien kommt es bei dieser Krankheit zu Degeneration zentraler motorischer Bahnen. *Makroskopisch* besteht eine Verschmälerung des Gyrus praecentralis besonders im medialen Drittel (Beinregion) und des Lobulus paracentralis, der der vorderen Zentralwindung an der Innenfläche des Interhemisphärenspaltes benachbart ist. *Mikroskopisch* findet man vor allem einen Untergang der Betzschen Zellen in der 5. Schicht des Gyrus praecentralis und eine kontinuierliche oder diskontinuierliche *Degeneration der Pyramidenbahnen*. Da im klinischen Bild die Spastik vor der Parese entschieden vorherrscht, muß sich der Prozeß aber auch auf andere Bahnen als den Tractus cortico-spinalis erstrecken. Im Rückenmarksquerschnitt sieht man, daß unter anderem auch der *Tractus reticulo-spinalis* degeneriert ist. Dies ordnet sich den heute geltenden Vorstellungen über die Pathophysiologie der spastischen Parese gut zu. Die Vorderhörner bleiben verschont.

Symptomatik und Verlauf

Die Krankheit ist sehr selten. In etwa 75% der Fälle läßt sich Erblichkeit nachweisen, meist recessiv, aber auch dominant, 25% sind sporadische Fälle. Das männliche Geschlecht ist doppelt so häufig betroffen wie das weibliche.

Die *Symptome* setzen im Kindes- und Jugendalter mit *Steifigkeit in den Beinen* ein. Anfangs ist das Gehen nur jeweils bei den ersten Schritten besonders mühsam und hölzern, dann lockert es sich bei weiteren Bewegungen. Später entwickelt sich eine ausgeprägte fixierte *Paraspastik der Beine* mit doppelseitiger Circumduktion. Charakteristisch ist ein *Adductorenspasmus*, so daß der Kranke beim Gehen die Knie kaum aneinander vorbeischieben kann. Die Arme werden erst nach vielen Jahren ergriffen.

Bei der *Untersuchung* ist die spastische Tonuserhöhung stets weit deutlicher als die Lähmung. Die Eigenreflexe sind gesteigert, pathologische Reflexe können bereits als Spontan-Babinski vorliegen. *Die Bauchhautreflexe bleiben lange erhalten.* Sensibilität, vegetative Funktionen und Liquor sind o. B.

Der *Verlauf* ist sehr langsam, über 2—3 Jahrzehnte progredient. Im Endstadium werden die Kranken mit spastischen Kontrakturen bettlägerig.

Differentialdiagnose

Die *Diagnose* einer spastischen Spinalparalyse soll stets nur mit Vorbehalt gestellt werden. In vielen Fällen, namentlich jenseits des 25. Lebensjahres, ist das Syndrom der spastischen Paraparese nur das Vorstadium einer anderen Nervenkrankheit.

1. An erster Stelle ist die *amyotrophische Lateralsklerose* zu nennen, die 1 bis 2 Jahre lang unter den Symptomen einer rein zentralen Lähmung verlaufen kann, bis die Schädigung auch des peripheren Neurons manifest wird. Das entscheidende Kriterium ist der rasche Verlauf (s. S. 377).

2. Auch die *funikuläre Spinalerkrankung* (s. S. 326) kann mit spastischen Symptomen an den Beinen einsetzen. Deshalb ist in jedem Falle von spastischer Spinalparalyse eine Untersuchung des Magensaftes und eventuell der Schilling-Test angezeigt.

3. Die *Multiple Sklerose* beginnt nicht selten mit einer spastischen Paraparese. Sensible und Blasenstörungen können anfangs fehlen. Bei M.S. erlöschen aber die BHR frühzeitig, und im Liquor findet man oft pathologische Veränderungen Die *Lues spinalis* bleibt an klinischer Bedeutung im Hintergrund.

4. Im mittleren und höheren Lebensalter sollte man die Verdachtsdiagnose „spastische Spinalparalyse" immer wieder daraufhin überprüfen, ob nicht ein *Rückenmarkstumor* oder eine chronische *Rückenmarksschädigung* bei Bandscheibendegeneration der Halswirbelsäule vorliegt. Auch ein *parasagittales Meningeom* kann die Symptomatik imitieren. Nicht alle Fälle haben Jackson-Anfälle oder Kopfschmerzen, die die Diagnose erleichtern.

5. Von der paraspastischen Littleschen Form der *cerebralen Kinderlähmung* läßt sich die Krankheit durch den Verlauf (Einsetzen bereits in den ersten Lebensjahren, keine wesentliche Progredienz) und oft auch durch begleitende Symptome abgrenzen: Strabismus und Zeichen der frühkindlichen Hirnschädigung am knöchernen Schädel (s. S. 414).

Therapie

Nach der Natur des Leidens kommt nur eine gymnastische oder orthopädische Behandlung in Betracht. Sehr gut sind Übungen mit der Bobath-Methode geeignet, die die Enthemmung primitiver Reflexe in der Pathophysiologie der zentralen Bewegungsstörungen berücksichtigt.

3. Amyotrophische Lateralsklerose
Pathologisch-anatomische Befunde

Die ALS ist die häufigste Systemkrankheit. Sie ist keine genetische Einheit: ein Teil der Fälle ist unregelmäßig erblich, insgesamt überwiegen die sporadischen Fälle.

Die Erkrankungshäufigkeit wird für die gesamte Bevölkerung der Erde auf 4—6:100 000 geschätzt. In einzelnen geographischen Regionen gibt es aber erhebliche Unterschiede. Das *Erkrankungsalter* liegt im Durchschnitt zwischen 40 und 50 Jahren, manche Patienten erkranken aber auch im 3. oder erst im 7. Lebens jahrzehnt. Männer sind häufiger als Frauen betroffen.

Man findet eine Kombination von nucleärer Atrophie und Degeneration der Pyramidenbahnen. *Makroskopisch* ist der Gyrus praecentralis, besonders im medialen Drittel neben der Mantelkante atrophiert, Medulla oblongata und Rückenmark sind verschmälert, die Vorderwurzeln sind abnorm dünn. *Mikroskopisch* sind im Gyrus praecentralis die Betz-Zellen der 5. Rindenschicht geschwunden, aber auch die präfrontale motorische Rinde zeigt degenerative Zellveränderungen. Die *Pyramidenbahnen* sind, besonders im cervicalen Abschnitt, degeneriert. In den *Vorderhornzellen* und den motorischen Hirnnervenkernen sind die α-Zellen atrophiert, die γ-Zellen werden erst spät und stets geringer befallen. Dem Zellzerfall in der Hirnrinde und im Rückenmark entspricht eine Gliareaktion.

Die Degeneration der Pyramidenbahnen ist nicht Folge der Rindenatrophie, und die Vorderhornzellen gehen nicht durch transneurale Degeneration zugrunde, sondern der Prozeß kann auf jeder Ebene des motorischen Systems einsetzen und in den einzelnen Abschnitten unterschiedlich schwer verlaufen. Die Pyramidenbahn ist oft nur streckenweise degeneriert.

Symptomatik und Verlauf

Das voll ausgebildete Krankheitsbild ist durch die *Kombination von atrophischen und spastischen Lähmungen* charakterisiert. Auffälligerweise bleiben pathologische Reflexe oft aus. Fasciculieren wird häufig auch in nicht gelähmten Muskeln beobachtet. Sensibilitätsstörungen, die über gelegentliche, leichte Paraesthesien hinausgehen, oder Blasenstörungen gehören nicht zur ALS. Eine psychische Veränderung tritt nicht ein.

Für die *Verteilung der initialen Symptome* und die weitere Ausbreitung lassen sich keine festen Regeln aufstellen. Bei etwa 25% der Patienten setzt die Krankheit mit Atrophien an den kleinen Handmuskeln ein, dann entwickelt sich eine Paraspastik der Beine, und schließlich wird das Gebiet der motorischen Hirnnerven ergriffen. Ebenso häufig beginnt die Krankheit mit atrophischen oder spastischen Paresen an den Unterschenkeln und Füßen und steigt dann zu den Armen und der bulbären Muskulatur auf. In 20% der Fälle sind bulbäre Lähmungen das Initialsymptom. Daneben gibt es vielerlei andere Verlaufsformen. Wenn die motorischen Hirnnervenkerne ergriffen sind, treten oft pathologisches Lachen und Weinen auf.

Die gewöhnliche *elektrische Untersuchung* ergibt oft nur Schwellenveränderungen. Dagegen kann das EMG frühzeitig die Schädigung des peripheren Neurons aufdecken. Unter den biochemischen Untersuchungen hat nach unseren Erfahrungen die pathologische Kreatinurie eine größere diagnostische Bedeutung als die Erhöhung der Fermentaktivitäten.

Der *Verlauf* ist wesentlich rascher als bei den nucleären Atrophien. Die mittlere Krankheitsdauer beträgt 7—8 Jahre (Extremwerte 7 Monate und 12 Jahre). Verlaufstyp und Erkrankungsalter gestatten keine prognostischen Schlüsse. Interessant ist, daß selbst die primär bulbäre Form keine schlechtere Lebenserwartung hat als das Gros der übrigen Kranken, obwohl man erwartet hätte, daß in diesen Fällen die Behinderung der Nahrungsaufnahme und der Atmung vorzeitig zum Exitus führten. Bei aufsteigendem Verlauf leiten bulbäre Symptome dagegen das Finalstadium ein.

Diagnose. Der Verdacht auf eine ALS ist immer dann gegeben, wenn sich bei einem Kranken im mittleren Lebensalter relativ rasch eine spastische oder atrophische Lähmung entwickelt, ohne daß nennenswerte Sensibilitätsstörungen, Kopf-, Rücken- oder Gliederschmerzen oder Blasenstörungen vorliegen. Immer soll man nach Symptomen einer Schädigung des 1. *und* des 2. motorischen Neurons suchen. Die entscheidenden diagnostischen Zeichen sind: gute Auslösbarkeit der Eigenreflexe an Extremitäten mit Muskelatrophien, fasciculäre Zuckungen bei Paraspastik der Beine oder spastischer Hemiplegie, Fibrillieren der Zunge und gesteigerter Masseterreflex.

Die Frage *symptomatischer Formen* ist problematisch. Lues spielt in der Ätiologie keine faßbare Rolle. Die Contusio spinalis wird von vielen Autoren als Ursache einer symptomatischen ALS aus guten Gründen abgelehnt. Dagegen kann in Einzelfällen ein Zusammenhang mit einem Elektrotrauma des Rückenmarks bestehen.

Differentialdiagnose

Die *Differentialdiagnose* ergibt sich gegen

1. *Syringomyelie* (Nystagmus, dissoziierte Sensibilitätsstörung),
2. *Multiple Sklerose* von chronischer spinaler Verlaufsform (Sensibilitätsstörungen, Blasenstörungen, Liquorveränderungen),
3. *chronische cervicale Myelopathie* (s. S. 183): keine bulbären Symptome, Schmerzen, Paraesthesien, positives Nackenbeugezeichen, röntgenologische Veränderungen der Halswirbelsäule, Liquor,
4. *extramedullärer Rückenmarkstumor* (rascherer Verlauf, Schmerzen, die beim Husten, Pressen und Niesen zunehmen, Blasen-, Sensibilitätsstörungen, Liquorveränderungen),
5. *Myopathia distalis tarda hereditaria* (s. oben),
6. *arteriosklerotische Pseudobulbärparalyse* (hoher Blutdruck, schubweiser Verlauf, keine atrophische Lähmung der Zunge, keine fibrillären Zuckungen),
7. *chronische motorische Polyneuritis*, z.B. bei Diabetes. Die Differentialdiagnose kann oft nur durch den Verlauf entschieden werden.
8. *Basilarisinsuffizienz* (s. S. 135): schubweise intermittierender Verlauf, neben bulbären Symptomen auch Sehstörungen, Schwindel, Ataxie, Blickparesen, Sensibilitätsstörungen perioral und in beiden Händen.

Eine kausale **Therapie** ist nicht möglich. Im Anfangsstadium behandelt man krankengymnastisch und mit Anabolica. Myotonolytische Medikamente wie Muskeltrancopal, Sanoma, Valium können die Spastik lockern, viele Patienten spüren aber danach eine stärkere Schwäche, so daß sie die Beine zwar freier bewegen, aber nicht mehr darauf gehen können. Bei bulbären Symptomen gibt man Atropinpräparate gegen den Speichelfluß.

4. Neurale Muskelatrophie

Die bisher besprochenen Krankheiten waren dadurch gekennzeichnet, daß sich der degenerative Prozeß ausschließlich am motorischen System abspielte. Mit der neuralen Muskalatrophie kommen wir zu den *kombinierten Systemkrankheiten*. Der historische Name der Krankheit entspricht nicht ganz den anatomischen Verhältnissen und den klinischen Befunden.

Pathologisch-anatomische Befunde

1. Untergang von Nervenzellen in den *Spinalganglien* und Degeneration der *Hinterstränge*, die im Cervicalmark am stärksten ist und hier den Gollschen Strang (Fasern aus den Beinen) mehr als den Burdachschen betrifft.

2. Untergang von Nervenzellen im motorischen *Vorderhorn* und symmetrische Degeneration der *peripheren Nerven*. Diese ist an den Beinen früher und stets stärker ausgeprägt als an den Armen. Sie betrifft die distalen Nervenabschnitte mehr als die proximalen oder die Vorderwurzeln und ergreift histologisch mehr die Markscheiden als die Achsencylinder. Es kommt auch zur Wucherung der Schwannschen Zellen und des interstitiellen Bindegewebes.

3. In geringerem Maße findet man auch einen Untergang von Nervenzellen in der *Clarkeschen Säule* und Degeneration der *Kleinhirnseitenstränge*.

Die Frage nach der *primären Lokalisation* des Prozesses ist noch kontrovers. Sehr überzeugend ist die Hypothese, daß der Prozeß von einer systematischen Atrophie der Vorderhornzellen und der Spinalganglienzellen ausgeht. Offenbar ist die trophische Funktion dieser Nervenzellen gestört. Infolgedessen kommt es zu degenerativen Veränderungen in den am meisten distalen Abschnitten der Neuriten. Mit dieser Hypothese ließe sich erklären, daß die Wurzeln nur gering befallen sind, während die peripheren Nerven an den Beinen und die Hinterstränge im cervicalen Abschnitt stärker degenerieren.

Symptomatik und Verlauf

Die Krankheit ist nicht selten. Sie ist mit fast kompletter Penetranz erblich, jedoch ist der Erbgang nicht einheitlich (dominant, recessiv-autosomal und recessiv X-chromosomal). Die Ausprägung variiert bei den einzelnen Mitgliedern einer Familie sehr: Bei einer Familienuntersuchung findet man stets viele abortive Fälle. Männer sollen schwerer erkranken als Frauen.

Die ersten Erscheinungen setzen zwischen dem *6. und 13. Lebensjahr* ein, bei einem kleinen Teil der Patienten auch erst im 4. Lebensjahrzehnt. In chronischem Verlauf, der sich über Jahrzehnte erstreckt, entwickeln sich etwa gleichzeitig folgende Symptome:

1. *Sensible Reizerscheinungen.* Nächtliche, schmerzhafte Muskelkrämpfe, Schmerzen (und verstärkte Schwäche) bei Kälteeinwirkung, distale Paraesthesien. Sehr typisch ist eine so starke Überempfindlichkeit gegen elektrischen Strom, daß man bei manchen Kranken die elektrische Untersuchung nicht ausführen kann.

Sensible Ausfallssymptome. Strumpfförmig oder handschuhförmig begrenzte Herabsetzung der Empfindung für alle Qualitäten. Im frühen Krankheitsstadium sind besonders die Vibrations- und die Schmerz- und Temperaturempfindung vermindert. Schwere Beeinträchtigung der Lageempfindung mit spinaler Ataxie gehört nicht zum Krankheitsbild.

2. *Symmetrische periphere Lähmungen* mit fasciculären Zuckungen, die sich von den Mm. peronaei und den kleinen Fußmuskeln auf den ganzen Unterschenkel ausbreiten und nach vielen Jahren etwa gleichzeitig auch die kleinen Handmuskeln und die Oberschenkel ergreifen. Infolge der Muskelatrophie entwickeln sich *Fußdeformitäten:* Hohlfüße oder Equinovarus-Füße mit Krallenzehen, später auch Krallenhänden. Sind die Unterschenkel sehr stark atrophisch, entsteht das Bild der sog. *Vogelbeine,* die auffällig zu der noch gut erhaltenen proximalen und Gürtelmuskulatur kontrastieren. Manchmal haben Frauen aber auch eine Elephantiasis an den Beinen, die die Diagnose sehr erschwert.

Der *Gang* wird zunächst ungeschickt, und die Kranken ermüden vorzeitig. Später bildet sich ein doppelseitiger „Steppergang" (Peronaeusparese) oder die Kombination von „Stepper-" und „Bügeleisengang" (Peronaeus- und Tibialislähmung) aus. Die ASR erlöschen früh, die PSR und die Eigenreflexe der Arme erst später. Wichtig ist die elektrische Untersuchung der *Nervenleitungsgeschwindigkeit*. Diese ist in vielen Fällen stark herabgesetzt, auch in Muskeln, die klinisch (noch ?) nicht gelähmt sind, und bei Familienmitgliedern, die nicht (oder noch nicht ?) manifest krank sind.

3. *Trophische Störungen*. Cyanose der Haut an den distalen Extremitätenabschnitten, umschriebene Ödeme, Störungen des Nagelwachstums und trophische Ulcera sind häufig. Man findet auch Knochenveränderungen: Cystische Auftreibungen, Schwund der Spongiosa, ähnlich wie bei der Sudeckschen Dystrophie. Die trophischen Störungen haben keine Beziehung zur Schwere der Sensibilitätsstörungen. Man erklärt sie teilweise durch die Muskelatrophien (verminderte Durchblutung), teilweise durch Degeneration vegetativer Nervenzellen in den Seitenhörnern des Rückenmarks.

4. In manchen Fällen treten *Augensymptome* auf: Opticusatrophie, Pupillenstörungen, Augenmuskellähmungen oder zentraler Nystagmus.

Der *Liquor* ist nicht verändert.

Die Krankheit hat enge Beziehungen zur Neurofibromatose Recklinghausen (Wucherung der Schwannschen Zellen) (s. S. 366) und zur Friedreichschen spinalen Heredoataxie.

Der *Verlauf* ist gutartig: Die Patienten bleiben bis ins höhere Alter leistungsfähig. Eine *rationelle Therapie* ist nicht bekannt. Man muß sich auf Übungsbehandlung und Verordnung von Anabolica beschränken.

Differentialdiagnose

1. Die *progressive spinale Muskelatrophie* läßt sich leicht abgrenzen, da sie nicht an den Füßen beginnt und keine Sensibilitäts- und trophischen Störungen macht.

2. Die *myotonische Dystrophie* kann nach Lebensalter, Lokalisation der Lähmungen und chronischem Verlauf zu Verwechslungen führen. Hier finden wir aber ebenfalls keine Sensibilitätsstörungen, dafür die typischen Begleitsymptome: Stirnglatze, Hodenatrophie, Regelstörungen, Katarakt und endokrines Psychosyndrom. Bei der elektrischen Untersuchung läßt sich häufig eine myotone Reaktion nachweisen.

3. Bei *chronischer Polyneuritis* ist der Verlauf nicht derartig langsam wie bei der neuralen Muskelatrophie, auch entwickeln sich keine Fußdeformitäten. Muskeldruckschmerz, Nervendehnungs- und -druckschmerz, die für Polyneuritis typisch sind, fehlen bei der neuralen Muskelatrophie.

5. Die spino-ponto-cerebellaren Atrophien

Eine weitere Gruppe von degenerativen Prozessen betrifft vor allem das Kleinhirn und seine afferenten und efferenten Bahnen. Es handelt sich wiederum um kombinierte Systemkrankheiten.

Eine systematische Einteilung, die die anatomischen und klinischen Befunde befriedigend zur Deckung brächte, ist heute noch nicht möglich. Nach vorwiegend klinischen Gesichtspunkten besprechen wir hier die vier wichtigsten Formen:

a) Friedreichsche spinale Heredoataxie,
b) Nonne-Pierre Mariesche erbliche Atrophie der Kleinhirnrinde,
c) olivo-ponto-cerebellare Atrophie,
d) lokalisierte sporadische Spätatrophie der Kleinhirnrinde (Atrophie cérébelleuse tardive à prédominance corticale).

Die unter a) und b) genannten Formen gehören nosologisch eng zusammen: Obwohl sie in der Regel einen unterschiedlichen Erbgang haben und sich im Anfangsstadium nach Lebensalter und Symptomatik unterscheiden, gehen sie im späteren Verlauf in sehr ähnliche Endzustände über. Auch die anatomischen Befunde legen es nahe, keine scharfe Trennung zwischen der Friedreichschen und der Nonne-Marieschen Krankheit zu ziehen.

a) Friedreichsche Ataxie

Pathologisch-anatomische Befunde

Makroskopisch sind, wie auch bei der Nonne-Marieschen Form, Kleinhirn und Rückenmark im ganzen kleiner bzw. schmächtiger als normal. Dies wird als Ausdruck einer Hypoplasie aufgefaßt, die als anlagemäßige Minderentwicklung dem degenerativen Prozeß entgegenkommt.

Mikroskopisch findet man:

1. Degeneration der *Hinterwurzeln* und der *Hinterstränge* des Rückenmarks. Der Gollsche Strang, der die Fasern aus den Beinen führt, ist mehr als der Burdachsche betroffen. Die Degeneration ist im Cervicalmark, d.h. im distalen Abschnitt der Neuriten, am stärksten ausgeprägt. Die Spinalganglienzellen bleiben verschont.

2. Untergang der Nervenzellen in der *Clarkeschen Säule* am Fuße des Hinterhorns und

3. Degeneration ihrer Neuriten im *Tractus spino-cerebellaris*. Der dorsale Kleinhirnseitenstrang ist mehr als der ventrale betroffen. Die Degeneration erstreckt sich nach rostral bis zum Kleinhirn.

4. Das *Kleinhirn* ist atrophisch, vor allem sind in der Rinde die Purkinje-Zellen ausgefallen.

5. Häufig, aber nicht obligat, sind auch die *Pyramidenseiten- und -vorderstränge* degeneriert, wiederum am stärksten in ihren distalen Abschnitten, d.h. im Lumbalmark.

6. In geringerem Maße kommt es zur Degeneration von *Vorderhornzellen* und Fasern des peripheren motorischen Neurons, vor allem im Lumbalmark.

Beteiligung der Hirnnervenkerne und der Hirnnerven ist selten.

Bei der Strangdegeneration zerfallen Markscheiden und Achsencylinder gleichzeitig. Die untergegangenen Bahnen werden durch Glianarben ersetzt.

Symptomatik und Verlauf

Die Krankheit ist recessiv erblich. In der Verwandtschaft findet man überdurchschnittlich häufig andere degenerative und nicht degenerative Nervenkrankheiten.

Die ersten Symptome setzen vor der Pubertät, etwa zwischen dem 8. und 14. Jahr, ein und entwickeln sich über 30—40 Jahre hinweg langsam progredient. Sie lassen sich aus den oben beschriebenen anatomischen Befunden ableiten:

1. Die Kranken bekommen *Paraesthesien* in den Füßen und Unterschenkeln und eine Unsicherheit beim Gehen, die anfangs noch durch Augenkontrolle gebessert wird, also den Charakter der *spinalen Ataxie* hat. Bei der Untersuchung findet man die Muskulatur besonders an den Beinen hypoton, die Eigenreflexe erloschen, und es bestehen strumpfförmig abgegrenzte Sensibilitätsstörungen an den distalen Extremitätenabschnitten. Das Vibrationsempfinden ist an den Beinen vermindert.

2.—4. Im weiteren Verlauf wird die Ataxie immer mehr *cerebellar:* Es entwickelt sich Dysdiadochokinese, grober Intentionstremor, Nystagmus und eine mangelhaft artikulierte, skandierende Sprache. Ein Frühsymptom der Ataxie ist die ausfahrende, verwackelte Handschrift.

5. Die Pyramidenbahnläsion zeigt sich darin, daß die vorher abgeschwächten Eigenreflexe wieder lebhafter werden, oder man kann, wie bei der funikulären Spinalerkrankung, trotz Arreflexie pathologische Reflexe auslösen. Paresen sind nur gering ausgeprägt. Eine schwere spastische Tonuserhöhung ist selten. Der Gang ist *spastisch-ataktisch* mit Überwiegen der ataktischen Komponente.

6. Im späten Krankheitsstadium treten oft distale *Muskelatrophien* an den Händen oder Unterschenkeln auf.

Als Folge der Hypotonie und der unphysiologischen Tonisierung der Muskulatur entwickeln sich *Skeletdeformitäten:*

a) „Friedreich-Fuß": Ein Hohlfuß mit Überstreckung im Grundgelenk und Beugung in den Interphalangealgelenken der Zehen,

b) seltener „Friedreich-Hand": Krallenstellung der Finger bei überstreckten Grundgelenken,

c) häufig Kyphoskoliose, die darauf zurückgeführt wird, daß die Wirbelsäule nicht mehr ausreichend durch die Rumpfmuskeln abgestützt wird,

d) in wechselnder Ausprägung findet man auch andere dysraphische Störungen (s. Kapitel XIX).

Bei voll ausgeprägtem Krankheitsbild ist der *Intentionstremor* so leicht auslösbar, daß Kopf und Rumpf schon zu wackeln beginnen, wenn der Kranke nur den Blick zuwendet. In diesem Stadium hat die Ataxie ein solches Ausmaß, daß die Patienten nicht mehr gehen, stehen, oft auch nicht mehr sitzen können, sondern für die Dauer bettlägerig sind. Im weiteren Verlauf verfallen sie einer *Demenz.*

Zusammenfassend sind die *Kardinalsymptome* der Friedreichschen Krankheit: Hinterstrang- und Hinterwurzelsyndrom, cerebellare Ataxie, Pyramidenzeichen und Skeletdeformitäten.

b) Cerebellare Heredoataxie (NONNE-PIERRE MARIE)

Pathologisch-anatomische Befunde

Makroskopisch ist das Bild dem bei Friedreichscher Krankheit sehr ähnlich. *Mikroskopisch* finden sich folgende Veränderungen:

1. Rindenatrophie des *Kleinhirns* mit Ausfall der Purkinje-Zellen. Die Ausläufer der Korbzellen bleiben als „leere Körbe" zurück. Retrograd transneuronal kommt es auch zur Atrophie der Oliven, die dem Kleinhirn vorgeschaltet sind.

2. Frontale und parietale Atrophie der *Großhirnrinde* mit Untergang vor allem der Pyramidenzellen und konsekutivem Markschwund.

3. Leichtere Degeneration in den *Hintersträngen*, der Clarkeschen Säule und den *Kleinhirnseitensträngen* des Rückenmarks, in geringem Maße auch der Pyramidenseitenstränge.

4. Untergang von Kernen und Bahnen im *Hirnstamm*.

Symptomatik und Verlauf

Die Krankheit ist seltener als die spinale Heredoataxie (etwa 1 Fall auf 10000). Sie ist dominant erblich.

Die ersten Funktionsstörungen treten um das *35. Lebensjahr* auf. Der Verlauf zieht sich über viele Jahre und Jahrzehnte hin. Das *führende Symptom* ist vom Anfangsstadium an die *cerebellare Ataxie*. Wenn wir die Symptome wieder zu den anatomischen Befunden in Beziehung setzen, ergibt sich folgendes klinische Bild:

a) *Ataxie vom rein cerebellaren Typ*, bei der das Gehen mehr als das Stehen erschwert ist, während die Zielbewegungen am wenigsten gestört sind. Die Stimme wird tiefer, rauher und lauter *(„Löwenstimme")*. Die Sprachartikulation wird verwaschen, und die Kranken sprechen langsam, stoßweise, explosiv, mit überschießender Innervation *(„Sprechen mit Luftverschwendung")*. Nystagmus ist selten und nur gering ausgeprägt. Trotz der schweren cerebellaren Symptomatik ist die Muskulatur *nicht hypoton*.

b) Vielmehr entwickelt sich eine *spastische Paraparese* der Beine, die sich später auch auf die Arme ausdehnt. In der Hälfte der Fälle ist der Muskeltonus deutlich spastisch erhöht, die Eigenreflexe sind *immer erhalten*, oft sogar gesteigert, die BHR erlöschen, und man kann pathologische Reflexe auslösen.

c) Hinterstrangsymptome, Muskelatrophien und Skeletdeformitäten bleiben in der Symptomatik im Hintergrund.

d) Sehr typisch sind dagegen *Hirnnervenstörungen*: Opticusatrophie, Oculomotorius-, Trigeminuslähmungen, Hörstörungen und bulbäre Schluckstörungen (Läsion der caudalen Hirnnervenkerne). Wenn der Krankheitsprozeß die Brücke ergreift, treten horizontale Blickparesen auf.

Psychisch sind die Patienten euphorisch und kritiklos. Im Verlaufe der Krankheit entwickelt sich eine erhebliche Demenz.

Der *Liquor* ist kaum verändert, er zeigt höchstens einen geringen Ausfall der Kolloidkurve oder eine leichte Eiweißvermehrung auf Werte um 1,5—1,8 KE. Im *Encephalogramm* stellt sich die Atrophie des Kleinhirns als Gasansammlung unter dem Tentorium dar, bei der man, wie in einem Ausguß, das Negativ der Läppchenzeichnung erkennen kann.

Die *Kardinalsymptome* der Nonne-Marieschen Krankheit sind: cerebellare Ataxie und typische Sprache, Spastik, Hirnnervenstörungen und Demenz.

Zur besseren Übersicht wird die Symptomatik der beiden Formen noch einmal in Tabelle 14 zusammengestellt.

Tabelle 14

Symptome	Friedreich	Nonne-Pierre Marie
Erblichkeit	meist recessiv	meist dominant
Erkrankungsalter	um 13 Jahre	um 35 Jahre
erste Symptome	spinal	cerebellar
Spastik	selten	häufig
Eigenreflexe	meist erloschen	immer erhalten, oft gesteigert
Nystagmus	häufig	selten
Augenmuskellähmungen und andere Hirnnervenstörungen	selten	häufig
Sprache	kloßig und verwaschen	„Löwenstimme", Luftverschwendung
Skeletdeformitäten	regelmäßig	selten
psychisch	→ Demenz	Euphorie → Demenz

Differentialdiagnose

1. *Multiple Sklerose.* Wenn diese mit cerebellaren Symptomen beginnt, nimmt sie keinen langsamen, chronischen, sondern einen akuten und foudroyanten, später schubweisen Verlauf. Remissionen bleiben bei den erblichen Ataxien aus. Arreflexie ist bei M.S. nie zu beobachten. Liquorbefunde s. S. 271.

2. *Funikuläre Spinalerkrankung.* Bei dieser finden sich ebenfalls Hinterstrangsymptome und gelegentlich Arreflexie mit Pyramidenzeichen kombiniert. Die Paraesthesien sind aber viel quälender, und die Schwäche in den Beinen ist weit stärker ausgeprägt. Der Nachweis oder Ausschluß einer histaminrefraktären Anacidität des Magensaftes und der B_{12}-Resorptionsstörung im Schilling-Test entscheiden die Diagnose.

3. Die meisten *Kleinhirntumoren* lassen sich durch Kopfschmerzen und Stauungspapille leicht abgrenzen.

4. Bei *Tabes dorsalis* bleibt die Ataxie stets rein spinal. Man findet keine Pyramidenzeichen. Die für Tabes typischen Pupillenstörungen, Krisen, die Kältehyperpathie am Rumpf und verzögerte Schmerzempfindung treten bei den Heredoataxien nicht auf.

5. Die *Basilarisinsuffizienz* (s. S. 135) setzt später ein als die Systematrophie des Kleinhirns. Sie verläuft entweder akut und dramatisch (Brückenerweichung) oder mit Remissionen („Gefäßstottern"). Lähmungen der vorderen Hirnnerven kommen dabei nicht vor.

6. Die cerebellare Symptomatik bei *chronischer Barbiturat-* oder *Hydantoinintoxikation* ist meist mit leichter Bewußtseinstrübung verbunden. Spastische Symptome und Hirnnervenlähmungen treten nicht auf. Das EEG ist allgemein verändert und zeigt frontale β-Wellen. Im Urin lassen sich mit der Zwickerschen Probe Barbiturate nachweisen.

c) Olivo-ponto-cerebellare Atrophie
(Systematische Atrophie des Brückenfußes und der unteren Oliven)

Die Krankheit ist neben den erblichen Atrophien die häufigste Systematrophie des Kleinhirns. Wie der Name sagt, ergreift der Prozeß primär nicht das Kleinhirn selbst, sondern den Brückenfuß und die Oliven, die anatomisch und funktionell als afferente Systeme dem Kleinhirn vorgeschaltet sind.

Pathologisch-anatomische Befunde

Makroskopisch sind Brücke und Medulla oblongata kleiner als normal, besonders die Olivenwülste sind verschmälert. Das Kleinhirn*mark* ist atrophisch. Diese Veränderungen beruhen, wie man *mikroskopisch* erkennt, auf

1. Atrophie der *Kerne des Brückenfußes*. In der Brücke sind die Mehrzahl der *Querfasern* und das Crus ponto-cerebellare (Brückenarm des Kleinhirns) degeneriert. Die Pyramidenbahnen bleiben dagegen erhalten und treten im Markscheidenbild isoliert deutlich hervor.

2. Untergang der Nervenzellen in der unteren *Olive* mit Degeneration der olivo-cerebellaren Fasern und der Corpora restiformia (Crus medullo-cerebellare).

3. Entmarkung im *neocerebellaren Marklager*, die auf einem Ausfall der afferenten Fasern beruht. Das efferente Dentatum-Bindearmsystem bleibt verschont.

4. Primäre Atrophie der melaninhaltigen Zellen in der *Substantia nigra*.

Symptomatik und Verlauf

Die Krankheit setzt um das 50. Lebensjahr ein und betrifft beide Geschlechter gleichmäßig. Die Patienten bekommen zunächst eine *cerebellare Gangstörung*, da die Ataxie sich vorwiegend an den Beinen äußert. Später treten die Symptome des *Parkinsonismus* hinzu: vor allem Rigor, aber auch Akinese und Ruhetremor. Häufig entwickelt sich eine Incontinentia urinae et alvi. Die Eigenreflexe bleiben erhalten. Pyramidenzeichen sind nicht die Regel, Hirnnervensymptome und Nystagmus stellen sich nicht ein. Psychisch verfallen die Kranken einer *Demenz*. Nach einem *Verlauf* von 1—4 Jahren führt die Krankheit zum Tode. Die *Ätiologie* ist nicht genau bekannt: Erblichkeit ist selten, exogene Faktoren spielen keine erkennbare Rolle. Es handelt sich offenbar auch hier um einen vorzeitigen systematischen Alterungsprozeß, dessen Ursachen noch aufzuklären sind.

d) Lokalisierte sporadische Spätatrophie der Kleinhirnrinde
(Atrophie cérébelleuse tardive)

Pathologisch-anatomische Befunde

Makroskopisch sieht man eine umschriebene, symmetrische Atrophie des *Kleinhirnvorderlappens* (= Paläocerebellum) mit hochgradigem Klaffen der Furchen und derber Atrophie der Läppchen. Dieses Klaffen der Furchen ist für die Krankheit sehr typisch. Die Atrophie stellt sich im Pneumencephalogramm gut dar. *Mikroskopisch* findet man vor allem einen Untergang der *Purkinje-Zellen* mit „leeren Körben", während das Marklager relativ gut erhalten bleibt. Bei längerem Bestehen kommt es zur retrograd-transneuronalen Degeneration der unteren Oliven mit Verschmächtigung der Corpora restiformia.

Symptomatik und Verlauf

Die Krankheit setzt zwischen dem 50. und 60. Lebensjahr ein. Männer und Frauen sind gleich häufig befallen. In allmählichem Fortschreiten entwickelt sich eine *Ataxie* vorwiegend der *Beine* mit breitbeinigem, schleuderndem, später torkelndem Gang. In fortgeschrittenen Krankheitsstadien ist auch das Stehen unsicher, und die Patienten schwanken schon beim Sitzen. An den Armen ist die Ataxie wesentlich geringer, lediglich die Schrift wird frühzeitig verzittert. Diese unterschiedliche Ausprägung der Ataxie an Armen und Beinen beruht auf der somatotopischen Gliederung des Kleinhirnvorderlappens. Das *Sprechen* wird erst im späteren Verlauf leicht skandierend. Nystagmus tritt kaum auf. Die Muskulatur wird nicht hypoton. Symptome der langen Bahnen stellen sich nicht ein. Demenz gehört nicht zum Krankheitsbild. Der Verlauf erstreckt sich über 1—2 Jahrzehnte.

Die *Ätiologie* ist nicht einheitlich, meist ist die Atrophie exogen ausgelöst. Die häufigste Ursache ist chronischer Alkoholabusus. Es gibt auch toxische Kleinhirnatrophie bei Medikamentenabusus, bei Kachexie und Carcinomen. Diese unterscheidet sich anatomisch etwas von der lokalisierten Spätatrophie, die Symptomatik ist aber ähnlich.

Eine *spezielle* Therapie ist hier, wie bei den übrigen Systemkrankheiten, nicht bekannt. Bei Alkoholabusus wird eine Behandlung mit Vitamin B_1 und B_6 empfohlen.

Differentialdiagnose

1. *Multiple Sklerose.* Gegen M.S. von initial cerebellarer Symptomatik spricht zunächst das späte Erkrankungsalter. Der Verlauf ist bei Kleinhirnatrophie nicht schubweise, und es treten keine Sensibilitätsstörungen, keine Symptome der Pyramidenbahnen oder Augenmuskellähmungen mit Doppelbildern auf. Die BHR bleiben erhalten.

2. *Kleinhirntumor.* Das Lebensalter ist meist jünger, die Patienten haben frühzeitig Kopfschmerzen und Stauungspapille.

3. *Nonne-Pierre Mariesche Heredoataxie.* Bei den Spätatrophien entwickelt sich keine „Löwenstimme", Hirnstammsymptome und Störungen der langen Bahnen bleiben aus, ebenso die schwere Demenz und Wesensänderung. Eine Verwechslung ist bei alkoholischer Ursache der Atrophie tardive im Anfangsstadium möglich, weil die kritiklose Unbekümmertheit des chronischen Alkoholikers der Euphorie bei Nonne-Mariescher Krankheit ähnlich sein kann.

XVIII. Myopathien

Bei dieser Krankheitsgruppe liegt der Ort der anatomischen oder biochemischen Läsion jenseits von Rückenmark, Nervenwurzel und peripherem Nerv in der *motorischen Endplatte*, in den *Muskelfasern* oder im *Bindegewebe des Muskels*.

1. Progressive Muskeldystrophie

Es handelt sich um eine erbliche, chronisch verlaufende degenerative Krankheit der quergestreiften Muskulatur. Klinisch kommt es zu einer *Atrophie* der Willkürmuskulatur, deren Verteilung nicht dem Versorgungsgebiet der peripheren Nerven, Plexusabschnitte oder motorischen Wurzeln entspricht. Im *Unterschied* zu den chronischen neurogenen Muskelatrophien stellt sich kein Fasciculieren der betroffenen Muskeln ein. Die *Eigenreflexe* bleiben so lange erhalten wie genügend Muskelmasse für eine Reflexzuckung vorhanden ist. Auch wenn für das Auge keine reflektorische Zuckung mehr erkennbar ist, kann elektromyographisch noch ein Eigenreflex nachweisbar sein. Eine *Entartungsreaktion* stellt sich *nicht* ein, sondern die elektrische Erregbarkeit der Muskulatur erlischt, entsprechend der Atrophie, über ein Zwischenstadium, in dem lediglich die Reizschwellen erhöht sind. Im *Elektromyogramm* zeigt sich ein typisches Bild: Verkürzung der Dauer und Herabsetzung der Amplitude der Einzelpotentiale sowie ein relativ dichtes Aktivitätsmuster schon bei schwacher Anspannung des Muskels (s. Abb. 9, S. 36).

Die Krankheit ist *nicht selten*. In Südbaden kommt sie in einer Häufigkeit von 1:10000 vor, die Gesamtzahl der Patienten in der Bundesrepublik wird auf 10000—12000 geschätzt. Das männliche Geschlecht ist insgesamt häufiger betroffen als das weibliche.

Die progressive Muskeldystrophie ist *keine nosologische Einheit*: Wir kennen heute vier genetisch unterschiedliche Typen, die durch bestimmte Eigenheiten: Erkrankungsalter, Befall der Geschlechter, Lokalisation, gutartiger oder bösartiger Verlauf und in gewissen Grenzen auch biochemische Befunde charakterisiert sind. Drei Typen befallen vorwiegend die Muskulatur des Beckengürtels, eine Form macht sich zunächst am Schultergürtel bemerkbar. Eine solche Differenzierung hat große praktische Bedeutung für die individuelle und familiäre Prognose. Sie wird vermutlich in der Zukunft auch die Therapie bestimmen, da mit guten Gründen vermutet wird, daß bei unterschiedlichem Erbgang auch jeweils ein anderer Enzymdefekt vorliegt.

a) Aufsteigende, gutartige Beckengürtelform (recessiv X-chromosomal erblich)

Von dieser Verlaufsform werden fast nur Knaben betroffen. Die Krankheit setzt zwischen dem 12. und 25. Lebensjahr, meist noch im Volksschulalter ein und zeigt eine relativ gutartige, langsame Entwicklung.

Die Dystrophie ergreift zunächst den *Beckengürtel* und die benachbarten Muskeln: Parese der Rückenstrecker führt zu hyperlordotischer Haltung des Rumpfes. Durch Schwäche des M. glutaeus medius kommt es zu dem sehr charakteristischen Watschelgang, bei dem das Becken auf der jeweils belasteten Seite ansteigt und sich entsprechend auf der Gegenseite senkt (doppelseitiges *Trendelenburgsches Phänomen*). Die Schwäche der Oberschenkelmuskeln erschwert das Treppensteigen. Die paretischen Bauchdecken lassen den Unterbauch stark hervortreten, so daß sich das Bild der „*Wespentaille*" ergibt. Sehr kennzeichnend ist eine Erschwernis oder Unmöglichkeit, sich *aus dem Liegen aufzurichten*, die auf Schwäche im Ileopsoas und in den Bauchmuskeln beruht: Die Kinder rollen sich zunächst auf den Bauch, knien sich dann in Vierfüßlerstellung hin, strecken anschließend die Beine nacheinander durch und richten den Rumpf dann dadurch auf, daß sie sich mit den Händen schrittweise von den Unterschenkeln über die Oberschenkel emporstützen *(„sie klettern an sich selbst empor")*. An den *Waden* bildet sich durch Einlagerung von Fett und Bindegewebe eine Pseudohypertrophie aus („Gnomenwaden"). Die *oberen Rumpf- und Schultermuskeln* werden erst spät ergriffen, eine Facies myopathica (s. unten) bildet sich oft nicht aus.

Der *Verlauf* ist so protrahiert, daß die Kranken erst im 5. Lebensjahrzehnt gehunfähig werden. Als hormonelle Störung besteht oft eine Neigung zur Fettsucht.

b) Aufsteigende, bösartige Beckengürtelform (Duchenne) (recessiv X-chromosomal)

Diese bösartige Variante, an der *nur Knaben* erkranken, setzt bereits in den ersten drei Lebensjahren ein. Die *Ausbreitung* ist ähnlich wie bei der vorstehend beschriebenen Form, jedoch ist der Verlauf zeitlich so gerafft, daß die Kinder schon zwischen dem 12. und 15. Lebensjahr nicht mehr fähig sind zu gehen. Oft entwickeln sich Kontrakturen. Nur selten erreichen die Patienten das 25. Jahr. Die Todesursache ist ein interkurrenter Effekt der Atmungsorgane, Herzversagen oder Marasmus.

Die Krankheit ist häufig von *hormonellen Störungen* begleitet (Adipositas, Hypogenitalismus, Nebennierenrindeninsuffizienz).

c) Gliedmaßengürtelform (recessiv autosomal)

Dieser Typ befällt beide Geschlechter gleichmäßig. Das Erkrankungsalter streut weit von der frühen Kindheit bis zur Lebensmitte. Die Dystrophie beginnt im Becken- oder Schultergürtel. Pseudohypertrophien stellen sich nicht ein. Die *Entwicklung* ist meist *langsam*, jedoch sind die Kranken in den letzten Lebensjahren schwer motorisch behindert, und die Lebenserwartung ist verkürzt.

d) Absteigende Schultergürtelform (dominant autosomal)

Sie betrifft beide Geschlechter etwa gleich häufig und setzt zwischen dem 7. und 25. Lebensjahr ein. Die Dystrophie der *proximalen Arm- und Schultermuskulatur* äußert sich oft zunächst in einer Schwäche für das Anheben der Arme über die Horizontale (M. deltoides), so daß die Patienten schwere Gegenstände nicht mehr in die Höhe heben können.

Im Frühstadium wird auch die *mimische Muskulatur* betroffen. Der Kranke zeigt dann die typischen schlaffen Gesichtszüge der „*Facies myopathica*" mit leichter Ptose, fehlender Faltenbildung auf der Stirn und in der Nasolabialregion und Neigung, den Mund etwas geöffnet zu halten.

Bei der *Untersuchung* sind Augen- und Mundschluß schwach, die Patienten können nicht pfeifen oder die Backen aufblasen. Das Schultergelenk hängt herab, der Oberarmkopf sitzt nicht mehr fest in der Pfanne (M. trapezius, mittlerer Anteil). Der obere Trapeziusrand ist eingefallen, der Pectoralis major ist namentlich in seinem oberen Anteil atrophisch, so daß die Clavicula und die ersten Rippen „skeletiert" hervortreten. Im dorsalen Aspekt zeigt sich eine doppelseitige *Scapula alata* (Serratus lateralis), unter der die Atrophie der Rhomboidei erkennbar ist. Durch die Muskelatrophien ist der Schultergürtel so gelockert, daß man die Schultern passiv bis an die Ohren anheben kann (Symptom der „*losen Schultern*").

Der *Verlauf* ist gutartig. Die Dystrophie breitet sich, am Rumpf absteigend, über Thorax und Bauchmuskulatur zum Becken, an den Armen langsam von proximal nach distal aus. Dabei wird der Biceps stets früher stärker ergriffen als der Triceps. Die Handmuskeln bleiben oft frei. Die Beine werden erst spät, jenseits des 30. Lebensjahres, paretisch. Es kommt dann auch zu Kontrakturen. *Pseudohypertrophien* bilden sich bei dieser Form nur sehr *selten* aus. „Schubweise" Verschlechterungen können mit jahrelangen Perioden abwechseln, in denen die Krankheit nicht erkennbar fortschreitet. Die Lebenserwartung ist nicht immer verkürzt. Bei abortiven Formen sind die Kranken so wenig behindert, daß sie spontan nicht den Arzt aufsuchen.

Die wichtigsten Charakteristika der verschiedenen Formen sind in Tabelle 15 zusammengestellt.

Tabelle 15. *Formen der Muskeldystrophie* (nach MERTENS)

Name	Geschlecht	Vererbung	Beginn Alter	Lokalisation	Lebenserwartung
a) Aufsteigende, gutartige Beckengürtelform	♂	recessiv X-chromosomal	12—25	Beckengürtel	leicht verkürzt
b) Aufsteigende, bösartige (pseudohypertrophische) Beckengürtelform	♂	recessiv X-chromosomal	0—3	Beckengürtel	stark verkürzt <20 Jahre
c) Gliedmaßengürtelform	♂ und ♀	recessiv autosomal (uneinheitlich)	2—40	Beckengürtel, eventuell Schultergürtel	verkürzt
d) Absteigende Schultergürtelform	♂ = ♀	dominant autosomal	7—25	Gesicht oder Schultern	meist normal

Besonderheiten. Bei allen vier Typen schreitet die Entwicklung nicht so gleichmäßig vorwärts wie es oben geschildert wurde. Die ersten Symptome machen sich häufig nach *exogenen Belastungen* wie Traumen, Allgemeinkrankheiten oder schweren körperlichen Anstrengungen akut bemerkbar. Auch später können interkurrente Krankheiten und selbst seelische Konflikte zu einer „schubartigen" Verschlechterung des Leidens führen. Es wäre aber verfehlt, in diesen auslösenden Faktoren die „Ursache" der Krankheit zu sehen.

In *psychischer Hinsicht* sind manche Kinder durch Ängstlichkeit und affektive Hemmung der Intelligenzentwicklung auffällig, was durch eine überbesorgte Einstellung der Eltern begünstigt wird. Im fortgeschrittenen Stadium entwickelt sich nicht selten eine reaktiv-depressive Verstimmung oder passiv resignierte Einstellung, die bei der Behandlung mitberücksichtigt werden muß. In Einzelfällen liegt ein angeborener Schwachsinn vor.

Sporadische Erkrankungen sind weit seltener als es bei der Anamnese oft den Anschein hat. Eine Untersuchung der Familienangehörigen deckt in diesen Fällen oft eine abortive Muskeldystrophie auch unter den Verwandten der Patienten auf.

Pathologisch-anatomische Befunde. Die betroffenen Muskeln sind makroskopisch blaß-gelb gefärbt, verschmächtigt und derb. Histologisch findet sich anfangs das Bild einer großen Unregelmäßigkeit im Durchmesser der Muskelfasern: Atrophische liegen dicht neben kompensatorisch hypertrophierten Fasern, deren Sarkolemmkerne vermehrt sind und zentral liegen. Das interstitielle Bindegewebe hat zugenommen. Später zeigen sich verschiedene Formen der scholligen Faserdegeneration. Im Endstadium kommt es zu einer erheblichen unregelmäßigen Vermehrung von Fettgewebe. In schwer betroffenen Muskeln weisen nur noch die Sarkolemmkerne und vereinzelte Muskelspindeln darauf hin, daß es sich einmal um Muskelgewebe gehandelt hat. Entzündungszellen gehören nicht zum typischen histologischen Bild.

Ätiologie, Pathogenese, biochemische Befunde

Die progressive Muskeldystrophie wird auf eine genbedingte Störung des Fermentstoffwechsels („inborn error of metabolism") zurückgeführt. An welcher Stelle des Muskelstoffwechsels der primäre Defekt vorliegt, ist noch nicht bekannt, da sich sekundäre Störungen nicht sicher davon abgrenzen lassen. Es scheint, daß der zeitlich erste Vorgang ein Herausfließen von *Enzymen* aus der Muskelzelle ist. Die Zelle versucht daraufhin, den Verlust der Enzyme zu kompensieren, indem sie diese vermehrt aus Ribosomen synthetisiert. Elektronenmikroskopisch zeigt sich dies in einer Anschwellung der Ribosome. Eine Kompensation ist aber nur sehr begrenzt möglich, und es kommt bald zum *Substanzverlust* des Muskelgewebes mit *Bindegewebszunahme*. Die entscheidende ätiologische Frage, wodurch der Enzymefflux entsteht, ist noch offen. Ursache kann entweder eine *abnorme Enzymkonstitution* oder ein *Defekt* in der *Membran* sein.

Biochemisch finden sich folgende Abweichungen:

1. Die erkrankte Skeletmuskulatur kann weder das endogene noch das exogene Kreatin für den Energiestoffwechsel fixieren. Der Muskel verarmt infolgedessen an *Kreatin*, das in pathologischer Menge im Urin ausgeschieden wird. Die Ausscheidung von *Kreatinin*, das aus dem Muskelkreatin stammt, ist entsprechend vermindert. Pathologische Kreatinurie ist allerdings für Muskeldystrophie nicht beweisend, da sie bei allen Zuständen beobachtet wird, in denen Muskelgewebe zugrunde geht, z. B. bei amyotrophischer Lateralsklerose, aber auch bei Kachexie. Der Befund muß also stets in das Gesamtbild eingeordnet werden.

2. Zahl und relative Quantität der Ausscheidung von *Aminosäuren*, besonders von Arginin, Histidin, Lysin, Prolin und Methionin sind im Urin erhöht.

3. Bei der beschriebenen Störung im Kreatinstoffwechsel des Muskels ist die *Kreatinphosphokinase* (CPK) im Muskel vermindert und im Serum vermehrt. Die CPK muß morgens nüchtern und nach körperlicher Ruhe bestimmt werden, da nach Muskelarbeit die Werte häufig fälschlich erhöht sind.

4. Vermehrt ist auch der Serumspiegel der *Aldolase*, die Fructose-1,6-Diphosphat in Triosephosphate spaltet, der Milchsäuredehydrogenase (LDH) und der Transaminasen.

Alle diese biochemischen Befunde sind in Abhängigkeit vom Krankheitstyp, Verlaufsstadium und auch individuell sehr variabel. Bei häufigeren Kontrollen kann man danach aber doch ein Bild vom Aktivitätszustand der Krankheit gewinnen.

Die *Differentialdiagnose* darf nur mit Vorsicht vom Ausfall dieser Untersuchungen abhängig gemacht werden: Es gibt noch keinen biochemischen Befund, der verläßlich zwischen neurogener und myogener Atrophie unterscheidet, wenn auch bei sehr hohen CPK-Werten eine neurogene Atrophie nur geringe Wahrscheinlichkeit hat. Dagegen ist eine Enzymuntersuchung bei *Konduktorinnen* der recessiv geschlechtsgebundenen Form nützlich: Wenn der Enzymspiegel bei ihnen pathologisch erhöht ist, sollte man von Nachkommen abraten.

Therapie. Da die Ursache der Muskeldystrophie noch nicht bekannt ist, gibt es zur Zeit keine kausale Therapie. Im Laufe der Jahre sind immer wieder neue Behandlungsverfahren vorgeschlagen worden, bisher hat sich aber keine davon durchsetzen können. Die Verordnung anaboler Steroide, von der man sich theoretisch eine günstige Wirkung auf den Muskelstoffwechsel erhofft hatte, ist nicht nur nutzlos geblieben, sondern hat sich als schädlich erwiesen: nach Absetzen der Steroidpräparate haben viele Untersucher Verschlechterungen der Muskeldystrophie beobachtet.

Sinnvoll erscheinen allein dosierte krankengymnastische Übungen, um die noch funktionstüchtigen Muskeln zu kräftigen und Kontrakturen vorzubeugen. Zur Ergänzung gibt man eine eiweißreiche Nahrung.

Differentialdiagnose

1. Die **progressive spinale Muskelatrophie** vom Typ Duchenne-Aran ist schon durch den distalen Beginn an den Händen und das spätere Erkrankungsalter verhältnismäßig leicht abzugrenzen. Zur Unterscheidung von der Werdnig-Hoffmannschen und Kugelberg-Welanderschen Form (s. S. 370 und 371) dienen folgende Kriterien: Bei den neurogenen Atrophien sind fasciculäre Zuckungen häufig, die Reflexe erlöschen frühzeitig, das EMG ist charakteristisch verändert. Näheres s. S. 35.

2. **„Pseudomyopathische" proximale Polyneuritis.** Der Verlauf ist zeitlich mehr gerafft als bei Muskeldystrophie, Sensibilitätsstörungen und Schmerzen sind häufig. Die Verteilung der Paresen ist nicht so diffus, aufsteigende oder absteigende Ausbreitung fehlt. Die Reflexe erlöschen früh. Elektrisch findet sich Entartungsreaktion. Das EMG kann oft zur Unterscheidung beitragen. Bei diabetischer Polyneuritis, die proximal lokalisiert und rein motorisch sein kann, führt der internistische Befund zur Diagnose.

3. Manche Fälle von **Restlähmung nach Poliomyelitis** können einer Muskeldystrophie ähnlich sein. Hier fehlt aber die biochemische Aktivität, auch ist aus der Vorgeschichte meist ein akuter Krankheitszustand zu erfahren, und die Krankheit schreitet nicht weiter fort.

4. Die Differentialdiagnose zu den verschiedensten Formen der **Polymyositis** ist auf S. 393 besprochen. Die Unterscheidung zwischen den beiden Krankheitsgruppen hat große praktische Bedeutung, weil die Polymyositis weit besser therapeutisch zu beeinflussen ist als die Muskeldystrophie.

2. Polymyositis

Unter diesem Oberbegriff wird eine große Gruppe von Krankheiten zusammengefaßt, die sich klinisch durch *Muskelschwäche* bis zur „myoplegischen" Lähmung, allgemeine Hinfälligkeit und *oft* auch *Schmerzen* in den befallenen Muskeln äußern. Die Myositiden können akut, subakut oder chronisch verlaufen, sie ergreifen je nach Typ und Schweregrad einige oder fast alle Muskeln.

Wir unterscheiden zwei große Gruppen:

a) Interstitielle Herdmyositis mit bekannter Ätiologie
(Bakterien, Pilze, Parasiten)

Diese Formen werden hier nicht besprochen, da sie als Begleiterscheinungen von Krankheiten aus dem Gebiet der inneren Medizin meist im Hintergrund der akuten allgemein-entzündlichen Symptomatik stehen.

b) Myositis unbekannter Ätiologie = Polymyositis

Die Krankheit befällt Frauen im Verhältnis 2:1 häufiger als Männer. Sie kann in jedem Lebensalter, auch schon in der frühen Kindheit auftreten, wird jedoch in 50% der Fälle zwischen dem 40. und 60. Lebensjahr beobachtet.

Symptomatik

Das Kardinalsymptom ist eine proximal im Becken- oder Schultergürtel einsetzende *Muskelschwäche*. Diese breitet sich im weiteren Verlauf nach cranial aus, so daß auch Nackenmuskeln (Kopf sinkt nach vorn), bulbäre Muskeln (Schluckstörung, nasale Sprache) und Augenmuskeln, einschließlich der Lidheber, geschwächt bis gelähmt werden.

Die befallenen Muskeln sind oft, aber keineswegs immer, spontan und auf Druck *schmerzhaft*. Atrophie stellt sich nur in geringem Maße ein. Die Eigenreflexe sind meist gut, sogar sehr lebhaft auslösbar.

Wenn bei diesen Symptomen charakteristische *Hautveränderungen* vorkommen, sprechen wir von **Dermatomyositis**. Diese tritt vor allem im Kindesalter auf. Die Hautsymptome bestehen in leichtem Ödem und bläulich-violetter Verfärbung („Lilakrankheit") vor allem um die Augen, seitlich der Nase, an Hals und Schultern. In diesen Gebieten kommt es auch zu Pigmentverschiebungen und Teleangiektasien. Das Zahnfleisch ist häufig geschwollen. An den Acren kann ein Raynaud-Syndrom auftreten.

Laboruntersuchungen. Die BSG ist oft beschleunigt, im Blutbild findet sich Eosinophilie bei normaler Leukocytenzahl, in der Elektrophorese sind die γ-Globuline vermehrt. SGOT, CPK und Aldolase sind, wie bei jeder rasch verlaufenden Muskelkrankheit, im Serum erhöht. Die Kreatinausscheidung im Urin liegt über der Norm. Wiederholte Untersuchungen des Fermentspiegels lassen erkennen, ob die Krankheit fortschreitet oder zurückgeht.

Die *Diagnose* der Dermatomyositis ist nicht schwer zu stellen, und auch die akute Polymyositis, die mit Schmerzen, Fieber und anderen Entzündungszeichen auftritt, bietet keine ernsten diagnostischen Probleme. Dagegen kann bei der *chronischen Form*, die oft schmerzlos ist, die Abgrenzung gegen Muskeldystrophie sehr schwierig sein. Ein wichtiges Charakteristikum der Polymyositis ist der *fluktuierende Verlauf* mit Verschlechterungen und Remissionen, bei denen die Muskulatur in wechselnder Verteilung ergriffen wird. *Bei jeder rasch fortschreitenden Myopathie jenseits des 30. Lebensjahres muß man an Polymyositis denken.* Die Diagnose wird durch Biopsie und EMG gesichert.

Histologisch zeigen sich Degeneration der Muskelfasern, vorwiegend perivenöse Infiltrate von Plasmazellen, regenerative Reaktion verschiedenen Grades, später Faserverlust und Bindegewebsvermehrung. Die Veränderungen sind bei den verschieden raschen Verlaufsformen graduell unterschiedlich ausgeprägt. Im *Elektromyogramm* findet man die Zeichen einer Myopathie und zusätzlich repetitive Spontanaktivität (Fibrillieren). Diese zeigt eine Übererregbarkeit denervierter Muskelfasern an, die vermutlich auf Degeneration der Endaufzweigungen der motorischen Nervenfasern beruht.

Verlauf

Die *akute Polymyositis* führt, namentlich bei Kindern, in der Hälfte der Fälle innerhalb eines Jahres zum Tode. Todesursachen sind Atemlähmung oder Nierenversagen nach Art des *Crush-Syndroms*.

Die *chronischen Formen* haben eine Krankheitsdauer von durchschnittlich 5—10 Jahren. Im Spätstadium kann sich auch eine myasthenische Ermüdbarkeit der Muskeln entwickeln.

Ätiologie

Polymyositis und Dermatomyositis werden nach der Lokalisation der Entzündung im Bindegewebe, den begleitenden humoralen Veränderungen und der Beeinflußbarkeit durch Cortison zu den *Kollagenkrankheiten* gerechnet. Sie treten gelegentlich mit anderen Krankheiten dieser Gruppe zusammen auf: rheumatisches Fieber, Erythematodes, Sklerodermie, Periarteriitis nodosa.

Behandlung

Entsprechend sind *Glucocorticoide* die Therapie der Wahl: z.B. 30 mg Prednisolon/die im akuten Stadium, danach für längere Zeit 18 mg/die als Erhaltungsdosis. Hierdurch kann das akute Stadium meist aufgehalten und das Fortschreiten der chronischen Entwicklung verlangsamt werden. Allerdings kommt es nicht mehr zur Regeneration in allen zugrunde gegangenen Muskelfasern, sondern nur zu einer „Defektheilung". Rezidive sind, nach der Natur der Krankheit, stets zu befürchten.

Sonderformen

Zur Polymyositis gehören auch die Mehrzahl der Fälle von *symptomatischer Myopathie* bei malignen Tumoren, bei endokrinen Störungen, z.B. im Klimakterium, bei Hyperthyreose und Diabetes sowie beim Erythematodes. Unter den Tumoren sind vor allem das kleinzellige Bronchialcarcinom, weiter Mamma-,

Tabelle 16. *Differentialdiagnose zwischen progressiver Muskeldystrophie und Polymyositis*

	Progressive Muskeldystrophie	Polymyositis
Erkrankungsalter	meist Kindheit und Jugend	meist mittleres Alter
Verhältnis ♀ : ♂	Jungen > Mädchen	Frauen > Männer
familiäre Belastung	Erbkrankheit	∅
Progredienz	meist sehr langsam	häufig rascher
Verlauf	meist chronisch fortschreitend, nie Remissionen	oft Schübe und Remissionen
Lokalisation	selektiv einzelne Muskelgruppen, stets mehr proximal	global, proximal und später auch distal
Nackenheber, Dysphagie, Lidheberschwäche	∅ betroffen	sehr typisch +
Atrophien und Schwäche	Schwäche parallel zu Dystrophie	große Schwäche, geringe Atrophie
Pseudohypertrophie	+	∅
Reflexe	abgeschwächt bis ∅	erhalten bis ++
Schmerzen	∅	häufig
Hauterscheinungen	∅	bei Dermatomyositis +
„entzündliche" Laborbefunde	∅	+
Besserung durch Steroide	∅	+ bis ++

Magen- und Gallenblasencarcinom zu nennen. Auch nach langer *Steroidbehandlung*, vor allem mit Triamcinolon (9-Fluor-16-Hydroxy-Prednisolon) kann eine ähnliche Myopathie auftreten.

Klinisch findet man eine proximale Muskelschwäche und -atrophie vor allem im Beckengürtel, histologisch entspricht das Bild einer Polymyositis.

Die *Behandlung* muß sich, soweit möglich, gegen das Grundleiden richten und wird durch Gymnastik und Bewegungsübungen ergänzt.

Abschließend sind in Tabelle 16 (S. 393) die wichtigsten Charakteristika für die Differentialdiagnose zwischen Polymyositis und progressiver Muskeldystrophie zusammengestellt:

3. Myasthenie

Als myasthenisches Syndrom bezeichnen wir eine *abnorme Ermüdbarkeit der Willkürmuskulatur*, die sich unter Belastung einstellt und sich — zumindest im Anfangsstadium der Krankheit — beim Ruhen der betroffenen Muskeln wieder zurückbildet. Die Belastung kann in wiederholter phasischer oder längerdauernder tonischer Muskelanspannung bestehen. Die myasthenische Ermüdbarkeit ist zunächst und bei leichteren Lähmungen auf einzelne Muskeln oder Muskelgruppen beschränkt, später und bei schwerer Lähmung ist sie generalisiert. Myasthenie führt zu einer typischen Veränderung der elektrischen Erregbarkeit, die weiter unten beschrieben ist. Wir *unterscheiden* eine essentielle Myasthenie (Myasthenia gravis pseudoparalytica) von verschiedenen symptomatischen Formen.

a) Myasthenia gravis pseudoparalytica

Vorkommen

Die Krankheit ist nicht erblich. Frauen sind doppelt so häufig betroffen wie Männer. Man rechnet mit 100 Patienten auf 1 Million Einwohner. Das *Erkrankungsalter* streut sehr breit, von der Geburt bis ins 8. Lebensjahrzehnt. In den meisten Fällen treten die ersten Symptome zwischen 20 und 40 Jahren auf.

Neugeborene Kinder myasthenischer Mütter haben in 10—20% der Fälle ein myasthenisches Syndrom. Die Kinder fallen durch Trinkschwäche, kraftlose Atmung, mattes Schreien und nur geringe Spontanmotorik auf. Diese *Neugeborenenmyasthenie* klingt innerhalb weniger Wochen unter geeigneter Therapie wieder ab und kehrt im späteren Leben nicht mehr wieder. Außerdem gibt es eine *angeborene* Form, bei der die Eltern der Kinder stets gesund sind, aber Geschwister ebenfalls erkrankt sein können. Diese Myasthenie bildet sich nicht wieder zurück, sondern verläuft progredient mit schlechter Prognose.

Symptomatik und Verlauf

In der Mehrzahl der Fälle macht sich die Krankheit zuerst an den *kurzen Muskeln* bemerkbar, die von den motorischen Hirnnerven versorgt werden, und ergreift erst später die Muskulatur des Rumpfes und der Extremitäten. Die Begründung für diese Bevorzugung ist auf S. 65 gegeben.

Im *Initialstadium* stellt sich oft zunächst eine einseitige oder doppelseitige *Ptose* ein, die im Laufe des Tages so schwer werden kann, daß der Patient den Kopf weit zurückneigen muß, um durch die enge Lidspalte zu blicken. Später sinkt das Oberlid vollständig herunter und muß mit einem Finger emporgehoben werden. Weiter treten, besonders beim Lesen, *Doppelbilder* auf, die in der Ruhe anfangs ganz, später nur teilweise wieder verschwinden. Vor allem sind die Bulbusheber betroffen. Bei längerem Bestehen der Krankheit werden immer mehr Augenmuskeln befallen, bis der Bulbus ein- oder doppelseitig nur noch minimal beweglich ist. Augensymptome finden sich in mehr als 90% der Fälle von Myasthenie. Bei 20% bleibt die Krankheit auf die äußeren Augenmuskeln und Lidheber beschränkt.

Jede isolierte Ptose, die nicht von Geburt an besteht, und jede Lähmung äußerer Augenmuskeln ist dringend auf Myasthenie verdächtig. Differentialdiagnose s. S. 409.

Wenn die Krankheit *weitere craniale* Muskeln ergreift, erschlaffen die Gesichtszüge zur *Facies myopathica*: Der Mundschluß wird kraftlos, die Patienten können nicht mehr pfeifen oder die Backen aufblasen. Kauen und Schlucken verschlechtern sich im Laufe jeder größeren Mahlzeit, so daß die Speisen im Munde liegenbleiben und Flüssigkeiten durch die Nase regurgitiert werden. In schweren Fällen kann der Kranke die Masseteren nicht mehr tonisch anspannen, um den Mund geschlossen zu halten und muß den Unterkiefer mit der Hand stützen. Die *Stimme* wird durch mangelhafte Abdichtung des Nasen-Rachenraumes näselnd, die Sprache durch Erschwerung der Artikulation kloßig und unbeholfen. Nicht selten tritt eine Sprechstörung erst im Laufe eines Gesprächs auf. Manchmal kann der Kranke infolge Schwäche der Sternocleido- und Nackenmuskeln den Kopf nicht gerade halten.

Die Krankheit breitet sich dann weiter auf den *Rumpf* und die *Extremitäten* aus, wo die Schwäche zuerst in proximalen, dann in distalen Muskeln auftritt. Schon nach wenigen Schritten wird der Gang in der Ebene watschelnd, ist das Treppensteigen unmöglich, und die Patienten können selbst beim Gehen zusammensinken. Tätigkeiten, die längeres Heben der Arme erfordern wie Kämmen, Rasieren oder bestimmte Haushaltsarbeiten, können nur noch mit Unterbrechungen ausgeführt werden. Später leiden auch feine Verrichtungen der Hände, namentlich Schreiben oder Handarbeiten, weil der Kranke die tonische Innervation zum Halten des Stiftes oder der Nadel nicht mehr ausreichend lange geben kann. Sobald die Intercostalmuskulatur betroffen wird, besteht die Gefahr einer Atemlähmung (regelmäßige spirometrische Untersuchung!).

Sehr bemerkenswert ist die *unsystematische Verteilung* der myasthenischen Schwäche: Unabhängig von der Nervenversorgung kann von zwei benachbarten Muskeln der eine schwer, der andere kaum oder gar nicht betroffen sein.

Im *Endstadium* hat sich eine andauernde, nicht mehr rückbildungsfähige Schwäche auf alle Bezirke der Willkürmuskulatur ausgedehnt, so daß der Patient sich nicht mehr aus dem Liegen aufrichten und seine Arme nur noch ganz kraftlos und in geringen Exkursionen bewegen kann. Die Atmung wird selbst für diese vita minima insuffizient: Der Tod tritt ganz plötzlich, oft in der Nacht, durch Atemlähmung ein.

Die mangelhafte Rückbildung der Lähmungen und die andauernde, besonders proximale Muskelschwäche im fortgeschrittenen Krankheitsstadium, d.h. nach 2—3 Jahren, beruhen auf einer sekundären Myopathie, die histologisch dem Bild einer chronischen Myositis (s. S. 392) ähnlich ist. Sie ist aus dem Elektromyogramm und biochemisch aus einer pathologischen Kreatinurie und Erhöhung der Fermentaktivitäten im Serum zu diagnostizieren.

Die progrediente Ausbreitung auf immer weitere Muskelgruppen ist das eine Charakteristikum des *Verlaufes*, das andere ist ein Wechsel von Verschlechterungen und partiellen Remissionen. Interkurrente Krankheiten, Menstruation, intensive Sonnenbestrahlung verschlimmern die Krankheit häufig. Bei seelischer Erregung oder Verstimmung werden die Symptome ebenfalls vorübergehend schwerer. Schwangerschaft kann die Myasthenie vorübergehend bessern, dagegen ist kurz vor der Geburt und im Wochenbett meist eine Erhöhung der Dosis erforderlich.

Die *Krankheitsdauer* ist sehr unterschiedlich: Es gibt foudroyante Verläufe, die in wenigen Monaten zum Tode führen. Etwa 15% der Kranken sterben in den ersten 2 Jahren. Rund 20% bleiben unbeeinflußt oder verschlechtern sich trotz der Behandlung. Für die Mehrzahl ist aber heute, unter zweckmäßiger Behandlung, die Lebenserwartung nicht verkürzt. Die Prognose verschlechtert sich mit dem Erkrankungsalter.

Internistische Befunde, die in der Diskussion um die Pathogenese (s. S. 397 und 398) eine Rolle spielen, sind eine Neigung zur Schilddrüsenüberfunktion, die sich in 30% der Fälle finden soll, und eine auffällige Häufung von *Thymomen*, Thymushyperplasie oder Thymuspersistenz. In der Literatur werden Zahlen zwischen 20 und 50% angegeben. Die Thymome sind nicht immer substernal lokalisiert, manchmal liegen sie im vorderen Mediastinum in Höhe der Herztaille oder der Hili, so daß sie als Aortenaneurysma, Herzgeschwulst, Lungentumor, pneumonisches Infiltrat o. ä. verkannt werden.

Diagnose

In der Mehrzahl der Fälle läßt sich die Diagnose mit einfachen Mitteln bei der körperlichen Untersuchung stellen. Man fordert den Patienten auf, eine bestimmte Bewegung viele Male zu wiederholen und stellt dabei das charakteristische Nachlassen der Muskelkraft bis zur völligen Lähmung fest.

1. 50mal Augen öffnen und schließen läßt eine Ptose erscheinen,
2. beim Trinken und Kauen fester Speisen kommt es rasch zur Regurgitation, Kauen und Schlucken werden zunehmend mühsam,
3. beim lauten Lesen wird die Stimme innerhalb weniger Minuten nasal, und die Artikulation läßt nach,
4. 30—40mal Anheben des Kopfes im Liegen führt zu deutlich erkennbarer Erschöpfung der Sternocleidomuskeln,
5. wiederholtes Drücken des Dynamometers oder des Ballons am Blutdruckapparat gestattet sogar, was für die Beurteilung der Therapie wichtig ist, eine quantitative Erfassung der myasthenischen Ermüdung.

Die *elektrische Untersuchung* zeigt die *myasthenische Reaktion:* Nach supramaximaler *faradischer* Dauerreizung des Nerven, dem die betroffenen Muskeln zugehörig sind, läßt die Stärke der Kontraktion des myasthenischen Muskels allmählich nach, und es kommt auch zu einem Zerfall der tetanischen Dauerkontraktion in einzelne ungleichmäßige Zuckungen. Nach kurzer Erholung ist die Reaktion im ersten Augenblick der Reizung wieder normal. Bei Anwendung des galvanischen Stromes finden sich keine Störungen, da es sich hierbei um Einzelreize handelt. Im *Elektromyogramm* nehmen die Aktionspotentiale nach indirekter tetanischer Reizung ab, zumal wenn $1/2$ Std. vorher 0,5 g Chinin per os gegeben wurde.

Weiter läßt sich eine nur gering ausgeprägte Myasthenie durch folgende **pharmakologische Tests** nachweisen:

1. *Prostigmintest.* Man injiziert im Zustand der muskulären Erschöpfung 1,5 mg Prostigmin subcutan oder 0,5 mg i.v. und stellt eine rasche und deutliche Besserung der Kontraktion aller befallenen Muskeln fest.

2. *Tensilontest.* Nach i.v. Injektion von 10 mg Tensilon (Edrophoniumchlorid) kommt es für 5 min zu einer Besserung der Kraftleistung.

3. *Chinintest.* Nach 0,5 g Chinin per os kommt es zu einer vorübergehenden Verschlechterung der Erschöpfungstendenz in myasthenischen Muskeln. Die Chiningabe kann in Abständen von 2 Std bis zur Gesamtdosis von 1,5 g wiederholt werden.

4. *Curareversuch.* Die Empfindlichkeit gegen Curare ist beim Myastheniker so stark erhöht, daß schon $^1/_{50}$ der Curarisierungsdosis für einen 50 kg schweren Menschen, d.h. 0,15 mg d-Tubocurarin i.v., eine myasthenische Lähmung provozieren. Der Versuch darf nur durchgeführt werden, wenn 10 mg Tensilon injektionsfertig aufgezogen bereitliegen und die Möglichkeit zu künstlicher Beatmung besteht.

Bei allen diesen Tests sollte, wenn möglich, gleichzeitig auch eine elektromyographische Untersuchung vorgenommen werden.

Pathophysiologie

Die abnorme Ermüdbarkeit der myasthenischen Muskeln beruht auf einer pathologischen Veränderung der neuromuskulären Überleitung, die zur Folge hat, daß Acetylcholin (Ach.) an der motorischen Endplatte nicht mehr in ausreichendem Maße eine Depolarisation auslösen kann.

Die motorische Endplatte besteht aus einer *präsynaptischen* und einer *postsynaptischen Membran*, beide Membranen sind durch einen Spalt von 30—50 mµ voneinander getrennt. In der Nähe dieses Spaltes liegen kleine Bläschen, die minimale Quantitäten von Acetylcholin enthalten. Schon in der Ruhe werden fortgesetzt kleinste Mengen von Ach. frei, die sich elektrophysiologisch als *„Miniatur-Endplattenpotentiale"* nachweisen lassen, aber nicht zu einer fortgeleiteten Erregung und Kontraktion führen. Trifft ein efferenter Impuls am Ende der Nervenfaser ein, treten größere Mengen von Ach. aus, reagieren chemisch mit der postsynaptischen Membran und verändern deren Permeabilität für K^+, Na^{++} und Ca^{++}, so daß eine Depolarisation möglich wird, die sich als Erregungswelle über den Muskel ausbreitet.

Eine *erste Theorie* gründete sich auf die klinische Ähnlichkeit zwischen der myasthenischen und der Curarelähmung, die ebenfalls zuerst die cranialen Muskeln befällt. Curare verhindert die Verbindung des Ach. mit der *postsynaptischen Membran*, indem es dessen lokale Receptoren blockiert. Die Störung der neuromuskulären Übertragung kann durch Cholinesterasehemmstoffe beseitigt werden, die zu einer Anreicherung von Ach. führen. Man nimmt an, daß das vermehrt vorhandene Ach. das Curare dann wieder vom Receptor verdrängt.

Ein ähnlicher *Verdrängungsblock* sollte bei der Myasthenie durch einen curareähnlichen Stoff entstehen. Die unterstellte *curareähnliche Substanz* sollte sich bei Muskelarbeit bilden und im Blut myasthenischer Kranker zirkulieren. Diese Annahme konnte die maximale Empfindlichkeit gegenüber Curare und die vorübergehende Myasthenie bei neugeborenen Kindern myasthenischer Mütter erklären. Mit der Annahme eines zirkulierenden Hemmstoffes allein wäre allerdings nicht zu vereinbaren, daß die Myasthenie bei einzelnen Patienten benachbarte Muskeln ganz unterschiedlich befällt. Auch bestehen elektrophysiologische Unterschiede zwischen der myasthenischen und der Curarelähmung. Aus diesen Beobachtungen hat man in jüngerer Zeit geschlossen, daß die Hypothese einer postsynaptischen kompetitiven Hemmung des Acetylcholins nicht aufrechterhalten werden kann.

Eine andere Möglichkeit wäre, daß beim Myastheniker zu viel *Cholinesterase* produziert wird, die das normal gebildete und freigesetzte Ach. zersetzt. Das Serum der Kranken enthält aber normale Esterasewerte.

Schließlich könnte die neurochemische Störung die *Bildung, Speicherung oder Freisetzung des Ach.* an den Nervenendigungen betreffen. Die *Cholinacetylase*, das synthetisierende Ferment des Ach., wird im Soma des Motoneurons gebildet und wandert mit dem Axoplasmastrom in die Nervenendigungen. Wenn die *Bildung des Fermentes* in den motorischen Vorderhornzellen defekt wäre, stünde Ach. an der Endplatte nicht mehr in ausreichender Menge zur Verfügung. Diese Theorie würde die gelegentliche symptomatische Myasthenie bei Krankheiten des motorischen Vorderhorns, wie Polio und ALS, verständlich machen. Sie wird auch durch intracelluläre Messungen mit Hilfe von Mikroelektroden an excidierten Muskelstückchen von myasthenischen Patienten gestützt. Dabei hat sich gezeigt, daß die erwähnten Miniatur-Endplattenpotentiale bei diesen Patienten wesentlich seltener sind als bei normalen Personen. Die postsynaptische Membran ist dagegen für direkt zugeführte kleinste Mengen von Ach. ebenso empfindlich wie bei Gesunden.

Diese und andere Befunde sprechen dafür, daß die biochemische Störung bei der Myasthenie *präsynaptisch*, in der Bildung und Speicherung des Ach. in den Nervenendigungen zu suchen ist. Die *myasthenische Erschöpfung* kommt also nicht dadurch zustande, daß das normal gebildete Ach. durch pathologisch vermehrte Cholinesterase zu rasch zersetzt wird, sondern daß *der Nachschub an Ach. bei muskulärer Tätigkeit nachläßt*. Die präsynaptische Störung unterscheidet sich von der, die beim Botulismus vorliegt. Bei diesem ist die Freisetzung des Ach. erschwert, seine Synthese ist nicht betroffen. Im Gegensatz zur Myasthenie kann die Störung der neuromuskulären Überleitung beim Botulismus nicht durch Prostigmin gebessert werden.

Eine letzte Erwägung knüpft an die bemerkenswerte Häufigkeit von Thymomen und Thymuspersistenz und von lymphocytären Infiltraten in den Muskeln von Myastheniekranken an. Man hat danach diskutiert, ob die Myasthenie zu den *Autoimmunkrankheiten* gerechnet werden könnte. Auffällig ist allerdings, daß ACTH und Cortison, die bei Autoimmunkrankheiten wirksam sind, bei Myasthenie nicht nur erfolglos bleiben, sondern eine cholinergische Krise provozieren können. Auch macht die angeborene Myasthenie von Kindern gesunder Eltern der immunologischen Hypothese Schwierigkeiten, weil die Antikörperbildung erst einige Zeit nach der Geburt reift.

Therapie

Aus den oben referierten Theorien über die Pathogenese der Myasthenie folgt, daß die *Behandlung mit Cholinesterasehemmstoffen* nicht kausal ist, sondern nur eine Kompensation der biochemischen Störung erreichen kann, indem die Wirksamkeit des Ach. durch Hemmung seines Abbaus verlängert wird.

1. An erster Stelle steht das *Neostigmin*, das neben der Cholinesterasehemmung auch eine direkt depolarisierende postsynaptische Wirkung hat. Es wird als *Prostigmin forte* in Tabletten zu 15 mg gegeben oder in Ampullen zu 0,5 mg s.c. injiziert. Beide Mengen sind pharmokologisch äquivalent. Die Wirkung setzt rasch ein, hält aber nur 1—3 Std vor. Bei längerer Anwendung läßt die Wirksamkeit des Prostigmins nach, so daß die Dosis erhöht werden muß. Damit besteht die Gefahr einer *Überdosierung* mit Übelkeit, Schwindelgefühl, Muskelzittern oder voll ausgebildeter *cholinergischer Krise* (s. S. 400). Je nach Schwere des Falles gibt man 5—50 Tabletten oder 2—5 und auch mehr Ampullen über den Tag verteilt. Eine mittlere Dosis ist z.B. alle 2 Std eine oder alle 3 Std 2—3 Tabletten. Das Medikament soll mit dem Essen genommen werden, um die Resorption etwas zu verzögern.

2. Pyridostigmin (*Mestinon*, Tabletten zu 60 mg), ganz vorwiegend ein Cholinesterasehemmstoff, hat eine verlängerte Wirkung, so daß man oft mit 4 bis 5 Einzelgaben auskommt, was für den Patienten wesentlich angenehmer ist. Das Mittel ist auch besser verträglich als Prostigmin. Im allgemeinen gibt man nicht mehr als 600—840 mg/die.

Bei der Umstellung von Prostigmin auf Mestinon oder für eine Kombination beider Präparate sind 60 mg Mestinon 15 mg Prostigmin in der Stärke der Wirkung gleichzusetzen.

3. Eine besonders lange Wirkungsdauer (6—8 Std lang) hat Mestinon retard. Die Tabletten enthalten 180 mg Mestinon.

4. Edrophoniumchlorid *(Tensilon)* wird in Einzeldosen von 2—10 mg hauptsächlich zu Untersuchungszwecken angewandt, da seine postsynaptische Wirkung sehr flüchtig ist. Es soll zudem, als Infusion an mehreren Tagen hintereinander gegeben, bei solchen Patienten, die gegenüber Prostigmin unempfindlich geworden sind, die Ansprechbarkeit auf das Mittel wiederherstellen oder bessern.

Zu *Beginn einer Behandlung* mit Cholinesterasehemmern kombinieren wir *Prostigmin und Mestinon*. Der Patient erhält morgens Prostigmin, tagsüber Mestinon und abends Mestinon retard. Die Dosis richtet sich nach dem Effekt. Man muß beachten, daß es für jeden Patienten eine obere Grenze der Besserung gibt, die durch eine weitere Erhöhung der Dosis nicht mehr überschritten werden kann. Die Einstellung eines Patienten auf Cholinesterasehemmer erfordert eine gute Vertrautheit mit der Krankheit und der Wirkungsweise der Medikamente. Deshalb sollte sie zweckmäßig in einer Klinik vorgenommen werden. Je älter die Patienten, desto schwieriger ist die Therapie.

In Einzelfällen wird eine *Röntgenbestrahlung* der Thymus mit 2000 r in Tagesdosen zu 200 r oder die *Thymektomie* vorgenommen. Die Erfolge sind wechselnd. Als Notmaßnahme ist die Thymektomie nicht geeignet. Es gibt bisher noch keine Kriterien, nach denen man die Indikation zur Operation eindeutig stellen kann. Man operiert im allgemeinen nur Patienten bis zu 30 Jahren. Der Eingriff ist groß und technisch schwierig und verlangt ein sehr gut eingespieltes Team von Thoraxchirurgen und speziell in der Behandlung der Myasthenie erfahrenen Neurologen, um die medikamentöse Behandlung vor und nach der Operation richtig zu dosieren.

Myasthenische und cholinergische Krise und ihre Behandlung

Bei jeder Behandlung einer Myasthenie muß man mit zwei Gefahren rechnen:

a) Unterdosierung kann zu einer *myasthenischen Krise* führen,

b) Überdosierung hat eine exzessive Ansammlung von Ach. an der motorischen Endplatte zur Folge, die daraufhin andauernd depolarisiert ist: *cholinergische Krise*.

Beide Krisen äußern sich in der *Motorik* als rasche Zunahme der Muskelschwäche mit der Gefahr des Exitus an Atemlähmung. Das Schicksal des Kranken hängt davon ab, ob rechtzeitig erkannt wird, welche Art von Krise vorliegt und unverzüglich die entsprechende Behandlung einsetzt.

Bei der *cholinergischen Krise* treten außer der Schwäche Fasciculieren der Muskulatur und an vegetativen Symptomen Miosis, Nausea, Erbrechen, Schwitzen, Tränenfluß, starke Bronchialsekretion, Darmkrämpfe und Diarrhoe auf. Das Bild gleicht der E 605-Vergiftung und kommt auf dieselbe Weise, durch Acetylcholinintoxikation, zustande.

Alle diese Symptome fehlen bei der *myasthenischen Krise*, die also nur durch die rasche Zunahme der Lähmung charakterisiert ist.

In jedem Falle muß sofort *künstliche Atmung* bereitgestellt und das Atemvolumen spirometrisch fortlaufend kontrolliert werden. Hat man kein Spirometer zur Hand, kann man eine latente Ateminsuffizienz durch die Schwäche des Hustenstoßes erkennen. Selbstverständlich läßt man den Patienten durch eine Dauerwache beobachten. Unter diesen Kautelen ist die einfachste *Unterscheidung* durch Absetzen der spezifischen Therapie möglich. Bessert sich die Muskelkraft, liegt eine Überdosierung vor, nimmt die Lähmung zu, handelt es sich um Unterdosierung.

Als Testverfahren eignen sich:

a) Injektion von 0,25 Toxogonin i.v., das die Blockierung der Cholinesterase wieder rückgängig macht. Bei Überdosierung nimmt danach die Kraft zu, bei Unterdosierung ab.

b) Intravenöse Injektion von 2 mg Tensilon führt bei Überdosierung zur Verschlechterung, bei Unterdosierung zu rascher Besserung innerhalb von 30 sec bis 2 min.

Steht die Diagnose fest, wird folgende Behandlung gegeben:

Therapie der Überdosierung. Cholinesterasehemmer absetzen, Luftwege freihalten, eventuell Tracheotomie und künstliche Atmung ansetzen, 1—2 mg Atropin i.v. oder i.m. gegen die muscarinartigen Effekte auf die postganglionären parasympathischen Receptoren in den Drüsen und in der glatten Muskulatur. Die nicotinartige Acetylcholinwirkung (cholinerge Übertragung an der motorischen Endplatte) wird durch Atropin allerdings nicht beeinflußt. 0,25 Toxogonin i.v. Die Wirkung hält $1^1/_2$—2 Std an. Danach kann die Dosis wiederholt werden. Sobald die Krise beseitigt ist, wird wieder Prostigmin gegeben.

Therapie der Unterdosierung. An erster Stelle Prostigmin, auch wiederholt 10 mg Tensilon i.v. oder 50 mg in 500 ml einer isotonischen Lösung als Dauertropfinfusion.

b) Symptomatische Myasthenie

Myasthenische Ermüdbarkeit wird gelegentlich bei folgenden Krankheiten beobachtet:

1. Polymyositis,
2. progressive Muskeldystrophie,
3. Poliomyelitis und ALS mit Vorderhornbeteiligung,
4. Thyreotoxikose, namentlich in Form der sog. akuten thyreotoxischen Bulbärparalyse. Diese symptomatische Myasthenie beruht darauf, daß vermehrte Produktion von Thyroxin zu einer Steigerung der Aktivität der Cholinesterase führt,
5. kleinzelliges Bronchialcarcinom, seltener auch andere Carcinome,
6. Erythematodes,
7. auch bei extremen Hungerzuständen, etwa in Gefangenenlagern, können typische myasthenische Syndrome auftreten, die bald nach der Normalisierung der Ernährung wieder verschwinden,
8. bei akuter Porphyrie.

Verschiedene Befunde, die hier nicht referiert werden können, sprechen dafür, daß diesen symptomatischen Myasthenien andere pathogenetische Mechanismen unterliegen als der Myasthenia gravis pseudoparalytica. Die meisten von ihnen, mit Ausnahme von Nr. 8, sprechen auf Prostigmin nicht oder nur unbefriedigend an.

4. Myotonie

Die myotone Funktionsstörung, die nur die Willkürmuskulatur betrifft, besteht klinisch in einem *abnormen Andauern der Muskelkontraktion* für mehrere Sekunden über das Aussetzen eines Reizes hinaus. Diese verzögerte Erschlaffung ist durch mechanische (Beklopfen des Muskels) oder direkte und indirekte elektrische Reizung des Muskels in gleicher Weise auszulösen wie sie bei spontanen Bewegungen eintritt. In der Kälte verstärkt sich die Myotonie, dagegen *läßt sie bei wiederholten Kontraktionen der Muskeln nach*, so daß die Kranken sich nach einigen Übungen frei bewegen können.

Bei der **Untersuchung** ist die Myotonie dadurch nachzuweisen, daß man den Patienten auffordert, 5 sec lang fest die Hand des Untersuchers zu drücken und sie dann rasch loszulassen. Anders als beim Gesunden ist die Öffnung der Hand beim Patienten zunächst nur langsam und zögernd möglich. Bei wiederholten Versuchen, die sehr mühsam sind, lockert sich die myotone Steifigkeit aber zusehends. Auch alle anderen Bewegungen sind im Anfang durch die Dekontraktionshemmung erschwert. Der neurologische Befund ist sonst unauffällig. Die Enzymaktivitäten sind im Serum nicht vermehrt.

Sehr charakteristisch ist auch das Zeichen der sog. *Perkussionsmyotonie:* Ein kurzer scharfer Schlag mit einem Perkussionshammer oder dem schmalen Kopf des Reflexhammers auf den Daumenballen löst eine rasche Oppositionsbewegung des Daumens aus, die sich nur verzögert wieder löst. Ähnlich kann man auch am Deltamuskel oder auf der Zunge nach mechanischem Reiz eine träge, aber doch phasisch ablaufende Muskelkontraktion demonstrieren. Die Perkussionsmyotonie wird oft mit dem *idiomuskulären Wulst* verwechselt, der bei den verschiedensten inneren Krankheiten, oft auch bei Kachexie, auslösbar ist. Er besteht in einem *länger dauernden* umschriebenen Hervortreten des beklopften Muskelabschnittes ohne Bewegungseffekt und ist vor allem an den *rumpfnahen* Muskeln auszulösen.

Auch durch *elektrische Untersuchung* läßt sich die myotone Reaktion der Muskulatur feststellen: Auf direkten *faradischen* Einzelreiz antwortet der Muskel mit einem längeren Tetanus. Noch deutlicher zeigt sich die Funktionsstörung im Elektromyogramm: Beim Einstich der Nadel oder nach Beklopfen treten Serien von Aktionspotentialen als „myotone Schauer" auf.

Einzelne Reize, etwa ein galvanischer Stromstoß oder das Auslösen eines Eigenreflexes, sind nicht von myotoner Reaktion gefolgt.

Pathophysiologie

Nach Aussetzen des Reizes (Innervation, mechanisch, elektrisch) verstummt auch beim Myotoniker die motorische Einheit (= Neuron und angeschlossene Muskelfasern), aber anders als beim Gesunden kommt es in einer verzögerten Erschlaffungsphase für mehrere Sekunden zu *„repetitiver", unabhängiger Aktivität einzelner Muskelfasern*. Sie zeigt sich im EMG als Vielzahl von kleinen scharfen Potentialen, die nicht motorischen Einheiten entsprechen. Die abnorme repetitive Aktivität ist auch nach Spinalanaesthesie, Novocainblockade des Nerven, Durchschneidung und Degeneration des Nerven und Blockierung der Endplatte durch Curare noch auszulösen, kann dagegen durch Infiltration des Muskels mit Lokalanaesthetica unterdrückt werden. Sie muß also in der *Muskelfaser* oder im *muskulären Anteil der motorischen Endplatte entstehen*.

Die wiederholten Nachentladungen könnten auf einem verstärkten Austreten von *Kaliumionen* aus der Muskelfaser während der Kontraktion beruhen. Dieser Hypothese würde sich die Beobachtung gut zuordnen, daß nach Mahlzeiten, nach Gaben von Insulin und Adrenalin, wenn also Kalium vermehrt in die Muskelzelle eingelagert wird, die Myotonie vorübergehend nachläßt. Die therapeutische Wirkung von Substanzen wie Chinin und Procainamid, die die Tendenz von Membranen zu wiederholter Entladung vermindern, würde damit ebenfalls übereinstimmen.

Klinische Formen

Wir unterscheiden verschiedene Formen, die alle autosomal dominant, mit nur geringer Penetranz, erblich sind.

a) **Myotonia congenita,** deren erste Beschreibung von THOMSEN stammte, der selbst an familiärer Myotonie litt. Die Krankheit ist durch zwei Symptome charakterisiert: *generalisierte Myotonie* und *generalisierte Hypertrophie* der Willkürmuskulatur. Die Hypertrophie, die histologisch an den Muskelfasern als einziger pathologischer Befund (keine Degeneration!) festzustellen ist, gibt den Kranken ein athletisches Aussehen, das eindrucksvoll zur Behinderung ihrer Motorik kontrastiert. Die Thomsensche Myotonie betrifft beide Geschlechter gleich häufig. Sie macht sich schon in der frühen Kindheit bemerkbar. Die Krankheit ist gutartig, sie verkürzt das Leben nicht. Die myotone Störung läßt im Laufe des Lebens etwas nach.

b) Eine Sonderform ist die **paradoxe Myotonie,** bei welcher durch Übung die Dekontraktionshemmung nicht gebessert, sondern verschlechtert wird.

c) Die **Paramyotonia congenita** ist eine Variante der Myotonie, die mit paroxysmaler Lähmung (s. S. 405) kombiniert ist. Die myotone Reaktion tritt nur bei Kälteeinwirkung auf und ist dann von schwerer allgemeiner Muskelschwäche gefolgt.

d) **Symptomatische, nicht erbliche Myotonie** kann sich bei Polyneuropathie, Polymyositis oder progressiver Muskeldystrophie entwickeln. Sie ist klinisch gutartig und oft nur auf einige Muskelgruppen beschränkt. Im Elektromyogramm unterscheidet sie sich von der Thomsenschen Myotonie. Bei Hypothyreose (nach Thyreoidektomie und bei Myxödem) besteht nicht nur eine Verlangsamung der *Muskelerschlaffung*, sondern auch der *Kontraktion*. Eine Perkussionsmyotonie ist in diesen Fällen nicht auszulösen, und auch im EMG bietet sie nicht das Bild der typischen Myotonie. Es handelt sich um eine symptomatische Myopathie, die nur oberflächliche Ähnlichkeit zur Myotonie hat.

Therapie

Manche Kranke brauchen keine Therapie, da sie bei den Verrichtungen des täglichen Lebens nur gering behindert sind und sich gut daran gewöhnen, vor größeren motorischen Leistungen erst einige Trainingsbewegungen auszuführen. Die früher übliche Chinintherapie ist wegen der Nebenwirkungen wieder verlassen worden. Heute gibt man *Procainamid*, 2—4 g am Tag, meist nur intermittierend bei besonderem Bedarf. Nebenwirkungen wie Nausea, Schlaflosigkeit, Leukocytenverminderung werden nur selten beobachtet.

Ionenaustauscher, die den Kaliumspiegel des Serums senken, ACTH und *Glucocorticoide* (z.B. Prednison, 20 mg/die) sind in schweren Fällen mit Erfolg gegeben worden. Es ist noch nicht geklärt, auf welche Weise bei der Hormonbehandlung die myotonische Störung beeinflußt wird.

5. Dystrophische Myotonie (CURSCHMANN-STEINERT)

Symptomatik

Das Vollbild der Krankheit ist durch die Kombination von *muskeldystrophischen* und *myotonen* Symptomen und einen typischen *Habitus* gekennzeichnet den man früher auf eine pluriglanduläre endokrine Insuffizienz zurückführte. *Psychisch* findet sich oft die Schwäche des vitalen Antriebs und affektive Indifferenz, die BLEULER als endokrines Psychosyndrom beschrieben hat, in 50% der Fälle auch eine Oligophrenie.

Die *Myotonie* ist auf die kleinen Handmuskeln, die Vorderarme und die Zunge beschränkt. Hier ist eine myotone Reaktion mechanisch und elektrisch durch Willkürinnervation auszulösen. Die *Muskeldystrophie* betrifft ganz bevorzugt den Sternocleidomastoideus, Brachioradialis und die vom N. peronaeus versorgte Muskulatur, sie ergreift aber auch die distalen Muskeln der Arme, das Gesicht, die Augenmuskeln und häufig den Herzmuskel. Die Verteilung ist bei den einzelnen Kranken etwas unterschiedlich: Bald sind die distalen, bald die proximalen Muskeln der Extremitäten, in anderen Fällen Gesichts- und Augenmuskeln stärker betroffen.

Weitere charakteristische *Symptome* sind: Innenohrschwerhörigkeit, Stirnglatze (nur bei Männern), Katarakt, Hodenatrophie und Ovarialinsuffizienz. Eingehende Untersuchungen haben die Hypothese nicht bestätigt, daß bei den Kranken eine pluriglanduläre endokrine Störung vorliege. Einzelbeobachtungen lassen sich auch durch eine Störung im Eiweißstoffwechsel der Zellen erklären.

Bei *voll ausgebildetem Syndrom*, nach längerer Krankheitsdauer, bieten die Kranken ein Bild, das CURSCHMANN anschaulich, wenn auch kraß, als „*Jammergestalt* "bezeichnet hat: spärlicher Haarwuchs, Facies myopathica mit hängenden Gesichtszügen, doppelseitiger Ptose und halb geöffnetem Mund, schlaffe Haltung, schwache dystrophische Muskulatur. Die Stimme ist schwach, die Sprache näselnd-bulbär, die Bewegungen sind langsam, und die Patienten haben einen doppelseitigen Steppergang. Die *Eigenreflexe* sind, entsprechend dem Grad der Muskeldystrophie, schwach bis erloschen. Im *Urin* findet sich eine pathologische Kreatinausscheidung, die Fermentwerte sind bei der langsamen Progredienz des Leidens oft uncharakteristisch.

Die *Röntgenaufnahme des Schädels* zeigt oft eine abnorme Kleinheit der Hypophyse relativ zum Schädelumfang und eine Hyperostosis interna am Stirn- und Scheitelbein.

Internistisch zeigt sich die Degeneration des Herzmuskels gelegentlich als Tachykardie, im EKG häufig als Überleitungsstörung. Der Magensaft ist meist anacid. Die *Katarakt* ist gelegentlich erst bei seitlicher Beleuchtung im Dunkelzimmer festzustellen.

In der *Verwandtschaft* der Kranken finden sich sehr häufig einzelne Symptome, wie Katarakt oder Gonadeninsuffizienz. Gelegentlich leidet ein Familienmitglied auch an Thomsenscher Myotonie. Dennoch sollte man die beiden Krankheiten nosologisch voneinander trennen.

Vorkommen und Verlauf

Die Krankheit ist *nicht selten*. Sie ist dominant erblich. Männer sind häufiger betroffen als Frauen. Gewöhnlich zeigt sich zur Zeit der Pubertät zunächst die myotone Funktionsstörung, im 3. Lebensjahrzehnt entwickeln sich dann die dystrophischen und endokrinen Symptome.

Der *Verlauf* ist langsam fortschreitend. Vor dem 40. Lebensjahr sind viele Patienten durch Muskeldystrophie und allgemeine Schwäche arbeitsunfähig. Die meisten versterben an interkurrenten Infekten in der Mitte des Lebens.

Pathologisch-anatomisch ist das Bild der Muskulatur dem bei progressiver Muskeldystrophie ähnlich.

Ätiologie und Pathogenese

Ätiologie und Pathogenese sind noch nicht bekannt. Man versucht heute nicht mehr, die Muskelsymptome durch eine „pluriglanduläre Insuffizienz" zu erklären, sondern nimmt an, daß die verschiedenen Symptome der Krankheit Ausdruck einer genbedingten Störung im Eiweißstoffwechsel sind.

Bei dieser Unsicherheit kann die **Therapie** nur symptomatisch sein. Steht die myotone Komponente im Vordergrund, verordnet man Procainamid. Meist sind es aber die Erscheinungen der allgemeinen Schwäche und der Muskeldystrophie, die den Patienten zum Arzt führen. Durch Sexualhormone als Depot-Präparate, läßt sich der Allgemeinzustand, wenigstens vorübergehend, bessern. Besonders wichtig ist *krankengymnastische* Übungsbehandlung.

Differentialdiagnose

Die Differentialdiagnose gegen *Thomsensche Myotonie* ist nicht schwierig, wenn man den athletischen Habitus dieser Kranken berücksichtigt. Gegen *progressive*

Muskeldystrophie ist die Krankheit nicht nur durch Lebensalter, Verlauf und begleitende Symptome abzugrenzen, sondern auch durch den Befall vor allem der Sternocleido- und Peronaealmuskulatur. Verwechslung mit *motorischer Polyneuritis* ist kaum möglich, da bei der myotonen Dystrophie keine elektrische Entartungsreaktion eintritt. In den wenigen Fällen, die rein klinisch nicht zu entscheiden sind, gibt das EMG durch den Nachweis einer myotonen Reaktion den Ausschlag, die auch dann zu erkennen ist, wenn klinisch keine Dekontraktionshemmung besteht.

6. Paroxysmale oder periodische Lähmungen

Diese Gruppe von Krankheiten ist durch subakute, innerhalb von Minuten oder wenigen Stunden einsetzende *schlaffe Lähmungen* vorwiegend der Extremitäten gekennzeichnet, die Stunden bis Tage anhalten und sich dann wieder zurückbilden. Im Intervall bleiben die Kranken zunächst ohne Beschwerden, bei längerer Krankheitsdauer entwickelt sich aber eine *Myopathie* mit andauernder Schwäche in den proximalen Extremitätenmuskeln.

Nach biochemischen und klinischen Charakteristika unterscheidet man heute drei Formen mit jeweils verschiedenen Lähmungsmechanismen:

a) Der häufigste Typ ist die familiäre *hypokaliämische* Lähmung,

b) weit seltener ist eine *normokaliämische* Variante,

c) man muß aber auch mit der dritten Form, der *hyperkaliämischen* paroxysmalen Lähmung rechnen, die auch Adynamia episodica hereditaria Gamstorp genannt wird.

Der *Erbgang* ist autosomal dominant mit hoher Penetranz. In jeder Gruppe werden aber etwa 5% sporadische Fälle beobachtet. Männer erkranken häufiger als Frauen.

Als *symptomatische Form* sind die hypokaliämischen periodischen Lähmungen beim Conn-Syndrom (Hyperaldosteronismus mit Natriumretention und vermehrter Kaliumausscheidung) zu nennen.

a) Hypokaliämische Lähmung

Die Lähmungen setzen etwa um das 20. Lebensjahr ein. Anfangs ereignen sie sich in Abständen von vielen Monaten. Bis zur Mitte des Lebens werden sie häufiger und schwerer (Abstände von Wochen, auch nur von Tagen), danach tritt in der Regel eine spontane Besserung ein, bei der die Lähmungen immer seltener und milder auftreten. Die Kenntnis dieses Spontanverlaufes darf aber nicht dazu verleiten, die Krankheit leicht zu nehmen: 10% der Patienten sterben im akuten Anfall an Atemlähmung oder Herzversagen.

Symptomatik des Lähmungsanfalls

Die Lähmungen treten meist in der *Nacht* oder in den frühen Morgenstunden aus dem Schlaf auf. Sie werden in charakteristischer Weise durch starke körperliche Anstrengung mit nachfolgender Ruhe oder durch Mahlzeiten, die reichlich Kohlenhydrate enthalten, *provoziert*. Unter diesen Umständen kommen sie auch über Tag vor: Die Kranken können etwa ohne Mühe eine längere Wanderung machen, sind aber kurze Zeit nach der Rast nicht mehr fähig aufzustehen. Auch seelische Erregung und Kälte wirken provozierend.

Den Lähmungen gehen oft *Prodromalerscheinungen* wie Schwere und Mißempfindungen in den Gliedmaßen, Völlegefühl, Schweißausbrüche und allgemeine Schwäche voran. Die Paresen beginnen im Becken- und Schultergürtel und breiten sich innerhalb von Stunden auf den Rumpf und die distalen Extremitätenabschnitte aus. Die Hirnnerven bleiben im allgemeinen frei.

Bei der *Untersuchung* ist die Skeletmuskulatur in wechselndem Ausmaß paretisch bis paralytisch. Der Muskeltonus ist schlaff, die Eigenreflexe sind erloschen. Manchmal besteht eine Blasen- und Darmatonie. Die Sensibilität ist nicht gestört, die Patienten klagen nicht über Schmerzen, die peripheren Nerven sind nicht auf Druck oder Dehnung empfindlich.

Die *elektrische Untersuchung* zeigt bei leichteren Fällen nur einen erheblichen Anstieg der Reizschwellen, bei kompletter Lähmung ist die Muskulatur elektrisch unerregbar. Dadurch ist eine rasche Unterscheidung von der Morgenlähmung bei Polio oder einer anderen Viruskrankheit des Rückenmarks möglich, da bei Funktionsstörungen im peripheren motorischen Neuron die direkte elektrische Erregbarkeit der Muskeln in den ersten Tagen erhalten und qualitativ unverändert bleibt.

Bei schwerer Lähmung ist stets auch der *Herzmuskel* betroffen: Klinisch besteht Bradykardie, gelegentlich Dilatation des Herzens, und im EKG sind PQ- und QT-Zeit verlängert, QRS-Komplex verbreitert, ST gesenkt, T abgeflacht. Diese EKG-Veränderungen sichern beim Vorliegen einer akuten, schlaffen Lähmung die Diagnose.

Biochemische Befunde

Der entscheidende Befund ist eine Senkung des Kaliumspiegels im Serum von physiologischen Werten um 20 mg-% auf 10—12 mg-% und weniger während des Lähmungsanfalls. Diese Erniedrigung des Kaliumspiegels beruht nicht auf einer vermehrten Ausscheidung im Urin, sondern auf einer Einlagerung in die Muskelzellen: Es kommt also zu einer Verschiebung von K^+ aus dem extracellulären Raum in den Intracellularraum der Muskeln. Weiter findet sich im Anfall eine Verminderung des Serumkreatinins und der Phosphate bei Anstieg von Na^{++} und Milchsäure. *Im Intervall sind die Mineralverhältnisse im Serum und Muskel normal.*

Die Anfälle können durch Beeinflussung des Glykogenhaushaltes in beiden Richtungen *provoziert* werden, so durch Kohlenhydratzufuhr, Insulin und Fluorohydrocortison, oder 25 E ACTH, d. h. durch Anregung der Glykogensynthese, aber auch durch Adrenalin, das die Glykogenolyse fördert. Man nimmt an, daß der auslösende Faktor nicht die Veränderung des Blutzuckerspiegels, sondern die Wirkung auf den Kaliumhaushalt ist: Glykogenaufbau ist mit Kaliumbindung, Glykogenzerfall mit Freiwerden von Kalium verknüpft.

Symptomatische Myopathie

Bei allen drei Formen der periodischen Lähmung entwickelt sich im Laufe der Jahre eine langsam progrediente *Myopathie*. Diese ist am stärksten in der proximalen Extremitätenmuskulatur und im *Hüft- und Schultergürtel* ausgeprägt. In fortgeschrittenem Stadium kann der Patient durch die Muskelschwäche gehunfähig werden. Gewöhnlich setzt die Myopathie erst nach einer Krankheitsdauer von mehreren Jahren ein. Es besteht aber keine strenge Korrelation zur Häufigkeit oder Schwere der paroxysmalen Lähmungen.

Das *histologische Bild* und z. T. auch die *Pathogenese* dieser symptomatischen metabolischen Myopathie sind in den letzten Jahren eingehend untersucht worden. In den frühen Stadien der periodischen Lähmung kommt es während des Lähmungsanfalls zu einer Dehnung des sarkoplasmatischen Reticulum, die sich im Intervall wieder zurückbildet. Die Rückbildung ist aber nicht vollständig, so daß sich die Muskelfasern, unter Bildung kleiner Vacuolen, progredient und andauernd erweitern. Später enthalten bis zu 40% der Muskelfasern eine oder mehrere kleine oder größere, *längliche* oder *multilokuläre Vacuolen*, die oft breiter sind als die Dimension der Faser und die so die Muskelfibrillen komprimieren. Die Vacuolen enthalten *Glykogen* oder andere Kohlenhydrate. Dieses histologische Bild unterscheidet sich charakteristisch von fast allen anderen beim Menschen bekannten Myopathien.

Pathogenese

Man hat bisher angenommen, daß die abnorme Fixierung von K^+ in der Zelle zur Hyperpolarisation führt und damit die Ansprechbarkeit der Membran auf die depolarisierende Wirkung von Acetylcholin erschwert oder unmöglich macht. Durch intracelluläre Messungen konnte aber an einzelnen Fällen in jüngerer Zeit keine Hyperpolarisation nachgewiesen werden. Die Rolle des K^+ in der Pathogenese aller drei Formen der periodischen Lähmung ist noch nicht aufgeklärt. Es könnte sein, daß die Elektrolytverschiebungen Folge eines abnormen Kohlenhydratstoffwechsels in der Muskelfaser sind. Für diese Hypothese würde der erwähnte histologische Befund sprechen, daß die Vacuolen in der Muskulatur Kohlenhydrate enthalten. Es ist aber auch die Auffassung vertreten worden, daß die primäre Störung im Kaliumhaushalt zu suchen ist, möglicherweise in Beziehung zu einer Überfunktion der Nebennierenrinde.

Therapie

Die einzig wirksame Therapie im Anfall ist die Zufuhr einer *hohen Dosis* (10—15 g) Kalium, z. B. als Kalium chloratum per os. Geringere Dosen, wie sie in Kalinor-Brausetabletten enthalten sind, reichen nicht aus. Gibt man Kalium i.v., darf wegen der Gefahr einer Beeinträchtigung der Herzfunktion eine Menge von 1 g/Std nicht überschritten werden. Nach Kaliumzufuhr bilden sich die Lähmungen innerhalb einer Stunde wieder zurück. Offenbar normalisiert sich durch die Anreicherung von K^+ im extracellulären Raum das gestörte Verhältnis von K^+ extracellulär/K^+ intracellulär, so daß die Membran wieder depolarisiert und K^+ aus dem Muskel herausgeschafft werden kann. Durch Versuche mit radioaktiv markiertem K^+, das vor einem künstlich provozierten Anfall gegeben worden war, ist gezeigt worden, daß nach oraler Kaliumgabe das markierte K^+, das im Anfall in den intracellulären Raum (Muskeln und Erythrocyten) verschoben worden war, wieder ins Serum zurückkehrte.

Verordnung von Kalium im *Intervall* kann das Auftreten der Lähmungen nicht verhindern. Eine orale Dauerbehandlung mit Kalium ist wegen der raschen Ausscheidung durch die Niere nicht schädlich, nützt aber auch nicht. Zur *Prophylaxe* kann man entweder die Einschränkung der Kohlenhydratzufuhr und eine salzarme Diät oder eine Dauerbehandlung mit dem Aldosteron-Antagonisten

Spironolactone (Aldactone A viermal 25 mg/die) empfehlen. Hierbei muß aber genügend Natriumchlorid zugeführt und der Mineralstoffwechsel und die Alkalireserve regelmäßig kontrolliert werden. Die Erfolge sind unsicher.

b) Normokaliämische periodische Lähmung

Die Krankheit setzt bereits in der ersten Lebensdekade, nicht selten schon vor dem 5. Lebensjahr ein. Die *auslösenden Situationen* gleichen denen bei der hypokaliämischen Form. Auch hier treten die Lähmungen besonders während des Nachtschlafs und in den frühen Morgenstunden, in der Ruhe nach körperlicher Anstrengung, nach Alkoholgenuß, in der Kälte und bei seelischer Erregung auf. Die Anfälle sind immer sehr schwer, und die Lähmung ergreift bei diesem Typ auch die cranialen Muskeln. KCl-Gaben provozieren die Lähmungen.

Die *Therapie* im Anfall besteht in parenteraler Zufuhr großer Mengen von NaCl sowie kleiner Dosen von Insulin. Zur Prophylaxe wird eine reichlich salzhaltige Diät und die Einnahme von 9-α-Fluorohydrocortison (*Flurocortone* 0,1 bis 0,2/die per os) empfohlen.

c) Gampstorpsche hyperkaliämische periodische Lähmung

Diese beginnt ebenfalls früher als die hypokaliämische Form: meist vor dem 20. Lebensjahr. Die Anfälle setzen nach ähnlichen Prodromi ein wie bei der hypokaliämischen Lähmung, sie sind häufiger, aber *weniger schwer* als bei den anderen Typen. Die Lähmungen halten *weniger lange* an, etwa nur 1 Std, ergreifen allerdings oft auch die cranialen Muskeln. Die Gefahr der Atemlähmung ist hier geringer. Der *Verlauf* läßt ebenfalls eine Besserung in der 5. Lebensdekade erkennen.

Die *Anfälle* ereignen sich meist am Tage. Eine zeitliche Bindung stellt sich nicht ein. Kälte und Ruhe nach körperlicher Anstrengung wirken provozierend, dagegen nicht starke Mahlzeiten, sondern ein Hungerzustand mit Hypoglykämie. Die Anfälle können durch Kalium chloratum (1—5 g per os) ausgelöst werden. Leichte körperliche Bewegung verhindert oder verzögert das Auftreten der Lähmungen, ebenso Nahrungsaufnahme vor der Lähmung oder in deren Beginn.

Im *Lähmungsanfall* steigt das Serum-K^+ an, im Muskel tritt ein Verlust an K^+ bei kompensatorischer Na^{++}-Aufnahme ein. Anders als bei der hypokaliämischen Lähmung, kommt es durch die pathologischen Elektrolytverschiebungen zu einer Depolarisation der Muskelmembran. Das EKG ist kaum oder nicht verändert.

Zur *Behandlung* der akuten Lähmung gibt man 1—2 g Calciumgluconat i.v. oder, ähnlich wie bei Hyperkaliämie aus anderer Ursache, Glucose zusammen mit Insulin, da eine vermehrte Bildung von Glykogen eine verstärkte intracelluläre Speicherung von K^+ bewirkt. Zur Prophylaxe werden Carboanhydrasehemmstoffe, wie Acetazolamid (Diamox), 2 Tabletten pro Woche, oder Chlorothiacid (Esidrix, Hygroton) empfohlen.

Differentialdiagnose der paroxysmalen Lähmungen

1. *Poliomyelitis*. Bei periodischen Lähmungen fehlen meningeale Zeichen, der Liquor ist normal, und bei der elektrischen Untersuchung findet sich die

„Kadaverreaktion". Zudem wird man bei einem akuten schweren Krankheitsfall routinemäßig die Mineralien bestimmen und dadurch die Diagnose sichern können.

2. Gelegentlich denkt man, wenn die Schwäche in der Ruhe nach Anstrengung auftritt, an eine *psychogene Lähmung*. Das Fehlen der Eigenreflexe und der elektrische Befund schützen aber vor einer solchen Verwechslung.

3. Die *Myasthenie* beginnt nicht an den Extremitäten, sondern an den cranialen Muskeln.

4. *Wachanfälle bei Narkolepsie* (s. S. 228) lassen sich durch starke exogene Reize unterbrechen. Der affektive Tonusverlust setzt plötzlicher ein, ergreift nie die Atemmuskeln und bildet sich rasch wieder zurück.

5. *Symptomatische periodische Lähmungen* bei Conn-Syndrom, Thyreotoxikose, Nebennierenrindeninsuffizienz, diabetischer Acidose und nach starkem Kaliumverlust bei schwerer Diarrhoe lassen sich nach den begleitenden internistischen Symptomen abgrenzen. Diese symptomatischen Formen sind von großem theoretischen Interesse, weil sie zeigen, daß unterschiedliche biochemische Störungen zu gleichartig erscheinenden passageren Muskellähmungen führen können.

7. Anhang: Okuläre Myopathien

In den vorangegangenen Kapiteln wurde mehrfach erwähnt, daß die eine oder andere Myopathie auch zu Augenmuskellähmungen führt. Wegen der großen praktischen Bedeutung wird in diesem Abschnitt die Differentialdiagnose der okulären Myopathien zusammenfassend dargestellt.

a) Okuläre Muskeldystrophie

Bei dieser Variante der progressiven Muskeldystrophie kommt es langsam fortschreitend, auch einmal schubartig, zu einer Lähmung der äußeren Augenmuskeln, vor allem des M. rectus internus, weiter auch des Lev. palp. sup. und des Orbicularis oculi. Klinisch finden sich zunächst Ptose und Strabismus divergens *ohne Doppelbilder*, da bei der langsamen Entwicklung der Lähmungen Doppelbilder unterdrückt werden. *Die inneren Augenmuskeln bleiben stets frei.* Später entwickelt sich eine Facies myopathica und auch eine leichte Schwäche der vorderen Hals- und Schultermuskeln. Die Dystrophie breitet sich nicht auf die Rumpf- und Beinmuskeln aus. Das EMG zeigt trotz hochgradiger Parese dichte elektrische Aktivität mit Interferenz bei Reduktion der Amplituden. Die biochemischen Befunde sind oft unergiebig. Histologisch soll sich diese Myopathie von der Erbschen Muskeldystrophie unterscheiden.

Diese Form ist erst in den letzten Jahren durch elektromyographische Untersuchungen abgegrenzt worden. Früher hatte man langsam fortschreitende Lähmungen der äußeren Augenmuskeln auf eine primäre Degeneration der Augenmuskelkerne zurückgeführt und als familiäre chronisch-progressive Ophthalmoplegie (GRAEFE) den chronisch-degenerativen Vorderhornkrankheiten (s. S. 369) an die Seite gestellt. Die *Diagnose* kann sehr schwierig sein, da die okuläre Muskeldystrophie gelegentlich auf Curare, Tensilon und Prostigmin in ähnlicher Weise anspricht wie die Myasthenia gravis.

b) Okuläre Myositis

Akute exophthalmische Form

Die *Symptome* sind: Protrusio bulbi, multiple Augenmuskelparesen mit Doppelbildern, Schmerzen hinter dem Bulbus, Chemosis und ein conjunctivaler Reizzustand, gelegentlich auch Uveitis und retrobulbäre Neuritis. Im Blutbild besteht meist Leukocytose, die BSG ist erhöht. *Differentialdiagnostisch* muß ein Neoplasma der Orbita durch das EMG ausgeschlossen werden: Bei Myositis findet sich trotz totaler Parese ein sog. Interferenzbild, bei einem Neoplasma, das die Augenmuskelnerven in ihrem Endabschnitt lädiert, bestehen Denervationszeichen. *Therapie:* Glucocorticoide in hoher Dosierung.

Chronische oligosymptomatische Form

Hierbei entwickeln sich langsam Ptosis und multiple Augenmuskellähmungen, oft ohne Doppelbilder. Ein conjunctivaler Reizzustand ist nicht obligat. BSG und Leukocytenzahl können normal sein. Liegen gleichzeitig rheumatische Begleitkrankheiten vor, ist die Diagnose relativ leicht, sonst kann sie sehr schwierig sein, zumal das Elektromyogramm oft im Stich läßt. In manchen Fällen muß man die Therapie ex juvantibus stellen und verordnet *Glucocorticoide* in hoher Dosierung.

c) Okuläre Myasthenie

Auch hier entwickeln sich Ptose und multiple Augenmuskelparesen wechselnden Grades, jedoch zunächst *immer mit Doppelbildern*. Die sonst so typische klinisch erkennbare Besserung nach Tensilon und Prostigmin i.v. kann ausbleiben. In solchen Fällen müssen die Medikamente bei gleichzeitiger EMG-Ableitung gegeben werden: Zunächst sieht man beim maximalen Innervationsversuch nur für Bruchteile von Sekunden ein Interferenzbild, das sich sofort durch Ausfall motorischer Einheiten und Abnahme der Amplituden lichtet. Nach Tensilon setzt aber meist eine massive Steigerung der elektrischen Aktivität ein, auch dann, wenn ein sichtbarer Bewegungseffekt am Bulbus ausbleibt.

d) Endokrine Myopathie bei Hyperthyreose

Dabei kann es zu multiplen Augenmuskellähmungen vor allem der Heber kommen. Charakteristisch ist ein Exophthalmus und eine blickrichtungsabhängige Drucksteigerung des Bulbus mit spontaner Rückkehr zu normalem Druck nach wenigen Sekunden. *Histologisch* findet sich das Bild einer Myositis mit dichter lymphocytärer Infiltration der Muskeln.

e) Myotonische Dystrophie

Die Ptose wird nur dann differentialdiagnostische Probleme bieten, wenn es sich um eine abortive Form der Krankheit handelt wie sie in der Verwandtschaft von Patienten mit dem Vollbild der Curschmann-Steinerschen Krankheit vorkommt.

f) Tabes dorsalis

Der Vollständigkeit halber sollen zur Differentialdiagnose noch die seltenen partiellen Oculomotorius- und Abducenslähmungen bei *Tabes dorsalis* erwähnt werden. Hierbei bestehen aber immer andere Augensymptome (Pupillen, Opticusatrophie) der Krankheit und Arreflexie an den Beinen (s. S. 282).

Nicht zu den okulären Myopathien zu rechnen sind Fehlstellungen und Bewegungseinschränkungen der Bulbi bei angeborener Kernaplasie. Schon im frühen Kindesalter besteht eine Ptose oder eine einseitige, auch doppelseitige Abducenslähmung, gelegentlich sind auch andere Hirnnerven paretisch. Die inneren Augenmuskeln bleiben immer frei. Doppelbilder werden verständlicherweise nicht gesehen. Das gelähmte Auge ist amblyop.

Akut einsetzende Augenmuskellähmungen sind stets auf basale Aneurysmen, subakut auftretende auf Keilbeinmeningeome, Opticusgliome und Orbitatumoren verdächtig. Nur nach Ausschluß aller dieser differentialdiagnostischen Möglichkeiten soll man sich mit der Diagnose einer vorderen Hirnnervenneuritis zufriedengeben, die früher irrtümlich als „rheumatische" Augenmuskellähmung bezeichnet wurde.

XIX. Frühkindliche Schädigungen und Entwicklungsstörungen des Zentralnervensystems und seiner Hüllen

1. Cerebrale Kinderlähmung

Unter dieser Bezeichnung, die von SIGMUND FREUD geprägt wurde, fassen wir die *Endzustände* einer größeren Gruppe von Krankheiten zusammen, die das Zentralnervensystem während seiner Entwicklung und Reifung getroffen haben. Die Definition als Endzustände muß allerdings dahin erweitert werden, daß als Folge dieser cerebralen Defekte eine *Residualepilepsie* bestehen kann, die sekundär zu einer fortschreitenden Hirnschädigung und Verschlechterung des körperlichen und psychischen Zustands der Kranken führt.

Ursachen:
Wir unterscheiden
a) intrauterine Schädigungen,
b) Geburtsschädigungen,
c) postnatale frühkindliche Hirnschädigungen.

a) Intrauterine Schädigungen des ZNS

Die häufigste Ursache ist *Sauerstoffmangel* des embryonalen oder fetalen Nervensystems. Er kommt durch allgemeine Kreislaufstörungen der Mutter, Beeinträchtigung des Placentarkreislaufs oder auch Nabelschnurumschlingung zustande. Weiter können *Infektionskrankheiten* der Mutter zu *Embryopathien* führen, die im einzelnen in den Lehrbüchern der Kinderheilkunde beschrieben sind. In erster Linie kommen hier Virusinfektionen in den ersten drei Schwangerschaftsmonaten in Frage, selbst wenn sie klinisch inapparent verlaufen. Häufiger als allgemein bekannt ist die angeborene, nekrotisierende *Toxoplasmose-Encephalitis* (s. S. 255).

Zu dieser Gruppe werden auch die Folgen der fetalen *Erythroblastose* bei Rh-Inkompatibilität mit Icterus gravis neonatorum gerechnet. Dabei wird das Hirnparenchym durch Anämie hypoxydotisch geschädigt und mit Gallenfarbstoffen durchtränkt. *Makroskopisch* zeigt das ganze Gehirn eine leicht gelbliche

Färbung. *Mikroskopisch* sind besonders die Stammganglien, der Nucleus dentatus des Kleinhirns und die Kerne am Boden der Rautengrube betroffen. Man spricht deshalb von *Kernikterus*.

b) Geburtsschädigungen

Unter der Geburt ist das Gehirn in erster Linie durch venöse und arterielle *Zirkulationsstörungen* gefährdet. Dabei kommt es durch Stauung in den großen *Hirnvenen* und *Sinus* zu ödematöser Durchtränkung des Gewebes und Stauungsblutungen. Die Folge sind ausgedehnte oder herdförmige Nekrosen vor allem im *Marklager* beider Hemisphären und in den Stammganglien. Thrombosen kleiner *Arterien* in der Hirnrinde führen zur *elektiven Parenchymnekrose*, d. h. das Nervengewebe geht zugrunde, während die Glia erhalten bleibt. Nach geburtstraumatischen *Subarachnoidealblutungen* bilden sich leicht Verwachsungen der Meningen, die die Liquorzirkulation beeinträchtigen, so daß ein *Hydrocephalus occlusus* entsteht. Direkte *mechanische* Einwirkung auf das kindliche Gehirn spielt eine geringere Rolle. Eine besondere Gefahr besteht bei allen Formen von komplizierter Geburt, aber auch, trotz der geringeren Größe des Kindes, bei Frühgeburten.

c) Postnatale frühkindliche Hirnschädigungen

Sie entstehen vor allem durch bakterielle Infektionskrankheiten des Säuglings und Kleinkindes. Dabei kommt es recht häufig zu arteriellen *Embolien* und arteriellen oder venösen *Thrombosen*. Diese führen zu cystischen Erweichungen im Versorgungsgebiet einer der größeren Hirnarterien oder zu Stauungsblutungen, Purpura cerebri, Hirnödem und sekundären Erweichungen im Abflußgebiet der größeren Hirnvenen und Sinus.

Akute *enterotoxische Krankheitszustände* können das Gehirn durch Kreislaufstörungen schädigen, chronische Ernährungsstörungen *(Dystrophie)* durch ein Hirnödem mit sekundärer Ödemnekrose. Bei angeborenen cerebralen *Gefäßmißbildungen* wird die betroffene Hirnregion hypoxydotisch geschädigt.

Die infektiöse oder parainfektiöse Encephalitis tritt als Ursache der frühkindlichen Hirnschädigung quantitativ ganz in den Hintergrund.

Pathologisch-anatomische Befunde

Sie werden nicht nur von der Art der Noxe, sondern auch vom Zeitpunkt der Schädigung bestimmt. Je früher das Gehirn betroffen wird, desto geringer ist die gewebliche Reaktion. Besonders stark werden die jüngeren neocorticalen Anteile des Gehirns, d. h. die Großhirnkonvexität, ergriffen. *Hypoxydotische Schädigungen* betreffen besonders die graue Substanz, *Blutungen* finden sich bevorzugt im Abflußgebiet von Venen oder Versorgungsgebiet von Arterien, *Ödemschäden* sind meist im Marklager lokalisiert. Hinzu kommen sekundäre Epilepsieschäden.

Das morphologische Bild kann vielgestaltig sein: In der *Hirnrinde* finden sich die verschiedenen Formen einer Störung in der Ausbildung der Hirnwindungen, weiter schichtförmige Erweichungen, Narben und Cysten. Das *Marklager* ist bilateral oder einseitig geschrumpft (Hydrocephalus internus). Von den subcorticalen Kernen ist der *Thalamus* infolge seiner vielfältigen Verbindungen mit der Rinde am stärksten atrophiert. Die *Stammganglien* können von narbigen

Herden durchsetzt sein (Status marmoratus). Bei einseitiger Großhirnschädigung kommt es durch transneuronale Degeneration zur gekreuzten Kleinhirnatrophie.

Größere gefäßabhängige Erweichungscysten bezeichnet man als *Porencephalie*. Es handelt sich um Höhlen in der Marksubstanz, die eine trichterförmige Öffnung im Hirnmantel, oft auch eine weitere Öffnung zum Seitenventrikel haben. Die häufigste Lokalisation ist in der Fissura Sylvii. Oft ist die Porencephalie symmetrisch.

Besonderes praktisches Interesse (s. unten Behandlung) haben die wichtigsten Formen der *einseitigen frühkindlichen Hirnschädigung*. Sie treten vor allem als Erweichungscysten und als einseitige Atrophie einer Großhirnhemisphäre auf, die ohne umschriebene Defekte ein verkleinertes Abbild der gesunden Hemisphäre ist.

Arachnoidealcysten sind Fehlbildungen der weichen Häute mit gekammerter Flüssigkeitsansammlung. Sie sind oft die Folge einer geburtstraumatischen Subarachnoidealblutung oder einer Meningitis in den ersten Lebensjahren. Die Cysten liegen meist seitlich der Konvexität des Temporallappens auf. Hier wölben sie die Schädelkalotte vor und können durch Druck und Zirkulationsstörung das darunterliegende Hirngewebe schädigen.

Klinik

Da die Funktionen des Zentralnervensystems in den ersten Lebensjahren noch wenig differenziert sind, ist das klinische Bild dieser verschiedenartigen Hirnschädigungen *einförmig*. Es ist durch folgende Trias gekennzeichnet:

a) spastische oder extrapyramidale Bewegungsstörungen,

b) Intelligenzdefekte und Verhaltensstörungen.

c) Anfälle.

a) Die **spastische Parese** tritt bei doppelseitigen Läsionen vor allem als *spastische Diplegie der Beine* auf *(Littlesche Krankheit)*. Dabei ist die spastische Tonuserhöhung stärker als die Lähmung ausgeprägt. Betroffen sind vor allem die Adductoren der *Beine*, die Strecker im Kniegelenk und die Plantarflektoren des Fußes. Schon in der Ruhe sind die Oberschenkel einwärts rotiert und die Knie aneinandergepreßt oder die Oberschenkel überkreuzt, und es besteht ein doppelseitiger Spitzfuß. Die *Gangstörung* der Kranken ist so charakteristisch, daß sie oft die Diagnose auf den ersten Blick gestattet: Die Patienten gehen fast auf den Zehenspitzen und müssen die Beine mühsam aneinander vorbeischieben Die *Intelligenz* ist oft normal. Anfälle gehören nicht zum klinischen Bild. Mit der Altersinvolution des Gehirns verschlechtert sich die Paraspastik und damit die Gangstörung. Ohne Kenntnis der Vorgeschichte nimmt man dann leicht irrtümlich einen progredienten Prozeß, z.B. einen Rückenmarkstumor, an.

Bei infantiler *Hemiplegie* bleiben die gelähmten Gliedmaßen im Längen- und Dickenwachstum zurück. Die Finger sind in den Gelenken überstreckbar und haben oft bereits in der Ruhe die sog. *Bajonettstellung* mit leichter Beugung im Grundgelenk und Überstreckung in den Interphalangealgelenken. Die zentrale Bewegungsstörung ist so erheblich, daß die betroffene Hand nicht als Greifwerkzeug dienen kann und das Gehen durch Mitbewegungen schwer behindert ist. Bei der häufigen *Kombination mit Athetose* sind die Kinder völlig hilflos, da jeder Versuch einer Bewegung die extrapyramidalen Hyperkinesen, dystonischen

Muskelverspannungen und pathologischen Stellreflexe in Gang setzt. Häufig ist die Hemiplegie von *Sprech*störungen (Stottern, Dysarthrie), dagegen nicht von Aphasie begleitet. Die neuropsychologischen Ausfälle sind meist erstaunlich gering, allenfalls findet man eine *Schreib-Lese-Schwäche*. Die Kinder haben einen *erheblichen geistig-seelischen Entwicklungsrückstand*, fast immer haben sie fokale oder generalisierte *Anfälle*.

Extrapyramidale Bewegungsstörungen haben das Bild der Choreoathetose oder Athétose double. Diese findet sich nach diffuser hypoxischer Schädigung der Stammganglien besonders bei den Kindern, die den Kernikterus überleben. Die Intelligenz ist oft weit weniger gestört als es den Anschein hat.

b) **Intelligenzdefekte und Verhaltensstörungen.** Debilität, psychomotorische Unruhe und Aggressivität können nicht allein auf die Substanzschädigung des Gehirns zurückgeführt werden. Sie beruhen zum Teil darauf, daß die schwere motorische Beeinträchtigung die Entfaltung der Intelligenz dieser Kinder behindert. Ein weiterer Faktor ist darin zu sehen, daß eine umschriebene Hirnschädigung, die Anfälle auslöst, in einer noch nicht bekannten Weise als störender Reiz wirksam ist. Dies wird dadurch deutlich, daß nach Hemisphärektomie (s. unten) die Intelligenzentwicklung der einseitig hirngeschädigten Kinder wieder in Gang kommt und die Verhaltensstörung sich bessert.

c) **Anfälle** können in jeder Form, fokal oder generalisiert, auftreten. Sie sind gewöhnlich durch antiepileptische Medikamente nicht befriedigend zu behandeln.

Die **Diagnose** ist in schweren Fällen nach den angegebenen anamnestischen Kriterien und aus der Trias: Bewegungsstörung, Intelligenzminderung mit Verhaltensstörung und Anfälle leicht zu stellen. Bei geringerer Ausprägung einer infantilen Hemiplegie achtet man auf Differenzen in Länge und Umfang der Extremitäten, Überstreckbarkeit der Finger und Asymmetrien des Schädels.

Die *Röntgenaufnahme des Schädels* kann bereits ohne Kontrastmitteluntersuchung eine einseitige frühkindliche Hirnschädigung anzeigen, da eine Entwicklungsstörung des Gehirns auch das Schädelwachstum beeinträchtigt. Der *geringere Wachstumsdruck* des Gehirns führt dazu, daß die gleichseitige Hälfte der Schädelkalotte im Wachstum zurückbleibt. Sie hat deshalb eine geringere Wölbung als die gesunde Seite, Felsenbein und Keilbein stehen höher, und die Stirnhöhlen sind einseitig vergrößert. *Arachnoidealcysten* führen dagegen durch den Druck der gekammerten Flüssigkeit zu einer umschriebenen Verdünnung und Ausbuchtung der Schläfenbeinschuppe oder des Os parietale.

Durch EEG, Encephalographie und Angiographie wird die Diagnose weiter gesichert.

Therapie

Die orthopädischen, mediko-mechanischen und heilpädagogischen Behandlungsmaßnahmen werden hier nicht erörtert. Die antiepileptische Behandlung entspricht den Regeln, die in Kapitel VII beschrieben sind.

Einseitige Hirnschädigungen mit infantiler Hemiplegie und Anfällen können heute durch *Hemisphärektomie* erfolgreich behandelt werden. Nach Unterbindung der großen arteriellen Gefäße und der Brückenvenen wird dabei die betroffene Hemisphäre mit den zugehörigen Stammganglien im ganzen operativ entfernt. Die Operation ist dann indiziert, wenn die einseitige Schädigung der Großhirnhemisphäre *vor dem Abschluß der Gehirnreifung*, d. h. vor dem 4. Lebensjahr eingetreten ist. Der Eingriff wird zwischen dem 5. und 8. Lebensjahr ausgeführt. Die Letalität liegt zwischen 6 und 7%.

Der eindrucksvollste Erfolg der Operation ist eine Heilung oder wesentliche *Besserung der Residualepilepsie*. Dadurch wird das Kind vor den sekundären Krampfschäden bewahrt, die sonst eine progrediente Verschlechterung des pathologisch-anatomischen und klinischen Befundes mit sich bringen. Meist bessern sich auch die erethischen *Verhaltensstörungen* und die Intelligenz- und Sprachentwicklung. Die Spastik der kontralateralen Extremitäten läßt nach, so daß die motorischen Leistungen einer Übungsbehandlung zugängig werden.

Die Erfolge der Hemisphärektomie zeigen die Anpassungsfähigkeit des Nervensystems in der Entwicklungsperiode, die bereits bei der Besprechung der Hemisphärendominanz auf S. 112 erwähnt wurde. Hat die Schädigung das Gehirn erst jenseits des 4. Lebensjahres getroffen, ist der Eingriff dagegen stets von schweren und bleibenden neurologischen und neuropsychologischen Ausfällen gefolgt.

2. Kindlicher Hydrocephalus

Hydrocephalus heißt: Vergrößerung der Liquorräume auf Kosten der Hirnsubstanz. Nach der *Form* unterscheidet man den Hydrocephalus externus, bei dem die äußeren Liquorräume erweitert sind, vom Hydrocephalus *internus*, bei dem die Ventrikel erweitert sind. Beide Formen sind häufig kombiniert. Nach der *Ursache* werden zwei große Gruppen unterschieden:

1. Hydrocephalus e vacuo. Dies ist eine kompensatorische Liquorvermehrung bei Schwund des Hirngewebes. Sie führt selbstverständlich nicht zum Hirndruck.

2. Hydrocephalus durch **Liquorzirkulationsstörungen**. Hier liegt ein Mißverhältnis zwischen Produktion und Resorption des Liquors vor.

Diese zweite Form hat drei Untergruppen: Hydrocephalus hypersecretorius, occlusus und arresorptivus. Von diesen hat der *Verschluß-Hydrocephalus* die größte klinische Bedeutung. Dabei ist die Produktion des Liquors nicht gestört, aber sein *Abfluß* zu den Resorptionsstellen behindert oder völlig blockiert.

Der Liquor wird hauptsächlich von den Plexus chorioidei sezerniert. Er fließt von den Seitenventrikeln durch den III. Ventrikel und den Aquädukt in den IV. Ventrikel, den er durch die beiden Foraminae Luschkae und das Foramen Magendii verläßt. Über die basalen Cisternen gelangt er in den Subarachnoidealraum des Gehirns und Rückenmarks. Er wird vor allem in den Capillaren der weichen Hirnhäute, in den Pacchionischen Granulationen und in den Scheiden der Rückenmarksnerven resorbiert.

Die *Blockade der liquorführenden Wege* entsteht durch Ventrikelblutungen unter der Geburt, durch Entzündungen mit Ependymitis granularis, durch Verwachsungen der weichen Hirnhäute nach Meningitis, Tumoren der hinteren Schädelgrube und Mißbildungen am occipito-cervicalen Übergang, die im 4. Abschnitt dieses Kapitels besprochen sind. In der Hälfte der Fälle von Hydrocephalus occlusus liegt eine Stenose oder ein Verschluß des Aquäduktes vor.

Der Hydrocephalus kann auch selbst eine Entwicklungsstörung sein (Mißbildungshydrocephalus).

Klinik

Solange die Schädelnähte noch nicht verschlossen sind, kann die Kalotte dem zunehmenden Druck des gestauten Liquors nachgeben und sich vergrößern. Der Umfang des Hirnschädels nimmt dann rasch zu. Die Fontanellen sind erweitert, gespannt oder vorgewölbt und pulsieren nicht. Die Nähte sind als breit klaffende Spalte zu tasten. Pupillen und Iris verschwinden unter dem Unterlid *(Zeichen der untergehenden Sonne)*. In dem Maße, in dem das Gehirn trotz dieser Schädelvergrößerung geschädigt wird, bekommen die Kinder pyramidale und extrapyramidale Symptome, sie erbrechen und werden schläfrig.

Sind nach dem 4. Lebensjahr die Nähte geschlossen, wirkt sich der Flüssigkeitsdruck vor allem auf das Gehirn aus, so daß bald ein *allgemeiner Hirndruck* entsteht. Die Kinder klagen über Kopfschmerzen, die Schädelvenen sind gestaut, neurologisch treten früh Pyramidenzeichen auf. Bei der Schädelperkussion hört man in diesen Fällen tympanitischen Klopfschall. Hat der Hydrocephalus die Nähte wieder gesprengt, ist der Klopfschall scheppernd *(Geräusch des gesprungenen Topfes)*.

Eine gutartige Form ist der *Hydrocephalus occultus*, bei dem manchmal der Hirnmantel bis auf Bleistiftdicke atrophiert ist. Bemerkenswerterweise liegen bei diesen Kranken keine schweren neurologischen und psychischen Symptome vor, sondern sie können eine verhältnismäßig unauffällige geistige und körperliche Entwicklung nehmen.

Sofern der Hydrocephalus nicht infolge einer Druckatrophie der Plexus chorioidei spontan zum Stillstand kommt, wird er heute durch die *Ventrikulo-Aurikulostomie* nach SPITZ-HOLTER oder PUDENZ-HEYER operativ *behandelt*. Bei diesem Eingriff wird durch einen Ventilkatheter eine künstliche Verbindung zwischen einem Seitenventrikel und dem Herzvorhof geschaffen, so daß der *Liquor*, sobald sein Druck eine bestimmte Höhe erreicht hat, unter Umgehung der Stenose *in den Blutkreislauf abgeleitet wird*. Risiken der Methode sind Infektion des Ventils, Verschiebung des Katheters und Thrombosen.

3. Syringomyelie

Vorbemerkung: Status dysraphicus

Der Status dysraphicus ist eine Defektkonstitution, die selbst kein progredientes Leiden darstellt, aber in einem Teil der Fälle zu chronischen dystrophischen und degenerativen Krankheiten des Zentralnervensystems wie Friedreichsche Ataxie, funikuläre Spinalkrankheit und vor allem Syringomyelie disponiert. Klinisch findet man bei den betroffenen Personen und auch unter ihren Blutsverwandten die folgenden Fehlbildungen in mehr oder weniger zahlreicher Kombination: Sternumanomalien in Form der Trichter- oder Rinnenbrust, auffallend dünne, lange Hände und Finger mit harter Haut (Arachnodaktylie), aber auch verdickte, kalte, feuchte, livide Hände. Weiter sind Kyphoskoliosen, Mammadifferenzen, Überlänge der Arme (Spannweite größer als Körperlänge), Fußdeformitäten und Spina bifida occulta (s. S. 426) relativ häufig. Weitere sog. dysraphische Stigmata sind Irisheterochromie, angeborenes Horner-Syndrom, hoher, „gotischer" Gaumen und Behaarungsanomalien.

Pathologisch-anatomische Befunde

Mit dem Namen Syringomyelie bezeichnen wir einen spinalen Krankheitsprozeß, der durch *klinische Kriterien:* Erkrankungsalter, Symptomatik und Verlauf wohl charakterisiert ist, jedoch keine einheitliche pathologisch-anatomische Grundlage hat. Der gemeinsame Nenner der anatomischen Befunde ist eine *dysraphische Fehlbildung* mit *blastomatösem Einschlag.* Durch diese Definition ist der Faktor einer *Entwicklungsstörung* des Rückenmarks und das *prozeßhafte Fortschreiten* von einem bestimmten Alter an charakterisiert. Die dysraphische Komponente besteht in einem fehlerhaften Schluß des Neuralrohres mit Störung in der Bildung der dorsalen Raphe, die blastomatöse in Gliawucherung und regressiven Gewebsveränderungen.

Im einzelnen können dem Krankheitsbild der Syringomyelie folgende *Fehldifferenzierungen* zugrunde liegen:

1. Angelegte, längs ausgedehnte *Höhlenbildung im Rückenmarksgrau*, die von der Region der hinteren oder vorderen Commissur ausgeht und von einer dorsalen Gliose umgeben ist (Syrinx = Flöte).

2. Stiftförmige Gliose dorsal vom Zentralkanal *(Gliastift)*, die sekundär in der Peripherie unter Höhlenbildung zerfallen kann. Dieser Zerfall wird auf die Labilität des pathologischen Gewebes, auf Zirkulationsstörungen und auf Kompression des verdickten Rückenmarks bei Bewegungen der Wirbelsäule zurückgeführt.

3. *Hydromyelie:* Pathologische Erweiterung des Zentralkanals.

4. Kombination einer der drei genannten Formen mit nicht gliomatösen *intramedullären Tumoren* (Angiome, Lipome, Teratome), die bei dem fehlerhaften Schluß des Neuralrohres mit dem dorsalen Mesenchym in das Rückenmark gelangen.

Die sekundäre Höhlenbildung nach Hämatomyelie oder Rückenmarkserweichung gehört nicht hierher, da sie nicht prozeßhaft fortschreitet.

Die *Lokalisation* aller Formen der Syringomyelie ist bevorzugt im Hals- und Brustmark, sehr viel seltener auch (aber nie isoliert) im Lendenmark. Häufig erstreckt sich der Prozeß nach rostral in die Medulla oblongata und Brücke (Syringobulbie). Es kommen auch mehrere Höhlen auf verschiedenen Abschnitten des Rückenmarks vor.

Makroskopisch findet man das Rückenmark meist an den betroffenen Stellen aufgetrieben. Darüber sind die weichen Häute verdickt, getrübt und mit der Dura verwachsen. *Mikroskopisch* ist der Prozeß auf das Grau des Rückenmarks und unteren Hirnstamms beschränkt. Die langen Bahnen sind nicht direkt ergriffen, werden aber sekundär durch Druck und Zirkulationsstörungen geschädigt.

Symptomatik und Verlauf

Männer erkranken etwa doppelt so häufig wie Frauen. Die Symptome setzen meist zwischen dem 20. und 40. Lebensjahr ein. Das klinische Bild entspricht einer chronischen Entwicklung der vorn (S. 101) besprochenen *zentralen Rückenmarksschädigung.*

Häufig entwickelt sich als erste Erscheinung eine *dissoziierte Sensibilitätsstörung.* Sie beruht auf Unterbrechung der spino-thalamischen Fasern in ihrem Verlauf vom Hinterhorn durch die vordere Commissur des Rückenmarks. Die

Schmerz- und Temperaturempfindung fällt zunächst halbseitig oder jedenfalls asymmetrisch auf der segmentalen Höhe aus, in welcher der Prozeß beginnt, d.h. an den Händen und Armen. Später ergreift sie Schulter, Hals und Thorax. Wenn durch Ausdehnung der Höhle auch der *Tractus* spino-thalamicus lädiert wird, kommt es kontralateral zur dissoziierten Empfindungsstörung in tieferen Segmenten des Körpers.

In der Regel erleben die Patienten diese Gefühlsstörung zunächst nicht als krankhaft, sondern vermerken nur, daß sie „nicht besonders wehleidig" sind oder besonders gut heiße Gegenstände anfassen können. Als Beispiel hierfür wird gern an Mucius Scaevola erinnert, der seine Hand ins Feuer hielt, um die Etrusker von seiner Furchtlosigkeit zu überzeugen. Im Laufe der Jahre führt die Analgesie und Thermanaesthesie aber zu *Verbrennungen* an den Händen, Armen und Schultern und zu schlecht heilenden *Verletzungen* an den distalen Enden der Finger, oft mit erheblichen Verstümmelungen *(Maladie de Morvan)*. Viele Kranke suchen erst dann den Arzt auf.

Die schlechte Heilungstendenz der Verletzungen und Verbrennungen ist nicht nur dadurch zu erklären, daß der Ausfall der nociceptiven Sensibilität die Patienten der Warnsignale beraubt, die den Gesunden veranlassen, eine verletzte Gliedmaße zu schonen. Sie beruht auch auf *trophischen Störungen* durch Läsion der sympathischen Ganglienzellen im *Seitenhorn* des Rückenmarks. Klinisch zeigen sich diese vor allem als tatzenartige *Schwellung der Hände* mit livider, kühler, teigig-schilfriger Haut und glanzlosen, brüchigen Nägeln. Weiter kann man *Entkalkung der Knochen*, schmerzlose Arthropathie und selbst Spontanfrakturen finden. Im Gegensatz zur Tabes treten diese trophischen Skeletveränderungen nicht an den unteren, sondern an den oberen Extremitäten auf.

Die Unterbrechung der zentralen sympathischen Fasern führt oft zum *Hornerschen Syndrom* und zur Störung der *Schweißsekretion*. Segmental oder quadrantenförmig angeordnet, kommt es zur Anhidrosis, die man im Minorschen Schweißversuch nachweisen kann. Spontan klagen die Patienten häufiger über eine kompensatorische Steigerung der Schweißsekretion in den benachbarten Gebieten. Schließlich sind auf die Störung der sympathischen Innervation die bohrenden, ziehenden und brennenden *Dauerschmerzen* in den Armen, den Schultern und am Thorax zurückzuführen, die ein sehr charakteristisches *Frühsymptom* der Krankheit sind. Sie lassen sich durch Analgetica kaum beeinflussen.

Läsion der Vorderhörner führt zu *atrophischen Paresen*, die sich, ebenfalls meist asymmetrisch, von den Handmuskeln zum Schultergürtel ausdehnen. Unterschenkel und Füße sind wesentlich seltener peripher gelähmt. In den betroffenen Muskeln finden sich als Zeichen der chronischen Schädigung des peripheren motorischen Neurons fasciculäre Zuckungen. Die Eigenreflexe sind an den Armen in wechselnder Verteilung abgeschwächt oder erloschen. Durch Druck auf die Pyramidenbahnen entwickelt sich eine *zentrale Paraparese der Beine*. Diese äußert sich meist nur als Reflexsteigerung und Auftreten von pathologischen Reflexen, seltener als spastische Tonuserhöhung und Lähmung. Im Gegensatz zu den Gefühlsstörungen und nucleären Paresen sind diese motorischen Strangsymptome in der Regel doppelseitig.

Bei **Syringobulbie** findet sich regelmäßig ein horizontaler *Nystagmus* mit rotatorischer Komponente. Subjektiv entspricht ihm kein Schwindelgefühl. Ein weiteres Frühsymptom ist die einseitige *Abschwächung des Cornealreflexes* durch Läsion des Nucleus oder Tractus spinalis trigemini. Bei genauer Untersuchung kann man oft eine dissoziierte *Empfindungsstörung im Gesicht* nachweisen, die nach der zentralen Repräsentation des Trigeminus zwiebelschalenförmig angeordnet ist (s. Abb. 3 auf S. 8). Schmerzen sind im Gesicht weit seltener als an den Armen. Durch die Läsion der *motorischen Hirnnervenkerne* kann es zu atrophischer Parese der Kaumuskulatur (V), des Gaumensegels (X) und der Zunge (XII), seltener des Sternocleidomastoideus (XI), mit Kau- und Schluckstörungen und Dysarthrie kommen.

Der *Liquor* ist meist normal, selten findet man eine leichte Eiweißvermehrung auf 1,5—2,5 KE.

Außer diesen neurologischen Symptomen findet man bei den Kranken gelegentlich, keineswegs jedoch regelmäßig, die vorn erwähnten *Zeichen des Status dysraphicus*. Die Spina bifida occulta ist nach unseren Beobachtungen weit seltener als früher angenommen wurde. Das Fehlen solcher dysraphischer Stigmata spricht nicht gegen die Diagnose, wenn Symptomatik und Verlauf charakteristisch sind.

Der *Verlauf* ist eminent chronisch. Die Symptome entwickeln sich in langsamem Fortschreiten über mehrere Jahrzehnte. Das Tempo des Prozesses kann sich dabei vorübergehend beschleunigen oder verlangsamen. Remissionen treten nicht ein. Im *Endstadium* haben die Kranken eine inkomplette Querschnittslähmung mit atrophischen Lähmungen an den Armen und spastischer Paraparese der Beine. Zu der dissoziierten Gefühlsstörung kann eine leichte Beeinträchtigung auch der Oberflächensensibilität hinzutreten. Etwa $1/3$ der Patienten haben eine Blasenlähmung (Retentio urinae).

Therapie

Eine kausale Behandlung ist nach der Natur des Leidens nicht möglich. Man verordnet bei Bedarf *Schmerzmittel*, jedoch, wie bei allen chronischen Krankheiten, wegen der Suchtgefahr keine Opiate. Parese und Spastik können durch *gymnastische Übungsbehandlung* gebessert werden. Von der früher viel geübten Röntgenbestrahlung haben wir nichts Überzeugendes gesehen: Kleine Dosen sind wirkungslos, höhere bringen die Gefahr einer Strahlenschädigung des Rückenmarks mit sich. In manchen Fällen, namentlich wenn eine Eiweißvermehrung im Liquor eine stärkere Auftreibung des Rückenmarks anzeigt, kommt eine *operative Behandlung* in Frage. Man kann durch Laminektomie (Entfernung der Wirbelbogen) und dorsale Spaltung des Rückenmarks die flüssigkeitsgefüllte Höhle entlasten oder auch den Gliastift, wenigstens teilweise, entfernen. In der Mehrzahl der Fälle läßt sich die Indikation zur Operation jedoch nicht stellen.

Differentialdiagnose

1. Hinter manchen Fällen, die in der Praxis unter den Bezeichnungen „*Schulter-Arm-Syndrom*", „*Cervicalsyndrom*" oder gar „*Quadrantensyndrom*" antineuralgisch behandelt werden, verbirgt sich eine Syringomyelie. Bei hartnäckigen, bewegungsunabhängigen Schulter-Armschmerzen soll man immer anamnestisch nach besonderer Unempfindlichkeit für Schmerz- und Temperaturreize fragen

und auf leichte Zeichen einer Syringomyelie achten: trophische Störungen und Verstümmelungen an den Händen, Hornersches Syndrom, segmentale Verminderung der Schmerzempfindung, Reflexdifferenzen und — von großer differentialdiagnostischer Bedeutung — Störungen der Schweißsekretion im Minorschen Versuch.

2. *Intramedulläre Gliome* und andere Tumoren können durch die Symptomatik der zentralen Rückenmarksschädigung, einseitige extramedulläre durch ein Brown-Séquard-Syndrom (s. S. 100) das Krankheitsbild der Syringomyelie imitieren. Der Verlauf ist jedoch stets wesentlich rascher. Das *plötzliche* Auftreten eines *Spinalis anterior-Syndroms* gestattet ohne Schwierigkeiten die Abgrenzung von Syringomyelie.

3. Bei der Kombination von schlaffen und spastischen Paresen könnte man an eine *amyotrophische Lateralsklerose* (s. S. 376) denken. Diese Krankheit bleibt jedoch ohne Schmerzen und Sensibilitätsstörungen. Die *progressive Bulbärparalyse* entwickelt sich rascher, auch findet man dabei nicht den dissoziierten, rotatorischen Nystagmus, der für Syringobulbie sehr charakteristisch ist.

4. Bei *lumbosacraler Spina bifida* kann eine Myelodysplasie mit schlaffer Paraparese der Beine, sensiblem Caudasyndrom und Blasenstörungen vorliegen (s. S. 103). Schlaffe Lähmungen der Beine kommen bei Syringomyelie nicht vor, auch ist bei dieser das Lendenmark nie isoliert betroffen.

5. Auch die *neurale Muskelatrophie* (s. S. 378), bei der vorübergehend eine dissoziierte Empfindungsstörung bestehen kann, läßt sich dadurch leicht von Syringomyelie abgrenzen, daß die Symptome stets an den Beinen beginnen und die Lähmung schlaff bleibt.

4. Mißbildungen der Wirbelsäule, des Nachhirns und Rückenmarks

Für das Verständnis der Mißbildungen in der occipito-cervicalen Übergangsregion, die im folgenden Abschnitt besprochen werden, ist eine kurze *Rekapitulation der anatomischen Verhältnisse* und ihrer funktionellen Bedeutung nützlich.

Das *Os occipitale* bildet die äußere Begrenzung der hinteren Schädelgrube, in der sich Medulla oblongata, Brücke und Kleinhirn befinden. Durch sein Foramen occipitale magnum tritt die Medulla oblongata, die in dem knöchernen Ring bei Bewegungen des Kopfes vor Schädigungen geschützt ist. Zwischen den Kondylen des Hinterhauptbeins und den Massae laterales des Atlas ist der Schädel mit der Halswirbelsäule im oberen Kopfgelenk verbunden, in dem um eine quere Achse Nickbewegungen möglich sind.

Der 1. Halswirbel, *Atlas*, hat als einziger Wirbel keinen Wirbelkörper, sondern nur einen kurzen ventralen Bogen mit einer dorsalen Gelenkfläche für die Verbindung mit dem Dens epistrophei. Sein Wirbelkanal ist durch ein Ligamentum transversum in zwei ungleich große Abschnitte geteilt: im vorderen befindet sich der Zahn des Epistropheus, durch den hinteren zieht, wie bei den übrigen Wirbeln, das Rückenmark. Die Bogenwurzel des Atlas enthält cranial eine Laufrinne (Sulcus) für die A. vertebralis. Am dorsalen Wirbelbogen hat der Atlas keinen ausgebildeten Dornfortsatz.

Die anatomische Besonderheit des *Epistropheus* ist der bereits erwähnte Dens, der ursprünglich der Körper des Atlas war. Er sitzt dem Wirbelkörper auf und ist mit der Hinterfläche des vorderen Atlasbogens gelenkig verbunden. Im Atlanto-Epistrophealgelenk erfolgen Drehbewegungen, bei denen sich Kopf und Atlas um den Zahn des Epistropheus drehen. Der Epistropheus hat einen kräftigen Dornfortsatz. Zwischen Os occipitale und Atlas und zwischen Atlas und Epistropheus befindet sich beim Erwachsenen *keine Bandscheibe*.

Neben den *statischen Funktionen*, die sie mit den übrigen Wirbelsäulenabschnitten teilt, hat die Halswirbelsäule noch die Aufgabe, den *knöchernen Kanal* für den proximalen Verlauf der *A. vertebralis* zu bilden. Die Arterie tritt am 6. Halswirbel in die Wirbelsäule ein, während die V. vertebralis sie erst am 7. Halswirbel verläßt. Die Arterie verläuft, gerade emporsteigend, im *Seitenteil des 6.—2. Halswirbels* im Foramen transversarium. Innerhalb des Seitenteils des Epistropheus biegt sie um 45° nach außen ab. Schräg lateralwärts emporziehend, erreicht sie das Foramen transversarium des Atlas, das weiter seitlich liegt als die Foramina der übrigen Halswirbel. Nach ihrem Austritt aus dem Atlas zieht die Arterie nach innen und hinten, durchbohrt den hinteren Abschnitt der Gelenkkapsel des Atlanto-Epistrophealgelenkes und verläuft im Sulcus arteriae vertebralis des hinteren Atlasbogens. Sie perforiert die Membrana atlanto-occipitalis, ändert wiederum ihre Richtung und zieht an die Vorderseite des Hirnstamms, wo sie sich, auf der Höhe des Clivus, mit der A. vertebralis der Gegenseite zur A. basilaris vereint (Abb. 53).

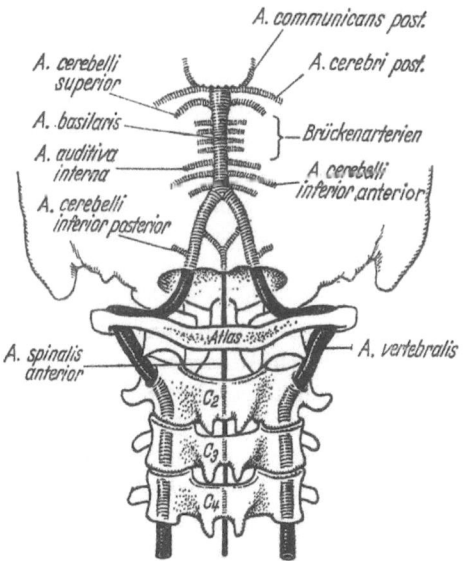

Abb. 53 *Occipito-cervikaler Übergang mit A. vertebralis und basilaris*

a) Basiläre Impression oder Invagination

Es handelt sich um eine *trichterförmige Einstülpung der Umgebung des Foramen occipitale magnum*, hauptsächlich der Kondylen des Hinterhauptbeins, *in die hintere Schädelgrube*. Diese wird dabei in senkrechter Richtung erniedrigt. Gleichzeitig wird das Foramen occipitale magnum durch den zu hoch stehenden Dens epistrophei eingeengt. Die basiläre Impression kann auch einseitig auftreten: dann ist der Schädel so verformt, daß seine Längsachse schräg verläuft.

Die Einbuchtung des occipito-cervicalen Übergangs beruht meist auf einer *Entwicklungsstörung*. Sie kann aber auch sekundär als Folge von Krankheiten entstehen, die den Knochen erweichen, vor allem Rachitis, Chondrodystrophie, Ostitis deformans Paget, Osteoporose.

Diagnose

Im Aspekt der Kranken fällt ihr *kurzer Hals* auf. Die *Beweglichkeit des Kopfes* ist für Seitwärtsneigung und Drehung eingeschränkt. Bei einseitiger basilärer Impression besteht meist ein *Schulterhochstand*. Die Diagnose wird durch die *Röntgenaufnahme des Schädels* gesichert. Im sagittalen Strahlengang erkennt man, daß die Pyramidenkanten nach medial ansteigen. Die Spitze des Dens überragt die *Bimastoidlinie*, d.h. die Verbindungslinie zwischen den unteren Polen der Mastoidfortsätze, um mehr als 2 mm. Im seitlichen Strahlengang steht sie mehr als 2 mm über der *Chamberlainschen Linie*, die vom hinteren Pol des harten Gaumens zum hinteren Pol des Foramen occipitale magnum gezogen wird. Das *Ausmaß der basilären Impression*, die nach diesen Maßen röntgenologisch bestimmt wird, gestattet *keine Schlüsse* darauf, ob und in welcher Schwere sie klinische Symptome hervorruft.

Die basiläre Impression ist häufig mit *Platybasie* der Schädelbasis kombiniert. Platybasie und basiläre Impression dürfen aber nicht miteinander gleichgesetzt werden. Platybasie ist eine *Abflachung der hinteren Schädelgrube*, die an einer abnormen Aufrichtung des Clivus zu erkennen ist. Einzelheiten der röntgenologischen Bestimmung würden hier zu weit führen. Die Platybasie hat, wenn sie allein vorliegt, keine klinische Bedeutung.

Symptomatik und Verlauf

In der Mehrzahl der Fälle bleibt die basiläre Impression ohne klinische Symptome. Bei einer kleineren Zahl von Kranken kommt es zu Funktionsstörungen in der Medulla oblongata und im oberen Abschnitt des Halsmarks. Diese werden auf verschiedene *Faktoren* zurückgeführt: Mechanische Kompression durch den emporgehobenen Dens epistrophei, Behinderung der Liquorpassage durch den zu hoch liegenden Clivus und durch Adhäsionen der Meningen, Degenerationsprozesse am Bandapparat des occipito-cervicalen Übergangs und Durchblutungsstörungen in den Aa. vertebrales.

Aus der Zusammenstellung dieser Faktoren wird verständlich, daß die ersten Symptome meist erst im *3. oder 4. Lebensjahrzehnt* auftreten. Sie können sich langsam progredient entwickeln, aber auch akut einsetzen. Gelegentlich schließen sie sich an eine Allgemeinkrankheit oder ein Bagatelltrauma des Nackens und Hinterkopfes an. In solchen Fällen wird man gutachtlich eine einmalige Verschlimmerung eines angeborenen Leidens annehmen. Die plötzliche Manifestation der ersten Symptome macht die Bedeutung von Zirkulationsstörungen in der A. vertebralis deutlich.

Ein typisches *Frühsymptom* sind hartnäckige, anfallsweise *Kopfschmerzen*, die im Nacken und Hinterkopf, aber auch in der Stirn lokalisiert sind. Später können bei Anstrengungen oder Drehbewegungen des Kopfes *anfallsartige bulbäre Symptome* auftreten: Schwindel, Schweißausbruch, Erbrechen, Tachykardie und Dyspnoe, synkopale Anfälle (s. S. 214) oder Menière-Anfälle (s. S. 222). Bei chronischer Entwicklung stellen sich *Gefühlsstörungen* an den Händen und Armen und *Strangsymptome* des Rückenmarks ein: Doppelseitige Pyramidenzeichen, Sensibilitätsstörungen an den Beinen und spinale Ataxie. Wird mehr die *Medulla oblongata* geschädigt, bekommen die Patienten Nystagmus, cerebellare Ataxie und periphere Lähmungen der caudalen Hirnnerven mit Schwäche der Kaumuskulatur, Gaumensegelparese, Heiserkeit, Schluckstörungen, bulbärer Dysarthrie und atrophischer Zungenlähmung. Nicht selten besteht ein Hornersches Syndrom. Durch Behinderung der Liquorpassage bildet sich ein *Hydrocephalus internus* aus, der zu akuter Einklemmung des Hirnstamms im Hinterhauptsloch führen kann.

Man muß damit rechnen, daß die basiläre Impression mit anderen Fehlbildungen der occipito-cervicalen Übergangsregion, wie Klippel-Feilsche Krankheit, Arnold-Chiari-Syndrom und mit Syringomyelie kombiniert ist. Dabei nimmt die Wahrscheinlichkeit klinischer Symptome erheblich zu.

Therapie

Wenn die Symptome eine Behandlung erfordern, kann diese nur *chirurgisch* sein. Durch Resektion eines Teiles der Squama occipitalis wird das Foramen occipitale magnum erweitert. Damit wird die Kompression des Hirnstamms und Halsmarks beseitigt und gleichzeitig die Zirkulation in den Vertebralarterien erleichtert. Die bedrohlichen Symptome bilden sich rasch zurück, leichtere Ausfälle, die auf irreversiblen Gewebsschäden beruhen, können allerdings bestehenbleiben.

Differentialdiagnose

1. Bei akuter „Dekompensation" der basilären Impression mit Hirndruckkrisen liegt die Verdachtsdiagnose eines *Tumors der hinteren Schädelgrube* nahe, zumal wenn eine Stauungspapille vorliegt. Auch die langsame Entwicklung bulbärer und cerebellärer Symptome ist auf einen Hirntumor verdächtig. Die Diagnose wird dann erst durch Ventrikulographie oder Angiographie gestellt.

2. Stehen Lokalsymptome des Halsmarks im Vordergrund, muß ein hochsitzender *Rückenmarkstumor* ausgeschlossen werden. Dies kann schwierig sein, da der lumbale Liquor auch bei der basilären Impression infolge Behinderung der Liquorpassage oft eine Eiweißvermehrung enthält. Liegt ein Kompressionssyndrom vor, kann man eine Gasmyelographie von lumbal her durchführen, die den Ort der Passagebehinderung anzeigt.

3. Die Strangsymptome lenken den Verdacht oft zunächst auf eine *amyotrophische Lateralsklerose* oder *funikuläre Spinalerkrankung*. Die Abgrenzung erfolgt nach dem Liquorbefund, nach den Sensibilitätsstörungen und der Untersuchung des Magensaftes bzw. des Schilling-Tests.

4. Da Beschwerden und Symptome auch fluktuieren können, wird häufig zunächst die Diagnose einer *Multiplen Sklerose* gestellt. Lassen sich bei Verdacht auf M.S. alle Symptome auf das obere Halsmark beziehen, ist eine Röntgenaufnahme des Schädels angezeigt.

Diese und andere Fehldiagnosen werden vermieden, wenn man bei der Inspektion des Kranken den kurzen Hals und bei der Untersuchung die Bewegungseinschränkung des Kopfes beachtet und eine Röntgenaufnahme des Schädels in zwei Ebenen (die a.p.-Aufnahme bei geöffnetem Mund zur Darstellung des Dens epistrophei) vornimmt.

b) Atlasassimilation

Ursprünglich sind oberhalb des Atlas noch drei weitere Halswirbelsegmente angelegt. Diese werden im Laufe der embryonalen Entwicklung in die Occipitalschuppe einbezogen. Bei der Atlasassimilation, die man anschaulicher Occipitalisation des Atlas nennt, wird der *Atlas* ebenfalls *mit dem Hinterhauptsbein verschmolzen*. Dieser Prozeß ist erst während der zweiten Lebensdekade abgeschlossen. Die Assimilation ist nicht selten asymmetrisch.

Bei dieser Fehlbildung ist der Epistropheus der oberste bewegliche Halswirbel. Das Foramen occipitale magnum ist fast immer verkleinert und deformiert. Die Mißbildung ist nicht selten mit basilärer Impression oder Klippel-Feil-Syndrom (s. u.) kombiniert.

Symptomatik und Verlauf

Die Atlasassimilation ist seltener, ruft aber schwerere Symptome hervor als die basiläre Impression. Diese beruhen auf mehreren *Faktoren:* Rückwärtsverlagerung des Dens mit mechanischer Läsion der Medulla oblongata, Behinderung der Blutzirkulation in der A. vertebralis mit ischämischer Gewebsschädigung in der Medulla oblongata, meningeale Adhäsionen, Behinderung der Liquorpassage aus den Ventrikeln in den Subarachnoidealraum (Hydrocephalus occlusus). Durch den angehobenen Clivus werden Medulla oblongata und Kleinhirn gegen das Tentorium cerebelli emporgepreßt, andererseits kann es durch den Hydrocephalus occlusus mit Hirndruck zur Einklemmung von Medulla und Kleinhirntonsillen im Hinterhauptsloch kommen.

Die *Symptome* treten erst jenseits des 10. Lebensjahres auf. Die Schädigung der Medulla oblongata zeigt sich regelmäßig in einem *rotatorischen Blickrichtungsnystagmus*, ähnlich wie bei Syringobulbie. Läsion der *caudalen motorischen Hirnnervenkerne* führt zu atrophischer Zungenlähmung, Gaumensegelparese, Dysarthrie und Schluckstörungen. Druckläsion oder Ischämie der *langen Bahnen* verursacht Paraesthesien, Sensibilitätsausfälle und Ataxie in den Händen und Armen und Pyramidenzeichen an den Beinen. Durch Behinderung der Liquorzirkulation kommt es zu *hydrocephalen Krisen* mit phasenhaften, bewegungsabhängigen Kopfschmerzen und Doppelbildern, die auf Zerrung des N. abducens zurückgeführt werden. Im Laufe der Zeit entwickelt sich Hirndruck mit Stauungspapille und den Gefahren der Hirnatrophie und Einklemmung.

Therapie. Entlastung des Foramen occipitale magnum durch Resektion des angrenzenden Teils der Squama occipitalis.

c) Klippel-Feil-Syndrom

Diese kombinierte Mißbildung vor allem der Halswirbelsäule ist durch folgende Symptome charakterisiert:

1. Verschmelzung mehrerer (2—3) Halswirbelkörper und Dornfortsätze zu einem *Blockwirbel*.
2. *Spina bifida cervicalis* (Hemmungsmißbildung mit Bogenspalte).

Meist bestehen außerdem Atlasassimilation, Keilwirbel sowie primäre Entwicklungsstörung oder sekundäre Zug- und Druckschädigungen am Rückenmark, nicht selten auch basiläre Impression.

Die Blockwirbelbildung wird auf Faseraplasie der Bandscheiben zurückgeführt. Die Anomalie kann familiär auftreten.

Symptomatik und Verlauf

Im Aspekt fallen die Kranken durch ihren *abnorm kurzen Hals* mit *tiefstehender Nacken-Haargrenze* und hochstehenden Schultern auf. Sie haben eine *Kyphoskoliose* der oberen Wirbelsäule, die Arme sind im Verhältnis zum Körper zu lang. Gelegentlich findet man eine Gaumenspalte. Die Beweglichkeit des Kopfes ist stets sehr eingeschränkt.

Ähnlich wie bei der basilären Impression setzen die *Symptome* erst im mittleren Lebensalter ein. Die Kranken bekommen *radikuläre Paraesthesien* und Schmerzen, Sensibilitätsausfälle in den Händen und Armen, Schwindelanfälle und synkopale Anfälle. Meist lassen sich arterielle Durchblutungsstörungen in den Händen nachweisen, die bis zur Fingergangrän führen. Durch Druck auf das obere Halsmark kann sich im späteren Verlauf eine hochsitzende inkomplette *Querschnittslähmung* mit Tetraspastik der Extremitäten, Sensibilitätsstörung und Blasenlähmung entwickeln. Gelegentlich kommt es auch zum Hydrocephalus internus occlusus. Kombination mit basilärer Impression führt zu den Symptomen, die oben besprochen sind.

Therapie. Als palliative Maßnahme werden doppelseitig die obersten Rippen partiell reseziert. Dadurch kann sich die Beweglichkeit des Halses bessern.

d) Arnold-Chiarische Mißbildung

Bei dieser komplexen Hemmungsmißbildung findet sich gewöhnlich eine Vielzahl von Defekten. Die Kernsymptome sind:

1. Dysraphische *Spaltbildung* im rostralen Halsmark und
2. *Verlagerung* der Medulla oblongata, der zapfenförmig verlängerten Kleinhirntonsillen und auch des Kleinhirnwurms durch das Foramen occipitale magnum nach caudal über das Halsmark, in extremen Fällen bis zum oberen Brustmark.

Das *Kleinhirn* ist meist mißgebildet. Gleichzeitig besteht ein Mißbildungshydrocephalus. Häufig finden sich andere dysraphische Störungen (s. S. 416). Man nimmt an, daß die Verlagerung von Medulla oblongata und Kleinhirn durch einen Hydrocephalus in frühen Entwicklungsstadien zustande kommt und daß dadurch sekundär die Entwicklung des Kleinhirns gestört wird.

Symptomatik

Die seltene Krankheit führt bei stärkerer Ausprägung bereits im Kindesalter zum Tode. Die abnorme Ausfüllung des Wirbelkanals kann Zirkulationsstörungen in den Vertebralarterien oder ihren Ästen und *Einklemmungssymptome* hervorrufen. Klinisch findet man eine Bewegungseinschränkung des Kopfes, Lähmung caudaler Hirnnerven und Strangsymptome, ähnlich wie bei der basilären Impression. In leichten Fällen kann die Mißbildung aber auch symptomlos bleiben.

Auf der *Röntgenaufnahme* der Schädelbasis ist das Foramen occipitale magnum erweitert.

e) Spina bifida dorsalis occulta

Die Spina bifida dorsalis ist eine Hemmungsmißbildung, bei der die beiden seitlichen Anteile des Wirbelbogens, die sich am Ende des ersten Lebensjahres knöchern zusammenschließen sollen, offen bleiben, so daß eine *dorsale Spaltbildung* vorliegt. Man spricht von *Spina bifida occulta*, wenn die Rückenmarkshäute über dem Spalt geschlossen und nicht hernienartig vorgewölbt sind.

Die Hemmungsmißbildung tritt bevorzugt am *Übergang zwischen zwei Wirbelsäulenabschnitten* auf: occipito-cervical, cervico-thorakal und lumbo-sacral. Am häufigsten ist die Spina bifida L_5/S_1, jedoch ist auch eine Spaltbildung im Atlas nicht selten, die isoliert oder bei einer der oben besprochenen Mißbildungen am occipito-cervicalen Übergang vorkommt.

Die Spina bifida occulta ist recht *häufig:* Sie kommt bei 17—18% der Bevölkerung vor. Ihre klinische Wertigkeit wird meist überschätzt. Als Ursache von Kreuzschmerzen kommt sie, im Gegensatz zu den weiter unten besprochenen Assimilationsstörungen, nicht in Betracht. Meist hat sie überhaupt keine klinische Bedeutung, sondern wird zufällig als Nebenbefund auf der Röntgenaufnahme festgestellt. Der Röntgenbefund einer Spaltbildung gestattet keinen Schluß auf eine darunterliegende Mißbildung auch des Rückenmarks oder seiner Hüllen.

In *seltenen Fällen* führt die Spina bifida dadurch zu neurologischen *Symptomen*, daß die Membrana reuniens, die den Spalt dorsal verschließt, mit dem Rückenmark oder dem Filum terminale verwachsen ist. Bei dem relativ stärkeren Längenwachstum der Wirbelsäule werden die Caudawurzeln oder das Rückenmark durch Zug geschädigt. Die Patienten klagen über ziehende *Schmerzen in den Beinen*, oft auch über *Sphincterschwäche*. Bei Bettnässern sollte man deshalb stets eine Röntgenaufnahme des lumbo-sacralen Übergangs anfertigen.

Bei der Inspektion findet man gelegentlich, aber keineswegs regelmäßig, eine *lokale Hypertrichose* über der Defektmißbildung oder umschriebene Einziehungen der äußeren Haut und des subcutanen Gewebes. *Neurologisch* kann ein unvollständiges Caudasyndrom mit distalen schlaffen Paresen der Beine, trophischen Störungen an den Füßen und radikulären oder reithosenförmig angeordneten Sensibilitätsstörungen vorliegen. Häufig besteht ein Pes equino-varus *(Klumpfuß)*, der auf einer fixierten Fehlstellung des Fußes infolge der distalen Parese beruht oder eine korrelierte Mißbildung ist.

Therapie Nur bei neurologischen Ausfällen ist eine operative Behandlung indiziert. Nach Laminektomie wird die derbe Membrana reuniens inzidiert, so daß Wurzeln und Rückenmark entlastet werden.

Die *Kombination* der Spina bifida mit schwereren Entwicklungsstörungen des Rückenmarks und seiner Häute: Meningocele, Myelocele, Rachischisis wird hier nicht besprochen, da diese Fälle selten sind und in das Fachgebiet der Kinderheilkunde und der Orthopädie gehören.

f) Spondylolisthesis

Spondylolisthesis ist ein Abgleiten der Wirbelsäule nach vorn und unten vor den 1. Sacralwirbel. Dieses Wirbelgleiten hat zwei Voraussetzungen:

a) eine *angeborene Spaltbildung* im Gelenkfortsatz des 5. Lendenwirbelkörpers und

b) eine *erworbene* Degeneration der lumbo-sacralen Bandscheibe und des vorderen Längsbandes, die unter den täglichen Belastungen der Wirbelsäule deshalb entsteht, weil der mißbildete Gelenkfortsatz keinen genügenden Halt bietet. Diese degenerativen Vorgänge wirken sich wieder auf die Wirbelgelenke aus, so daß sich ein *Circulus vitiosus* schließt. Bei jeder stärkeren statischen Beanspruchung gleitet der 5. Lendenwirbelkörper und mit ihm die ganze darüberliegende Wirbelsäule etwas mehr nach ventral und unten. Die echte Spondylolisthesis entsteht nicht traumatisch, ein Trauma kann die anlagebedingte Deformität aber verschlimmern.

Symptomatik

Nur in maximal $^2/_3$ der Fälle kommt es zu klinischen Symptomen. Die Patienten klagen über *Kreuzschmerzen* und Schmerzen im Segment L_5 und S_1, die sich bei Bewegungen und auch beim Husten, Pressen und Niesen verstärken. Bei der *Untersuchung* fällt eine Verkürzung der Taille mit einer queren Hautfalte unterhalb des Nabels auf. Die Lendenwirbelsäule zeigt starke Lordose. Die 12. Rippe ist bei schwererer Ausprägung dicht über dem Darmbeinkamm zu tasten. *Neurologisch* können die Achillessehnenreflexe fehlen, die Patellarsehnenreflexe (L_4) abgeschwächt sein. Die Ischiasdruckpunkte sind oft schmerzhaft. Manchmal lassen sich auch radikuläre Sensibilitätsausfälle nachweisen.

Therapie. Man versucht zunächst, die gestörte Statik der unteren Wirbelsäule durch ein Stützkorsett zu bessern. Einige Autoren empfehlen eine Versteifung des lumbo-sacralen Übergangs durch operative Einpflanzung eines Knochenspans.

g) Lumbalisation und Sacralisation

Diese beiden Assimilationsvorgänge am lumbosacralen Übergang der Wirbelsäule werden als *lumbosacrale Übergangswirbel* zusammengefaßt.

Bei der *Lumbalisation*, der häufigeren Entwicklungsstörung, ist der 1. Sacralwirbel nicht in den Verband des Kreuzbeins einbezogen. Durch einseitig oder doppelseitig mangelhafte Ausbildung seiner Seitenteile ist er der Form der Lendenwirbel angeglichen. Auf der Röntgenaufnahme ist er als überzähliger Lendenwirbel zu erkennen.

Bei der *Sacralisation* ist der Querfortsatz des untersten Lendenwirbelkörpers ein- oder doppelseitig vergrößert und hat Schaufelform, wie der seitliche Flügel des Kreuzbeins. Man findet die verschiedensten Grade der Angleichung an das Sacrum von der Verbreiterung der Querfortsätze ohne Kontakt mit dem Kreuzbein bis zur vollständigen Verschmelzung.

Die lumbosacralen Übergangswirbel müssen nicht notwendig Beschwerden verursachen. Sie können aber durch folgende mechanische Faktoren klinische Bedeutung erlangen:

1. Die darüberliegende *Bandscheibe degeneriert* infolge abnormer statischer Belastung, drängt medial oder lateral in den Wirbelkanal vor und löst reaktive spondylotische Veränderungen an den benachbarten Wirbelkörpern aus.

2. In den neu gebildeten Gelenken entsteht besonders leicht *Arthrose*.

3. Bei einseitiger Assimilation bildet sich eine *Skoliose* der unteren Wirbelsäule aus.

Die häufigsten *Beschwerden* sind Kreuzschmerzen (Lumbago). Nervenwurzelkompression mit Ischiassyndrom ist dagegen eine seltene Folge. Bei der Untersuchung findet man die Lendenlordose aufgehoben, die paravertebralen Muskeln sind verspannt. Die untere Wirbelsäule ist klopfempfindlich und in der Dreh-, mehr aber noch in der Beugebewegung eingeschränkt. Das Zeichen nach LASÈGUE kann positiv sein. Reflexabschwächung, Paresen und radikuläre Gefühlsstörungen gehören nicht zur Symptomatik.

Die *Therapie* besteht in vorübergehender Schonung, Muskelmassagen, Anwendung der heißen Rolle und anschließend vorsichtigen gymnastischen Übungen.

Sachverzeichnis

Wichtige Stellen sind *kursiv* hervorgehoben, zusammengesetzte Bezeichnungen sind unter dem Anfangsbuchstaben des charakteristischen Wortes zu finden. Anatomische Namen sind aus Platzgründen nur für den Allgemeinen Teil angegeben. Reflexe, EEG, EMG- und Liquorbefunde sind zusammen aufgeführt.

Abblassung, temporale, der Sehnervenpapille *269*
abdominelle Krisen 365, 366
Abducenslähmung 266, 410
—, doppelseitige 411
Abductor-Opponens-Lähmung 242
Abrißmetastasen *158*
Absencen *200*, 204, 208, 213
Abtreibungsversuche, Luftembolie *140*
Accessoriusdurchschneidung bei Torticollis spasticus 300
Acetylcholin 362, *397*, 407
Acetylcholinintoxikation *400*
Acidose 152
—, diabetische 409
ACTH bei Multipler Sklerose 272
Acusticusneurinom *159*, 163, 176, 367
Adams-Stokes-Anfälle *217*
Adductorenspasmus *375*, 413
Adenoma sebaceum *368*
Adenome der Hypophyse, basophile *165*
— —, chromophobe *165*
— —, eosinophile *165*, *166*
Adenoviren *244*, 245
Aderlaß *128*, *134*, 363
Adhäsionen, meningeale 424
Adie-Syndrom 60, *285*
Adrenalin 402
Adsonscher Versuch *346*
Adversivanfälle 57, 146, *203*, 206, 208
Adversivfeld, frontales *203*
Adynamie *166*
Äquivalente, epileptische *198*
Affektdurchlässigkeit s. affektive Labilität
affektive Labilität 280, 318, 322
— Nivellierung 261

affektiver Tonusverlust 228
Affektivität 26, 124, 125, 145ff.
Affenhand *372*
Afferenzen, sensible 90
aggressives Verhalten *125*, 147, 298, 329
Agnosie für Farben *119*
— für Objekte und Personen *119*
—, optische 26, 117, *118*, 119, 135, 321, 323, 332
—, optisch-räumliche 26, 117, *118*, 146, 323
— für Schriftzeichen *119*
Agraphie *113*, 114, 120, 135, 146, 281
Akalkulie *115*, *120*, 146
Akinese 77, *79*, 81, 82, 290ff., 319, 385
akinetische Form der Encephalitis lethargica *260*
Akkommodation 6, 53, *58*
Akkommodationsparese 53, 285, 293, 358, 362, 363
Akkommodotonie *60*
Akrocyanose 25
Akromegalie *166*
Aktionspotential 71
Aktivierungssystem, retikuläres s. Formatio reticularis
Aldolase *390*, 392
Aldosteron 407
Alexie *113*, 115, *119*, 135, 146
Alkalireserve 408
Alkalose 227
Alkoholdelir 209
Alkoholinjektion bei Trigeminusneuralgie 235
Alkoholismus 295, 311, 322, 330, 351, *358*, 386
Alkoholkrankheiten des Gehirns *359*

Alkoholpolyneuropathie 351
Allaesthesie *96*
Alles-oder-Nichts-Gesetz *13*
α-Zellen *65*, 70, 82, 377
Altersatrophie der Iris 325
Alterskrankheiten des Gehirns *316*
Alterswarzen 366
Alterung, vorzeitige, bei Systemkrankheiten 368
Altgedächtnis 318, 325
Alzheimersche Fibrillenveränderung *322*, 325
— Krankheit 116, 279, 281, 315, 316, 319, *322*, 321
Amaurose 59, 134, 163, 166, 279, 283, 332
amaurotische Idiotie 332
Ambidexter *113*
Amblyopie 135, 165, 269, 411
Amimie *79*, 290
Aminoacidurie bei hepatolenticulärer Degeneration 329
— bei progressiver Muskeldystrophie 390
Ammonshorn *206*, 260
Amnesie, retrograde *304*
amnestisches Syndrom *325*
Amoklauf *211*
Amputationsstumpf *94*
Amyotrophie, hereditäre proximale neurogene 370, *371*
—, neuralgische 339, *364*
amyotrophische Lateralsklerose 7, 143, 275, 374, *376*, 390, 420, 423
Anacidität, histaminrefraktäre 274, 327, 384
Anämie, hämolytische 360
—, perniziöse 326, 330
Anaerobier 362
Anaesthesia dolorosa *236*

Anaesthesie *95*
—, psychogene 25
Analgesie *95*
Anamnese *1*
Anarthrie *374*
Aneurin 350
Aneurysma, arteriovenöses 46, *188*, 203, 222, 279
—, —, traumatisches *190*
—, basales 46, 53, 126, *183*, 184, 221, 233, 275, 279, 337, 411
— bei erworbenen Gefäßveränderungen 132, *184*
—, mykotisches 184, *258*
Anfälle, epileptische, bei Hirntumoren 144, 145, 146, 156, 157, 162
—, — s. a. Epilepsie
—, —, altersgebundene *198 ff.*
—, —, bei Angiographie 46
—, —, bei arteriovenösem Aneurysma 189
—, —, auslösende Ursachen 194, 199, 207, 208
—, —, bei eitriger Meningitis 240
—, —, bei Encephalitis 251, 252
—, —, bei Encephalopathia saturnina 360
—, —, bei Fleckfieberencephalitis 259
—, —, fokale *201 ff.*
—, —, bei frühkindlicher Hirnschädigung 413, 414
—, —, bei Gefäßmißbildungen 190, 191
—, —, generalisierte *206 ff.*
—, —, bei Herdencephalitis 257
—, —, bei Hirntumoren s. Tumorepilepsie
—, —, beim ischämischen Insult 130
—, —, kleine *198 ff.*
—, —, bei Leukodystrophie 332
—, —, bei Lues cerebrospinalis 278
—, —, bei Meningitis tuberculosa 248
—, —, bei Meningoencephalitis 238, 243, 246, 247
—, —, bei Multipler Sklerose 270
—, —, pathologisches Lachen und Weinen 125
—, —, bei Porphyrie 365

Anfälle, epileptische bei progressiver Paralyse 281
—, —, bei Sinusthrombose 137
—, —, bei Subarachnoidealblutung 185
—, —, tageszeitliche Bindung 199, 201, *207, 208*
—, —, bei Tetanie 226
—, —, bei Thalliumvergiftung 361
—, —, bei Thromboembolie 131
—, —, bei Toxoplasmose 255, 256
—, — traumatische 303, 313
—, —, bei tuberöser Sklerose 367, 368
—, hypoglykämische *218*
—, narkoleptische *228*, 259
—, nichtepileptische *214*
—, paralytische *281*
—, psychogene *219*
—, vasomotorische *214*, 217, 422, 425
Angioblastom des Kleinhirns 152, *163*
angiodysgenetische Myelomalacie *192*
Angiographie *44*
Angioma capillare et venosum calcificans *190*
Angiome 417
Angiospasmen *126*
Anhidrosis 99, 418
Anisokorie 6, 27, 59
Anodenschließungszuckung 34
Anosmie 2, 146
—, einseitige 163
—, traumatische 303
Anosognosie 110, *120*
Anoxie der Hirnrinde 216
Ansa lenticularis 86
Ansperren *122*, 321
Antagonistentremor *81*, 295, 329
Anticoagulantien bei Gefäßinsult 130
— bei Myelomalacie 144
— bei Sinusthrombose 138
Antiepileptica, Dosis und Nebenwirkungen *209*
Antikörper 244, 262ff.
Antitoxin, Botulismus 363
— Diphtherie 358, 364
— Tetanus 364
Antrieb 26, 134, 138, *145*, 146, 147, 149, 150, 251, 321
Antrotomie *224*

Anulus fibrosus der Bandscheibe *179*
Aorta 127, 131, *141*
Aortenaneurysma 284, 396
Aorteninsuffizienz 284
Aortenisthmusstenose *132*, 142
apallisches Syndrom 27, 261, *308*, 310
Aphasie *106 ff.*, 146, 321, 323
Aphonie 362, 374,
apnoische Pause bei Pickwick-Syndrom *230*
apoplektischer Insult s. Insult, apoplektischer
Apraxie 26, 114ff., 321, 324
— des Gehens 116
—, gliedkinetische 116
—, ideatorische 116, 281, 323
—, ideomotorische *115*, 146
—, konstruktive *116 ff.*, 146, 323
— für Rumpfbewegungen 116
Aquäduktblockade 149, *159*, 161, 368, 415
Arachnitis 161, 177
— optico-chiasmatica 279
— spinalis 47, 169, 170, *177*, 179
Arachnodaktylie 416
Arachnoidealcysten 168, *413*, 414
Arbor-Viren 243, 244, 245, 251, 252, 253, 264
Arc de Cercle *219*
Archicerebellum 87
Area 4 *73*
Area 4γ *68*, 88
Area 6a α *78*, 81
Area 17 *50*, 119
Area 18 *50*, 56
Area giganto-pyramidalis *68*
— striata 50
Argyll Robertson-Phänomen 60
Armhalteversuch 18
Armpendeln bei Kleinhirnhypotonie 90
Armplexusparesen 344
Arnold-Chiarische Mißbildung 423, *425*
Arreflexie *66*, 67, 97, 99
Arsenintoxikation 361, 362
A. (Aa.) auditiva interna 421
— basilaris 44, 75, *135*, 160, 421
— carotis communis 131, 133
— — interna 44, 129ff., 134
— cerebelli inferior anterior 337, 421

A. (Aa.) auditiva interna
— — posterior 421
— — posterior inferior 141
— — superior 421
— cerebri anterior *134*
— — media *134*
— — posterior 44, *135*
— communicans posterior 53, 126
— cubitalis 345
— iliaca *141*
— insulae Reilii *132*
— intercostales *141*
— lenticulo-striata 73, *132*
— lumbales *141*
— maxillaris 129
— meningea media 303, *310*
— occipitalis 129
— ophthalmica 129
— pallido-striatae *132*
— sacrales *141*
— spinalis anterior 101, *141*, 142, 170, 176
— — posterior *141*, 142
— subclavia *141*
— sulcocommissurales 141, *142*
— thalamicae *132*
— thalamo-geniculata 98
— thalamo-striata 98
— vertebralis 44, 136, 141, 421
— —, Knochenkanal 421
Arterie der Hirnhämorrhagie *132*
Arterien des caudalen Hirnstamms *421*
Arteriitis, rheumatische 132
— temporalis 237
Arteriogramm 44
Arteriosklerose, cerebrale *126*, 316
—, spinale 141
Arthropathie, schmerzlose 418
—, tabische *284*
Arthrose 428
Artikulationsstörungen 89, *107*, 374
Aspirationspneumonie 363, 374
Assimilationsstörungen der Wirbelsäule *427*
Assoziationsfasern 116
Assoziationsfelder *114*, 119
—, optische *50*, 56
Assoziationskerne des Thalamus 98
Asthenopie, corticale *306*

Astrocytome 145, 152, *157*, 209, 367
Asynergie, cerebellare 19, 20
Asystolie *217*
Ataxie, cerebellare 20, 75, *89*, 90, 91, 147
—, frontale *91*, 146
—, lokomotorische *90*
—, sensible *89*
—, spinale 20, 25, *89*, 90, 95, 97, 98
Atelektasen *371*
Atembeweglichkeit, paradoxe *102*
Ateminsuffizienz *102*, 264
Atemlähmung 103, *149*, 151, 158, 263, 276, 362, 363, 371, 393, 395, 400, 405, 408
Atemstörung bei Neugeborenenmyasthenie 394
Atemzentrum, bulbäres 263
Atherosklerose der Aorta *142*
Athetose 83, 84, *85*, 95, 125, 260, 294, 298, *301*, 413
Athétose double *301*, 414
Atlanto-Epistrophealgelenk *421*
Atlas *420*, 421
Atlasassimilation *424*, 425
Atmung 27
—, abdominale 370
—, auxiliäre *102*
Atrophie cérébelleuse tardive *385*
—, granuläre *126*
—, myogene *390*
—, neurogene 369, *390*
Atrophien, nucleäre *369*
Atropinvergiftung *363*
AT 10 *227*
Audiogramm 135
Auffassung 116, 316, 323
Aufmerksamkeit 26, 150, 318
Aufwach-Epilepsie 199, 201, 207, *208*
Augenfelder, frontale *55*, 56
Augenhintergrund 130, 133
—, papillennahe Blutungen *186*
— s. a. Stauungspapille u. Neuritis N. optici
—, Venenstauung *139*
Augenmotorik, äußere *51 ff.*
— bei Parkinson-Syndrom 290
Augenmuskelkerne 268
—, Degeneration der *409*

Augenmuskellähmungen *6*, 75, 409 ff.
— ohne Doppelbilder 409, 410, 411
— bei Myasthenie 395
Augenmuskeln, äußere *51 ff.*
—, innere 53
Augenschmerzen 410
Aura 125, 204 ff.
Ausdrucksbewegungen 77, 79, *83*
—, pathologische *124*
Ausfallssymptome, sensible 93, 95
Ausgangsecho 48
Auskultation des Schädels *2*
Aussagesprache *111*
Aussparung, maculare *51*
Austrittspunkte des Trigeminus, Druckschmerz 27
Ausweichskoliose *181*
autogenes Training *221*
autogenetische Hemmung 66
Autoimmunkrankheiten *398*
automatische Bewegungen *71*
Automatismen 122
—, orale 199, 200, 213, 218
—, —, im epileptischen Anfall *204*
—, rhythmische orale 309
—, spinale *76*, 100, 171, 314
Autotopagnosie *119*, 120
Avitaminose 353, 359
Axillarislähmung 340
Axondegeneration 327

Bajonettstellung der Finger *413*
Balken *116*, 134, 148, 156
Balkenknie *116*, 155
Balkenwulst 155
Ballismus *85*, 261
Bandscheiben, akuter medialer Prolaps *179*
—, dorsolaterale Protrusion *180*
—, dorsolateraler Prolaps 179, *180*
Bandscheibenvorfall, cervicaler *183*
— und Femoralisläsion 347
— und Ischiassyndrom 350
—, konservative Therapie *182*
—, lumbosacraler *181*
—, operative Therapie 180, *183*
— und Rückenmarkstrauma 315

Bandscheibenvorfall, Sensibilitätsstörungen *180*, *183*
—, Wurzelsyndrome *181*
Baranyscher Zeigeversuch 20, 89
Barbituratintoxikation 40, 64, 210, 275, *384*
basaler Neocortex *125*, 156, 320
basiläre Impression *421ff.*
Basilarisinsuffizienz 97, *135*, *136*, 218, 222, 225, 234, 378, 384
Bauchhautreflexe bei Athetose 85
— beim ballistischen Syndrom 86
— bei Brustmarkläsion 103
— bei cerebellarer Heredoataxie 383
— bei funikulärer Spinalerkrankung 326, 328
— bei Multipler Sklerose 270
— bei spastischer Spinalparalyse 375
Bauchmuskelparese *103*, 263
Bauchschmerzen bei Thalliumvergiftung 360
Bayliss-Effekt *127*, 128
Beckenbodenmuskeln 105
Beckengürtel 387
Begleitschielen 5
— s. a. Strabismus concomitans
Beinhalteversuch 18
Bellsches Phänomen 10
Benedikt-Syndrom 136
Benton-Test 26, *117*
Beriberi 359
Berstungsbruch der Schädelkalotte 302
Berührungsempfindung *21*, 97ff.
Beschäftigungslähmung *333*, 344, 349
Betstellung 339
Betz-Zellen *68*, 375, 377
Beugekrämpfe *309*
Beugemyoklonien der Arme 199
Beugesynergie *17*, 76, 100
Beugetonus bei spastischer Lähmung 102
Bewegungsablauf bei Apraxie 115
Bewegungseinschränkung der Wirbelsäule 179, 428
Bewegungshemmung, artikuläre 18

Bewegungsstörungen s. d. entsprechende Syndrome
Bewegungssturm, choreatischer 82, 296
Bewußtlosigkeit, neurologische Untersuchung bei 26
Bewußtseinshelligkeit, Steigerung bei Wachanfällen *228*
Bewußtseinstrübung, fluktuierende nach Contusio cerebri 306
—, —, im Petit-Mal-Status 212
Biegungsbruch der Schädelkalotte 302
Bindearm 79, 88
Binet-Bilder *118*
Bing-Hortonscher Kopfschmerz 237
Bimastoidlinie *422*
Bläschen, präsynaptische, der motorischen Endplatten 362
Bläschenausschlag bei Zoster 265
— — oticus 225, 265
Blase, autonome *106*
—, hypertone *106*
—, spastische *106*
Blasenentleerung, Miktionstheorie 105
Blasenstörungen bei Brustmarkläsion 76
— bei Cauda- und Conusläsion 103, 104, 172, 178ff.
—, corticale 134
—, Pathophysiologie *104*
— bei Querschnittslähmung 100
Blasenzentren 104, 105
Bleiintoxikation und Polyneuropathie 359ff
Bleilähmung des N. radialis 341
Blickkrämpfe *294*
Blickmotorik *54ff.*
Blickparese, corticale 57
—, horizontale *56*, 62, 64, 75
—, pontine 57
—, vertikale *57*, 62, 75
Blickrichtungsnystagmus *61*
Blickzentren 55
Blindheit, corticale 119
Blitz-Nick-Salaam-Krämpfe *199*, 208
Blockwirbel *424*
Blutdruck und ischämischer Insult *128*

Blutdruckabfall bei Carotissinus-Syndrom *216*, 217
Blutdruckanstieg bei Hypoxie 264
— bei Thalliumintoxikation 360
Blut-Hirnschranke 291
Blutkrankheiten und Sinusthrombose 137
Blutkultur 257
— bei Meningitis *240*
Blutung, intracerebrale *186*
—, intrakranielle 27
Bobath-Methode 376
Boecksche Sarkoidose 246, *247*, 250
van Bogaertsche Leukencephalitis 260
Bogengänge 10
Bogenspalte 424
Bogenwurzel 420
Bornholmsche Krankheit 244
Botriocephalus latus 326
Botulismus 362, 358, 398
Boxerencephalopathie 308
Bracchium conjunctivum *88*, 330
— pontis 87, 88, 385
Bradyphrenie *81*
Breischluck bei Vaguslähmung 11
breites Bein 27, *133*
Brillenhämatom *303*
Brocasche Stelle 113, *115*
Bronchialcarcinom *167*
Bronchiektasen und Hirnabsceß 241
Brown-Séquard-Syndrom *100*, 101, 171, 420
Brudzinski, Versuch nach 25
Brücke, horizontale Blickparese 57
—, ponto-cerebellare Bahnen 87
—, Encephalitis pontis et cerebelli 275
—, gekreuzte Hirnstammsyndrome 75
—, Tumoren 154
Brückenarterien 75, 421
Brückenblutung, akute 134
Brückenerweichung 384
Brückenfuß, systematische Atrophie 385
Brückenhaube, Blickmotorik 55
Brückenherde bei Rabies 260
Brückenkerne 87

Sachverzeichnis

Brückenvenen 311, 414
Brustmarkläsion 76, *103*
Brustmarktumoren *172*, 177
Bügeleisengang *349*, 380
Buergersche Krankheit
  s. v. Winiwarter-Buergersche Krankheit
bulbäre Sprache *374*, 423
— Symptome, anfallsartige *422*
— — bei Halsmarktumor *172*
Bulbärparalyse 125, 258, 263, 375, 377
—, akute thyreotoxische *401*
—, progressive 369, 370, *373*
Bulbus olfactorius 303
Bulbusdruck, Steigerung bei Augenbewegungen 410
Bulbusheber 395
Bulldogreflex *122*, 123
Burdachscher Kern *91*
— Strang *91*, 378, 381
burning feet *356*

Café au lait-Flecken *366*, 368
Caisson-Krankheit *140*
Calcarina *50*, 119, 221
Calcium *227*, 397
Calciumgluconat 408
Canalis Falloppii 334 ff.
— N. facialis s. Canalis Falloppii
— — optici 162
Capillarlähmung bei Arsenintoxikation 361
Capsula interna s. innere Kapsel
Capsuläre Hemiplegie 72, *73*
Caput obstipum 299
Carboanhydrasehemmstoffe 408
Carcinommetastasen der Wirbelsäule *174*
Carcinose der Meningen *168*, 353,
Cardiolipin-Flockungsreaktion *286*
Cardiolipin-Komplementbindungsreaktion *286*
Carotisangiographie *44*
Carotis-Cavernosus-Aneurysma *2*, *190*, 313
Carotisgabel *216*
Carotissinus-Syndrom *216*
Carotisthrombose *134*
Carpaltunnelsyndrom 334, *342*, 346, 364, 373

Carrefour sensitif 50, *74*
caudale Hirnnerven, Lähmung der 158, 160
Caudasyndrom *103*, 106
Caudatum 298
Caudatumoren *178*
Cavernosusthrombose *139*
cerebellare Bewegungsstörungen 19, 20
cerebro-vasculäre Insuffizienz 125
Cervicalmark 142
Cervicalsyndrom *419*
Chamäleonzunge *83*
Chamberlainsche Linie *422*
Charcotsche Trias *270*
Cheilitis granulomatosa *338*
Chemopallidotomie 292
Chemosis *139*, *190*, 410
Chiasma opticum *49*, 51, 58, 155, 163, 164
Chinintest bei Myasthenie *397*, 410
Chlorverarmung und Tetanie 227
Cholesterin und Fettsäuren im Liquor, bei Epidermoiden 161, *179*
Cholinacetylase *398*
cholinergische Krise s. Krise, cholinergische
Cholinesterase *398*
Cholinesterasehemmstoffe *397*, 398
Chondrodystrophie *422*
Chorda tympani *9*, 335
Chorea Huntington *297*, 330
— minor *296*, *297*, 298
— mollis 297
—, rezidivierende 296
Choreatisches Syndrom *82 ff.*, 125, 162, 261, 294, *296 ff.*, 301
Choreo-athetose *98*, 414
Choreophrenie *298*
Chorioidealtuberkel *249*
Choriomeningitis, lymphocytäre 243, *244*, 245
Chorioretinitis *246*, *255*
Chvosteksches Zeichen *226*, 227
Celiokörner und -paste *360*
cerebellare Bewegungsstörung bei hepatolenticulärer Degeneration 329
— Funktionsstörungen *86*, 153, 154, 163, 270, *381 ff.*
Cerebellum 92

Cerebralisation 76
Ciliarnerven, kurze *58*
Circulus arteriosus Willisii 129, 183, *184*
Circumduktion *74*
Cisterna ambiens *147*
— cerebello-medullaris *30*, 368
— interhemisphaerica *147*
Cisternen, basale 43, *147*, 248, 415
Clarkesche Säule *92*, 97
Claudicatio intermittens spinalis *143*
Clivus 421, 422
Clostridium botulinum *362*
— tetani *266*
Co-Carboxylase 350
CO_2-Spannung 126, 127
Co-Vergiftung und Parkinson-Syndrom 295
Coerulosplasmin 329, *330*
cognitive Leistungen *114*
Commissura anterior *91*
— — des Rückenmarks 101, 417
Commissurenfasern, neocorticale 116
—, spinale 98, 142
Commotio cerebri 40, 215, 302, 303, *304 ff.*
— labyrinthi *302*, 304
— spinalis *313*
Commotionen, gehäufte 308
Compressio cerebri 53, *310*
Conjunctivitis *362*, 410
Conn-Syndrom *405*, 409
Contre-coup 307
Contusio cerebri 40, 61, 304, *305 ff.*
— spinalis 313, *314*, 378
Contusionspsychose 140, *306*
Conus medullaris 29, *103*, *104*, 106
Conussyndrom *104*, 314
Conustumoren *173*
Convergenzbewegung 6
Cornea, Kupferablagerung 328
Cornealreflex, Abschwächung, bei Syringobulbie 419
Corona radiata *73*
Coronarinsuffizienz 125
Coronarsklerose 127, 216
Corpus geniculatum laterale 50, 58, 98
— Luys 77, 78, 79, 86, 301
— mamillare *331*
— restiforme *87*, 88, 385
— striatum *77 ff.*, *83 ff.*, *297 ff.*, 329

corticofugale Projektionsfasern 78
cortico-nigrale Bahn 78
corticospinale Bahnen 331
Corynebacterium diphtheriae 358
Coxsackie-Viren 243, *244*, 245, 253, 264
CPK *390*, 392
Craniopharyngeom 152, *164*
Crus medullo-cerebellare 385
— ponto-cerebellare 385
Crush-Syndrom *393*
curareähnliche Wirkung des Botulismustoxins 363
Curareblock 65
Curarelähmung *397*, 398
Curareversuch bei Myasthenie *397*, 409
Curarisierung bei Status epilepticus 210
— bei Tetanus 267
Curschmann-Steinertsche Krankheit *403*, 410
Cushing-Syndrom *165*, 166
Cyanose 27, *96*
Cysticerkose *246*, 248
Cystitis 144

Dämmerattacken 201, *204*, 230
Dämmerzustand nach Commotio cerebri 304
— bei Hypoglykämie 218
—, kleiner, beim psychomotorischen Anfall *204*
—, postparoxysmaler 207, *212*
δ-Aminolävulinsäure, Ausscheidung bei Bleiintoxikation 360
—, — bei Porphyrie *365*
Darmatonie 406
Darmkoliken bei Bleivergiftung 359
Darmkrämpfe 400
Dauerschmerz *93*, 418
Debilität *316*
Decerebration 27, *74*, 90, 122, 136, 138, 161, 165, 186, 216, 261, *308*, 311, 332
Decerebrationshaltung 151, 309
Deckplattenzerstörung bei Spondylitis-Tbc *175*
Decubitalgeschwür 143, 144, 315
Decubitusprophylaxe 308
Defektkonstitution *416*
Defektzustand, morphologischer, nach Contusio cerebri 307

Degeneration, transneurale 377
Dehnungsfühler *66*, 70
Dehnungsschmerz der peripheren Nerven 93, 239, 351
Dehydrierung *151*, 152
„déjà-vu" *204*
Dekompensation der Hirnarteriosklerose 317
Dekompression des Ganglion Gasseri nach TAARNHOJ 236
—, operative, des N. facialis 337
Dekontraktionshemmung bei Myotonie 401
Delir, arteriosklerotisches 319
—, traumatisches *306*
delirantes Syndrom 140, 218, 240, 246, 251, 258, 327, 360 ff.
Delirium tremens *295*, 331, 359
Deltaparese *340*, 388
Demenz, epileptische 210
—, präsenile 315 ff.
—, senile 116, 315, 319, *324*
—, stumpfe, bei Progressiver Paralyse 280
—, traumatische *307*
Denervierungspotentiale 17, 181, 333, *334*, 337
Denken, begriffliches 26
Denkstörungen, formale 281
Dens epistrophei *420*, 421, 422, 424
Dentatum-Bindearmsystem 385
Depolarisation *195*, *216*, 227, 397, 407
— der Muskelmembran 407, 408
Depression, gehemmte 293
—, lebenskritische 323
—, reaktive 389
Dermatomyositis *392*
Dermographismus 25
Dermoid der Cauda equina *179*
Dermoide, cerebrale *168*
Descemetsche Membran, Kupfereinlagerung 329
Desorientiertheit 134, 140, 251, 306, 319, 323
Déviation conjuguée 5, 27, 57, 129, 133, 146, 202
Diabetes insipidus 159, *165*, 166, 246, 247, 294
—, insulinresistenter *166*
—, juveniler 356
— mellitus 233, 378
— — und Polyneuropathie 356, *357*

Diadochokinese *19*, 66 ff., 77, 86, 90, 97, 98, *102*
Diät, salzhaltige 408
Diaphragma sellae *165*, 166
Diarrhoe 400
Diaschisis 99
Diathese, hämorrhagische 225
diencephale Symptome 294
diffuse Epilepsie 207, *208*
— Sklerose *331*
Digitalisierung *130*
diphtherische Polyneuritis 357
Diplegia spastica infantilis *413*
Diskrimination, sensible 96
Diskushernie s. Bandscheibe
Dissoziation, eiweißkolloidale 261, *271*, 274
dissoziierte Sensibilitätsstörung 75, *97*, 101
Divergenzstellung der Bulbi 309
dominante Hemisphäre s. Hemisphäre, dominante
Donnan-Gleichgewicht 240
Dopa-Therapie des Parkinson-Syndroms 291
Dopamin 291
Doppelbilder 7, 53, 54
Druck, hydrostatischer, des Liquors 29, 31
Druckerhöhung, spinale 274
Drucklähmung des N. axillaris 340
— des N. cut. fem. lat. 346
— des N. femoralis 346
— des N. peronaeus 348
— des N. radialis 341
— des N. ulnaris 344
— des N. thoracicus longus 339
— des Plexus brachialis 345
Druckpuls *150*, 311
Druckschmerz der Muskeln 351
— der peripheren Nerven *93*, 96, 351
— der Wirbelsäule *171*
Druckschwankungen, intrakranielle, bei Hirntumor 144
Drucksteigerung, intrakranielle 2, *147 ff.*
—, spinale 97
dreamy state *204*
Drehbewegungen beim dystonischen Syndrom 83, *84*
Drehschwindel 222, 224, 266
drop attack bei Basilarisinsuffizienz 136

Drusen *322*, 325
d-Tubocurarin 397
Duchenne-Aran-Typ der progressiven spinalen Muskelatrophie 370, *372*, 373, 391
Ductus craniopharyngicus *164*
Dünndarmcarcinoid, metastasierendes *218*
Dumping-Syndrom *218*
Durchblutungsgröße des Gehirns *126*
Durchblutungsstörung, cerebrale *125 ff.*
Durchblutungsstörungen in den Aa. vertebrales 422 ff.
—, arteriosklerotische 316 ff.
—, cerebrale, nach Commotio cerebrie 305
—, —, nach Contusio cerebri 307
—, — und Geburtsschädigung 412
— des Hirnstamms 135, 136, 225
—, periphere arterielle *182*, 357, 425
—, —, bei Scalenussyndrom 345
—, spinale *141*, 142, 170, 176, 191, 314, 315, 417
—, venöse *137*
Durchblutungsverlangsamung im Angiogramm 40, 138
Durchfälle, profuse, bei Arsenintoxikation 361
—, rezidivierende, bei Dünndarmcarcinoid *218*
Durchseuchung mit Poliovirus *262*
— mit Toxoplasmen 256
Durchwanderungsmeningitis 239, 242
Durst bei Thalliumintoxikation *360*
Dysaesthesie *94*, 351
Dysarthrie bei Basilarisinsuffizienz 136
—, bulbäre *107*, 419, 423 ff.
—, cerebellare *107*, 383
—, corticale *107*
—, extrapyramidale *79 ff.*, 329
— bei frühkindlicher Hirnschädigung 414
— bei Hypoglossusparese 12
— bei motorischer Aphasie 108
— bei Myasthenie 395
— bei myotonischer Dystrophie 404

Dysarthrie bei Pickscher Atrophie 321
— bei progressiver Bulbärparalyse 373
—, pseudobulbäre *107*
Dysdiadochokinese *19*, 90 ff.
Dysenterie 330
Dysgraphie 146
Dyskalkulie 146
Dyslexie 146
Dysmetrie *89*
Dyspnoe *11*, 422
Dyspraxie *115*
— der linken Hand, sympathische *116*
dysraphische Störungen 382
Dysregulation, orthostatische *128*
dystonisches Syndrom *83*, 294, 299, 300 ff.
Dystrophie beim Säugling 412
dystrophische Myotonie 380, *403*, 410

E 605-Vergiftung *400*
Echoencephalographie *48*
Echolalie *107*, 109, 146, 323
Echopraxie 146
Echo-Viren 243, *244*, 245, 253, 264
Edrophoniumchlorid 397
EEG, Aktivierungsreaktion *38*
—, Allgemeinveränderung *38*, 147
—, α-Blockierung *38*
—, Desynchronisation *38*
—, diagnostische Bedeutung 39
—, diffuse gemischte Krampfpotentiale 199
— bei diffuser Hirnschädigung 40
— bei Epilepsie 193, 196—203, 206, 209, 211—214
—, Provokationsmaßnahmen 39, 196
—, Herdbefunde *38*, 147
—, Hypsarrhythmie 199
— bei Intoxikationen 40
— im Kindes- und Jugendalter *38*
—, Krampfpotentiale *38*, 216, 217
—, 3/sec-Krampfwellen (spikes and waves) 200
—, normales *38*
—, paroxysmale Dysrhythmie 205

EEG, pathologische Beschleunigung 39
—, — Veränderungen *38*
—, Phasenumkehr bei δ-Focus 151
—, Photostimulation 196
—, Polyspike-waves-Abläufe 201
— und Psychopharmaka *40*
—, Schlafstadien *38*
—, sharp waves 205
—, steile Wellen 205
— bei subakuter sklerosierender Leukencephalitis 40
—, Veränderung durch Medikamente 40
—, Wellenformen *37*, *38*
EEG-Befunde bei Epilepsie 39
— bei Großhirntumoren 39, 151
— bei Hirnstammtumoren *151*
— bei Kleinhirntumoren 151
Eigenapparat des Rückenmarks 92
Eigenreflexe 15, *66*, 71, 83, 85 ff., 90 ff., 96 ff.
—, Bahnung der *13*
— beim spinalen Schock 76
Eigentätigkeit des Rückenmarks 314
Einflußstauung, obere *137*
Einheit, sensible *93*
Einklemmung des Hirnstamms, angiographischer Befund 46
— —, Greifreflexe 122
— —, Sensibilitätsstörungen 97
— — im Tentoriumschlitz 27, 74, *147*, 148, 150, 154, 161, 242, 311, 423
— der Medulla oblongata im Foramen occipitale magnum *147*, 148, 424
— des Temporallappens im Tentoriumschlitz 53
Einklemmungssymptome 162, 164, 425
—, intermittierende *158*
Einnässen 219
Einschlußkörperchen bei Rabies 260
Einstellbewegung bei latentem Schielen *5*
Einzelpotentialaktivität 337
Eisengehalt der Stammganglien 77, 78
Eisenreaktion bei progressiver Paralyse 280

Eiweißvermehrung im Liquor
  bei Polyradiculitis,
  Ursachen 355
Ejaculation 105
EKG bei hyperkaliämischer
  Lähmung 406, 408
— bei Tetanie 227
EKG-Untersuchung bei
  Gefäßinsult 130
Eklampsie 138
elektrische Entartungsreaktion
  s. Entartungsreaktion
— Untersuchung, Kadaver-
  reaktion 409
— —, myasthenische Reak-
  tion 396
— —, myotone Reaktion 380,
  402
— — bei paroxysmaler
  Lähmung 406
elektrischer Strom, Über-
  empfindlichkeit bei neura-
  ler Muskelatrophie 379
Elektrokrampf 193
Elektrolytverschiebungen 152,
  407 ff.
Elektromyographie 34
Elektronystagmographie
  (ENG) 40
Elektrophorese 274
Elektrotherapie der peripheren
  Nervenläsionen 337, 350
Elektrotrauma des Rücken-
  marks 378
Elephantiasis der Beine bei
  neuraler Muskelatrophie 379
Ellenbogengelenk 344
Embolie 130 ff.
—, arterielle 412
—, septische 257
Embolien, gekreuzte 131
—, spinale 142
Embryopathien 411
EMG, Aktionspotentiale 34
—, Denervationszeichen 17,
  37, 181, 333, 334, 337
—, Einstichaktivität 35
—, Fasciculieren 35
—, Fibrillieren 35
—, Interferenzbild 35
—, Kurvenbild 35
—, Mehrfachentladungen,
  gruppierte, bei Tetanie 227
— bei Muskeldystrophie 386
— bei Myasthenie 396
— —, sekundäre Myopathie
  395
— bei Myopathie 35 ff.

EMG bei Myotonie 402, 405
—, myotonische Schauer 35
—, Nervenleitungsgeschwindigkeit 37, 332 ff., 345,
  355 ff., 380
— bei neurogener Atrophie
  35, 36
— — Muskelatrophie 35
— bei oculärer Myositis 410
— bei Polymyositis 392
—, Reinnervationspotentiale
  37, 334, 337
— bei Rigor 80
—, Ruheaktivität 35
— bei symptomatischer Myotonie 403
— bei Tetanie 227
—, Verletzungspotentiale 35
—, Willkürinnervation 35
Empfindungsnachdauer 96
Encephalitis 250 ff.
—, eitrige 241 ff.
— epidemica 260, 293, 299
— und Epilepsie 194, 199
—, Fleckfieber 258
—, hämorrhagische nekrotisierende 252
—, herdförmige 241
—, Herpes simplex 252
— und Hypersomnie 230
—, luische 279
—, Nachkrankheiten 293, 299,
  301
—, parainfektiöse 412
—, perivenöse 251, 254
— pontis et cerebelli 275
—, psychische Veränderungen
  251
—, Rabies 259
—, russische Frühjahrs-
  Sommer-Encephalitis 253
— und Status epilepticus 209
—, Toxoplasmose 256
—, Verhaltensstörungen nach
  254
—, zentraleuropäische 243, 252
Encephalographie s. Pneumencephalographie
Encephalomalacie 129 ff., 143
Encephalomyelitis, nekrotisierende 256
—, parainfektiöse 250, 253,
  254, 260, 271, 274, 353
— nach Pockenschutzimpfung
  254
— nach Rabies-Schutzimp-
  fung 254
—, zentraleuropäische 253

Encephalopathia saturnina 360
Endarterien 129, 142
Endausbreitungsgebiet,
  arterielles 127
Endecho 48
Endokarditis, bakterielle
  257 ff.
— und Thromboembolie 131
—, verrucöse 296
endokrine Symptome bei dys-
  trophischer Myotonie 404
endokrines Psychosyndrom
  380, 403
Endoxanbehandlung bei
  Pancoasttumor 175
Endplatte, motorische s.
  motorische Endplatte
Endstrecke, gemeinsame
  motorische 64
Energiestoffwechsel, cerebraler
  216
Energiewechsel des Gehirns im
  großen epileptischen Anfall
  206, 210
Entartungsreaktion, elektrische 33, 34, 67, 369, 371,
  387, 391, 405
—, komplette 337
Entbindungslähmung der
  Mutter 349
Enthemmung 147
—, sexuelle 259, 294, 298
—, triebhafte 320, 321
Enthirnungsstarre s. Decere-
  bration
Entmarkung, perivenöse 271
Entmarkungsherde bei kon-
  zentrischer Sklerose 276
— bei Multipler Sklerose 268
—, spongiöse 327
Entmarkungskrankheiten 268
Entschädigungswünsche nach
  Kopftrauma 305
Entwässerung bei cerebralem
  Insult 130
— bei Hirndruck 151, 152
Entwicklungsrückstand,
  geistig-seelischer 371, 414
—, motorischer 370, 371,
  372
Entwicklungsstörungen 420 ff.
Entziehungsdelir bei Alkohol-
  abusus 210
Entziehungskrämpfe (Barbi-
  turattherapie) 209, 210
Entzündung, granulomatöse,
  bei Melkersson-Rosenthal-
  Syndrom 338

Enuresis *207*, 214
Enzymaktivitäten s. Fermentaktivitäten
Eosinophilie 392
Ependymitis 256
— granularis 279, 280, 415
Ependymome 152, 157
—, intramedulläre 170
—, spinale 169, *178*
Ephapsen *94*, 336
Epidermoide der Cauda equina *179*
—, cerebrale *168*
— im Kleinhirnbrückenwinkel 161
epiduraler Absceß 170, *175*
Epiduralraum 175
Epiglottisparese 11
Epilepsia partialis continua 203
Epilepsie 193
—, Anfallstypen und Verlaufsformen *198 ff.*
—, Arztgeheimnis *197*
—, audiogene, musicogene *196*
—, Beruf, Arbeitsfähigkeit *197*
—, chirurgische Therapie 206
—, Definition und Abgrenzung 193
—, Erblichkeit *211*
—, Führerschein *197*
—, Gelegenheitskrämpfe *193*
—, genuine *194*, 195, 200, 207, 210, 211
—, Heirat bei *196*
—, Hirntumor 144
—, Kombinationsformen 208
—, medikamentöse Therapie *208 ff.*
—, Pathogenese *195*
—, pathologisch-anatomische Befunde *196*
—, photogene *196*
—, psychische Veränderungen 193, 199, 200, 201, 205, 207, 208, *210 ff.*
—, soziale Fragen *196*
—, Status epilepticus *209*, 212
—, symptomatische *194*, 195, 199, 207, 208, 209, 211, 252, 259, 281
—, —, bei Lues 278
—, temporale 125, *206*
—, traumatische 40, *193*, 194, 198, 202, 203, 312
—, Ursachen *194*
Epilepsieschäden, sekundäre 412

epileptogener Focus 414
Epipharynxcarcinom 233
Epistropheus 29, *420*, 421, 424
Equinovarus-Füße 379
Erblichkeit bei Systemkrankheiten 368, 369, 370, 371, 372, 373, 375, 376, 379, 381, 383, 385
Erbrechen 158, 225, 400, 416, 422
—, cerebrales *150*, 154
— nach Kopftrauma 302, 304
—, vestibuläres 275
Erbsche Lähmung 344
Erbsches Zeichen 227
Erdheim-Tumor *164*
Erfordernis-Blutdruck *128*
Erfordernishochdruck *150*
Erholungszeit *129*
Erinnerungsstörung nach Kopftrauma 304
Erkältungslähmung *336*
Erkennen 117
—, physiognomisches 118
Ermüdbarkeit, myasthenische 394 ff.
Ernährungsstörungen, chronische, beim Säugling 412
Erregung, delirante 140
Erregungsmuster im ZNS *93*
Erregungsstadium bei Rabies 259
Erstlingsexanthem bei Lues 276
Erweichung, cystische 412
—, doppelseitige im Hirnstamm 136
—, hämorrhagische *137*
—, ischämische 49, 129, 206, 278
Erweichungen, ischämische multiple, bei Fettembolie 139
—, — —, bei Luftembolie 140
Erweichungscysten 413
Erythematodes 393
Erythroblastose *411*
Erythrocyten, basophil punktierte 360
Erythrocytenkalium 407
Esophorie *5*
Ethologie 123 ff.
Euphorie 110, *146*, 147, 162, 321, 322, 383, 384, 386
— bei Multipler Sklerose 270
Eupraxie 116
Evers-Diät 273
Exophorie *5*

Exophthalmus 155, 410
—, einseitiger, nichtpulsierender *162*, 163
—, pulsierender 162, *190*
Exponentialstrom 350
Exsiccose *152*
Extension der Großzehen bei Pyramidenbahnschädigung 17
Externagefäße 129
exteroceptive Stimuli 76
extrapyramidale Bahnen 70
— Bewegungsstörung 19, 21, 77, 134, 247, 252, 254, 270, 289, *329*, 413
— Kerne 69
— Motorik bei Kleinkindern 28
Extracellularraum 406
extrinsic factor *326*
exzentrische Lokalisation der langen Bahnen 101, *102*

Facialiskanal s. Canalis Falloppii
Facialiskern 334
Facialisknie 54
Facialiskontraktur *336*
Facialisparese, doppelseitige, bei Polyneuritis 352
—, —, bei Progressiver Bulbärparalyse 374
— bei Kopftetanus 267
—, periphere 9, 10, 54, 279, *334*
— bei Poliomyelitis 263
—, refrigeratorische *336*, 337
—, rezidivierende periphere 338
—, rheumatische 336
—, Sensibilitätsstörungen 335
—, traumatische 303, 337
—, zentrale *10*, 27 133, 335
—, bei Zoster oticus 266
Facialisstamm 335
Facies myopathica 387, *388*, 395, 404, 409
Fächerphänomen 16
Fallhand *341*
Fallneigung 90, 154, 159
Faltenzunge 338
Falx cerebri *147 ff.*
Falxmeningeome *162*
faradische Rolle 350
Farbagnosie *119*, 146
fasciculäre Zuckungen s. Fasciculieren
Fasciculieren *17*, 18, 102, 368, 369, 370, 372, 377, 378, 379, 391, 418

Faciculieren, gutartiges *17*
Fasciculus Burdach s. Fasciculus cuneatus
— cuneatus *91*, 98, 136, 151, 378
— gracilis *91*, 378
— Goll s. Fasciculus gracilis
— longitudinalis posterior 55
Faseraplasie der Bandscheiben, Blockwirbelbildung *425*
Fassade bei Alzheimerscher Krankheit 323
Fehlbildung, dysraphische 417
Fehldifferenzierungen des Rückenmarks 417
Fehlernährung 358
Fehlinnervation bei psychogener Lähmung *18*
Fehlregeneration nach peripherer Facialisparese 336
Feinmotorik s. Diadochokinese
Feiung, stille 262
Felsenbein 138, 334
Felsenbeineiterung 336
Felsenbeinfraktur 42, 303, 336
Femoralislähmung 172, *347*
Fermentaktivitäten im Serum 369, 373, 377, 395, 401, 404
Fermentstoffwechsel bei Muskeldystrophie 390
Fernsehdurchleuchtung 43, 47
Festhalten *123*
Fettembolie, cerebrale *139*, 257
Fettsucht *165*
Fibulariskopffraktur 348
Fibularisphänomen 227
fibrilläre Zuckungen 12, *17*, 378
Fibrillieren der Zunge 378
Fibroadenome, multiple 368
Fibrome 368
—, gestielte 366
— am Zahnfleisch 368
Fieberkrämpfe *194*
Fiebertherapie 288
Fila olfactoria, Abriß der 303
Filum terminale *178*, 426
Fingeragnosie *120*
Finger-Finger-Versuch *19*
Fingergangrän 425
Finger-Nase-Versuch *19*, 81
Fingerwahlstörung *120*
Fissura Calcarina *50*
— interhemisphaerica *162*
— orbitalis superior 162
— Sylvii 413
Fischbandwurm 326
Fischmaul 226

Fixationsbewegungen der Bulbi 50
Fleckfieberencephalitis *258*, 259, 293
—, Restsymptome 259
Fleckfieberexanthem 258
Fleckfieberknötchen 258
Flimmerskotom *220*, 221
Flocculus 87
Flügelschlagen 329
Flüssigkeitszufuhr bei Infusionsbehandlung *152*
Flush-Syndrom *218*
Foerstersche Operation 300
Fokaltoxikose 233
Fontanellen bei Hydrocephalus 416
Fontanellenpunktion beim Säugling 28
Foramen jugulare *139*
— Magendii 249, 415
— Monroi 368
— occipitale magnum 147, 148, *420*, *421*, 422, 424, 425, 426
— — —, chirurgische Erweiterung 423, 424
— opticum 155
— ovale *131*, 139, 140
— stylo-mastoideum 334, 337
— transversarium 421
Foramina Luschkae 249, 415
Formatio reticularis 13, 55, 56, 57, 69, 70, 74, 78, 79, 92, 136, 147, 201, 213, 217, 229, 264
Fornix 155
Fossa cerebellaris 86
— cerebri posterior 46, 86, 148, *420*, *421*
— temporalis 163
Foster Kennedy-Syndrom *162*, 163
fou rire prodromique *125*
Fovillesche Lähmung 75
Frakturlinie (Röntgenaufnahme des Schädels) 302, 303
Fremdkörpermeningitis *186*, 187, 245
Fremdreflexe 91
— bei peripherer Lähmung 67
— bei zentraler Lähmung 71
Frenzel-Brille 64
Friedreich-Fuß *382*
Friedreich-Hand *382*
Friedreichsche Heredoataxie 328, 380, *381*, 382, 416

Frontalhirnsyndrom *134*
Frontallappen 14, 68, 203, 281
frontopontine Bahn 73
Fronto-Temporalregion 206
Frommentsches Zeichen *343*
Frühabsceß 241
Frühepilepsie, traumatische 303
Frühlähmung 333
Frühsymptome der Hirntumoren *144*
Fuchs-Rosenthalsche Zellkammer *31*
Führungsbewegung der Bulbi 57
Fundus hypertonicus *133*
Funiculus posterior 100
Funktionsstoffwechsel *128*
Funktionswandel, akustischer *110*
—, pathologischer 97, 98, 284
funikuläre Spinalerkrankung *326*, 357, 376, 384, 416, 423
Fusionsstörung nach Contusio cerebri 306
Fußdeformitäten *379*, *380*, 416
Fußgreifreflex *123*
Fußpulse *182*

Gallenfarbstoffe, Imbibierung des ZNS *411*
Galvanisieren, punktförmiges 350
Gamma-Encephalographie *49*
γ-Globuline im Liquor 271, 287ff.
γ-Globulin-Therapie 264
γ-System 13, *66ff.*, 70, 82, 377
Gampstorpsche Krankheit *408*
Gangataxie *89*, 97, 146
Gang, spastisch-ataktischer 270
Gangstörung, cerebellare *89*, 153, 154, 160, 164, 383, 385
— bei Chorea 82, 298
— bei Diplegia spastica *413*
— bei Hemiplegie 74
— bei Parkinson-Syndrom 79
Ganglion ciliare *58*, 285
— Gasseri 8, 234, *265*
— —, Elektrokoagulation 235
— geniculi *9*, 265, 335
Ganglien, sensible 264
Gargoylismus 332
Gasmyelographie *47*, 174, 423
Gastrektomie 326
Gaumen, gotischer 416
—, harter 422

Gaumen, sensible Innervation 11
Gaumensegelparese *11*, 136, 358, 374, 419, 423, 424
Gaumenspalte 425
Ganzheitslehre *113*
Geburtshelferstellung *226*
Geburtslähmung 345
Geburtsschädigung des ZNS 194, 206, 299, 411, *412*
Gedächtnis 315ff
Gefäße, pathologische, im Angiogramm 46
Gefäßgeräusch 2, *189*, 190
Gefäßinsult, cerebraler 51, 125ff.
—, spinaler 143ff.
Gefäßlues *278*
Gefäßmißbildungen, cerebrale 46, *188*
—, spinale 178, 197
Gefäßspasmus nach Subarachnoidealblutung *186*
Gefäßstottern *129*, 384
Gefäßsyndrome, cerebrale *134*
Gefäßthrombose, intracerebrale 49, 125ff., *278*
Gefäßtraining bei Migräne 221
Gefäßtumoren des Rückenmarks 169, *191*
Gefäßverlagerung im Angiogramm 46
Gefäßversorgung des Großhirns, arterielle *135*
Gegenhalten *123*, 147, 309
Gehirnerschütterung *304*
Gehirnquetschung *307*
Gehirnreifung *415*
Gehörgang, äußerer 265
gekreuzte Syndrome s. Hirnstammsyndrome, gekreuzte
Gelegenheitskrämpfe *193*, 194, 195
Gelenkrheumatismus 296
Generalsstreifen *181*
Genmutation 369
Genu recurvatum 347
Geräusch des gesprungenen Topfes *153*, *416*
Gerstmann-Syndrom *120*
Geschmacksempfindung 11
Geschmacksprüfung 2, 9
Geschmacksstörung bei Facialislähmung 334
Gesichtsfeldprüfung 3, 4
Gesichtsfelddefekte 51, 119, 135, 162, 164ff., 279, 283

Gesichtslähmung s. Facialisparese
Gesichtsrötung bei Atropinvergiftung 363
Gesichtsschmerz *236*
Gesichtsschwellung 338
Gesichtstic, psychogener *338*
Gesichtsvenen 139
Gestik *79*, 115
Gewebsnekrosen, gefäßabhängige 317
Gewebsödem, generalisiertes, in der Schwangerschaft 364
Gewichtsschätzen *90*, 97
Gibbusbildung *174*
Glandula pinealis *151*, 156, 158
Glaukom 190, 233
Gleichgewichtsregulation *86ff*.
Gliastift *417*, 419
Gliederschmerzen 262, 264
Gliedmaßenmangel, angeborener *94*
Glioblastome, Angiogramm 46
—, γ-Encephalogramm 49
—, Häufigkeit 152
—, Hirndruck 145
—, Klinik *155*
—, spinale 169
— und Status epilepticus 209
Gliom, apoplektisches 130, 133, 138, *147*, *150*
Gliome, cerebrale 153ff.
—, spinale 169ff.
Globus pallidus *77*, 78
Glomerulosklerose 357
Glossopharyngeusneuralgie *236*
Glottiskrampf *266*
Glottisparese *11*
Glucocorticoide *403*
Glucose bei paroxysmaler Lähmung 408
Glutaeus maximus-Parese *347*
— medius-Parese *347*
Glykogen und paroxysmale Lähmung 406ff.
Gnomenwaden *387*
Goldsol-Reaktion 32
Golgi-Sehnenorgane *66*, 227
Gollscher Kern *91*
— Strang *91*, 378, 381
Gordonsches Kniephänomen *83*, 297
Graefe-Syndrom 369, 409
Grammatik 108, *109*, 110
Grand Mal-Anfälle 199, 213
— — -Epilepsie *207*, 208
— — -Status 208, *209*

Granularatrophie der Hirnrinde 317
Granulationsgewebe, gummöses *279*
Gratioletsche Sehstrahlung *74*
Greifreflexe s. Handgreifen und Mundgreifen
Grenzstrang 101
Grenzzone (arterielle Versorgung) 127, 142
—, hyperalgetische, bei Rückenmarksläsion *101*
Grimassieren 84, 85, 86
Grobe Kraft *18*, 71, 79
Größenideen bei Progressiver Paralyse 281
Großer Kreislauf, Zirkulationsstörung *142*
Großhirn, Marklager 331
Großhirnkonvexität, Entwicklungsstörungen 412
Großhirnrinde 68
—, Atrophie 383
Großhirntumoren 155ff.
Gürtelrose 265
Guillain-Barré-Liquorsyndrom *353*
Guillain-Barrésche Polyneuritis *355*
Gummen *279*
Gunnsches Phänomen *133*
Gyrus angularis 115
— cinguli 148
— hippocampi 53, 304
— postcentralis 68, 69, 73, 89, *91*
— praecentralis *68*, 72, 88
— supramarginalis 115

Haarausfall bei Thalliumintoxikation 361
Hämangioblastom, spinales *193*
Hämangiom, spinales *191*
Hämatom, epidurales 46, 48, 53, 140, 303, 309, *310*, 311
—, subdurales 40, 46, 48, 53, 140, 168, 309, *311*, 312
Hämatomyelie *144*, 315, 417
Hämatotympanon *303*
Hämodynamik *128*, 136
Hakeln *123*
Halbkreuzung der Sehnerven s. Chiasma opticum
Halbseitenkrämpfe *203*, 208
Halbseitenlähmung s. Hemiplegie

Halbseitensyndrom des Rückenmarks (Brown-Séquard) 100
Halluzinationen 251, 306, 319
—, akustische 281
—, hypnagoge *228*, 231
—, optische 135
Hals, kurzer, bei occipitocervicalen Entwicklungsstörungen 422, 423, 425
Halsdreieck, seitliches 338, 339
Halsmark 91, 98, 99, 142, 422
Halsmarkläsion 13, *75*, *102*
Halsmarktumoren *172*, 177
Hals-Nackenlinie 12
Halsrippe 334, 345, 346
Halssympathicus 4, 224
Halswirbelsäule 97
Halteversuch 89
Haltungsinnervation 329
Hamburg-Wechsler-Intelligenz-Test 26, *117*
Handgreifen 122, *123*, 124, 146, 150, 309, 321, 323
Handmuskel-Atrophie *372*, 377
Hantieren mit Objekten *115*
Harnblase 104 ff.
Harn- und Stuhlverhaltung s. Incontinenz
Haubenmeningitis *238*
Haut, schuppige, bei Thalliumintoxikation 361
Hautblutungen bei Fettembolie *140*
Hauteruptionen bei Zoster 265
Hautveränderungen bei tuberöser Sklerose 367, *368*
Heberlähmung (N. III) 410
Heine-Medinsche Krankheit *262* s. a. Poliomyelitis
Heiserkeit *11*, 136, 363, 423
heiße Rolle 428
Helium-Encephalographie s. Pneumencephalographie
Hell-Dunkel-Adaptation 283
hemianopische Aufmerksamkeitsschwäche 146
Hemianopsie 3, 4
—, binasale *51*
—, bitemporale *51*, 163, 165, *166*
—, homonyme *51*, 74, 98, 119 ff., 134 ff., 146
Hemiataxie 75
Hemiathetose *301*
Hemiballismus *85*, *301*
Hemihypaesthesie 74, 86
Hemikranie s. Migräne

Hemilaminektomie *183*
Hemi-Parkinson-Syndrom *81*, 292, 293
Hemiplegia alternans oculomotoria 75
— — facialis *75*
— — hypoglossica *75*
Hemiplegie, capsuläre *73*
— und Hemiparese 9, *27*, 46, *74*, *75*, 86, 98, 116, 121, *129 ff.*
—, infantile *413*, 415
—, spinale 101
Hemisphäre, dominante 109, *112 ff.*, 119, 120, 146, 156, 157, 206, 306, 415
—, nicht dominante 117, 119, 120, 121, 306
Hemisphärektomie 69, 112, 203, *414*
Hemmungsmechanismen, spinale 266
hepatolentikuläre Degeneration 289, 296, 299, 301, *328*
Herdanfälle, epileptische *201 ff.*
Herdencephalitis, embolische metastatische 257
Herdmyositis, interstitielle *391*
Herdnephritis, embolische 257
Herdsymptome, cerebrale, Balken 146
—, —, Hirnstamm 147
—, —, Kleinhirn 147
—, —, Occipitallappen 146
—, —, Parietallappen 146
—, —, Schläfenlappen 146
—, —, Stammganglien 147
—, —, Stirnhirn, Konvexität 145
—, —, orbitale Rinde 146
—, verwaschene, bei Morbus Alzheimer 324
Heredoataxien, Differentialdiagnose 384
Heringscher Nerv 217
Herpangina 244
Herpes simplex *244*, 265
— — -Virus 253
Herzinfarkt *130*
Herzinsuffizienz 128, 152
— und spinale Mangeldurchblutung *142*
Herz-Minuten-Volumen 127, *188*
Herzmuskeldystrophie 403
Herzoperationen, Luftembolie *140*
Herzstillstand und Adams-Stokes-Anfall *217*

Herzversagen bei hypokaliämischer Lähmung 405
Heschlsche Querwindung *114*
Heterophorie 5
Heubnersche Endarteriitis 248, 278
Hexenschuß *180*
Hg-Schmierkur 272
Hilfsgriffe bei Torticollis spasticus *84*, 300
Hinterhauptsbein 424
Hinterhauptsbein, Kondylen 420, 421
Hinterhorn 91 ff., *97 ff.*, 142, 417
Hinterhornläsion 171, 314
Hinterkopfschmerz, anfallsweiser *422*
— bei Basilarisinsuffizienz *135*
Hinterstränge 22, 89, 91 ff., *97*, 99 ff.
Hinterstrangfeld des Rückenmarks 178
Hinterstrangkerne 91
Hinterwurzeln *71*, 91 ff., *96 ff.*, 99
v. Hippel-Lindausche Krankheit *164*
Hippocampus 260
Hirnabsceß 42, 49, 168, *238*, 303
—, fortgeleiteter *241*
—, hämatogener *241*
— bei offener Hirnverletzung *241*
—, traumatischer 239
—, Ventrikeleinbruch *242*
Hirnarterien 126, 149
Hirnarteriosklerose 127, *129*, 130, 225, 293, 316
Hirnatrophie 43, 296, 315, 424
—, hypoxische *189*, 191
—, präsenile und senile 315
hirnatrophischer Prozeß *316*
Hirnbasis 145
Hirnbiopsie 331
Hirnblutung 49, *132*, 156, 168
Hirndruck 39, 41, 44, 53, 54, 123, 138, 145, *147 ff.*, 152 ff., 249, 416, 424
—, Hirndurchblutung und Liquordruck 149
—, osmotische Therapie *151*, 152
Hirndruckkrisen *423*
Hirndurchblutung 152
— im großen epileptischen Anfall 206
—, Physiologie *126*

Hirnembolie 46, *131*, 253
Hirngefäße, nervale Regulation 125, 126, *127*
—, Pharmaka 125, 126, *127*
Hirnhernien 147
Hirninfarkt 126 ff., *129 ff.*
Hirninvolution, normale senile *316*
Hirnmantel 74
Hirnmetastasen *167*
Hirnnerven, motorische 81, 136, 377
Hirnnervenkerne 88, 97, 369, 377
Hirnnervenlähmung bei Basilarisinsuffizienz 136
—, caudale 172, 263, 275, 362, 372, 375, 383, 419, 423 ff.
— bei diabetischer Polyneuropathie 356
— bei diphtherischer Polyneuritis 358
— bei entzündlicher Polyneuritis 355
—, flüchtige 277
— bei Meningitis 246 ff.
— — luica 279
— bei Neurofibromatose 367
— bei Polyneuritis 352
— bei Porphyrie 365
—, rezidivierende *184*. 185
— bei Zoster oticus 265
Hirnnervenpolyneuritis 352
Hirnnervensyndrome, gekreuzte *75*, 136, 147, 184
Hirnödem 43, 46, 138, *149*, *151 ff.*, 167, 210, 412
—, lokales 137
—, perifokales *133*
—, traumatisches 168, *307*, 309, *312*, 316
Hirnphlegmone 312
Hirnprolaps 148
Hirnrinde *67 ff.*, 72, 114
Hirnschädigung, anfallsbedingte 208
—, anoxische 218
—, frühkindliche 43, 69, 199, 203, 295, 299, 301, 316, 371, *412 ff.*
—, gedeckte *306*
—, hypoxische 210
—, organische 228
—, traumatische 43, 194, 304 ff.
Hirnschenkel 55, 150
— bei Einklemmung des Hirnstamms 46

Hirnschwellung s. Hirnödem
Hirnstamm 40, 44, *55 ff.*, 64, 69, 70, 74, *75*, 78, 82, 86, 90, 91, 97
—, Einklemmung 27, 74, *147 ff.*
Hirnstammcontusion 308, 310
Hirnstamm-Encephalitis *252*, 260, 293
Hirnstammsyndrome, gekreuzte *75*, 97
Hirnstammtumoren 152, *154*, 234
Hirntrauma 74, 215, *304*
—, Spätkomplikationen *313*
Hirntumoren 39 ff., 43 ff., 46 ff., *130*, *144 ff.*
—, Druckschädigungen der Sehbahn 51
—, Erkrankungsalter *152*
—, Geschlechtsprädilektion 153, 155, 158, 163
—, Häufigkeit *152*
— im Kindesalter *152*, 153, 154, 157, 158, 164
— —, psychische Veränderung 145
—, Kontrastuntersuchungen 156
—, Letalität *152*
—, maligne Entartung 156, 157
—, Metastasierung 153, *158*, 159
—, Pathogenese und exogene Einflüsse *153*
— und Sinusthrombose 137
—, Verkalkungen 156, 157, 158, 161, 164
Hirnvenen *149*, 412
—, innere 138
—, tiefe *137*
Hirnvenenthrombose 136, 258
Hirnverletzung s. Contusio cerebri
—, offene 209, 238, *312*
Hochfrequenzcoagulation bei stereotaktischer Operation 292
Hodenatrophie 380, 403
Höhenlokalisation bei Rückenmarksläsionen 15, *101*, 102, *171*
Höhlenbildung im Rückenmark 315, *417*
Höhlengrau 92
Hörminderung 225, 266
Hörprüfung, einfache 10

Hörrinde, zentrale 114
Hörstörung 159, 383
—, traumatische 304
—, zentrale *110*
Hörzentrum, primäres 98
Hoffmannsches Klopfzeichen 351
Hohlfüße 379
Homunculus *68*, 69, 72, 91
Horner-Syndrom 4, 6, 75, 175, 344, 418, 420, 423
—, peripheres 4
—, zentrales 4, 102
Hornhautspiegelbild bei Augenmuskellähmung 6
Hüftgelenksluxation 348, 349
Humerusfraktur 341
—, suprakondyläre 342, 345
Hundebiß 259
Huntingtonsche Krankheit *297*
Hustensynkopen *217*
Hyalinose *132*
Hydantoin-Intoxikation 275, *384*
hydrocephale Krisen 424
Hydrocephalus arresorptivus 415
— durch Liquorzirkulationsstörungen 415
— e vacuo 415
— externus 317, 321, *415*
— hypersecretorius *158*, 415
— internus 48, 280, 308, 317, 321, 412, *415*, 423
— —, angiographisches Bild *151*
—, kindlicher 255, 415
— occlusus 46, 149, 164, 166, 241, 246, 249, 412, *415*, 424 ff.
— —, intermittierender *158 ff.*
— occultus 416
Hydromyelie *417*
Hydrophobie *259*
Hydrops des Labyrinthes bei Menièrescher Krankheit *223*
5-Hydroxyindolessigsäure *218*
hysterische Verhaltensweisen bei Porphyrie 365
Hypaesthesie 93 ff., *95*, 97
Hypalgesie 95
Hyperacusis 10
— bei Facialislähmung 334
Hyperämie, reaktive, bei Carotissinus-Syndrom 216
Hyperaesthesie *95*, 97

hyperästhetische Zone bei
 Rückenmarkstumor 171
Hyperaldosteronismus 405, 409
Hyperalgesie 95, 97
Hyperemesis gravidarum 330,
 363
hyperkaliämische Lähmung
 408
Hyperkeratosen bei Arsen-
 intoxikation 362
Hyperkinesen, athetotische
 85, 260, 329
—, ballistische 85
—, choreatische 82, 260, 296,
 297, 329
—, dystonische 83, 329
—, extrapyramidale 17, 77,
 218, 256, 258, 332, 360
— bei Leukencephalitis 261
hyperkinetische Form der
 Encephalitis lethargica 260
Hyperlordose 84, 387
Hypermetrie 89, 90
Hyperostosen, reaktive 161
Hyperostosis frontalis interna
 404
Hyperpathie 94, 97 ff.
— der Fußsohlen bei Thal-
 liumintoxikation 361
— bei Meningitis 239, 243
Hyperpolarisation der Zellmembran 201, 407
Hypersomnie, Ursachen 230
Hypertonie, arterielle 136, 150
—, dekompensierte 130
—, essentielle 132
—, renale 132
Hypertrichose, lokale 426
Hypertrophie der Willkür-
 muskulatur bei Myotonia
 congenita 402
Hyperventilation und EEG
 196
— und Pyknolepsie 199
Hyperventilationstetanie 226,
 227
Hyperventilationsversuch 227
Hypocalcämie 227
Hypochondrie 172, 318, 325
hypochondrische Reaktion
 nach Kopftrauma 305
Hypogenitalismus 159, 165
Hypoglossuslähmung 266
Hypoglykämie und periodische
 Lähmung 408
hypoglykämische Anfälle 218
hypokaliämische Lähmung
 405, 408

Hypomimie 79
Hypophyse 164, 165
Hypophysenadenome 152, 165
Hypophysentumor, bitempo-
 rale Hemianopsie 51
Hypothalamus 125, 165, 260
Hypothyreose 165
Hypotonie, muskuläre, bei
 Hinterwurzelläsion 97
—, —, bei Kleinhirnläsion
 90 ff.
—, —, bei schlaffer Lähmung
 66
Hypoxydose, cerebrale 149 ff.,
 150, 188, 191, 217, 221,
 223, 264, 267, 411

iatrogene Nervenschädigung s.
 Nervenläsion, iatrogene
Icterus gravis neonatorum 411
idiomuskulärer Wulst 401
Ikterus, febriler, bei hepato-
 lentikulärer Degeneration
 329
Ileus, paralytischer 99
illusionäre Verkennung 306, 319
Imitationsversuch 20
Immunisierung, aktive 267
Immunitätslage bei Neurolues
 278, 280
Impfung gegen Poliomyelitis
 264
Impressionsfraktur 302
Impulsiv-Petit Mal 200, 208
Inaktivitätsatrophie 18, 37
inborn error of metabolism
 369, 390
Incontinenz 105, 143, 270,
 281, 314, 328, 383
infantile spinale Muskelatro-
 phie 332, 370
Infektionskrankheiten im
 Säuglingsalter, frühkind-
 liche Hirnschädigung 412
— und Sinusthrombose 137
Informationen, sensible 69
Informationsverarbeitung 93
infratentorielle Tumoren 145
Infusionsbehandlung bei
 Contusio cerebri 308, 310
— bei Hirndruck 152
Inguinaltunnelsyndrom 346,
 364
Initialschrei 206
Injektion, conjunctivale 139
Injektionsschädigung peripherer Nerven 340, 342,
 347, 349

inkretorische Störungen bei
 Hypophysentumoren 165,
 166, 167
Innenohrschwerhörigkeit 161,
 403
innere Kapsel 9, 55, 56, 73, 74,
 77, 78, 91, 92, 125, 132, 133
Innervationsübungen, aktive
 350
Insektenmittel, arsenhaltige
 361
Insulin 402, 408
Insulinüberdosierung 219
Instinktbewegungen 121
Insult, apoplektischer 125 ff.
—, —, EEG-Befund 40
—, —, bei Hirntumor 147
—, —, bei Lues cerebri 278
—, —, bei Periarteriitis nodosa
 366
—, —, bei Progressiver Paralyse 281
—, —, und Status epilepticus
 209
Intelligenzdefekte bei frühkindlicher Hirnschädigung
 414 ff.
— bei Leukodystrophie 322
Intelligenzprüfung 26
Intentionsbewegungen bei
 cerebellarer Ataxie 295
— bei Parkinson-Syndrom 79,
 81
Intentionstremor 19, 81, 88 ff.,
 270, 295, 319, 331, 325,
 382 ff.
Intercellularraum 149
Intercostalmuskulatur, Paresen
 263, 371, 395
Intercostalneuralgie 172
Interhemisphärenspalt 375
internucleäre Ophthalmoplegie
 62
interoceptive Stimuli 76
Intervall, freies 311
Intoxikation, cerebrale 253
Intracellularraum 406, 407
intrafusale Fasern 66
intrauterine Schädigungen
 des ZNS 411
intrinsic factor 326, 327
Ionenaustauscher bei Bleiintoxikation 360
— bei Myotonie 403
Iridocyclitis 255
Iris 58
Irisheterochromie 416
Iritis 265

Ischämie, akute cerebrale 74, 75, *125 ff.*, 214 ff.
—, — spinale *142*
ischämische Muskelkontraktur *345*
Ischias 179, *180*, 183, 423
—, doppelseitige *172*
Ischiasdruckpunkte 427
Ischiasskoliose *181*
Ischuria paradoxa 99
Iterationen *324*

Jackson-Anfälle *201 ff.*
— als Herdsymptom 98, 145, 146
— bei Migräne 220
— bei parasagittalem Meningeom 162
Jacksonsche Lähmung 75
Jagdhundstellung *239*
jamais-vu 204
Jammergestalt *404*
Jargon-Aphasie *110*, 113, 321
Ja-Tremor *81*
Jendrassikscher Handgriff *13*, 66
— — bei Parkinson-Syndrom 80
Jodöl-Myelographie 174
Jugulariskompression bei Queckenstedt-Versuch 31

Kachexie und Sinusthrombose 137
Kadaverreaktion 34
— bei periodischer Lähmung *409*
Kältehyperpathie *283*, 328, 384
Kältelähmung 402, 405, 408
Kälteparaesthesien 9, *95*
Kälteschmerzen 379
Kafka-Methode *31*
Kalinor-Brausetabletten 407
Kalium 397, 402, 405 ff.
— chloratum *407*, 408
—, radioaktiv markiertes 407
Kaliumchlorid 408
Kaliumverlust bei schwerer Diarrhoe 409
Kaliumzufuhr 407
Kalottenbruch 302, 310
Kalottenklopfschmerz 27
Kammerflattern und Adams-Stokes-Anfall *217*
Kapselschrumpfung bei Axillarisparese 340
Karpopedalspasmen *226*
kataleptisches Verharren 80

Kataplexie *228*, 229
Katarakt 255, 380, 403, *404*
Katastrophenreaktion 111, 323
Kathoden, virtuelle 34
Kathodenöffnungszuckung 33
Kathodenschließungszuckung 33, 34
Kathodenstrahloscillograph 35
Kauderwelsch *110*, 323
Kaumuskelparese 7, 419, 423
Kausalgie 94
Kayser-Fleischerscher Hornhautring 329
Keilbeinflügelmeningeome 144, *162*, 163, 411
Keilwirbel 425
Keratitis 265
— neuroparalytica *236*
Kernaplasie 411
Kernigscher Versuch 25
Kernikterus 301, 302, 412, 414
Kieferklemme 266
Kimmelstiel-Wilson-Syndrom 357
Kinderlähmung, cerebrale 332, 371, 376, *411*
—, spinale s. Poliomyelitis
Klauenstellung der Zehen *349*
Kleiderläuse 258
Kleinhirn 46, 77, 79, *86*, 98
Kleinhirnabszeß *241*
Kleinhirnanfälle 90
Kleinhirnastrocytom 154
Kleinhirnataxie 89
Kleinhirnatrophie *381 ff.*
—, gekreuzte *413*
— bei Malignom 386
—, systematische 330
—, toxische 386
Kleinhirnbrückenwinkel 334, 336, 337
Kleinhirnbrückenwinkel-cisterne *161*
Kleinhirnbrückenwinkel-meningeom 161
Kleinhirnbrückenwinkeltumor 42, *159*, 160, 225, 233, 234
Kleinhirndruckconus *147*
Kleinhirnentwicklung bei Arnold-Chiarischer Mißbildung 425
Kleinhirnhemisphäre 154, 163, 331
Kleinhirnhinterlappen 91
Kleinhirnhypotonie 90
Kleinhirnmark 385

Kleinhirnseitenstränge 326, *379 ff.*
Kleinhirnstiele *87*, 92, 268
Kleinhirntonsillen 147, 148
—, Verlagerung bei Arnold-Chiarischer Mißbildung *425*
Kleinhirntumor 90, *154*, 163
Kleinhirnvorderlappen 90, 385
Kleinhirnwurm *86*, 87, 149, *153 ff.*
—, Verlagerung bei Arnold-Chiarischer Mißbildung *425*
Kletterbewegungen 324
Klimakterium virile 323
Klippel-Feil-Syndrom 423, 424
Klonus *16*, 69, 71
Klopfschall, tympanitischer 416
Klopfschmerz der Schädelkalotte 2, 144
Klüver-Bucy-Syndrom *123*, 321
Klumpfuß 426
Klumpkesche Lähmung 344
Kniegelenksverletzungen 349
Knie-Hacken-Versuch 19
Kniehöcker, lateraler s. Corpus geniculatum laterale
Knochenerweichung 422
Knochenleitung 17
Kobalt-Vitamin B_{12} *327*
Kochsalzlösung, physiologische *152*
Körperhaltung bei Parkinson-Syndrom 79
Kohlenhydrate und hypokaliämische Lähmung *405*
Kohlenhydratstoffwechsel der Muskelfaser *407*
Kojewnikoffsche Epilepsie 203
Kollagenkrankheiten 393
Kollaps bei Basilarisinsuffizienz 136
—, orthostatischer *215*, 216, 225
Kollateralkreisläufe, cerebrale *129*, 130, 131, 134
Kolloidcysten des III. Ventrikels *158*
Kolmersche Seroreaktionen *286*
Koma 9, 27, 150, 186, 218, 251, *306*
kompetitive Hemmung bei Curarelähmung *398*
Komplementbindungs- und Flockungsreaktionen auf Lues 288

Komplementbindungsreaktion
  bei Virusinfektionen 245
— nach WESTPHAL bei Toxo-
  plasmose 246, 257
Kompression des Hirnstamms
  311
Kompressionsfraktur der
  Wirbelsäule 177
Kompressionsliquor 173
Konduktorinnen der Muskel-
  dystrophie, Enzymspiegel
  390
Konfabulationen 121, 325
konstruktive Apraxie
  s. Apraxie, konstruktive
Kontraktionsnachdauer bei
  Myotonie 401
Kontrakturen 314
Kontrastuntersuchungen bei
  Gefäßinsult 130
Kontrolle, optische 95
Konvergenzparese 57, 62, 159,
  260, 293
Konvergenzreaktion der
  Pupillen 358
Konvergenzschwäche 80
Konvergenzspasmus 57
Konvergenzzentrum 59
Konvexitätsmeningitis 246
Konzentrationsvermögen 26,
  116, 318
konzentrische Sklerose 276
Koordination 19, 86, 90, 107,
  114, 136, 154
Kopf, Bewegungseinschrän-
  kung 422, 423, 425
Kopffalltest 80
Kopfgelenk, oberes 420
Kopfhängelage (Nystagmus) 5
Kopfschmerzen bei Hirn-
  arteriosklerose 317, 322
— bei Hirntumor 144
—, nächtliche bei Lues 276
Kopfschüttel-Nystagmus 5
Kopftetanus 267
Kopftrauma und EEG 40
—, Klinik 302
— und paroxysmaler Lage-
  schwindel 225
— und Nystagmus 61
Kopieren 108, 109
Koproporphyrin III, Aus-
  scheidung bei Bleiintoxi-
  kation 360
Korsakowsche Krankheit 359,
  365
Korsakow-Syndrom 246,
  292 ff., 306, 331

Krämpfe bei cerebraler
  Hypoxie 216
—, epileptische 218
— bei Luftembolie 140
—, tonisch-klonische 228, 259
— s. auch Anfälle, epilep-
  tische, und Epilepsie
Krallenhand 343, 372, 379
Krallenzehen 379
Krampfbereitschaft 193, 195,
  226
Krampffähigkeit 193
Krampfleiden, fortschreitendes
  193
Krampfpotentiale 38, 199, 227
Krampfschädigung, sekundäre
  206
Kreatin 390
Kreatinin 390
Kreatinphosphokinase 390
Kreatinurie 369, 373, 377, 390,
  392, 395, 404
Kreislaufgröße 152
Kreislaufkollaps bei Ventrikel-
  tumor 158
Kreuzschmerzen 426ff.
Kriminalität 294, 298
Krisen, abdominelle 365, 366
—, cholinergische 398, 399 400
—, hydrocephale 424
—, myasthenische 400
—, sympathicotone 218
—, tabische 283, 384
Kritiklosigkeit 322
Krokodilstränen 336
Krückenlähmung 341
Kugelberg-Welandersche
  Krankheit 370, 371, 391
Kulissenphänomen 11
Kupferspeicherung in der
  Leber 330
— im Putamen 330
Kupferstoffwechsel 328, 329,
  330
Kyphoskoliose 382, 416
— und spinale Mangeldurch-
  blutung 142

Labyrinth 55ff., 61, 222, 224ff.
—, Untererregbarkeit 160, 161
Labyrinthapoplexie 225
Labyrinthausfall 225
Labyrinthausschaltung bei
  Menièrescher Krankheit 224
Labyrinthhydrops bei
  Menièrescher Krankheit
  223
Labyrinthitis 225

Lachschlag 228
Lähmung, atrophische s.
  Lähmung, periphere
—, bulbäre 258, 363, 375, 377
—, caudale 172
—, myoplegische 391
—, paroxysmale 230
—, periphere 17, 18, 21, 64, 66,
  96, 99, 101ff., 333ff., 369ff.
—, psychogene des Fußes 348
—, schlaffe s. Lähmung, periphere
—, spastische s. Lähmung,
  zentrale
—, zentrale 17ff., 67ff., 90, 99,
  100ff.
Lähmungen, rezidivierende 366
Lähmungsanfälle bei hypokaliämischer Lähmung 405
Lähmungsschielen 5, 54, 283
— s. a. Strabismus para-
  lyticus
Lähmungsstadium der Poliomyelitis 263
Längsband, vorderes 427
Längsbündel, hinteres 55
Lageempfindung 100
Lagenystagmus 5, 224
—, richtungswechselnder 160
Lagerung bei Nervenlähmung
  350
Lageschwindel, paroxysmaler
  64, 224
Lagewahrnehmung 95, 326,
  356, 358
Lagophthalmus 10
Lamina cribrosa 163, 186
Laminektomie 367, 419, 426
Landrysche Paralyse 254, 352,
  358, 363, 365
Laryngoskopie 217
Laryngospasmus 226
Lasègue, umgekehrter 181
Lasèguesches Dehnungszeichen
  25, 27, 179, 180, 181, 428
Lateralisierung beim Barany-
  Versuch 20
— beim Weber-Versuch 11
Lateralsklerose, amyotrophi-
  sche s. amyotrophische
  Lateralsklerose
Lateropulsion 80
Laufbewegungen, automati-
  sche 76, 309
Lautheitsausgleich 161, 223
LDH 390
Leberatrophie, akute gelbe
  329

Leberbehandlung bei funikulärer Spinalerkrankung 328
Lebercirrhose *329*, 330
Leberschädigung 359
leere Körbe *383*
Leistungsprinzip, Organisation des ZNS *96*
Leistungsprüfung *26*
Leitungsgeschwindigkeit s. EMG
Lemniscus medialis 74
Lendenlordose, aufgehobene *181*, 428
Lendenmark 98, 143
Lendenwirbel, überzähliger 427
Lendenwirbelsäule 427
Leptomeningitis s. a. Meningitis
— gummosa 279
Leptospirose *245*, 247
Lernen *114*, 118
Lesen bei Aphasie 107 ff.
— s. a. Dyslexie
Leukämie 233, 265
Leukencephalitis, subakute sklerosierende *260*
Leukodystrophie 261, 262, *331*
—, metachromatische *331*, 332
—, orthochromatische 332
Lichtreaktion der Pupillen, mangelhafte 281
— s. Pupillen
Lidheberparese bei Polymyositis *392*
Lidschwirren (Facialisparese)*10*
Lidspalten *4*
Ligamentum carpi volare, Spaltung des 343
— dentatum 99
— flavum 183, 315
— transversum atlantis 420
Lilakrankheit *392*
Limbisches System *125*, 206, 229, 304, 320
Lindau-Tumor 152, *163*
Linkshänder *113*
Linksinsuffizienz des Herzens bei arteriovenösem Aneurysma 189, *190*
Linse, Naheinstellung 6
Lipome *177*, 368, *417*
Lippenschwellung 338
Liquor, Albuminfraktion *32*
—, Albuminvermehrung *176*, *182*, 367
—, artefizielle Blutbeimengung 186
—, besondere Untersuchungen 33

Liquor, blutiger 186
—, Chloridspiegel 32, *33*, *240*, 243, 246, 249
—, Eiweißbestimmung *31*
—, eiweißkolloidale Dissoziation 261, *271*, 274
—, Eiweißquotient *32*
—, Elektrophorese *32*, 261, 271
—, — der Eiweißkörper 287, 288
— bei Encephalomalacie 130
—, γ-Globuline *32*, 261, 262, 287
—, Globulinfraktion *32*, 287
—, Kolloidkurve 287
—, Kolloidreaktion *32*
—, Luesreaktionen 33
—, Meinicke II-Reaktion 33
—, Multiple Sklerose 271, 275
—, Narbensymptome nach Neurolues *288*
—, Neurolues *286*, 287, 288
—, Nonne-Apelt-Reaktion *31*
—, Pandy-Reaktion *31*
—, Paralysesyndrom 288
—, Plasmazellen 31
—, Seroreaktionen auf Lues 33
—, Tumorzellennachweis *33*, *168*
—, Untersuchung des 28, *31*, 47
—, Xanthochromie 31, *186*, 187, 192
—, Zellzahl *31*
—, Zuckerspiegel 32, *33*, *240*, 243, 246, 249, 252
Liquorcisternen *147*
Liquordruck 30, 97
Liquoreiweiß *32*
Liquorfistel 303
Liquorpassage, Behinderung der 90, 153, *249*, 274, 422, 423
Liquorproduktion *415*
Liquorräume *147*, 149
Liquorresorption *415*
Liquorstop *31*
Liquorstopsyndrom *173*
Liquorzirkulation 412
Lissauersche Form der Progressiven Paralyse *281*
Littlesche Krankheit *413*
Lobektomie, temporale 304
Lobulus flocconodularis des Kleinhirns 87, 90
— paracentralis 104, 375
Lobus anterior des Kleinhirns 87, 90

Lobus posterior des Kleinhirns *87*, 91
Locus coeruleus 294
Löwenstimme *383*, 384, 386
Logoklonie *107*, 323
Lokalisation von Einzelstimuli *96*
Lokalisationslehre *113*
Lokalisationsvermögen *21*
Lordose 427
lose Schultern *388*
Lückenfelder, spongiöse *327*
Lues cerebri 126, 129, 222, *278*
— cerebro-spinalis 142, 192, 275, 277, *278*
— latens seropositiva 277
—, Spätmeningitis *279*
— spinalis 278
— des ZNS 28, 59
— —, Morbidität *276*
Luesreaktionen 277
Lufteinblasung bei Status epilepticus *210*
Luftembolie, cerebrale *140*
Luftleitung 11
Luftverschwendung 384
Lumbago, 179, *180*, 428
Lumbalanaesthesie *47*
Lumbalisation *427*
Lumbalmarkläsion 103
Lumbalpunktion 26, 28, *29*, 47
Lungenembolie 139
Lungenödem 152
Luxation des Kniegelenks 348
Luxationsfraktur der Wirbelsäule 177
lymphocytäre Choriomeningitis 253
Lymphogranulomatose 265
Lyssa *259*

Macula *50*
maculare Aussparung 51
Mäusegift, Thalliumvergiftung 360
Magenatonie bei Botulismus 362
Magencarcinom und funikuläre Spinalerkrankung 326
— und Wernicke-Encephalopathie 330
Magenresektion und Dumping-Syndrom 218
Magenulcus, chronisches, und Wernicke-Encephalopathie 330
Main thalamique *98*
Mal perforant du pied *284*

Maladie de Morvan *418*
Malariakur 288
Mammadifferenzen 416
Mangeldurchblutung, akute umschriebene cerebrale 125, 126, *128*, 129
— des Gehirns, akute *214*, 216
— des Hirnstamms 135, 136
— des Rückenmarks 99, 142
— des ZNS bei Caisson-Krankheit 141
Manie 281
Mantelkante 72, 376
Mantelkantensyndrom *76*, 104, 162
Mantoux-Reaktion bei Boeckscher Sarkoidose *246*
March of convulsions *203*
Marie-Foix-Handgriff *76*
Markerweichung, gefäßabhängige, bei Rückenmarkstumoren 169, *170*
Marklager, frontales 146
— der Großhirnhemisphären 412
— des Kleinhirns 385
Marködem nach Rückenmarksoperationen, postoperatives 178
Markschädigung durch Kontrastmittel 47
Markscheiden 268
Markscheidenabbau *271*, 280, 327
Masern *254*
Maskengesicht *79*
Massae laterales des Atlas 420
Massenbewegungen 19, 66, *69*, 71, 90, 374
Massenblutung, hypertonische 125, 126, 130, *132*
— bei mykotischem Aneurysma 258
Masseninnervation s. Massenbewegungen
Massenverschiebungen bei Hirndruck *147*, 148, 149
Masseterklonus 7
Masseterparese 374
Mastdarmstörungen bei Cauda- und Conusläsion 103, 104
Mastix-Harz 32
Mastoid 139, 422
Mastoiditis und septische Sinusthrombose 138
Materialerkennen 22
Meatus acusticus internus 42
Mecholyl-Test 60

mediale Schleife 89, *91*
Medialkern, kleinzelliger (PERLIA), des N. oculomotorius 53, 59
Medianusparese 14, *342*
Medulla oblongata 30, 46, 67, 70, 75, 88, 91, 92, 97
— —, Verlagerung bei Arnold-Chiarischer Mißbildung *425*
Medulloblastom 152, *153*, 155
Meessche Nagelbänder 361, 362
Meinicke-Klärungs-Reaktion II *286*
melaninhaltige Zellen der Substantia nigra 81
Melkersson-Rosenthal-Syndrom *338*
Membran, postsynaptische 397, 398
—, präsynaptische 397
Membrana atlanto-occipitalis 30, 421
— reuniens 426
Menière-Anfälle 135, 159, *222*, 422
Menièresche Krankheit *222*, 225
meningeale Reaktion bei Lues 276
Meningen, Dehnungsschmerz bei Hirntumor *144*
Méningéom en plaque *162*
Meningeome 46, 49, 145, 152, *161*, 209
— der Falx cerebri *162*
—, frontale 322
— der Gehirnkonvexität *162*
— des Keilbeinflügels *163*
— des Kleinhirnbrückenwinkels 161, *163*
— der Olfactoriusrinne *163*
—, parasagittale *162*, 376
—, spinale 169, 170, 176, 177, 178
— des Tuberculum sellae *163*
—, verkalkende 367
Meningismus 2, *246*, 408
Meningitis 2, 25, 53, 413
—, akute lymphocytäre *242*
—, Arachnitis nach 177
—, bakterielle 142
—, —, Zucker- und Chloridgehalt des Liquors 32
—, basale 233, 246, 265, 278, 283, 336
—, chronische lymphocytäre, unbekannter Ätiologie 246, *247*, 250

Meningitis, eitrige 138, 237, 238, *240*
—, fortgeleitete *239*
—, hämatogene *239*, 240
—, luische, des Sekundärstadiums *276*
—, lymphocytäre *336*
— bei offener Hirnverletzung *239*
— bei Poliomyelitis *263*
—, rezidivierende, fortgeleitete 303
— spinalis 175
—, sympathische *245*, 250
— tuberculosa 142, 246, *248*, 250, 279
—, Verwachsungen 415
Meningocele 426
Meningoencephalitis 138, 238, 247, 248, 253, 254, 256, 279, 303
Meningomyelitis 242, 247, 248, 254, 279
mental diplopia *204*
Meralgia paraesthetica *346*
Merkfähigkeit 26, 116, 124, 261, 316, 318, 322ff.
Mesaortitis, luische *280*
Mesencephalon s. Mittelhirn
Metachromasie *332*
Metalues 277
Metastasen, cerebrale 46, 49, 150, 152, 157
Metastasierung, spinale, bei Medulloblastom *153*
Migräne 219, 231
— und Epilepsie 220
— und Menière-Anfälle 224
—, ophthalmoplegische 184, 185, 219, 220
—, Persönlichkeit 220
Migräneäquivalente 220
Migraine accompagnée 220
— cervicale *172*, 222
Mikroabscesse 257
Mikrographie *80*
Mikrophthalmus 255
Miktionstheorie *105*
Milchsäure 406
Milchsäuredehydrogenase *390*
Miliartuberkulose 248
Millard-Gubler-Lähmung *75*
Mimik *79*, 83ff., 115
mimisches Beben bei Progressiver Paralyse 281
Miniatur-Endplattenpotentiale *397*

minor illness bei Poliomyelitis 262, 263
Minorscher Schweißversuch 96, *418*, 420
Minutenvolumen, Verminderung des 128, 215
Miosis *6*
— bei cholinergischer Krise 400
— bei Hirndruck 150
— bei Koma 27
— bei reflektorischer Pupillenstarre 60, 283
Miotica, Reaktion der Pupille 53, *60*
Mischgeschwülste bei Neurofibromatose 366, 368
Mißbildungen am occipitocervicalen Übergang 415
Mißbildungshydrocephalus *415*, 425
Mißbildungstumoren *168*
Mißempfindungen s. Paraesthesien
Mitbewegungen beim cerebellaren Syndrom 90
— bei Chorea 83
— bei Facialiskontraktur 77, 336
— beim Parkinson-Syndrom 79
—, spastische 12, 16, *71*, 81, 108
—, Untersuchung 21
Mitralstenose *131*
Mittelecho 48
Mittelhirn 46, 58, 64, *77*, 78, 88, 92
Mittelhirnhaube 50, *57*, 260
Mittelhirnschädigung, akute 27
Mittelhirnsymptome 53, 54
Mittellinien-Tumoren 48ff.
Mittelohreiterung und Sinusthrombose 137
Monoaminooxydasehemmer *291*
Monokelhämatom *303*
Mononeuritis 333
— multiplex *67*, 365
Mononucleose, infektiöse 244
Monoparese, corticale *72*, 138, 278
Morbus Addison 219
— Boeck 338
— Foelling 369
— Gaucher 332
— Little 376
— Paget 233

Morgenlähmung *263*, 406
Monroicyste *158*
Motorik *17*, 64ff.
—, Entdifferenzierung der 281
motorische Einheit *35*, 65, 369, 402, 410
— Endplatte 65, 397, 398
— Repräsentation *68*, 72
— Rinde *68 ff.*, 77ff., 87, 92, 114ff.
— Schablonen *121*, 124, 324
Münzenzählen *81*
Multiple Sklerose 64, 88, 192, 267
— —, Ätiologie *271*
— —, Erkrankungsalter 268
— —, geomedizinische Daten 267
— —, Geschlechtsverteilung 268
— —, Prognose 273
— — und Schwangerschaftsunterbrechung 273
— —, symptomatische Trigeminusneuralgie 234
— —, Therapie 272
— —, Verlauf 268
Mumps 243, *244*, 245
Mundgreifen *122*, 123, 124, 146, 150, 309, 321, 323
M. detrusor vesicae *104*
— retractorius uvulae *105*
— sphincter externus vesicae *104*, 105
— — internus vesicae *104*, 105
— — pupillae 6
— sternocleidomastoideus bei Torticollis spasticus, Durchschneidung 300
— — bei Torticollis spasticus, Hypertrophie 300
Muskelabbau bei Systemkrankheiten 369
Muskelatrophie *17*, *66*, 369, 382
—, myogene 386
—, neurale *378*, 380
Muskelbiopsie 366, 371, 373, 389, 392, 394, 395, 398, 402, 404, 407, 409, 410
Muskeldruckschmerz 380
Muskeldystrophie mit fasciculären Zuckungen 371
—, progressive, s. progressive Muskeldystrophie
Muskelfibrillen 407
Muskelhypertrophie 84

Muskelhypotonie bei Chorea 297
— bei Friedreichscher Ataxie 382
—, gutartige, angeborene *371*
— beim Säugling und Kleinkind 370, 371
— bei Tabes dorsalis 284
Muskelkontraktur, ischämische *345*
Muskelkrämpfe, schmerzhafte 356, 379
Muskelmassage 350
Muskelschmerzen bei Polymyositis 263, 391, 392
Muskelschwäche bei symptomatischen Myopathien 394
Muskelspasmen bei Tetanus *266*
Muskelspindeln 12, *66*, 70, 87
— bei Tetanie 227
Muskelstarre, arteriosklerotische *295*
Muskeltonus *18*, 66ff., 83ff., 86ff., 97ff.
Muskeltrophik *18*
Mutismus *112*
—, akinetischer 136
Myasthenia gravis pseudoparalytica 65, *394*, 409
Myasthenie bei akuter Porphyrie *401*
— bei ALS mit Vorderhornbeteiligung 401
— bei Bronchialcarcinom 401
— bei Erythematodes 401
—, exogene Faktoren 396
— bei Hungerzuständen 401
—, internistische Befunde 396
—, konnatale 371, *394*, 398
—, oculäre 410
— bei Poliomyelitis 401
— bei progressiver Muskeldystrophie 401
—, symptomatische Formen 398, *401*
—, Therapie 399
— bei Thyreotoxikose 401
myasthenische Erschöpfung 398
— Krise s. Krise, myasthenische
myasthenisches Syndrom 394
Myatonia congenita 371
Mydriasis *6*
— bei Adams-Stokes-Anfällen 217
— bei Amaurose 59
— bei Atropinvergiftung 363

Mydriasis bei Botulismus 362
— bei Compressio cerebri 311
— bei Decerebration 309
— bei Hirndruck 150
— im Koma 27
— bei Mittelhirntumor 159
—, paralytische 53, 57
— bei Phäochromocytomkrise 218
— bei Pupillotonie 60
— bei Subarachnoideal-
  blutung 185
— bei Ventrikelblutung 134
Myelitis 243, 254
— necroticans 192
—, parainfektiöse 353
Myelocele 426
Myelodysplasie 420
Myelographie 46, 47, 174
— bei raumfordernden spinalen Prozessen 48
Myelomalacie 142, 143, 144
Myelopathie, chronische cervicale 376, 378
—, —, vasculäre 143
Myokardinfarkt und Hirn-
  embolie 131
Myoklonien 158, 230, 252, 258, 261, 293, 309
myoklonisch-astatische Anfälle 199, 208, 230
Myokymie 17
Myopathia distalis tarda
  hereditaria 373, 378
Myopathie bei Hyperthyreose 410
—, metabolische 407
— bei Myasthenie 395
—, oculäre 369, 409
— bei paroxysmaler Lähmung 405, 406
—, vacuoläre 407
Myopathien 34, 386
—, symptomatische 393
Myositis, akute exophthalmische 410
—, chronische 395
—, oculäre 410
myotone Funktionsstörung 404
— Schauer 402
Myotonia congenita 402, 404
Myotonie 401
— bei Hypothyreose 403
—, paradoxe 402
—, symptomatische 403
myotonische Dystrophie
  s. dystrophische Myotonie

Nabelschnurumschlingung 411
Nachbarschaftsödem 129
Nachgreifen 123
Nachsprechen 107 ff.
Nackenbeugezeichen 25, 378
Nacken-Haargrenze, tief-
  stehende, bei Klippel-Feil-
  Syndrom 425
Nackenmuskelparese bei
  Polymyositis 392
Nackensteifigkeit 1, 27, 134, 138, 239, 247, 252, 264, 266
— bei Basilarisinsuffizienz 135
— als Einklemmungszeichen 153
Nadelrad 14, 21
Naevus flammeus 190
— Pringle 368
Naheinstellung der Linse 6
Nahtklaffen bei Hydrocephalus 416
Narkolepsie 136, 228, 259, 294, 409
— und Epilepsie 229
—, idiopathische 229
—, psychopathologische Ver-
  änderungen 229
—, Schlafperiodik 228
—, symptomatische 229
—, Träume 228
—, Wachanfälle 228
nasale Sprache 392, 395
Nasolabialfalten 9
Natrium 397, 405, 406, 408
Natriumchlorid 408
Nausea bei cholinergischer
  Krise 400
— s. a. Schwindel, vestibulärer
Nebenhöhlenentzündungen
  und Hirnabsceß 241
— und septische Sinusthrom-
  bose 138
— und Trigeminusneuralgie 233
Nebennierenrinde 165 ff., 407, 409
Nebennierenrindenpräparate
  bei Multipler Sklerose 273
Nebenschilddrüseninsuffizienz 227
Negri-Körperchen 260
Nein-Tremor 81
Nelson-Test 285, 287, 357
Neocerebellum 87
Neocortex s. Hirnrinde
Neologismen 110, 323
Neoplasmen der Schädelbasis 233, 250, 336

Nerven, gemischte 91
—, periphere 34, 64 ff., 91, 93, 333 ff.
Nervendehnungsschmerz
  s. Dehnungsschmerz
Nervendruckpunkte 25
Nervenläsion, iatrogene 333, 340, 341, 342, 347, 348, 349, 350
—, mechanische 333 ff.
—, periphere 18, 25, 64 ff., 93 ff., 333 ff.
Nervenleitung 34
Nervenleitungsgeschwindigkeit s. EMG
Nervenplexus 93
Nervenwurzeln 93
Nervenwurzelkompression 428
N. (Nn.) abducens 4, 54, 184
— accessorius 12, 84, 338
— acusticus 10
— auricularis magnus 335
— cochlearis 10
— cutaneus femoris lateralis 346
— facialis 9, 334 ff.
— femoralis 346
— fibularis s. N. peronaeus
— glossopharyngicus 9, 11
— glutaeus inferior 347
— — superior 347
— hypogastricus 105
— hypoglossus 12
— ischiadicus 181, 349
— intermedius 335
— lingualis 9, 335
— medianus 341
— musculocutaneus 340
— oculomotorius 4, 6, 52 ff., 184 ff.
—, Kerngebiet 53
—, parasympathische
  Fasern 52
—, somatische Fasern 52
— olfactorius 2
— opticus 3, 49, 51
— pelvicus 105
— peronaeus profundus 348
— — superficialis 348
— petrosus superficialis major 9, 237
— pudendalis 105
— radialis 340
— stapedius 334
— statoacusticus 10, 42
—, Streptomycinschädi-
  gung 225

Sachverzeichnis

N (Nn.) tibialis 94, *349*
— thoracici anteriores *339*
— thoracicus longus *339*
— trigeminus 2, 7
— —, Austrittspunkte 2, 27, 144, 150
— —, Locus coeruleus 8
— —, motorische Innervation 7
— —, Nucleus tractus spinalis 8, 9
— —, periphere Innervation *8*
— —, sensible Innervation *8*
— —, zentrale Innervation *8*
— — s. a. Trigeminusneuralgie
— trochlearis *4*, 53ff., 184ff.
— ulnaris *343*
— —, Subluxation 344
— vagus *11*
— — (mot.) *373*, *419*
— vestibularis *10*
Nestelbewegungen 324
Netzhautgefäße bei Fettembolie 140
— bei Hirnarteriosklerose 130
Netzhautgliome 368
Neugeborenenmyasthenie *394*, 398
neurale Muskelatrophie *378*, 380, *420*
Neuralgie *93*, 96
neuralgische Amyotrophie 339, *364*
Neuralrohr 417
Neuriome 152, 366, 367
— bei Neurofibromatose 366
—, spinale 142, 109ff., *176ff.*, 191
Neuriten, periphere *91*
Neuritis N. optici *3*, 265, *269*, 275, 278, 282, 362
—, retrobulbäre *269*, 273, 328, 410
—, sensible 96
neurocutane Syndrome *367*
Neurofibromatose 154, 159, 176, *366*, 380
Neurolues 276, *277*, 325
—, ektodermale 277
—, mesodermale 277
—, quartäre 280
—, Therapie *288*, 289
neuromuskuläre Überleitung 65, *397*
Neuromyelitis optica 275
Neuron, peripheres motorisches 17, *65*, 66

Neuronitis vestibularis *225*
Neuropathie, sensible 364
neuropsychologische Syndrome *106ff.*
Neutralisationstest bei Virusinfektionen *245*
Niemann-Picksche Krankheit 332
Nierenschädigung bei Thalliumintoxikation *360*
Nodulus 87
Nonne-Pierre Mariesche Krankheit *381*, *382ff.*
Nor-Adrenalin *291*
normokaliämische Lähmung *408*
nucleäre Atrophien *369*, *377*, *409*
Nucleus cuneatus 73, *77*, 78, *91*, 98, 132, 151, 298
— dentatus *86ff.*, *300*, *330*, 412
— gracilis *91*
— niger *81ff.*
— pulposus der Bandscheibe *179*
— ruber *77ff.*, *87ff.*
— solitarius *9*
— subthalamicus *77ff.*, 86, 299, 301
— tractus spinalis trigemini 8, 98, 136, 419
— ventralis oralis posterior des Thalamus 88
Nußrelief der Hirnrinde 320, 322
Nystagmus 5, *61*, *75*, 81, 88, 91
—, angeborener 40, *64*
—, blickparetischer *64*, 159
—, dissoziierter *64*
—, horizontaler *61*, 418
— in Kopfhängelage 64
— nach Kopftrauma 302, 304
—, labyrinthärer 40, *61*
—, latenter *64*
—, lokaldiagnostische Bedeutung 62, 63
—, optokinetischer 5, 40, *64*, 146
—, — s. a. optokinetische Störung
—, Provokation 5
— retractorius *64*, 159
— rotatorischer *61*, 375, 418, 420
—, Untersuchung 5
—, vertikaler *61*, 159, 225
—, vestibulärer *61*
—, zentraler *61*, 380
Nystagmustrommel *5*

O_2-Mangel 128
Oberbegriffe *107*
Oberflächensensibilität *95*, 98
Oberlippenfurunkel 139
Objektagnosie *119*, 123, 146
Oblongata s. Medulla oblongata
Obstipation mit Meteorismus bei Botulismus 362
—, spastische 360
Occipitalisation des Atlas 424
Occipitalisneuralgie 172, *237*
Occipitallappen 50, 56, 68, 86, *119*, 156, 164, 206, 280, 324
—, basaler 46
Occipitalpol 50, 51
Occipitalschuppe 29, 424
oculäre Muskeldystrophie *409*
— Myasthenie *410*
— Myopathien *409*
Oculomotoriuskerne 53, 57, *58*, *159*, 260
Oculomotoriuslähmung 220, 248, 260, 279, 310, 311, 331, 383, 410
—, äußere *53*
—, innere *53*, 185
—, komplette *53*
Ödem, perifocales 129
—, peritumoröses 156
—, umschriebenes traumatisches *312*
Ödemnekrose *308*, 412
Oesophaguslähmung 362
Ohnmacht *215*, 217
—, reflektorische 216
Ohreiterungen *139*
Ohrensausen *223*, 225, 266, 319
Ohrgeräusche 135, *159*, 279
Oligämie, cerebrale *128*
Oligodendrogliome 145, 152, *156*
—, spinale 169
Oligophrenie 367, 368, 403
Oliven 87, *88*, 383, *385*
olivo-cerebellare Fasern 385
olivo-ponto-cerebellare Atrophie 296, 381, *384*
Operationsschädigungen des N. femoralis 347
Operculum 72
Ophthalmodynamometrie *130*
Ophthalmoplegia externa 369
— interna *53*, 60
Ophthalmoplegie, chronisch-progressive *409*
Opisthotonus 27, 239, 266
Oppenheimsche Krankheit *371*

Opticusatrophie *59*
— bei cerebellarer Heredoataxie 383
— bei Hirntumoren 153, 155, 162 ff.
— bei Leukodystrophie 332
— als Lokalsymptom 134, 146
— bei Lues cerebri 278
— bei neuraler Muskelatrophie 380
—, sekundäre 269
—, tabische 282, *283*
Opticusgliom 42, 154, *155*, 367, 411
Opticusneuritis, retrobulbäre *269*
Opticusscheide 282
optische Agnosie s. Agnosie, optische
— Kontrolle der Motorik 90
optisch-vestibuläres System *55*
optokinetische Bahnen 55
— Störung 75, 147, 160
optokinetischer Nystagmus s. Nystagmus, optokinetischer
optomotorisches Feld 50, *56*
orale Tendenz *123*
Orbitafraktur und Trigeminusneuralgie 233
Orbitalhirn 321
Orbitaprozesse, eitrige 139
Orbitatumor 42, *410*
Orientierung 26, 116, 150, 322, 324
— am eigenen Körper 26, 94, 108, *119*, 146
—, optisch-räumliche 26, 117, *118*, 146, 323
Orificium vesicae internum *105*
orthostatischer Kollaps *215*
Os occipitale 420, 421
— parietale 414
Oscillogramm bei Echoencephalographie 48
Osteoporose 422
Ostitis deformans Paget 422
Otitis und septische Sinusthrombose 138
Ovarialinsuffizienz 403

Pacchionische Granulationen *161*, 415
Pachymeningitis gummosa 279
Palaeocerebellum 87, 385
Pallidotomie 292
Pallidum 73, 79, 82 ff., *291*, 296, 299

Pallidum externum 77, 78
— internum 77, 78, 81, 292
Panarteriitis, gummöse 278
— bei Meningitis tuberculosa 248
Pancoast-Tumor *175*
Pan-Encephalitis bei Fleckfieber 258
Pankreasadenom *219*
Panphlebitis, luische 278
Papillenödem 275
Papillenprominenz s. Stauungspapille
papillo-maculäres Bündel *269*
Paraballismus 302
Parabiose *337*
Paraesthesien 21, 93, *95 ff.*
—, radikuläre *425*
— bei Tetanie 226, 227
Paragliome 157
Paragrammatismus *109*
Paralexien *109*, 119
Paralyse, motorische s. Lähmung
Paralyseeisen *280*
Paralysis agitans 289
Paramyotonia congenita *402*
Paraparese, spastische *76*, 103
Paraphasien, literale 108 ff.
—, verbale 108 ff.
Paraphyse *158*
Paraplegie s. Paraparese
Paraplégie en flexion *100*
Parapraxien *115*
Parasagittalregion 156
parasomnische Bewußtseinslage 27, *309*, 310
Paraspastik s. Paraparese
Parenchymnekrose, elektive 317, 412
Parenchymschädigung, ischämische 278
Paresen s. Lähmung
Parietallappen s. Scheitellappen
Parinaud-Syndrom *57*, 159
Parkinsonismus bei Alzheimerscher Krankheit 323
—, arteriosklerotischer *295*, 319
—, Blasenstörungen 104
—, postencephalitischer 259, 260, 289, 290, 293
Parkinsonsche Krankheit 289 ff.
— —, konservative Therapie 291
— —, operative Therapie 291
— —, psychische Veränderungen 290

Parkinson-Syndrom *79 ff.*, 147
— nach Co-Vergiftung 295
— und Hemiplegie 296
— bei hepatolenticulärer Degeneration 329
— bei Lues cerebri 278
— bei olivo-ponto-cerebellarer Atrophie 385
— bei Pickscher Atrophie 321
— und Psychopharmaka 295 ff.
— bei seniler Demenz 325
— nach Strangulation 295
— bei Virusencephalitis 252, 295
paroxysmale Lähmungen 402, *405 ff.*
paroxysmaler Lageschwindel *224*
partielle sensible Leistungsstörung 93, *95*
Patella, abnorme Beweglichkeit 347
pathologische Reflexe s. Reflexe, pathologische
pathologischer Funktionswandel s. Funktionswandel, pathologischer
pathologisches Lachen und Weinen 85, 86, *124*, 136, 329, 374, 377
Paukenhöhle 9, 139
Pedunculus cerebri 75
Pendelbewegungen der Bulbi 27, *134*, 150, 309
— des Kopfes 324
Penicillinallergie 288
Penicillinbehandlung der Progressiven Paralyse 280
Periarteriitis, luische 278
— nodosa 126, 142, 393
— —, internistische Befunde 365
Periduralanaesthesie 182
periodische Lähmungen s. paroxysmale Lähmungen
periphere Nerven bei metachromatischer Leukodystrophie 331, 332
— Nervenschädigungen, Therapie 350
peripheres motorisches Neuron 71
Periphlebitis retinae 268, *269*
Perkussionsmyotonie *401*
Perlsches Gerät *182*
Perniciosapsychose *327*
Peronaeusparese *348*, 349, 359, 380

Perseveration 212, 323
Pes anserinus 335, 337
— equino-varus *426*
Petit Mal, myoklonisches 201
— — -Epilepsie *199*, 208
— — -Status 208, *212*
Pfeiffersches Drüsenfieber 254
Pflügersche Zuckungsformel, Umkehr 34
Pfötchenstellung *226*
Phäochromocytom *132*, *218*
Phantomglied *94*
Phantomschmerz *94*
phasische Innervation 65
Phenoloxydase-Aktivität *329*
Phenylketonurie 369
Phlebogramm *44*
Phosphate 406
Phrenicuslähmung *102*
Picksche Atrophie 281, 315, *319*, 322, 324
Pickwick-Syndrom *230*
Pigmentnaevi 366
Pillendrehen *81*
Piloarrektion *99*
Pilocarpin *363*
Pilzmeningitis *246*, 248, 250
Pinealisverkalkung *159*
Pinealoblastom *153*
Pinealom 152, *158*
Placentarkreislauf, Beeinträchtigung des *411*
Planum temporale *114*
Plaques bei Multipler Sklerose 268
—, arteriosklerotische *127*, 129
—, senile *322*, 325
Plasmazellen im Liquor *271*, 274
Plasmazellen-Infiltrate 280
Plasmocytom der Wirbelsäule 169ff., 173, 174, *175*
Plateaubildung *83*
Platybasie *422*
Platysmaparese, Lippenrot *9*
Pleurodynie 244
Plexus brachialis-Parese *344ff.*
— chorioidei 32
— pelvicus *105*
Plexusläsion 67
Plexuspapillom *158*
pluriglanduläre Insuffizienz *403*, *404*
Pneumencephalographie *43*, 44
Pneumonie, abscedierende 241
Pneumothorax, Luftembolie *140*
Pockenschutzimpfung 254

Poikilotonus *85*, *86*, 298
Poliodystrophien 332
Polio-Encephalitis 250
Polioencephalopathia haemorrhagica (superior) 230, *330*, 359
Poliomyelitis acuta anterior 243ff., 252, *262*, 336, 406, 408
—, Restlähmung 391
Pollakisurie *106*
Polyglobulie 164
—, kompensatorische *231*
Polymyositis 371, 391, *392*, 394, 403
— und Muskeldystrophie, Differentialdiagnose *393*
Polyneuritis 28, *67*
—, alkoholische 354, *358*, 359
—, allergische 353, *354*
—, ataktische 351
—, bakterielle 353
—, Bleivergiftung 354, 359
—, chronische 178, 328, *352*, 380
—, — motorische 378
—, diabetische 354, *358*
—, diphtherische 354, *357*
—, dystrophische 353, *354*
— bei Fleckfieber 258
—, idiopathische entzündliche 354, *355*
— bei Infektionen 353, *354*
— bei Intoxikationen 354
—, motorische 355, 405
— bei Periarteriitis nodosa 354, *365*
— und Polyneuropathie 351
— bei Porphyrie 354, *364*
—, pseudomyopathische *352*, 391
—, rheumatische 355
—, Schwangerschaft 354, *363*
—, sensible 355
—, serogenetische 345, 354, *364*
Polyneuropathie, alkoholische 322, 331, 351
— bei arteriellen Verschlußkrankheiten 357
— bei Gefäßkrankheiten 353, *354*
—, vasculäre 365
Polyneuroradiculitis 67, 99, 254, 332, *352*
— bei Lues 279
Polyneuro-Radiculo-Myelitis 355

Polyurie *219*
Ponsgliom *157*, 275
pontocerebellare Bahnen 87
Porencephalie *413*
Porphobilinogen *365*
Porphyrie, akute intermittierende 361, *364ff.*
Porphyrinanfall *365*
Porus acusticus internus 42, *161*, 176
postcommotionelles Syndrom 305
postparoxysmale Parese *201*, 206
postpunktionelle Beschwerden 29, *94*
Potenzstörungen bei Cauda- und Conusläsion 103
Präcapillaren *132*
präfrontale motorische Rinde 78, 81ff., 85ff., 377
Präsenium 315, 320
Präzentralregion 146
prätectale Region *58*
Praxie *116*
Priapismus *143*
Primäraffekt 282
Privatsprache *110*
Proc. xyphoides 15
Progressive Bulbärparalyse 369, 370, *373*, *420*
— Muskeldystrophie 18, 332, 348, 372, *386*, *387*, 391, 403ff.
— —, absteigende Schultergürtelform 388
— —, aufsteigende, bösartige Beckengürtelform 388
— —, — gutartige Beckengürtelform 387
— —, Duchenne-Typ 388
— —, exogene Faktoren 389
— —, frühkindliche 371
— —, Geschlechtsverteilung 387, 388, 389
— —, Gliedmaßengürtelform 388
— —, hormonelle Störungen 388
— —, Muskelbiopsie 389
— —, oculäre *409*
— — und Polymyositis, Differentialdiagnose *393*
— —, Zusammenstellung der 4 Formen 389
— Paralyse 277 *279*, 283, 287, 321
— —, Sprechstörung 107

Progressive spinale Muskelatrophie *369*, 380, 391
— — Muskelatrophie, Typen 370, 371, 372, 373
Projektionsbahnen 99
Projektionsfelder, corticale *114*, 320
—, sensible 91
Pronation bei zentraler Parese 18
Proprioceptivität *89*, 95
Propulsion 80
Prostigmin 363, 398
Prostigmintest bei Myasthenie *397*, 409, 410
—, Provokation von fasciculären Zuckungen 372
Proteus vulgaris s. Weil-Felix-Reaktion
Protrusio bulbi *139*, 410
Pseudobulbärparalyse 81, 125
—, arteriosklerotische 7, *136*, 375, 378
—, extrapyramidale *81*, 298, 329
Pseudocysten *255*, 256, 257
Pseudohypertrophien *387*
Pseudoischias durch arterielle Zirkulationsstörungen 182
pseudoneurasthenisches Vorstadium der Progressiven Paralyse 280
Pseudotumor cerebri 279
psychisches Kopfkissen 80
psychogene Anfälle 215, *219*, 230
— Bewegungsstörung 330
— Lähmung 34, 37, 409
— — des Fußes *348*
— Verhaltensweisen 2, 17, 18, 20, 21, 25, 27, 81, 227, 253, 294, 296, 297, 300, 338, 348
psychogener Gesichtstic *338*
psychomotorische Anfälle 145, 146, 200, *204*, 205, 208
— Erregung 306, 363
psychoorganisches Syndrom 126, 140, *318*, 332, 360
Psychopathie, epileptoide *211*
psychophysischer Isomorphismus *93*, 113
Psychosen, akute exogene 185, 251, *306*, 360, 361, 365
—, epileptische *213*
—, paranoide 294, 298
—, traumatische 304, *306*, 307
Ptose *4*, 53, 159, 283, 362, 394, 404, 409 ff.

Pubertas praecox *159*
Pudenz-Heyer-Katheter *416*
Pulsionsphänomene *80*, 290
Pupillen 27
—, Convergenzreaktion 6, 59
—, Entrundung *6*, 59, 278
—, Größe 6
—, Lichtreaktion 6, 57, *58*
Pupillenstarre, absolute 53, *59*, 281
—, amaurotische 53, *59*, 162, 163, 165
—, hemianopische *51*
—, reflektorische *59*
Pupillenstörungen *52 ff.*, *58 ff.*, 75
— bei Adams-Stokes-Anfällen 217
— bei Adie-Syndrom 285
— bei Compressio cerebri 311
— bei Decerebration 309
— bei diabetischer Polyneuropathie 357
— bei Hirndruck 150
— bei Hirnstammprozessen 147
— bei neuraler Muskelatrophie 380
— bei Neurolues 277 ff.
—, pharmakodynamische Differenzierung *60*, 285
— beim postencephalitischen Parkinsonismus 293
— bei Progressiver Paralyse 281
— bei Tabes dorsalis *283*, 285
— bei Ventrikelblutung 134
Pupillomotorik 58
pupillomotorische Fasern 50, 58
Pupillotonie 53, *60*, 285
Puppenkopfphänomen 57
Purkinje-Zellen *87*, 383, 385
Purpura cerebri *139*, 412
Putamen 73, *77*, 78, 84, 126, 298, 330
Pyknolepsie *199*, 200, 208
Pyocephalus internus *242*
Pyramiden *67*, 70
Pyramidenbahn 13 ff., *67 ff.*, 82, 86, 100
Pyramidenbahndegeneration 375, 376
Pyramidenkante 422
Pyramidenseitenstrang 99, 100, 101
Pyramidenspitze 42
Pyramidenvorderstrang 99
Pyramidenzeichen s. Reflexe, pathologische

Quadrantenanopsie *51*, 165
—, obere 135
Quadrantensyndrom *175*, *419*
Quadricepsparese *347*
Quartärstadium der Lues *278*
Queckenstedt-Versuch *31*, 174, 192
Querschnittslähmung 76, *99 ff.*, 170 ff., 192, 247, 276, 314, 418

Radialisparese 13, *341*
— bei Bleipolyneuropathie 360
Radialispuls bei Scalenus-Syndrom 346
Radiusfraktur 341
Ramus mandibularis des N. trigeminus 232
— ophthalmicus des N. trigeminus 231
Raphe, dorsale 417
—, Verziehung bei Vaguslähmung 11
Rathkesche Tasche *164*
Rattengift, Thalliumvergiftung *360*
raumfordernde intracerebrale Prozesse 27, 48, *144*
— spinale Prozesse 42, 46, 104, 168
Raumorientierung *118*, 119
Rautengrube 412
Rautenhirn 55
Ravin-Test *329*
Raynaud-Syndrom *392*
Rebound-Versuch *20*, 89, 91, 222
Receptoren *66*, 82, 91, 93
Rechenstörung s. auch Dyscalculie 107 ff., 323
Rechtshänder *112*, 115
Rechts-Links-Orientierung 108, 117, *120*, 146
v. Recklinghausensche Krankheit 159, 176, *366*, 380
Recruitment *161*
Reflexe, Achillessehnenreflex 15
—, Analreflex *104*
—, Babinski-Gruppe *16*, 69, 70, 83 ff.
—, Bauchhautreflexe *14*
—, Bicepssehnenreflex *13*
—, Chaddok-Reflex 16
—, Cornealreflex *9*
—, Cremasterreflex *15*
—, Deltareflex 102

Reflexe, Eigenreflexe *12*
—, Eigenreflex der Bauchmuskulatur *15*
—, Fingerbeugereflex *14*
—, Fremdreflexe 9, 11, *13*, 16
—, Fußgreifreflex *16*
—, Fußsohlenreflex *16*
—, gesteigerte *15*
—, Gordon-Reflex 16, 83
—, Knips-Reflex *14*
—, Masseterreflex *7*, 76, 81, 102
—, Mayerscher Grundgelenkreflex *14*
—, Mendel-Bechterew-Reflex *15*
—, Oppenheim-Reflex 16
—, Orbicularis oculi-Reflex *10*
—, Patellarsehnenreflex *15*
—, pathologische 14, *16*, 66, 69, 71, 85 ff.
—, Pronatorreflex *14*
—, Rachenreflex *11*
—, Radiusperiostreflex *13*
—, reflektorische, Gaumensegelhebung *11*
—, Rossolimo-Reflex *15*
—, Segmenthöhe *17*
—, spinale, bei Tetanie 227
—, Tibialis posterior-Reflex *181*, 349
—, Tricepssehnenreflex *14*
—, Trömner-Reflex *14*
—, Würgreflex *11*
Reflexabschwächung 17
Reflexblase *106*
Reflexbogen, monosynaptischer *12*, 66, 71, 91, 97
—, polysynaptischer *13*
—, spinaler 180
Reflexepilepsie *196*
reflexogene Zone *15*
Reflexsteigerung 13, *69*
Refraktärphase *13*
Regelkreis 49, 65, 82, 93
Regulationsstörungen, vegetative 140
Regurgitation *11*, 358, 374, 395, 396
Rehydrierung *152*
Reihen, automatisierte *107*, 109
Reinnervation 350
Reithosenanaesthesie *103*, 178, 180, 314, 426
Reizbarkeit bei Schläfenlappenläsion 146
Reizkathode *33*
Reizmeningitis 245

Reizpunkte an denervierten Muskeln 350
— der Muskeln *33*, *34*
Reizsymptome, sensible *93*, 97
Reizung, elektrische, direkte *33*, *34*
—, —, galvanische *33*
—, —, indirekte *33*, *34*
Remission 269
Renshaw-Zellen *82*
Repräsentation, motorische *68*
Resektion der Squama occipitalis 423, 424
Residualepilepsie 193, *194*, 202, 207, 411, 415
Restharn *106*
Retentio urinae 100, 105, 263, 270, 326, 355, 419
— — et alvi 99
Reticulocyten 360
reticulo-spinale Bahnen 13, *66*, 70
Reticulum, sarkoplasmatisches 407
Retina 49, 221
Retinagefäße *130*
Retinitis angiospastica *130*
Retinopathie, diabetische 357
Retrocollis 84
Retropulsion *80*
reziproke Innervation 80
Rhabdomyome des Herzens 368
Rhese-Aufnahme 155
Rheumafaktoren *296*, 297
rheumatisches Fieber 393
Rheumatismus 410 ff.
Rhexisblutung 125, *132*
—, intramedulläre *144*
Rh-Inkompatibilität *411*
Ribonucleinsäuren 327
Ribosomen 390
Rickettsia prowazeki 258
Riechstörung bei Stirnhirntumor 321
Riesenwuchs 166
—, lokaler 366
Rigor 71, 79, *80*, 81, 82, 162, 281, 290 ff., 309, 319, 385
Rindenatrophie 298
Rindenblindheit 119
Rindengefäße 126
Rindenprellungsherd *307*
Rinne-Versuch *11*
Rinnenbrust 416
Rippenresektion bei Klippel-Feil-Syndrom 425
Risus sardonicus 266

Robertson-Phänomen 6, *60*, 281 ff.
Röntgenaufnahmen, Mastoid 42
— des Schädels, Zeichen frühkindlicher Hirnschädigung 41
— der Squama temporalis 42
—, stereoskopische 47
— der Wirbelsäule *42*
Röntgenbefunde bei spinalen Tumoren *173*
Röntgenbestrahlung bei Syringomyelie 419
— des Thymus bei Myasthenie *399*
Röntgen-Leeraufnahmen des Schädels *40*, 41, 42
Röntgen-Spezialaufnahmen des Felsenbeins nach STENVERS 42
— nach RHESE *42*
— nach SCHÜLLER *42*
— der Sella *41*
Röteln *254*
Romberg-Versuch *20*, 97, 284
Rorschach-Versuch 26
Rückenmark 72, 76 ff., *82*, 87, 89, 91, 95, 97, 98 ff., 102
Rückenmarksangiome *191*
Rückenmarksgefäße *141*, 278
Rückenmarksinfarkt, ischämischer *143*, 144
Rückenmarkskompression 169, 176, 249
Rückenmarksquerschnitt 99
Rückenmarksquetschung 315
Rückenmarksschädigung 100
—, halbseitige 100
—, partielle *100*
Rückenmarkssegmente, topographische Beziehungen zur Wirbelsäule 103
Rückenmarkssymptome bei Caisson-Krankheit 141
— beim Guillain-Barré-Syndrom 355
— bei Zostermyelitis 266
Rückenmarkssyndrome *98*
Rückenmarkstrauma *144*, 313
Rückenmarkstumoren 28, 101, 168 ff.
—, cervicale 47, 48
—, extramedulläre 101, 143, *171*, *178*
Rückenmarksverletzung, offene 315
Rückenmarkswurzeln 103

Rückenschmerzen 180, *182*
Rückkopplungssystem 93
Rückmeldekreise 79, 88
Rückstoß s. Rebound
Ruhetremor *81*, 89, 325, 385
Rumpfataxie *20, 89*, 153

Sabin-Feldmann-Farbtest 246, *256*
Sacculus *10*
Sacralisation *427*
Sacralmark 29
Sacrum 427
Salbengesicht *81*, 291 ff.
Sanduhrgeschwulst 173, *176*, 367
Sarkome, spinale 170, *175*
Sarkomatose der Meningen *168*
Sattellehne, hintere, Destruktion der *151*, 164
—, vordere, Entkalkung und Destruktion 155
Sauerstoffmangel, allgemeiner, und spinale Mangeldurchblutung 142
— des embryonalen Gehirns *411*
Sauerstoffversorgung des Gehirns *128*
Saugbewegungen, leerlaufende 309
Saugen im Leerlauf *122*
Saugreflexe *122*, 309, 321
Scapula alata 102, 388, *339*
— bei Trapeziusparese 338
Scalenuslücke 345
Scalenussyndrom *345*
Schablonen, motorische s. motorische Schablonen
Schädelbasis, Metastasen der 161
Schädelbasisbruch 53, 54, 302, *303*, 336
Schädelbasisprozesse, Augenmuskellähmung 53, 54
Schädelbasistumoren 336, 339, 375
Schädelbruch 41, *302*
Schädelgrube, hintere, s. Fossa cerebri posterior
Schädelperkussion *153*
Schädelprellung *302*
Schädeltrepanation bei traumatischem Hämatom *311*
Schädeltrauma und Sinusthrombose 137
Schädelumfang bei Hydrocephalus 416

Schädelvenen 416
Schädelveränderungen bei frühkindlicher Hirnschädigung 295, 376, *414*
Schallempfindungsschwerhörigkeit 10, 11
Schallempfindungsstörung 225
Schalleitungsschwerhörigkeit 11
Schaltzellenapparat im motorischen Vorderhorn *78, 82*
Schauanfälle *294*
Schaukelatmung *370*
Scheitellappen 114 ff., 134, *146*, 157
Schellong-Versuch *25*, 215
Schichtaufnahmen der Wirbelsäule 47
Schielen, latentes *5*
Schilling-Test 274, *327*, 376, 384, *423*
Schizophrenie, katatone, Differentialdiagnose gegen Encephalitis 253
Schläfenbeinschuppe 414
Schläfenkopfschmerz *163*, 166
Schläfenlappen 113, 114, 134, 139, 145, 146, 157, 320 ff.
—, basaler 304
Schläfenlappen-Pick 324
Schläfenlappentumoren 145, 206
Schlaf und cerebraler Gefäßinsult 126, 128
Schlafbedürfnis bei Narkolepsie 228
Schlaf-Epilepsie *207*, 208
Schlaflähmung 405, 408
Schlafperiodik, Störung bei Narkolepsie *228*
Schlafstörungen bei Botulismus 362
— bei Encephalitis lethargica *260*
— bei Encephalopathia saturnina 360
— bei Hirnarteriosklerose 318, 322
— bei Lues des ZNS 280
Schlafumkehr 260, 294, 360
Schlaf-Wach-Regulation *231*
Schlaf-Wach-Rhythmus 207
schlaffes Baby mit Trinkschwäche *371*
Schlaganfall s. Insult, apoplektischer
Schleiersehen 269
Schleife, mediale 74, *98*, 275

Schleifenkreuzung 91
Schleuderverletzung der Halswirbelsäule 97, *313*, 314
Schließungsrinne, dorsale 178
Schluckbeschwerden bei Poliomyelitis 262
Schluckimpfung nach SABIN *264*
Schlucklähmung *11*, 81
— s. auch bulbäre Lähmung und caudale Hirnnervenlähmung
Schlundkrämpfe nach Psychopharmaka 300
— bei Rabies 259
— bei Tetanus 266
Schmerzattacken bei Trigeminusneuralgie 231, 233
Schmerzausstrahlung *93*
Schmerzchirurgie 95
Schmerzempfindung *21 ff.*, 97, 100 ff., *418*
—, verzögerte, bei Tabes 284
Schmerzen *93*
—, lanzinierende *283 ff.*
— bei Leukodystrophie 332
— bei Paralysis agitans 290
— bei toxischer Polyneuropathie 361, 362
—, radikuläre 96, 143, 153, 171, 177, 273, 279
—, retrobulbäre 410
—, retrosternale 360
—, segmentale s. Schmerzen, radikuläre
—, vegetative 93
Schmetterlingsfigur des Rückenmarksgrau 98
Schmetterlingsgliom *146*, 155, 321
Schnappen 321
Schock *131*
— bei Caisson-Krankheit 141
— bei Fettembolie 139
Schreianfälle bei hepatolentikulärer Degeneration 329
Schreiben, neurologische Untersuchung 21
—, neuropsychologische Untersuchung 107
Schreib-Lese-Schwäche 414
Schreibstörung, cerebellare 21, 382, 386
— bei Chorea 83
— s. auch Dysgraphie
Schrumpfungszentren bei Pickscher Atrophie 320

Schuldwahn 281
Schulter, hochstehende 425
Schulter-Armschmerzen 183, 364, 419
Schulter-Arm-Syndrom *172*, *419*
Schultergürtel 387
Schulterhochstand 422
Schulterluxation *340*
Schulterprellung *340*
Schulterschütteln *90*
Schutzimpfung, Paratyphus 364
—, Poliomyelitis 264
—, Rotlauf 364
—, Typhus 364
Schutzreflex 9
Schwangerschaft und Sinusthrombose *137*
Schwangerschaftschorea *297*, 299
Schwangerschaftsparaesthesien 342, 346, *363*
Schwangerschaftsperniciosa 326
Schwannome 366
Schwannsche Scheide 367
— Zellen 367
Schweißsekretion *96*, 418, 420
Schwellenlabilität *96*
Schwellenwerte, elektrische Untersuchung 33
Schwerhörigkeit 223
Schwindel bei Acusticusneurinom 159
— bei Alzheimerscher Krankheit 323
— bei basilärer Impression 422
— bei Basilarisinsuffizienz 378
—, epidemischer 225
— bei Hirnarteriosklerose 317, 322
— bei Klippel-Feil-Syndrom 425
— nach Kopftrauma 302, 304
—, lageabhängiger 135, 225
— bei Luftembolie 140
—, peripherer *225*
—, vasomotorischer 214
—, vestibulärer *222*
Schwitzen, Störung bei Querschnittslähmung 99
Schwurhand *342*
seelische Pause *200*
Sehbahn 221
Sehen, binoculares *54*
Sehleitung *49*

Sehnenspindeln 87
Sehnerv *49 ff.*
Sehnervenläsionen s. auch Opticus
Sehnervenneuritis *269*, 282
Sehrinde *50*, 51
Sehstörungen s. Amblyopie, Amaurose, Gesichtsfelddefekte
Sehstrahlung *50*, 51, 55, 56, 73, 74
Sehzentrum, primäres *50*, 98
Seiltänzergang 89
Seitenhorn 98, 101
Seitenventrikel 28, 44, 368, 415, 416
Sekundärstadium der Lues *276*, 280
Sekretionsstörung bei Facialislähmung 334
Sella turcica 163 ff.
— —, Veränderungen bei Hirndruck *151*, 165
senile Demenz 315, 319, 322, *324*
Senium 315, 320
Sensibilität *21*
Sensibilitätsschema, peripher *23*
—, zentral *24*
Sensibilitätsstörungen 91 ff.
sensible Einheit 93
— Kontrolle der Motorik 89
— Informationen 89
— Receptoren 95
Septum pellucidum 48, 156
serologische Reaktionen bei Lues des ZNS 192, 277, *288*
Serotonin *218*, *291*
Serratuslähmung *339*, 364, 388
Serumeiweiß 32
Serum-Elektrophorese 32
Serumkrankheit 364
Serumkreatinin 406
sexuelles Verhalten 125, *126*, 259, 294, 298
SGOT 392
Shaking palsy 290
Shunt, arteriovenöser, bei Angiom 188
— bei traumatischem arteriovenösem Aneurysma 190
Shunt-Operationen 152, 155, 158, 159
signe de rideau 11
Sinus, Anatomie der *137*

Sinus cavernosus 53, *137*, 139, 162, 163
— petrosus superficialis inferior *139*
— rectus 44, *137*
— sagittalis inferior *137*
— — superior 44, *137*, 162
— sigmoideus *137*, 139, 161
— transversus 44, *137*, 139
Sinusthrombose 42, 46, 150, 253, 258
—, blande *137*
— und Schwangerschaft *137*
Sinusthrombosen 137 ff.
—, septische *138*
skandierende Sprache *88 ff.*, 107, 261, 270, 326, 329, 386
Skeletdeformitäten bei Friedreichscher Ataxie 382
Sklerodermie 393
Sklerose, tuberöse *367*
Skoliose bei Ischiassyndrom 181
— bei Lumbalisation 428
— bei Torsionsdystonie 84
Skotome 135
— bei Migräne *220 ff.*
Solitärmetastasen, cerebrale *167*
somatotopische Anordnung im motorischen Vorderhorn 370
— Gliederung der Hirnrinde 72, *75*, 87, 91, 94, 99, 102
Somatotropin 166
somnolent-ophthalmoplegische Form der Encephalitis lethargica *260*
Somnolenz 147, 150, 260, 331, 416
Sopor 251
Spaltbildung, dysraphische, im rostralen Halsmark 425
— im Gelenkfortsatz 427
Spannungsfühler *66*
Spannungskopfschmerz 221
Spasmus facialis 267, *337*
— — bei Acusticusneurinom 160
— mobilis 298
Spastik *71 ff.*
—, Unterscheidung vom Rigor 80
spastisch-ataktischer Gang 382
spastische Bewegungsstörungen 12, 19, *71*, 90, 115
— Lähmung s. Lähmung, spastische

spastische Spinalparalyse *375*
— Zeichen s. Reflexe, pathologische
Spätabsceß 241
—, traumatischer 312ff.
Spätatrophie der Kleinhirnrinde, lokalisierte sporasche 381, *385*
Spätepilepsie *163*
Spätlähmung *333ff.*
Speichelfluß bei Botulismus 362
— bei Bulbärparalyse 378
— bei Parkinson-Syndrom *81*, 291
Speichel- und Tränenfluß bei Rabies 259
Speichelsekretionsausfall bei Botulismus 362
— bei Facialislähmung 336
— bei Zoster oticus 266
Speicherkrankheiten 332
Sphincterschwäche 426
Sphinctertonus 173
Spiller-Frazier-Operation 236
Spina bifida 182, 420
— — cervicalis *424*
— — dorsalis occulta *426*
— — occulta 416, 419
spinale Muskelatrophie, infantile 332, *370*
Spinalerkrankung, funikuläre 274, *326*
spinaler Schock 76, *99*, 314
Spinalganglien *91*, 265, 378, 381
Spinalis anterior-Syndrom *143*, 144, 171, 278, 315, 420
Spinalnerv *64*
Spinnwebgerinnsel *249*
spino-ponto-cerebellare Atrophien *380*
spino-thalamische Fasern 417
Spirochäten-Eiweißreaktion *286*
Spirometrie 263, 363, 395, 400
Spironolactone 408
Spitzfuß, doppelseitiger 413
Spitz-Holter-Katheter 368, *416*
— -Liquorventil 152
Spondylitis tuberculosa 142, 170, 173, *174*, 179
Spondylolisthesis 182, *426*
Spondylose der Wirbelsäule, reaktive *182, 427*
Spongioblastome 152, *154*, 157
— des Fasciculus opticus 367
— des Hirnstamms 367

Spongioblastome des Kleinhirns 152
—, spinale *178*
spongiöse Herde 327
Spontan-Babinski *309*
Spontanfrakturen 418
Spontannystagmus *61ff.*, 160, 222, 225, 275
Sprache, bilaterale Repräsentation bei Linkshändern 113
—, emotionale 108, *111*
—, innere *106*, 108
Sprachentwicklung 415
Sprachleistungen, motorische *114*
—, receptive *114*
Sprachmelodie 109
Sprachregion 113
Sprachverständnis 107ff., *109ff.*
Sprachzentrum *113*
Sprechen mit Luftverschwendung 383
Sprechmuskulatur 108
Sprechstörungen, artikulatorische *107*, 109, *281*, 321
— bei Hypoglossusparese 12
— s. auch Dysarthrie
Spüleffekt *128*
Stammganglien 44, 70, *77*, 79, 82, 84, 87, 104, 289ff.
Stammhirn s. Hirnstamm
Standataxie *20, 89ff.*
Standbein bei Ischiadicusparese 349
Starre, rigorfreie *79*, 292
Status dysraphicus *416*, 419, 425
— epilepticus 146, 208, *209*, 252
— hemicranicus 219
— kleiner epileptischer Anfälle 199
— lacunaris *296*, 317
— marmoratus *413*
— spongiosus *327*, 330, 331
Stauung, venöse 138, 412
Stauungsblutungen, cerebrale, bei Sinusthrombose *137*
— in die Netzhaut *190*
— ins Rückenmark 192
Stauungsödem 149
Stauungspapille *3*, 40, 150ff.
— bei Halsmarktumor *172*
— bei hypertonischer Massenblutung 133
— bei vasculärem Insult 150

Stellreflexe 371, 414
Stenose, arterielle 46, *127*, 130, 136, 142
Stenosegeräusch bei Scalenussyndrom 346
Stenversaufnahmen 161
Steppergang *348*, 380, 404
stereotaktische Operation bei Chorea Huntington 299
— — bei Hypophysentumor *167*
— — bei Parkinson-Syndrom *291*
— — bei Torticollis spasticus 300
Stereotypien, motorische 324
—, —, im epileptischen Anfall 204
Sternumanomalien 416
Steroidmyopathie *394*
Stickstoffbläschen bei Caisson-Krankheit *140*
Stiftgliom *178*
Stimme, nasale 11
Stimmgabel, Vibrationsempfindung 22, *96*
Stimmgabelversuche 11
Stimmungsveränderung im epileptischen Anfall 204
Stimuli, exteroceptive *95*
Stirnfurchen bei Facialisparese 9, 10
Stirnglatze 380, 403
Stirnhirn 123, 134, *146*
Stirnhirnatrophie bei Progressiver Paralyse 280
Stirnhirnkontusion, frontobasale 303
Stirnhirnkonvexität 146
Stirnhirnmark und Status epilepticus *210*
Stirnhirnrinde, orbitale 303
Stirnhirntumor 155
Stoffwechselstörungen, genetisch bedingte 328, 331
Stomatitis bei Botulismus 362
Stopliquor 47, 48, 249
Stottern *107*, 414
Strabismus concomitans 5
— convergens 5, 54
— divergens 5
— ohne Doppelbilder 410, 411
Strahlenbehandlung bei Hirntumoren 154, 155, 156, 157, 158, 159, 163, 165, 167, 168
Streckerlähmung bei Bleipolyneuropathie *360*

Streckkrämpfe 27, 134, 186, 215, 216, 217, 309, 332
— bei Tetanus 266
—, Therapie 310
Streckspastik 74, 76
Strecksynergien 76, 100
Streptokinase 130, 131, 134, 138, 143
Streptomycinschädigung des VIII. Hirnnerven 225
Striatum s. Corpus striatum
Strickkörper s. Corpus restiforme
Strümpellsches Zeichen 16
Strukturstoffwechsel 128
Strychninvergiftung 82
Stützkorsett 427
Stuhl, Nachweis von Enteroviren 263
stumme Sohle 16
Stummheit 112
Stumpfschmerz 94
Stupor, katatoner 293
Sturge-Webersche Krankheit 190, 367
— —, Röntgenbefund des Schädels 191
subakute sklerosierende Leukencephalitis 332
Subarachnoidealblutung 185, 189
—, geburtstraumatische 412
—, intracerebrale Blutung 186
—, ischämischer Hirninfarkt 186
—, konservative Therapie 187
—, operative Therapie 187, 188
—, Prognose 187
—, Rezidive 187
—, traumatische 306
—, Ventrikelblutung 186
Subikterus bei Bleiintoxikation 359
Subluxation des N. ulnaris 344
Suboccipitalpunktion 28, 29, 30, 47
Substantia gelatinosa Rolandi 8
— nigra 77 ff., 260, 291, 294, 300
— —, melaninhaltige Zellen 385
Sudecksche Dystrophie 380
Suggestibilität bei Korsakow-Syndrom 306
Sukzessivreize 96
Sulcus arteriae vertebralis 420, 421
— interhemisphaericus 76
— ulnaris 344

sympathicotone Krisen 218
sympathische Bahnen im Rückenmark 99
synkopale Anfälle 214, 217
Syringobulbie 40, 234, 375, 418, 424
Syringomyelie 93, 101, 144, 373, 378, 416, 420, 423
Syrinx 417
Systemkrankheiten, kombinierte 378, 380
— des ZNS 368
Szintigramm 49
Szintillationszähler 49
Szondi-Versuch 26

Taarnhoj-Operation 236
Tabakblasen 27, 133
Tabes dorsalis 60, 282, 287
— superior 283
Taboparalyse 277, 281, 284
Tachykardie bei Thalliumintoxikation 360
Taille, Verkürzung, bei Spondylolisthesis 427
taktile Hypaesthesie 95
— Stimuli, Lokalisation 97
Tasterkennen 22, 97
Tastmotorik bei Sensibilitätsstörungen 22
Taubheit 121, 135, 332
Taubstummheit 107
Telegrammstil 108, 109
Telescoping 94
Temperaturempfindung 22, 97, 100
Temporallappen 68, 124
—, basaler 125, 204, 205, 206
—, medialer 123, 148, 206
Tendenz, orale, bei Klüver-Bucy-Syndrom 321
Tensilon, Provokation von fasciculären Zuckungen 372
Tensilontest bei Myasthenie 397, 409
Tentorium cerebelli 86, 139, 147, 150, 153, 424
Tentoriumschlitz 148
— s. Einklemmung des Hirnstamms
Teratome 417
Terminalschlaf 207
Testverfahren 117
—, standardisierte 26, 117
Testworte bei Progressiver Paralyse 281

Tetanie 34, 226
—, Atembeklemmung 226
—, Chlorverarmung 227
—, EMG 227
—, hypocalcämische 227
—, Mißempfindungen 226, 227
—, normocalcämische 227
—, spinale Reflexe 227
— und ZNS 227
Tetanus 82, 266
—, lokaler 267
Tetanus-Antitoxin 267
Tetanustoxoid 267
Tetraparese, spastische 75, 102, 136, 147, 165, 276, 425
Thalamotomie 292
Thalamus 69, 73, 77, 79, 81, 84, 86 ff., 94, 98, 125, 132, 135
—, oraler Ventralkern 292
Thalamussyndrom 98, 135, 234
Thalamustumoren 154 ff.
Thallium, chemischer Nachweis 361
Thalliumintoxikation 360 ff.
Thematic Appercetion-Test 26
Thenaratrophie 372
Thermanaesthesie 95
Thermhypaesthesie 95
Thermhyperaesthesie 95
Thiamin 331
Thiaminmangel 350
Thomsensche Myotonie s. Myotonia congenita
Thorakalmark 142
Thoraxoperationen, Luftembolie 140
Thrombendangiitis obliterans 126
Thromboembolie 125, 126, 131
Thrombose, arterielle 125 ff.
—, sekundäre 129
Thromboseprophylaxe 144, 350
Thymektomie bei Myasthenie 399
Thymome 396, 398
Thymuspersistenz 398
Thyreotoxikose 409
Thyroxin und Aktivität der Cholinesterase 401
Tibialisparese 349, 380
Tic douloureux 231
Tiefensensibilität 19, 20, 21, 89, 90, 95, 97, 98, 100, 101
— bei funikulärer Spinalerkrankung 328

Tiefensensibilität bei Friedreichscher Ataxie 382
— bei Medulloblastom 153
— bei Multipler Sklerose 274
— bei Polyneuritis 357
Titeranstieg bei Viruskrankheiten 263
Tollwut 259
Tonephin-Wasserstoß 196
tonische Innervation 65
Tonsillektomie im Inkubationsstadium der Poliomyelitis 262
Tonsillendruckkonus 148
Tonusdifferenz, zentrale 61
Tonuserhöhung der Muskulatur, dystonische 83
— —, rigide 80
— —, spastische 69 ff.
Tonusverlust, affektiver 228, 229
— der Körpermuskulatur bei Hustensynkopen 217
Torkildsen-Drainage 152, 368
Torsionsdystonie 83, 84, 85, 301
Torticollis spasticus 83, 84, 299
Toxoplasmose 246, 255
Toxoplasmose-Encephalitis 411
Tracheitis bei Arsenintoxikation 362
Tracheotomie 134, 264, 267, 308, 363, 400
Tractus cortico-spinalis 67, 69, 70, 75, 375
— — lateralis 141
— olfactorius 303
— olivo-cerebellaris 87
— opticus 50, 51, 58
— reticulo-cerebellaris 87
— reticulo-spinalis 70, 375
— rubro-spinalis 87
— rubrotegmento-spinalis 141
— solitarius 9
— spinalis trigemini 8, 95, 136, 234, 419
— spino-cerebellaris 87, 89, 97, 141, 381
— — dorsalis 87, 92, 99
— — ventralis 87, 88, 92, 99
— spino-thalamicus 91 ff., 95, 97 ff., 141, 418
— tecto-cerebellaris 88
— vestibulo-cerebellaris 87
träge Zuckung bei EaR 34
Tränenfluß 336, 400

Träume bei Narkolepsie 228
—, Schlafstadium 38
Training, autogenes 222
Transaminasen 390
transneuronale Degeneration 383, 385, 413
Transversusthrombose 139
Trapeziuslähmung 12, 338
Tremor 79 ff.
— bei Alkoholismus 322
— bei Basilarisinsuffizienz 136
—, essentieller 295
— bei Heredoataxien 382 ff.
— bei Hirnarteriosklerose 296, 319
— bei Paralysis agitans 290 ff.
—, psychogener 294
Trendelenburgsches Zeichen 347, 387
Treponemen 277 ff., 289
— im Liquor 276
Treponemen-Immobilisierungs-Test 285, 287
Treponemenstämme, neurotrope 280
Trichterbrust 416
Triebverhalten 146
Trigeminuslähmung 383
—, motorische 7
Trigeminusneuralgie 2, 95, 160, 222, 231
—, Ätiologie 233
—, konservative und operative Therapie 235
— bei MS 269
—, psychopathologische Veränderungen 232, 236
Trigeminusschmerzen 225
Trigeminuswurzel, absteigende 8
Triggerzonen bei Trigeminusneuralgie 231, 232, 233
Trinkschwäche, Differentialdiagnose 370, 371
— bei Neugeborenenmyasthenie 394
Trismus 266
Trochlearislähmung 54
trophische Störungen bei Medianusparese 342
— — bei neuraler Muskelatrophie 380
— — bei peripherer Nervenschädigung 96 ff.
— — bei Syringomyelie 418, 420
— — bei Tibialisparese 349
Trousseausches Zeichen 226

Truncus costocervicalis 141
tuberkulöse Meningitis 177
Tuberkulom 248
Tuberkulose 338
tuberöse Sklerose 367
Tumoren im Becken 347
— —, Nervenschädigung 346, 347, 348, 350
— der Großhirnhemisphären 144 ff.
— der hinteren Schädelgrube 2, 40, 48, 49, 148, 149, 415, 423
— des Hirnstamms 27
—, intramedulläre, bei Syringomyelie 417
— der Schädelbasis 279
—, zentrale, bei Neurofibromatose 367
Tumorblutung 147
Tumorepilepsie 144, 145, 156, 157, 163, 194, 203, 207, 209
Tumorfacies 149
Tumorrezidive 49
Tumorzellen, Nachweis der, im Liquor 168
Turbulenz und arteriosklerotische Plaques 127

Überdosierung von Antileptica, psychische Störungen 211
Überempfindlichkeit gegen Sinnesreize bei Rabies 259
Übergang, occipito-cervicaler 420, 426
—, lumbo-sacraler 426
—, temporo-parietaler 113
Übergangswirbel 182, 427
Überlänge der Arme 416
Überlaufblase 99, 106
Überstreckbarkeit der Finger 413, 414
Überstreckungstrauma der Wirbelsäule 315
Ulnarisparese 343
—, chronische 373
Ultraschall bei Echoencephalographie 48
Ultraschallbehandlung, gezielte, des Parkinson-Syndroms 292
Umdämmerung bei Commotionssyndrom 304
Umstellung, psychische 145
Uncinatus-Anfälle 204
Unfälle, nicht entschädigungspflichtige 215

Unfallrente *305*, 307
Unruhe, psychomotorische 141
unspezifisches System 98
Unterbegriffe *107*
Unterbergerscher Tretversuch 20
Untererregbarkeit des Labyrinthes 225
Unterkühlung, umschriebene, bei stereotaktischer Operation (Chryoläsion) 292
Unterschätzen von Gewichten 90, 91
Unterscheidung von Rechts und Links 26
— von Spitz und Stumpf *21*
Untersuchung auf Aphasie 107
— auf Apraxie *115*
—, Augenhintergrund 27, 28
—, bewußtlose Patienten 26
—, elektrische 18
—, —, s. auch elektrische Untersuchung 33
—, Extremitäten und Motorik 17
—, Gehen *21*
—, Hirnnerven 2
—, Kleinkinder 28
— auf konstruktive Apraxie *116*
—, Koordination *19*
— des Kopfes *1*
—, neurologische *1*
—, neuropsychologische 26, 107
— auf Objektagnosie *119*
— auf optisch-räumliche Orientierungsstörung *118*
— auf Orientierung am eigenen Körper *119*, 120
—, psychischer Befund 26
—, Reflexe *13*
—, Sensibilität *21*
Urin, burgunderrote Verfärbung bei Porphyrie *365*
—, spezifisches Gewicht *152*
Urinabgang 100, *207*, 214
Urobilinogen-Reaktion bei Bleiintoxikation 360
Uroporphyrin, Ausscheidung bei Porphyrie *365*
Utriculus *10*
Uveitis 410

Vacuolen bei Myopathie 407
Vaguskern, Druckpuls 150
—, Migräne 221
 beim postencephalitischen
— Parkinsonismus 294

Vaguslähmung 266, 362
Valleixsche Druckpunkte 25
Valsalva-Mechanismus *217*
Varicellen-Virus und Zoster-Virus 264
Vasa nervorum 357
vasoconstrictorische Fasern 101
Vasocorona des Rückenmarks *141*, 142
Vasomotorenkollaps bei Hustensynkopen 217
— und ischämischer Insult 127
— und spinale Mangeldurchblutung 142
— und synkopaler Anfall *214*
vasomotorische Anfälle *214*
vasovagale Anfälle *214*, 217
VDRL-Test *286*
vegetative Fasern 97
— Funktionen 25
— Labilität *215*
— Symptome bei Basilaris-Insuffizienz 135
— — im epileptischen Anfall *204*
— — bei Polyneuritis *351*
— — bei Querschnittslähmung 99
Ventilkatheter *416*
III. Ventrikel 51, *331*, 415
IV. Ventrikel 54, 86, 87, *241*, 268, *331*, 415
Ventrikelblutung 27, *134*, 186, 415
Ventrikelsystem 43
Ventrikeltamponade *133*
Ventrikeltumoren, multiple verkalkte 368
Ventrikulo-Aurikulostomie *416*
Ventrikulographie 28, *44*, *154*, 423
Verbrennungen bei Syringomyelie *418*
Verdrängungsblock bei Curarelähmung 397
Vergiftungswahn 318
Verhaltensstörungen bei frühkindlicher Hirnschädigung *413*, 414
— bei Kindern *145*, 260
Verkalkungen, intracerebrale 246, 255, 256
— suprasellär *165*
Verklebungen, meningeale, bei eitriger Meningitis 241
Verlaufsformen der Progressiven Paralyse 280

Verlegenheitsbewegungen bei Chorea 83
Verletzungen bei Syringomyelie *418*
Vernachlässigung, halbseitige *120*
—, persönliche 322
Vernarbung, gliöse 327
Versagensreaktion, affektive, bei Aphasie *111*
Versagenszustand, depressiver 318
Verschlucken bei Vaguslähmung 11
Verschluß-Hydrocephalus *415*
Versteifung bei Chorea Huntington 298
Verstimmungszustände bei Encephalitis 251
—, epileptische *211*
— bei Paralysis agitans 290
— bei Parkinson-Syndrom *81*
— beim postencephalitischen Parkinsonismus 294
Verstümmelungen bei Syringomyelie *418*
Versündigungswahn 281
Vertebralisangiographie *44*, 138, 154
Vertigo ab aure laesa 222
Verwahrlosung 294
Verwirrtheit 136, 140
Verwirrtheitszustände, nächtliche 319
vestibuläre Funktionsstörungen 20
vestibulärer Schwindel 222 304
vestibular tilt *154*, 161
Vestibulariskerne 55, 70, 87
—, Durchblutungsstörungen 318
— bei Hirndruck 150
Vestibularisprüfung 11, 135
Vibrationsempfindung 22, 96, 97
—, Dornfortsätze *171*, 172
— bei Friedreichscher Ataxie 382
— bei funikulärer Spinalerkrankung 326
— bei neuraler Muskelatrophie 379
— bei Polyneuritis 356ff.
— bei Tabes dorsalis 284
Vierhügel, vordere 159
Vierhügelregion 53, *57*, 88
Virämie 262

Viren, neurotrope 245, 336
Virusencephalitis 293
—, Zucker- und Chloridgehalt des Liquors 32
Virus-Meningoencephalitis, primäre 250, *251*, 253
Virustypen bei Poliomyelitis 262
Visusverfall *3*, 153, 155, 283, 328
Vitamin B₁ *331*, *350*
— B₆ *350*
— B₁₂ *326*, *327*, 328, *351*
— — -Resorptionsstörung 274, *327*, 384
— B-Komplex *350*, *351*
Vitaminbehandlung *350*
Vitaminmangelzustände *351*
Vogelbeine *379*
Vorderhorn 34ff., *64ff.*, 70, 82, 91, 98, 102, 142
—, Ganglienzelluntergang 264, 369ff.
Vorderlappeninsuffizienz der Hypophyse *165*, *167*
Vorderseitenstrang *91*, 99, 142
Vorderwurzeln *64*, 67, 71, 99, 102, 141
Vorstellung, optisch-räumliche *118*
Vulpian-Bernhard-Typ der progressiven spinalen Muskelatrophie 370, *373*

Wachanfälle bei Narkolepsie *228*
Wachstumsdruck des Gehirns *414*
Wachstumszentrum 164
Wackeltremor *329*
Wadenkrämpfe 359
Wahn, depressiver 281
—, nihilistischer 281, 319
Wahrnehmung, optische *56*, 117ff.
—, sensible 93
Wallenberg-Syndrom *75*, 136 234
Wallersche Degeneration *33*, *67*, 327, 333, 369
Walnußrelief der Hirnrinde 320, 322
Wartenbergsches Zeichen *14*
Wassermann-Reaktion 286
Watschelgang *347*, *387*, 395
Webersche Lähmung *75*, 136
Weber-Versuch *11*

Weckmittel bei Narkolepsie *230*
Weichteil-Röntgenaufnahmen bei infantiler Muskelatrophie *370*
Weil-Felix-Reaktion 258
Wendebewegungen bei Torticollis spasticus *84*
Werdnig-Hoffmannsche Krankheit *370*, 371 391
Werkzeugstörungen 26
Wernicke-Aphasie *109*, 110
Wernicke-Encephalopathie 328, *330*, 359
Wernicke-Mannsche Lähmung 74, 162
Wernicke-Stelle *113*, 115
Wesensänderung bei cerebellarer Heredoataxie 386
— beim chronischen Alkoholismus 322
— nach Contusio cerebri *307*
—, epileptische 193, 197, 205, 207, 209, *210*, 211
— bei Hirnarteriosklerose 318
— bei Hirntumor 145
—, organische 189, 190
— bei Pickscher Atrophie 320
—, postencephalitische 294
— bei seniler Demenz 325
Wespentaille *387*
Westphal-Edinger-Kern *53*, 58, 59
Westphalsches Zeichen *283*
Westphal-Strümpellsche Pseudosklerose 328
Wilsonsche Krankheit 328
Windpocken 254
v. Winiwarter-Buergersche Krankheit *126*, 129, 132, 275, 279
Willkürbewegungen 76
Wirbelbogen 426
Wirbelfraktur 265
—, traumatisches 313
Wirbelhämangiome 170, *192*
Wirbelkörper 420
Wirbelluxation, traumatische 313
Wirbelmetastasen 169, 170, 173, 179, 265
Wirbelprozesse, entzündliche 142
Wirbelsäulenanomalien 182
Wirbelsäulenveränderungen bei Friedreichscher Heredoataxie 328
Wirbeltumoren 142ff.

Wischbewegungen, automatische 309, 324
Witzeln *146*, 321
Wortklangbilder 106
Wortfindungsstörungen 109, 111
Worttaubheit *109*
Wortverwechslungen *109*, 110
Wurzelausriß bei Armplexusparese 344
Wurzelkompression durch Discushernie *180*, 181
— bei malignem Wirbelprozeß *179*
Wurzeln, spinale 97
Wurzelnerven 282
Wurzelneurinom 367
Wurzelreizung 25
Wutanfälle *125*, 259

Zahnfleischfibrome 368
Zahnradphänomen *80*
Zeckenencephalitis 253
Zeichen der untergehenden Sonne *416*
Zeichnen 21, 83, *108*
Zeigeversuche *19*, 89, 90, 97
Zeiterleben im epileptischen Anfall *204*
Zellschwund 369
Zellstoffwechsel 368
zentrale Rückenmarksschädigung *101*, 102, 142, 171, 314, *417*, 420
Zentralkanal des Rückenmarks 98, *417*
Zentralskotome 269
—, homonyme hemianopische *51*
Zentralwindung, vordere *68*, *72*, 145, 203, 264
Zentren, corticale *113*, 114
Zentrenlehre *114*
Zielbewegungen *79*, 83, 86, 89
Zirkulationsstörungen s. Durchblutungsstörungen
Zoster 243ff., *264ff.*
— ophthalmicus 237, 265
— oticus 225, 265
Zoster-Encephalitis 266
Zostermyelitis 265
Zosterneuralgie 265
Zuckungen, fasciculäre s. Fasciculieren
Zungenbiß 207, 219
Zungenfibrillieren *17*, 378
Zungengrund bei Facialisparese 9

Zungenlähmung *12*, 136, 362, 374, 419, 424
Zupfbewegungen 324
Zwangs-Affekte *124*
Zwangsdenken bei postencephalitischem Parkinsonismus *294*

Zwangshaltung des Kopfes 153, 154, 161, 172
Zwangs-Lachen *124*
Zwangs-Weinen *124*
Zwerchfell *102*
Zwerchfellkrämpfe bei Tetanus 266

Zwerchfellparese 263, 371
Zwickersche Probe *384*
zwiebelschalenförmige Begrenzung der Trigeminusinnervation *8*, 136, 419
Zwischenhirn *77*, 78, 260
Zwischenhirnstörungen *165*

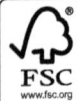

MIX
Papier aus verantwortungsvollen Quellen
Paper from responsible sources
FSC® C105338

If you have any concerns about our products,
you can contact us on
ProductSafety@springernature.com

In case Publisher is established outside the EU,
the EU authorized representative is:
**Springer Nature Customer Service Center GmbH
Europaplatz 3, 69115 Heidelberg, Germany**

Printed by Libri Plureos GmbH
in Hamburg, Germany